呼吸系统疾病诊疗基础

主编 贺蓓 周新

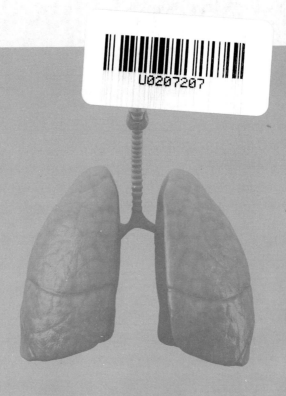

中国医药科技出版社

内容提要

本书结合基层医师的实际需求，对呼吸系统常见疾病进行了系统归纳和总结。全书分55章，将呼吸系统疾病复杂知识碎片化，简明扼要，应用方便快捷，实用性强，为提高基层呼吸医师（包括全科医师）诊疗水平、了解疾病诊治动态提供了有力的帮助，是基层呼吸医师（全科医师）的案头必备工具书。

图书在版编目（CIP）数据

呼吸系统疾病诊疗基础／贺蓓，周新主编 .—北京：中国医药科技出版社，2018.5

ISBN 978 - 7 - 5067 - 9990 - 4

Ⅰ . ①呼… Ⅱ . ①贺… ②周… Ⅲ . ①呼吸系统疾病—诊疗 Ⅳ . ①R56

中国版本图书馆 CIP 数据核字（2018）第 028120 号

美术编辑 陈君杞

版式设计 张 璐

出版 中国医药科技出版社

地址 北京市海淀区文慧园北路甲 22 号

邮编 100082

电话 发行：010 - 62227427 邮购：010 - 62236938

网址 www. cmstp. com

规格 710 × 1000mm ¹⁄₁₆

印张 45

字数 768 千字

版次 2018 年 5 月第 1 版

印次 2018 年 5 月第 1 次印刷

印刷 三河市万龙印装有限公司

经销 全国各地新华书店

书号 ISBN 978 - 7 - 5067 - 9990 - 4

定价 98.00 元

编委会

前言

　　随着人口老龄化程度日益加深、大气污染问题日渐严峻以及吸烟、职业病等高危因素的影响，呼吸系统疾病已成为常见病、多发病，肺部感染、慢阻肺、肺癌三大类呼吸系统疾病严重影响着人体健康甚至生命安全。在此背景下，基层呼吸医师的培养尤为重要，为此，中国女医师协会联合中国健康促进基金会、中国科学技术协会发起了"基层呼吸疾病知识管理研究项目"，以满足科普教育和基层呼吸医师培养为宗旨，由全国呼吸领域的知名专家组成项目专家委员会，组织全国80多家基层医院呼吸相关医师参与编撰，将呼吸系统疾病知识结构化、碎片化，以期为基层医师、低年资医师编撰一本便捷实用的案头工具书。

　　本书将常见的9大类呼吸系统疾病细分为55种疾病进行全面介绍，每种疾病分别从基础知识、预防、诊断、治疗以及随访等知识点进行详解，并结合编写专家临床经验，将复杂知识碎片化，对临床工作指导具有重要参考价值。同时，该图书由全国24位呼吸界知名专家参与撰稿与审校，也确保了图书内容的准确性。

　　全书编写形式新颖，语言简明扼要，知识结构清晰，便于查阅和学习，对提高基层呼吸医师（包括全科医师）的诊疗水平、了解疾病诊治进展提供了有力的帮助。此书不但适合药师、内科医生尤其是呼吸科医生参考使用，也可作为低年资医师及学院教育的辅导教材。

编　者

2018 年 4 月

目 录

第 1 章　急性咽扁桃体炎 ◀◀◀◀

◎概况

急性咽扁桃体炎：急性（腭）扁桃体炎是腭扁桃体的一种急性非特异性炎症，常伴有轻重程度不等的咽黏膜及咽淋巴环的急性炎症。多见于 10~30 岁之间的青少年，且往往是在慢性扁桃体炎基础上反复急性发作。50 岁以上及 3~4 岁以下的患者较少见。春秋两季气温变化时最多见。值得注意的是，急性扁桃体炎有时为某些疾病尤其是某些传染病的前驱症状（如白喉、麻疹及猩红热等），应注意及早发现。

急性咽扁桃体炎病因为受凉、淋雨、过度疲劳等诱发因素，全身或呼吸道局部防御功能降低时，原有存在于上呼吸道或从外界侵入的病毒或细菌可迅速繁殖，引起本病，尤其是老幼体弱或有慢性呼吸道疾病如鼻窦炎、扁桃体炎、慢性阻塞性肺病者，更易罹患。

急性咽扁桃体炎主要表现为起病急、咽痛明显，伴发热、畏寒，体温可达 39℃以上。查体可发现咽部明显充血，扁桃体肿大、充血、表面有黄色脓性分泌物。有时伴有颌下淋巴结肿大、压痛，而肺部查体无异常体征。

急性咽扁桃体炎诊断根据病史、流行情况，咽部发生的症状和体征，结合周围血象和胸部 X 线可做出临床诊断，进行细菌培养和病毒分离，可能确定病因诊断。

急性咽扁桃体炎治疗根据病原菌选用敏感抗菌药物。经验用药，常选青霉素，第一代、第二代头孢菌素，大环内酯类或氟喹诺酮类。对症处理、休息、戒烟、多饮水、保持室内空气流通。

急性咽扁桃体炎预防隔离传染源有助于避免传染。加强锻炼、增强体质、生活饮食规律、改善营养，避免受凉和过度劳累，有助于降低易感性，是预防的最好办法。年老体弱易感者应注意防护。上呼吸道感染流行时应戴口罩，避免在人多的公共场所出入。

◎定义

急性（咽）扁桃体炎（acute tonsillitis）是腭扁桃体的一种非特异性急性炎症，常伴有轻重程度不等的咽黏膜及咽淋巴环的急性炎症。多见于 10 ~ 30 岁之间的青少年，且往往是在慢性扁桃体炎基础上反复急性发作。50 岁以上及 3 ~ 4 岁以下的患者较少见。春秋两季气温变化时最多见。值得注意的是，急性扁桃体炎有时为某些疾病尤其是某些传染病的前驱症状，如白喉、麻疹及猩红热等，应注意及早发现。

◎流行病学

多见于 10 ~ 30 岁之间的青少年，且往往是在慢性扁桃体炎基础上反复急性发作。50 岁以上、3 ~ 4 岁以下的患者较少见。春秋两季气温变化时最多见。通过飞沫或直接接触传染，在集体生活中可爆发流行。

◎病因

1. 感染因素　主要致病菌为乙型溶血性链球菌。非溶血性链球菌、葡萄球菌、肺炎链球菌、流感嗜血杆菌、弓形虫及一些病毒（包括腺病毒、流感病毒、副流感病毒、EB 病毒、巨细胞病毒、HIV 病毒、甲型肝炎病毒、风疹病毒等）也可引起本病。细菌和病毒混合感染较多见。近几十年来，还发现有合并厌氧菌感染的病例。急性扁桃体炎的病原体可以通过飞沫、食物或直接接触而传染，故有传染性。

2. 免疫因素　上述病原体存在于正常人的口腔及扁桃体内不会引起发病，当某些诱因（如受凉、过度劳累、烟酒过度、有害气体刺激、AIDS 等）使全身或局部的免疫力降低时，病原体侵入体内或原有病原体大量繁殖则可致病。

3. 邻近器官的急性炎症　如急性咽炎、鼻炎、口底炎等蔓延而累及腭扁桃体。

◎病理类型

1. 急性卡他性扁桃体炎　亦称为急性充血性扁桃体炎。多为病毒（腺病毒、流感病毒及副流感病毒等）引起，病变较轻。扁桃体表面黏膜充血，为急性炎症表现，黏膜完整，无明显渗出物。全身及局部的临床症状亦较轻。

2. 急性滤泡性扁桃体炎　扁桃体充血、肿胀。黏膜下出现较多大小一致的圆形黄白色点状化脓滤泡。而有的淋巴滤泡内只有白细胞增多。这些化脓的淋巴滤泡一般不隆起于扁桃体表面，但可透过黏膜表层窥见。这些散在的黏膜下脓疱均分布于各个隐窝开口之间。

3. 急性隐窝性扁桃体炎　扁桃体充血肿胀，隐窝内有由脱落上皮细胞、纤维蛋白、白细胞及细菌等组成的豆渣样物，且可逐渐增多，可从隐窝开口溢出，故在扁桃体表面隐窝开口可见栓塞物。其有时互相连成一片形似假膜，易于拭去。

◎ 预防

强身健体、注意休息、戒烟戒酒、远离有害气体、气温变化明显时注意保暖等。生活中注意搞好环境卫生，室内应光线充足、空气流通，保持适宜的温度和湿度。对急性扁桃体炎的患者应进行隔离。

◎ 问诊与查体

1. 问诊　首先询问有无急性咽扁桃体炎的高危因素：受凉，劳累，既往是否有慢性呼吸道疾病。其次注意询问患者的常见症状，包括咽痛，发热，乏力、吞咽困难或呼吸困难。其他非特异性症状包括乏力、纳差、焦虑等肺外表现。

2. 查体　早期体征不明显。查体可发现咽部明显充血，扁桃体肿大、充血，表面有黄色脓性分泌物。有时伴有颌下淋巴结肿大、压痛，而肺部查体无异常体征。

◎ 疾病演变

1. 咽痛为最常见的局部症状。起初多为一侧疼痛，继而可发展为双侧。吞咽及咳嗽时疼痛可加重。疼痛剧烈者可致吞咽困难，言语含混不清。疼痛可向同侧耳部放射。

2. 呼吸困难一般不重。常发生于儿童，因儿童气道较成人狭窄，故显著肿大的扁桃体可堵塞气道，影响儿童睡眠，可表现为睡眠打鼾或睡时憋醒等。

3. 软腭运动障碍肿大的扁桃体挤压软腭，引起一过性的软腭功能不全，亦可引起言语含混不清。

4. 炎症向邻近器官蔓延引起的相关症状炎症若向喉部蔓延，可引起喉部异物感、声嘶、喉痛、咳痰、发声力弱甚至失声等症状；向鼻部蔓延，可引起鼻塞、流水样涕或黏脓涕、头痛等症状；向鼻咽部蔓延，可波及咽鼓管，出现耳闷、耳鸣、耳痛及听力下降等症状。

◎辅助检查

1. 优先检查 血常规、咽拭子。

2. 可选检测 血沉 降钙素原 痰培养＋药敏。

◎并发症

1. 局部并发症 较容易引起，为急性炎症直接侵犯临近组织所致。

（1）颈深部感染扁桃体周围脓肿：较常见，且慢性扁桃体炎反复急性发作者更易发生。炎症因扁桃体隐窝阻塞而向扁桃体深部发展，直至穿透扁桃体被膜，进入扁桃体周围间隙，形成蜂窝织炎，继而形成脓肿。小儿因为扁桃体隐窝较表浅，被膜较厚且致密，不易发生扁周脓肿。该并发症多发生于单侧，两侧同时发生者极少。可表现为患急性扁桃体炎 3～4 天后，全身症状如发热仍持续或继续加重，一侧咽痛加剧，吞咽时尤甚，疼痛常向患侧耳部或牙齿放射。再经 2～3 日后，疼痛更剧，因不敢吞咽致口腔内唾液潴留，甚至外溢，言语含糊不清。因炎症浸润翼内肌，常有张口明显受限，不能进食，患者头偏向患侧，颈项呈假性强直。同侧颌下淋巴结常肿大疼痛。脓肿形成后可见扁桃体周围有明显的局限性隆起。

（2）咽后脓肿及咽旁脓肿炎症波及咽喉间隙或咽旁间隙，引起相应区域的脓肿形成。二者均可引起喉水肿等严重的并发症，故一旦发生，应高度重视。

（3）其他急性扁桃体炎向上蔓延可引起急性中耳炎、急性鼻炎及鼻窦炎；向下可引起急性喉气管炎、急性支气管炎，甚至可引起肺炎、颈内静脉血栓性静脉炎等。

2. 全身并发症 其发生与各靶器官对链球菌所产生的Ⅲ型变态反应有关。

（1）急性关节炎常侵犯肩、肘及膝关节，小关节受累较少。受累关节运动时感疼痛，仅当并发风湿性关节炎时方出现关节肿胀。

（2）肾脏疾病如急性链球菌感染后肾小球肾炎及 IgA 肾病。前者多发生于急性扁桃体炎发作后 2～3 周，后者则常发生于发作后 3～5 天。另外，还可并发急性尿道炎、急性睾丸炎及附睾炎等。

3. 风湿热 其症状常发生于急性扁桃体炎发作后 1～3 周后，也可发生于急性炎症期。

4. 循环系统疾病 可引起急性心包炎、急性心内膜炎、急性心肌炎或急性全心炎。在急性扁桃体炎后出现风湿热者，心脏并发症尤为多见。

◎诊断标准

根据典型病史、体征、辅助检查，急性扁桃体炎诊断基本可以成立。

◎鉴别诊断

疾病名	症状/体征鉴别
急性咽扁桃体炎	主要表现为起病急、咽痛明显，伴发热、畏寒，体温可达 39℃ 以上。查体可发现咽部明显充血，扁桃体肿大、充血，表面有黄色脓性分泌物。有时伴有颌下淋巴结肿大、压痛，而肺部查体无异常体征
急性咽炎	临床特征为咽部发痒和灼热感，疼痛不持久，也不突出。当咽下疼痛时，常提示有链球菌感染。咳嗽少见。体检咽部明显充血和水肿
普通感冒	多种病毒引起。极为常见，人群普遍易感，婴幼儿，年老体弱及慢性病者更易患病，全年均可发病，以鼻咽部卡他症状为主要表现。初期有咽干、咽痒或烧灼感，发病同时或数小时后，可有喷嚏、鼻塞、流清水样鼻涕，可伴咽痛。一般无发热及全身症状，或仅有低热、不适、轻度畏寒和头痛
急性喉炎	临床特征有声嘶，讲话困难、咳嗽时疼痛，常有发热、咽炎或咳嗽，体检可见后补水肿、充血，局部淋巴结轻度肿大和触痛，可闻及喘息声
咽白喉	有明显中毒症状，面色苍白，精神萎靡，中等度发热，咽部伪膜呈灰白色，扩及扁桃体之外，不易擦去，强行擦去易于出血（急性扁桃体炎伪膜局限于扁桃体上易于擦去），涂片可找到白喉杆菌
樊尚咽峡炎	厌氧梭形杆菌及螺旋体共同引起的溃疡膜性炎症。病变多发生一侧扁桃体或牙龈，早期多为一侧口臭、吞咽困难等，全身症状比急性扁桃体炎轻。伪膜周围组织充血，伪膜下有溃疡，溃疡易出血，取伪膜涂片可找到梭形杆菌和螺旋体，可确诊
传染性单核细胞增多症	扁桃体伪膜少见，全身症状重，急性病容，高热，全身淋巴结肿大，肝脾大，血中异常淋巴细胞和单核细胞可占 10% 以上，血清嗜异性凝集试验阳性
白血病	不规则发热，有出血等表现，扁桃体表面有灰白色伪膜，并有溃疡、坏死，全身表现重，淋巴结肿大，白细胞增多，以原始白细胞和幼稚细胞为主
猩红热	乙型溶血链球菌 A 组所引出的急性传染病。飞沫传播。发病急，24 小时内出现皮疹，开始在耳后、颈部和上胸部，一天后遍布全身，表现为点状充血性皮疹，2～3 天内退尽，1 周后开始脱屑。口腔黏膜出现黏膜疹，有典型的"杨梅舌"，细菌培养为乙型溶血链球菌

◎治疗

1. 治疗目标 缓解症状，缩短病程，预防并发症。防止疾病传播。

2. 治疗细则

（1）抗菌药物治疗：首选青霉素，病毒感染时必要时可适当加用抗病毒药物。

（2）对症处理：退热等。

（3）局部治疗：保持口腔卫生，用复方硼砂洗剂漱口。

（4）相对隔离：本病有一定传染性，要适当隔离。

（5）手术：反复扁桃体感染待急性感染炎症消退后可行扁桃体切除术。

◎护理与照顾

1. 一般护理 卧床休息，进流食，多饮水，加强营养及疏通大便。

2. 保持口腔卫生 复方硼砂溶液或复方氯己定溶液漱口。

◎预后

经过积极治疗，多数患者预后良好。

◎参考文献

[1] 蔡柏蔷，李龙芸. 协和呼吸病学. 2 版. 北京：中国协和医科大学出版社，2010.

[2] 钟南山. 临床诊疗指南：呼吸病学分册. 北京：人民卫生出版社，2009.

[3] 葛均波，徐永建. 内科学. 8 版. 北京：人民卫生出版社，2013.

[4] 李学佩. 耳鼻咽喉科学. 北京：北京大学医学出版社，2003.

第 2 章　疱疹性咽峡炎 《《《

◎概况

疱疹性咽峡炎是由肠道病毒引起的以急性发热和咽峡部疱疹溃疡为特征的疾病,以粪—口或呼吸道为主要传播途径,感染性较强,传播快,呈散发或流行,夏秋季为高发季节,一般病程 4~6 日,重者可至 2 周。

◎定义

多发于夏季,多见于儿童,偶见于成人。由柯萨奇病毒 A 引起,表现为明显咽痛、发热,病程约 1 周。查体可见咽部充血,软腭、悬雍垂、咽及扁桃体表面有灰白色疱疹及浅表溃疡,周围伴红晕。

◎病因

主要是由病原体柯萨奇 A 组病毒引起。另与呼吸道抵御感染功能有关:

1. 呼吸道屏障功能不足,呼吸道表面有一种带无数纤毛的细胞,这些纤毛好像一把大扫除的刷子一样,不断将吸入并黏附在呼吸道上的小颗粒如粉尘、病菌等向外清扫,排到喉头咳出,但小儿呼吸道上的这种纤毛活动比较微弱,因此"自洁"功能也就相对地差。例如小的孩子没有鼻毛,阻挡不住空气中的粗糙异物。

2. 呼吸道黏膜柔嫩,容易受到各种刺激(寒冷、刺激性气体等)而发生充血、肿胀甚至炎症反应。

3. 呼吸道分泌抵抗细菌、病毒的免疫物质不足,不能充分杀灭入侵的病原体。

◎问诊与查体

1. 问诊　首先询问患者有无导致病毒感染的高危因素,如易感人群接触史。其次注意询问患者的常见症状,包括发热或反复高热、明显咽痛等。

2. 查体　查体可见咽部充血，软腭、悬雍垂、咽及扁桃体表面有灰白色疱疹及浅表溃疡，周围伴红晕。

◎辅助检查

1. 血液检查　因多为病毒性感染，白细胞计数正常或偏低，伴淋巴细胞比例升高。细菌感染者可有白细胞计数与中性粒细胞增多和核左移现象。

2. 病原学检查　因病毒类型繁多，且明确类型对治疗无明显帮助，一般无需病原学检查。需要时可用免疫荧光法、酶联免疫吸附法、血清学诊断或病毒分离鉴定等方法确定病毒的类型。如合并细菌感染时，细菌培养可判断细菌类型并做药物敏感试验以指导临床用药。

◎鉴别诊断

根据临床表现一般不难诊断，但需与以下疾病鉴别：

（1）手足口病：①病原体两者均为肠道病毒感染引起，疱疹性咽峡炎为柯萨奇 A 组病毒，手足口病以柯萨奇 A 组 16 型、肠道病毒 71 型（EV71）多见，重症手足口病多由 EV71 感染引起。②仅于口腔咽腭部位、悬雍垂的黏膜上或口腔其他部位出现疱疹，可考虑诊断疱疹性咽峡炎，如手、足、口、臀、膝关节、肘关节等部位出现斑丘疹、疱疹，诊断手足口病。

（2）疱疹性口腔炎为单纯疱疹病毒 I 型感染所致。多见于 1～3 岁小儿，发病无明显季节差异，呈现更大的，持续更久的溃疡。疱疹性咽峡炎疱疹主要发生在咽部和软腭，有时见于舌但不累及齿龈和颊黏膜，此点与疱疹性口腔炎迥异。

（3）复发性口疮和 Bednar 口疮很少发生于咽部，而且一般无全身症状。

◎并发症

少数患者可并发急性鼻窦炎、中耳炎、气管－支气管炎。少数患者亦可能并发病毒性心肌炎，应予以警惕。

◎预防

重在预防，隔离传染源有助于避免感染。加强锻炼、增强体质、改善营养、饮食生活规律、避免受凉和过度劳累有助于降低易感性。年老体弱及婴幼儿易感者应注意防护，该疾病流行时，避免在人多的公共场合出入。

◎预后

大多数为轻型病例，有自限性（1～2 周）。本病预后良好。

◎参考文献

［1］葛均波，徐永建 . 内科学 . 8 版 . 北京：人民卫生出版社，2013.

［2］叶任高，陆再英 . 内科学 . 6 版 . 北京：人民卫生出版社，2004.

第3章　急性病毒性喉炎 《《《《

◎概况

急性病毒性喉炎是由病毒引起的一种急性呼吸道传染病。急性病毒性喉炎多为鼻病毒、流感病毒甲型、副流感病毒及腺病毒等病毒感染引起，临床特征为声音嘶哑、讲话困难、咳嗽时疼痛，常有发热、咽痛或咳嗽。体检可见喉部水肿、充血、局部淋巴结轻度肿大和触痛，可闻及喘息声。治疗上可给予对症治疗和必要的抗病毒治疗。

急性病毒性喉炎是一种急性自限性疾病，可发生于各年龄组，多发于冬春季节，通常在前驱性呼吸道症状、体征及局限性表现后突然出现，目前尚缺乏有效的防治措施，无并发症者，5～10日后可自愈。

基础

◎定义

急性病毒性喉炎是由病毒引起的一种急性呼吸道传染病。急性病毒性喉炎多为鼻病毒、流感病毒甲型、副流感病毒及腺病毒等病毒感染引起，临床特征为声音嘶哑、讲话困难、咳嗽时疼痛，常有发热、咽痛或咳嗽，体检可见喉部水肿、充血、局部淋巴结轻度肿大和触痛，可闻及喘息声。

◎流行病学

急性病毒性喉炎是人类最常见的传染病之一，可发生于各年龄组，但多发于6个月～3岁的婴幼儿，男性多于女性，多发于冬春季节，多为散发，且可在气候变化时小规模流行。主要通过患者喷嚏和含有病毒的飞沫空气传播，或经污染的手和用具接触传播。引起急性病毒性喉炎的病原体大多为自然界中广泛存在的多种类型病毒，同时健康人群亦可携带，机体对其感染后免疫力较弱、短暂，病毒间也无交叉免疫，故可反复发病。本病在成人发病往往有职业特点，从事经常用嗓的职业（如教师、播音员等）发病率高。

◎病因

1. 多与感冒有关　急性病毒性喉炎主要是由一些病毒感染所致，主要包括流感病毒、副流感病毒、腺病毒，另外鼻病毒、呼吸道合胞病毒、A 组 21 型柯萨奇病毒及冠状病毒等也可致病。严重感染患者可继发细菌感染，以溶血链球菌和流感嗜血杆菌为多见。

2. 职业因素　吸入过多生产性粉尘或发音不当等。

3. 外伤　异物或检查器械损伤黏膜。

◎病理剖析

组织学上可无明显病理改变，亦可出现上皮细胞损伤。可有炎症因子参与发病，主要表现为急性卡他性炎及早期喉黏膜弥漫性充血，随后出现淋巴细胞和中性粒细胞浸润伴黏液脓性分泌物形成和黏膜下水肿，以杓状软骨、喉室带和弹力圆锥部显著，声门下区组织肿胀变硬。流感病毒所致喉炎可有假膜形成，常表现为出血性炎症。

◎病理生理

早期可出现急性卡他性炎，喉黏膜弥漫性充血，随后出现淋巴细胞和中性粒细胞浸润伴黏液脓性分泌物形成，杓状软骨、喉室带和弹力圆锥部黏膜下水肿，声门下区组织肿胀变硬，使声带发音障碍，甚至吸气受限，致吸气性呼吸困难。

◎预防

重在预防，隔离传染源有助于避免传染。加强锻炼、增强体质、改善营养、饮食生活规律、避免受凉和过度劳累有助于降低易感性，是预防感染最好的办法。年老体弱易感者应注意防护，上呼吸道感染流行时应戴口罩，避免在人多的公共场所出入。

◎筛检

对婴幼儿、年老体弱者、患慢性病及免疫功能低下者，出现声嘶、讲话困难、咽痛时，通过间接喉镜检查，再结合血常规、胸片、病原学检查进行筛检。

◎问诊与查体

1. 问诊 首先应询问患者的发病时间及诱因，有无与上呼吸道感染患者接触史。再次询问患者有无声嘶、讲话困难及咳嗽时咽喉疼痛主要症状及发热、咽痛或咳嗽等症状。询问病史时需注意患者是否有喉鸣、哮吼样咳嗽及吸气性呼吸困难。

2. 查体 体检可见喉部水肿、充血，咽喉部可有白色或脓性分泌物，可见假膜形成，局部淋巴结轻度肿大和触痛，可闻及喘息声。

◎疾病演变

多数患者预后良好，少数患者治疗不当，可引起急性中耳炎、鼻窦炎、气管 – 支气管炎及病毒性心肌炎等。

◎辅助检查

1. 优先检查 间接喉镜检查：喉黏膜弥漫性充血水肿，病初声带炎症不明显，但很快出现粉红色甚至深红色改变，并有炎性肿胀，发音时声门闭合不全，会厌、喉室带及皱襞显著充血水肿。喉黏膜覆盖黏液或黏液脓性分泌物，偶见喉黏膜浅层散在小溃疡。

2. 可选检查

（1）血常规：急性病毒性喉炎时血常规白细胞总数正常或偏低，白细胞分类淋巴细胞超过40%。

（2）病原学检查：急性病毒性喉炎由于临床诊断难度不大，病原学检查一般意义不大，需要时可用免疫荧光法、酶联免疫吸附法、血清学诊断或病毒分离鉴定等方法确定病毒的类型。

（3）X线检查：一般无异常发现。

◎并发症

1. 急性中耳炎 急性病毒性喉炎时，呼吸道黏膜受到损伤，使局部细菌繁殖，细菌可通过咽鼓管侵入中耳引起感染。患者突然发生耳部疼痛，常伴有感冒、咳嗽等上呼吸道感染症状。多数患者在穿孔前疼痛较剧烈，穿孔后患耳有脓液流出疼痛可缓解，耳鸣、耳闷并伴听力轻度下降。发热，体温一般在38℃左右，儿童可伴高热，并可能出现呕吐、腹泻等消化道症状。

2. 急性副鼻窦炎　患者可在上呼吸道病毒感染的基础上出现水肿的鼻黏膜阻塞鼻窦开口，最终形成鼻黏膜化脓性炎症，重者可累及骨壁，甚至可引起邻近器官和组织的并发症。上颌窦炎发病率较高。可出现不同程度的头痛、头晕及记忆力下降，给患者的学习及生活带来诸多不便。

3. 急性气管 – 支气管炎　急性病毒性喉炎可引起急性气管 – 支气管黏膜炎症，临床上主要表现为咳嗽、咳痰，可有发热。多为散发，年老体弱者易感，常发生于寒冷季节或气候突变时。

4. 病毒性心肌炎　病毒感染后可引起心肌局限性或弥漫性的急性或慢性炎症病变，属于感染性心肌疾病。在病毒流行感染期约有 5% 患者发生心肌炎，也可散在发病。临床表现轻重不同。根据典型的前驱感染病史、相应的临床表现、心电图、心肌损伤标志物、超声心动图显示的心肌损伤证据考虑该诊断，确诊有赖于心内膜心肌活检。目前无特异性治疗方法，治疗主要针对病毒感染和心肌炎症。大多数患者经适当治疗后痊愈，极少数患者在急性期因严重心律失常、急性心力衰竭和心源性休克死亡，部分患者可演变为扩张型心肌病。

◎诊断标准

根据病史、症状和体征、临床特点和喉镜检查，急性病毒性喉炎诊断一般不难。根据有急性上呼吸道感染症状或过度用声等诱因出现声音嘶哑等症状，喉镜检查有喉黏膜充血水肿即可做出急性病毒性喉炎的诊断。

◎诊断程序

从临床诊断到病因诊断。

根据有急性上呼吸道感染症状或过度用声等诱因出现声音嘶哑等症状，喉镜检查有喉黏膜充血水肿即可做出急性病毒性喉炎的诊断。

◎鉴别诊断

疾病名	症状/体征鉴别	检验鉴别
口疮性口炎	在口腔里发生白色的假膜，有时假膜白的像一片雪一样，称为口雪，儿童称之为鹅口疮	白色假膜涂片或培养可检出白色假丝酵母菌有助于诊断

疾病名	症状/体征鉴别	检验鉴别
细菌性喉炎	主要表现为咽痛、声嘶，发病无季节性流行的特点。检查可见喉呈浓烈的红色和极度的水肿	喉镜检查：喉部可见白色假膜，黏膜表面见脓性分泌物 血常规：白细胞总数及中性粒细胞分类均可升高
喉痉挛	急性起病，吸气性喉喘鸣及呼吸困难，但无声音嘶哑	喉镜检查未见喉部炎症改变
白喉	有急性喉炎的临床表现，喉部可有灰白色假膜	假膜涂片或培养可见白喉棒状杆菌
气管 – 支气管异物	有异物吸入史，患者有剧烈咳嗽及呼吸困难症状。胸部听诊可闻及哮鸣音	胸片或支气管镜检查可发现异物

◎诊治流程

1. 适用对象

第一诊断为急性病毒性喉炎（ICD10 – J04.004）。

2. 诊断依据

（1）病因：急性病毒性喉炎主要是由一些病毒感染所致，主要包括流感病毒、副流感病毒、腺病毒，另鼻病毒、呼吸道合胞病毒、A 组 21 型柯萨奇病毒及冠状病毒等也可致病。

（2）临床症状：常有声音嘶哑、讲话困难、咳嗽时疼痛，常有发热、咽痛或咳嗽。

（3）查体：可见喉部水肿、充血、局部淋巴结轻度肿大和触痛，可闻及喘息声。

（4）间接喉镜检查：喉黏膜弥漫性充血水肿，病初声带炎症不明显，但很快出现粉红色甚至深红色改变，并有炎性肿胀，发音时声门闭合不全。会厌、喉室带及皱襞显著充血水肿。喉黏膜覆盖黏液或黏液脓性分泌物，偶见喉黏膜浅层散在小溃疡。

（5）排除口疮性口炎、细菌性喉炎、喉痉挛及白喉等疾病。

3. 选择治疗方案的依据

（1）预防措施：做好急性病毒性喉炎的防治宣教，平时注意锻炼身体，增强体质，防治呼吸道感染，是预防本病的有效措施。生活要有规律，饮食有节，起居有常，夜卧早起，避免着凉。在睡眠时，避免吹对流风。平时加强户外活动，增强体质，提高抗病能力。注意气候变化，及时增减衣服，避免感寒受热。

在感冒流行期间，尽量减少外出，以防传染。

（2）对症治疗。

（3）抗菌药物治疗：可根据当地流行病学史和经验选用口服青霉素、第一代头孢菌素、大环内酯类药物或喹诺酮类药物。

（4）抗病毒治疗：利巴韦林、奥司他韦。

（5）中药治疗。

4. 标准住院日 为 7~10 天。

5. 进入路径标准

（1）第一诊断必须符合 ICD10 – J04.004 急性病毒性喉炎疾病编码。

（2）当患者同时具有其他疾病诊断，但在住院期间不需要特殊处理，也不影响第一诊断的临床路径流程实施时，可以进入路径。

6. 住院期间的检查项目

（1）间接喉镜检查。

（2）病原学检查、血常规。

（3）X 线检查。

7. 选择用药

（1）润喉片、解热镇痛药物。

（2）抗菌药物、抗病毒药物。

（3）中药等。

8. 出院标准

（1）症状明显缓解。

（2）没有需要住院治疗的合并症和（或）并发症。

急性病毒性喉炎临床路径表单

适用对象：第一诊断为急性病毒性喉炎（ICD10 – J04.004）

患者姓名：＿＿＿＿＿性别：＿＿＿年龄：＿＿＿门诊号：＿＿＿＿＿＿住院号：＿＿＿＿

住院日期：＿＿年＿＿月＿＿日 出院日期：＿＿年＿＿月＿＿日 标准住院日：7~10 天

时间	住院第1天	住院第2~3天	住院第4~6天	住院第7~10天（出院日）
主要诊疗工作	□询问病史及体格检查 □病情告知 □如患者病情重，应及时通知上级医师	□上级医师查房 □根据送检项目报告，及时向上级医师汇报，并予相应处理 □注意防治并发症	□完成病程记录，详细记录医嘱变动情况（原因和更改内容）	□上级医师查房，同意其出院 □完成出院小结 □出院宣教

续表

时间	住院第 1 天	住院第 2~3 天	住院第 4~6 天	住院第 7~10 天（出院日）
重点医嘱	长期医嘱： □内科护理常规 □饮食 □抗菌药物 □抗病毒药物 □解热镇痛药 □中药 □雾化吸入治疗 □对症治疗 临时医嘱： □间接喉镜检查 □血常规 □病原学检查 □X 线检查	长期医嘱： □内科护理常规 □饮食 □抗菌药物 □抗病毒药物 □解热镇痛药 □中药 □雾化吸入治疗 □对症治疗 临时医嘱： □必要时复查喉镜	长期医嘱： □内科护理常规 □饮食 □抗菌药物 □抗病毒药物 □解热镇痛药 □中药 □雾化吸入治疗 □对症治疗 临时医嘱： □复查血常规	出院医嘱： □出院带药 □门诊随诊
主要护理工作	□入院宣教、入院护理评估 □观察患者病情、监测生命体征 □雾化吸入治疗 □叮嘱患者卧床休息、多饮水，定时测量体温 □保持呼吸道通畅	□观察患者病情、监测生命体征 □观察声嘶、咽痛程度、保持呼吸道畅通 □雾化吸入治疗 □观察药物不良反应（皮疹、胃肠道反应）	□观察患者病情、监测生命体征 □观察声嘶、咽痛程度、保持呼吸道畅通 □雾化吸入治疗 □观察药物不良反应（皮疹、胃肠道反应）	□出院宣教 □协助办理出院
病情变异记录	□无 □有，原因： 1. 2.	□无 □有，原因： 1. 2.	□无 □有，原因： 1. 2.	□无 □有，原因： 1. 2.
护士签名				
医师签名				

治疗

◎治疗目标

1. 隔离急性病毒性喉炎患者，避免传染。
2. 抗病毒治疗，防治继发细菌感染。
3. 防治喉痉挛。
4. 对症治疗，缓解症状。

◎治疗细则

1. 对症治疗 咽部不适可给予润喉片，多饮水。声音嘶哑时应减少讲话，如有发热及疼痛较剧，必要时加用解热镇痛类药物。

2. 抗菌药物治疗 急性病毒性喉炎常继发细菌性感染，应及早适当使用，可根据当地流行病学史和经验选用口服青霉素、第一代头孢菌素、大环内酯类药物或喹诺酮类药物。

3. 抗病毒治疗 对于无发热、免疫功能正常、发病不超过2天的患者一般无须应用抗病毒药物。对于免疫缺陷患者，可早期常规使用。利巴韦林和奥司他韦有较广的抗病毒谱，可缩短病程。利巴韦林注射液用氯化钠注射液或5%葡萄糖注射液稀释成每1mg/ml的溶液后静脉缓慢滴注，成人一次0.5g（5支），一日2次，小儿按体重一日10~15mg/kg，分2次给药。每次滴注20分钟以上，疗程3~7日。磷酸奥司他韦胶囊在成人和13岁以上青少年的推荐口服剂量是每次75毫克，每日2次，共5天。对1岁以上的儿童推荐按照下列体重-剂量表服用：

体重	推荐剂量（服用5天）
≤15kg	30mg，每日2次
>15~23kg	45mg，每日2次
>23~40kg	60mg，每日2次
>40kg	75mg，每日2次

4. 激素治疗 声带水肿明显时应加用糖皮质激素治疗，清除水肿防止气道阻塞。

5. 雾化治疗 有利于消炎消肿，稀释分泌物，减轻症状。

6. 中药治疗

（1）清热：生地、连翘、金银花淡竹叶木通、生草、川豆根、板蓝根。

（2）降火：黄柏、黄芩、黄连、石膏、知母。

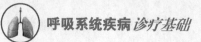
（3）养阴：天冬、麦冬、熟地、元参、白芍、沙参、天花粉。

◎治疗程序

1. 注意适当休息，全身症状明显时可加用阿司匹林等解热镇痛药治疗。

2. 咽部不适可给予润喉片或雾化吸入，多饮水，声音嘶哑时应减少讲话。

3. 出现喘息症状时可吸氧，给予糖皮质激素治疗，必要时予以气管切开保持呼吸道通畅。

4. 有抗菌药物应用指证使用抗菌药物。

5. 常规应用抗病毒药物治疗。

◎治疗进展

本病不应常规使用抗菌药物，特别是对病因未明不应盲目使用抗菌药物，目前认为使用抗菌药物并不能缩短病程或减轻病情，应注意滥用抗菌药物可导致耐药菌的产生以及二重感染等严重后果。

◎护理与照顾

1. 一般护理 保持室内空气新鲜流通，维持一定的湿、温度，发热患者注意保暖；给予高热量、高维生素、清淡易消化的食物，多饮水，必要时静脉补液；做好口腔护理，保持口腔清洁；患者进行隔离，室内空气流通，定期换气。

2. 对症护理 发热患者，监测观察体温变化情况，给予物理降温或清热解毒药物降温；观察咽喉部充血水肿及化脓情况，及时发现病情变化；咽部不适可给予润喉片或雾化吸入，多饮水，声音嘶哑时应减少讲话。

3. 用药观察与护理 指导患者使用润喉片及雾化吸入治疗，观察药物疗效及不良反应，注意观察在使用抗菌药物后有无药物过敏反应。

4. 心理护理 加强患者的健康指导，宣传预防感冒的重要意义。患者出现不适时，给以心理支持，使其积极接受治疗，以免病情加重。

◎随访要点

临床症状缓解的时间；有无并发症的出现；是否遵嘱治疗等等。

◎预后

多数患者预后良好，少数患者治疗不当，可引起急性中耳炎、鼻窦炎、气管－支气管炎及病毒性心肌炎等。

◎患者教育

做好急性病毒性喉炎的防治宣教，平时注意锻炼身体，增强体质，防治呼吸道感染，是预防本病的有效措施。生活要有规律，饮食有节，起居有常，避免着凉。在睡眠时，避免吹对流风。平时加强户外活动，增强体质，提高抗病能力。注意气候变化，及时增减衣服，避免感寒受热。在感冒流行期间，尽量减少外出，以防传染。

◎参考文献

［1］李学佩．耳鼻咽喉科学．北京：北京大学医学出版社，2003．

［2］王忠植，张小伯．耳鼻咽喉科治疗学．北京：北京医科大学中国协和医科大学联合出版社，1997．

［3］中华医学会．临床诊疗指南耳鼻咽喉头颈外科分册．2009．

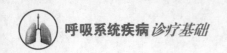

第4章　急性病毒性咽炎 《《《《

◎概况

急性病毒性咽炎（acute virus pharyngitis）系病毒所引起的咽部急性感染，全年皆可发生，以秋冬季节发病较多。

急性病毒性咽炎多由鼻病毒、腺病毒、流感病毒、副流感病毒以及肠病毒、呼吸道合胞病毒等引起。

病变为上皮细胞水肿、膨胀，使表皮的棘细胞层隆起，形成水疱，内含大量多形核细胞及血浆。

急性咽炎临床特征为咽部发痒和灼热感，疼痛不持久，也不突出。当有咽下疼痛时，常提示有链球菌感染。咳嗽少见。

查体可见咽部明显充血和水肿，颌下淋巴结肿大，偶伴结膜炎。

依据典型的症状、体征及辅助检查即可明确诊断。

治疗以对症治疗和抗病毒治疗为主。

急性病毒性咽炎一般预后良好；少数患者治疗不当，可引起中耳炎、鼻窦炎、急性肾炎和败血症等。

急性病毒性咽炎的预防措施包括：劳逸结合，不宜过度劳累，保持室内通风，注意休息，多食新鲜蔬菜，避免烟酒刺激。

基础

◎定义

急性病毒性咽炎系病毒所引起的咽部黏膜及黏膜下的急性炎症，多由鼻病毒、腺病毒、流感病毒、副流感病毒以及肠病毒、呼吸道合胞病毒等引起。

◎流行病学

鼻病毒、腺病毒、呼吸道合胞病毒等引起急性咽炎没有明显季节性，常年均可发生；流感病毒、副流感病毒等引起急性病毒性咽炎主要发生在冬春季；肠道病毒引起的急性病毒性咽炎常见于夏季和秋季。当劳累过度、过敏体质、气温突变、身体受凉或某些物理、化学因素（如汞、砷、铋、碘等的刺激）使身体抵抗力下降，易患此病。另外，急性鼻炎、肺炎、流行性感冒、疟疾、流行性脑膜炎等均可并发病毒性咽炎。病毒感染主要是通过人际间的直接接触而传播，其次是通过传染性气溶胶和污染物。

◎病因

病毒感染以柯萨奇病毒（Coxsaokie virus）、腺病毒、副流感病毒引起者居多，鼻病毒及流感病毒次之，通过飞沫和密切接触而传染。

◎病理剖析

咽黏膜充血、血管扩张及浆液渗出、使黏膜下血管及黏液腺周围有中性粒细胞及淋巴细胞浸润，黏膜肿胀增厚。病变较重者，咽后壁淋巴滤泡增生、隆起并有黄白色点状渗出物。

◎病理生理

病变为上皮细胞水肿、膨胀，使表皮的棘细胞层隆起，形成水疱，内含大量多形核细胞及血浆，细胞内有嗜酸性包涵体，水疱很快破裂，形成溃疡，表面覆有炎性细胞、红细胞和坏死组织等。

◎预防

1. 早期诊断治疗。
2. 治疗全身疾病，控制血糖。
3. 注意劳逸结合，不宜过度劳累。
4. 多吃水果蔬菜，减少辛辣刺激性食物摄入。
5. 每日锻炼，采取适合自己的体育项目，增强身体免疫力。
6. 积极治疗胃肠道疾病；适量运动；改变饮食习惯。

诊断

◎问诊与查体

1. 问诊 首先询问患者有无引起急性病毒性咽炎的诱因，如有无劳累、受凉、烟酒刺激等，其次询问有无咽部发痒和灼热感，有无发热、乏力、头痛、食欲减退和四肢酸痛，有无吞咽疼痛，有无结膜炎症状。

2. 查体 可见咽部黏膜充血肿胀，呈深红色，分泌物明显增多。以口咽外侧壁为著，咽腭弓黏膜肿胀。咽后壁淋巴滤泡肿大、充血，软腭以及扁桃体亦充血。有时可见悬雍垂水肿下垂，软腭肿胀。感染较重患者，可以出现咽侧淋巴索红肿。同时患者可以出现鼻腔黏膜的急性炎症性改变。颈部疼痛时可触及肿大淋巴结，有压痛。

◎疾病演变

急性病毒性咽炎一般预后良好，若治疗不当，可引起中耳炎、鼻窦炎、急性肾炎及败血症等。

◎辅助检查

1. 血象检查 病毒性感染时白细胞计数常为正常或偏低，淋巴细胞比例升高。细菌感染时有白细胞计数与中粒细胞增多和核左移现象。

2. 病毒和病毒抗原的测定 病毒和病毒抗原的测定可用免疫荧光法、酶联免疫吸附检测法、血清学诊断法和病毒分离和鉴定法来判断病毒的类型。

◎并发症

急性病毒性咽炎若治疗不当，可引起中耳炎、鼻窦炎、急性肾炎及败血症等。

◎诊断标准

1. 急性起病，有受凉、疲劳、烟酒过度等诱因。

2. 咽部干燥灼热，疼痛，吞咽时加剧，可伴有全身不适、发热等。

3. 咽部急性弥漫性充血，咽后壁淋巴滤泡及侧索淋巴红肿，可见点状黏稠分泌物附着，严重者可出现咽黏膜、黏膜下、甚至基层坏死，两侧下颌角淋巴结肿大并有压痛。

4. 咽部分泌物分离出病毒或病毒血清学检查阳性。

◎诊断程序

1. 从临床诊断到病因诊断。

2. 询问病史，急性起病，有受凉、疲劳、烟酒过度等诱因；咽部干燥、灼热、疼痛，吞咽时加剧，可伴有全身不适、发热等。

3. 查体：咽部急性弥漫性充血，咽后壁淋巴滤泡及侧索淋巴红肿，可见点状黏稠分泌物附着，严重者可出现咽黏膜、黏膜下甚至基层坏死，两侧下颌角淋巴结肿大并有压痛。

4. 必要时进一步检查明确病原。

◎鉴别诊断

1. 口疮性口炎　这种疾病因为常常在口腔里发生白色的假膜，有时这种假膜白得像一片雪一样，所以称为雪口。在儿童口腔感染通称鹅口疮（真菌性口炎），涂片和培养检出白色假丝酵母菌，有助于其诊断。

2. 多形渗出性红斑（erythema multiforme exudativum，EME）　是一种皮肤－黏膜病的急性渗出性炎症。症状较轻患者，口腔黏膜的损害可以单独发生，也可与皮肤同时或先后发病。病损可以发生在口腔黏膜的任何部位，口腔内发病的一般多在颊部。其临床表现也主要是充血、水肿、糜烂、渗出，而渗血现象不如唇部明显。其渗血现象由于涎液分泌、冲洗作用而易被忽视，在问诊中有的患者回忆涎液中含有血迹现象。症状较重患者，全身症状明显、较重，如体温升高，甚至达40℃，头痛、咽痛，甚至伴有关节酸痛等。实验室检查血象表现白细胞总数及淋巴细胞上升，血沉加快。口腔黏膜局部充血、水肿，伴有或大或小的糜烂面，渗出、渗血，涎液增多，唇红损害区有时已结有血痂。因疼痛而影响言语与进食。

3. 坏死性口腔炎　本病是由奋森螺旋体和厌氧菌梭形杆菌引起，此两种微生物平时可存活于牙间隙、龈沟与牙周袋内，当全身抵抗力降低、口腔卫生差时易繁殖致病。口腔局部黏膜坏死，溃疡较深，上覆灰黑色假膜，周围黏膜充血、水肿。

4. 传染性单核细胞增多症　扁桃体伪膜少见，全身症状重，急性病容，高热，全身淋巴结肿大，肝、脾大，血中异常淋巴细胞和单核细胞可占10%以上，血清嗜异性凝集试验阳性。

5. 白血病引起的咽峡炎　不规则发热，有出血等表现，扁桃体表面有灰白色伪膜，并有溃疡、坏死，全身表现重，淋巴结肿大，白细胞增多，以原始白细胞和幼稚细胞为主。

6. 猩红热 乙型溶血链球菌 A 组所引出的急性传染病。飞沫传播，发病急，24 小时内出现皮疹，开始在耳后、颈部和上胸部，一天后遍布全身，表现为点状充血性皮疹，2～3 天内退尽，一周后开始脱屑。口腔黏膜出现黏膜疹，有典型的"杨梅舌"，细菌培养为乙型溶血链球菌。

治疗

◎治疗目标

急性病毒性咽炎应得到临床治愈，不应复发，若出现反复加重，则应注意是否存在其他呼吸系统疾病。

◎治疗细则

1. 对症治疗 注意休息，多饮开水，多吃新鲜蔬菜及营养丰富易消化的食物，以增强身体抵抗力。常采用复方硼砂溶液、生理盐水或 1% 过氧化氢溶液含漱；病变部位涂擦 2% 金霉素甘油或 1% 甲紫溶液，能促进溃疡面的愈合。

2. 抗病毒治疗 应用抗病毒药物如吗啉胍、金刚烷胺等。怀疑流感病毒感染，口服金刚烷胺 200mg/d，7～10 天。怀疑呼吸道合胞病毒感染，使用利巴韦林喷雾，20mg/ml 溶液，12～18 小时一次，2～5 天为一疗程。

3. 中药治疗 此病有显著效果，分内服及外用两类。应根据病情选择用药，常用药物如下：

（1）清热：生地、连翘、金银花、淡竹叶、木通、生草、川豆根、板蓝根。

（2）降火：黄柏、黄芩、黄连、石膏、知母。

（3）养阴：天冬、麦冬、熟地、元参、白芍、沙参、天花粉。

◎治疗程序

1. 一般对症治疗。

2. 局部治疗。

3. 抗病毒治疗。

4. 中药治疗。

◎治疗进展

近年来，国内多家医院尝试使用中药或中成药制剂治疗急性病毒性咽炎，如清润汤雾化吸入，连花清瘟胶囊口服，银翘散、喜炎平注射等，均取得较好疗效。

◎护理与照顾

1. 一般护理　卧床休息，多饮水，进食高热能、高维生素流质饮食。

2. 用药护理

（1）局部用药：一般可用复方硼酸溶液，3 次/日，含漱；或生理盐水，3~4 次/日，含漱。酌情选用碘喉片、华素片等。

（2）全身用药：可试用金刚烷胺，成人剂量，200mg/日，口服，连用 5 日；或病毒唑 0.1g/次，3 次/日，口服，连用 5 日。

◎随访要点

咽部症状持续及缓解的时间；有无并发症的出现；是否反复发作等等。

◎预后

急性病毒性咽炎多数患者预后良好；少数患者治疗不当，可引起中耳炎、鼻窦炎、急性肾炎及败血症等。

◎患者教育

注意劳逸结合，不宜过度劳累。每日锻炼，采取适合自己的体育项目，增强身体免疫力。多吃水果蔬菜，减少辛辣刺激性食物摄入。

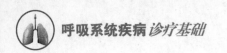

第5章　普通感冒 《《《《

◎概况

普通感冒是一种轻度的、能自限的上呼吸道感染。成人每人每年平均有 2～4 次感冒，儿童每年可有 6～8 次感冒。感冒的常见病原体有鼻病毒、冠状病毒、流感病毒、副流感病毒、呼吸道合胞病毒、柯萨奇病毒和腺病毒等。其中以鼻病毒和冠状病毒最为常见。感冒通常可在寒冷季节发病率较高。感冒通常通过两条途径传播，吸入感染的"飞沫"或解除感染的分泌物后、随后由手到鼻的"自我接种"方式感染。鼻病毒感染的发病机制为：病毒进入鼻孔，随后感染上呼吸道的上皮细胞。48 小时内为病毒复制的高峰，持续 3 周。在病毒接种后 16～72 小时后可出现症状，持续 1～2 周。

基础

◎定义

普通感冒是一种轻度的、能自限的上呼吸道感染。感冒的常见病原体有鼻病毒、冠状病毒、流感病毒、副流感病毒、呼吸道合胞病毒、柯萨奇病毒和腺病毒等。其中以鼻病毒和冠状病毒最为常见。

◎流行病学

成人每年患普通感冒平均 2～6 次，儿童平均 6～8 次。普通感冒可以造成很大的经济负担，据美国资料显示，30% 的误学、40% 的误工是由普通感冒引起。普通感冒每年导致 23 亿天的误学、25 亿天的误工，每年因普通感冒就诊的人次为 27 亿人次，每年用于缓解咳嗽等感冒症状的非处方药物费用近 20 亿美元，而抗菌药物的费用 22.7 亿美元。另外，并发症治疗及引起原发病恶化等使得医疗费用明显增加，加重了疾病负担。

◎病因

1. 病因：感冒的常见病原体有鼻病毒、冠状病毒、流感病毒、副流感病毒、呼吸道合胞病毒、柯萨奇病毒和腺病毒等。其中以鼻病毒和冠状病毒最为常见。

2. 危险因素：感冒的危险因素包括季节变化、人群拥挤的环境、久坐的生活方式、年龄、吸烟、营养不良、应激、过度疲劳、失眠、免疫力低下等。

◎病理剖析

可出现呼吸道上皮细胞破坏和少量单核细胞浸润。鼻腔和咽黏膜充血、水肿，有较多量浆液性及黏液性炎性渗出。

◎病理生理

病毒感染后，病毒进入鼻孔，感染到上呼吸道的上皮细胞，引起鼻塞流涕。

感冒如进一步进展，炎症侵入喉部、气管、支气管，出现声音嘶哑。

普通感冒后继续细菌感染并不少见。有时继发鼻窦炎、扁桃体炎、中耳炎等。

流感病毒、柯萨奇病毒等感染后偶可累及心肌或进入人体繁殖，而间接作用于心肌，引起心肌局限性或弥漫性炎症。

◎预防

1. 普通感冒密切接触会有传播的可能，故要注意相对隔离。

2. 勤洗手是减少患感冒的有效方法。

3. 加强锻炼，增强体质，生活规律，改善营养状态；避免受凉和过度劳累有助于降低易感性，是预防感冒最好的方法。

4. 年老体弱易感者应注意防护，感冒流行时应戴口罩，避免在人多的公共场合出入。如条件许可，可服用经临床验证有效的、可提高免疫力的药物，如细菌菌体成分复合物的药物。

5. 导致感冒的病毒及血清型众多，且 RNA 病毒蛋白频繁变异，因此很难研发出感冒疫苗。流感病毒疫苗对普通感冒无效。

诊断

◎问诊与查体

1. **问诊**　感冒的临床表现个体差异较大。一般而言，普通感冒潜伏期较短、起病较急。患者在早期有咽部不适、干燥、打喷嚏、流涕、鼻塞。全身症状有畏寒、低热、咳嗽，鼻部分泌物增多是普通感冒的特征性表现，起病初有鼻部清水样分泌物，以后声音嘶哑。咳嗽加重或有少量黏液痰。普通感冒后继发细菌感染不多见，有时可继发鼻窦炎、扁桃体炎或中耳炎。偶有合并心肌炎，有心悸、气短、心前区闷痛。

2. 查体 普通感冒常无特异性体征。有的患者有发热。

◎疾病演变

普通感冒的典型症状，包括咳嗽、流鼻涕、鼻塞和喉咙痛，严重时还伴有肌肉酸痛、疲劳、头痛以及食欲不振。大多数成人不会有高热及全身中毒症状，但在婴幼儿身上经常发生。早期鼻涕多为清水样，到后期可出现脓涕，严重者可有鼻出血，一般 5 ~ 7 天症状可缓解。

普通感冒多起病较急，可有受凉、过度疲劳等诱因。初期以呼吸道卡他症状为主，表现为打喷嚏、咽痛、咽干、头痛，2 ~ 3 天后出现流鼻涕与咳嗽的症状。症状大约在感染病毒 16 小时后开始显现，症状在感染 2 ~ 4 天后表现最为剧烈。普通感冒症状通常在 7 ~ 10 天后会消失。咳嗽有可能持续 3 周左右，是急性咳嗽最常见的病因。还有些患者感冒后咳嗽达 3 ~ 8 周，称为感冒后咳嗽。孩童症状表现持续的时间较长，有 35% ~ 40% 的孩童会持续 10 天以上的咳嗽；10% 的儿童可能持续咳嗽超过 25 天。

◎辅助检查

实验室检查

1. 外周血象 病毒性感染时白细胞总数正常或偏低，淋巴细胞比例升高。合并细菌性感染时，白细胞总升高，中性粒细胞比例增多和核左移现象。

2. 病原学检查 一般情况下，普通感冒不需做病原学检查，主要用于流行病学调查。

（1）病毒特异性抗原及基因检测：可用免疫荧光法或酶联免疫法检测病毒特异的核蛋白或基质蛋白，也可利用 PCR 方法检测编码感冒病毒的特异基因片段。

（2）病毒分离和鉴定：有细胞培养法和鸡胚培养法，是诊断"金标准"，但耗时长，不适于指导患者治疗。

（3）病毒抗体检测：同时检测患者急性期和恢复期血清中病毒相应抗体的

效价，当恢复期抗体效价比急性期时升高 4 倍或 4 倍以上，可以确诊。

◎并发症

感冒可能会引发细菌感染，如不及时医治，会产生一系列并发症：

1. 病毒性咽炎和喉炎　咽炎可表现为咽部发痒和灼热感，无明显咽痛，如果存在链球菌感染，可出现咽下疼痛感。病毒性喉炎表现为声音嘶哑、讲话困难，咳嗽时咽喉疼痛、发热等。

2. 扁桃体炎　可有喉燥、咽痛，吞咽时疼痛加重，发热。

3. 鼻窦炎　分为急性病毒性鼻窦炎和急性细菌性鼻窦炎。前者多为自限性疾病，不需要抗菌药治疗。当感冒症状好转后又加剧，应考虑为急性细菌性鼻窦炎。突出表现为鼻充血、脓性鼻溢液、颜面部和牙痛、头痛、咳嗽。

4. 中耳炎　咽鼓管开口在咽部，急性上呼吸道感染时，炎症向咽鼓管蔓延，咽鼓管咽口及管腔黏膜充血、肿胀、纤毛运动障碍，致病菌进入中耳。由于儿童咽鼓管比较短且直，感冒后，炎症极易波及短而直的咽鼓管，进而累及中耳。

◎诊断标准

普通感冒的临床症状和体征无明显的特异性。

根据典型的临床症状，上呼吸道症状明显而全身症状相对较轻，并排除其他疾病（如过敏性鼻炎、细菌性上呼吸道感染、急性传染性前驱期的上呼吸道炎症症状等）的前提下可做出临床诊断。通过细菌培养、病毒分离、病毒血清学检查有助于确定病因诊断。

◎鉴别诊断

1. 流行性感冒

（1）流行病学特点：流感最显著的特点为突然爆发，迅速扩散、波及面广。北方地区多在 11 月至次年 2 月流行，南方地区则全年流行。

（2）临床表现：流感的全身中毒症状明显，常为高热，39～40℃，持续 3～5 天，头痛、全身疼痛常见且严重，疲乏虚弱早期出现，可持续 1～2 周，可以伴有鼻塞、喷嚏、咽痛，胸部不适及咳嗽常见，且程度较重，可并发支气管炎、肺炎，甚至可危及生命。根据临床表现可分为单纯型、肺炎型、胃肠型、中毒型。

（3）辅助检查

①X 线检查：多数患者无肺内受累。重症患者胸部 X 线检查可见单侧或双侧肺炎，个别可见胸腔积液。

②实验室检查：a. 病毒分离培养，通过采集鼻部分泌物、鼻咽拭子、喉部拭子进行病毒分离出流感病毒；b. 快速诊断检测，敏感性 > 70%，特异性 > 90%，10 ~ 30 分钟内获得结果；c. 血清抗体检测，动态检测 IgG 抗体水平，恢复期较急性期有 4 倍或以上升高有回顾性诊断意义。

2. 过敏性鼻炎 与普通感冒症状相似，有过敏史，呈季节性（花粉症）或常年打喷嚏，鼻充血伴瘙痒感。症状特征和鼻分泌物内嗜酸粒细胞增加有助于本病诊断。

3. 急性细菌性鼻窦炎 致病菌多为肺炎链球菌、流感嗜血杆菌、葡萄球菌、大肠埃希菌及变形杆菌等，临床多见混合感染。多在病毒性上呼吸道感染后症状加重。主要症状为鼻塞、脓性鼻涕增多、嗅觉减退和头痛。急性鼻窦炎患者可伴有发热和全身不适症状。

4. 链球菌性咽炎 主要致病菌为 A 型 β 溶血性链球菌。其症状与病毒性咽炎相似，发热可持续 3 ~ 5 天，所有症状将在 1 周内缓解。好发于冬、春季节；以咽部炎症为主，可有咽部不适、发痒、灼热感、咽痛等，可伴有发热、乏力等；检查时有咽部明显充血、水肿，颌下淋巴结肿大并有触痛。链球菌型咽炎的诊断主要靠咽拭子培养或抗原快速检测。

5. 疱疹性咽峡炎 发病季节多发于夏季，常见于儿童，偶见于成人；咽痛程度较重，多伴有发热，病程约 1 周；有咽部充血，软腭、腭垂、咽及扁桃体表面有灰白色疱疹及浅表溃疡，周围环绕红晕；病毒分离多为柯萨奇病毒 A。

治疗

◎治疗目标

缓解症状，避免并发症。

◎治疗细则

1. 一般治疗 对症治疗对于呼吸道病毒感染，目前尚无特异的治疗方法。大多数病毒对抗菌药物不敏感，化学药物治疗病毒感染尚未成熟。对无并发症的普通感冒患者，不需特殊处理。患者需要温暖舒适的环境，多饮水，病情较重者需卧床休息。采取措施，避免病毒的直接传播。

2. 药物治疗

（1）减充血剂：该类药物可以使感冒患者肿胀的鼻黏膜和鼻窦的血管收缩，有助于缓解感冒引起的鼻塞、流涕和打喷嚏等症状。伪麻黄碱能选择性收缩上呼吸道血管，对血压的影响较小，是普通感冒患者最常用的减充血剂。其他缩血管药物如麻黄素等如超量使用，可导致血压升高等，应特别注意。

（2）抗组胺药：该类药物具有抗过敏作用，通过阻断组胺受体抑制小血管扩张，降低血管通透性，有助于消除或减轻普通感冒患者的打喷嚏和流涕等症状。第一代抗组胺药，如马来酸氯苯那敏和苯海拉明等，具有穿过血–脑屏障、渗透入中枢神经细胞与组胺受体结合的能力，因其具有一定程度的抗胆碱作用，有助于减少分泌物、减轻咳嗽症状，因此推荐其为普通感冒的首选药物。第二代抗组胺药尽管具有非嗜睡、非镇静的优点，但因其无抗胆碱的作用，故不能镇咳。抗组胺的鼻喷剂局部作用较强，而全身不良反应较少。

（3）镇咳药：常用的镇咳药根据其药理学作用特点分为两大类。

①中枢性镇咳药：为吗啡类生物碱及其衍生物。该类药物直接抑制延髓咳嗽中枢而产生镇咳作用。根据其是否具有成瘾性和麻醉作用又可分为依赖性和非依赖性等两类。a. 依赖性镇咳药：如可待因，可直接抑制延髓中枢，镇咳作用强而迅速，并具有镇痛和镇静作用。由于具有成瘾性，仅在其他治疗无效时短暂使用。b. 非依赖性镇咳药：多为人工合成的镇咳药，如右美沙芬，是目前临床上应用最广的镇咳药，作用与可待因相似，但无镇痛和镇静作用，治疗剂量对呼吸中枢无抑制作用，亦无成瘾性。多种非处方性复方镇咳剂均含有本品。

②周围性镇咳药：通过抑制咳嗽反射弧中的感受器、传入神经及效应器中的某一环节而起到镇咳作用。这类药物包括局部麻醉药和黏膜防护剂。a. 那可丁：阿片所含的异喹啉类生物碱，作用与可待因相当，无依赖性，对呼吸中枢无抑制作用。适用于不同原因引起的咳嗽。b. 苯丙哌林：非麻醉性镇咳药，可抑制外周传入神经，亦可抑制咳嗽中枢。

（4）祛痰药：祛痰治疗可提高咳嗽对气道分泌物的清除率。祛痰药的作用机制包括：增加分泌物的排出量，降低分泌物黏稠度，增加纤毛的清除功能。常用祛痰药包括愈创甘油醚、氨溴索、溴乙新、乙酰半胱氨酸、羧甲司坦等。

（5）解热镇痛药：主要针对普通感冒患者的发热、咽痛和全身酸痛等症状。该类药物如对乙酰氨基酚、布洛芬等，通过减少前列腺素合成，使体温调节中枢产生周围血管扩张、出汗与散热而发挥解热作用，通过阻断痛觉神经末梢的冲动而产生镇痛作用。对乙酰氨基酚是其中较为常用的药物。

（6）中药对治疗普通感冒有一定疗效。如感冒冲剂、板蓝根冲剂、银翘解毒片、复方柴胡注射液等。

◎护理与照顾

1. 多饮水，避免再受凉或劳累等导致抵抗力下降的因素。
2. 清淡饮食，忌酒及辛辣刺激性食物；戒烟酒。
3. 注意休息，保持室内良好通风，空气新鲜。
4. 避免到人多的公共场所，减少说话，保护嗓子。
5. 如果有咳嗽、黄痰等情况，说明可能继发细菌感染，应及时到医院就诊。

◎预后

普通感冒通常是温和的并有自限性，预后良好，大多数症状一般会在一周内改善。伴随严重的并发症通常只发生在老年人或孩童等免疫功能较差的人身上。继发性细菌感染可能会造成鼻窦炎、咽炎或耳部感染的发生。部分患者伴有嗅觉、味觉减退，多为暂时性，也有极少数为永久性。

◎患者教育

1. 勤洗手是减少患感冒的有效方法。
2. 加强锻炼，增强体质，生活规律，改善营养状态；避免受凉和过度劳累有助于降低易感性，是预防感冒最好的方法。
3. 年老体弱易感者应注意防护，感冒流行时应戴口罩，避免在人多的公共场合出入。如条件许可，可服用经临床验证有效的、可提高免疫力的药物，如细菌菌体成分复合物的药物。

第6章 流行性感冒 《《《《

◎概况

流行性感冒（以下简称流感）是由流感病毒（分甲、乙、丙三型）引起的急性呼吸道传染病。

流感的流行病学最显著特点为：突然暴发，迅速扩散，造成不同程度的流行，具有季节性，发病率高，是人类面临的主要公共健康问题之一。每年5%~10%成年人，20%~30%儿童罹患流感，约有300万~500万重症患者，造成25万~50万人死亡。

流感临床上有起病急、畏寒、高热、头痛、全身肌肉酸痛、乏力和呼吸道症状，虽然大多为自限性，但是在重症感染或引起并发症时则需要住院治疗。

易发生重症表现的高危人群主要为老年人、年幼儿童、孕产妇或有慢性基础疾病者；少数重症病例可因呼吸或多脏器衰竭而死亡。

人感染高致病性禽流感（以下简称人禽流感）病死率高达60%以上。

诊断主要依据临床表现、流感病毒核酸检测或流感病毒快速抗原检测阳性，结合流行病学史做综合判断。

采取感染控制措施是阻止疫情蔓延的重要手段，包括药物性和非药物性干预措施。药物性干预措施包括疫苗和抗病毒药物；非药物性干预措施包括隔离、检疫、健康教育等。早期使用抗流感病毒药物治疗可以缓解流感症状、缩短病程、降低并发症发生率、缩短排毒时间并且可能降低病死率。

基础

◎定义

流行性感冒简称流感，是由流感病毒引起的、经飞沫传播的急性呼吸道传染病。流感可累及上呼吸道和（或）下呼吸道，常伴有起病急、高热、头痛、乏力及全身肌肉酸痛，常呈自限性。流感患者和隐性感染者是流感的主要传染源，从潜伏期末到发病的急性期都有传染性。主要通过空气飞沫传播，也可通过口腔、鼻腔、眼睛等处黏膜直接或间接接触传播。接触患者的呼吸道分泌物、体液

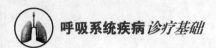

和被病毒污染的物品也可能引起感染。发病有季节性和一定的流行性，发病率高，是人类面临的主要公共健康问题之一。

◎流行病学

流感在流行病学上最显著的特点为：突然暴发，迅速扩散，从而造成不同程度的流行。在 20 世纪，流感有 4 次世界性大流行，中国近半个世纪内（1953 年至今）流感流行共计发生有 17 次，其中 2 次为大流行。

1. 传染源　主要是患者和隐性感染者。患者自潜伏期末到发病后 7 日内均可有病毒从鼻涕、口涎、痰液等分泌物排出，以病初 2~3 日传染性最强。

2. 传播途径　主要通过空气飞沫传播，也可通过口腔、鼻腔、眼睛等处黏膜直接或间接接触传播。接触患者的呼吸道分泌物、体液和被病毒污染的物品也可能引起感染。

3. 易感人群　除新生儿外，人群对流感病毒普遍易感，是否感染主要取决于接触机会和防护措施。感染后对同一抗原型可获不同程度的免疫力，型与型之间无交叉免疫性。

4. 较易成为重症病例的高危人群　目前认为罹患重症或者致死的最高风险人群有以下几类：孕妇，特别在妊娠晚期者，发生重症的危险性是一般人群的 4~5 倍；年龄小于 5 岁儿童，尤其是 2 岁以下更易发生严重并发症；伴有以下疾病或状况者：慢性呼吸系统疾病、心血管系统疾病（高血压除外）、肾病、肝病、血液系统疾病、神经系统及神经 - 肌肉疾病、代谢及内分泌系统疾病、免疫功能抑制包括应用免疫抑制剂或 HIV 感染等致免疫功能低下；年龄≥65 岁的老年人；肥胖者（体重指数大于 30），虽然目前对肥胖的确切作用知之甚少，但相当一部分重症和死亡病例都存在肥胖现象，特别是病态肥胖，而过去发生的大流行或者季节性流感都没有将肥胖看作一种独立危险因素。

5. 流行特征　流行性感冒流行具有一定的季节性，我国北方地区流行高峰一般发生在冬春季，而南方地区全年流行，高峰多发生在夏季和冬季）。突然发生，迅速蔓延，2~3 周达高峰，发病率高和流行期短，大约是 6~8 周。大流行主要由甲型流感病毒引起，当甲型流感病毒出现新亚型时，人群普遍易感而发生大流行。一般每 10~15 年可发生一次世界性大流行，每 2~3 年可有一次小流行。乙型流感多呈局部流行或散发，亦可大流行。丙型一般只引起散发。

◎病因

1. 病原体及结构　流行性感冒的病原是流感病毒，属正黏病毒科，是一种有包膜的 RNA 病毒，呈球形或长形，直径 80~120nm。病毒由包膜和核壳体构成。包膜的成分包括膜蛋白（M_1，M_2）、双层类脂膜和糖蛋白。包膜分内外两层，外层包膜包含血凝素（HA），神经氨酸酶（NA）及基质蛋白 M_2（仅 A 型流感病毒存在），均具有抗原性，并有亚型特异性。核壳体为薄螺旋丝状，呈螺旋对称，直径 9~15nm，包括核蛋白（NP）、三种聚合酶蛋白（PB-1，PB-2，PA）及病毒 RNA；病毒基因组为单股负链 RNA。

2. 流感病毒的分型　根据病毒核蛋白（NP）和膜蛋白（MP）抗原性不同，将流感病毒分为甲、乙、丙三型；按照 HA 和 NA 抗原的不同又将同型病毒分为若干亚型。亚型划分是根据基因分析和琼脂免疫双扩散的结果。至今甲型流感病毒已发现的血凝素有 16 个亚型（H1~H15），神经氨酸酶有 9 个亚型（N1~N9），与人有关的主要有甲 1（H1N1）、甲 2（H2N2）、甲 3（H3N2）和乙型。

3. 流感病毒的理化性质　流感病毒在 pH 6.5~7.9 间最稳定，对高温抵抗力弱，加热至 56℃ 数分钟后即丧失致病性，100℃ 1min 即被灭活，在低温环境下，病毒较为稳定，4℃ 能存活 1 个多月，-70℃ 可存活 5 个月以上。流感病毒对干燥、紫外线照射及乙醚、甲醛等常用消毒剂都很敏感。

◎病理剖析

病理变化主要表现为呼吸道纤毛上皮细胞呈簇状脱落、上皮细胞的化生、固有层黏膜细胞的充血、水肿伴单核细胞浸润等病理变化。致命的流感病毒性肺炎病例中，病理改变以出血、严重气管支气管炎症和肺炎为主，其特点是支气管和细支气管细胞广泛坏死，伴随有纤毛上皮细胞脱落、纤维蛋白渗出、炎细胞浸润、透明膜形成、肺泡和支气管上皮细胞充血、间质性水肿、单核细胞浸润的病理改变。后期改变还包括弥漫性肺泡损害、淋巴性肺泡炎、化生性的上皮细胞再生，甚至是组织广泛的纤维化。严重者会因为继发细菌感染引起肺炎，多为弥漫性肺炎，也有局限性肺炎。流感病例外周血常规检查一般白细胞总数不高或偏低，淋巴细胞相对升高，重症患者多有白细胞总数及淋巴细胞下降；一般重症患者胸部 X 线检查可显示单侧或双侧肺炎，少数可伴有胸腔积液等。肺炎的程度与细胞介导的免疫反应有关，但免疫病理反应对疾病影响程度仍未清楚。流感死亡病例中常伴随其他器官病变，尸体解剖发现，1/3 以上病例出现脑组织弥漫性充血、水肿以及心肌细胞肿胀、间质出血，淋巴细胞浸润、坏死等炎症反应。

◎病理生理

带有流感病毒颗粒的飞沫吸入呼吸道后，病毒的神经氨酸酶破坏神经氨酸，使黏蛋白水解，糖蛋白受体暴露。甲、乙型流感病毒通过 HA 结合上皮细胞含有唾液酸受体的细胞表面启动感染。嗜人类流感病毒的 a_2、a_6 受体存在于上、下呼吸道，主要是在支气管上皮组织和肺泡 I 型细胞，而嗜禽流感病毒的 a_2、a_3 受体存在于远端细支气管，肺泡 II 型细胞和肺泡吞噬细胞。丙型流感的受体为 9 - O - 乙酰基 - 乙酰神经氨酸。

流感病毒通过细胞内吞作用进入细胞。在病毒包膜上含有 M_2 多肽的离子通道在胞内体中被酸性 pH 激活，使核衣壳蛋白释放到胞浆（脱壳）。核衣壳蛋白被转运到宿主细胞核，病毒基因组在细胞核内进行转录和复制。病毒核蛋白在胞浆合成后，进入胞核和病毒 RNA 结合形成核壳体，并输出到细胞质。病毒膜蛋白经完整加工修饰后，嵌入细胞膜内。核壳体与嵌有病毒特异性膜蛋白的细胞膜紧密结合，以出芽方式释放子代病毒颗粒（芽生）。NA 清除病毒与细胞膜之间以及呼吸道黏液中的唾液酸，以便于病毒颗粒能到达其他的上皮细胞。最后，宿主的蛋白酶将 HA 水解为 HA_1 和 HA_2，使病毒颗粒获得感染性。流感病毒成功感染少数细胞后，复制出大量新的子代病毒颗粒，这些病毒颗粒通过呼吸道黏膜扩散并感染其他细胞。

季节性流感病例中只有极少数有病毒血症或肺外组织感染的情况。在人 H5N1 禽流感感染病例中，下呼吸道的病毒载量要比上呼吸道高，咽喉部的比鼻腔的高，有时会出现病毒血症、胃肠感染、肺外传播，偶有中枢神经系统感染。可在心、肝、脾、肾、肾上腺、肌肉、脑膜中检出病毒，也可从有中枢神经系统症状患者的脑脊液中检出病毒。

流感病毒感染后支气管的炎症反应和肺功能的异常可持续数周至数月。肺功能研究也可发现有限制性和阻塞性换气功能障碍，伴有肺泡气体交换异常、一氧化碳弥散能力的降低及气道高反应性。

流感临床症状可能与促炎症细胞因子、趋化因子有关。流感病毒体外感染人呼吸道上皮细胞，可导致 IL - 6、IL - 8、IL - 11、TNF - α、RANTES 和其他介质的产生。临床人体感染试验中，鼻腔灌洗液中的一系列细胞因子都会升高，包括：IFN - α、IFN - γ、IL - 6、TNF - α、IL - 8、IL - 1β、IL - 10、MCP - 10 和 MIP - 1α/MIP - 1β，血液中的 IL - 6 和 TNF - α 也会升高。人 H5N1 禽流感死亡病例中 MCP - 1、IP - 10 及 MIG 等细胞因子往往过度表达，这可能是造成人禽流感患者重症肺炎和多器官损伤的部分原因。

◎ 分类分型

1. 单纯型流感 最常见。突然起病，高热，体温可达 39～40℃，可有畏寒、寒战，多伴头痛、全身肌肉关节酸痛、极度乏力、食欲减退等全身症状，常有咽喉痛、干咳，可有鼻塞、流涕、胸骨后不适等，可伴颜面潮红，眼结膜外眦轻度充血。如无并发症呈自限性过程，多于发病 3~4 天后体温逐渐消退，全身症状好转，但咳嗽、体力恢复常需 1~2 周。轻症者如普通感冒，症状轻，2~3 天可恢复。

2. 中毒型流感　极少见。表现为高热、休克及弥漫性血管内凝血（DIC）等严重症状，病死率高。

3. 胃肠型流感　除发热外，以腹痛、呕吐、腹泻为显著特点，儿童多于成人。2~3 天即可恢复。

◎预防

流感是一种在人与人间传播能力很强的传染病，与有限的有效治疗措施相比积极防控更为重要。流感流行的感染控制措施可分为药物性和非药物性干预措施。药物性干预措施包括疫苗和抗病毒药物，特异性高，干预效果好，但数量有限，覆盖面小，特别是对于资源匮乏的国家，实现难度大；非药物性干预措施包括隔离、检疫、社会隔离、旅行措施、健康教育等，特异性和干预效果相对较弱，但易于实现，覆盖面广，也是阻止疫情蔓延的有效途径。

1. 针对传染源　早发现、迅速诊断流感，及时报告、隔离和治疗流感患者是防控的重要环节。WHO 组织的国际流感监测网凡遇一下情况，应疑有本病流行，及时上报疫情。

（1）门诊上呼吸道感染患者连续 3 日持续增加，并有直线上升趋势。

（2）连续出现临床典型流感病例。

（3）有发热感冒患者 2 例以上的家庭连续增多。

遇上述情况，应采取措施，早期就地隔离，采集急性期患者标本进行病毒分离和抗原检测，以早期确诊和早期治疗，减少传播，降低发病率。

2. 切断传播途径　包括加强流感患者（传染源）管理及易感人群的个人卫生知识宣传教育：

（1）保持室内空气流通，流行高峰期避免去人群聚集场所。

（2）咳嗽、打喷嚏时应使用纸巾等，避免飞沫传播。

（3）经常彻底洗手，避免脏手接触口、眼、鼻。

（4）流行期间如出现流感样症状及时就医，戴口罩，并减少接触他人，尽量居家休息。

3. 易感人群的保护　由于人群对流感病毒普遍易感，其保护措施有：

（1）平素加强健身体育锻炼，以增强体质。适当营养，饮食生活规律，避免受凉和过度劳累有助于降低易感性。

（2）接种流感疫苗预防：接种流感疫苗是其他方法不可替代的最有效预防流感及其并发症的手段。疫苗需每年接种方能获有效保护。我国有关疫苗接种的技术指导意见参见中国疾病预防控制中心网站信息（www. chinacdc. cn）和国家流感中心网站信息（www. cnic. org. cn）。对儿童和65岁以下的成年人接种流感疫苗，可以减少发病率79% ~90%。对65岁以上的老人，预防接种可能只减少发病率30% ~40%，但可减少流感导致的病死率20% ~80%。

（3）抗病毒药物预防：药物预防不能代替疫苗接种，只能作为没有接种疫苗或接种疫苗后尚未获得免疫能力的高风险人群的紧急临时预防措施。应选择对流行毒株敏感的抗病毒药物作为预防药物，疗程应由医师决定，一般1~2周。

◎筛检

不建议对无症状者进行筛查，然而与受染患者密切接触者需要警惕流感症状的出现。

流行性感冒诊断的筛查方法依据大多数医院的设备条件和《流行性感冒诊断与治疗指南（2011版）》推荐：

1. 病毒抗原检测（快速诊断试剂检测） 快速抗原检测方法可采用免疫荧光的方法，检测呼吸道标本（咽拭子、鼻拭子、鼻咽或气管抽取物中的黏膜上皮细胞），使用单克隆抗体来区分甲、乙型流感，一般可在数小时以内获得结果。其他还有胶体金试验，一般能在10~30min获得结果。对快速检测结果的解释应结合患者的流行病史和临床症状综合考虑：在非流行期，阳性筛查结果有可能是假阳性；在流行期，阴性的筛选检测结果可能是假阴性。这两种情况均应考虑使用RT – PCR或病毒分离培养做进一步确认。

2. 病毒核酸检测 以RT – PCR（最好采用real – time RT – PCR）法检测呼吸道标本（咽拭子、鼻拭子、鼻咽或气管抽取物、痰）中的流感病毒核酸。病毒核酸检测的特异性和敏感性最好，且能快速区分病毒类型和亚型，一般能在4~6小时内获得结果。

诊断

◎问诊与查体

1. 问诊

（1）发病时情况：是否有流感的关键诊断因素：急起的高热畏寒、咳嗽、咽喉痛。

（2）是否有流感的其他诊断因素：鼻塞、流涕、全身肌肉关节酸痛、头痛、乏力，呼吸急促，恶心、腹痛、腹泻，极度易激惹（婴幼儿）、精神状态改变或嗜睡（幼儿和婴儿）、惊厥、年龄大于65岁（并发症的风险增加）、合并其他疾病（并发症的风险增加）、服用免疫抑制剂、怀孕（并发症的风险增加）、吸烟（并发症的风险增加）、居住在养老院（并发症的风险增加）；与患者接触或者在疫区居住或旅游、呼吸困难、低血压、哮鸣、湿啰音。

（3）危险因素：若出现持续高热不退、胸闷、气促等均提示病情危重。

（4）是否同时合并有慢性心、肺、肾、神经系统疾病，糖尿病、癌症、免疫系统疾病等基础疾病及是否怀孕，如是提示要重视病情变化。

（5）患者发病前7天内密切接触的同事、同单位或区域人员是否有类似症状或确诊为流感的患者。

（6）就诊前是否到别的医疗机构诊疗过？是否服用过抗病毒及抗菌药物？效果怎样？

2. 查体 体温、有无呼吸困难表现、发绀、两肺干、湿性啰音、血压下降等。

◎疾病演变

与感染病毒毒力、自身免疫状况有关。大多数流感病例症状较轻，呈自限性，即使不用药或经对症治疗短期可痊愈，预后良好。部分病例可发生肺炎等并发症，少数病例病情进展迅速，出现急性呼吸窘迫综合征（ARDS）、呼吸衰竭、多脏器功能不全或衰竭。有发生其他严重并发症包括继发性脓毒性休克、肾功能衰竭、多发性器官功能障碍、心肌炎、脑炎和合并基础慢性疾病如哮喘、慢性阻塞性肺病（COPD）、充血性心力衰竭的恶化，病情严重者可以导致死亡。妊娠期妇女感流感后可能导致流产、早产、胎儿窘迫、胎死宫内等不良妊娠结局。

影响流感患者病情演变的危险因素如慢性心、肺、肾、肝疾病，癌症或免疫抑制状态，老人及儿童，妊娠，肥胖。合并有前述风险因素的患者预后差，病死率较高。

◎辅助检查

1. 一般实验室检查

（1）外周血象：白细胞总数一般不高或降低。

（2）血液生化检查：部分病例出现低钾血症，少数病例肌酸激酶、天冬氨酸转移酶、丙氨酸氨基转移酶、乳酸脱氢酶及肌酐等升高。

2. 病原学相关检查　主要包括病毒分离、病毒抗原、核酸和抗体检测。病毒分离为实验室检测的"金标准";病毒抗原和核酸检测可以用于病例的早期诊断;抗体检测可以用于回顾性调查,但对疾病的早期诊断意义不大。

(1) 优先检查

①病毒抗原检测(快速诊断试剂检测):快速抗原检测方法可采用免疫荧光的方法,检测呼吸道标本(咽拭子、鼻拭子、鼻咽或气管抽取物中的黏膜上皮细胞)。使用单克隆抗体检测抗原区鉴别甲、乙型流感,一般可在数小时以内获得结果。其他还有胶体金试验,一般能在 10~30 分钟内获得结果。结果有阳性和阴性。意义:快速且敏感性高,结果阳性有助于流感的早期诊断。但对快速检测的结果应结合患者的流行病史和临床症状综合判断;在非流行期,阳性筛查结果有可能是假阳性;在流行期,阴性的筛选检测结果可能是假阴性。这两种情况均应考虑使用 RT – PCR 或病毒分离培养做进一步确认。

②病毒核酸检测:以 RT – PCR [最好采用实时(real – time) RT – PCR]法检测呼吸道标本(咽拭子、鼻拭子、鼻咽或气管抽取物、痰)中的流感病毒核酸。一般能在 4~6 小时内获得结果。病毒核酸检测的特异性和敏感性最好,且能直接快速区分病毒类型和亚型。为确诊流感的主要依据。外周血常规:白细胞总数一般不高或降低,重症患者多有白细胞总数和淋巴细胞降低。

(2) 可选检查

①病毒分离培养:从呼吸道标本中分离出流感病毒。在流感流行季节,流感样病例快速抗原诊断和免疫荧光法检测阴性的患者建议也做病毒分离。这需要在相当级别的实验室设备、条件和技术的医院或机构才能开展检测。有或没有分离出流感病毒。意义:为确诊流感的更可靠依据,可鉴定病毒类型和亚型及进一步科学研究。

②血清学诊断:采集患者急性期和恢复期双份血清检测流感病毒特异性 IgM 和 IgG 抗体水平。动态检测的 IgG 抗体水平恢复期比急性期有 4 倍或以上升高有回顾性诊断为流感病毒感染的意义。

3. 影像学检查　胸部 X 摄片或 CT 扫描。多数患者不累及肺脏,发生肺炎者影像学检查可见斑片状、多叶段渗出性病灶;进展迅速者,可发展为双肺弥漫性渗出性病变或实变,个别病例可出现胸腔积液。

◎并发症

1. 继发细菌性上呼吸道感染　如急性鼻窦炎或化脓性扁桃体炎。普通型流感继发细菌性肺炎较流感病毒性肺炎更为常见,多由肺炎链球菌、金黄色葡萄球菌、流感嗜血杆菌等引起,继发细菌感染性肺炎与原发性病毒性肺炎常可由临床特点区分。继发细菌性肺炎多在流感病情已经好转之后发生，随后体温复升，并伴有细菌性肺炎的症状和体征；细菌性肺炎亦可与流感病毒性肺炎并存。患者多为老年人或是有慢性心肺疾病、代谢或其他疾病患者。通常以单纯型流感起病，2～3 天后病情加重，体温较前更高，可伴寒战、全身中毒症状明显、咳嗽加剧、咳脓痰或者胸痛。患者呼吸困难、发绀，肺部满布啰音，体检和胸片可发现有局限性实变征，亦可伴发胸膜炎，出现胸腔积液或脓胸。白细胞数和中性粒细胞比例显著增高，痰涂片的革兰染色及痰培养可显示相关的致病菌，以肺炎链球菌、金黄色葡萄球菌、尤其是耐甲氧西林金黄色葡萄球菌或流感嗜血杆菌等为主。病情严重者更可引起流感后中毒性休克。其他肺炎病原菌包括衣原体、支原体、军团菌及真菌等。

2. 原发性流感病毒性肺炎　流感的最常见并发症是肺炎，可能发生如下三种肺炎，即除原发性流感病毒性肺炎外，尚可出现继发性细菌性肺炎或病毒与细菌混合感染性肺炎。原发性流感病毒性肺炎比较少见，但最为严重，死亡率比较高。发病后流感症状非但不缓解，反而急剧进展，高热持续不退、气急和发绀。痰量不多，可有血痰。早期患者可无体征，重症者肺部弥漫性干、湿性啰音，胸部 X 或 CT 检查两肺散在片絮状阴影。有低氧血症表现，可因循环、呼吸衰竭而死亡。易发的危险因素有：心脏病（尤其风湿性心脏病、二尖瓣狭窄）、老年慢性肺疾病者以及某些孕妇。

3. 肺外并发症　Reye 综合征（急性脑病合并内脏脂肪变性综合征）是 B 型流感的一种严重并发症，多见于 2～16 岁儿童，临床表现是在出现恶心、频繁呕吐后 1～2 天，伴发嗜睡、昏迷和惊厥等神经系统症状，肝大，无黄疸，肝功能轻度损害。脑脊液压力升高而无其他明显异常改变。此综合征的发病机制不明，近年认为应用阿司匹林治疗病毒感染与其后发生的 Reye 综合征有关。

4. 流感后偶可并发肌炎　儿童比成人多见，表现为受累肌肉有非常明显的触痛，最常发生在腿部，可发生下肢搐搦，严重者不能行走。血清肌酸磷酸激酶含量短暂升高。有报道，极少数患者可出现肌红蛋白尿和肾衰竭，也有出现心肌损害者，表现为心电图异常、心律失常、心肌酶含量增高等。

5. 流感时可出现中枢神经系统并发症　包括脑炎、急性坏死性脑病及吉兰 - 巴雷综合征等。

◎诊断标准

1. 需要考虑流感的临床情况

（1）在流感流行时期，出现下列情况之一，需要考虑是否为流感。

①发热伴咳嗽和（或）咽痛等急性呼吸道症状。

②发热伴原有慢性肺部疾病急性加重。

③婴幼儿和儿童发热，未伴其他症状和体征。

④老年人（年龄≥65岁）新发生呼吸道症状，或出现原有呼吸道症状加重，伴或未伴发热。

⑤重病患者出现发热或低体温。

（2）在任何时期，出现发热伴咳嗽和（或）咽痛等急性呼吸道症状，并且可以追踪到与流感相关的流行病学史（如患者发病前7天内曾到有流感暴发的单位或社区）、与流感可疑病例共同生活或有密切接触及从有流感流行的国家或地区旅行归来等。

2. 需要安排病原学检查的病例　若有条件，对出现以上情况的病例，可安排病原学检查以求明确诊断。

对于明确诊断与否会对临床处理产生影响的病例，宜积极安排病原学检查。这些病例一般包括：须决定是否应及时启动抗病毒治疗的高危病例；是否确诊对安排其他诊断检查有影响的病例；须决策是否应用抗菌药物治疗的病例；等待诊断结果来安排相应感染控制措施的病例；进行流行病学采样调查的病例等。

3. 流感确诊标准

具有临床表现，以下1种或1种以上的病原学检测结果呈阳性者，可以确诊为流感。

（1）流感病毒核酸检测阳性（可采用实时 RT – PCR 和 RT – PCR 方法）。

（2）流感病毒快速抗原检测阳性（可采用免疫荧光法和胶体金法），需结合流行病学史做综合判断。

（3）流感病毒分离培养阳性。

（4）急性期和恢复期双份血清的流感病毒特异性 IgG 抗体水平呈4倍或4倍以上升高。

4. 重症流感诊断标准

流感病例出现下列1项或1项以上情况者为重症流感病例。

（1）神志改变：反应迟钝、嗜睡、躁动、惊厥等。

（2）呼吸困难和（或）呼吸频率加快：成人及5岁以上儿童 >30 次/分；1~5岁 >40 次/分；2~12 月龄 >50 次/分；新生儿~2 月龄 >60 次/分。

（3）严重呕吐、腹泻，出现脱水表现。

（4）少尿：成人尿量 <400ml/24h；小儿尿量 <0.8 ml/（kg·h），或每日尿量婴幼儿 <200ml/m²，学龄前儿 <300ml/m²，学龄儿 <400ml/m²，14 岁以上儿童 <17ml/h；或出现急性肾功能衰竭。

（5）动脉血压 <90/60 mmHg。

（6）动脉血氧分压（PaO$_2$）<60 mmHg（1 mmHg=0.133 kPa）或氧合指数（PaO$_2$/FiO$_2$）<300。

（7）胸片显示双侧或多肺叶浸润影，或入院48小时内肺部浸润影扩大≥50%。

（8）肌酸激酶（CK）、肌酸激酶同工酶（CK-MB）等酶水平迅速增高。

（9）原有基础疾病明显加重，出现脏器功能不全或衰竭。

◎诊断程序

一般流感的诊断程序是临床医生结合病例的流行病学史、临床表现、流感病毒快速抗原检测阳性综合判断作出诊断。

若诊断病例的医院是流感监测点医院，则要向当地疾病预防控制机构上报。

若可疑有群体性或聚集性流感病例，则接诊医生需向医院医务处及当地医疗行政及疾病疾控部门上报，由临床专家组结合病例的流行病学史、临床表现、地市和（或）省级疾病预防控制中心病毒病原学检测结果等，按照诊疗方案进行诊断；同时向当地疾病预防控制机构上报。

若可疑为高致病性禽流感病例，则需按《人感染H7N9禽流感病例诊断程序》进行诊断。

◎鉴别诊断（表6-1）

表6-1　流感的鉴别诊断

疾病名	体征/症状鉴别	检验鉴别
普通感冒	畏寒、发热、乏力、头痛、肌痛等全身症状比流感轻，而鼻塞流涕、咽痛、打喷嚏症状较重	多为鼻病毒引起，次为副流感病毒、呼吸道合胞病毒、埃可病毒、柯萨奇病毒等
链球菌性咽炎	咽痛、咽部红肿，扁桃体肿大，有脓性分泌物，颌下淋巴结肿大	病原学检查可发现链球菌，白细胞、中性粒细胞增高
肺炎支原体、衣原体感染	发热、头痛、肌痛等全身症状较流感轻，干咳症状较明显	痰及咽拭子标本分离肺炎支原体、衣原体但技术要求较高检出率低
严重急性呼吸综合征（SARS）	以发热、乏力、头痛、肌肉关节疼痛等全身症状和干咳、胸闷、呼吸困难等呼吸道症状为主要表现	外周血白细胞正常或下降，SARS病原学检测阳性。流感病毒检测阴性
流行性脑脊髓膜炎（流脑）	早期症状类似流感，但头痛明显，有脑膜刺激征	脑脊液检测异常

◎临床路径

1. 了解当地流感流行史，结合病史和体格检查（确定流感特征和有无并发症）综合判断。

2. 选择适当的实验室检测。

3. 如果患者无并发症、无下呼吸道感染的症状、无高度危险的并发症；时间＜48小时，可常规对症治疗，并考虑应用抗病毒药物；时间≥48小时，则常规对症治疗。

4. 如果患者有并发症或有下呼吸道感染的症状（如气短、胸膜痛、喘息、新的局部或弥漫性胸部体征），或有一种或一种以上的高度危险的并发症，则需要住院治疗，合并应用抗菌药物，如发病≤48小时，考虑应用抗病毒药物。

5. 如果流感患者有明显发绀、呼吸频率＞30次/分、意识障碍、舒张压≤60mmHg、心房颤动，则需住重症监护病房，静脉应用抗菌药物，如≤48小时，考虑应用抗病毒药物。

治疗

◎治疗目标

流感是一种急性呼吸道传染病，一旦诊断明确就应及早予以抗病毒治疗，对症处理以及有效的隔离措施，密切观察和发现高危因素，积极治疗基础疾病（合并症）提高治愈率，降低病死率，从而控制传染源达到控制流感疫情的传播和蔓延，保障人民群众的身体健康和生命安全。

◎治疗细则

一、治疗原则

①隔离患者，流行期间对公共场所加强通风和空气消毒；②及时应用抗流感病毒药物和治疗，早期应用才能取得最佳疗效；③加强支持治疗和预防并发症；④合理应用对症药物，儿童忌用阿司匹林或含阿司匹林成分以及其他水杨酸制剂；⑤按有无并发症、发病时期及症状的轻重等分别对待。

二、抗病毒药物

1. 神经氨酸酶（NA）抑制剂

（1）奥司他韦（达菲）：成人75mg，每日2次，连服5天，应在症状出现2

天内开始用药，不良反应少。

（2）扎那米韦：10mg 经口吸入，每日 2 次，共 5 日。应在症状出现 48 小时内应用，不应用小于 12 岁儿童，孕妇和哺乳期不推荐使用。

2. 金刚烷胺和金刚乙胺 1～9 岁，每日 3～4mg/kg，每日 1 次或分 2 次服用，每日剂量不超过 150mg；9 岁之上，每日 200mg，每日 1 次或分 2 次服用；大于 65 岁者每日 100mg，每日 1 次。对肾功能不全者或有活动性癫痫发作者可适当减量。流感发病 24～48 小时之内应用药物。疗程一般为 5～7 天或症状改善后再维持 48 小时。金刚烷胺每日剂量小于 200mg，不良反应发生率低，为 1%～2%。每日剂量超过 300mg，可出现失眠焦虑注意力不集中等中枢神经系统不良反应，偶可惊厥，癫痫者慎用。金刚烷胺最大耐受剂量为 400～500mg/天。金刚乙胺耐受性较好，极少引起中枢神经系统的不良反应。

三、对症治疗

（1）乙酰氨基酚：发热患者适量应用。

（2）抗胆碱能喷鼻剂，能抑制鼻部分泌物，鼻孔内滴入去氧肾上腺素可减轻鼻部出血。

（3）适当补液和休息。

四、抗菌药物

大部分无并发症者不需要。继发性肺炎或 COPD 患者出现急性加重表现（呼吸困难、痰量增加和出现脓性痰）应选用适当的抗菌药物。

五、重症病例治疗原则

积极治疗原发病，防治并发症，并进行有效的器官功能支持。

（一）呼吸支持

重症肺炎是流行性感冒最常见严重并发症，可以导致死亡。大约有 30% 的死亡病例中可见继发性细菌性感染。常见的死亡原因有：呼吸衰竭、难治性休克和多器官功能衰竭。

1. 氧疗 低氧血症的患者，应及时提供氧疗，保证脉搏氧饱和度（SpO_2）>90%（如能维持在 93% 以上更为安全）。在一些特殊情况下，比如孕妇，SpO_2 维持在 92%～95% 以上。在高原地区的人群，诊断低氧的标准不同，SpO_2 的水平应相应调整。

动态观察患者的情况。若氧疗后患者氧合未得到预期改善，呼吸困难加重或肺部病变进展迅速，应及时评估并决定是否实施机械通气，包括无创通气或有创通气。

2. 机械通气 重症流感病情进展迅速。从患者出现首发症状到住院的时间为2～7天，10%～30%住院患者在住院当天或者住院1～2天内即转到重症监护室（ICU）治疗。在这些重症患者中，肺部是最常受累的脏器之一，表现为迅速发展的重症肺炎，出现急性肺损伤（ALI）或者进展为急性呼吸窘迫综合征（acute respiratory distress syndrome，ARDS）。在需要行机械通气的重症流感患者，可参照ARDS患者通气的相关指南建议进行。

（1）无创正压通气：建议在早期重症患者中，若应用面罩吸氧（流量＞5 L/min），$SpO_2 \leqslant 93\%$或动脉血氧分压（PaO_2）≤65mmHg，氧合指数［PaO_2/吸入氧浓度（FiO_2）］＜300mmHg，呼吸频率＞30次/分或自觉呼吸窘迫，建议早期选择无创通气支持。慢性阻塞性肺病（COPD）急性加重期、急性心源性肺水肿和免疫抑制的患者，若被诊断为流感和出现呼吸衰竭，应尽早施行无创正压通气。无创通气的过程建议选择全面罩。在进行无创通气期间，应严密监测，一旦发现患者不能从无创通气中获益，并且可能因为延迟有创通气而带来不良后果时，应尽早改用有创通气。通常建议若经过2～4小时的规范无创通气后，患者病情仍恶化，如吸氧浓度达$FiO_2 \geqslant 60\%$，而PaO_2仍然不能改善，氧合指数（PaO_2/FiO_2）≤200 mmHg或进行性下降，呼吸窘迫不能缓解，应及时改用有创通气。

（2）有创机械通气

①适应证：如呼吸窘迫、低氧血症、常规氧疗和无创通气失败等具体标准。

②有创机械通气的设定：重症流感患者引起的ALI/ARDS，可按照ARDS相关指南进行机械通气，通常应采用肺保护性通气策略。

a. 使用容量或压力控制模式，用小潮气量进行通气，潮气量≤6 ml/kg（理想体重）。

b. 初始治疗适当使用较高浓度的吸入氧，尽快缓解患者的缺氧状态，根据脉搏/氧饱和度情况逐步降低氧浓度。

c. 呼气末正压通气（PEEP）：常设置的范围5～12cmH₂O，一般≤15cmH₂O，个别严重氧合障碍的患者可以＞20 cmH₂O。也可以根据P–V曲线和血流动力学情况进行调节；或根据ARDS协作网（ARDSnet）提供的FiO_2与PEEP的匹配表进行。

d. 控制平台压≤30cmH₂O。

e. 对于难治性低氧血症患者，可考虑肺复张和俯卧位通气。

③有创机械通气过程应注意的问题

a. 密切监测通气过程中的生命体征与参数变化，防止出现气压伤或气胸。

b. 充分镇静，以利于减少呼吸机相关性肺损伤。

　　c. 初始治疗从较高浓度氧开始，视病情逐渐降低吸氧分数。

　　d. 减少不必要的气道吸引，以免影响 PEEP 水平。

　　e. 防止呼吸机相关性肺炎的发生。

　　f. 需高度重视液体管理，目前有关 ARDS 的治疗证据提示如无伴有血流动力学的不稳定，采用适当的保守液体管理有利于患者病情的控制。同时，在重症的流感患者，也应注意避免低容量的发生，保证血流动力学稳定。

　　（3）体外膜肺（extracorporeal membrane oxygenation，ECMO）：ECMO 在成人 ARDS 的应用争议较大。因流感病毒肺炎引起的重症 ARDS，当有创机械通气支持不能改善氧合的情况下，ECMO 可作为挽救和维持生命的呼吸支持措施，尤其在急性呼吸衰竭的因素能得到纠正的病例中，ECMO 替代治疗的应用价值更大。在 2009 新甲型 H1N1 流感病毒流行期间，国内外都有使用 ECMO 成功救治严重氧和功能障碍的危重患者的报道。

（二）循环支持

　　难治性休克属于流感患者最常见的死因之一。流感患者的休克多见于感染性休克，但也可见于心源性休克。流感病毒对心脏的直接损害比较少见，但有报道流感病毒导致心肌炎和心包炎；同时，流感病毒启动促炎因子释放，间接对心脏造成损害，使原有的心脏基础疾病加重。在重症流感病例，直接和间接的因素均可导致心源性休克。

　　1. 感染性休克治疗

　　（1）重视早期液体复苏

　　一旦临床诊断感染或感染性休克，应尽快积极液体复苏，6 小时内达到复苏目标：

　　①中心静脉压（CVP）8～12mmHg。

　　②平均动脉压 >65mmHg。

　　③尿量 >0.5ml/（kg·h）。

　　④中心静脉血氧饱和度（$ScvO_2$）或静脉血氧饱和度（SvO_2）>70%。若液体复苏后 CVP 达 8～12mmHg，而 SvO_2 或 $ScvO_2$ 仍未达到 70%，需输注浓缩红细胞使血细胞比容达到 30% 以上，或输注多巴酚丁胺以达到复苏目标。

　　（2）血管活性药物、正性肌力药物：去甲肾上腺素及多巴胺均可作为感染性休克治疗首选的血管活性药物。小剂量多巴胺未被证明具有肾脏保护及改善内脏灌注的作用；多巴酚丁胺一般用于感染性休克治疗中经过充分液体复苏后心脏功能仍未见改善的患者。

　　（3）对于依赖血管活性药物的感染性休克患者，可应用小剂量糖皮质激素。

　　（4）ARDS 并休克时，一是要积极地抗休克治疗，二是要高度重视液体管理，在保证循环动力学稳定情况下，适当负平衡对患者有利。

2. 心源性休克治疗 遵循 ABC 原则，补充血容量，血管活性药物应用，正性肌力药物应用，机械性辅助循环支持（如主动脉内球囊反搏）。

（三）肾脏支持

流感重症患者中，肾脏也是常受累的器官，表现为急性肾功能衰竭，多为肾前性和肾性因素引起。急性肾功能衰竭让患者的死亡率增加 10% ~ 60%。

合并急性肾功能衰竭的 ARDS 患者可采用持续的静脉 – 静脉血液滤过或间断血液透析治疗。肾脏替代治疗有助于合并急性肾功能不全的 ARDS 患者的液体管理。对血流动力学不稳定患者，持续肾脏替代治疗可能更有利。

（四）糖皮质激素治疗

糖皮质激素治疗重症流感患者，目前尚无循证医学依据。对感染性休克需要血管加压药治疗的患者可以考虑使用小剂量激素。在流感病毒感染的患者，全身大剂量的激素会带来严重的不良反应，如继发感染和增加病毒的复制。因此，仅在动力学不稳定时使用，一般的剂量为可的松 200 ~ 300mg/d，甲泼尼龙 80 ~ 120mg/d。儿童剂量：氢化可的松 5 ~ 10mg/（kg·d）静脉滴注；甲泼尼龙 1 ~ 2mg/（kg·d）静脉滴注。

（五）其他支持治疗

流感病毒除了累及肺、心和肾，还可能累及全身其他脏器系统，如脑膜和神经、肌肉等。此外，炎症反应可导致多器官功能障碍综合征（MODS），也是患者死亡的主要原因。出现其他脏器功能损害时，给予相应支持治疗。在重症流感病例，要重视营养支持，注意预防和治疗胃肠功能衰竭。纠正内环境紊乱，尤其是电解质的紊乱及代谢性酸中毒。

六、中医治疗

1. 轻症

（1）风热犯卫

①主症：发病初期，发热或未发热，咽红不适，轻咳少痰，微汗。

②舌脉：舌质红，苔薄或薄腻，脉浮数。

③治法：疏风清热。

a. 基本方药：银花、连翘、桑叶、菊花、炒杏仁、浙贝母、荆芥、牛蒡子、芦根、薄荷（后下）、生甘草。

b. 煎服法：水煎服，每剂水煎 400ml，每次口服 200ml，一日 2 次，必要时可一日服 2 剂，200ml，6 小时一次口服。

c. 加减：苔厚腻加藿香、佩兰；腹泻加黄连、木香。

d. 常用中成药：疏风解毒胶囊、银翘解毒类、双黄连类口服制剂等。

（2）风寒束表

①主症：发病初期，恶寒，发热或未发热，身痛头痛，鼻流清涕，无汗。

②舌脉：舌质淡红，苔薄而润。

③治法：辛温解表。

a. 基本方药：炙麻黄、炒杏仁、桂枝、葛根、炙甘草、羌活、苏叶。

b. 煎服法：水煎服，每剂水煎400ml，每次口服200ml，一日2次，必要时可日服2剂，200ml，6小时1次口服。

c. 常用中成药：九味羌活颗粒、散寒解热口服液。

（3）热毒袭肺

①主症：高热、咳嗽、痰黏咳痰不爽、口渴喜饮、咽痛、目赤。

②舌脉：舌质红苔黄或腻，脉滑数。

③治法：清肺解毒。

a. 基本方药：炙麻黄、杏仁、生石膏（先煎）、知母、芦根、牛蒡子、浙贝母、金银花、青蒿、薄荷、栝楼、生甘草。

b. 煎服法：水煎服，每剂水煎400ml，每次口服200ml，一日2次，必要时可日服2剂，200ml，6小时1次口服。

c. 加减：便秘加生大黄。

d. 常用中成药：连花清瘟胶囊、莲花清热泡腾片、小儿豉翘清热颗粒等。

e. 注意：以上方药、用量供参考使用，儿童用量酌减，有并发症、慢性基础病史的患者，随证施治。

2. 危重症

（1）热毒壅肺

①主症：高热，咳嗽咳痰，气短喘促；或心悸，躁扰不安，口唇紫黯，舌黯红，苔黄腻或灰腻，脉滑数。

②治法：清热泻肺，解毒散瘀。

a. 基本方药：炙麻黄、生石膏、炒杏仁、知母、全瓜蒌、黄芩、浙贝母、生大黄、桑白皮、丹参、马鞭草。

b. 煎服法：水煎400ml，每次200ml，口服，一日四次，病情重不能口服者可进行结肠滴注，用量和次数同上。

c. 加减：持续高热，神昏谵语者加服安宫牛黄丸；抽搐者加羚羊角、僵蚕、广地龙等；腹胀便结者加枳实、元明粉。

（2）正虚邪陷

①主症：呼吸急促或微弱或辅助通气，神志淡漠甚至昏蒙，面色苍白或潮

红，冷汗自出或皮肤干燥，四肢不温或逆冷，口燥咽干，舌黯淡、苔白或舌红绛少津，脉微细数或脉微弱。

②治法：扶正固脱。

a. 基本方药：偏于气虚阳脱者选用人参、制附子、干姜、炙甘草、山萸肉等；偏于气虚阴脱者可选用红人参、麦冬、五味子、山萸肉、生地、炙甘草等。

b. 煎服法：水煎400ml，每次200ml，口服，一日4次，病情重不能口服者可进行结肠滴注，用量和次数同上。

c. 加减：若仍有高热者加用安宫牛黄丸。

◎治疗程序

流感的大多数病例为轻症，经休息、对症治疗，可短时间痊愈。对于季节性流感而言，在门诊使用神经氨酸酶抑制剂（奥司他韦、扎那米韦）治疗具有流感样症状的患者，可以缩短症状持续时间，而对被确诊为流感的住院患者的疗效则更佳（此推荐治疗方法大多基于专家意见）。高危人群应优先给予抗病毒药治疗，包括需要住院的患者、有特定基础疾病的患者、孕妇和幼儿。治疗决策依据对门诊患者病重程度的临床判断做出。一旦决定，就应尽快开始治疗，不能因等待实验室结果而耽搁。

◎治疗进展

流感在我国仍是常见病和多发病，因其病毒的变异有不可预测性，所以仍有反复发生爆发或（和）大流行的可能性。近10年来，虽然在疫情管理和防治措施上大有进步，目前还没有针对流感的新的治疗方法。在如何提高疫苗质量、发现更为有效而能普及应用的抗病毒药等方面仍有待进一步研究。在防疫、疫情监测方面，临床医师应在各自的业务范围内提高警惕，以期早期发现流感疫情和及早诊治才能有效地防止流行的发生、发展和更好地治愈高危患者。

严重的呼吸衰竭，特别是急性肺损伤（ALI）/急性呼吸窘迫综合征（ARDS）患者中是否首选无创正压通气（non invasive ventilation，NIV）目前尚缺乏循证医学的证据。在COPD急性加重期、急性心源性肺水肿和免疫抑制的患者，NIV早期应用可以减少气管插管和改善患者预后。对于NIV在2009年甲型H1N1流感呼吸衰竭病例中的应用，国内已有多个医疗机构进行了初步探讨，取得了良好的效果和初步的认可。

◎护理与照顾

1. 评估

（1）患者的年龄、既往的健康状况（是否有慢性心肺疾病、糖尿病等病史）、是否怀孕等。

（2）询问近来其周围是否有类似患者，是否与其有过接触，症状是否相同。

（3）有无接种过流感疫苗。

（4）是否是单纯性流感、肺炎型流感、胃肠型流感或是流感的重症病者。

（5）患者对本次患病的心理和社会认知程度，是否有低落和恐惧情绪。

2. 一般护理

（1）休息与隔离：急性期应卧床休息，协助患者做好生活护理。患者宜安置在单人房间，在标准预防的基础上，采用飞沫和接触隔离预防，隔离至气温正常后 2 天或病后 7 天。

（2）饮食护理：发热期应多饮水，每日饮水 2000ml 以上，给予易消化、营养丰富的富含维生素的流质或半流质饮食，如稀饭、玉米粥、面汤等。呕吐或腹泻严重者，应遵医嘱静脉补充营养。

（3）病情观察：观察患者生命体征、症状的变化；有无继发性感染和烦躁不安、情绪低落等心理反应。

3. 症状护理

（1）高热者嘱患者卧床休息，监测体温，可用冰袋冷敷、温水或酒精擦浴等物理方法降温，使体温维持在 38℃左右。

（2）全身疼痛者给予解热止痛药。

（3）并发肺炎：协助患者取半卧位，予以吸氧，必要时吸痰。

4. 健康指导

（1）平时要注意锻炼身体，增强机体抵抗力。

（2）流感流行期间，应根据天气变化增减衣服，尽可能减少公众集会和集体娱乐活动，暂不探亲访友，出门戴口罩。

（3）房间和公共场所要保持清洁，室内每天用食醋熏蒸进行空气消毒或开窗通风换气。对患者呼吸道分泌物、污物等应消毒处理，对患者的食具、用具及衣服等宜煮沸、用含氯消毒液消毒或日光曝晒 2 小时，患者住过的房间可用漂白粉擦拭或过氧乙酸熏蒸进行终末消毒。

（4）每年秋季对老人、儿童、免疫受抑制的人和易出现并发症的人等易感人群接种流感疫苗是预防流感的基本措施。

5. 饮食禁忌

（1）禁吃咸食：食用咸食后易使致病部位黏膜收缩，加重鼻塞、咽喉不适等症状。而且过咸的食物容易生痰，刺激局部引起咳嗽加剧。

（2）禁食甜、腻食物：甜味能助湿，而油腻食物不易消化，故感冒患者应忌食各类糖果、饮料、肥肉等。

（3）禁食辛热食物：辛热食物易伤气灼津，助火生痰，使痰不易咳出，故感冒患者不宜食用，尤其葱一定要少吃。

（4）不宜吃烧烤煎炸的食物：此类食物气味刺激呼吸道及消化道，易导致黏膜收缩，使病情加重，而且也不易消化。

随访

◎随访要点

门诊患者随访：对症状较轻的门诊患者，临床医生应指导患者对症状进行自我监测（包括对体温的监测）。应警惕原有症状的恶化或者原有症状消退后又再次出现反复。所有患者都应被告知，如果发生任何疾病进展的症状或体征或在症状发生后72小时内不能改善，则应回医院复诊。对高危患者，应给予抗病毒治疗，并密切关注并发症的出现（包括继发性细菌性肺炎等），另需告诉患者最好卧居单人房间，戴口罩，避免与他人接触，注意患者周围人有无类似症状。

住院患者的随访：因患者住院期间给予一定的医学指导及干预，故患者出院后随访主要进行以下：①患者现一般情况如何，病情有无反复；②原有基础疾病有无在这次流感中加重，如糖尿病的血糖控制是否合理，血压有无进一步增高；③患者出院后家属有无类似流感症状；④患者出院后有无出现新的身体不适症状；⑤如患者合并有肺炎等并发症需告知患者定期复查胸片或CT片时间。

◎预后

流行性感冒患者大多数预后良好，但预后受多种因素的影响：

1. 感染病毒的毒力　甲型流感病毒有若干亚型，其致病性也不同，其抗原也很容易发生变异或耐药，今年来发生的人感染高致病性禽流感病死率就高达60%以上。

2. 患者自身因素　婴幼儿、老年患者易于发生病情加重，影响预后；但有研究报告中青年患病比例高，病情易发生加重（源于青壮年易引发较强烈的免疫反应致组织器官损伤和生产社会活动频繁而易患病），多数预后良好，少数患者进展迅速甚至危及生命。

患者合并有基础疾病如呼吸系统病（慢阻肺、哮喘、肺结核等）、心脏病、肝病、肾病、神经系统疾病、癌症、糖尿病、妊娠等，病情易加重，较无基础疾病者预后差。

3. 外部干预因素 早期发现、及早治疗，对病情控制和防止病情的进展很重要，患者具有流感科普知识，流感高发季节，一旦出现相关症状及时到医院就诊，诊断流感后需遵医生嘱咐早期治疗，早期应用抗病毒治疗可减少病毒的排毒量，抑制病毒复制，减轻临床症状，并防止病毒向下呼吸道蔓延导致肺炎等并发症，并注意充分休息，多饮水，给予流质或半流质饮食，适宜营养，补充维生素等个人干预措施。

4. 某些辅助检查结果对预后的评估 有研究报道甲型 H1N1 流感重症患者 WBC 均值为（5.50 ± 2.69）$\times 10^9/L$，危重症者 WBC 均值为（9.01 ± 6.31）$\times 10^9/L$，肌酸激酶、乳酸脱氢酶、ESR、C – 反应蛋白异常常见；88 例甲型 H1N1 流感患者，83 例肺部影像学示肺内病变占 94.32%；7.95 患者应用机械通气治疗，死亡患者占 3.41%，提示对评价病情轻重有较大意义。有研究认为血糖监测在判断甲型 H1N1 流感病情变化和预后方面有着非常重要的意义及氧合指数可作为重症甲型 H1N1 流感患者预后的独立危险因素。

◎患者教育

1. 流感流行季节出现流感样症状者应及时就医，按照医生嘱咐用药。

2. 尽量居家充分休息，室内经常开窗通风，保持空气新鲜。减少接触他人，暂不探亲访友，少去人群密集的公共场所。注意个人卫生，戴口罩，避免触摸公共物品（如公用电话、门把手等），勤洗手，也可选择酒精浓度为 60% 的杀菌纸巾擦手。

3. 应气温变化注意加减衣服，多吃清淡易消化、营养丰富的富含维生素的流质或半流质饮食。

4. 平时要注意加强锻炼身体，增强身体抗病力。流感流行季节前接种流感疫苗是预防流感的有效措施。

◎参考文献

［1］卫生部流行性感冒诊断与治疗指南编撰专家组 . 流行性感冒诊断与治疗指南 . 2011 版 . 中华结核和呼吸杂志，2011，34（10）：725 – 734.

［2］蔡柏蔷，李龙芸 . 协和呼吸病学 . 2 版 . 北京：中国协和医科大学出版社，2010.

［3］肖毅，蔡柏蔷 . 呼吸内科诊疗常规 . 2 版 . 北京：人民卫生出版社，2015.

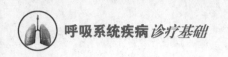

第7章　急性气管 – 支气管炎 <<<<

◎概况

急性气管 – 支气管炎（acute tracheobronchitis）是由生物性或非生物性因素引起的气管 – 支气管的急性炎症，为一种自限性的下呼吸道疾病，通常有病毒感染参与其病程，临床非常常见。多散发，无流行倾向，年老体弱者易感。常发生于过度疲乏、受凉、气候变化时，也可由急性上呼吸道感染迁延不愈所致。

病毒感染是常见病因，患者的痰液中有时也能培养出肺炎链球菌、流感嗜血杆菌，但这些细菌在急性气管 – 支气管炎中的致病作用并不肯定。

临床主要表现为咳嗽和咳痰，全身症状较轻，可有发热。咳嗽（咳痰）可延续 2 ~ 3 周。

急性气管 – 支气管炎的诊断应结合病史，咳嗽、咳痰症状，两肺散在干、湿啰音等体征，并结合血象和胸片做出诊断。

急性气管 – 支气管炎治疗包括多休息、饮水、避免劳累、镇咳、祛痰、支气管痉挛时给予平喘、发热时给予解热镇痛药。在有细菌感染证据时可使用抗菌药物抗感染治疗。

多数患者预后良好，少数体质弱者可迁延不愈。

急性气管 – 支气管炎的预防措施包括：增强体质，避免劳累，防止感冒；改善生活卫生环境，防止空气污染；清除鼻、咽、喉等部位的病灶。

基础

◎定义

急性气管 – 支气管炎是由感染、物理、化学刺激或变应原引起的气管 – 支气管黏膜的急性炎症。主要特征为持久和严重的咳嗽。

急性气管 – 支气管炎是一种相当常见的疾病，大多数急性气管 – 支气管炎在病程初期均有病毒感染，几乎所有能在呼吸道定植的病毒都可参与急性气管 – 支气管炎的发病，流感病毒、副流感病毒、萨科奇病毒、鼻病毒、腺病毒和冠状病毒为最常见的病原体。患者的痰液中有时也能培养出肺炎链球菌、流感杆菌等细菌，但这些细菌在急性气管 – 支气管炎中的致病作用并不肯定。近来证实百日咳杆菌感染是持久咳嗽的原因之一。肺炎支原体和肺炎衣原体为呼吸道感染的重要病原体，也可能参与急性气管 – 支气管炎的发病，但是对抗菌药物的治疗反应尚待研究。

急性气管 – 支气管炎时，气管和支气管常伴气道炎症和溃疡。许多病毒，尤其是流感病毒和呼吸道合胞病毒在呼吸道感染 5 周时间内能产生大量的组胺，与咳嗽的平均病程时间大致相当。近半数患者表现为肺功能检查中第一秒用力肺活量（FEV_1）降低，故有人认为急性 – 气管支气管炎可以称为"短暂的哮喘"，而不是"肺部感染"。

◎流行病学

急性气管 – 支气管炎属常见病，多发病，在人的一生中几乎都难免多次发生本病，尤以小儿和老年多见。由于本病多为上呼吸道病毒感染引起，受凉为主要原因，故秋冬为本病多发季节，寒冷地区也多见，在流感流行时，本病的发生率更高，另外经常与理化刺激因子接触人群易罹患本病。

社区中具有急性下呼吸道症状的人群颇多，但就医者仅占 10%。在西欧近十余年来初级保健机构中急性气管支气管炎的发病率从每年 50 人/1000 人下降至每年 22 人/1000 人，可能原因为下呼吸道感染就医减少以及医生对以咳嗽为主要症状的患者诊断为哮喘或 COPD 较过去增多。

◎病因

1. 微生物　病原体与上呼吸道感染类似。常见病毒为腺病毒、流感病毒（甲型、乙型）、冠状病毒、鼻病毒、单纯疱疹病毒、呼吸道合胞病毒和副流感病毒。常见细菌为流感嗜血杆菌、肺炎链球菌、卡他莫拉菌等。近年来衣原体和支原体感染明显增加。在病毒感染的基础上继发细菌感染者亦较多见。非典型病原体感染的发生率可能会受到局部地区小流行的影响，1994 年瑞典曾有研究报道，急性支气管炎 25% 归因于衣原体感染。早年认为百日咳为儿童疾病，但 20 世纪 80 年代以来，美国等国家在年长儿童和年轻人本病增加，旧金山市的一项研究表明咳嗽 >2 周的 153 例成人中 12% 证实为百日咳杆菌感染。呼吸道感染的常见病原菌如肺炎链球菌、流感嗜血杆菌、金黄色葡萄球菌和卡他莫拉菌亦常怀疑为本病的致病菌，但除非是新生儿、人工气道或免疫抑制患者，至今没有"细菌性支气管炎"的确切证据。半数以上患者检测不出病原体。非感染性因素如烟尘和过敏原也在急性气管 – 支气管炎的发病中起到重要的作用，但确切比例不清楚。

2. 物理、化学因素 冷空气、粉尘、刺激性气体或烟雾（如二氧化硫、二氧化氮、氨气、氯气等）的吸入。

3. 过敏反应 常见的吸入致敏原包括花粉、有机粉尘、真菌孢子、动物毛皮排泄物；对细菌蛋白质的过敏及钩虫、蛔虫的幼虫在肺内的移行均可引起气管 – 支气管急性炎症反应。

◎病理剖析

急性气管 – 支气管炎的病理改变主要为气管 – 支气管黏膜充血、水肿、分泌物增加。黏膜下层水肿，有淋巴细胞和中性粒细胞浸润。病变一般仅限于气管、主支气管和肺叶支气管黏膜，严重者可蔓延至细支气管和肺泡，引起微血管坏死和出血。

◎病理生理

急性气管 – 支气管炎的病理生理为黏膜下层水肿，严重者可引起微血管坏死和出血。损害严重者黏膜纤毛功能降低，纤毛上皮细胞损伤、脱落，炎症消退后，气管和支气管黏膜的结构和功能多能恢复正常；另外急性支气管炎与气道高反应性之间有一定关系，在复发性急性支气管炎的患者轻度支气管哮喘发作较正常人群为多；反之，急性支气管炎患者既往亦多有支气管哮喘或特异质病史，提示支气管痉挛可能是急性支气管炎患者咳嗽迁延不愈的原因之一。

◎预防

戒烟，开展体育锻炼，进行耐寒训练以增强体质。注意保暖，防治感冒，是预防气管 – 支气管炎的有效措施。做好劳动保护，防止有害气体、酸雾和粉尘外逸。加强环境卫生，防止空气污染。对有慢性心、肺疾病等易感者可试用免疫增强剂。

◎筛检

对咳嗽、咳痰患者，结合肺部体征、血常规、胸部影像学检查进行判定。

诊断

◎问诊与查体

1. 问诊 首先询问有无受凉、感冒、劳累的诱因；有无上呼吸道感染的症状（如鼻涕、流涕、咽痛、声音嘶哑等）；有无发热、乏力、头痛、全身酸痛等毒血症症状；咳嗽程度，有无咳痰，痰液的性状、量；有无喘鸣、气急和胸部紧缩感等支气管痉挛表现；另外还有注意排除其他呼吸道疾病（包括询问有无全身乏力、酸痛，咽痛、流涕、胸痛、咯血、气促）。

2. 查体 可无明显阳性体征，或两肺呼吸音增粗，在两肺闻及散在干、湿啰音，部位不固定，咳嗽后可减轻或消失，支气管痉挛时可闻及哮鸣音。

◎疾病演变

多数患者预后良好，可达到临床治愈。少数反复发作。

◎辅助检查

1. 外周血象 多数病例的白细胞计数和分类无明显改变，细菌感染严重时白细胞总数和中性粒细胞可增多、血沉增快。

2. 痰液检查 痰液涂片和培养、血清学检查可发现致病菌。

3. 胸部 X 线 多数表现为肺纹理增粗，少数病例无异常表现。

◎并发症

急性气管-支气管炎的严重并发症较为少见，只有相当少的患者会发生肺炎。偶尔严重的咳嗽可造成肋骨骨折，有时会发生晕厥、呕吐、尿失禁和肌酸激酶的升高。

◎诊断标准

急性支气管炎的诊断，通常根据症状、体征、胸部 X 线表现、血常规检查即可做出临床诊断。病毒和细菌检查有助于病原学诊断，可将下呼吸道分泌物送检行流感病毒、肺炎支原体和百日咳杆菌等，由于这些病原检查耗费较高，对轻、中度患者的常规检查并无必要。对重症、继发细菌感染则应积极做细菌学检查和药物敏感试验，指导临床正确选用抗菌药物。

◎鉴别诊断

　　流行性感冒在症状上与急性气管－支气管炎颇为相似，但全身症状较显著，发热、头痛和周身酸痛较为明显，白细胞数量减少。根据流行病史、补体结合试验和病毒分离实验确诊。

　　急性上呼吸道感染者鼻部症状明显，咳嗽轻微，一般无痰。肺部无异常体征。胸部 X 线正常。

　　许多严重的下呼吸道疾病如肺炎、肺结核、肺癌、肺脓肿和多种急性感染性疾病如麻疹、百日咳、急性扁桃体炎以及鼻后滴漏综合征、咳嗽变异型哮喘、胃食管反流性疾病、间质性肺疾病及急性肺栓塞等在发病时常伴有急性气管支气管炎的症状，均可引起咳嗽。注意仔细询问病史，如是否暴露于毒性物质，有否吸烟史，是否有其他系统症状、疫苗接种史等，结合流行病学资料，根据每种疾病的特点详加检查，以资鉴别。

　　少数儿童有急性支气管炎反复发作，应注意排除囊性肺纤维化及低丙种球蛋白血症。

治疗

◎治疗目标

　　治疗的目的是减轻症状和改善身体功能。气管－支气管炎应得到临床治愈，不应复发，若出现反复加重，则应注意是否存在其他呼吸系统疾病。

◎治疗细则

　　1. 注意适当休息，全身症状明显时可加用阿司匹林等解热镇痛药治疗。

　　2. 止咳、化痰等对症治疗是本病的主要措施，常用止咳药有喷托维林、右美沙芬。祛痰药有氯化铵、氨溴索、标准桃金娘油。

　　3. 出现喘息症状时可应用 β 受体激动剂（如沙丁胺醇），也可应用氨茶碱等药物。

　　4. 本病不宜常规使用抗菌药物。如有细菌感染的依据或合并有严重基础疾病的患者，注意合理使用抗菌药物。如：β－内酰胺类、喹诺酮类、大环内酯类。

　　5. 流行性感冒流行期间，如有急性气管－支气管炎的表现，应该应用抗流感的治疗措施。

6. 一般急性气管-支气管炎患者无须住院治疗。有慢性心、肺基础疾病者，流感病毒引起的支气管炎导致严重缺氧或通气不足时，需住院接受呼吸支持和氧疗。

◎治疗进展

本病不应常规使用抗菌药物，特别是对病因未明着不应盲目使用抗菌药物，目前认为使用抗菌药物并不能缩短病程或减轻病情，应注意滥用抗菌药物可导致耐药菌的产生以及二重感染等严重后果。

近年来有学者注意到急性支气管炎与气道高反应性之间的关系。在复发性急性支气管炎的患者轻度支气管哮喘发作较正常人群为多。反之，急性支气管炎患者既往亦多有支气管哮喘或特异质病史，提示支气管痉挛可能是急性支气管炎患者咳嗽迁延不愈的原因之一，因此，出现喘息症状时可应用 β 受体激动药（如沙丁胺醇），也可应用氨茶碱等药物。

◎护理与照顾

住院期间注意患者症状轻重，如有发热、咳脓痰、气促等者注意防治病情恶化，出现肺炎等。宣教患者戒烟，开展体育锻炼，进行耐寒训练以增强体质。易感者注意保暖，防治感冒。

◎随访

随访要点包括咳嗽持续及缓解的时间；有无并发症的出现；是否反复发作等。

◎预后

多数急性气管-支气管炎患者的预后良好，但少数治疗延误或不当，反复发作的患者可因病情迁延。

◎患者教育

做好气管炎的防治宣教，平时注意锻炼身体，增强体质，防治呼吸道感染，是预防本病的有效措施，还应注意戒烟，避免粉尘、刺激性气体、环境刺激物等有害刺激物的刺激。

◎参考文献

［1］蔡柏蔷，李龙芸．协和呼吸病学．2 版．北京：中国协和医科大学出版社，2010.

［2］葛均波，徐永建．内科学．8 版．北京：人民卫生出版社，2013.

［3］陈灏珠．实用内科学．13 版．北京：人民卫生出版社，2013.

［4］肖毅，蔡柏蔷．呼吸内科诊疗常规．2 版．北京：人民卫生出版社，2015.

第 8 章　细菌性肺炎——肺炎链球菌肺炎 《《《《

◎概况

　　肺炎链球菌肺炎是由肺炎链球菌所引起的肺实质性炎症。通常起病急骤，以高热、寒战、咳嗽、血痰及胸痛为特征。在 X 线胸片中呈肺段或肺叶急性炎性实变。近年来因为抗菌药物的广泛应用，使本病的起病方式、症状以及 X 线改变均不典型。

◎流行病学

　　发病以冬季与初春为多，常与呼吸道病毒感染相平行。患者常为原先健康的青壮年或老年与婴幼儿，男性较多见。吸烟者、慢性支气管炎、支气管扩张、充血性心力衰竭、慢性病患者及免疫抑制宿主均易受肺炎链球菌侵袭。

　　除肺炎外，肺炎链球菌的致病谱很广（如中耳炎、鼻窦炎、菌血症以及骨髓炎、脑膜炎等），肺炎链球菌肺炎在老年、儿童、有慢性肝肾病基础、慢性阻塞性肺疾病、营养不良、原发性或继发性免疫缺陷病的患者容易发生。

　　十余年前青霉素治疗肺炎链球菌感染几乎总是成功的，但耐药情况逐渐出现。肺炎链球菌对青霉素等 β - 内酰胺类抗菌药物耐药，但对红霉素的耐药率也在升高。肺炎链球菌产生耐药的危险因素为：高龄、最近使用过抗菌药物、最近住院史、免疫功能低下。

◎病因

　　肺炎链球菌（gtreptococcuspneumonias），旧称肺炎双球菌或肺炎球菌（pneu-mococci），为革兰阳性双球菌，属链球菌的一种。肺炎链球菌根据其荚膜特异性多糖抗原分型，目前丹麦分 84 型（丹麦血清研究所为被 WHO 认可的唯一抗血清来源），美国分 86 个血清型。我国曾在 80 年代进行全国范围致病菌型调查，从血、脑脊液和中耳分泌物分离的菌株以 5 型最多，其次为 6、1、19、23、14、2、3 型等，以 3 型毒力最强，儿童则多为 6、14、19 及 23 型。肺炎链球菌可引起大叶肺炎，皆为原发性，大多数见于 3 岁以上小儿，年长儿较多，因此时机体防御能力逐渐成熟，能使病变局限于一个肺叶或一个节段而不致扩散。婴幼儿时期偶可发生。气候骤变时机体抵抗力降低，发病较多，冬春季多见，可能与呼吸道病毒感染流行有一定关系。

◎病理剖析

病理改变有充血期、红色肝变期、灰色肝变期及消散期。表现为肺组织充血水肿，肺泡内浆液渗出及红、白细胞浸润，白细胞吞噬细菌，继而纤维蛋白渗出物溶解、吸收、肺泡重新充气。肝变期病理阶段实际并无明确分界，经早期应用抗菌药物治疗，典型病理的分期已经很少见。病变消散后肺组织结构多无损坏，不留纤维瘢痕。极个别患者肺泡内纤维蛋白吸收不完全，甚至有成纤维细胞形成，形成机化性肺炎。老年人及婴幼儿感染可沿支气管分布（支气管肺炎）。若未及时治疗，5%～10% 的患者可并发脓胸，10%～20% 的患者因细菌经淋巴管、胸导管进入血液循环，可引起脑膜炎、心包炎、心内膜炎、关节炎和中耳炎等肺外感染。

◎病理生理

病理以肺泡炎为主，很少涉及肺泡壁或支气管壁的间质。一般多局限于一个肺叶或其大部分，偶可同时发生于几个肺叶，右上叶或左下叶最为多见。未经治疗的病肺最初显著充血，第 2～3 日肺泡内含纤维素渗出物、大量红细胞和少量中性粒细胞以及大量肺炎链球菌，此时称红色肝变期。第 4～5 日肺泡内充满网状纤维素，网眼中有大量中性粒细胞及大量单核细胞，红细胞渐消失，肺叶由红色转变为灰色，又称灰色肝变期。之后，白细胞大量破坏，产生蛋白溶解酶，使渗出物中的纤维素被溶解，是为消散期。老年人及婴幼儿感染可沿支气管分布（支气管肺炎）。若未及时治疗，5%～10% 的患者可并发脓胸，10%～20% 的患者因细菌经淋巴管、胸导管进入血液循环，可引起脑膜炎、心包炎、心内膜炎、关节炎和中耳炎等肺外感染。

◎预防

预防接种肺炎链球菌疫苗可减少特定人群罹患肺炎的风险。目前应用的肺炎链球菌疫苗包括肺炎链球菌多糖疫苗（PPV）和肺炎链球菌结合疫苗（PCV）。

我国已上市 23 价肺炎链球菌多糖疫苗（PPV23），可有效预防侵袭性肺炎链球菌的感染。PPV23 建议接种人群：①年龄≥65 岁；②年龄 <65 岁，但伴有慢性肺部疾病、慢性心血管疾病、糖尿病、慢性肾功能衰竭、肾病综合征、慢性肝病（包括肝硬化）、酒精中毒、耳蜗移植、脑脊液漏、免疫功能低下、功能或器质性无脾；③长期居住养老院或其他医疗机构；④吸烟者。建议肌内或皮下注射 1 剂，通常不建议在免疫功能正常者中开展复种，但可在年龄 <65 岁并伴有慢性肾功能衰竭、肾病综合征、功能或器质性无脾及免疫功能受损者中开展复种，2 剂 PPV23 间至少间隔 5 年，首次接种年龄 >65 岁者无须复种。

13 价肺炎链球菌结合疫苗（PCV13）可覆盖我国 70% ~80% 的肺炎链球菌血清型，有良好的免疫原性，但目前我国还未上市。

诊断

◎问诊与查体

1. 完整的病史采集　病史及体检：询问发病前常有受凉、淋雨、疲劳、醉酒、病毒感染史（多有上呼吸道感染的前驱症状）；起病急骤，伴有高热、寒战，全身肌肉酸痛，体温是否在数小时内升至 30 ~40℃，高峰在下午或傍晚，或呈稽留热，脉率随之增速；可有患侧胸部疼痛，放射到肩部或腹部，咳嗽或呼吸时加剧；部分典型的肺炎链球菌肺炎咳痰呈铁锈色。要询问有无胸痛、胸闷，出现肺炎旁胸腔积液者可有胸闷，重症患者可有呼吸困难。

2. 体格检查　体检发现呼吸频率加快、鼻翼扇动等，肺实变时患侧呼吸动度减小，叩诊浊音、语颤增强，可闻及湿啰音和支气管呼吸音等；伴胸腔积液时，根据量大小可有不同的表现，如叩诊浊音、语颤减弱、呼吸音减弱等。

◎疾病演变

与自身免疫状况有关。自然病程大致 1 ~2 周。发病 5 ~10 天，体温可自行骤降或逐渐消退；使用有效的抗菌药物后可使体温在 1 ~3 天内恢复正常。预后良好。少数病例病情进展迅速，出现急性呼吸窘迫综合征（ARDS）、呼吸衰竭、多脏器功能不全或衰竭。有发生其他严重并发症包括继发性脓毒性休克、肾功能衰竭、多发性器官功能障碍、心肌炎、脑炎和合并基础慢性疾病如哮喘、慢性阻塞性肺病（COPD）、充血性心力衰竭的恶化，病情严重者可以导致死亡。妊娠期妇女可能导致流产、早产、胎儿窘迫、胎死宫内等不良妊娠结局。

影响患者病情演变的医学风险因素包括慢性心、肺、肾、肝疾病，癌症或免疫抑制状态，老人及儿童，妊娠，肥胖。合并有前述风险因素的患者预后差，病死率较高。在住院患者中，肥胖［体质指数（BMI）≥30］或病态肥胖（BMI≥40）受到一定关注，但这些患者中多数伴有其他医学风险因素，肥胖或病态肥胖是否是严重感染的独立危险因素尚待研究。

◎辅助检查

1. 血常规 细菌性肺炎白细胞计数（WBC）及中性粒细胞一般增高，可有核左移，免疫抑制或病重患者、支原体等非典型病原体感染患者白细胞可不增高。

2. 判断炎症程度的指标 血沉、降钙素原、C－反应蛋白等可一定程度上反映感染和炎症程度。

3. 病原学检查 ①痰培养及涂片革兰染色；②血培养及胸腔积液细菌培养；③经支气管镜肺泡灌洗或人工气道吸引分泌物培养，所有培养尽量在应用抗菌药物之前采样；④聚合酶链反应（PCR）及荧光标记抗体检测。

4. X线检查 早期可见肺纹理加深或局限于一个节段的浅薄阴影，以后有大片阴影均匀而致密，占全肺叶或一个节段，经治疗后逐渐消散。可见肺大疱，少数病例出现胸腔积液。

5. 其他检查 根据患者病情，需行血气分析、心电图、肝肾功能、心肌酶谱、血清电解质等相关检查。

◎并发症

肺炎链球菌肺炎的并发症近年已很少见。严重脓毒症或毒血症患者易发生感染性休克，尤其是老年人。表现为血压降低、四肢厥冷、多汗、发绀、心动过速、心律失常等，而高热、胸痛、咳嗽等症状并不突出。其他并发症有胸膜炎、脓胸、心包炎、脑膜炎和关节炎等。

◎诊断标准

1. 参照中华医学会呼吸病学分会2016年修订的《中国成人社区获得性肺炎诊断和治疗指南》，诊断标准如下：

（1）肺炎相关临床表现：①新近出现的咳嗽、咳痰或原有呼吸道疾病症状加重，伴或不伴脓痰/胸痛/呼吸困难/咯血；②发热；③肺实变体征和（或）闻及湿性啰音；④外周血 WBC $> 10 \times 10^9$/L 或 $< 4 \times 10^9$/L，伴或不伴细胞核左移。

（2）胸部影像学检查显示新出现的斑片状浸润影、叶（段）实变影、磨玻璃影或间质性改变，伴或不伴胸腔积液。

符合（2）及（1）中任何一项，并除外肺结核、肺部肿瘤、非感染性肺间质性疾病、肺水肿、肺不张、肺栓塞、肺嗜酸粒细胞浸润症及肺血管炎等后，可建立临床诊断肺炎。

（3）病原学诊断是肺炎链球菌肺炎的金标准，但是确诊很困难。新鲜合格痰标本涂片，找到革兰阳性双球菌同时排除其他优势菌生长，对于诊断有提示价值。血液、胸腔积液、肺组织穿刺，如果细菌培养出肺炎链球菌有确诊价值。

2. 重症肺炎诊断标准：根据《中国成人社区获得性肺炎诊断和治疗指南》，符合下列 1 项主要标准或≥3 项次要标准者诊断为重症肺炎。

主要标准：①需要气管插管行机械通气治疗；②脓毒症休克经积极液体复苏后仍需要血管活性药物治疗。

次要标准：①呼吸频率≥30 次/分；②氧合指数≤250mmHg（1mmHg = 0.133kPa）；③多肺叶浸润；④意识障碍和（或）定向障碍；⑤血尿素氮≥7.14mmol/L；⑥收缩压 <90mmHg 需要积极的液体复苏。

◎诊断程序

1. 完整的病史采集 病史：发病前常有受凉、淋雨、疲劳、醉酒、病毒感染史，多有上呼吸道感染的前驱症状。起病急骤，高热、寒战，全身肌肉酸痛，体温在数小时内升至 30～40℃，高峰在下午或傍晚，或呈稽留热，脉率随之增速。

2. 体格检查 体检发现呼吸频率加快，鼻翼扇动等，肺实变时患侧呼吸动度减小、叩诊浊音、语颤增强，可闻及湿啰音和支气管呼吸音等；伴胸腔积液时，根据量大小可有不同的表现，如胸痛、叩诊浊音、语颤减弱、呼吸音减弱等。

3. 胸部影像学 包括 X 片必要时做胸部 HRCT。

4. 病原学检查 ①痰培养及涂片革兰染色；②血培养及胸腔积液细菌培养；③经支气管镜肺泡灌洗或人工气道吸引分泌物培养，所有培养尽量在应用抗菌药物之前采样；④聚合酶链反应（PCR）及荧光标记抗体检测。

5. 血常规 细菌性肺炎白细胞计数（WBC）及中性粒细胞一般增高，可有核左移，免疫抑制或病重患者、支原体等非典型病原体感染白细胞可不增高。

6. 判断炎症程度的指标 血沉、降钙素原、C - 反应蛋白。

7. 病情严重程度评估　CURB - 65 评分（表 8 - 1）是目前临床上较为简便、应用较广的评分方法，含意识障碍、血尿素氮 > 7mmol/L、呼吸频率 ≥ 30 次/分、收缩压 < 90mmHg 或舒张压 ≤ 60mmHg、年龄 ≥ 65 岁 5 个项目，每项计 1 分，累计分值越高病情越重。

表 8 - 1　社区获得性肺炎 CURB - 65 评分

CURB - 65 评分	评估死亡风险	建议
0 ~ 1	低危	原则上门诊治疗即可
2	中危	建议住院或在严格随访下的院外治疗
3 ~ 5	高危	应住院治疗

注：应结合患者年龄、基础疾病、社会经济状况、胃肠功能及治疗依从性等综合判断。

◎鉴别诊断

常见细菌性肺炎鉴别诊断见表 8 - 2。

表 8 - 2　常见细菌性肺炎的临床表现和 X 线征象

病原体	临床表现	X 线征象
肺炎链球菌	起病急、寒战、高热、咳铁锈色痰、肺实变体征	肺叶或肺段实变，无空洞，可伴胸腔积液
金黄色葡萄球菌	起病急、寒战、高热、脓血痰、气急、脓毒血症症状、休克	肺叶或小叶浸润、空洞、脓胸、液气囊腔
肺炎克雷伯菌	起病急、寒战、高热、全身衰竭、咳砖红色胶胨样痰	肺叶、段实变，蜂窝状脓肿，叶间隙下坠
铜绿假单胞菌	毒血症症状明显，脓痰，可呈蓝绿色	弥漫性支气管炎、早期肺脓肿
大肠埃希菌	原有慢性病，发热、脓痰、呼吸困难	支气管肺炎、脓胸
流感嗜血杆菌	高热、呼吸困难、衰竭	支气管肺炎、肺叶实变，无空洞
厌氧菌	吸入病史，高热、腥臭痰、毒血症症状明显	支气管肺炎、脓胸、脓气胸、多发肺脓肿
军团菌	高热、肌痛、相对缓脉	下叶斑片浸润，进展迅速，无空洞

◎临床路径

肺炎链球菌肺炎临床路径标准住院流程

1. 适用对象　第一诊断为社区获得性肺炎（非重症，ICD－10：J15.901）。

2. 诊断依据　根据中华医学会呼吸病学分会2016年修订的《中国成人社区获得性肺炎诊断和治疗指南》，诊断标准如下：

（1）社区发病。

（2）肺炎相关临床表现：①新近出现的咳嗽、咳痰或原有呼吸道疾病症状加重，伴或不伴脓痰/胸痛/呼吸困难/咯血；②发热；③肺实变体征和（或）闻及湿性啰音；④外周血 WBC $> 10 \times 10^9/L$ 或 $< 4 \times 10^9/L$，伴或不伴细胞核左移。

（3）胸部影像学检查显示新出现的斑片状浸润影、叶（段）实变影、磨玻璃影或间质性改变，伴或不伴胸腔积液。

符合（1）、（3）及（2）中任何1项，并除外肺结核、肺部肿瘤、非感染性肺间质性疾病、肺水肿、肺不张、肺栓塞、肺嗜酸粒细胞浸润症及肺血管炎等后，可建立临床诊断社区获得性肺炎。

3. 标准住院日为 7～14 天

4. 进入路径标准

（1）第一诊断必须符合 ICD－10：J15.901 社区获得性肺炎疾病编码。

（2）当患者同时具有其他疾病诊断，但在治疗期间不需要特殊处理也不影响第一诊断的临床路径流程实施时，可以进入路径。

5. 入院后第 1～3 天

（1）必需检查项目

①血常规、尿常规、大便常规。

②肝肾功能、血糖、电解质、血沉、C－反应蛋白（CRP）、感染性疾病筛查（乙肝、丙肝、梅毒、艾滋病等）。

③病原学检查及药敏。

④胸部正侧位片、心电图。

（2）根据患者情况进行血培养、血气分析、胸部CT、D－二聚体、血氧饱和度、B超、有创性检查等。

6. 治疗方案与药物选择

（1）评估特定病原体的危险因素，入院后尽快（4～8小时内）给予抗菌药物。

（2）药物选择：根据《抗菌药物临床应用指导原则》（卫医发〔2004〕285

号）和《中国成人社区获得性肺炎诊断和治疗指南》（中华医学会呼吸病学分会，2016 年），结合患者病情合理使用抗菌药物。

（3）初始治疗 2 ~ 3 天后进行临床评估，根据患者病情变化调整抗菌药物。

（4）对症支持治疗：退热、止咳化痰、吸氧。

7. 出院标准　患者诊断明确，经有效治疗后病情明显好转，体温正常超过24h 且满足临床稳定的其他 4 项指标，可以转为口服药物治疗，无需要进一步处理的并发症，无精神障碍等情况时，可以考虑出院。

注：临床稳定标准需符合下列所有 5 项指标：①体温≤37.8℃；②心率≤100 次/分；③呼吸频率≤24 次/分；④收缩压≥90mmHg；⑤氧饱和度≥90%（或者动脉氧分压≥60mmHg，吸空气条件下）。

8. 变异及原因分析

（1）伴有影响本病治疗效果的合并症，需要进行相关诊断和治疗，导致住院时间延长。

（2）病情较重，符合重症肺炎标准，转入相应路径。

（3）常规治疗无效或加重，转入相应路径。

治疗

◎治疗目标

一旦肺炎链球菌肺炎诊断成立，应当尽早根据指南结合本地区流行病学资料，开始抗感染药物治疗方案，根据药代动力学和药效动力学原理正确使用药物。缩短病程，缓解症状，降低并发症产生，减少机化性肺炎的形成，恢复肺的结构和功能的完整。

◎治疗细则

1. 抗菌药物治疗　首先应给予经验性抗菌药物治疗，然后根据细菌培养结果进行调整。经治疗不好者，应再次复查病原学及药物敏感试验进一步调整方案。

（1）药敏：青霉素 MIC <2mg/L。

首选抗感染药物：青霉素 G 160 万 ~ 240 万 U 静脉滴注，1 次/（4 ~ 6）小时；氨苄西林 4 ~ 8g，静脉滴注，分 2 ~ 4 次；氨苄西林/舒巴坦 1.5 ~ 3g，静脉滴注，1 次/6h；阿莫西林/克拉维酸 1.2g，静脉滴注，1 次/（8 ~ 12）小时；头孢唑林 0.5 ~ 1g，静脉滴注，1 次/6 小时；头孢拉定 0.5 ~ 1g，静脉滴注，1 次/6

小时；头孢呋辛0.75～1.5g，静脉滴注，1次/8小时；拉氧头孢1～2g，静脉滴注，1次/8小时。

次选抗感染药物：头孢曲松、头孢噻肟、克林霉素、多西环素、喹诺酮类、阿奇霉素、克拉霉素。

（2）药敏：青霉素 MIC≥2mg/L。

首选药物：头孢噻肟1～2g，静脉滴注，1次/（6～8）小时；头孢曲松1～2g，静脉滴注，1次/24小时；左氧氟沙星0.5～0.75g，静脉滴注，1次/天；莫西沙星0.4g，静脉滴注，1次/天；吉米沙星，0.32g，口服，1次/天。

次选药物：大剂量氨苄西林（2g静脉滴注，1次/6小时）、万古霉素、去甲万古霉素、利奈唑胺、头孢洛林。

2. 支持疗法 患者应卧床休息，注意补充足够蛋白质、热量及维生素。密切监测病情变化，注意防止休克。剧烈胸痛者，可酌用少量镇痛药，如可待因15mg。不用阿司匹林或其他解热药，以免过度出汗、脱水及干扰真实热型，导致临床判断错误。鼓励饮水每日1～2L，轻症患者不需常规静脉输液，确有失水者可输液，保持尿比重在1.020以下，血清钠保持在145mmol/L以下。中等或重症患者（PaO_2<60mmHg或有发绀）应给氧。若有明显麻痹性肠梗阻或胃扩张，应暂时禁食、禁饮和胃肠减压，直至肠蠕动恢复。烦躁不安、谵妄、失眠者酌用地西泮5mg或水合氯醛1～1.5g，禁用抑制呼吸的镇静药。

3. 并发症的处理 约10%～20%肺炎链球菌肺炎伴发胸腔积液者，应酌情取胸腔积液检查及培养以确定其性质。若治疗不当，约5%并发脓胸，应积极排脓引流。合并低血压的患者早期液体复苏是降低严重肺炎病死率的重要措施。低氧血症患者应用氧疗和辅助通气治疗。

◎治疗程序

1. 治疗方案与药物选择

（1）评估特定病原体的危险因素，入院后尽快（4～8小时内）给予抗菌药物。

（2）药物选择：根据《抗菌药物临床应用指导原则》（卫医发〔2004〕285号）和《中国成人社区获得性肺炎诊断和治疗指南》（中华医学会呼吸病学分会，2016年），结合患者病情合理使用抗菌药物。

（3）初始治疗2～3天后进行临床评估，根据患者病情变化调整抗菌药物。

（4）对症支持治疗：退热、止咳化痰、吸氧。

2. 出院标准

患者诊断明确，经有效治疗后病情明显好转，体温正常超过24h且满足临床稳定的其他 4 项指标，可以转为口服药物治疗，无需要进一步处理的并发症，无精神障碍等情况时，可以考虑出院。

注：临床稳定标准需符合下列所有 5 项指标：①体温≤37.8℃；②心率≤100 次/分；③呼吸频率≤24 次/分；④收缩压≥90mmHg；⑤氧饱和度≥90%（或者动脉氧分压≥60mmHg，吸空气条件下）。

3. 变异及原因分析

（1）伴有影响本病治疗效果的合并症，需要进行相关诊断和治疗，导致住院时间延长。

（2）病情较重，符合重症肺炎标准，转入相应路径。

（3）常规治疗无效或加重，转入相应路径。

◎治疗进展

就肺炎链球菌感染而言，经验治疗依然是临床医生的主要策略，然而抗菌药物的使用往往是非特异或者不准确的。自 20 世纪 70 年代发现青霉素不敏感肺炎链球菌（PNSP）以来，青霉素和其他抗菌药物的耐药情况发展迅速，这是由抗菌药物的选择性压力造成的，而一旦某地区出现某种抗菌药物耐药，则耐药状况将会很快播散。全球和我国的研究均发现，儿童普遍比成人的耐药状况严重。在我国多项成人 CAP 病原学的研究中，各种标本经检测后发现，肺炎链球菌对青霉素的耐药率达 19.1% ~ 20.5% 甚至更高。IPD 菌株的耐药检测发现，其耐药情况严重，在 19 群菌株中青霉素耐药最为严重，而且超过 90% 的 19F 和 19A 型菌株对头孢呋辛和头孢曲松不敏感。如果 IPD 患者原来使用过类似抗菌药物、长期居住于看护场所、近期有住院史、患有慢性肺病或近期有呼吸道感染病史等，则更增加了感染 PNSP 的概率。

继出现青霉素耐药之后，随着大环内酯类抗菌药物的使用增加，耐药也逐渐增加。我国成人 CAP 和其他研究中报道，阿奇霉素和红霉素耐药率已分别达到 75.4% 和 63.2% ~ 69.2%。对无高危因素的门诊 CAP 患者，美国感染病学会（Infectious Diseases Society of America，IDSA）和美国胸科学会（American Thoracic Society，ATS）仍推荐单纯使用大环内酯类抗菌药物治疗，也许这并不符合我国的情况。同样，氟喹诺酮类抗菌药物使用增加后，也带来了相应的耐药。2009 ~ 2010 年中国六城市成人社区获得性呼吸道感染病原菌耐药性监测显示，肺炎链球菌对氟喹诺酮类如左氧氟沙星和莫西沙星的耐药率分别为 2.6% 和 0.2%。对于儿童患者分离出的肺炎链球菌，氟喹诺酮类保持良好的抗菌活性，但在 64 岁以上的慢性阻塞性肺疾病（chronic obstructive pulmonary disease，

COPD）患者中，以肺炎链球菌对左氧氟沙星耐药较为严重。

值得注意的是，对某种抗菌药物产生耐药之后，也增加了对其他类型抗菌药物产生交叉耐药的概率。如 PNSP 与多种非 β－内酰胺类抗菌药物的耐药就是同步的。肺炎链球菌的多重耐药（multi－drug－resistance，MDR）报告也越来越多。美国的监测数据显示，1994～2007 年期间，9%～24% 的肺炎链球菌是多重耐药的，欧洲地区也有类似的报告。而包括我国在内的亚洲地区，肺炎链球菌耐药形势更加不容乐观。例如，我国香港地区的研究发现 MDR 比例达 44.9%，内地的研究也证实在 PNSP 中 MDR 很常见，而且 PNS 大多都对大环内酯类耐药，69.2% 对头孢克洛耐药。另一新近的国内研究，对来自各部位和年龄段患者分离的 91 株肺炎链球菌菌株进行了 18 种抗菌药物药敏检测，其结果显示 89 株对 2 种或以上的抗菌药物耐药，97.8% 菌株耐红霉素和克林霉素，73.6% 菌株出现了至少对 β－内酰胺青霉素、阿莫西林、头孢呋辛、头孢曲松或美罗培南其中的一种耐药，但对万古霉素、利奈唑胺、左氧氟沙星和泰利霉素敏感。

不同地区的耐药情况之所以不同，主要取决于当地的抗菌药物使用习惯、人口密度和耐药株的流行状况。但耐药菌株的血清型分布在各个地区是类似的。如国外报告耐青霉素和耐大环内酯类菌株的主要血清型是 6B、9V、14、19F 和 23F，国内报道的耐药株也主要分布于 19F、23F、9V、19A、6B 和 14 型等。

我国的肺炎病原学研究多数是以医院为基础，而且数据基本上来自于痰和其他呼吸道标本。目前 IPD 数据有限。因此，面对现阶段肺炎链球菌的多样化及其血清型的流行状况和复杂的耐药情况，针对肺炎链球菌的持续性监测和系统化研究以及抗菌药物耐药分析和合理用药指导都显得愈加重要和急迫。

◎护理与照顾

1. 评估包括

（1）患者的年龄、既往的健康状况（是否慢性心肺、糖尿病等病史），是否怀孕等。

（2）有无接种过肺炎球菌疫苗。

（3）患者对本次患病的心理和社会认知程度，是否有低落和恐惧情绪。

2. 一般护理

（1）休息：应卧床休息，协助患者做好生活护理。

（2）饮食护理：发热期应多饮水，每日饮水 2000ml 以上，给予易消化、营养丰富的富含维生素的流质或半流质饮食，如稀饭、玉米粥、面汤等。呕吐或腹泻严重者，应遵医嘱静脉补充营养。

（3）病情观察：观察患者生命体征、症状的变化；有无继发性感染和烦躁不安、情绪低落等心理反应。

3. 症状护理

（1）高热者嘱患者卧床休息，监测体温，可用冰袋冷敷、温水或酒精擦浴等物理方法降温，使体温维持在38℃左右。

（2）必要时予以吸氧，必要时吸痰。

4. 健康指导

（1）平时要注意锻炼身体，增强机体抵抗力。

（2）流感流行期间，应根据天气变化增减衣服，尽可能减少公众集会和集体娱乐活动，暂不探亲访友，出门戴口罩。

（3）房间和公共场所要保持清洁，室内每天用食醋熏蒸进行空气消毒或开窗通风换气。对患者呼吸道分泌物、污物等应消毒处理，对患者的食具、用具及衣服等宜煮沸、用含氯消毒液消毒或日光曝晒2小时，患者住过的房间可用漂白粉擦拭或过氧乙酸熏蒸进行终末消毒。

5. 饮食禁忌

（1）禁吃咸食：食用咸食后易使致病部位黏膜收缩，加重鼻塞。咽喉不适等症状。而且过咸的食物容易生痰，刺激局部引起咳嗽加剧。

（2）禁食油腻辛辣食物：油腻辛辣食物不易消化

（3）不宜吃烧烤煎炸的食物：此类食物气味刺激呼吸道及消化道，易导致黏膜收缩，使病情加重，而且也不易消化。

随访

◎随访要点

门诊患者随访：对症状较轻的门诊患者，临床医生应指导患者对症状进行自我监测（包括对体温的监测）。应警惕原有症状的恶化以及原有症状消退后又再次出现反复。所有患者都应被告知，如果发生任何疾病进展的症状或体征或在症状发生后72小时内不能改善，则应回医院随诊。对高危患者，应收入院，并密切关注并发症的出现。

住院患者的随访：因患者住院期间给予一定的医学指导及干预，故患者出院后随访主要进行以下：①患者现一般情况如何，病情有无反复；②原有基础疾病有无在这次肺炎中加重，如糖尿病的血糖控制是否合理，血压有无进一步增高；③患者出院后有无出现新的身体不适症状；④需告知患者定期复查胸片或CT片时间。

◎预后

肺炎链球菌肺炎患者大多数预后良好，但预后受多种因素的影响：

1. 患者自身因素　婴幼儿、老年患者易于发生病情加重，影响预后；但有研究报告中青年患病比例高，病情易发生加重（源于青壮年易引发较强烈的免疫反应致组织器官损伤和生产社会活动频繁而易患病），多数预后良好，少数患者进展迅速甚至危及生命。患者合并有基础疾病如呼吸系统病（慢阻肺、哮喘、肺结核等）、心脏病、肝病、肾病、神经系统疾病、癌症、糖尿病、妊娠等，病情易加重，较无基础疾病者预后差。

2. 外部干预因素　早期发现、及早治疗，对病情控制和防止病情的进展很重要，诊断后需遵医生嘱咐早期治疗，早期应用抗菌药物可减轻临床症状，并注意充分休息，多饮水，给予流质或半流质饮食，适宜营养，补充维生素等干预措施。

◎患者教育

1. 尽量居家充分休息，室内经常开窗通风，保持空气新鲜。减少接触他人，暂不探亲访友，少去人群密集的公共场所。注意个人卫生，戴口罩，避免触摸公共物品（如公用电话、门把手等），勤洗手，也可选择酒精浓度为 60% 的杀菌纸巾擦手。

2. 应气温变化注意加减衣服，多吃清淡易消化、营养丰富的富含维生素的流质或半流质饮食。平时要注意加强锻炼身体，增强身体抵抗力。

◎参考文献

［1］蔡柏蔷，李龙芸. 协和呼吸病学. 2 版. 北京：中国协和医科大学出版社，2010.

［2］肖毅，蔡柏蔷. 呼吸内科诊疗常规. 2 版. 北京：人民卫生出版社，2015.

［3］葛均波，徐永建. 内科学. 8 版. 北京：人民卫生出版社，2013.

［4］中华医学会呼吸病学分会. 中国成人社区获得性肺炎诊断和诊疗指南、中华结核和呼吸杂志，2016，4（39）：4，1－27.

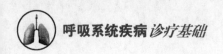

第9章 细菌性肺炎——金黄色葡萄球菌肺炎 《《《《

◎概况

葡萄球菌性肺炎是由致病性葡萄球菌引起的肺部急性炎症。常发生于有基础疾病，如糖尿病、血液病、艾滋病、肝病、营养不良、酒精中毒、静脉吸毒或原有支气管肺疾病的患者。社区获得性耐甲氧西林金黄色葡萄球菌引起的坏死性肺炎多发生于年轻人，患病前常有流行性感冒病史，病死率达75%。

葡萄球菌经呼吸道进入肺后释放多种毒素与酶，破坏支气管壁及肺泡，致使气体进入肺间质，并与支气管相通。当坏死组织或脓液阻塞细支气管，形成单向活瓣作用，产生张力性肺气囊肿。浅表的肺气囊肿若张力过高，可破入胸膜腔形成气胸或脓气胸，并可形成支气管胸膜瘘。

葡萄球菌性肺炎多急骤起病，寒战、高热、胸痛、脓性痰，可早期出现循环衰竭。老年人症状可不典型。疾病早期可无特异性体征，常与严重的中毒症状和呼吸道症状不平行，然后可出现两肺散在湿啰音，病变较大或融合时可有肺实变体征，气胸或脓气胸时则有相应体征，X线影像表现肺实变或病变融合，组织坏死后可有空洞形成。

根据全身毒血症状，咳嗽、咳脓血痰，实验室检查白细胞、中性粒细胞增高和X线影像，可做出初步诊断。痰、胸腔积液或血培养等可做细菌学确诊。

治疗应根据感染来源和本地区近期药敏资料，尽早开始初始的经验性抗菌治疗。脓气胸应及早引流。

基础

◎定义

葡萄球菌肺炎是由葡萄球菌引起的急性化脓性肺炎，多发生于有基础疾病患者，起病急骤，以寒战、高热、胸痛、脓性痰为典型症状，早期即可出现循环衰竭，若治疗不及时或不当，病死率甚高。

◎流行病学

　　人体是金黄色葡萄球菌（下简称金葡萄）在自然界中最主要的宿主之一，通常金葡菌主要定植于鼻前庭黏膜，其他还有腋窝、阴道、皮肤破损处以及会阴等部位。皮肤黏膜的定植对于金葡菌感染是重要的危险因素。社区人群中的带菌率一般为 30%～50%，而医院内医护人员则高达 70%，其中 50% 为耐甲氧西林金黄色葡萄球菌（MRSA）菌株。根据带菌与否及其带菌特征可区分 3 类人群：①周期性带菌者，占 50%；②慢性带菌者，正常成人中有 10%～20% 为慢性带菌；③持续不带菌者，占 20%～25%。

　　金葡菌肺炎可发生于任何年龄，一般以 5～15 岁的儿童和 50～80 岁的中老年人多见，而且病死率较高。患病率与性别的关系不肯定，通常男性人群中金葡菌肺炎的患病率高于女性，且疾病较为严重，容易威胁生命。临床上长期应用糖皮质激素、抗肿瘤药物和其他免疫抑制剂及慢性消耗性疾病患者，如糖尿病、恶性肿瘤、再生障碍性贫血、严重肝病尤其是门脉高压侧支循环者，急性呼吸道传染病如麻疹、流行性感冒患者，长期应用广谱抗菌药物而致体内菌群失调者以及静脉应用毒品者，均为金葡菌的易感人群。

　　金葡菌肺炎的传染源主要为有葡萄球菌感染病灶特别是感染医院内耐药菌株的患者，其次为带菌者。主要通过接触传播和空气传播，医护人员的手、诊疗器械、患者的生物用品及铺床、换被褥可能是院内交叉感染的主要途径。在呼吸监护病房内，气管插管、呼吸机导管、雾化装置及吸痰操作、长时间胃肠外高营养、导管留置均有导致交叉感染的可能。

　　金葡菌肺炎可常年发病，以冬、春季最多，尤其是并发于流感、麻疹等呼吸道传染性疾病时。金葡菌肺炎常为散发病例，亦可出现医院内、社区性或世界性的暴发流行，如 1941 年和 1957 年曾发生流感合并金葡菌肺炎的暴发流行。

　　当今，MRSA 的流行病学主要有下列 4 种趋势：①在全球，MRSA 分离率总体呈上升趋势，占革兰阳性菌第一位；②社区获得性肺炎中发现 MRSA（CA-MRSA）并在全球扩散；③我国的 CA-MRSA 流行情况尚不清楚；④美国报道了万古霉素耐药的金葡菌（VRSA），但发生率低，主要是万古霉素中介或异质性中介的金葡菌。由于 MRSA 具有多重耐药性，可以引起高危人群的严重感染，因此得到了世界各国的普遍关注，目前 MRSA 感染已经成为全球性的公共医疗问题。

◎病因

葡萄球菌为革兰染色阳性球菌，有金黄色葡萄球菌（简称金葡菌）及凝固酶阴性的葡萄球菌两类。葡萄球菌中金黄色葡萄球菌毒力最强，主要是细菌的表面结构蛋白、毒素与酶，具有溶血、坏死、杀白细胞及血管痉挛等作用。葡萄球菌致病力可用血浆凝固酶来测定，阳性者致病力较强。金葡菌为阳性，是化脓性感染的主要原因。过去认为凝固酶阴性的葡萄球菌（CNS）对人不致病，但近年来临床和实验室已经证实亦可引起医源性感染，且耐药菌株多，造成治疗困难。

◎病理生理

原发性吸入性金葡菌肺炎常呈大叶性分布，一般以右肺居多，可发生于单侧或者双侧，多肺段炎症。化脓性炎症可破坏肺组织，形成肺脓肿。病变可侵及叶间胸膜及邻近肺叶；侵及胸腔，形成脓胸或脓气胸；可引起细支气管炎性狭窄，起着活瓣作用，形成肺气囊，这在小儿多见。

血源性金葡菌肺炎多发生于葡萄球菌血症患者。细菌栓子引起肺部多发的化脓性炎症病灶，进而形成多发肺脓肿，可侵及胸腔、心包，也可伴其他葡萄球菌引起的炎症，如脑膜炎及关节炎等。

◎分类分型

（1）甲氧西林敏感的金黄色葡萄球菌肺炎。

（2）甲氧西林耐药的金黄色葡萄球菌肺炎（MASA），目前 MRSA 分为两大类。

①医院获得性 MRSA（hospital – acquired methicillin – resistant staphylococcus aureus，HA – MRSA）。

②社区获得性 MRSA（community – acquired methicillin – resislant staphylococcus aureus，CA – MRSA）。

◎预防

尽管葡萄球菌感染后可出现多种后继免疫反应，并且曾经尝试制造葡萄球菌菌苗、葡萄球菌类毒素等免疫制剂，但至今尚未证明任何一种免疫性预防措施是有效的。

有人主张治疗带菌者。用鼻咽拭子采样后培养结果阳性的人可每天口服利福平0.45~0.6g，连服5天或与其他敏感的抗菌药物合用可明显地减少葡萄球菌的感染，在6~12周后根据个体的具体情况，必要时重复一个疗程。亦有应用抗菌药物如杆菌肽或新霉素滴鼻液、莫匹罗星或杆菌肽软膏搽鼻前庭部局部治疗的报道。医护人员应严格无菌操作技术，尽量戴一次性口罩合手套并穿隔离衣。做好病区内消毒隔离，接触每一患者后要洗手。

对于有葡萄球菌感染病灶者，尤其是感染医院内耐药菌株者应进行隔离，阻断传染源和传播途径，相关医护人员同时行鼻咽拭子培养，若培养出同一型细菌，则医护人员亦属医院内葡萄球菌感染有关的带菌者，必要时应更换工作岗位。

诊断

◎问诊与查体

问诊：金葡菌肺炎的症状多为急性起病，有高热、寒战、咳嗽、咳黄脓痰、胸痛、呼吸困难，病情进展较快。应询问患者起病情况、热型，有无寒战，咳嗽、咳痰情况，痰液性质颜色，有无胸痛及呼吸困难。血源性金葡菌肺炎患者，常有皮肤疖痈史、皮肤黏膜烧伤裂伤破损等金葡菌感染史。注意询问有无皮肤疖痈、破损病史，有无血管置管病史。

查体：查体无特异性体征。患者往往有急性病容，肺部可闻及湿性啰音。部分患者有呼吸急促。中毒性休克患者可能有血压下降等休克体征。有血管留置导管史者易并发感染性心内膜炎，注意心脏听诊有无杂音。

◎疾病演变

葡萄球菌肺炎是由葡萄球菌所引起的急性肺部化脓性感染。本病起病多急骤，有高热、寒战、胸痛，痰为脓性、量多、带血丝或呈粉红色乳状。有流感样前驱症状，病情进展快。如严重感染或患者免疫力低下还可并发感染性休克。病情较重者常发生于免疫功能已经受损的患者，如糖尿病、血液病（白血病、淋巴瘤、再障等）、艾滋病、肝病、营养不良、酒精中毒以及原已患有支气管–肺病者。儿童患流感或麻疹时，葡萄球菌可经呼吸道而引起肺炎，若未予恰当治疗，病死率较高。皮肤感染灶（痈、疖、毛囊炎、蜂窝织炎、伤口感染）中的葡萄球菌亦可经血循环而产生肺部感染，细支气管往往受阻而伴发气囊肿，尤多见于儿童患者。脓肿可以溃破而引起气胸、脓胸或脓气胸，有时还伴发化脓性心包炎、胸膜炎等。

◎辅助检查

1. 血常规　外周血 WBC 在 $20 \times 10^9/L$ 左右，可高达 $50 \times 10^9/L$，重症者 WBC 可低于正常。中性粒细胞数增高，有中毒颗粒、核左移现象。CA - MRSA 由于细菌分泌的杀白细胞素导致白细胞计数明显减少。血播散者血培养阳性率可达 50%。原发吸入者阳性率低。痰涂片革兰染色可见大量成堆的金葡菌和脓细胞，白细胞内见到球菌有诊断价值。合格痰标本培养优势菌中度以上生长有助于诊断，通过保护性毛刷采样定量培养，细菌数量 $>10^3 CFU/ml$ 时有确诊意义。

血清胞壁酸抗体测定对早期诊断有帮助，血清滴度 1:4 为阳性，特异性较高。

2. 影像学检查　肺浸润、肺脓肿、肺气囊肿和脓胸、脓气胸为金葡肺炎的四大 X 线征象，在不同类型和不同病期以不同的组合表现。多发性小脓肿、肺气囊肿和脓胸、脓气胸为婴幼儿金葡肺炎的特征，且早期临床表现常与胸部 X 线摄片表现不一致，即临床症状已很严重，而胸片表现不明显。但病变发展变化极快，可于数小时发展成为多发性肺脓肿、肺气囊肿、脓胸，并可产生张力性气胸、纵隔气肿。因此，在病变早期胸片的随访对疾病的诊断帮助很大。

一般而言，金葡菌肺炎最常见的胸片异常为支气管肺炎伴或不伴脓肿形成或胸腔积液，大叶性实变不多见，肺气囊强烈提示为金葡菌感染。原发性感染者早期胸部 X 线表现为大片絮状、密度不均的阴影。可呈节段或大叶分布，亦有成小叶样浸润，病变短期内变化大，可出现空洞或蜂窝状透亮区或在阴影周围出现大小不等的气肿大疱。栓塞性金葡菌性肺炎的特征是在不相邻的部位有多发性浸润，浸润易形成空洞，这些现象表示病因来源于血管内（如右侧心内膜炎或脓毒性血栓性静脉炎）。通常，血源性感染者的胸片表现呈两肺多发斑片状或团块状阴影或多发性小液平空洞。血源性金葡菌肺炎早期在两肺的周边部出现大小不等的斑片状或团块状阴影，边缘清楚，直径为 1~3cm，有时类似于转移性肺癌，随病变发展，病灶周围出现肺气囊肿，并迅速发展成肺脓肿。

◎并发症

如治疗不及时，可并发肺脓肿、气胸、脓气胸。细菌经淋巴管、胸导管进入血循环，可引起菌血症、心内膜炎、心包炎、关节炎、中耳炎、脑膜炎等肺外感染，严重可并发感染性休克。

◎诊断标准

根据典型临床表现、X线征象、呼吸道分泌物涂片及培养可作出诊断。但本病早期临床表现与X线改变不符合，早期诊断常有困难，X线检查随访追踪肺部病变的动态变化对诊断有帮助。

细菌学检查是确诊葡萄球菌肺炎的依据。门诊患者不常规进行病原学检查。痰液涂片检查可见大量脓细胞、成堆革兰阳性球菌，白细胞内可见到革兰阳性球菌提示感染可能性大。痰液、浆膜腔液、下呼吸道分泌物、肺穿刺物及血液培养应及早进行，抗菌药物使用之前即应留取标本。由于正常人鼻、口、咽部可带菌，因此，咳痰培养前必须清洁口腔，镜检筛选合格标本，并做多次培养，成人痰培养阳性率高达87%～95%，血培养的阳性率较低。应在高热时自两处不同部位同时采血，成人血标本量应≥10ml。表皮葡萄球菌血培养需要2次阳性才能确认有意义。胸腔积液、肺穿刺物和血培养分离到葡萄球菌具有确定诊断价值，经支气管镜或人工气道防污染毛刷或防污染支气管肺泡灌洗液（BALF）标本≥10^3 CFU/ml有诊断意义。

◎鉴别诊断

临床上需与其他肺部疾病鉴别。

1. 其他细菌性肺炎如流感嗜血杆菌、克雷伯杆菌、肺炎链球菌引起的肺炎，典型者可通过发病年龄、起病急缓、痰的颜色、痰涂片、胸部X线等检查加以初步鉴别。病原学检测具有鉴别意义。

2. 肺结核多有全身中毒症状，如午后低热、盗汗、乏力、体重减轻等。实验室检查痰中可找到结核分枝杆菌。胸片见肺尖或锁骨上下的点片状阴影，密度不均，消散缓慢，可形成空洞。一般抗菌药物治疗无效。

3. 肺癌多无急性感染中毒症状，但是痰中带血或咯血多见，伴发阻塞性肺炎是可以出现急性呼吸道感染症状。抗感染治疗后肺部炎症可以暂时消失，但反复出现同一部位的肺炎。

4. 急性肺脓肿早期表现与肺炎类似。但随着病程进展，肺脓肿表现出咳大量脓臭痰，呈黄绿色或为血痰，静置可见分层。抗感染治疗恢复慢。

5. 肺血栓栓塞症常有腹部、盆腔或骨科手术史、长期卧床或制动史、外伤史、肿瘤病史；具有深静脉血栓形成的高危因素；典型的临床表现有胸痛、咯血、呼吸困难，有的仅变现为晕厥。抗感染治疗无效。

◎临床路径

1. 肺炎诊断标准

（1）肺炎相关临床表现：①新近出现的咳嗽、咳痰或原有呼吸道疾病症状加重，伴或不伴脓痰/胸痛/呼吸困难/咯血；②发热；③肺实变体征和（或）闻及湿性啰音；④外周血 WBC $> 10 \times 10^9$/L 或 $< 4 \times 10^9$/L，伴或不伴细胞核左移。

（2）胸部影像学检查显示新出现的斑片状浸润影、叶（段）实变影、磨玻璃影或间质性改变，伴或不伴胸腔积液。

符合（2）及（1）中任何 1 项，并除外肺结核、肺部肿瘤、非感染性肺间质性疾病、肺水肿、肺不张、肺栓塞、肺嗜酸粒细胞浸润症及肺血管炎等后，可建立临床诊断。

（2）详细询问近期有无皮肤感染、中耳炎、进行介入性检查或治疗，有无慢性肝肾疾病、糖尿病病史，是否接受放化疗或免疫抑制性治疗。了解疾病起病缓急、热型、痰液性状及演变，有无伴有胸痛、呼吸困难、程度及全身中毒症状。

（3）体检注意生命体征，皮肤黏膜有无感染灶和皮疹，肺部是否有实变体征，还要仔细检查心脏有无杂音。

（4）进行血常规、血培养（发热时）、痰涂片和培养（尽量抗菌药物应用前）、胸部 X 线检查，并动态观察胸部影像学变化，必要时行支气管镜检查及肺泡灌洗。

（5）治疗

①支持、对症（包括吸氧、退热等）治疗。

②经验性抗菌治疗。

③根据病原学检查及治疗反应调整抗菌治疗用药。

④防止并积极治疗并发症。

⑤标准住院日为 7 ~ 12 天。

（6）进入路径标准

（1）第一诊断必须符合细菌性肺炎疾病编码。

（2）当患者同时具有其他疾病诊断时，但在治疗期间不需要特殊处理也不影响第一诊断的临床路径流程实施时，可以进入路径。

（7）入院后 1 ~ 3 天

①必需检查项目

a. 血常规、尿常规、便常规。

b. 肝肾功能、血糖、电解质（必要时可查）。

c. 痰培养 + 药敏（必要时可行）。

d. 胸正位片、心电图。

②根据患者情况可选择进行的检查项目：C‐反应蛋白、血气分析、感染性疾病筛查、痰涂片查抗酸杆菌、血培养＋药敏、血沉、结核菌抗体、支原体抗体、胸部 CT 等。

（8）出院标准

患者诊断明确，经有效治疗后病情明显好转，体温正常超过 24 小时且满足临床稳定的其他 4 项指标，可以转为口服药物治疗，无需要进一步处理的并发症，无精神障碍等情况时，可以考虑出院。

注：临床稳定标准需符合下列所有 5 项指标：①体温≤37.8℃；②心率≤100 次/分；③呼吸频率≤24 次/分；④收缩压≥90mmHg；⑤氧饱和度≥90%（或者动脉氧分压≥60mmHg，非吸氧状态）。

（9）有无变异及原因分析

①伴有影响本病治疗效果的合并症，需要进行相关诊断和治疗，导致延长住院时间者。

②病情较重，符合重症肺炎标准，转入相应路径。

③常规治疗无效或加重，转入相应路径。

（10）疗效判断标准依据

治愈标准：①症状和体征完全消失；②检查肺部炎症性阴影吸收；③痰培养阴性。

好转标准：①症状明显减轻；②体温正常；③X 线胸片检查肺部炎症性阴影部分吸收。

治疗

◎治疗目标

一旦金黄色葡萄球球菌肺炎诊断成立，应当尽早根据指南结合本地区流行病学资料，开始抗感染药物治疗方案，根据药代动力学和药效动力学原理正确使用药物。缩短病程，缓解症状，降低并发症产生，减少机化性肺炎的形成，恢复肺的结构和功能的完整。

◎治疗细则

1. 抗菌治疗

（1）经验性治疗临床上可以按金葡菌感染的来源（社区还是医院）和本地

区近期药敏资料来选择抗菌药物。社区获得性肺炎考虑可能为金葡菌所致时，不宜选用青霉素，而应选用苯唑西林和头孢唑林等第一代头孢菌素；若效果不好，在进一步进行病原学诊断相关检查时试用可考虑换用糖肽类抗菌药物治疗。住院患者若怀疑医院获得性金葡菌肺炎，首选糖肽类抗菌药物治疗。在经验治疗过程中，应尽各种可能获得病原菌，并根据其药敏情况及时修改治疗方案。

(2) 针对病原菌治疗培养获得并确认病原菌为金葡菌时，应根据其药敏结果选药。治疗应依据痰培养及药物敏感试验的结果选用抗菌药物。分离出的金葡菌应进行凝固酶、β-内酰胺酶的检测。药敏试验除常用药物外，还要包括苯唑西林（或甲氧西林）和万古霉素，以便临床参考。常规药敏试验对氨苄西林、头孢唑林和阿米卡星耐药的金葡菌，基本可确定为耐甲氧西林的金葡菌（MR-SA）。

①对青霉素敏感株，首选大剂量青霉素治疗，过敏者可以使用大环内酯类、林可霉素类、半合成四环素类、SMZCo 或第一代头孢菌素。

②大多数金葡菌产青霉素酶，且对甲氧西林的耐药株不断增加。如为甲氧西林敏感菌株，一般主张用一种能抗青霉素酶的青霉素，可选用苯唑西林或氯唑西林等；如苯唑西林或萘夫西林 2g，静脉注射，每 4～6 小时一次。

另一类主要药物是头孢菌素，常用的为头孢噻吩或头孢孟多 2g，静脉注射，每 4～6 小时 1 次，头孢唑林 0.5～1.0g，静脉注射，每 8 小时一次，或头孢呋辛 750mg，静脉注射，每 6～8 小时一次。第三代头孢菌素对金葡菌几乎无效。另外，林可霉素 600mg，静脉注射，每 6～8 小时一次，对 90%～95% 菌株有效。阿米卡星和磷霉素对部分患者有效。

③一般认为，对甲氧西林耐药的菌株，对所有 β-内酰胺抗菌药物均耐药。在许多医院，此类菌株占医院获得性金葡菌的 30%～40%，占社区获得性感染的 5%。如怀疑或经体外药敏试验证明为 MRSA，首选糖肽类抗菌药物，并根据药敏结果可加用磷霉素、利福平等。

糖肽类抗菌药物：a. 万古霉素，成人剂量 1～2g，静脉，每 12h 一次（血药浓度控制在 20μg/ml 以下），防止耳、肾毒性的发生；b. 去甲万古霉素，成人 1.6g/d，分 2 次缓慢滴注；c. 替考拉宁，成人 0.4g 加入液体中静脉滴注，首 3 次剂量每 12 小时一次给药，以后维持剂量 0.4g 每日给药一次。肾功能减退患者应调整剂量。疗程不少于 3 周。MRSA、MRSCN 还可选择利奈唑胺，静脉或口服，1 次 600mg，每 12 小时一次，疗程 10～14 天。应用过程注意血小板有无减少。

治疗上除选用适当的药物外，还要注意避免各种导致中心粒细胞减少或吞噬功能降低的发生，如导致白细胞减少的药物和糖皮质激素的使用等。

2. 体位引流 脓（气）胸应及早胸腔置管引流。肺脓肿应嘱患者按病变部位和全身情况作适当体位引流。金葡菌呼吸机相关肺炎患者亦应加强湿化吸痰，并严格执行无菌操作。

3. 其他 营养支持和心肺功能维护等均十分重要。伴随葡萄球菌心内膜炎患者在抗菌治疗症状有所改善应即早进行心脏赘生物的手术治疗。合并脑膜炎时，最好选用脂溶性强的抗菌药物，如万古霉素及阿米卡星等，疗程要长。

◎治疗程序

1. 评估特定病原体的危险因素 入院后尽快（4~8小时内）给予抗菌药物。

2. 药物选择 经验性抗感染，后期根据病原学检查结果针对性抗感染，初始治疗2~3天后进行临床评估，根据患者病情变化调整抗菌药物。

3. 对症支持治疗 退热、止咳化痰、吸氧。

◎治疗进展

（一）HA-MRSA和CA-MRSA感染的治疗

HA-MRSA主要引起医院内高危患者肺部感染和血流感染；而CA-MRSA则更容易导致皮肤软组织感染，少数可以进展成为严重坏死性肺炎或中毒性休克综合征。MRSA常有迁移到包括骨、关节、肾脏和肺等特定部位形成脓肿的倾向，成为反复发生感染的潜在病因，所以临床上已经给予适当的治疗，但仍然持续发热的患者，应该注意有无发生迁移性脓肿的可能性。

万古霉素、替考拉宁等糖肽类药物既往一直作为治疗MRSA感染的首选药物，当前在临床上已经获得广泛应用。但近年来因为MRSA对糖肽类药物的敏感性正在逐渐下降，尤其是异质性万古霉素中介的金葡菌（heterogeneous vancomycin intermediate staphylococcus aureus，h-VISA）、万古霉素中介的金葡菌（VISA）以及万古霉素耐药的金葡菌（VRSA）的出现使耐药金葡菌的治疗出现了严重的困难，从而引起医学界的极大关注；而CA-MRSA的出现则需要对MRSA感染的治疗原则进行重新认识。

h-VISA与VISA：h-VISA是指对万古霉素敏感性降低的金葡菌，其原代菌对万古霉素敏感，但存在耐药的细胞亚群，经过长时间的万古霉素筛选之后变成均质性VISA。h-VISA目前被认为是VISA的前体，主要出现于存在MRSA感染的病例，故推测h-VISA可能来源于MRSA。由于h-VISA主要见于长期应用糖肽类药物治疗MRSA感染的医疗单位，因此认为h-VISA的发生可能与临床上大量使用万古霉素造成的选择有一定的关系。当前h-VISA的发生率呈现出上升趋势。据报道 h－VISA 的发生率在 1986～1993 年期间为 3.3%，2003～2006 年期则达到 21%。有资料显示，h－VISA 常见于近期内做过外科手术、长期住院、曾经感染过 MRSA 的患者。此外，既往接受过万古霉素治疗也是 h－VISA 感染的一个独立危险因素。实际上，医务人员的手也可以引起 h－VISA 的传播。

h－VISA 的发现可以解释体外药敏试验对万古霉素敏感的 MKSA 感染病例、而在临床治疗过程中却未获得成功的现象。由于常规的检测方法很难发现 h－VI-SA，因此 h－VISA 的发生率明显增加预示着糖肽类抗菌药物的疗效将越来越差，病死率将不断增加。

CA－MRSA 感染的治疗应该根据感染的临床特点、药物药代动力学以及当地细菌耐药状况等综合考虑。CA－MRSA 也可呈现多重耐药性，对 β－内酰胺类抗菌药物表现为耐药，但对其他类型的抗菌药物（如红霉素、克林霉素、链阳菌素、复方新诺明以及利奈唑胺等）敏感。利福平联合其他药物通常也可以防止耐药突变的产生，但不宜单独使用利福平。

（二）治疗 MRSA 感染的新抗菌药物

1. 利奈唑胺（Linezolid） 利奈唑胺主要用于治疗多重耐药的革兰阳性球菌感染，特别是对下列由对万古霉素耐药的肠球菌、多重耐药的肺炎球菌和对甲氧西林耐药的金葡菌或表皮葡萄球菌引起的感染，如：①医院内获得性肺炎和社区获得性肺炎；②复杂的皮肤软组织感染（包括未伴发骨髓炎的糖尿病足感染）。

（1）常规剂量（静脉给药）：①由肺炎链球菌（包括多重耐药株）或金葡菌（甲氧西林敏感和 MRSA）引起的社区获得性肺炎和医院内获得性肺炎，推荐剂量为一次 600mg，每 12 小时一次，疗程 10～14 小时；②由金葡菌（甲氧西林敏感和 MRSA）、化脓性链球菌或无乳链球菌引起的复杂的皮肤和皮肤组织感染（包括未伴发骨髓炎的糖尿病足感染患者），推荐剂量为一次 600mg，每 12 小时 1 次，疗程 10～14 日；③万古霉素耐药的粪肠球菌感染（包括伴发菌血症的患者）：推荐剂量为一次 600mg，每 12 小时 1 次，疗程 14～28 日。

（2）常规剂量（口服给药）：①由肺炎链球菌（包括多重耐药株）或金葡菌（甲氧西林敏感和 MRSA）引起的社区获得性肺炎（包括伴发菌血症的患者），推荐剂量为一次 600mg，每 12 小时 1 次，疗程 10～14 日；②由肺炎链球菌（包括多重耐药株）或金葡菌（甲氧西林敏感和 MRSA）引起的院内获得性肺炎，推荐剂量为一次 600mg，每 12 小时 1 次，疗程 10～14 日；③由金葡菌（甲氧西林敏感和 MRSA）、化脓性链球菌或无乳链球菌引起的皮肤和皮肤组织感染（包括未伴发骨髓炎的糖尿病足感染患者），对于复杂的感染，推荐剂量为一次 600mg，每 12 小时 1 次，疗程 10～14 日，对于单纯的感染，推荐剂量为一次 400mg，每

12 小时 1 次，疗程 10~14 日；④万古霉素耐药的肠球菌感染（包括伴发菌血症的患者），推荐剂量为一次 600mg，每 12 小时 1 次，疗程 14~28 日。

（3）肾功能不全时剂量不推荐调整剂量。但在肾功能不全患者，利奈唑胺的两个主要代谢物可能产生蓄积。在肌酐清除率为 10~80ml/min 的成年患者的研究表明，有肾损害时，不需要调整剂量。

（4）肝功能不全时剂量在轻到中度肝功能不全的患者，不推荐调整剂量。尚未评价利奈唑胺在严重肝功能不全患者的药代动力学。

（5）老年人剂量不推荐调整剂量。

（6）透析时剂量建议透析后给予补充剂量（如 200mg）。

2. 替加环素（Tigecycline） 替加环素具有超广谱抗菌活性，对革兰阳性或革兰阴性需氧菌、非典型致病菌以及厌氧性细菌，特别是耐药致病菌，如 MR-SA、青霉素耐药肺炎链球菌（PRSP）、VRE 和对糖肽类抗菌药物敏感性降低的葡萄球菌等，均具有非常高的活性。另外替加环素对产超广谱 β-内酰胺酶（ESBL）的大肠埃希菌、肺炎克雷伯菌和产酸克雷伯菌以及大部分脆弱拟杆菌在内的多数肠杆菌属也具有活性。用法和用量：替加环素的初始剂量为 100mg，随后每 12 小时补充 50mg。静脉输注应经过 30~60 分钟完成给药。治疗复杂性皮肤软组织感染以及复杂性腹腔内感染的治疗持续时间一般为 5~14 天。治疗的持续时间要根据感染的严重性、患者的临床和细菌学进展情况而定。实际应用临床疗效有待进一步考察。对严重肝损伤患者初始剂量仍为 100mg，但随后每 12 小时的维持量要减为 25mg，并密切观察肝功能的变化。

◎护理与照顾

1. 评估

（1）患者的年龄、既往的健康状况（是否慢性心肺、糖尿病等病史、皮肤情况），是否怀孕等。

（2）患者对本次患病的心理和社会认知程度，是否有低落和恐惧情绪。

2. 一般护理

（1）休息：应卧床休息，协助患者做好生活护理。

（2）饮食护理：发热期应多饮水，每日饮水 2000ml 以上，给予易消化、营养丰富的富含维生素的流质或半流质饮食，如稀饭、玉米粥、面汤等。呕吐或腹泻严重者，应遵医嘱静脉补充营养。

（3）病情观察：观察患者生命体征、症状的变化；有无继发性感染和烦躁不安、情绪低落等心理反应。

3. 症状护理

（1）高热者嘱患者卧床休息，监测体温，可用冰袋冷敷、温水或酒精擦浴等物理方法降温，使体温维持在38℃左右。

（2）必要时予以吸氧，必要时吸痰。

4. 健康指导

（1）平时要注意锻炼身体，增强机体抵抗力。

（2）流感流行期间，应根据天气变化增减衣服，尽可能减少公众集会和集体娱乐活动，暂不探亲访友，出门戴口罩。

（3）房间和公共场所要保持清洁，室内每天用食醋熏蒸进行空气消毒或开窗通风换气。对患者呼吸道分泌物、污物等应消毒处理，对患者的食具、用具及衣服等宜煮沸、用含氯消毒液消毒或日光暴晒2小时，患者住过的房间可用漂白粉擦拭或过氧乙酸熏蒸进行终末消毒。

5. 饮食禁忌

（1）禁吃咸食：食用咸食后易使致病部位黏膜收缩，加重鼻塞、咽喉不适等症状，而且过咸的食物容易生痰，刺激局部引起咳嗽加剧。

（2）禁食油腻辛辣食物：油腻辛辣食物不易消化。

（3）不宜吃烧烤煎炸的食物：此类食物气味刺激呼吸道及消化道，易导致黏膜收缩，使病情加重，而且也不易消化。

随访

◎随访要点

门诊患者随访：对症状较轻的门诊患者，临床医生应指导患者对症状进行自我监测（包括对体温的监测）。应警惕原有症状的恶化以及原有症状消退后又再次出现反复。所有患者都应被告知，如果发生任何疾病进展的症状或体征或在症状发生后72小时内不能改善，则应回医院随访。对高危患者，应收入院，并密切关注并发症的出现。

住院患者的随访：因患者住院期间给予一定的医学指导及干预，故患者出院后随访主要进行以下：①患者现一般情况如何，病情有无反复；②原有基础疾病有无在这次肺炎中加重，如糖尿病的血糖控制是否合理，血压有无进一步增高；③患者出院后有无出现新的身体不适症状；④需告知患者定期复查胸片或CT片时间。

◎预后

葡萄球菌肺炎的预后通常与感染菌株的致病力、患者的基础状态、肺部病变范围、诊断和治疗是否及时和正确以及有无并发症如菌血症、心内膜炎、脑膜炎等均有密切的关系。

　　在抗菌药物问世前，合并葡萄球菌菌血症的肺炎患者病死率高达 80%。尽管抗葡萄球菌的药物较多，病死率仍在 10% ~ 30%，年龄大于 70 岁的患者病死率会更高。痊愈患者中少数可遗留支气管扩张等。

◎患者教育

　　1. 尽量居家充分休息，室内经常开窗通风，保持空气新鲜。减少接触他人，暂不探亲访友，少去人群密集的公共场所。注意个人卫生，戴口罩，避免触摸公共物品，如公用电话、门把手等，勤洗手，也可选择酒精浓度为 60% 的杀菌纸巾擦手。

　　2. 应气温变化注意加减衣服，多吃清淡易消化、营养丰富的富含维生素的流质或半流质饮食。平时要注意加强锻炼身体，增强身体抗病力。

　　3. 控制好血糖，戒烟，尽量少饮酒，尽量避免使用减少白细胞的药物。

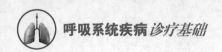

第10章　细菌性肺炎——革兰阴性杆菌肺炎 《《《《

◎概况

指铜绿假单胞菌、肺炎克雷伯菌、大肠埃希菌、变形杆菌、流感嗜血杆菌等革兰阴性杆菌侵犯机体所致的肺炎，多数为继发性肺炎。临床多见于老年体弱或原有慢性支气管肾的患者，亦可通过机械通气、雾化装置或各种侵入性导管而感染。主要病理改变为肺叶实变或支气管肺炎的融合性实变，引起组织坏死甚至多发性空洞，大多数见于肺下叶，50%以上为两侧肺下叶。且炎症常累及胸膜，引起胸膜腔积液，甚至脓胸。其诊断依靠痰检分离出革兰阴性杆菌致病菌，血清抗体测定对诊断亦有帮助。治疗上以应用对革兰阴性杆菌有效的抗菌药物为主。

◎定义

指肺炎克雷伯杆菌、大肠埃希菌、变形杆菌、流感嗜血杆菌或铜绿假单胞菌等革兰阴性杆菌所致的肺炎，多数为继发性肺炎。多见于年老体弱或慢性肺部基础疾病的患者，也可通过机械呼吸器、雾化器或各种导管而感染。

◎流行病学

1. 多发生在医院内，且常与医用装置及侵入性操作有关。

2. 革兰阴性杆菌耐药程度均日益增多，以肺炎克雷伯菌及铜绿假单胞菌为例，肺炎克雷伯菌呈世界性分布，是革兰阴性杆菌肺炎的最重要致病菌，在社区获得性肺炎中占革兰阴性杆菌感染的18%~64%，医院获得性肺炎中占革兰阴性感染的30%。且近多年来有明显上升趋势。铜绿假单胞菌为条件致病菌，当宿主抵抗力下降，如原有心脏疾病、年老体衰、长期使用糖皮质激素、放疗及化疗的患者较易诱发铜绿假单胞菌感染。

◎病因

1. 细菌毒力增强，如长期滥用抗菌药物，及超广谱抗菌药物的使用，诱导多耐药及反耐药菌株产生。

2. 宿主抵抗力下降，如住院、糖尿病、酗酒、健康状况差、大手术、严重疾病、抗菌药物治疗。

3. 其他：如有创治疗设备的延期使用、直接气管插管、静脉置管、鼻饲管。

◎病理剖析

肺炎克雷伯菌感染常引起破坏性非结构改变，如肺组织炎症、出血、坏死。铜绿假单胞菌性肺炎的病理特征一般表现为迅速形成肺叶实变或支气管肺炎，组织坏死引起多发性小脓肿，绝大多数病变在下叶，半数以上为两侧性，常累及胸膜。镜检：肺泡内炎性渗出物包含多核粒细胞与单核细胞，肺泡腔内充满深色嗜碱性颗粒物质与大量革兰阴性杆菌密集菌群。突出的改变是肺泡壁坏死形成微脓肿及局部出血。铜绿假单胞菌感染的病例特征取决于感染途径。血源性感染表现为两类，一类为出血、坏死，另一类为肺内散在分别的黄色脐形结节。经呼吸道吸入的病理表现为典型的支气管肺炎表现，支气管周围斑片状出血灶或小脓肿形成。流感嗜血杆菌肺炎在婴幼儿患者开始常为气管 – 支气管感染，发展为化脓性支气管炎，支气管黏膜上皮细胞坏死，部分黏膜与基底膜分离，细支气管及其周围淋巴细胞及粒细胞浸润，引起细支气管炎，细菌侵犯肺泡并在肺泡内生长繁殖，引起肺毛细血管扩张，充血，肺泡水肿、渗出，伴随炎性渗出物产生而导致实变。成人患者病变多呈支气管肺炎表现，大叶性分布亦不少见，甚至可见两叶或两叶以上的肺受累。可发生任何部位，以下叶多见。病变融合引起肺组织坏死，甚至出现空洞，形成肺脓肿，延及胸膜则形成胸腔积液和脓胸。

◎发病机制

1. 肺炎克雷伯菌是机会病原菌，多存在于咽部、胃肠道，也可在无菌的伤口和尿液中，目前被认为是大部分结肠和小肠和胆道中的正常菌群，口咽部寄生于气管插管及免疫力减退及广谱抗菌药物使用有关，在宿主吸入口咽部细菌菌落后进入下呼吸道。

2. 口咽部寄生的铜绿假单胞菌吸入是下呼吸道感染最主要的发病机制，宿主免疫力低下及广谱抗菌药物应用、大手术及肺部存在慢性基础疾病均可增加铜绿假单胞菌在口咽部的定植。

3. 普遍认为定植的流感嗜血杆菌不致病，但当机体处于免疫低下状态是可发病。

◎预防

1. 主要是提高患者自身免疫力，尽量减少免疫抑制剂使用。

2. 减少口咽部细菌吸入切断感染途径。

3. 宣传并学习抗菌药物规范使用原则，并切实执行，避免抗菌药物滥用。

4. 院内感染应加强病区环境消毒及感染患者的隔离，医护人员应严格手卫生，防治交叉感染。

诊断

◎问诊与查体

1. 问诊　注意患者年龄，有无慢性肺部基础疾病，起病情况，咳嗽、咳痰情况（如痰液颜色、性状及量），是否伴有发热、胸痛、呼吸困难及咯血症状。呼吸道症状多有胸痛、咳嗽。咳棕红色黏稠胶胨状痰为克雷伯杆菌肺炎的特征性表现；咳绿色脓痰者多为铜绿假单脓菌感染；暗灰痰有粪臭味为大肠埃希菌感染；痰有腐败性尸臭味多为厌氧菌感染。

2. 查体　测体温，一般情况，呼吸音减低，肺部湿啰音、实变体征等。

◎疾病演变

克雷伯杆菌性肺炎表现为肺的毁损性改变，病情重，起病急，早期可表现为显著的中毒症状、衰竭和低血压。铜绿假单胞菌性肺炎发病可急可慢，有的为隐匿起病，这取决于感染途径及基础疾病状况。血流感染起病急，可高热寒战，有肺内及肺外表现，重症患者较快出现呼吸衰竭及休克，并在较短时间内迅速死亡。伴菌血症者病死率高达80%，非菌血症型肺炎病死率30%～60%。氨基糖苷类抗菌药物及第三代头孢菌素应用以来，病死率有所降低，但与其他革兰阴性杆菌肺炎相比，病死率仍较高。流感嗜血杆菌性肺炎起病多缓慢，发病前多由上呼吸道感染症状，成人常在慢性肺病基础上继发感染。免疫功能低下者亦可急性起病，并发脓胸者较肺炎链球菌肺炎多。

◎辅助检查

1. 血白细胞计数轻度增加或减少，但也可正常。

2. 中性粒细胞增高可不明显，多伴核左移。铜绿假单胞菌感染时白细胞升高与否与预后有重要关系。

3. 痰涂片或培养可找到革兰阴性杆菌。痰液细菌培养可培养出革兰阴性杆菌。

4. 铜绿假单胞菌感染多呈两侧中、下肺野散在结节阴影，并倾向于融合成大片浸润病变，其间可见多发性小脓腔，但也可伴有少量胸腔积液，但极少有脓胸。典型的肺炎克雷伯杆菌大叶性实变多发生在右上叶，易形成不规则的透光区，叶间隙下坠，少数呈支气管肺段分布。大肠埃希菌等肠道革兰阴性杆菌肺炎，常呈小叶分布。成人流感杆菌肺炎多表现为支气管肺炎表现，呈两肺下叶浸润，少数患者呈一叶或多叶节段性肺炎及大叶性肺炎改变。

◎并发症

革兰阴性杆菌肺炎最常见的并发症是局部的，表现为严重的肺组织坏死，肺泡隔破坏导致多发空洞形成，严重的可致整个肺叶坏死。其他并发症包括脓胸、支气管胸膜瘘形成、胸膜炎、多重感染等。感染重时可出现血液感染以及感染导致的中毒性休克等。

◎诊断标准

1. 在原有全身或肺部疾病基础上出现重复感染或院内感染，临床上有发热、咳嗽、咳痰，重症者可有发绀或休克表现。查体可发现双肺湿啰音，实变或胸腔积液体征。

2. 血白细胞计数多数增加，但也可正常或减少。中性粒细胞增高可不明显，但有核左移或中毒颗粒。

3. X 线胸片可见浓密片状阴影或伴空洞形成及胸腔积液现象。铜绿假单胞菌肺炎病变多呈两侧中、下肺野散在结节阴影。典型的肺炎克雷伯杆菌大叶性实变多发生在右上叶，易形成不规则的透光区，叶间隙下坠，少数呈支气管肺段分布。肠道革兰阴性杆菌肺炎，常呈小叶分布。成人流感嗜血杆菌肺炎多表现为支气管肺炎表现，呈两肺下叶浸润，少数患者呈一叶或多叶节段性肺炎及大叶性肺炎改变。

4. 痰涂片或培养可找到革兰阴性杆菌，但在上气道繁殖的细菌会使培养呈假阳性，因其他细菌性肺炎接受过抗菌药物治疗的患者假阳性的可能性更大（"痰液重复感染"必须与"患者重复感染"相区别），治疗前取的血、胸腔积液或气管吸出物培养阳性可认为具有诊断价值。

◎诊断程序

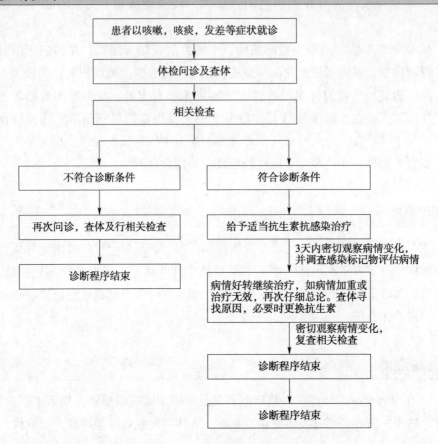

患者以咳嗽，咳痰，发差等症状就诊

体检问诊及查体

相关检查

不符合诊断条件

符合诊断条件

再次问诊，查体及行相关检查

给予适当抗生素抗感染治疗

3天内密切观察病情变化，
并调查感染标记物评估病情

诊断程序结束

病情好转继续治疗，如病情加重或
治疗无效，再次仔细总论。查体寻
找原因，必要时更换抗生素

密切观察病情变化，
复查相关检查

诊断程序结束

诊断程序结束

图 10－1　革兰阴性杆菌肺炎的诊断程序

◎鉴别诊断

　　革兰阴性杆菌肺炎应与革兰阳性菌肺炎、支原体肺炎、军团菌肺炎等鉴别，鉴别依据主要为病原学检查结果，X 线检查对于脓胸、肺脓肿的鉴别有一定帮助。

◎临床路径

　　1. 询问病史　除肺炎临床表现外还应询问：①中年以上男性或体弱，长期饮酒或酗酒等诱因或有基础疾患、使用皮质激素、免疫抑制剂、介入检查、临床中毒症状重、呼吸道症状及血性黏稠痰病史，应考虑肺炎克雷伯菌感染。②肺部多有原发基础病，年老体弱者；有抗菌药物、皮质激素等用药史；长期多次住院，有接受雾化、湿化、机械通气等治疗史，咳绿色痰液者应该注意有无铜绿假单胞菌感染。③慢性肺部疾病者发病前有上呼吸道感染病史的社区获得性肺炎，应考虑流感嗜血杆菌肺炎。

2. 查体　肺部啰音，注意有无发热、呼吸急促、发绀及低血压表现。

3. 辅助检查　血常规、痰涂片、痰液细菌培养、血培养、胸部 X 线检查。

4. 治疗　首选经验性抗感染治疗，培养阳性后可针对性治疗。

治疗

◎治疗目标

一旦肺炎链球菌肺炎诊断成立，应当尽早根据指南结合本地区流行病学资料，开始抗感染药物治疗方案，根据药代动力学和药效动力学原理正确使用药物。缩短病程，缓解症状，降低并发症产生，减少机化性肺炎的形成，恢复肺的结构和功能的完整。

◎治疗细则

1. 抗菌药物治疗（表 10 – 1）

表 10 – 1　革兰阴性杆菌肺炎的抗菌药物治疗

致病原	抗菌药物选择
流感嗜血杆菌	首选抗感染药物 头孢噻肟；头孢曲松或其他第二代第三代头孢菌素 β - 内酰胺类药物与 β - 内酰胺酶抑制剂的复合制剂，如替卡西林 - 克拉维酸复合制剂（每次 3.2g，每日 3 ~ 4 次静脉滴注），可为优先选用药物 次选抗感染药物 大环内酯类、环丙沙星、氧氟沙星、左氧氟沙星、亚胺培南或美罗培南
铜绿假单胞菌	有抗铜绿假单胞菌作用的 β - 内酰胺类，重症者或耐药情况下，可联合环丙沙星或左氧氟沙星或氨基糖苷类 β - 内酰胺类抗菌药物：以亚胺培南、第三代头孢菌素中头孢他啶、头孢哌酮及第四代头孢菌素（头孢吡肟）最为有效。另有哌拉西林和氨曲南也可选用。 β - 内酰胺类药物与 β - 内酰胺酶抑制剂的复合制剂（如头孢哌酮 + 舒巴坦，哌拉西林 + 他唑巴坦）均可酌情使用
肺炎克雷伯菌及肠杆菌科菌不产酶	头孢菌素类和氨基糖苷类是首选药物。重症（不产 ESBL 菌）肺炎建议两者联合。院内感染可对头孢菌素耐药。头孢他啶、头孢吡肟、氨苄西林/舒巴坦、哌拉西林/他唑巴坦等对某些多重耐药菌可能有效。重症患者可考虑联合应用以及亚胺培南、氨曲南的应用。

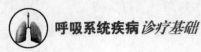

致病原	抗菌药物选择
产 ESBL 肠杆菌科菌	碳青霉烯类，哌拉西林/他唑巴坦；头孢哌酮/舒巴坦；头孢吡肟；替加环素
高产 AmpC 酶肠杆菌	碳青霉烯类；头孢吡肟；替加环素
产碳青霉烯酶肠杆菌	多黏菌素 B；替加环素；可选择相对敏感药物联合用药

2. 对症处理 卧床休息，气道通畅，止咳化痰；营养支持治疗，维持水电解质平衡。

3. 并发症治疗

◎管理与检测

1. 治愈 症状、体征消失，肺部阴影及胸腔积液完全吸收，痰培养连续三次阴性。

2. 好转 症状、体征消失，肺部阴影及胸腔积液基本吸收。

3. 未愈 症状、体征无明显变化或恶化，肺部病变没有吸收或恶化。

◎治疗程序

1. 评估特定病原体的危险因素 入院后尽快（4～8 小时内）给予抗菌药物。

2. 药物选择 经验性抗感染，后期根据病原学检查结果针对性抗感染，初始治疗 2～3 天后进行临床评估，根据患者病情变化调整抗菌药物。

3. 对症支持治疗 退热、止咳化痰、吸氧。

◎治疗进展

替加环素（Tigecycline）具有超广谱抗菌活性，对革兰阳性或革兰阴性需氧菌、非典型致病菌以及厌氧性细菌，特别是耐药致病菌，如 MRSA、青霉素耐药肺炎链球菌（PRSP）、VRE 和对糖肽类抗菌药物敏感性降低的葡萄球菌等，均具有非常高的活性。另外替加环素对产超广谱 β－内酰胺酶（ESBL）的大肠埃希菌、肺炎克雷伯菌和产酸克雷伯菌以及大部分脆弱拟杆菌在内的多数肠杆菌属也具有活性。用法和用量：替加环素的初始剂量为 100mg，随后每 12 小时补充 50mg，静脉滴注应经过 30～60 分钟完成给药。治疗复杂性皮肤软组织感染以及复杂性腹腔内感染的治疗持续时间一般为 5～14 天。治疗的持续时间要根据感染的严重性、患者的临床和细菌学进展情况而定。实际应用临床疗效有待进一步考察。对严重肝损伤患者初始剂量仍为 100mg，但随后每 12 小时的维持量要减为

25mg，并密切观察肝功能的变化。

◎护理与照顾

1. 评估

（1）患者的年龄、既往的健康状况（是否慢性心肺、糖尿病等病史、皮肤情况），是否怀孕等。

（2）患者对本次患病的心理和社会认知程度，是否有低落和恐惧情绪。

2. 一般护理

（1）休息：应卧床休息，协助患者做好生活护理。

（2）饮食护理：发热期应多饮水，每日饮水 2000ml 以上，给予易消化、营养丰富的富含维生素的流质或半流质饮食，如稀饭、玉米粥、面汤等。呕吐或腹泻严重者，应遵医嘱静脉补充营养。

（3）病情观察：观察患者生命体征、症状的变化；注意有无继发性感染和烦躁不安、情绪低落等心理反应。

3. 症状护理

（1）高热者嘱患者卧床休息，监测体温，可用冰袋冷敷、温水或酒精擦浴等物理方法降温，使体温维持在 38℃左右。

（2）必要时予以吸氧，必要时吸痰。

（3）加强医院内消毒隔离，切断交叉感染途径，特别注意人工呼吸器械、雾化及湿化装置、吸痰面具和给氧面罩、导管的定期消毒。

4. 健康指导

（1）平时要注意锻炼身体，增强机体抵抗力。

（2）流感流行期间，应根据天气变化增减衣服，尽可能减少公众集会和集体娱乐活动，暂不探亲访友，出门戴口罩。

（3）房间和公共场所要保持清洁，室内每天用食醋熏蒸进行空气消毒或开窗通风换气。对患者呼吸道分泌物、污物等应消毒处理，对患者的食具、用具及衣服等宜煮沸、用含氯消毒液消毒或日光曝晒 2 小时，患者住过的房间可用漂白粉擦拭或过氧乙酸熏蒸进行终末消毒。

5. 饮食禁忌

（1）禁吃咸食：食用咸食后易使致病部位黏膜收缩，加重鼻塞。咽喉不适等症状。而且过咸的食物容易生痰，刺激局部引起咳嗽加剧。

（2）禁食油腻辛辣食物：油腻辛辣食物不易消化。

（3）不宜吃烧烤煎炸的食物：此类食物气味刺激呼吸道及消化道，易导致

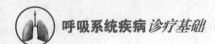

黏膜收缩，使病情加重，而且也不易消化。

随访

◎随访要点

　　门诊患者随访：对症状较轻的门诊患者，临床医生应指导患者对症状进行自我监测（包括对体温的监测）。应警惕原有症状的恶化，以及原有症状消退后又再次出现反复。所有患者都应被告知，如果发生任何疾病进展的症状或体征或在症状发生后72小时内不能改善，则应回医院随访。对高危患者，应收入院，并密切关注并发症的出现。

　　住院患者的随访：因患者住院期间给予一定的医学指导及干预，故患者出院后随访主要进行以下：①患者现一般情况如何，病情有无反复；②原有基础疾病有无在这次肺炎中加重：如糖尿病的血糖控制是否合理，血压有无进一步增高；③患者出院后有无出现新的身体不适症状；④需告知患者定期复查胸片或CT片时间。

◎预后

　　1. 肺炎克雷伯杆菌肺炎的预后差，即使积极治疗，但其病死率仍达到54%，免疫力低下、菌血症、白细胞减少及老年患者预后更差；有研究表明，酗酒患者合并菌血症时病死率可达100%。

　　2. 铜绿假单胞菌肺炎的预后取决于患者对抗菌药物治疗的反应及病情严重程度，如病灶范围、机体反应性、有无合并菌血症、呼吸衰竭及机体免疫力低下等。

◎患者教育

　　1. 注意休息，劳逸集合，适当锻炼、增强体质。
　　2. 避免酗酒、吸烟及熬夜等避免导致机体免疫力下降。
　　3. 避免滥用抗菌药物，需遵医嘱正确、正规使用。

第 11 章　非典型病原体肺炎——支原体肺炎 《《《《

◎概况

　　肺炎支原体是呼吸道常见病原体，是引起社区获得性肺炎的主要和重要病原体之一。我国社区获得性肺炎中，支原体肺炎所占比例高于肺炎链球菌肺炎。肺炎支原体主要通过呼吸道传播。

　　肺炎支原体肺炎的主要病变包括急性气管 – 支气管炎、毛细支气管炎、支气管肺炎、间质性肺炎。临床表现以发热、咳嗽比较常见，肺部体征可不明显。部分患者可以合并多种肺外器官受累，包括神经系统、血液系统、心血管系统及皮肤等。根据典型的临床表现，结合胸部影像学检查，可初步诊断。肺炎支原体培养和（或）血清学是确诊本病的依据。

　　指南推荐大环内酯类或者呼吸喹诺酮作为首选的抗感染治疗药物。在我国，肺炎支原体对大环内酯类耐药率高，对明确诊断或高度怀疑肺炎支原体肺炎的患者，如大环内酯类药物治疗无效，建议换用呼吸喹诺酮或四环素类药物进行治疗。如患者出现肺外合并症，应给予相应的积极治疗。

　　肺炎支原体肺炎一般预后良好。

◎定义

　　肺炎支原体（MP）是呼吸道常见病原体，是引起社区获得性肺炎的主要和重要病原体之一。肺炎支原体肺炎占非细菌性肺炎的 1/3 以上，约占各种原因肺炎的 10%，亚洲地区进行的一项成人社区获得性肺炎流行病学调查显示 MP 肺炎约占社区获得性肺炎的 12.2%。国内的研究显示，社区获得性肺炎支原体肺炎占30% 左右，高于肺炎链球菌肺炎。

◎流行病学

　　肺炎支原体流行病学包括如下几个特点：①地区性流行。肺炎支原体肺炎广泛存在于全球范围内，多为散发病例，容易在学校、幼儿园、军队等人员比较密集的环境中集中发病。②与大多数国外地区相比，我国肺炎支原体肺炎的发病率可能更高。③我国肺炎支原体肺炎秋冬季发病率较高，可能与秋冬季室内活动增多、空气流通差、人员接触密切有关。④肺炎支原体肺炎多发病在青壮年患者中。

◎病因

肺炎支原体为兼性厌氧、能独立生活的最小微生物。目前发现有 150 种，其中 5 种对人有致病性。引起人类肺炎的主要是肺炎支原体。肺炎支原体是通过呼吸道传播，健康人吸入含肺炎支原体飞沫即可引起肺部感染。肺炎支原体的致病性可能与患者对病原体或代谢产物的过敏反应有关。肺炎支原体肺炎的主要病变为急性气管 – 支气管炎、毛细支气管炎、支气管肺炎、间质性肺炎。

◎病理剖析

支原体肺炎患者气道黏膜充血、水肿，上皮坏死、脱落。多为表浅感染，支气管腔内有中性粒细胞和吞噬细胞浸润，病变可侵犯黏膜下层和支气管周围，产生淋巴细胞和浆细胞浸润。肺泡内可含有少量单核细胞为主的渗出液，可并发灶性肺不张、肺实变、肺气肿。毛细血管明显充血，肺间质主要为中性粒细胞和大单核细胞浸润。少数肺支原体肺炎可发生肺脓肿、肺囊肿、肺门淋巴结肿大、纵隔肿块、胸膜增厚等。宿主免疫反应强烈可能为肺炎支原体感染易引起肺炎以及某些肺外并发症的主要原因。肺支原体肺炎为自限性疾病，但少数并发严重肺外并发症或发生呼吸衰竭者可危及生命。

◎预防

感染后引起体液免疫，大多成年人血清中都已存在抗体，所以很少发病。支原体疫苗的预防效果尚无定论。老年人特别是患有慢性心、肺、肝、肾等疾病的老年患者以及长期应用激素、免疫抑制剂，肿瘤晚期，糖尿病患者进行健康宣教，避免与肺炎患者接触，可以减少被感染的机会。在肺炎支原体肺炎流行期间，要保持室内空气流通，定时煮沸食醋进行房间空气消毒，少去公共场所，坚持锻炼身体，提高免疫力。一旦怀疑自己患了支原体肺炎，应及时到医院做进一步检查，以早确诊。

◎问诊与查体

1. 问诊　首先询问患者有无发热或类似呼吸道症状患者的接触史。其次注意询问患者的症状（包括起病时间、有无发热），咳嗽是肺炎支原体感染的特点，要注意询问咳嗽的程度、频率及痰液的多少。其他非特异性症状（如全身不适、头痛等），部分患者可因肌张力增加而发生胸骨旁胸腔疼痛，但真正的胸膜性胸痛很少见，此外，肺炎支原体肺炎患者的肌肉酸痛、胃肠道症状很少见。

2. 查体　患者一般情况尚可，可有咽部充血、水肿，通常不伴有颈部淋巴结肿大。肺部体征可不明显。有些患者可有肺部以外的并发症，如皮疹、心包炎、溶血性贫血、关节炎、脑膜脑炎和外周神经疾病等，要注意相应的临床体征。

◎辅助检查

1. 血清学检查　血清学检测法是肺炎支原体感染的常用实验室检查手段，通过测定急性期和恢复期血清抗体滴度，如急性期持续高滴度 IgM 抗体（≥1：160）或恢复期 IgG 抗体滴度升高≥4 倍可作为诊断依据。在多数情况下，患者在初次感染 7 天后才产生肺炎支原体 IgM 抗体，同时，青少年中肺炎支原体 IgM 抗体的基础滴度较高，成人初次感染和再感染的 IgM 抗体反应弱，因此，双份血清抗体滴度 4 倍升高较单次 IgM 抗体高滴度的特异度和敏感度更高。不同时间双份血清的支原体抗体滴度呈 4 倍增高或降低是目前临床确诊支原体肺炎的主要手段。

2. 支原体抗原及核酸检查　肺炎支原体抗原直接检测和特异性核酸检测有助于诊断。固相酶免疫技术 ELISA 法、多克隆抗体免疫荧光法、单克隆抗体免疫印迹法可直接检测呼吸道分泌物或痰液肺炎支原体抗原。核酸扩增技术和聚合酶链反应技术可直接检测痰、咽拭子或支气管分泌物中肺炎支原体特异性核酸，用于肺炎支原体的早期诊断。核酸扩增技术与血清学和培养法相比较，其敏感度和特异度高且监测速度快，对肺炎支原体急性感染的早期诊断具有更大的优势，尤其适用于婴儿、免疫功能损害和再感染的患者。PCR 法因需要特殊的仪器设备和有经验的操作人员，目前基层医院推广程度不高，但人们普遍认为，随着质量控制的不断标准化，核酸检测将成为肺炎支原体实验诊断的主流技术。

3. 病原学检查　痰及咽拭子等标本中可培养分离出肺炎支原体。痰、鼻和咽拭子、胸腔积液、脑脊液、皮肤病灶、受累组织、脓液等培养可获肺炎支原体，能培养和分离出肺炎支原体对诊断有决定性意义。

4. 血常规 白细胞计数及中性粒细胞比例多为正常，约5%的患者轻度增高。淋巴细胞轻度增多。

5. 胸部影像学 肺部阳性体征少而影像表现明显是支原体肺炎的一个重要特点。影像在肺内分布以多发病灶为主，各种影像变化可大体分为磨玻璃影、实变影、团块球形影及斑片状浸润影4种。肺部病变早期为间质性肺炎，肺纹理增加及网织状阴影，后发展为斑点状或片状均匀的模糊阴影，近肺门较深；亦可表现为肺门附近向外伸展的扇形阴影，约半数为单叶或单肺段分布，有时浸润广泛，有实变。肺部病变2~3周吸收，偶有延缓至4~6周者，同时出现肺内病变游走以及合并胸腔积液和淋巴结肿大的比例较前增加。双侧性或大量胸腔积液极少见。

◎并发症

1. 肺内并发症 肺炎支原体肺炎可发展为呼吸衰竭、急性呼吸窘迫综合征（ARDS）、肺间质纤维化及阻塞性细支气管炎等，脓胸是肺炎支原体感染罕见的表现。

2. 神经系统并发症 中枢神经系统并发症是最常见的肺外表现，约6%~7%的支原体肺炎住院患者合并有不同程度的神经系统并发症。包括大脑炎、中脑综合征、多发性神经根炎、脑神经麻痹、无菌性脑膜炎、脑膜脑炎、急性播散性脑炎、昏迷、视神经炎、复视、精神障碍等。大多数神经系统症状并发症在呼吸系统症状1~2周后出现。

3. 血液系统并发症 溶血性贫血是支原体肺炎罕见但严重的合并症，在儿童中更为常见，可能因冷凝集素的交叉反应所致。其他如再生障碍性贫血、血小板减少性紫癜、全血细胞减少、暴发性传播感染导致致死性弥漫性血管内凝血等都有散发病例报道。

4. 心血管系统并发症 不常见，临床可表现为心包炎、心肌炎、心包积液（伴或不伴心肌填塞）等。

5. 消化系统并发症 恶心、呕吐和腹泻等非特异性胃肠道表现可能和肺炎支原体感染有关，也可出现肺炎支原体相关性肝炎。

6. 运动系统并发症 非特异性的肌痛、关节痛、多关节病出现在大约14%的急性支原体感染患者中，并且可能会长时间持续。

7. 皮肤并发症 红斑、斑丘疹、水疱、大多为自限性，有并发 Stevens - Johnson 综合征的病例报道。

8. 其他并发症 急性肾小球肾炎、肾功能衰竭、肾小管间质性肾炎和IgA肾病等都为散在的病例报道。约 1/3 的支原体感染合并有耳部症状,包括外耳炎、中耳炎和骨膜炎,具体机制不详。

◎ 诊断标准

根据典型的临床症状和体征,结合胸部 X 线检查,可初步诊断。肺炎支原体培养和(或)血清学是确诊本病的依据。

◎ 鉴别诊断

1. 衣原体肺炎　肺炎衣原体肺炎临床表现与支原体肺炎类似。但患者常为老年人及 20 岁以下青少年,起病 1 个月内可有本病患者接触史,常合并副鼻窦炎。鹦鹉热衣原体肺炎一般有鸟类接触史。鉴别诊断主要依靠血清特异性抗体检测和病原体培养分离。

2. 军团菌肺炎　军团菌肺炎可表现发热、咳嗽、呼吸困难,可出现腹泻。β-内酰胺类及氨基糖苷类抗菌药物治疗无效,而对大环内酯类和氟喹诺酮类抗菌药物药物治疗有效,与支原体肺炎类似。但军团菌肺炎胸痛及胸腔积液相对多见,高热也较多见,血象白细胞计数及中性粒细胞比例常增高。血清抗体检测及直接免疫荧光法检测痰中军团菌有利于军团菌肺炎诊断,而冷凝集实验及支原体培养有利于支原体肺炎的诊断。

3. 病毒性肺炎　包括腺病毒、鼻病毒、冠状病毒、呼吸道合胞病毒等。多发生于冬春季,散发或暴发流行。在儿童和成人中均可发生,人与人之间通过飞沫传播。咳嗽以干咳为主,咳少量黏液痰或血丝痰。X 线检查肺部以间质改变为主,可有斑片状、片状或均匀的斑片状阴影,与支原体肺炎类似。但病毒性肺炎高热相对较多见,在儿童及免疫力低下者病情常较重。鉴别主要依靠血清特异性抗体和病毒组织培养分离、支原体培养等。

4. 细菌性肺炎　临床表现较肺炎支原体肺炎重,X 线的肺部浸润阴影也更明显,且白细胞计数明显高于参考值上线。

◎ 治疗细则

1. 一般治疗　注意保暖,卧床休息,供给足量的蛋白质、维生素、热量和水分。不能进食或进食少者,可考虑给予氨基酸、脂肪乳等。注意及时纠正电解质和酸碱失衡。重症者应注意保持呼吸道通畅。

2. 抗感染治疗　肺炎支原体缺乏细胞壁,因此对 β-内酰胺类、糖肽类和磺胺类等抗菌药物天然固有耐药。对于支原体肺炎治疗，美国胸科学会指南以及我国社区获得性肺炎诊治指南对社区获得性肺炎的治疗推荐方案均建议联合大环内酯类或者应用喹诺酮类药物以覆盖支原体为代表的非典型致病菌。既往多选择大环内酯类抗菌药物治疗肺炎支原体感染，但近年来大环内酯类的耐药问题受到了关注，大环内酯类出现了比较明显的耐药，而持续应用大环内酯类患者疗程明显延长，平均质量均在 2 周左右，呼吸道症状和体温才有明显改善，影像吸收缓慢。在初始经验治疗选择抗菌药物时要充分考虑到耐药性的变迁。共识是推荐左氧氟沙星、莫西沙星、吉米沙星等喹诺酮药物是治疗肺炎支原体肺炎的理想选择。依据当前研究，在临床工作中，对于大环内酯类抗菌药物治疗 72 小时仍无明显改善的肺炎支原体肺炎患者，应考虑大环内酯类耐药菌株感染的可能，若无明确禁忌证，建议换用呼吸喹诺酮或四环素类抗菌药物进行治疗。

对于肝功能不全或其他原因不宜使用大环内酯类抗菌药物时，可选用喹诺酮类药物治疗肺支原体肺炎（如环丙沙星、左氧氟沙星、莫西沙星等）。喹诺酮类药物不良反应主要为胃肠道反应，可有血清氨基转移酶增高、末梢神经水肿、皮肤瘙痒、皮疹等过敏反应。个别患者可能出现失眠、焦虑、紧张、欣快、幻觉、震颤，甚至癫痫样发作。对儿童关节软骨发育可能有影响。因此，有癫痫等中枢神经疾病者忌用，孕妇、哺乳妇女、儿童不宜应用。

3. 对症治疗　全身中毒症状明显或有肺外并发症的患者，早期短程应用地塞米松可迅速改善临床症状，缩短疗程。对阵发性呛咳者，应适当给予镇咳药物和雾化吸入治疗。高热者以物理降温为宜，无效者可临时服用退热药；有呼吸困难缺氧者应给予氧疗；消化道症状明显时，如恶心、呕吐等可给予多潘立酮或莫沙必利口服。有消化道出血者应加用抑酸药物。

4. 并发症处理　并发自身免疫性溶血性贫血时，应加用糖皮质激素治疗，如泼尼松每日 40～60mg，分 2～3 次口服，或氢化可的松每日 200～400mg 或地塞米松每日 10～20mg，分次静脉滴注。对自身免疫性溶血性贫血患者还应输注经生理盐水洗涤过的或冷冻的浓缩红细胞，同时应注意保护肾功能。发生血小板减少性紫癜者，除给予糖皮质激素治疗外，重者可考虑行血浆置换疗法，以除去血浆中的抗体，然后输入浓缩的血小板悬液。有雷诺现象者，可加用扩血管药治疗。

发生播散性血管内凝血（DIC）时，在积极抗感染、纠正低血容量及酸中毒、改善缺氧和解除微血管痉挛等的同时，可酌情应用抗血小板聚集药物。在 DIC 的高凝期和消耗性低凝期（有出血、休克、血小板进行性减少、皮肤青紫等），则选用肝素抗凝治疗。使用期间，必须监测凝血时间及凝血活酶时间等，以调整治疗方案。

对免疫复合物性间质性肾炎和肾小球肾炎等，可予糖皮质激素、利尿剂及对症处理，发生急性肾衰竭时予透析治疗。

有中枢神经系统异常时，可根据病情考虑使用糖皮质激素、镇静剂、脱水剂、维生素、脑细胞营养药等及对症处理。

发生心血管系统并发症（如心包炎、心肌炎、心包积液等），应给予相应的处理（如糖皮质激素、能量合剂、心肌营养药、强心药、利尿剂、血管活性药物、抗心律失常药物等），心包积液量大，引起心脏压迫症状时可行心包穿刺抽液减压，以缓解症状。

出现感染性休克时应积极补液扩容，给予血管活性药物，维持血压及重要脏器的血流灌注，纠正水及电解质失衡，根据血气分析结果，纠正酸碱失衡，短期使用糖皮质激素。

肺不张者通过抗感染治疗、体位引流等处理多能复张，不能复张者可行经纤维支气管镜支气管局部用药及冲洗。急性呼吸窘迫综合征发生时，积极进行机械通气治疗。

◎预后

预后良好，虽病程有时较长，但终可完全恢复。很少出现并发症，仅偶见中耳炎、胸腔渗出液、溶血性贫血、心肌炎、心包炎、脑膜脑炎及皮肤 - 黏膜综合征，但偶可再发，且肺部病变和肺功能恢复较慢。

第 12 章 非典型病原体肺炎——衣原体肺炎 《《《《

◎概况

　　衣原体肺炎是由衣原体感染引起的肺炎。衣原体为独立的、寄生于细胞内的微生物。引起肺炎的多为肺炎衣原体，感染途径可能为人与人之间通过呼吸道分泌物传播。轻症患者症状轻微，可有声音嘶哑、干咳，有时有发热、咳嗽等咽炎、喉炎、鼻窦炎、中耳炎和支气管炎等症状，且可持续数周之久。肺炎衣原体胸部 X 线征象主要为单个病灶，常显示肺亚段少量片状浸润，下叶多见。微量免疫荧光实验滴度 4 倍升高、IgM 大于等于 1∶16 以及单次 IgG 滴度大于等于 1∶512 均有助于诊断。肺炎衣原体肺炎可应用大环内酯类、喹诺酮类、四环素类药物治疗，疗程 2 周以上。

基础

◎定义

　　衣原体肺炎是由衣原体感染引起的急性肺部炎症，常累及上下呼吸道，可引起咽炎、喉炎、扁桃体炎、支气管炎和肺炎。

◎流行病学

　　肺炎衣原体是遍布世界的常见感染病因，美国和许多其他国家已在约 50% 成人检查出肺炎衣原体抗体。

　　传染源：患者和无症状带菌者是传染源。无症状带菌者在肺炎衣原体的传播上比患者更重要。

　　宿主：人是肺炎衣原体唯一的宿主。

　　传播途径：可能为人与人之间通过呼吸道分泌物传播。常在儿童或成人中产生下呼吸道感染，8 岁以上儿童及青年为易感人群，特别是在聚居场所，如学校、兵营及家庭易于流行。血清流行病学调查表明，成人中至少有 40% 感染过肺炎衣原体，大多为亚临床型。流行期间易感人群中约 70% 可被感染。据国内外研究提示，衣原体感染可能与慢阻肺急性加重、支气管哮喘急性发作以及冠心病、动脉粥样硬化的发病有关。

流行特点：散发和流行交替，散发通常持续 3～4 年，有 2～3 年的流行期，在流行期间可有数月的短暂爆发发生。另外，肺炎衣原体有家庭聚集发病的特点。15 岁以下男性与女性感染率相等，成人则男性比女性感染率高。

◎病因

肺炎衣原体常在儿童和成人中产生上呼吸道和下呼吸道感染，且为衣原体中最容易引起肺炎的一种病原体。现仅知人是该衣原体宿主，尚未发现动物作为肺炎衣原体的宿主，感染方式可能为人与人之间通过呼吸道传播。美国及其他发达国家，超过 80% 的成人血清衣原体抗体阳性，多数为亚临床型，年发病率在千分之一左右，占社区获得性肺炎 10% 左右，肺炎链球菌、肺炎支原体合并感染并不少见，5 岁以下儿童极少受感染，尤其是人群聚集处如家庭、学校、军营中易流行。流行期间易感人群中约 70% 可被感染。感染后免疫力很弱，易于反复。

◎病理剖析

由于肺炎衣原体肺炎患者很少进行肺活检，因此病理资料缺乏。实验小鼠组织呈间质性肺炎病理改变，早期是中性粒细胞浸润，晚期是单核细胞浸润。有学者报道小鼠呼吸道接种肺炎衣原体后，肺组织呈间质性肺炎，肺泡、肺泡腔及支气管周围中性粒细胞浸润，晚期淋巴细胞和单核细胞浸润。

◎病理生理

病原体吸入呼吸道，经血管侵入肝脾等单核 - 吞噬细胞系统，在单核 - 吞噬细胞内繁殖后、再经血行播散至肺和其他器官。肺内病变开始于肺门区域，血管周围有炎症反应，并向周围扩散引起小叶性和间质性肺炎，以肺炎或肺段的下垂部位为明显，可引起细支气管及支气管上皮脱屑坏死。早期肺泡内充满中性粒细胞及水肿渗出液，不久即多被单核细胞所代替，病变部位可产生实变及少量出血，肺间质有淋巴浸润，可出现肺门淋巴结肿大。有时产生胸膜炎症反应。肝脏可出现局部坏死，脾常肿大，心、肾、神经系统以及消化道均可受累产生病变。

◎预防

预防性服用阿奇霉素对于新兵训练营这种暂时的高危人群具有预防肺炎衣原

体肺炎的作用。

诊断

◎问诊与查体

1. 问诊 首先询问患者有无高危因素，如群体密集性居住、与感染者接触；其次注意询问患者的常见症状，包括伴有声音嘶哑的咽炎、发热，大多为非特异症状；另外还要注意有无肺外表现，如结节性红斑、甲状腺炎、脑炎和吉兰-巴雷综合征。

2. 查体 早期多无明显表现，轻症患者可有发热、咽部红肿，疾病加重有时可闻及肺部湿啰音。

◎疾病演变

肺炎衣原体肺炎病程较长，可出现持续的咳嗽和不适，有些患者可出现喘鸣和诱发哮喘，病程甚至长达几个月。通常老年人病情较重，其他影响因素有合并其他病原体感染，社区获得性肺炎同时合并肺炎衣原体和肺炎链球菌感染的患者远较单纯肺炎衣原体肺炎重，有发现支气管哮喘和慢性支气管炎的复发或病程的延长与肺炎衣原体感染有关。

◎辅助检查

1. 血浆 白细胞正常或稍高，血沉可增快，C-反应蛋白可增高。

2. 病原学检测 是确诊方法，但临床诊断不常用。

（1）直接涂片：呼吸道分泌物涂片后用 Giemsa 染色或免疫荧光单克隆抗体染色，检测肺炎衣原体包涵体及病原体，方法简便，但阳性率低。

（2）组织培养法：取咽拭子或采集下呼吸道标本，用 HEP-2 细胞或 He-la229 细胞培养 24 小时，再用肺炎衣原体特异性单克隆抗体染色，检测特异性包涵体。方法复杂，且检出低。

3. 免疫学检查 是常用的诊断方法。

（1）直接免疫荧光法：用衣原体单克隆抗体染色，直接免疫荧光法检测肺炎衣原体抗原，方法特异敏感且快速简便。

（2）微量免疫荧光法（MIF）检测肺炎衣原体抗体，特异性 IgM 抗体滴度 ≥ 1:16 和（或）IgG ≥ 1:512 或双份血清滴度 4 倍以上增高，可诊断急性感染。如

IgM 抗体滴度 < 1∶16 和（或）IgG < 1∶512，则为既往感染。本方法特异性、敏感性均较高。且可区分原发感染和再感染，是目前最常用且最敏感的血清学方法，但要排除血循环中类风湿因子的影响。

（3）特异性补体结合试验：滴度≥1∶64 和（或）双份血清滴度 4 倍以上升高，均可诊断急性感染，但不能用于早期诊断，亦不能区分为哪种衣原体感染。

4. PCR 法检测肺炎衣原体 DNA　敏感性、特异性均高于其他方法。据统计 PCR 法检出率为 50% ~ 55%，而直接免疫荧光法及涂片法分别为 24% ~ 27% 和 6% ~ 10%。用连接聚合酶链反应（LCR）检测，可进一步提高灵敏性及检出率，但尚未在临床应用。PCR - EIA 是一种快速、简便的酶免疫测定法，据报道敏感性达 77%，特异性达 99%。但 PCR 检测的结果相差较大，目前美国 FDA 尚没有推荐的商用试剂盒。

5. 胸部 X 线检查　疾病早期以单侧、下叶肺泡渗出为主，有少 ~ 中等量的胸腔积液，后期可发展成双侧病变，表现为肺间质和肺泡渗出混合存在，病变可持续数周。原发感染者多为肺泡渗出，再感染者则为肺泡渗出和间质病变混合。

◎并发症

肺炎衣原体可以感染肺外组织，因此可并发其他的肺外症状，如上颌窦炎、心内膜炎、心肌炎、心包炎、脑膜炎、结节性红斑、肝炎、脑炎等。

◎诊断标准

结合呼吸道和全身症状、X 线检查、病原学和血清学检查做综合分析。对应用 β - 内酰胺类抗菌药物治疗无效的肺炎患者，持续性干咳时应警惕衣原体肺炎。因本病无特异性临床表现，确诊主要依靠有关的特殊检查，如病原体分离和血清学检查。

◎鉴别诊断

疾病名称	体征/症状鉴别	检验鉴别
支原体肺炎	顽固性刺激性咳嗽常为突出表现，X 线表现多样化，但症状、体征轻于 X 线表现是其特点	冷凝集试验阳性，支原体抗原、抗体检测有助诊断

疾病名称	体征/症状鉴别	检验鉴别
病毒性肺炎	多发生在冬春季，可散发流行或爆发；儿童多见，症状较轻，体征多缺如；X 线呈斑点状、片状或均匀的阴影	病毒分离、血清学检查及抗体检测均有助诊断
细菌性肺炎	发病与流行季节无关，除发热、咳嗽、常有脓痰，可有咯血；胸部 X 线表现为大片实变影	白细胞常增高，痰涂片及培养有助诊断
真菌性肺炎	多见于年老体弱，抵抗力低下，长期使用抗菌药物、激素、免疫抑制剂的人群。多种抗菌药物治疗无效	痰病原学检查有助鉴别

◎临床路径

1. 流行病学特点 有接触鹦鹉或食用家禽史，如饲养者或工人。潜伏期 1～4 周，一般为 2 周。

2. 临床表现 起病隐匿，发热、相对缓脉、纳差、乏力、肌痛、咳嗽，甚至谵妄、抽搐，双肺可闻及少量湿啰音。

3. X 线胸片 单侧或双侧肺部浸润性病灶，斑片或弥漫性阴影，以下叶多见。

4. 血清学检查 双份血清补体结合试验 4 倍以上增加有助诊断。MIF 对肺炎衣原体具有特异性诊断价值。

5. 病原学检查 痰、血的标本分离出病原衣原体确诊。

6. 治疗 首选四环素类或大环内酯类抗菌药物，疗程 2～3 周。

治疗

◎治疗目标

控制肺炎进展。

◎治疗细则

1. 抗菌药物治疗 首选四环素类或大环内酯类抗菌药物，疗程 2～3 周。对于儿童，用红霉素或克拉霉素混悬液，疗程 10～14 天。一个疗程以后如果仍存在咳嗽或其他呼吸道症状，可再进行一个疗程的治疗，仍可能有效。除非有禁忌证，第二疗程推荐使用四环素或者多西环索。左氧氟沙星、莫西沙星现在也被推荐为成人的标准治疗。

具体用法如下，

（1）红霉素：0.5g/次，4 次/日，口服。重症或不能口服者，可静脉给药。

（2）罗红霉素：150mg/次，2 次/日。

（3）阿奇霉素：0.5g/次，1 次/日，连 5 天。

（4）四环素：500mg/次，4 次/日（不能用于孕妇和儿童）。

（5）多西环素：100mg/次，2 次/日，首剂加倍。

2. 一般治疗　对症支持治疗。

◎护理与照顾

1. 卧床休息。

2. 每日通风 2 次，每次 30 分钟，保持室内空气新鲜，温度、湿度适宜。

3. 饮食以高热量、易消化的流食、半流食为宜，鼓励患者多饮水。

4. 胸痛或者剧咳者，可卧向患侧或者遵医嘱给镇咳药。

5. 高热者给予物理降温，监测体温变化。

6. 严密观察病情变化，如精神状态、面色、肢体温度、脉搏、呼吸及血压、尿量，防止高热体温骤降引起虚脱及休克。

7. 指导患者正确留取痰标本，同时观察痰的颜色、性状、气味等。

◎预后

本病在健康人群预后通常良好。但在老年患者和已有某些慢性疾病（如慢阻肺的患者）或继发其他细菌性肺部感染者，预后较差。

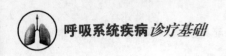
第13章　非典型病原体肺炎——军团菌肺炎 《《《《

◎概况

军团菌肺炎是非典型肺炎的一种临床类型。军团菌肺炎因1976年在美国费城退伍军人年会时发生暴发流行而得名。该病好发于夏末秋初季节，可散发，也可呈小的暴发流行。其临床表现多样，轻者仅有流感样症状（Pontiac热），重者则表现为以肺部感染为主的全身多脏器损害。军团菌肺炎的潜伏期为2～10天，有前驱症状，如乏力、嗜睡、发热，1～2天后症状加重，出现高热、寒战、头痛、胸痛、咳嗽，重者可有呼吸困难，但X线胸片改变缺乏特异性。明显的肺外症状是该病的特征性表现，如早期出现消化系统症状、神经系统症状、肌痛及关节痛等，部分患者可出现并发症，如心包炎、心肌炎、心内膜炎、急性肾功能衰竭、休克和DIC等。军团杆菌在分类学上是一种独特的需氧革兰染色阴性杆菌，无荚膜，在普通培养基上不生长，在静止的水源或人工管道中，如淋浴喷头、温泉游泳池、冷却塔（空调系统）或下水道生长、繁殖，并感染人群。至今已分离出30余种军团杆菌，其中至少19种可致肺炎，并有50余种血清型，但可以引起人类肺炎的军团菌最多见的为嗜肺军团菌1、6、4血清型和米克戴德军团菌。军团菌肺炎在非典型肺炎中是病情最重的一种，未经有效治疗者的病死率高达45％。其传染途径有两种：军团菌随气雾和气溶胶经呼吸道吸入，以及误吸入含微量军团菌的水。吸烟、有慢性肺部疾病和免疫功能低下，是该病的三大危险因素。各种年龄均可发生军团菌感染，但老年人多见，患慢性基础性疾病患者及免疫低下者易发生军团菌感染。通常，医院内军团菌感染患病率较高，病死率可高达50％。

基础

◎定义

军团菌肺炎是嗜肺军团菌引起的以肺炎表现为主，可能合并肺外其他系统损害的感染性疾病，是军团菌病的一种临床类型。现国内发现的病例日渐增多，已受到普遍关注。军团菌肺炎是非典型肺炎中病情最重的一种，未经有效治疗的病死率高达 45%。夏末秋初是本病好发季节，男性发病多于女性，孕妇、老年、免疫功能低下者为高发人群。军团菌为水源中常见的微生物，暴发流行多见于医院、旅馆、建筑工地等公共场所。

◎流行病学

1. 发病率　欧洲军团菌感染工作组（EWGLI）的最新数据显示，军团菌肺炎发病呈现明显的季节性，夏秋季发患者数是冬春季的 3 倍以上；发病数量男性是女性的 2~3 倍。流行病学调查发现，社区获得性军团菌肺炎的发病率在全球范围内仍在不断增加，2002 年美国疾病预防控制中心共收到军团菌肺炎报告病例 1310 例，2003 年则增加至 2223 例，2003~2005 年每年报告的军团菌肺炎超过 2000 例；EWGLI 资料显示，2007~2008 年欧洲 33 个国家共报道军团菌肺炎 11867 例，其中 243 例为局部暴发。我国 1982 年在南京首次诊断军团菌肺炎后，各省市自治区均有散发病例报道，北京、四川等地有数次不同规模的军团菌病暴发，但由于中国没有像欧美国家将军团菌肺炎列为强制性的传染病报告范围，加上病原学诊断技术落后，军团菌肺炎漏诊误诊比例较高。2002~2005 年，我国由刘又宁教授和何礼贤教授分别主持的 2 个大系列社区获得性肺炎病原谱的流行病学调查结果显示，军团菌在我国并非少见，分别占社区肺炎的 5.1% 和 4.0%。随着中国城市化建设的不断扩大，如果不采取有效的预防措施，军团菌肺炎的发患者数将进一步增加。

2. 感染源　嗜肺军团菌天然栖息于各种水体，但湖泊溪流和水塘等天然水体中军团菌浓度通常较低，不容易引发军团菌病。但军团菌一旦进入水管系统如城市自来水网，便会在管壁定植，环境合适时形成军团菌生物膜，逃避消毒剂的抑杀作用，并大量生长和增殖。已知能促进军团菌在环境中定植和增殖的因素包括合适的温度（25~42℃）、水流淤滞、水垢生物膜以及能与之共生的微生物如自由生活阿米巴等原虫。社区获得性军团菌肺炎与住宅宾馆和工业供水系统定植相关，冷却塔和蒸发冷凝器可能为军团菌的主要来源。

3. 感染途径　军团菌感染人体有多种可能模式，包括气溶胶吸入微量吸入以及医疗操作如经支气管镜或人工气道吸痰等将病原菌带入肺部。目前专家认为气溶胶吸入是社区获得性军团菌肺炎最主要的感染途径。气溶胶来自使用自来水的设备，包括各种雾化器、湿化器、莲蓬头、人造喷泉、商场、超市、酒店、医院等建立的中央空调冷却塔，在运作过程中向周围飘洒的污染有军团菌的气溶胶，可能是军团菌肺炎散发和暴发的重要来源。当然，管道污染有军团菌的自来水，可通过刷牙漱口等吸入下呼吸道引发感染，值得关注，尤其是免疫功能受损宿主。

4. 易感人群 各种年龄人群普遍易感，老年人多见。中国城市成人社区获得性肺炎调查显示，65 岁以上人群军团菌肺炎发病率为 5.9%，65 岁以下的发病率仅为 2.9%。军团菌肺炎的宿主危险因素包括男性、吸烟、慢性心肺疾病、糖尿病、晚期肾功能衰竭、合并肿瘤、免疫抑制等状态。免疫抑制包括移植、HIV 感染和使用糖皮质激素或肿瘤坏死因子 – α。在儿童中，军团菌肺炎十分罕见，多数感染患儿伴有免疫功能低下。

◎病因

军团菌病是由革兰染色阴性的嗜肺军团杆菌引起的一种以肺炎为主的全身性疾病。嗜肺军团菌是引起军团菌肺炎最重要的一种。军团菌存在于水和土壤中，常经供水系统、空调和雾化吸入而被吸入，引起呼吸道感染，亦可呈小的暴发流行。中老年人以及有慢性心、肺、肾病、糖尿病、血液病、恶性肿瘤、艾滋病或接受抑制剂者易发本病。这类以机会感染发病者的病死率高达 45%。

◎病理剖析

军团菌侵入肺部后，在肺泡和终末细支气管产生炎症反应。

◎病理生理

军团菌侵入肺部后，在肺泡和终末细支气管产生炎症反应，肺泡内有吞噬细胞和中性粒细胞浸润。其病理特征为急性化脓性、浆液化脓性或纤维素性化脓性支气管炎和肺炎。肺部炎症呈大叶性或小叶性分布，有出血、坏死及脓肿形成。胸膜可有炎症改变，为浆液性、浆液纤维素性或化脓性纤维素性炎症，最后发生纤维性肥厚。除肺部病变外，还可发生心肌炎、心包炎、肌炎、中毒性中枢神经损伤、肾小管坏死、肾小球肾炎或可并发休克、DIC 等。

◎分类分型

军团菌是革兰阴性杆菌，大小约 (0.3~0.4) μm × (2~3) μm，菌体呈多形性，在活性炭酵母浸液培养基中生长良好，军团菌属约有 34 个种，53 个血清型。引起人类患病的有嗜肺军团菌、博捷曼军团菌、米克戴德军团菌、杜莫夫军团菌、高曼军团菌、长滩军团菌、左丹军团菌和瓦茨魏斯军团菌等，其中嗜肺军团菌最主要，约占 82%。

根据传播特点可将军团菌病分为以下几种：

1. 医院获得性感染 多数院内军团菌病患者是由于其他疾病而住院治疗的患者，这些患者在自身免疫力低下的情况下受到军团菌感染而并发军团菌病。广西医科大学第一附属医院呼吸内科 2000～2002 年收治的 13 例军团菌肺炎患者中有 6 例为医院内感染。

2. 社区获得性感染 在日常生活环境和公共场所中受到军团菌感染而致病的情况也比较多见。在以上 13 例患者中，有 4 人是一个家庭，说明他们在日常生活中接触了该致病菌而发病。

3. 其他获得性感染 某些特殊职业使得工作人员在作业中接触军团菌污染源的机会较高，而逐渐感染军团菌病；或者长期在密闭、通风不良的空调办公室中工作的员工易发生该病。

◎ 预防

医院、旅馆、建筑工地的获得性军团菌肺炎是防治工作中的一个重要环节。环境及水源的监控，是控制本病发生流行的关键。预防军团菌感染的主要策略，是控制军团菌在水体中的增殖、减少气溶胶的产生。定期对一些环境水体进行军团菌监测和消毒非常重要。

不同环境应考虑选择不同的消毒方法。如供水系统加氯消毒法，是目前最普遍使用的方法，但研究显示效果不够理想。模拟试验显示，加热冲洗法除菌效果最佳。本法要求将水加热到末端出水口温度达到 70～80℃，并使用热水冲刷 30分钟以上，对于去除局部如莲蓬头等处的细菌，尤其是军团菌引起的生物膜，是一种较好的方法；铜银离子对军团菌的影响不明显，也不能清除生物膜；二氧化氯可有效清除盲端管内生物群体，但干预终止后军团菌很快恢复至干预前水平。供水系统末端安装过滤器对于有些医院科室如移植病房，是一种简单、有效的预防方法。

随着城市化进程不断加快，中央空调、中央供水系统的进一步普及，我国军团菌肺炎的发病率也将呈现上升态势。空调系统的冷却塔、蒸发冷凝器、液体冷却器等均可能是产生和输送含军团菌气溶胶的重要途径，必须对空调系统进行常规检测和消毒。

注意定时开窗通风，保持室内空气新鲜，通风时注意患者的保暖，避免冷空气直吹或对流。

进入房间和车内打开空调后，最好过一刻钟以后再关闭门窗，这样可以有利于空调器中的各种有害物质散发，减少对健康的危害。

◎筛检

1. X线检查　X线显示片状肺泡浸润，继而肺实变，尤其多数见于下叶，单侧或双侧。病变进展迅速，还可伴有胸腔积液。免疫功能低下的严重患者可出现空洞或肺脓肿。肺部病变的吸收常较一般肺炎为慢，临床治疗有效时，其X线表现病变仍呈进展状况。20%患者2周后病变才开始明显吸收，1~2个月阴影才完全消散，少数患者可延迟至数月。

2. 化验检查　支气管抽吸物、胸腔积液、支气管肺泡灌洗液做吉姆萨染色可以查见细胞内的军团杆菌。这些标本用直接免疫荧光抗体和基因探针检测可呈阳性。应用PCR技术扩增杆菌基因片段，能够迅速诊断。间接免疫荧光抗体检测、血清试管凝集试验及血清微量凝集试验时，前后两次抗体滴度呈4倍增长，分别达1:128、1:64或更高者，均可诊断。此外，尿液ELISA法检测细菌可溶性抗原，亦具有较高特异性。血白细胞多超过10×10^9/L，中性粒细胞核左移，有时伴有肾功能损害。动脉血气分析可提示低氧血症。

诊断

◎问诊与查体

1. 症状

（1）一般症状：典型病例前驱期可有疲劳、全身不适、淡漠、肌痛、头痛等。90%以上者有骤起的发热，常达39.5~40℃，半数以上患者持续高热≥40℃。3/4患者同时伴有寒战。

（2）呼吸道症状：患者上呼吸道症状一般不明显，有时早期可有轻度干咳，3~4天后出现少量非脓性痰，痰可为浆液性，亦可以呈明显血性，稠厚黄脓痰很少见。1/3患者有胸痛，症状进展很快，可出现进行性呼吸困难。

（3）消化道症状：军团菌肺炎患者早期常有无痛性腹泻，水样便，无脓血及污秽气味。1/4患者有恶心、呕吐。

（4）神经系统症状：有精神状态异常者约占30%，主要表现为精神错乱、谵妄、情绪不稳、幻觉、定向力丧失、嗜睡等，其他有共济失调、构音障碍、震颤与眼球震颤。头痛是常见症状，多位于前额部，程度较重，且不常与其他中枢神经系统症状同在。另外，尚可有定向力障碍、小脑功能障碍等，亦可引起周围神经、颅神经病变。

（5）大多数患者肾脏受累较轻。25%~50%患者有蛋白尿，30%有血尿。另尚可有轻度氮质血症。病变严重时可见急性肾小管坏死、间质性肾炎及快速进行性肾小球肾炎伴新月体形成。

（6）军团病另一种临床表现是非肺炎型（庞蒂亚克热），其临床表现类似上感，病程3~5天，有发热、咳嗽、头痛、肌痛、呕吐、腹泻等表现，症状轻微可自愈。

（7）其他系统：病变亦可侵及心血管系统，引起心内膜炎、心肌炎、心包炎，并可引起低血压、休克、弥散性血管内凝血（DIC）。皮肤改变罕见，表现为多形性红斑等皮肤损害。米克戴德军团菌有导致皮肤脓肿的报道。

2. 体征

体格检查早期常有中毒性面容、高热、呼吸增快、相对缓脉、肺部啰音，少数患者有胸膜摩擦音，病情进展后可有肺部实变体征。

◎疾病演变

本菌常从呼吸道侵入人体，也可从创面进入人体，人—人之间传播尚无充分证据。污染有此菌的气溶胶被人吸入后，可直接穿入呼吸性细支气管和肺泡，与吞噬细胞、中性粒细胞附着，并进入细胞进行繁衍，直到细胞破裂，产生一些淋巴与细胞毒性因子，引起肺损害。另外，军团菌还可直接产生释放各种毒素和酶，引起肺的持续性损害。如外毒素可溶解细胞；内毒素如脂多糖（LPS）能阻止吞噬体与溶酶体的融合；毒素类物质可损害单核-吞噬细胞的杀菌功能；磷脂酶可影响细胞内第二信使的形成，从而抑制吞噬细胞的活化。蛋白激酶能影响吞噬细胞的活化和杀菌功能，蛋白酶能灭活白细胞介素-2和裂解人T细胞表面CD_4，从而干扰T细胞活化和功能的发挥。由嗜肺军团菌引起肺炎，以肺部感染为主，可合并肺外多系统受损的一种急性细菌性疾病；肺外感染多因肺炎过程中菌血症播散所致，多表现在胃肠道、肾脏、神经系统，少数病例可发生肝脏损害、心包炎、局灶性心肌炎、肛周脓肿、皮肤黏膜改变等；也可表现为无肺炎的急性自限性的流感样疾病——庞蒂亚克热（Pontiac fever）。

◎辅助检查

1. X线检查　X线显示片状肺泡浸润，继而肺实变，尤其多数见于下叶，单侧或双侧。病变进展迅速，还可伴有胸腔积液。免疫功能低下的严重患者可出现空洞或肺脓肿。肺部病变的吸收常较一般肺炎为慢，临床治疗有效时，其X线表现病变仍呈进展状况。20% 患者 2 周后病变开始明显吸收，1～2 个月阴影才完全消散，少数患者可延迟至数月。

2. 化验检查　支气管抽吸物、胸腔积液、支气管肺泡灌洗液做吉姆萨染色可以查见细胞内的军团杆菌。这些标本用直接免疫荧光抗体和基因探针检测可呈阳性。应用 PCR 技术扩增杆菌基因片段，能够迅速诊断。间接免疫荧光抗体检测、血清试管凝集试验及血清微量凝集试验时，前后两次抗体滴度呈 4 倍增长，分别达 1∶64、1∶128 或更高者，均可诊断。此外，尿液 ELISA 法检测细菌可溶性抗原，亦具有较高特异性。血白细胞多超过 10×10^9/L，中性粒细胞核左移，有时伴有肾功能损害。动脉血气分析可提示低氧血症。

◎诊断标准

参照 1992 年中华医学会呼吸病分会制订的诊断标准如下：①临床表现发热、寒战、咳嗽、胸痛等呼吸道感染症状。②X 线胸片具有浸润性阴影或胸腔积液。③呼吸道分泌物、痰、血或胸腔积液在活性炭酵母浸液琼脂培养基或其他特殊培养基培养有军团菌生长。④呼吸道分泌物直接荧光法检查阳性。⑤血间接荧光法查前后 2 次抗体滴度呈 4 倍或以上增高，达 1∶128 或以上；血试管凝集试验测前后 2 次抗体滴度呈 4 倍或以上增高，达 1∶160 或以上；微量凝集试验测前后 2 次抗体滴度呈 4 倍或以上增高，达 1∶64 或以上。凡具有①②项，同时具有③④⑤项中任何一项者，诊断为军团菌肺炎。

根据临床表现可初步诊断为可疑患者。现已证实人群中不存在带菌状态，故一旦通过病原学检查从可疑患者体内分离出该菌即可确定诊断。

◎诊断程序

1. 可有暴发性流行病史，也可散发。症状有乏力、头痛、肌痛，24～48 小时后可出现高热（呈稽留热型）、寒战、咳嗽、咳脓性痰或血痰，并有胸痛，部分患者早期可有腹泻症状。严重病例有嗜睡、谵妄、昏迷和精神错乱，甚至呼吸衰竭、肾功能衰竭或休克。

2. 体征：呼吸增快、相对缓脉，肺部有湿啰音，病情进展后可有肺部实变体征。

3. 胸部 X 线检查：多为单侧下叶斑片状阴影，逐渐发展为肺叶实变，偶有肺内空洞。可有胸腔积液征象。

4. 呼吸道分泌物、痰、血或胸腔积液：经活性炭酵母浸液琼脂培养基

（BCYE）或其他特殊培养基培养有嗜肺性军团杆菌生长。

5. 呼吸道分泌物用直接免疫荧光法（DFA）检测，军团菌抗原阳性（用高度敏感的荧光抗血清或抗嗜肺军团杆菌单克隆抗体直接染色镜检，可见有 25 条以上强烈荧光的细菌）。

6. 血清抗体滴定度测定：①间接免疫荧光法（IFA），如恢复期比急性期血清标本滴定度上升 4 倍并达 1:128 或滴定度在 1:128 以上；②试管凝集试验（TAT），两份血清标本前后抗体滴定度上升 4 倍并达 1:160 或滴定度在 1:160 以上；③微量凝集试验，两份标本前后抗体滴定度上升 4 倍并达 1:64 或滴定度在 1:64 以上。

凡具备以上 1、2 两项，同时又具有 4、5 项，达到 6 项中任何一种血清抗体滴定度者，可确定诊断。

注：对 IFA、TAT 效价仅一次增高（IFA > 1:256，TAT > 1:300），同时有临床及胸部 X 线炎症表现的病例，可考虑为可疑军团菌肺炎。

◎鉴别诊断

1. 非军团菌细菌性肺炎：军团菌肺炎的肺部及肺外表现，在其他细菌性肺炎中亦很常见，而细菌性肺炎的种类很多，表现形式多种多样，老年人肺炎更不典型，更为复杂，相互间误诊就不足为奇。临床上可以凭经验及早采取相应的治疗措施，要确诊就必须采用特殊的检测方法。

2. 支原体肺炎：某些轻症军团菌肺炎，全身中毒症状轻，以干咳为突出表现，加上肺部 X 线表现亦与支原体肺炎很近似，易误诊为支原体肺炎。好在这两种肺炎治疗措施相同，都是以红霉素作首选，疗效均显著，一旦有了疗效，医生往往也不在探究病因的诊断，易互相误诊。

3. 肺结核和结核性胸膜炎：临床上典型的肺结核诊断一般不难，少数病例表现为起病急，高热，全身中毒症状重，与军团菌肺炎不易鉴别。有胸腔积液的军团菌肺炎，易误诊为结核性胸膜炎，临床表现相似。近几年结核病的发病率明显增高，军团菌感染亦很普遍，互相误诊的概率增大。

4. 以神经、心脏、消化系统为突出表现的军团菌肺炎，注意与脑部感染、心肌梗死、心肌炎、消化系统感染等疾病相鉴别，只有做一些相应的专科检查可区别出来，而当这些疾病并发了肺部感染或其他损害时，给诊断造成很大困难，易相互误诊。

5. 病毒、真菌、立克次体性肺炎：这些肺炎临床症状轻重不一，并发症也错综复杂，有时与军团菌肺炎很相似，都可以有呼吸系统及肺外的一系列表现，单靠经验判断很难鉴别，必须靠病原学检查确诊。

治疗

◎治疗目标

可有爆发性流行病史，也可散发，需积极控制疾病传播。

控制头痛、肌痛、发热等不适症状；肺部啰音减少或消失；胸部影像学表现减轻或消失。

◎治疗细则

1. 抗菌治疗　首选红霉素，疗效最为可靠；此外，多西环素、利福平、磺胺类药及氟喹诺酮类药物亦可选用。轻症患者，可口服红霉素，中重度患者应静脉给药，病情缓解后可改为口服，疗程为 14～21 天。对并发空洞及肺化脓性病变者，疗程可适当延长至 4 周或更长。在危重病例，可加用利福平或加用氟喹诺酮类药物，如环丙沙星、氧氟沙星、培氟沙星、左氧氟沙星、莫西沙星等。新型大环内酯类抗菌药物，如克拉霉素、阿奇霉素和罗红霉素有望替代红霉素，也有应用亚胺培南、复方新诺明和克林霉素治疗成功的报道。氨基糖苷类抗菌药物、青霉素和头孢菌素对本病无效。

2. 积极治疗并发症　军团菌肺炎为一全身性疾病，重者可发生多器官的并发症，积极治疗并发症十分重要。如救治低钠血症、休克、呼吸衰竭、DIC 等，胸腔积液量多时，可穿刺引流。急性肾功能衰竭时，应做血液透析治疗。

3. 疗效评价　①治愈：体温正常，症状、体征消失，X 线示肺部阴影完全吸收；痰或支气管灌洗液培养阴性。②好转：体温正常，症状、体征消失，X 线示肺部阴影基本吸收；痰或支气管灌洗液培养阴性。③未愈：治疗 1 个月后症状、体征无变化或恶化。

◎管理与检测

1. 染色法　气道分泌物革兰染色上，发现炎症细胞而无病因意义的病原体时，当怀疑可能为军团菌感染。做 Himenes 染色，如炎症细胞中染出红色杆菌，便可基本认定为本菌。另外，还可做 Giemsa 染色、镀银染色检查。缺点是其特异性不稳定，且需肺活检，对组织损伤大。另外，某些军团菌也呈抗酸染色阳性。

2. 分离培养　患者唾液、痰、胸腔积液、血液、气管抽吸物、尸检或活检组织以及环境因素如水、土壤等均可用于分离细菌。常用的培养基为 BCYE，军团菌在本培养基上菌落呈大小不一之乳白色，具独特之酸臭味；国内研制的以猪肺、绵羊血、L–半胱氨酸和复合维生素 B 为主原料的培养基效果亦佳。培养的缺陷性在于：①培养结果受标本采集质量、操作技术的影响，阳性率不一；②费时较长，约 7~10 天；③培养基不易制作，技术要求高，价格较贵；④细菌的非培养状态，即活菌在培养基上不生长的情况可影响结果的判定。

3. 直接免疫荧光抗体法（DFA）　取呼吸道分泌物标本，用荧光素标记的抗军团菌抗体直接与标本作用后观察细菌形态，优点是简便、快速，2 小时内可出结果，特异性好；缺点是敏感性低，且只能用于军团菌的检测。单克隆抗体应用于 DFA 与多价血清相比，特异性及敏感性均增高。

4. 核酸探针技术　原位杂交技术能够特异性的检测到细菌，且可完整地保持组织细胞及细菌的形态，将原位杂交和聚焦激光扫描电镜技术结合将非常有助于检测细菌的空间及时间分布情况。

5. 检测特异性抗体　感染军团菌主要产生特异性 IgG 和 IgM 抗体。血清 IgG 抗体出现晚，持续存在时间长。确诊患者时，采急性期和恢复期双份血清，恢复期抗体滴度升高达急性期 4 倍或以上，且滴度达 1∶128 时判为阳性。常用检测血清抗体的方法有：①间接荧光抗体法；②酶联免疫吸附试验；③微量凝集试验。

6. 尿抗原的检测　大多数军团病患者的尿液中有一种具有热稳定性及抗胰蛋白酶活性的抗原，血清中此抗原浓度比尿中低 30~100 倍，目前可采用单克隆或多克隆抗体的 ELISA 法对尿军团菌抗原进行检测，特异性、敏感性均很高，3 小时内可获得结果。缺点是由于尿抗原排出时间过长，无法确定是新近感染还是既往感染。仅可检测嗜肺军团菌 1 型。

7. PCR 及其相关技术的应用　PCR 与传统的实验室方法比较有着更高的灵敏度，如果实验过程操作严格、引物选择恰当，有着较好的特异性。PCR 和探针杂交技术相结合，可在一定程度上提高检测的特异性和敏感性，但操作过于复杂繁琐。PCR 与 ELISA 方法相结合检测军团菌，技术操作简单且节省时间。利用 PCR 技术不仅可以检测军团菌，还可以给其分型。PCR 技术操作过程中要特别注意两个问题：①要注意判定是否会有其他同军团菌种系相近的细菌得到非特异性扩增。②要注意防止交叉污染。

◎护理与照顾

注意休息，多饮水，注意开窗通风。

随访

◎随访要点

患者咳嗽、咳痰、发热等症状是否恢复，复查胸部 CT，肺部影像是否吸收。

◎预后

军团菌常经供水系统、空调和雾化吸入治疗等引起呼吸道感染，因此，宜特别注意在这些传播途径上消毒灭菌。本病与其他肺炎不同的是全身症状明显，如腹痛、呕吐、腹泻、迅速呈衰竭状态。该病死率较高，免疫功能低下者则高达82%，常见死因是呼吸衰竭或休克，因此对高度可疑患者，可不等待确诊先给予阿奇霉素或红霉素治疗，多数患者 3 天内发热减轻，肺部浸润阴影一般在 2 周吸收，但完全消退需 3~5 个月（不伴有空洞或脓胸者），25% 患者可产生残余性肺部瘢痕。

◎患者教育

注意勤洗手、开窗通风，多运动提高机体抵抗力。夏季注意空调滤网的清洗，一旦出现呼吸道不适，及时休息及治疗，同时戴口罩，注意隔离及防护。

◎专家指导意见

社区获得性肺炎中，非典型肺炎的病原体是军团菌，因其常导致重症病例的发生，治疗时应尤为注意。最近已可通过尿中检出病原，从而用简便的方法做出诊断，故预计军团菌感染在社区获得性肺炎发病率中所占的比例将会增加。有效药物军团菌是在被噬菌体等吞噬细胞吞噬后，在细胞内增殖的，因此，仅通过在人工培养基上的药敏试验比较抗菌强度，进行药物选择是不全面的，还必须结合药物进入细胞的能力进行综合评价。临床有效的药物有大环内酯类、利福平和第三代喹诺酮类，这些药物既有较强的抗菌力又有很好的细胞内移行性；其次是四环素类和氯霉素类。推荐临床用药：军团菌肺炎如不能尽早得到适宜的治疗，其死亡率将会增加。在日本以往使用红霉素和利福平联用方案。日本呼吸系统学会颁布的《呼吸系统感染相关指导方针——成人社区获得性肺炎的基本治疗观点》中也推荐上述两药联用的方法。但是，军团菌肺炎预后因素的调查表明，起病数小时内开始给予第三代喹诺酮类药物，可降低该病死亡率。最近提出将第三代喹诺酮类作为首选药，尤其在重症病例，推荐联合应用第三代喹诺酮类和利福平。在欧美国家多将第三代喹诺酮与红霉素联用。此外，大环内酯类与利福平联用也是有效的，但除红霉素静脉滴注效果尚可外，新型的大环内酯类药物在日本均只有口服制剂，且有报道指出，克拉霉素与利福平联合口服用药时，利福平在体内的 CYP3A4 诱导作用会使克拉霉素的血药浓度降低，治疗时要注意调整药物剂量。

第14章　病毒性肺炎 《《《

◎概况

　　病毒是引起呼吸道感染的常见病原体，通常呈自限性病程。病毒可以引起普通感冒、鼻窦炎、咽炎、喉炎、气管炎、支气管炎和肺炎。病毒性呼吸道感染以上呼吸道感染最常见。肺炎多是上呼吸道感染向下蔓延的结果。

　　引起病毒性肺炎的病毒包括原发性引起呼吸道感染的病毒（如流感病毒、呼吸道合胞病毒、副流感病毒、麻疹病毒、鼻病毒、冠状病毒和腺病毒）和机会性引起呼吸道感染的病毒（如巨细胞病毒、水痘－带状疱疹病毒、单纯疱疹病毒和EB病毒）。近年来，新的变异病毒不断出现，产生暴发流行（如 SARS 冠状病毒、H5N1、H1N1、H7N9 病毒等），密切接触的人群或有心肺疾病者容易罹患。婴幼儿、老人、原有慢性心肺疾病者或妊娠妇女，病情较重，甚至导致死亡。

　　病毒性肺炎主要通过飞沫吸入传播，也可通过污染的餐具、玩具以及患者之间接触等途径感染，通常多由上呼吸道病毒感染后向下蔓延所致，常伴有鼻炎、气管－支气管炎，病毒感染累及下呼吸道以后，引起气道上皮的广泛破坏，纤毛功能损害，黏膜坏死，溃疡形成，细支气管阻塞，并进而累及肺实质，引起肺实质炎症，吸收后可留有纤维化。

　　病毒性肺炎的临床表现和病情严重程度各异，大多急性起病，多先有咽痛、鼻塞、流涕、发热、肌肉酸痛、乏力等上呼吸道感染症状，进一步发展至下呼吸道炎症，多有咳嗽、咳痰、胸闷、胸痛、发热等症状，甚至病情发展迅速，引起神经系统等多系统改变，引起多脏器功能衰竭而死亡。

　　病毒性肺炎的诊断需要病毒培养，或血清免疫学检测，或组织病理上见到病毒包涵体。临床有急性呼吸系统感染的症状，外周血白细胞正常，且胸部影像学上弥漫性间质性改变或散在渗出性病灶，排除细菌性或其他病原体感染的可能，可考虑病毒性肺炎的诊断。

　　目前病毒性肺炎尚缺少特异性治疗，常用的药物有利巴韦林、阿昔洛韦、更昔洛韦、金刚烷胺、金刚乙胺、奥司他韦等。除了特异性抗病毒治疗外，病毒性肺炎还应注意对症治疗，如保持呼吸道通畅，纠正低氧血症，纠正心、肺功能衰竭。原则上不宜应用抗菌药物预防继发细菌感染，但临床上病毒性肺炎和细菌性肺炎早期很难区别，且病毒性肺炎常合并细菌性感染，故抗菌药物多有应用，对于明确继发细菌、真菌感染者，应及时选用敏感抗菌药物。

冬春季避免去人多拥挤的场所，避免接触已经患有病毒性呼吸道感染的患者，增强免疫力，定期接种疫苗是预防该疾病的主要措施。

基础

◎定义

病毒性肺炎（viral pneumonia）是由病毒侵犯肺实质而造成的肺部炎症。病毒性呼吸道感染以上呼吸道感染最常见，病毒性肺炎是上呼吸道感染向下蔓延的结果，亦可由体内潜伏病毒或各种原因如输血、器官移植等引起病毒血症进而导致肺部病毒感染。病毒性肺炎好发于冬春季节，暴发或散在流行，免疫低下患者全年均可发病。在社区获得性肺炎中病毒性肺炎约占 5% ~ 15%，而非细菌性肺炎中约 25% ~ 50% 为病毒性肺炎所致。患者多为婴幼儿、免疫功能缺陷患者和老年人，健康成人少见。近年来，由于免疫抑制药物广泛应用于肿瘤、器官移植等，加之艾滋病的发患者数逐年增多，单纯疱疹病毒、水痘 - 带状疱疹病毒，尤其是巨细胞病毒（CMV）引起的严重肺炎有所增加。

病毒性肺炎包括流感病毒肺炎、呼吸道合胞病毒肺炎、副流感病毒肺炎、麻疹病毒肺炎、水痘 - 带状疱疹病毒肺炎、单纯疱疹病毒肺炎、巨细胞病毒肺炎、腺病毒肺炎等。

◎流行病学

病毒性肺炎好发于冬春季节，暴发或散在流行，免疫低下患者全年均可发病。在社区获得性肺炎中病毒性肺炎约占 5% ~ 15%，而非细菌性肺炎中约 25% ~ 50% 为病毒性肺炎。患者多为儿童，成人相对少见。近年来，由于免疫抑制药物广泛应用于肿瘤、器官移植等，以及艾滋病的发患者数逐年增多，单纯疱疹病毒、水痘 - 带状疱疹病毒，尤其是巨细胞病毒引起的严重肺炎有所增加。

1. 流感病毒肺炎　几乎都发生在冬季，流行多突然发生，2 ~ 3 周达到高峰，一般持续 2 ~ 3 个月，流行情况常迅速消退。

2. 呼吸道合胞病毒（RSV）肺炎　呈全球性分布，每年冬春季均有暴发流行。在流行季节，20% ~ 45% 的住院婴幼儿会获得 RSV 感染，其中 20% ~ 50% 会造成下呼吸道感染。RSV 感染主要经呼吸道飞沫传播，多见于 6 个月内的婴儿，健康婴儿 RSV 感染的病死率 <1%，而有先天性心脏病或支气管肺发育不全

的婴儿 RSV 感染的病死率超过 30%。

3. 副流感病毒肺炎 遍及全球，1 型和 2 型流行发生在秋冬，由于来自母体的被动免疫，1 型和 2 型很少致 4 个月内婴儿严重感染。3 型流行全年可见，但可致严重的下呼吸道感染。4 型较少致病，且病情较轻，局限在上呼吸道的轻症感染。10% ~ 15% 的儿童肺炎和支气管炎是由 3 型副流感病毒所致，1 型和 3 型也可引起老年人的呼吸道感染。免疫功能缺陷者，3 型可引起致命的巨细胞肺炎。

4. 麻疹病毒肺炎 麻疹病毒减毒活疫苗列入计划免疫以来，在发达国家，麻疹相关的病死率约 0.1%，在发展中国家接近 2%，主要死于肺炎和脑炎，与营养不良、低龄和免疫功能缺陷有关。

5. 水痘 – 带状疱疹病毒肺炎 水痘 – 带状疱疹病毒原发感染引起水痘，多见于儿童，水痘合并肺炎的发生率约 4%，成年水痘患者的肺炎发生率约 16% ~ 38%，成年水痘的病死率也明显高于儿童，免疫缺陷患者水痘的病死率可达 25%。

6. 单纯疱疹病毒肺炎 分原发性感染和复发性感染，单纯疱疹病毒 1 型感染主要以儿童多见，主要累及腰以上的皮肤黏膜。2 型主要通过性接触传播或经产道传播给新生儿，主要表现为外生殖器感染。免疫缺陷者可引起肺炎等，其死亡率高达 80%。

7. 巨细胞病毒肺炎 健康人群巨细胞病毒抗体阳性率为 80% ~ 100%，免疫功能缺陷者巨细胞肺炎的发生率高，死亡率高。骨髓移植患者巨细胞病毒肺炎主要发生在移植后 1 ~ 3 月，发生率 15%，80% 表现肺间质改变，病死率约 85%。肾移植后，巨细胞肺炎多发生在移植后 4 个月，发生率为 14%，病死率为 48%。

8. 腺病毒肺炎 多见于儿童，成人肺炎少见，但可在军营中暴发流行，有 41 个型，归 7 个属。5% ~ 15% 儿童的细支气管炎和病毒性肺炎是腺病毒感染所致，1、2、5、6 型腺病毒多在无症状或上呼吸道感染的幼儿扁桃体上分离出，3 型多引起儿童咽 – 结膜热，3、7、21 型可引起 3 ~ 18 个月幼儿的播散性感染，7、21 型与婴儿细支气管炎和肺炎相关。3、4 和 7 型可引起年轻人急性上呼吸道和下呼吸道感染，特别是在军营中可引起流行。

◎病因

近年来，新的变异病毒不断出现，产生暴发流行，如 SARS 冠状病毒、H5N1、H1N1、H7N9 病毒等。密切接触的人群或有心肺疾病者容易罹患。婴幼儿、老人、原有慢性心肺疾病者或妊娠妇女，病情较重，甚至导致死亡。病毒性肺炎中以流感病毒导致的流感病毒性肺炎多见，常见于年幼者、孕妇及 65 岁以上老人，好发于原有心脏疾患及慢性消耗性疾病者，尤易发生于左心房压力增高如二尖瓣狭窄者，但亦可发生于正常人，为流感病毒直接侵犯肺部所致。小儿感染中腺病毒和呼吸道合胞病毒占重要地位，而器官移植患者中巨细胞病毒的感染发生率有明显升高的趋势。

病毒性肺炎主要经飞沫吸入，或通过污染的餐具或玩具以及与患者的直接接触感染，由上呼吸道病毒感染向下蔓延所致，常伴有鼻炎、气管－支气管炎。动物如禽、马、猪等有时带有某种流行性感冒病毒，亦可见经接触传染至人。粪—口传播见于肠道病毒，呼吸道合胞病毒通过尘埃传播，病毒亦可以通过输血、器官移植途径、母婴间的垂直传播等感染。如器官移植受者可因多次输血，甚至供者的器官引起病毒特别是巨细胞病毒而引起感染。

◎病理剖析

病毒性肺炎通常是由于上呼吸道病毒感染蔓延累及肺实质。病毒感染累及下呼吸道，引起气道上皮的广泛破坏及纤毛功能损害，黏膜坏死、溃疡形成，黏液增加，细支气管阻塞，并进而累及肺实质。

1. 流感病毒肺炎　肺泡间隔明显炎症反应，有淋巴细胞、单核细胞和中性粒细胞浸润，肺泡内透明膜形成，痰液中可分离出流感病毒。

2. 呼吸道合胞病毒（RSV）肺炎　病变主要侵犯毛细支气管和肺泡，支气管炎病理改变有支气管壁和周围组织水肿以及淋巴细胞浸润、支气管壁上皮细胞增生和坏死，小气道因脱落的上皮细胞和黏液栓造成梗阻。发生肺炎时，肺间质和肺泡内有单核细胞浸润，胞质内可见包涵体。

3. 副流感病毒肺炎　主要侵犯呼吸道的表层组织，在上皮细胞内增殖，损伤较轻，在成人仅引起轻度呼吸道感染，但在 5 岁以下婴幼儿，病毒侵犯呼吸道柱状纤毛上皮细胞，引起细胞变性、坏死、糜烂和增生，在侵犯肺组织时，引起间质性肺炎。

4. 麻疹病毒肺炎　支气管和细支气管黏膜急性炎症、变性、坏死和增生改变，以单核细胞浸润为主的间质性肺炎，在支气管黏膜和肺泡壁内可形成多核巨细胞，称巨细胞肺炎，多见于细胞免疫功能缺陷者，当合并细菌感染时会出现肺实变和化脓性改变。

5. 水痘－带状疱疹病毒肺炎　病理是肺间质炎症，细支气管和肺间质水肿，间质细胞增生和单核细胞浸润，脱落的肺间质细胞内可见到核内包涵体，肺泡内充满纤维蛋白，偶有透明膜形成，也可以有小血管炎和多核巨细胞。

6. 单纯疱疹病毒肺炎 病理改变是弥漫性肺间质炎症、坏死和肺出血，在细胞核内形成嗜酸性包涵体，提示疱疹病毒感染。坏死性气管炎和食管炎常同时存在，有报道在气管和主支气管可见厚的炎性假膜。

7. 巨细胞病毒肺炎 有两种病理改变：一种为粟粒样改变，表现为多发灶性坏死、肺泡出血、纤维蛋白沉积和中性粒细胞浸润；另一种为弥漫性肺间质病变，肺泡细胞增生，间质水肿，淋巴细胞浸润，病变中含有大量特征性巨细胞。

8. 腺病毒肺炎 病理改变表现为支气管炎、细支气管炎和间质性肺部炎症，斑点细胞的细胞核内有嗜碱性包涵体具有特征性。

◎病理生理

带有流感病毒颗粒的飞沫吸入呼吸道后，病毒的神经氨酸酶（NA）破坏神经氨酸，使黏蛋白水解，糖蛋白受体暴露。甲、乙型流感病毒通过血凝素（HA）结合上皮细胞含有唾液酸受体的细胞表面启动感染。嗜人类流感病毒的 a_2、a_6 受体存在于上、下呼吸道，主要是在支气管上皮组织和肺泡 I 型细胞，而嗜禽流感病毒的 a_2、a_3 受体存在于远端细支气管、肺泡 II 型细胞和肺泡吞噬细胞。丙型流感病毒的受体为 $9-O-$ 乙酰基 $-$ 乙酰神经氨酸。

流感病毒通过细胞内吞作用进入细胞。在病毒包膜上含有 M_2 多肽的离子通道在胞内体中被酸性 pH 激活，使核衣壳蛋白释放到胞浆（脱壳）。核衣壳蛋白被转运到宿主细胞核，病毒基因组在细胞核内进行转录和复制。病毒核蛋白在胞浆合成后，进入胞核和病毒 RNA 结合形成核壳体，并输出到细胞质。病毒膜蛋白经完整加工修饰后，嵌入细胞膜内。核壳体与嵌有病毒特异性膜蛋白的细胞膜紧密结合，以出芽方式释放子代病毒颗粒（芽生）。NA 清除病毒与细胞膜之间以及呼吸道黏液中的唾液酸，以便于病毒颗粒能到达其他的上皮细胞。最后，宿主的蛋白酶将 HA 水解为 HA_1 和 HA_2，使毒颗粒获得感染性。流感病毒成功感染少数细胞后，复制出大量新的子代病毒颗粒，这些病毒颗粒通过呼吸道黏膜扩散并感染其他细胞。

季节性流感病例中只有极少数有病毒血症或肺外组织感染的情况。在人 H5N1 禽流感感染病例中，下呼吸道的病毒载量要比上呼吸道高，咽喉部的比鼻腔的高，有时会出现病毒血症、胃肠感染、肺外传播，偶有中枢神经系统感染。可在心、肝、脾、肾、肾上腺、肌肉、脑膜中检出病毒，也可从有中枢神经系统症状患者的脑脊液中检出病毒。

流感病毒感染后支气管的炎症反应和肺功能的异常可持续数周至数月。肺功能研究也可发现有限制性和阻塞性换气功能障碍、伴有肺泡气体交换异常、一氧化碳弥散能力的降低、气道高反应性。

流感临床症状可能与促炎症细胞因子、趋化因子有关。流感病毒体外感染人呼吸道上皮细胞，可导致 IL-6、IL-8、IL-11、TNF-α、RANTES 和其他介质的产生。临床人体感染试验中，鼻腔灌洗液中的一系列细胞因子都会升高，包括：IFN-α、IFN-γ、IL-6、TNF-α、IL-8、IL-1β、IL-10、MCP-10 和 MIP-1α/MIP-1β，血液中的 IL-6 和 TNF-α 也会升高。人 H5N1 禽流感死亡病例中 MCP-1、IP-10 及 MIG 等细胞因子往往过度表达，这可能是造成人禽流感患者重症肺炎和多器官损伤的部分原因。

◎分类分型

根据引起病毒性肺炎的病毒，可分为以下几种类型：

（1）流感病毒肺炎。

（2）呼吸道合胞病毒（RSV）肺炎。

（3）副流感病毒肺炎。

（4）麻疹病毒肺炎。

（5）水痘-带状疱疹病毒肺炎。

（6）单纯疱疹病毒肺炎。

（7）巨细胞病毒肺炎。

（8）腺病毒肺炎。

（9）其他类型：如 SARS 冠状病毒所致传染性非典型肺炎、高致病性人禽流感病毒性肺炎等。

◎预防

需要增强体质，提高自身免疫力。居室保持空气流通，注意隔离消毒，预防交叉感染。特殊类型的病毒性肺炎还需注意以下几点：

1. 流感病毒肺炎 目前已有流感病毒的灭活疫苗。若疫苗与流行的病毒密切相关，则具有 50%~80% 的保护作用。建议以下情况接种疫苗：①6 个月以上的幼儿；②65 岁以上的老年人；③护理慢性疾病患者的医护人员；④慢性心肺疾病患者；⑤未来一年需规律随访或住院的慢性疾病患者；⑥需长期服用阿司匹林的 6 个月~18 岁的儿童和青少年；⑦妊娠 2~3.5 个月，且处于流感流行季节的妇女。甲型流感病毒流行期间，金刚烷胺和金刚乙胺可以预防流感，有效率为 70%~90%。

2. 麻疹病毒肺炎 接种麻疹病毒减毒活疫苗计划免疫。有麻疹接触史的易感者，特别是年龄在 1 岁以内的婴幼儿、孕妇和免疫功能缺陷者，应在接触的 6 天内紧急被动免疫，可以预防或减轻发病，常用丙种球蛋白 0.25ml/kg，免疫功能缺陷者用 0.5ml/kg，最大剂量 15ml。6 天后采取被动免疫，仍能起到减轻病情的作用。

3. 水痘 – 带状疱疹病毒肺炎 特异性水痘免疫球蛋白对治疗没有作用，但对高危者暴露后的预防有效。现已有水痘减毒活疫苗，对健康和免疫缺陷的成人与儿童有保护作用，接触水痘后 3 天内预防也能很好起到保护作用和减轻病情。

4. 单纯疱疹病毒肺炎 多发生于免疫功能缺陷患者，骨髓移植和肾移植时预防性使用阿昔洛韦可显著降低单纯疱疹病毒的发生率。

5. 巨细胞病毒肺炎 血清学阳性的骨髓移植患者，预防性应用大剂量的阿昔洛韦或更昔洛韦可有效预防巨细胞病毒肺炎，降低病死率。巨细胞病毒免疫球蛋白和阿昔洛韦可有效预防肾移植患者的巨细胞病毒病。

6. 腺病毒肺炎 现已有口服的腺病毒减毒活疫苗，可产生较高的免疫力，具有预防作用。

◎筛检

有咽痛、鼻塞、流涕、发热、头痛等上呼吸道感染症状，进展迅速，后出现咳嗽、气急、胸痛等症状者，尤其婴幼儿、免疫功能缺陷者需进一步检查以排除病毒性肺炎的可能。

诊断

◎问诊与查体

1. 问诊 首先询问患者发病前有无外出旅行史（尤其是疫区旅游时），有无同类病例密切接触史，有无接触过病、死禽（包括家禽、野生水禽和候鸟）或其排泄物、分泌物，或暴露于其排泄物、分泌物污染的环境。询问起病经过、演变过程、诊治经过。注意问诊有无并发症。

2. 查体 注意关注有无口腔黏膜 Koplik 及全身性特征性皮疹，有无水痘、疱疹，关注皮肤黏膜有无发绀，观察呼吸频率、幅度，观察有无三凹征、鼻翼扇动，听诊肺部有无干、湿啰音，有无心动过速。

3. 关键诊断因素 发热、头痛、全身酸痛、咳嗽、咳痰、呼吸困难、肺部啰音。

4. 其他诊断因素 休克、心力衰竭、ARDS 等相关并发症表现。

◎疾病演变

各种病毒感染的症状各异，一般起病症状较轻，病程多有 2 周左右，绝大多数患者首先由咽痛、鼻塞、流涕、发热及头痛等上呼吸道感染症状。病变进一步向下发展可累及肺实质发生肺炎，咳嗽多呈阵发性干咳，可伴有气急、胸痛、持续高热。婴幼儿以及存在免疫缺陷者，病毒性肺炎病情多较严重，可出现持续高热、剧烈咳嗽、血痰、心悸、气促、神志异常等，可伴有休克、心力衰竭、氮质血症。由于肺部间质及肺泡内水肿，严重者会发生呼吸窘迫综合征。

流感病毒性肺炎常在急性流感症状尚未消散时，出现咳嗽、白黏痰、胸闷、气急等症状。腺病毒性肺炎约半数以上病例可出现呕吐、腹胀、腹泻等消化道症状。呼吸道合胞病毒绝大部分可发生于 2 岁以下儿童，约 2/3 病例有一过性高热，阵发性连声咳嗽、呼吸喘憋症状明显。皮肤偶可见红色斑疹，肺部可闻及较多湿啰音及哮鸣音。水痘、麻疹常先有特征性皮疹，口腔黏膜 Koplik 斑和全身性特征性皮疹是麻疹的典型表现。麻疹并发麻疹病毒性肺炎时呼吸道症状持续加重，高热持续不退，肺部可闻及干、湿性啰音。水痘 - 带状疱疹病毒性肺炎多发生于成年人中。典型皮疹于躯干、四肢先后分批出现，发展极快。肺炎症状多发生于出疹后 2 ~ 6 天，亦可出现于出疹前或出疹后 10 天。

重症病毒性肺炎可有呼吸频率加快、发绀、肺部干湿性啰音、心动过速等。严重者可见三凹征及鼻翼扇动，肺部可闻及较为广泛的干、湿性啰音，并可出现 ARDS、心力衰竭、急性肾衰竭甚至休克。

◎辅助检查

1. 优先检查

（1）血常规：白细胞计数正常、稍高或偏低。继发细菌感染时白细胞总数和中性粒细胞均增多。

（2）血沉：通常在正常范围。

（3）C - 反应蛋白：通常在正常范围。

（4）痰涂片：白细胞以单核细胞为主。

（5）痰培养：无致病菌生长。继发细菌感染时可有细菌生长。

（6）胸部 X 线：胸部 X 线征象常与症状不相称，往往症状严重而无明显的 X 线表现。一般以间质性肺炎为主。可见两肺间质性改变、肺纹理增多或多叶散在斑片样密度增高模糊影，病情严重者显示双肺弥漫性结节性浸润，亦有病灶融合成大片状改变，伴有局限性肺不张或肺气肿。但大叶实变及胸腔积液者均不多见。病灶多见于两肺中下 2/3 肺野。

2. 可选检查

（1）咳痰中细胞核内的包涵体可提示病毒感染，但并非一定来自肺部，需发病早期进一步收集肺活检标本或下呼吸道分泌物（尤其是下呼吸道的防污染标本）进行培养分离病毒。亦有用免疫荧光和酶联免疫吸附试验测定下呼吸道分泌物中病毒抗原，阳性率可达 85%～90%。快速培养将传统细胞培养与荧光标记单克隆抗体检测 CMV 即刻早期抗原 α、β 蛋白相结合，可提高细胞培养的敏感性，并大大缩短检查时间。

（2）血清学检测方法可检测病毒特异性 IgG、IgM，协助诊断病毒性肺炎。免疫学常用检测方法如补体结合试验血凝抑制试验、中和试验或免疫荧光试验、酶联免疫吸附试验、放射免疫试验等均可用于检测。IgG 的检查常需抽取急性期和恢复期的双份血清，早期诊断价值不大。如采用急性期单份血清检测呼吸道合胞病毒、副流感病毒的特异性 IgM 抗体，敏感性、特异性均较高。血清学检测鼻咽分泌物中特异性抗体 IgA 亦有早期诊断价值，但早期特异性 IgM 升高不宜作为婴幼儿呼吸道合胞病毒感染的诊断标准。

（3）病毒抗原和核酸的检测已广泛应用于病毒性肺炎如 CMV、SARS、人禽流感等的诊断。下呼吸道标本如经纤支镜活检标本、支气管肺泡灌洗液等可用来检测其中的 CMV 包涵体、抗原、DNA、mRNA，特异性高。通过免疫荧光染色技术检测外周血多形核粒细胞中的晚期抗原结构 pp65 有较高的特异性及敏感性，定量分析 2×10^5 个外周血白细胞中的 CMV 阳性细胞数水平，可预测 CMV 肺炎的发生及预后，指导治疗，但预测治疗后复发方面效果不佳。PCR 尤其定量 PCR 技术及分子杂交技术可用于 CMV 的 DNA 检测。原位分子杂交、逆转录 PCR、核酸序列扩增方法检测病毒 mRNA 被认为是 CMV 活动性感染的最特异指标，因其还能区别潜伏或活动性的感染，在 CMV 肺炎的检测及早期诊断方面具有良好前景。

◎并发症

各种病毒感染的症状各异，一般起病症状较轻，病程多有 2 周左右，绝大多数患者首先由咽痛、鼻塞、流涕、发热及头痛等上呼吸道感染症状。病变进一步向下发展可累及肺实质发生肺炎，咳嗽多呈阵发性干咳，可伴有气急、胸痛、持续高热。婴幼儿以及存在免疫缺陷者，病毒性肺炎病情多较严重，可出现持续高热、剧烈咳嗽、血痰、心悸、气促、神志异常等，严重者可出现下列并发症：

（1）呼吸衰竭或 ARDS。

（2）心力衰竭。

（3）休克。

（4）多脏器功能不全。

（5）胸腔积液。

◎诊断标准

临床有急性呼吸系统感染的症状，外周血白细胞正常，胸部 X 线上有间质性改变或散在渗出性病灶，排除细菌性或其他病原体感染的可能，可考虑病毒性肺炎的诊断。特征性皮疹、有某些危险暴露因素、处于病毒感染的流行期等对诊断有提示作用。由于各型肺炎间缺乏明显的特异性，最后确诊往往需要借助病原学方面的检查，包括病毒分离、血清学检测以及病毒特异性抗体和病毒抗原、DNA的检测等。

◎诊断程序

临床有急性呼吸系统感染的症状，外周血白细胞正常，胸部 X 线上有间质性改变或散在渗出性病灶，排除细菌性或其他病原体感染的可能，可考虑病毒性肺炎的诊断。最终的确诊需要借助病原学方面的检查，包括病毒分离、血清学检测以及病毒和病毒抗原、DNA 检测等。

1. 流感病毒肺炎　在流行性感冒的流行季节，根据当地防疫部门的疫情通报、短时间内出现大量相似病例以及典型的临床表现，可以临床诊断流感，但是在非流行区和非流行季节的散发病例无法与普通感冒鉴别，需通过病毒分离来鉴别。

2. 呼吸道合胞病毒（RSV）肺炎　冬春季儿童发生细支气管炎和肺炎时，必须考虑 RSV 感染，免疫缺陷的成人出现发热和肺部浸润时也必须考虑 RSV 肺炎。病毒分离较血清学诊断迅速且敏感性高，在发病 3～5 天，取呼吸道分泌物做培养分离病毒，标本需立即送检接种，不能冻存，3～7 天后感染细胞内形成包涵体，也可用免疫荧光试验和 ELISA 测定病毒抗原。

3. 副流感病毒肺炎　当地存在副流感病毒流行，有利于诊断，散发病例诊断较困难，需行病原学检查。在感染的 3 天内，取鼻咽分泌物接种易感染细胞进行病毒分离，通常 10 天内可分离出病毒。采用免疫荧光酶联免疫吸附法或放免法快速检查呼吸道分泌物中脱落上皮细胞中的病毒抗原，可做到快速诊断。留取发病初期和恢复期双份血清，应用中和试验，血凝抑制试验和补体结合试验测定特异性 IgG 抗体，特异性 IgG 抗体效价 4 倍以上升高，可做出血清学诊断。

4. 麻疹病毒肺炎　麻疹特征性口腔黏膜斑和典型皮疹表现，结合当地流行病史，呼吸道分泌物、结膜分泌物或尿沉渣经瑞氏染色，镜下观察到多核巨细胞，血凝抑制试验、中和试验或酶联免疫吸附试验检测到麻疹病毒抗体可以确诊。

5. 水痘 – 带状疱疹病毒肺炎　典型水痘表现，水痘接触史以及胸部 X 线可以明确诊断，取新鲜疱疹内液体做电镜检查发现病毒颗粒，或用疱疹内液体进行病毒分离及采用补体结合试验检测特异性抗体有助于诊断。

6. 单纯疱疹病毒肺炎　当免疫缺陷者出现肺部灶性浸润或弥漫性肺间质改变时，需考虑到单纯疱疹病毒肺炎。当气管插管时出现气管炎或食管炎时高度提示该病。皮肤黏膜疱疹提示本病，但无皮肤黏膜疱疹不能排除本病。病毒分离是诊断该病的主要依据，通过支气管镜毛刷、灌洗和活检取得下呼吸道样本进行细胞学和组织学检查，发现多核巨细胞和核内包涵体有助于确诊。

7. 巨细胞病毒肺炎　诊断困难。需行肺泡灌洗或肺活检，进行病毒分离或病理学检查，病理检查时使用特殊的单克隆抗体，采用免疫荧光法检测组织中的病毒抗原，该方法快速、敏感性高。巨细胞病毒易在人纤维细胞中生长，但需 1 ~ 4 周才能产生细胞巨形变。标本接种 16 ~ 72 小时用单克隆抗体检测病毒抗原，可较早确定培养细胞中病毒存在，免疫缺陷患者可长期携带病毒，可以分离出病毒。因此从呼吸道分泌物、尿液或血液中分离出病毒，并不一定代表巨细胞病毒是本次肺炎的病原体。外周血白细胞检测出 CMV 抗原是 CMV 活动性感染的重要标志，外周血白细胞内检测到内层基质磷蛋白 PP65（CMV – PP65 抗原）提示存在 CMV 活动性感染。血清学诊断有赖于抗体效价升高或从阴性转阳性，需双份血清进行检测，IgM 抗体有助于急性感染的诊断。

8. 腺病毒肺炎　主要靠从呼吸道分离出腺病毒，血清学检测对诊断有帮助。

◎鉴别诊断

病毒性肺炎鉴别诊断见表 14 – 1。

表 14 – 1　病毒性肺炎鉴别诊断

疾病名	症状/体征鉴别	检验鉴别
肺结核	青壮年发病多；多有结核中毒症状（低热、乏力、盗汗、消瘦、纳差、咯血等）；体征不明显	胸片：上叶尖后段、下叶背段浸润影，部分有支气管播散灶或钙化；痰涂片结核菌阳性；病理干酪坏死性肉芽肿；PPD 强阳性

续表

疾病名	症状/体征鉴别	检验鉴别
细菌性肺炎	1/3 患者病前有上呼吸道感染病史。发热常见，多为持续高热，抗菌药物治疗后热型可不典型。咳嗽、咳痰甚多，痰液多为脓性，咯血少见，部分有胸痛	白细胞总数和中性粒细胞多有升高，老年体弱者白细胞计数可不增高，但中性粒细胞百分比仍高。胸部 X 线检查通常无助于肺炎病原的确诊，但肺叶实变、空洞形成或较大量胸腔积液多见于细菌性肺炎。病原学检查可资鉴别
支原体肺炎	起初有数天到 1 周的无症状期，继而乏力、头痛、咽痛、肌肉酸痛、咳嗽明显，为发作性干咳，夜间为重，一般中等发热，也可以不发热，可伴有鼻窦和耳部的疼痛。常有咽部和鼓膜的充血，颈部淋巴结肿大，少数有斑丘疹、红斑或唇疱疹。约半数患者可闻及干或湿性啰音	外周血白细胞多正常。胸部影像学变化很大，最常见为支气管周围的肺炎、局限于下叶的片状实变浸润影，可伴有间质性改变，呈多叶段分布。2% ~ 10% 患者可出现少量胸腔积液。血清学试验是主要诊断手段
衣原体肺炎	起初常常为上呼吸道感染如咽痛、声嘶、流涕等，后出现发热、干咳。查体可发现干、湿性啰音	外周血白细胞升高、ESR 及 C - 反应蛋白多升高。胸片无特异性，为单侧下叶肺部的片状和网格浸润影，严重者可出现广泛双侧肺炎，部分患者可出现胸腔积液。血清学试验、微量免疫荧光试验是诊断的重要手段

◎临床路径

社区获得性肺炎临床路径
卫生部临床路径
(2010 - 01 - 10 版)

（一）适用对象

第一诊断为社区获得性肺炎（非重症）（ICD - 10：J15. 901）

（二）诊断依据

根据《临床诊疗指南呼吸病分册》（中华医学会，人民卫生出版社）和《社区获得性肺炎诊断和治疗指南》（中华医学会呼吸病学分会，2006 年）诊断。

1. 咳嗽、咳痰，或原有呼吸道疾病症状加重，并出现脓性痰，伴或不伴胸痛。

2. 发热。

3. 肺实变体征和（或）闻及湿性啰音。

4. 白细胞数量 $>10 \times 10^9/L$ 或 $<4 \times 10^9/L$，伴或不伴细胞核左移。

5. 胸部影像学检查显示片状、斑片状浸润性阴影或间质性改变。

以上 1～4 项中任何 1 项加第 5 项，并除外肺部其他疾病后，可明确临床诊断。

（三）治疗方案的选择

根据《临床诊疗指南呼吸病分册》（中华医学会，人民卫生出版社）和《社区获得性肺炎诊断和治疗指南》（中华医学会呼吸病学分会，2006 年）诊断。

1. 支持、对症治疗。

2. 经验性抗菌治疗。

3. 根据病原学检查及治疗反应调整抗菌治疗用药。

（四）标准住院日为 7～14 天

（五）进入路径标准

1. 第一诊断必须符合 ICD－10：J15. 901 社区获得性肺炎疾病编码。

2. 当患者同时具有其他疾病诊断，但在治疗期间不需要特殊处理也不影响第一诊断的临床路径流程实施时，可以进入路径。

（六）入院后第 1～3 天

1. 必需检查项目

（1）血常规、尿常规、大便常规。

（2）肝肾功能、血糖、电解质、血沉、C－反应蛋白（CRP）、感染性疾病筛查（乙肝、丙肝、梅毒、艾滋病等）。

（3）病原学检查及药敏。

（4）胸部正侧位片、心电图。

2. 根据患者情况进行 血培养、血气分析、胸部 CT、D－二聚体、血氧饱和度、B 超、有创性检查等。

（七）治疗方案与药物选择

（1）评估特定病原体的危险因素，入院后尽快（4～8 小时内）给予抗菌药物。

（2）药物选择：根据《抗菌药物临床应用指导原则》（卫医发〔2004〕285 号）和《社区获得性肺炎诊断和治疗指南》（中华医学会呼吸病学分会，2006 年），结合患者病情合理使用抗菌药物。

（3）初始治疗 2～3 天后进行临床评估，根据患者病情变化调整抗菌药物。

（4）对症支持治疗：退热、止咳化痰、吸氧。

（八）出院标准

1. 症状好转，体温正常超过 72 小时。

2. 影像学提示肺部病灶明显吸收。

（九）变异及原因分析

（1）伴有影响本病治疗效果的合并症，需要进行相关诊断和治疗，导致住院时间延长。

（2）病情较重，符合重症肺炎标准，转入相应路径。

（3）常规治疗无效或加重，转入相应路径。

治疗

◎治疗目标

对于纳入法定传染病的病毒性肺炎疑似或确诊患者应尽早隔离治疗。对确诊病例进行有针对性的抗病毒治疗，缓解症状，防治并发症，提高治愈率，降低病死率。

◎治疗细则

目前对病毒性肺炎尚缺少特异性治疗，治疗以对症为主，卧床休息，居室保持空气流通，注意隔离消毒，预防交叉感染。给予足量维生素与蛋白质，多饮水及少量多次进软食，酌情静脉输液及吸氧；保持呼吸道通畅，及时消除呼吸道分泌物。

1. 流感病毒肺炎 盐酸金刚烷胺可防止流感病毒进入细胞内，在起病的 48 小时内给药，可以减轻症状，缩短病程，成人剂量为 100～200mg，分 2 次服用。1～9 岁儿童的剂量为 4.4～8.8mg/kg，分 2 次口服，疗程 5～7 天。也可以选用金刚乙胺，这两种药物在流行性感冒的早期使用有效，晚期使用没有疗效，口服利巴韦林对流感病毒无效，雾化吸入有效。奥司他韦能特异性抑制甲型和乙型流感病毒的神经氨酸酶活性，抑制流感病毒的复制，减轻病情，缩短病程。该药具有高度的特异性，对其他病毒、细菌和人类的神经氨酸酶没有抑制作用，可用于流感的治疗和预防，起病后越早服用效果越好，治疗流感时应在出现流感症状 2 日内给药，剂量为 75mg，每日 2 次，服用 5 日。预防流感的推荐剂量为 75mg，每日 1 次，至少服用 7 天。

2. 呼吸道合胞病毒（RSV）肺炎 下呼吸道感染者应常规给予氧疗，支气管扩张剂和皮质激素的应用尚有争议，现已证实利巴韦林对于 RSV 感染临床有效，利巴韦林持续雾化吸入能改善患儿的临床情况和氧合状况，缩短排毒时间，推荐利巴韦林每天持续雾化吸入 12~18 小时，应用 3~7 天。

3. 副流感病毒肺炎 目前尚无特效的抗副流感病毒感染的药物，临床治疗以对症治疗和支持治疗为主，要注意预防和治疗继发性细菌感染。

4. 麻疹病毒肺炎 目前尚无有效的抗病毒药物，治疗上以对症、支持治疗为主，麻疹病毒肺炎时可适当选用抗菌药物预防细菌感染，当合并细菌性肺炎时，应尽可能做出病原性诊断，针对致病菌选用敏感的抗菌药物治疗。

5. 水痘－带状疱疹病毒肺炎 阿昔洛韦对原发水痘肺炎有效，10mg/kg（或 500mg/m²）静脉注射，每 8 小时 1 次，至少用 5~7 天。肾功能不全时要根据肾功能调整剂量。孕妇和严重免疫功能低下者，因死亡率高要积极治疗。

6. 单纯疱疹病毒肺炎 阿昔洛韦和阿糖腺苷对单纯疱疹病毒感染有效，首选阿昔洛韦。免疫缺陷者单纯疱疹病毒感染时，阿昔洛韦剂量为 5mg/kg，静脉注射，每 8 小时 1 次，或 400mg 口服，每日 5 次，并根据肾功能调整剂量，疗程至少 7 天。骨髓移植或肾移植时预防性使用阿昔洛韦可显著降低单纯疱疹病毒感染的发生率，骨髓移植时阿昔洛韦的剂量为 250mg/m²，静脉注射，每 8 小时 1 次，疗程为 18 天；肾移植时阿昔洛韦的剂量为 200mg 口服，每 8 小时 1 次，疗程为 20 天。

7. 巨细胞病毒肺炎 更昔洛韦对巨细胞病毒视网膜炎和艾滋病、肾移植患者的肺炎有效，对骨髓移植患者肺炎的疗效差，需联合注射免疫球蛋白。更昔洛韦 5mg/kg，每 12 小时 1 次，连用 2 周，此后改为每日 1 次，连用 30 天。巨细胞病毒免疫球蛋白 0.4g/kg，第 1、2、7 天静脉注射；0.2g/kg，第 14、21 天静脉注射；或普通免疫球蛋白 0.5g/kg，隔日 1 次，连用 10 天。此后再应用更昔洛韦期间每周 1 次，病死率从约 90% 降至 30%~50%。膦甲酸钠对视网膜炎有效，对肺炎的疗效还不肯定。

8. 腺病毒肺炎 目前尚无有效的抗腺病毒药物，以对症、支持治疗为主。

◎治疗进展

目前对于激素、免疫调节剂以及蛋白酶抑制剂治疗病毒性肺炎研究较多，但剂量、疗程以及临床效果在各研究中差异较大。激素可能对汉坦病毒、流感病毒以及带状疱疹病毒的治疗有益，但在缺乏有效抗病毒治疗的早期大剂量使用激素可能适得其反。有静脉联合应用利巴韦林和免疫球蛋白成功治疗人类偏肺病毒（hMPV）肺炎的报道。152 例 SARS 患者的治疗中，利巴韦林联合蛋白酶抑制剂（洛匹那韦/利托那韦）可以显著降低其病毒载量。接种流感疫苗是减少流感发病率和病死率的重要方法。接种疫苗与当前流行病毒株抗原匹配较好时，可减少 30%～50% 的住院率。一项近 30 万例老年 CAP 研究显示，相对于未免疫人群，接种三价灭活病毒疫苗后，因流感病毒性肺炎、心脏病、卒中住院病例的病死率降低 48%～50%。虽病毒活疫苗在儿童和 < 49 岁成年人被证实有效，但尚无老年人群的研究结果。除流感疫苗外，至今尚无其他疫苗被批准用于预防呼吸道病毒感染。有报道在 RSV 流行期间，予以 RSV 单抗（帕利珠）可成功预防高危新生儿的严重 RSV 感染。南非的一项研究显示肺炎球菌疫苗能够预防 1/3 的病毒性肺炎发生。病毒在肺炎中的作用机制仍在紧密研究中，将进一步指导抗病毒治疗和疫苗的研究应用。

◎护理与照顾

1. 心理护理 患者易产生焦虑、烦躁、紧张或忧郁等心理问题，需重点判断重症肺炎出现休克时的精神症状与因病情引起的心理问题，应区别对待，以防延误病情的诊治与抢救。护理人员对患者态度亲切，消除患者烦躁、焦虑、恐惧的情绪。对患者提出的问题要尽量给予解释，每日多巡视病房，建立良好的护患关系，帮助患者树立战胜疾病的信心。

2. 病情观察 肺炎发病的不同阶段，症状程度有所不同，应严密观察生命体征的变化，定时测量患者的体温、脉搏、呼吸、尿量并做好记录。观察痰液颜色、症状和量，注意患者的神志及面色变化，掌握患者病情进展程度，及时发现病情变化，如发热、胸痛、咳嗽、呼吸困难、肌肉痛、恶心、呕吐、食欲不振等。尤其当发热患者出现血压下降、呼吸增快及末梢循环障碍时，要格外重视生命体征的评估，以防休克发生。发现情况及时与医生联系，注意观察有无并发症的发生。

3. 饮食指导 根据患者病情给予高热量、高蛋白质、高维生素、易消化的流质或半流质饮食，如鸡蛋羹、青菜汤、鱼汤等，少食多餐，尽量给患者提供良好的进餐环境并鼓励其进食以补充营养，增强抵抗力，改善营养状态。鼓励患者足量饮水，每天摄入液体量 1～2L，注意出入量平衡，防止高热后人体汗液丢失过多。

4. 注重基础护理 患者体质弱，抵抗力差，行动不便，协助患者采取合适体位以利于患者治疗和休息。急性期应卧床休息，经常开窗通风，保持病室空气新鲜、温湿度适宜，以创造清洁、舒适的环境。

5. 用药护理 患者入院后，使用有效抗感染药物，应注意药物的疗效、不良反应、药物浓度、配伍禁忌和用药间隔时间。一旦出现异常情况，及时与医生沟通并做相应处理；严格控制输液速度，保护心肾功能，防止肺水肿及心衰。药物治疗 2～3d 后注意观察用药效果，及时向医生反映患者情况以预防潜在并发症的发生。

6. 对症护理 根据患者出现的症状，确实做好对症护理，以防潜在并发症的发生。①密切监测体温的变化，患者高热时，体温过高应先采取物理降温，如疗效差可遵医嘱选用适当的退热剂降温；②保持呼吸道畅通，鼓励和协助患者有效咳嗽。

随访

◎随访要点

（1）体温是否正常。

（2）有无呼吸困难，咳嗽、咳痰等呼吸道症状。

（3）饮食、睡眠等情况。

（4）基础病的情况。

（5）服药情况。

（6）是否需要复诊。

◎预后

免疫功能正常患者的病毒性肺炎多数预后良好，但重症患者可导致死亡。恶性肿瘤、器官移植、艾滋病等免疫功能低下患者的病毒性肺炎常危及生命。另外，SARS 冠状病毒所致的传染性非典型肺炎、高致病性人禽流感病毒（H5N1、H7N9 等）肺炎病死率亦较高。

◎患者教育

在患者入院时便制订详细的健康教育计划，贯穿整个治疗过程中。

1. 住院期间的健康教育

（1）病因宣教：讲解疾病的相关知识，注意使用通俗易懂的语言，避免过多使用医学术语。

（2）环境要求：每天充分的通风换气，控制室内温度及湿度，限制探视人员，避免交叉感染。

（3）保持呼吸道通畅：指导患者有效咳嗽方法，有痰液及时吐出，避免呼吸道堵塞。卧床患者可定期翻身拍背有助排痰，或使用振动排痰机，昏迷患者可定时机械吸痰。

（4）饮食护理：可给清淡、富营养、易消化的饮食，同时也要保证供应一定量的蛋白质，少量多餐，如可吃些鱼、蛋、虾等。多喝水，适当增加新鲜果蔬摄入量。

（5）按时服药，增加依从性。

2. 出院指导

（1）注意天气变化，及时增减衣物，避免受凉、淋雨、吸烟、酗酒，防止过度疲劳，有皮肤痛、疖、伤口感染、毛囊炎、蜂窝织炎时应及时就诊。

（2）注意休息，劳逸结合，生活有规律，参加体育锻炼，防止感冒。

（3）每日开窗通风，保持室内空气新鲜，通风时注意保暖，避免着凉。

（4）饮食：进食高蛋白、高热量、高维生素、易消化的饮食，补充机体消耗防止继发感染。足量饮水，每天 2000～3000ml。

（5）咳嗽咳痰时，尽量将痰液咳出，咳痰后漱口。

第15章 肺真菌病——肺念珠菌病 《《《

◎概况

　　肺念珠菌病（pulmonary candidiasis）又称支气管肺念珠菌病（bronchopulmonary candidiasis）。是由白念珠菌或其他念珠菌所引起的急性、亚急性或慢性下呼吸道真菌病。念珠菌有黏附黏膜组织的特性，其中白念珠菌对组织的黏附力尤强，故其致病力较其他念珠菌更强。念珠菌被吞噬后，在吞噬细胞内仍可长出芽冠，穿破细胞膜并损伤吞噬细胞。念珠菌尚可产生致病性强的水溶性毒素，引起休克。近年非白念珠菌（如热带念珠菌、光滑念珠菌、克柔念珠菌等）感染有升高的趋势，可能与抗真菌药广泛应用有关。肺念珠菌感染可以是由病原菌直接侵袭导致的肺部原发感染，也可以是由念珠菌血症血行播散至肺部导致的肺内继发性感染，后者是侵袭性念珠菌病（invasive candidiasis, IC）在肺内的表现。

基础

◎定义

　　肺念珠菌病（pulmonary candidiasis）或称念珠菌肺炎（candida pneumonia）是由念珠菌引起的急性、亚急性或慢性肺部感染。由于解剖上的密切相连和临床表现相似，也常包括支气管念珠菌病，统称支气管肺念珠菌病（bronchopulmonary candidiasis）。

◎流行病学

　　念珠菌广泛存在自然界的土壤、医院环境、各种用品的表面及水果、奶制品等食品上，亦可寄生于人的皮肤、口腔、胃肠道和阴道等处。大多数为内源性感染，亦可外源性感染，念珠菌感染不分地区和种族，任何年龄组包括胎儿均可感染。一般认为本病比较少见，但自HIV（AIDS）流行以来，本病明显增加。美国CDC统计，1989～1991年间在HIV（AIDS）患者支气管肺念珠患病率为2.4%（4920/206392）。在白血病患者的深部真菌感染包括支气管肺感染中，白色念珠菌约占 50%。

◎病因

　　肺念珠菌病患者通常都存在危险因素，涉及面广泛，最常见的高危因素可以分为两大类，宿主因素和医源性因素。宿主因素包括高龄、以往念珠菌定植（> 1 个部位），烧伤或严重创伤，合并恶性肿瘤、糖尿病等基础疾病，重症胰腺炎，病情重如 APACHE II 评分 >10，营养不良，胃酸抑制，中性粒细胞缺乏，既往曾发生过侵袭性念珠菌病等；医源性因素包括入住 ICU，长期大量使用广谱抗菌药物、中心静脉导管等各种留置导管的使用、胃肠外营养治疗、机械通气（> 48 小时）、腹部外科或心脏外科手术、假体植入以及接受免疫抑制剂治疗（包括肾上腺糖皮质激素、化疗药物和免疫调节剂等）等。目前已经认识到，上述大多数危险因素都是医院环境或 ICU 环境中常见的干扰因素，单个来看对确定侵袭性念珠菌病风险帮助并不大，而将其作为一个连续整体来看非常重要，当同时存在 2 种或以上危险因素时，感染的可能性成指数增加。将上述危险因素归类，可以发现主要是由于各种原因导致人体黏膜屏障的破坏（尤其是皮肤、消化道屏障的破坏和留置导管引起的屏障破坏）；广谱抗菌药物使用引起的菌群失调（杀灭了抑制念珠菌的细菌）；既往曾发生过侵袭性念珠菌病或（和）存在念珠菌定植；基础疾病或药物等各种治疗导致的免疫抑制。

◎病理剖析

　　支气管肺部念珠菌病的感染途径主要为吸入（原发），即定植于口腔和上呼吸道的念珠菌在机体防御机制削弱时吸至下呼吸道和肺泡所致。念珠菌入侵组织后转为菌丝型，大量繁殖，菌丝念珠菌有抗吞噬能力，引起白细胞浸润为主的急性炎症反应，形成溃疡、多发性微小脓肿和组织坏死。慢性感染则以肉芽肿病变和纤维组织增生为主。血源播散型则是菌丝和酵母向血管内侵入，引起双肺弥漫性损害，典型表现为坏死的肺组织和大量繁殖的念珠菌组成的出血性结节。

◎病理生理

　　白色念珠菌寄殖于人的口腔、咽喉、上呼吸道、阴道及肠道黏膜，一般不致病。当患有严重的慢性疾病或长期应用广谱抗菌药物、激素或免疫抑制剂等致机体抵抗力降低时，病原体侵入支气管或肺引起疾病，故本病多为继发性感染。念珠菌入侵支气管肺组织后由酵母相转为菌丝相，毒性增强，大量生长繁殖，并夹

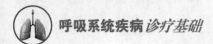

杂有芽生孢子，引起以多核细胞浸润为主的急性炎症反应或伴多发性小脓肿形成。慢性感染则出现纤维组织增生和肉芽肿病变。

◎ 分类分型

1. 根据病变部位分为

（1）支气管炎型：表现为阵发性刺激性咳嗽，咳多量似白泡沫塑料状稀痰，偶带血丝，随病情进展，痰稠如糨糊状。憋喘、气短，尤以夜间为甚。乏力、盗汗，多无发热。X 线影像仅示两肺中下野纹理增粗。

（2）肺炎型：现为畏寒、高热，咳白色泡沫黏痰，有酵臭味，痰或呈胶胨状，有时咯血，临床酷似急性细菌性肺炎。胸部 X 线检查显示双下肺纹理增多，有纤维条索影，伴散在的大小不等、形状不一的结节状阴影，呈支气管肺炎表现或融合的均匀大片浸润，自肺门向周边扩展，可形成空洞。多为双肺或多肺叶病变，但肺尖较少受累。偶可并发胸膜炎。

2. 根据感染途径分为

（1）原发（吸入）性念珠菌肺炎：指发生并局限于肺部的侵袭性念珠菌感染；部分患者亦可发生血性播散。

（2）继发性念珠菌肺炎：指念珠菌血流感染血行播散引起的肺部病变。

（3）其他类型：如过敏性、肺念珠菌球和念珠菌肺空洞等特殊类型。

◎ 预防

预防的肺部念珠菌病主要措施：

1. 勿滥用广谱抗菌药物。

2. 长期应用抗菌药物、糖皮质激素及免疫抑制药者，应定期查粪、尿、痰等，并仔细做体格检查，必要时定期做胸部 X 线检查。

3. 对必须长期应用抗菌药物及糖皮质激素者，可间歇预防性地给予抗真菌药物，如制霉菌素、酮康唑、氟康唑。

4. 医护人员接触患者前后应洗手，避免交叉感染。

◎ 筛检

1. 病原学检查

（1）咽拭子、痰液、支气管肺泡灌洗液、胸腔积液、血液等直接涂片镜检或做革兰染色、Giemsa 染色或 PAS 染色，标本中发现芽生孢子及假菌丝和菌丝有诊断价值。

（2）因正常人咽喉部可带菌，痰培养 3 次以上阳性才有一定的诊断意义。

（3）经纤支镜保护性毛刷（PSB）采样培养较为可靠。由于菌血症持续时间短，故血培养阳性率较低。

2. 组织病理学检查　纤支镜活检或经皮肺活检，组织病理学检查有念珠菌菌丝侵入证据可以确定诊断。

诊断

◎问诊与查体

1. 临床症状　肺念珠菌病的临床表现无特异性。

（1）全身表现：主要表现为原因不明的发热，抗菌治疗无效或者症状好转后再次出现发热。可有鹅口疮、皮疹、肌肉酸痛，伴有念珠菌血症时可出现肝、脾多发性小脓肿、脉络膜视网膜炎、肝功能异常、不明原因的神志障碍以及低血压、休克等。

（2）肺部症状：支气管炎型症状较轻，可有咳嗽，咳少量白黏痰；肺炎型的临床症状取决于发病过程（原发性或继发性）、宿主状态和肺炎的范围等，多呈急性肺炎或伴脓毒症表现，咳嗽，痰少而黏稠或呈黏液胶质样或痰中带血，不易咳出，可伴有呼吸困难、胸痛等。过敏型肺念珠菌病类似于过敏性鼻炎或哮喘的表现，出现频发流涕、喷嚏、胸闷、气喘等。

2. 体征　体征往往较少，部分患者口咽部可见鹅口疮或散在白膜，肺部可闻及干湿性啰音，重症患者可出现口唇发绀。过敏性肺念珠菌病的体征类似于过敏性鼻炎或哮喘，有鼻腔黏膜苍白，肺部可闻及哮鸣音。

◎疾病演变

肺部的天然防御机制在一定程度上能抵抗念珠菌属真菌对肺组织的侵袭，即使在接受机械通气治疗的重症患者中气道分泌物念珠菌培养阳性也可能仅仅是念珠菌定植而非感染。肺念珠菌病的感染途径有两种，一是吸入途径，即定植于口腔和上呼吸道的念珠菌在机体的防御机制削弱时吸入至下呼吸道和肺泡，导致原发性支气管肺念珠菌病；二是通过血液途径引起深部组织器官的侵袭性感染，感染肺组织即为继发性肺念珠菌病。人体对念珠菌的防御功能需要有完整的免疫系统，特别是中性粒细胞。中性粒细胞首先对念珠菌入侵作出反应，接着是吞噬细胞浸润和肉芽肿形成。当机体免疫功能低下时，念珠菌可在局部大量生长繁殖，由酵母相转为菌丝相，毒力增强，导致感染，甚至导致播散性念珠菌病。

◎辅助检查

（一）影像学表现

念珠菌病的影像表现多重多样，无特异性。支气管炎型表现为肺纹理增粗而模糊，可伴有肺门淋巴结增大；肺炎型可以见两侧中下肺斑点状、不规则片状或融合成广泛的实变阴影，也可以表现为慢性孤立性或多发性结节病灶。肺尖部病变少见，偶尔有空洞或胸腔积液，可伴有肺门淋巴结增大。继发性念珠菌肺炎胸部 X 线检查可以阴性，特别是使用免疫抑制剂的患者；少数患者影像学表现为肺间质性病变，亦可呈粟粒状阴影或趋于融合，胸部 CT 检查可以提高阳性率，但同样没有特异性。与曲霉菌相比，肺念珠菌病实变影较多见，而肺曲霉病的空洞更多见，需要引起临床医生的注意。

（二）病原学检查

1. 痰或体液真菌培养　上气道念珠菌定植常见，气道分泌物包括痰和支气管肺泡灌洗液（BALF）培养阳性不能作为肺部侵袭性感染的证据，根据欧洲癌症研究和治疗组织/侵袭性真菌感染协作组和美国真菌病研究组（EORTC/MSG）指南，痰和 BALF 中丝状真菌和隐球菌镜检和培养阳性可以作为感染的微生物学证据，而念珠菌培养阳性（无论 3 次还是更多次）不能诊断为感染。但在临床上，如果患者存在明显的高危因素，有肺部感染的临床表现又不能用其他病原菌感染解释，血清真菌感染标志物（如 G 试验）阳性，此时痰培养念珠菌为唯一病原体且为反复培养阳性或为纯培养，可以作为针对念珠菌诊断性或经验性治疗的依据，至少提醒临床医生应提高警惕，特别是除肺外还有其他部位也分离到念珠菌时。此外，怀疑念珠菌肺炎的患者在呼吸道标本检测的同时应做血液真菌培养，如血培养分离出念珠菌，且与呼吸道分泌物培养结果相一致，有助于念珠菌血症继发肺念珠菌病或肺炎合并念珠菌血症的诊断。所以对呼吸道分泌物念珠菌培养结果要结合临床综合评价。

与气道分泌物培养结果类似，对开放器官系统的标本如咽拭子、胃液、尿液、大便（或肛门拭子）等，都是 ICU 等重症患者最常用的真菌培养标本，即使培养阳性也难以区分是定植还是感染，只能供临床参考，但如多部位标本连续培养阳性时应提高警惕，其意义必须结合危险因素、临床表现、相关辅助检查等综合判断。

2. 组织病理学检查　是诊断肺念珠菌病的金标准。但在临床实际工作中，由于与肺曲霉、毛霉病等相比较，肺念珠菌病的临床表现可能相对较轻，病程相对较短，有部分病例可能仅表现为支气管肺炎，可选择的有效治疗药物较多，所需疗程也较短。在这种情况下，临床医生多选择经验性抗真菌治疗，而较少采用有创伤的手段进行活检来确定诊断，以上因素可能是导致肺念珠菌病确诊率低的主要原因。应积极提倡更广泛地开展经皮肺穿刺活检或经支气管镜黏膜活检和肺活检，直接取得肺组织标本做病理学检查和特殊染色，以明确是否为肺念珠菌病。肺组织标本分离培养念珠菌阳性者应鉴定至种，有利于针对性治疗。

3. 血清标志物检查　主要有 1，3 - β - D - 葡聚糖，甘露聚糖，烯醇化酶和念珠菌热敏抗原，目前国内临床仅开展了 1，3 - β - D - 葡聚糖检测，其他抗原的检测方法临床应用较少，需更多的循证医学证据来明确其诊断价值。

（1）1，3 - β - D - 葡聚糖（G 试验）：1，3 - β - D 葡聚糖是除接合菌外的真菌细胞壁抗原，其含量在浅部真菌感染时不升高，当出现侵袭性真菌感染时 β - 葡聚糖迅速释放入血，感染控制后其含量很快下降。深部真菌感染者血清 G 试验阳性率高于真菌培养和抗体检测，可以作为早期临床诊断肺部真菌感染的微生物学依据，这是目前临床实际可以应用的与念珠菌感染相关的血清学指标。其缺点是只能初步确定有无侵袭性真菌感染，不能确定是何种真菌（不能区分曲霉和念珠菌），故还需结合微生物直接镜检或培养鉴定到属和种。在长期血液透析的患者，如果透析膜中含有葡聚糖成分可能出现假阳性；某些肿瘤患者接受香菇多糖等免疫调节多糖辅助治疗时，也可影响检测结果。建议在临床实践中采取连续动态检测，据以制订相应的治疗方案及对治疗效果作出判断。

（2）甘露聚糖：甘露聚糖是酵母菌的细胞壁成分之一，尤其在念珠菌菌丝形成早期出芽管中含量很高。致病性酵母菌主要有念珠菌和隐球菌，因为隐球菌的厚荚膜使细胞壁中的甘露聚糖难以释放入血，不易测出，所以血浆中的甘露聚糖抗原只与侵袭性念珠菌感染高度相关，可以作为念珠菌感染的特异性诊断指标。根据糖苷键的连接不同，甘露聚糖可以分为 α - 甘露聚糖和 β - 甘露聚糖。甘露聚糖和抗甘露聚糖抗体联合检测可以提高诊断侵袭性念珠菌的可靠性。

（3）烯醇化酶抗原：念珠菌属的特异性抗原，目前研究较成熟的是分子量 48kD 的烯醇化酶，其血中含量升高提示有侵袭性念珠菌病。

（4）念珠菌热敏抗原：念珠菌的细胞成分之一，对热不稳定。侵袭性念珠菌感染时血浆浓度升高，而定植者不升高，能反映出治疗效果，用于监测病情变化和疗效。

4. PCR　普通 PCR 方法易污染，假阳性率高，无法区别念珠菌定植还是感染。目前研究较多的实时 PCR（real - time PCR）技术，能对念珠菌精确鉴定至种，并能够定量检测，速度快而污染机会少。但 PCR 方法由于敏感性过高，容易出现假阳性，且检测方法尚未标准化，目前尚未被接受用作侵袭性念珠菌病的诊断依据。

◎并发症

可有鹅口疮、皮疹、肌肉酸痛，伴有念珠菌血症时可出现肝、脾多发性小脓肿、脉络膜视网膜炎、肝功能异常、不明原因的神志障碍以及低血压、休克等。

◎诊断标准

1. 确诊　必须具备以下三项之一：①肺组织病理检查，病变组织内可见念珠菌孢子和菌丝，菌丝可侵入组织深层及血管。病变周围有急慢性炎症细胞浸润；②血念珠菌培养阳性同时出现新的肺部炎症表现，临床上不能用细菌性肺炎等其他感染解释，痰或支气管分泌物多次连续培养出与血培养相同种属的念珠菌；③经支气管镜黏膜活检见组织内有念珠菌孢子和菌丝，周围有急慢性炎症细胞浸润。

2. 临床诊断　至少符合 1 项前述宿主因素，同时有肺部感染的症状和体征，影像学出现新的肺部浸润影，经积极的正规抗菌治疗无效。血液标本真菌细胞壁成分 1，3 – β – D – 葡聚糖抗原（G 试验）连续 2 次阳性。3 次以上痰或气道分泌物培养出同一种念珠菌。

注：以念珠菌肺炎疑似病例为例，其诊断需具备以下各项：①宿主因素 1 项；②有感染性肺炎的临床表现，影像学检查有新出现的局灶性或弥漫性支气管肺炎（口咽部或支气管树下行感染）或细小结节状或弥漫性浸润影（血行播散）；③可排除细菌等其他病原微生物所致肺炎；④合格的痰或支气管分泌物标本反复显微镜检酵母假菌丝或菌丝阳性，以及真菌培养 3 次或以上为同一种念珠菌生长（血行播散除外）；⑤血清 1，3 – β – D – 葡聚糖抗原检测（G 试验）连续 2 次阳性。

3. 拟诊　至少符合 1 项前述宿主因素，同时有肺部感染的症状和体征，影像学出现新的肺部浸润影，经积极的抗菌治疗无效。

◎诊断程序

经环甲膜穿刺吸引或经纤支镜通过防污染毛刷采取的下呼吸道分泌物、肺组织、胸腔积液、血、尿或脑脊液直接涂片或培养出念珠菌，即可确诊。痰液直接涂片或培养出念珠菌并不能诊断为真菌病，因约有 10% ~20% 的正常人痰中可找到白色念珠菌。若有 3% 过氧化氢溶液含漱 3 次，从深部咳出的痰连续 3 次培养出同一菌种的念珠菌，则有诊断参考价值。

两肺纹理增深，或呈弥漫性小片状或斑点状阴影，部分可融合成大片致密影，边缘模糊，形态多变，发展迅速。病变大多位于中下肺野。部分病例伴胸膜改变。慢性病变呈纤维条索状阴影和代偿性肺气肿。

诊断依据：

1. 咳嗽、咳白色黏液痰或脓痰、咯血、气急等。

2. 检查口腔、咽部可见覆盖点状白膜，肺部可闻干、湿性啰音。

3. 胸片可见小片状或斑点状阴影，部分可融合。

4. 痰连续 3 次培养出同一菌种念珠菌或直接镜检发现大量假菌丝或菌丝和成群芽孢。

5. 环甲膜穿刺吸引或纤支镜取下呼吸道分泌物、肺组织、胸腔积液或脑脊液等培养出念珠菌或直接涂片发现大量芽孢和假菌丝。

◎鉴别诊断

1. **其他病原体引起的肺炎**　肺念珠菌病须与其他病原体引起的肺炎相鉴别，最常见的是细菌，其中三分之一为混合感染。还可见其他真菌（如曲霉、奴卡菌）、结核菌、支原体、病毒或原虫等病原体引起的肺实质炎症。

2. **肺不张**　多为肿瘤或痰栓阻塞或肿瘤、肿大淋巴结压迫支气管腔所致。肺不张发生缓慢或其面积小时症状不明显。痰栓阻塞的患者通常发病急，突发胸闷、气急、呼吸困难。合并感染时也可出现咳嗽、脓痰、发热、咯血等症状，与肺炎相似。X 线表现肺部密度增高，体积缩小，纵隔向患侧移位的典型表现，同时也可见原发肿瘤的占位病灶。支气管镜检查对明确肺不张病因有较大的诊断价值。

3. **心衰和肺水肿**　患者大多有高血压、冠心病、风湿性心脏病的病史。突发严重呼吸困难、端坐、发绀、大汗、咳出粉红色泡沫痰，两肺闻及广泛的湿啰音和哮鸣音，左心界扩大、心率增快、心尖部可闻及奔马律。X 线检查心界增大，肺门呈蝴蝶状、两肺大片融合的阴影。及时采用强心、利尿、扩血管等积极治疗能快速缓解症状。

4. **肺血栓栓塞症**　患者常有血栓性静脉炎、心肺疾病、外伤、腹部或骨科手术、长期卧床和肿瘤等病史，具有深静脉血栓形成的高危因素。患者如突发剧烈胸痛、咯血、呼吸困难、神志不清时应高度怀疑肺血栓栓塞。X 线胸片示区域性肺纹理减少，典型改变出现尖端指向肺门的楔形阴影。动脉血气分析见低氧血症和低碳酸血症。D-二聚体、CT 肺动脉造影、放射性核素肺通气/灌注扫描和

MRI 等检查有助于诊断。

治疗

◎治疗目标

通过有效的抗真菌治疗达到治愈的目的。

◎治疗细则

1. 原发性肺念珠菌病 ①病情稳定者给予氟康唑 400mg，1 次/d，静脉滴注，病情改善后改为口服。亦可使用伊曲康唑（200mg，2/d，第 1、2 天，以后 200mg/d），静脉滴注。曾经应用三唑类预防治疗的患者可以选择棘白菌素类，如卡泊芬净（首剂 70mg，以后 50mg/d）或者米卡芬净（100mg/d），静脉滴注。②病情不稳定或中性粒细胞缺乏者给予棘白菌素类（卡泊芬净或米卡芬净），静脉滴注。亦可使用伏立康唑，开始 6mg/（kg·d），以后 4mg/（kg·d）或伊曲康唑静脉滴注。③耐氟康唑非白念珠菌感染患者选用两性霉素 B（除外季也蒙念珠菌及葡萄牙念珠菌）、伏立康唑、棘白菌素类。

2. 继发性念珠菌肺炎（包括原发性肺念珠菌病血行播散者） 有深静脉导管者应拔除导管，抗真菌治疗按病情处理：①病情稳定者给予氟康唑 400mg，1 次/d，静脉滴注；曾接受过三唑类（氟康唑、伊曲康唑）预防性用药者可选择棘白菌素类，如卡泊芬净（首剂 70mg，以后 50mg/d）或者米卡芬净 50（白色念珠菌）～100mg（非白色念珠菌）静脉滴注；或两性霉素 0.6mg/kg，1 次/d，总剂量为 5～7mg/kg 或含脂两性霉素 B。②对于病情不稳定或中性粒细胞缺乏者，一种方法是给予两性霉素 B 0.8～1mg/（kg·d）（或相当剂量的含酯质制剂），或联合 5－氟胞嘧啶 25.0～37.5mg/kg，1 次/6h，口服或静脉滴注；在血培养转阴性、症状体征改善或消失、中性粒细胞恢复正常水平后改为氟康唑 400mg，1 次/d，口服 14d。另一种方法是给予氟康唑 800mg/d＋两性霉素 B 0.7～1mg/（kg·d）（或相当剂量的含酯质制剂）5～6d 后，改为氟康唑 400mg/d 口服。第 3 种方法是给予伊曲康唑、伏立康唑或棘白菌素类。

3. 慢性、孤立性肺念珠菌球型病变 往往抗真菌药物治疗效果不佳，如全身状况能耐受手术者，可考虑手术治疗。

4. 过敏性肺念珠菌病 主要给予对症治疗，抗真菌药物治疗价值尚不确定，可以试用糖皮质激素治疗。

◎治疗程序

1. 确诊肺念珠菌病的患者应尽快进行抗真菌治疗 对于存在肺念珠菌病危险因素，临床有不明原因发热和肺部出现新的浸润阴影的重症患者，无论有无病原学依据，应考虑经验性抗真菌治疗，特别是合并血流动力学不稳定者更应采取积极的抗真菌治疗。何时开始治疗取决于对危险因素的临床评价、侵袭性念珠菌病的血清标志物检测和非无菌部位真菌培养结果等综合分析，分别按照确诊（靶向治疗）、临床诊断（先发治疗）和拟诊（经验性治疗）采取不同等级的治疗措施。

2. 非中性粒细胞减少患者的治疗原则 ①首选氟康唑或棘白菌素类药物；②对于已使用过三唑类药物的中重度患者或光滑念珠菌或克柔念珠菌感染的高危患者首选棘白菌素类药物；③如果对上述药物不能耐受或不能获取这些药物者可选用两性霉素 B，包括两性霉素 B 脱氧胆酸盐（AmB – d）及其三种含脂剂型 LFAmB（ABLC、ABCD 和 L – AmB）；④对于合并念珠菌血症的患者强烈建议拔除静脉导管。

3. 中性粒细胞减少患者的治疗原则 ①首选棘白菌素类或伏立康唑；② AmB – d 有效，但其毒性反应发生的风险高于 LFAmB；③没有使用过唑类者也可选用氟康唑或者伊曲康唑；④建议在持续发热 4 天经抗菌药物治疗无效，又能排除病毒感染和非感染因素所致时开始经验性抗真菌治疗，且应覆盖霉菌（曲霉或毛霉）；⑤血清学诊断试验和胸部 CT 检查有助于诊断；⑥已接受三唑类药物预防性治疗的患者不推荐再使用三唑类药物的经验性治疗；⑦对于合并念珠菌血症的患者应尽可能拔除静脉导管。

4. 氟康唑的地位 多中心调查结果表明氟康唑仍然是我国治疗肺念珠菌病的主要敏感药物之一，需要选择恰当的治疗剂量。2007 年我国专家共识推荐氟康唑剂量 400mg/d，但是近年来国外多项研究显示增加氟康唑剂量可以提高治疗剂量依赖性敏感（SDD）念珠菌感染的临床有效率。所以 2009 年 IDSA 指南在疑似念珠菌病的经验性抗真菌治疗时推荐氟康唑剂量首日 800mg（12mg/kg），以后每日 400mg（6mg/kg），此治疗方案可供参考。

5. 联合用药问题 对高度怀疑肺念珠菌病且病情严重的患者是否可以采用不同作用机制的抗真菌药物联合治疗，目前尚缺乏公认的意见和循证医学证据。

◎治疗进展

近年来 AmB + 氟康唑，LAmB + 氟康唑、唑类 + 5 – FC 等应用渐多。

◎护理与照顾

1. 饮食上应注意清淡，多以菜粥、面条汤等容易消化吸收的食物为佳。

2. 可多食新鲜的水果和蔬菜，以保证维生素的摄入量。

3. 给予流质或半流质的食物，如各种粥类、米汤等。

4. 治疗应首先去除诱因及治疗原发病，增强机体免疫功能。同时选用抗真菌药物。顽固病例可辅以免疫疗法如菌苗注射或左旋咪唑及转移因子。

5. 平时要增强免疫力，预防感冒，禁辛辣食物，注意休息。

随访

◎随访要点

真菌治疗疗程：

1. 应持续至症状消失。

2. 支气管分泌物真菌培养连续 2 次阴性。

3. 肺部病灶大部分吸收、空洞闭合。

◎患者教育

1. 积极治疗易诱发本病的原发疾病，如糖尿病、恶性肿瘤及其他慢性消耗性疾病。

2. 合理应用抗菌药物、皮质激素及免疫抑制剂等，需长期应用者应严密观察发生各种念珠菌病的征兆，并予以及时处理。

3. 皮肤皱褶部位，尤其是肥胖多汗者应保持清洁干燥；注意口腔及外阴部位清洁卫生。

4. 保持良好的生活习惯。

第 16 章　肺真菌病——肺曲霉菌病 《《《

◎概况

肺曲霉菌病是由曲霉属感染或吸入曲霉属抗原所引起的一组急、慢性疾病，大多数是在原有肺部疾患的基础上或因长期使用抗菌药物和激素，人体免疫低下而引起的感染，临床上包括过敏反应性的曲霉病、寄生性曲霉病，侵袭性肺曲霉病。主要表现为：咳嗽、咳痰、发热、咯血。诊断分为拟诊、临床诊断及确诊，确诊需病理活检组织中发现曲霉菌，治疗上应注意治疗原发病和增强机体免疫力，并根据不同类型及病情选择不同的治疗方案。

◎定义

肺曲霉菌病是指肺曲霉菌属霉菌侵入人体呼吸道，并在其中生长繁殖，在吸入量大或者人体免疫功能损害时萌发菌丝，引起支气管和肺的组织损害、炎症反应、肺功能障碍及急、慢性病理改变及病理生理的过程；曲霉菌广泛分布于有机质坏死物、发霉谷物、饲料、水、土壤及家具中，引起人类感染的约有 40 种曲霉菌，引起肺曲霉菌的霉菌以烟曲霉最常见，而黄曲霉、黑曲霉、土曲霉、构巢曲霉、白曲霉等较少见，临床常见分型包括侵袭性肺曲霉菌病（invasive pulmonary aspergillosis，IPA）、慢性（寄生性）肺曲霉菌病、过敏性支气管肺曲霉菌病（allergic bronchopulmonary aspergillosis，ABPA）。

◎流行病学

流行病学：近年来随着大剂量免疫抑制剂、化疗药物、广谱抗菌药物的使用、同种异体造血干细胞移植、HIV 患者的增多，肺曲霉菌病在全球范围内的发病率迅速上升，在侵袭性真菌病感染中，是继假丝酵母菌第二位常见的真菌，占所有侵袭性真菌病的 5.9% ~ 12%，其中烟曲霉约占 56%，黄曲霉约占 18.7%，土曲霉约占 16%，黑曲霉约占 8%。而北京协和医院 2003 年报道侵袭性真菌感染（IFI）发病率是 90 年代的 3.6 倍，国内临床研究：异体造血干细胞移植

（HSCT）患者 IFI 发病率 14% ~ 25%，美国尸检研究：HSCT 患者 IFI 发生率 31%，粒缺患者 44%，ICU IFI 占医院获得性感染的 8% ~ 15%，器官移植后 IFI 发病率约 21%。

传染源：曲霉菌病很少为原发病，广泛分布于有机质坏死物、发霉谷物、饲料、水、土壤及家具中，引起人类感染的约有 40 种曲霉菌，引起肺曲霉菌的霉菌以烟曲霉最常见，而黄曲霉、黑曲霉、土曲霉、构巢曲霉、白曲霉等较少见。

传播途径：主要通过呼吸道吸入，也可通过其他组织感染后的血源性播散或邻近组织感染后直接蔓延所致。

易感人群：曲霉菌病很少为原发病，大多数继发于一些慢性肺部疾病和全身疾病，如肺癌、肺结核、支气管扩张、免疫低下（大剂量免疫抑制剂、化疗药物、广谱抗菌药物的使用、同种异体造血干细胞移植、HIV 患者）、重症感染、恶性肿瘤患者。

影响流行的因素：属于条件致病菌，与机体免疫功能低下或损伤时易受感染。

◎病因

1. 病原体　曲霉菌广发分布于自然界，引起人类感染肺曲霉菌病的约有 40 种曲霉菌，以烟曲霉最常见，而黄曲霉、黑曲霉、土曲霉、构巢曲霉、白曲霉等较少见。

2. 病原体的结构　曲霉结构包括分生孢子头和足细胞，足细胞转化为厚壁、膨化菌丝细胞。分生孢子呈串珠状，头由顶囊、瓶梗、梗基和分生孢子链组成，为曲霉的特征性结构；足细胞也为曲霉的特征性结构（图 16 - 1）。

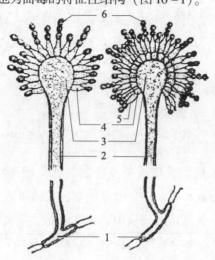

1. 足细胞　2. 分生孢子梗茎　3. 顶囊　4. 梗基　5. 瓶梗　6. 分生孢子链

图 16 - 1　曲霉菌的结构

3. 分型　引起人类感染肺曲霉菌病的约有 40 种曲霉菌，以烟曲霉最常见，而黄曲霉、黑曲霉、土曲霉、构巢曲霉、白曲霉等较少见。

4. 理化特性、对外界抵抗力　霉菌在常温下能存活很长时间，在温暖、潮湿的适宜条件下 24 ~ 30 小时即产生孢子；孢子对外界环境理化因素的抵抗力很强：在干热 120℃，1 小时，煮沸 5 分钟才能杀死；对化学药品也有较强的抵抗力。在一般消毒药物中，如 2.5% 福尔马林、3% 的烧碱、水杨酸、碘酊等，需经 1 ~ 3 小时才能灭活。

◎病理解剖

过敏性支气管肺曲霉菌病（allergic bronchopulmonary aspergillosis，ABPA）的病理改变包括渗出性细支气管炎、黏液嵌塞、支气管中心性肉芽肿、近端支气管的囊性支气管扩张、肺不张和嗜酸粒细胞肺炎。支气管黏膜常见嗜酸粒细胞、淋巴细胞和浆细胞浸润。引起黏液嵌塞的栓子由浓缩的退化嗜酸粒细胞板层及曲霉菌丝组成，偶见肺实质坏死性肉芽肿和闭塞性细支气管炎。

曲霉菌球曲霉菌球最常发生于已经存在的肺空洞内，包括肺结核、支气管扩张、肺囊肿、结节病、组织胞浆病等形成的空洞内，曲霉菌入侵和植入空洞，属于腐物性寄生，仅伴轻微的组织侵犯，曲霉球本身有菌丝包绕而成，曲霉生长于洞壁，好侵犯局部结构，特别是血管，但很少侵犯肺实质或经血管扩散。

侵袭性肺曲霉菌病的病理改变主要为急性坏死性出血性肺炎，炎症浸润、化脓，进而形成肉芽肿。菌丝在肺内增殖和侵入血管，引起坏死性血管炎，造成血栓或菌栓（图 16 – 2 ~ 图 16 – 5）。

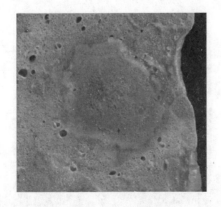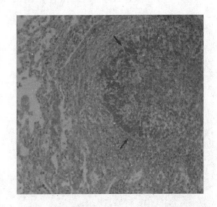

图 16 – 2　肺梗死血管浸润

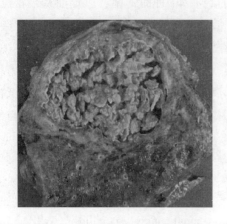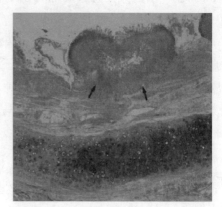

图 16 – 3　腐生性曲霉病曲霉菌菌丝浸入支气管上皮

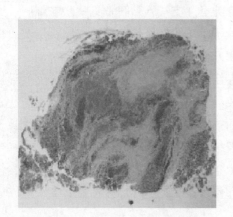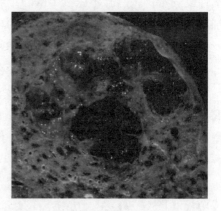

图 16 – 4　黏液栓塞组成的黏蛋白慢性坏死性曲霉病

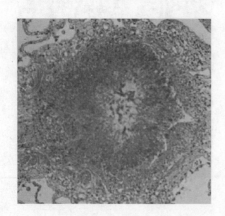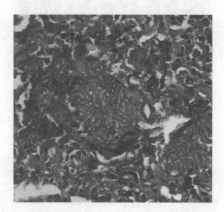

图 16 – 5　侵袭性肺曲霉菌病

◎ 病理生理

过敏性支气管肺曲霉菌病（allergic bronchopulmonary aspergillosis, ABPA）：此型曲霉病是机体对曲霉抗原的过敏反应，不是病原体直接引起肺组织损伤，涉及 I 型及 III 型过敏反应，患者血清多克隆特异性 IgG 和 IgE 明显升高，患者肺部局部产生抗原特异性 IgA 和 IgE 的抗体，而 IgG 则在肺部及血清均增加。在 AB-PA 急性期 IgG 和 IgE 升高，患者补体激活，循环血中出现 C_{1q} 沉淀素，外周血或痰中嗜酸粒细胞增多，故推测 ABPA 支气管痉挛为 I 型过敏反应（IgE）介导，而支气管及其周围的炎症反应由 III 型过敏反应（免疫复合物）介导，而曲霉抑制宿主吞噬细胞吞噬功能和组织侵袭作用也在 ABPA 发病机制中起到一定的作用；而肺浸润、组织损伤、中心性支气管扩张则与抗原与霉菌持续性刺激产生抗体以及曲霉菌分泌的溶蛋白酶有关。

曲霉菌球曲霉入侵空洞，属于腐物性寄生，伴有轻微组织侵犯，好侵犯局部结构，特别是血管。引起咯血的可能原因有多种，如随呼吸运动曲霉球对血管的机械性摩擦与损伤、曲霉内毒素所致溶血作用与抗凝作用、空洞壁血管的局部性侵袭等。

侵袭性肺曲霉菌病研究表明吞噬细胞的数量和功能在急性侵袭性肺曲霉病的发病中具有重要的意义，淋巴细胞介导的细胞免疫也是重要的，与细胞免疫密切相关，而体液免疫不起主要作用，中性粒细胞可阻止曲霉菌丝的形成，而单核细胞主要影响分生孢子，这与临床上该病好发于粒细胞缺少及免疫损害患者是相吻合的。

◎ 分类分型

肺曲霉菌病临床常见分型包括侵袭性肺曲霉菌病、慢性（寄生性）肺曲霉菌病、过敏性支气管肺曲霉菌病。

1. 过敏性支气管肺曲霉菌病（ABPA） ①典型表现急性期主要症状有喘息、咯血、黏脓痰、发热、胸痛和咯出棕色痰栓，其中咯血绝大多数为痰中带血，但有 4% 左右咯血量偏大，急性期持续症状较长，往往需要激素治疗半年才能消退，少数病例演变为激素依赖性哮喘。ABPA 虽然喘息症状较轻，但有近半数患者需要长期局部或全身应用激素。②不典型表现偶见 ABPA 与曲霉菌球同时存在，ABPA 在少数也可出现肺外播散，如出现脑侵犯、脑脊液淋巴增多、胸腔渗液等。

2. 侵袭性肺曲霉菌病（IPA） 本病临床表现不一，并缺乏特征性，典型病例为粒细胞缺乏或接受广谱抗菌药物、免疫抑制剂、激素治疗过程中出现不能解释的发热（中性粒细胞减少且对抗菌药物治疗无效），胸部症状以干咳、胸痛最常见，也可出现咯血，当肺部浸润病变广泛时可引起低氧血症，出现呼吸困难，病变累及胸膜时产生胸膜炎或脓胸，引起胸痛或上腹痛，随着病变进展可有高热，出现肺部啰音和肺部浸润，约30%患者肺部和肺外可同时受累，肺外表现主要见于血流丰富的器官，如胃肠道、肝、脑、肾、心脏等，偶见睾丸、横膈、皮肤受累；临床表现与白细胞数量及功能异常程度有关，一般先有上呼吸道浸入性曲霉病，表现为会咽炎、口咽部炎症，如有鼻出血及鼻腔填塞可引起局部鼻腔溃疡。

3. 慢性（寄生性）肺曲霉菌病　肺曲霉菌病的最常见症状是咯血，发生率为50%～90%，咯血量从很少量到大量致死性咯血不等。其他症状有慢性咳嗽，偶有体重减轻，除非合并细菌感染，患者一般无发热，毗邻胸膜的曲霉球可引起胸膜腔感染，个别病例可导致支气管胸膜瘘。部分患者呈现隐匿过程，持续多年无症状，但绝大多数最终出现症状。

◎预防

肺部曲霉菌感染的预防是一个综合问题，包括：①降低高危因素，积极治疗基础疾病；合理使用抗菌药物，严格控制剂量和疗程；严格控制激素的剂量和疗程；尽可能减少或避免导致肺曲霉菌病的医源性因素；免疫功能低下者应加强支持疗法。②积极监测，对高危患者，进行连续的微生物学培养、血清抗原检测、胸部 CT 扫描，如发现阳性结果，可开始抗真菌治疗。③预防治疗，在已治疗成功的侵袭性肺曲霉病患者中，若预期将发生免疫抑制，重新应用抗真菌治疗能预防感染复发；对高危患者可行预防性抗真菌治疗，如大剂量免疫抑制剂、化疗药物、广谱抗菌药物的使用、同种异体造血干细胞移植、实体器官移植、HIV 患者等；根据患者症状、体征、影像学及实验室检查。④经验性治疗，即拟诊治疗，对高危人群根据症状及体征，结合患者胸部影像学表现，对拟诊侵袭性肺曲霉菌病患者，在未获得病原学结果之前，可考虑进行。

◎筛查

胸部影像学

（1）慢性（寄生性）肺曲霉菌病：肺曲霉球表现为空洞中致密团块阴影，为圆形或卵圆形，占据空洞的一部分及大部分，上部及周围可见环形或半月形透光区，称新月征，团块影可随体位改变而移动。

（2）侵袭性肺曲霉菌病：①急性侵袭性肺曲霉菌病，胸部 X 片可见楔形阴影、斑片状浸润、孤立及多发小结节影，病灶内可形成空洞，胸腔积液少见；在发病早期（0～5 天内），胸部 CT 可见薄雾状渗出（晕轮征，病灶周围出血所致）；随后（5～10 天）可见炎症病灶出现气腔实变，可见支气管充气征；再后（10～20 天）可见新月征；②侵袭性曲霉性气管支气管炎，影像学上常无明显改变；③慢性坏死型肺曲霉菌病，胸部影像学检查可见单侧或双侧肺浸润改变或结节影，边界常不规则，伴或不伴有空洞，有空洞者，50% 可见球形块影，类似曲霉球，病灶周围可见显著炎症反应，随着时间推移，见慢性组织破坏、肺萎缩和纤维化、单发或多发空洞。

（3）过敏性支气管肺曲霉菌病：①非特异性的影像学表现，肺浸润影呈均质性斑片状分布，通常为暂时的、反复的、移行性；②特异性影像学表现，以上叶为主的中心性支气管扩张（近端扩张，远端正常），HRCT 扫描可见支气管管壁增厚、管径扩张和双轨征、印戒征，由于分泌物痰栓阻塞支气管，可表现为 Y 型条带状阴影、分支状或牙膏样、指套样阴影以及因痰栓引起的短暂性肺段或肺叶不张等。

◎问诊与查体

1. 危险因素

（1）无免疫功能抑制的基础疾病患者，经抗菌药物治疗 72～96 小时仍有发热等感染征象，并满足下列条件之一。

①患者因素：年龄大于 65 岁、营养不良、肝硬化、糖尿病、COPD、肾功能不全、严重烧伤、肠功能减退或肠麻痹等基础情况，存在真菌定植，尤其是多部位定植或某一部位持续定植。

②治疗相关性因素：进行各种侵入性操作，如机械通气 >48 小时、留置血管内导管、气管插管或气管切开及包括腹膜透析在内的血液净化治疗等，长时间使用 3 种或 3 种以上抗菌药物、多成分输血、全胃肠营养、持续使用糖皮质激素 3 周以上等。

（2）存在免疫功能抑制的基础疾病（如血液系统恶性肿瘤、HIV 感染、骨髓移植或异基因造血干细胞移植、存在移植物抗宿主病），当体温 >38℃ 或 <36℃，满足下列条件之一。

①存在免疫功能抑制的证据：中性粒细胞减少（<0.5×10⁹/L）且持续 10 天以上，60 天内出现过中性粒细胞减少并超过 10 天，之前 30 天内接受过或正在

接受免疫抑制治疗或放疗（口服免疫抑制剂>2周或静脉化疗>2个疗程）。

②高危的实体器官移植受者、术中大量输血、移植后早期（3天内）出现真菌定植、较长的手术时间、肾功能不全、皮质类固醇治疗、移植后继发细菌感染、巨细胞病毒感染、移植后需要透析、病区在2个月内曾有其他患者发生侵袭性曲霉感染等。

2. 症状

（1）侵袭性曲霉菌病：①急性侵袭性肺曲霉病，临床表现不一，并缺乏特征性。早期，部分患者以持续性发热为唯一表现，这种发热一般对抗菌药物治疗无效。部分患者仅有干咳。肺部浸润病变广泛时刻引起低氧血症，出现呼吸困难，病变累及胸膜时产生胸膜炎或脓胸，引起胸痛或上腹痛。随着病变进展，可有高热，出现肺部啰音和肺浸润，少数可闻及胸膜摩擦音。可有咯血，常为少量咯血，也可出现大咯血并危及生命。约30%的患者肺部和肺外同时受累，肺外表现主要见于血流丰富的器官如胃肠道、肝、脑、肾、心脏等，偶见睾丸、横膈及皮肤受累。临床表现常与患者白细胞数量和功能异常的程度有关。一般先有上呼吸道侵入性曲霉病，表现为会厌炎和口咽部炎症，鼻腔和鼻旁窦受累更多见。鼻出血及鼻腔填塞可引起局部鼻腔溃疡可形成焦痂。若白细胞减少症患者出现鼻腔溃疡和肺部浸润高度提示本病。②慢性坏死性肺曲霉病，常见于中、老年人，主要症状有咳嗽、咳痰、咯血和体重减轻等，鼻腔相对较轻，病程可长达数周至数月不等，一般可达1~6个月。

（2）寄生型曲霉病：患者可无明显症状，大多数患者表现为慢性咳嗽、全身不适、体重下降和咯血。表现为痰中带血或少量咯血，也可有大咯血。

（3）变应性支气管肺曲菌病：大多数起病于儿童，96%患者有哮喘，发作时有发热、咳嗽、头痛、胸痛、腹痛、全身不适、乏力、食欲减退和消瘦等酷似重感冒的症状。哮喘也会在发作时加重。急性发作时胸痛部位长与肺浸润部位一致。间歇期上述症状消失，但哮鸣可持续存在。冬季发病较多。患者具高特应性，易患其他特应性疾病，如变应性鼻炎、变应性皮炎等。

3. 体征

（1）急性侵袭性肺曲霉病：肺部啰音，少数可闻及胸膜摩擦音，经上呼吸道侵入曲霉病时，可表现为会厌炎和口咽部炎症，鼻出血及鼻腔填塞可有局部鼻腔溃疡。

（2）寄生型曲霉病：可无明显体征或肺部啰音。

（3）变应性支气管肺曲菌病：肺部可闻及捻发音、支气管呼吸或哮鸣音。年幼起病者常有短颈、桶状胸及鸡胸，末期患者还可出现杵状指和持续发绀、当合并胸膜炎时，吸气时可伴胸壁活动受限和胸膜摩擦音。

◎疾病演变

　　侵袭性肺曲霉病是一种严重的肺机会性感染性病变，近年来，随着广谱抗菌药物、糖皮质激素、机械通气合并肿瘤等危险因素及免疫抑制剂患者数量的增加，其发病率及病死率呈增长趋势。侵袭性肺曲霉菌病如不及时治疗，病死率很高，早期应用抗真菌药物成为救治成功的关键。

◎辅助检查

　　1. 优先检查　胸部 CT 检查如下。

　　（1）急性侵袭性肺曲霉病疾病早期（约 1 周内）CT 可见晕轮征，即磨玻璃样环状阴影环绕病灶周围，因病灶周围水肿或出血所致，稍后（1 周左右）可出现底边临近胸膜、尖端朝向肺门的楔形阴影，与肺血栓栓塞征导致的肺梗死类似。空气新月征出血较晚（2~3 周），表现为原有病灶中出血新月状的低密度透光区，较常见与免疫抑制患者中性粒细胞恢复期，因梗死灶收缩所致。后期可在病灶内形成曲菌球。

　　（2）慢性坏死性肺曲霉病单侧或双侧肺浸润性病变或结节影，边界常不规则，多发于上叶和下叶背段，伴或不伴有空洞，有空洞者 50% 出现曲霉球，常有邻近的胸膜增厚。

　　（3）气道侵袭性肺曲霉病急性气管-支气管炎：X 线多数正常，偶有肺纹理增多；细支气管炎：HRCT 表现为小叶中心性结节和树-芽征；支气管肺炎：肺外周细支气管分布区小片实变影；阻塞性支气管肺曲霉病：曲霉在管腔内呈团块状生长，CT 表现类似 ABPA，好发于下叶，可有两侧支气管扩张，大量黏液嵌塞，支气管阻塞后可致肺不张。

　　（4）寄生型肺曲霉病：肺曲霉球表现为空洞中致密团块状阴影，占据空洞的一部分或大部分其余部分的空洞则呈半月形或新月形透光区，团块影可随体位而移动如"钟摆样"，常为单个，上叶多见，亦可以呈多发和分布于多个肺叶，主要取决于原发空洞病灶的数量和分布。

　　（5）ABPA 影像学改变：大多出现于病程的某一阶段，并不总是与急性期症状相关联，比较特征的征象有：①同一部分反复出现或游走性片状浸润性阴影，若孢子阻塞支气管可引起短暂性肺段或肺叶不张；②Y 型条带状阴影（支气管黏液嵌塞），可以随时间而有变化；③病变近端囊状圆形透光影（中央型支气管扩张）。

　　2. 实验室检查

　　①涂片显微镜检：选取合格痰标本或支气管肺泡灌洗液、胸腔积液，显微镜

下观察菌丝形态（典型形态为 45°分枝的有隔菌丝）。

②真菌培养：从无菌部位如血液、胸腔积液、支气管肺泡灌洗液及活检组织块中分离出条件致病菌常提示肯定的感染但对痰液等标本则应谨慎，一次培养阳性往往不能确定诊断，必要时应多次重复检查，阴性结果并不能排除侵袭性真菌病。

③组织病理学：在组织中证实真菌成分的存在是深部真菌感染诊断的"金标准"。可通过经支气管镜肺活检或经胸壁穿刺肺活检或开胸肺活检获取标本，进行病理检查。

④抗原及其代谢物质检测：a. 体液（血液、支气管肺泡灌洗液）中抗原半乳甘露聚糖（GM）检测是一种较好的方法。b. 真菌细胞壁成分（1.3）$-\beta-D$ 葡聚糖试验（G 试验），可对系统性真菌病诊断进行筛查。

2. 可选检查

（1）皮肤检查：检查 ABPA 变应原是简单又快速的常用皮试方法，有皮内试验和点刺试验。变应原一般选择混合真菌、混合曲菌和烟曲菌，于 15～20 分钟观察结果。阳性反应是根据出现的风团和红晕大小而定。皮内试验以风团反应 ≥0.5cm 为阳性，而点刺试验则以 ≥3mm 阳性，如有阳性对照，则以大于或等于阳性对照为阳性。

（2）外周血检查：ABPA 外周血嗜酸粒细胞明显增多。嗜酸粒细胞 ≥8% 或嗜酸粒细胞计数 ≥0.6×10^9/L，大多在（1.0～3.0）$\times10^9$/L 范围。ABPA 患者血清总 IgE 水平明显增高，大于正常两倍有诊断意义，总 IgE ≥1000ng/ml 为主要诊断条件之一。可疑 ABPA 患者，应在泼尼松治疗开始前进行血清学诊断。

（3）肺功能检查：ABPA 患者存在肺功能障碍，急性发作期存在可逆的阻塞性通气障碍，表现为 FEV_1 或 PEF 下降，气道阻力增加及限制性通气障碍。大多数晚期病例由于肺部出现间质损害如肺纤维化，出现不可逆的通气和限制性通气障碍，后者表现为一氧化碳弥散量降低。

（4）支气管镜检查：可见气管支气管溃疡、结节、伪膜、斑块或结痂。

◎并发症

致命性大咯血、窒息、失血性休克、曲霉菌性脓胸、肺纤维化等。

◎诊断标准

1. 寄生型肺曲霉病　存在以下基础疾病，如肺结核、结节病、癌性空洞、肺囊性纤维化、肺尘埃沉着病、肺脓肿空洞、类风湿性脊柱炎、支气管扩张、肺栓塞、肺大疱等，有咯血、慢性咳嗽、全身不适、体重下降等表现，依据典型影像特征可做出临床诊断。病原学和病理组织学检查亦是需要的。

2. 过敏性支气管肺曲霉菌病　①反复哮喘样发作；②外周血嗜酸粒细胞增高≥ $1×10^9/L$；③X 线上一过性或游走性肺部浸润；④血清总 IgE 浓度≥1000ng/ml；⑤曲霉抗原皮试出现即刻阳性反应（风团或红晕）；⑥血清沉淀素抗体阳性；⑦特异性抗曲霉 IgE 和 IgG 滴度升高；⑧中央性囊状支气管扩张。

3. 侵袭性肺曲霉病

（1）危险因素

①无免疫功能移植的基础疾病患者，经抗菌药物治疗 72～96 小时仍有发热等感染征象，并满足下列条件之一：a. 患者因素。年龄大于 65 岁、营养不良、肝硬化、糖尿病、COPD、肾功能不全、严重烧伤、肠功能减退或肠麻痹等基础情况，存在真菌定植，尤其是多部位定植或某一部位持续定植。b. 治疗相关性因素。进行各种侵入性操作，如机械通气 >48 小时、留置血管内导管、气管插管或气管切开、包括腹膜透析在内的血液净化治疗等，长时间使用 3 种或 3 种以上抗菌药物、多成分输血、全胃肠营养、持续使用糖皮质激素 3 周以上等。

②存在免疫功能抑制的基础疾病（如血液系统恶性肿瘤、HIV 感染、骨髓移植或异基因造血干细胞移植、存在移植物抗宿主病），当体温 >38℃或 <36℃，满足下列条件之一。a. 存在免疫功能抑制的证据：中性粒细胞减少（ <0.5 × $10^9/L$）且持续 10 天以上，60 天内出现过中性粒细胞减少并超过 10 天，之前 30 天内接受过或正在接受免疫抑制治疗或放疗（口服免疫抑制剂 >2 周或静脉化疗 >2 个疗程）。b. 高危的实体器官移植受者、术中大量输血、移植后早期（3 天内）出现真菌定植、较长的手术时间、肾功能不全、皮质类固醇治疗、移植后继发细菌感染、巨细胞病毒感染、移植后需要透析、病区在 2 个月内曾有其他患者发生侵袭性曲霉感染等。

（2）临床特征

①主要临床特征：感染早期胸部 X 线和 CT 检查可见胸膜下密度增高的结节影，病灶周围可出血晕轮征，发病 10～15 天后，肺实变区液化、坏死，影像学检查可见空腔阴影或新月征。

②次要临床特征：a. 持续发热 >96 小时，经积极的抗菌药物治疗无效；b. 具有肺部感染的症状及体征：咳嗽、咳痰、咯血、胸痛和呼吸困难及肺部啰音或胸膜摩擦音等体征；c. 影像学可见除主要临床特征之外的、新的非特异性肺部浸润影。

（3）微生物学检查

①气管内吸引物或合格痰标本直接镜检发现菌丝，且培养连续≥2次分离到曲霉菌。

②支气管肺泡灌洗液（BALF）经直接镜检发现菌丝，真菌培养阳性。

③血清1，3－β－D－葡聚糖抗原检测（G试验）连续2次阳性。

④血清半乳甘露聚糖抗原检测（GM试验）连续2次阳性。

（4）微生物学或组织病理学依据：肺组织标本用组织化学或细胞化学方法检出菌丝或球形体（非酵母菌的丝状真菌），并发现伴有相应的肺组织损害，肺组织标本、胸腔积液或血液霉菌培养阳性。

◎诊断标准

诊断标准分3个级别：确诊、临床诊断、拟诊。诊断一般由危险（宿主）因素、临床特征、微生物学检查、组织病理学4部分组成。组织病理学仍是诊断的金标准。

1. 确诊　符合宿主发病危险因素≥1项、具有侵袭性真菌病的临床特征并具有肺组织病理学和（或）如下微生物学证据：无菌术下取得的肺组织、胸腔积液或血液标本有真菌生长，但血液标本曲霉培养阳性时，需结合临床排除标本污染的可能。

2. 临床诊断　同时符合宿主发病危险因素≥1项、侵袭性肺真菌病的1项主要临床特征或2项次要临床特征以及1项微生物学检查依据。

3. 拟诊　同时符合宿主发病危险因素≥1项、侵袭性肺真菌病的一项主要临床特征。

◎诊断要点

诊断要点见表16－1。

表16－1　肺曲霉病诊断要点

级别	宿主因素	临床特征*	微生物学	组织病理学
确诊	+	+	+**	+
临床诊断	+	+	+#	－
拟诊	+	+	－	－

注：*包括影像学；+：有，－：无；**肺组织、胸腔积液、血液真菌培养阳性；#除确诊标准外，也包括特异性真菌抗原检测阳性及合格的深部痰标本连续≥2次分离到同种真菌。

◎鉴别诊断

1. 细菌性肺炎　有高热、咳嗽、咳痰、气促、胸痛等症状，肺部有湿啰音，白细胞计数升高，X 线表现为片絮状浸润阴影，需从痰标本、胸腔积液或血液中分离出致病菌确定。

2. 病毒性肺炎　病毒性肺炎先出现上呼吸道感染，向下蔓延引起肺部炎症。可诱发细菌感染。需根据咽拭子、痰液病毒分离及血清特异性抗体测定确诊。

3. 肺结核　多见于年轻患者，有潮热、盗汗等症状，临床表现为刺激性干咳、咳痰，空洞形成后咳嗽加重，痰量增多，可伴咯血。根据胸片检查、痰或其他标本中找到结核菌等明确。

4. 肺脓肿　起病急，临床表现为高热、咳嗽、咳大量脓臭痰或脓血痰、胸痛等症状。白细胞及中性粒细胞计数增高。X 线检查可见脓腔及液平面。

5. 支气管扩张　常见于青壮年，出现慢性咳嗽、大量脓痰，幼年多有患麻疹、百日咳、支气管肺炎等病史。X 线胸片可见单侧或双侧粗乱及呈卷发状阴影。高分辨率 CT 和支气管碘油造影可确诊。

6. 肺良性肿瘤　发病年龄不等，可无明显临床症状，胸部 CT 可见圆形或椭圆形边缘清晰的结节或包块，多位于肺周边部位，大多单发，密度均匀，可有或无空洞形成，肺野清晰或局部不张。

◎临床路径

侵袭性肺曲霉病临床路径

一、侵袭性肺曲霉病临床路径标准住院流程

（一）适用对象

第一诊断为侵袭性肺曲霉病（ICD – 10：B44. 051 ＋）。

（二）诊断依据

根据《肺真菌病诊断和治疗专家共识》（中华医学会呼吸病学分会 2007 年）。

1. 临床基础病变

（1）长期严重的中性粒细胞减少症。

（2）骨髓移植患者因移植物抗宿主反应而接受糖皮质激素治疗。

（3）实体器官移植（特别是移植物功能低下或肾功能不全者）。

（4）糖皮质激素的使用。

（5）HIV 感染。

2. 症状及体征

（1）发热（中性粒细胞减少且对抗菌药物治疗无效者）。

（2）胸膜炎性胸痛及咯血。

（3）危及生命的大咯血。

（4）干咳及气促。

（5）眼窝疼痛，颜面痛及鼻黏膜充血（侵袭性鼻炎）。

3. 影像学检查　感染早期胸部 X 线和 CT 检查可见胸膜下密度增高的结节影，病灶周围可出血晕轮征，发病 10～15 天后，肺实变区液化、坏死，影像学检查可见空腔阴影或新月征。

4. 微生物学检查

（1）气管内吸引物或合格痰标本直接镜检发现菌丝，且培养连续≥2 次分离到曲霉菌。

（2）支气管肺泡灌洗液（BALF）经直接镜检发现菌丝，真菌培养阳性。

（3）血清（1，3）–β–D–葡聚糖抗原检测（G 试验）连续 2 次阳性。

（4）血清半乳甘露聚糖抗原检测（GM 试验）连续 2 次阳性。

5. 微生物学或组织病理学依据　肺组织标本用组织化学或细胞化学方法检出菌丝或球形体（非酵母菌的丝状真菌），并发现伴有相应的肺组织损害，肺组织标本、胸腔积液或血液真菌培养阳性。

（三）选择治疗方案依据

根据《肺真菌病诊断和治疗专家共识》（中华医学会呼吸病学分会 2007年）。

（四）标准住院日

4～8 周。

（五）进入路径的标准

（1）第一诊断必须符合 ICD－10：B44.051＋侵袭性肺曲霉病疾病编码。

（2）当患者同时具有其他疾病诊断时，但在住院期间不需要特殊处理也不影响第一诊断但临床路径流程实施时，可以进入路径。

（六）住院期间的检查项目

1. 必需检查项目

（1）血常规、尿常规、大便常规。

（2）肝肾功能、电解质、血糖、血沉、C－反应蛋白（CRP）、凝血功能、感染性疾病筛查（乙肝、丙肝、梅毒、艾滋病等）、血气分析。

（3）痰病原学检查及药敏。

（4）胸部正侧位片、心电图检查。

2. 根据患者病情进行　血气分析、胸部 CT、GM 试验、G 试验、电子支气管镜检查、经皮肺穿刺活检或开胸肺活检。

（七）治疗方案与药物选择

治疗对于病情严重的侵袭性肺曲霉病，特别是急性侵袭性肺曲霉病，一旦怀疑即应开始积极抗真菌治疗，包括对拟诊患者的经验性治疗和临床诊断患者的早期积极治疗（先发治疗）。确诊的患者进行靶向治疗。

（八）出院标准

（1）症状缓解。

（2）病情稳定。

（3）没有需要住院治疗的合并症和（或）并发症。

（九）变异及原因分析

（1）治疗无效或者病情进展，需复查病原学检查并调整抗菌药物，导致住院时间延长。

（2）伴有影响本病治疗效果的合并症和（或）并发症，需要进行相关检查及治疗，导致住院时间延长。

◎治疗目标

1. 积极治疗原发病。

2. 对症治疗：止咳、祛痰、继发细菌感染时用抗菌药物。

3. 抗真菌药物应用。

◎治疗细则

（一）侵袭性肺曲霉菌病

包含：急性侵袭性肺曲霉菌病、慢性坏死性肺曲霉菌病及气道侵袭性肺曲霉菌病。

1. 预防治疗　针对高危患者（如 GVHD 患者或伴中性粒细胞减少的 AML 或 MDS 患者）首选泊沙康唑（200mg，q8h），替代治疗：伊曲康唑针剂（200mg，q12h×2d），或口服剂型（200mg，q12h），或米卡芬净 50mg/d。

2. 经验及抢先治疗　L-AMB［3mg/（kg·d），iv］，卡泊芬净（首日 70mg iv，此后 50mg/d）伊曲康唑（200mg，iv 或 200mg，bid），伏立康唑（首日 6mg/kg，q12h，iv，继以 4mg/kg，q12h，iv 或 200mg，q12h，口服）。

3. 确诊治疗

（1）首选伏立康唑（VCZ）：①负荷剂量，静脉给予 6mg/kg，每 12 小时 1 次，连用 2 次。②维持剂量，静脉给予 4mg/kg，每 12 小时 1 次；或 200mg 口服，q12h。③治疗不能耐受者，将维持剂量降至 3mg/kg，每 12 小时 1 次。

（2）可选两性霉素 B（AmB）及伊曲康唑（ITZ）：①两性霉素 B 静脉给药。0.5～1mg/kg，开始先以 1～5mg（或 0.02～0.1mg/kg）给药，视耐受情况每日或隔日增加 5mg。避光缓慢静脉滴注（不短于 6 小时）。应注意两性霉素 B 在输液中的反应，可于静脉滴注前给予解热镇痛药、抗组胺药和输液中加用氢化可的松 25～50mg。两性霉素 B 含脂质剂 3 种，减少在肾组织浓度，故肾毒性较常规剂量小，推荐剂量两性霉素 B 脂质复合物为 5mg/kg，两性霉素 B 脂质分散体为 3～4mg/kg，两性霉素脂质体为 3～5mg/kg，从低剂量开始逐渐增量，缓慢滴注，如耐受性良好，滴注时间可缩短 1～2 小时。②伊曲康唑（ITZ）用法与用量，第一天：200mg，静脉滴注，每天 2 次，第 3～14 天：200mg，静脉滴注，每天 1 次，输注时间不少于 1 小时，之后使用口服液 200mg，每天 2 次，直至症状改善和影像学病灶基本吸收，长期治疗时应注意对肝功能的监护，不得与其他肝毒性药物合用。

4. 替代治疗 卡泊芬净（CF），第一天 70mg/d，之后 50mg/d，输注时间不少于 1 小时，对严重肝功能不全则避免用药。初始治疗未使用伏立康唑或两性霉素 B 时，可用伏立康唑或两性霉素 B 脂质体替代治疗。

5. 危及生命或标准治疗失败后的联合治疗 CF + VCZ，CF + AmB 脂质体，AmB + 5 - 氟胞嘧啶（5 - FC），AmB 脂质体 + 5 - FC。病情稳定后改单药静脉应用或口服。

6. 辅助治疗 可给予集落刺激因子。而皮质类固醇激素的停用或减量常为成功治疗侵袭性曲霉菌病的条件。

（二）寄生型肺曲霉菌病治疗

一般抗真菌治疗无效，不治疗或手术，手术治疗较满意，可做肺叶切除或全肺切除术。指征为：单纯型曲霉球患者；复杂型曲霉球，而原发病需要外科治疗者；诊断有疑问，不能排除肺化脓性疾病或肺肿瘤患者；肺曲霉球伴陈旧性结核空洞引起反复大咯血是手术的绝对适应证。清除病灶后加用抗真菌药物治疗，可巩固疗效。

（三）变应性支气管肺曲霉菌病

全身激素治疗：泼尼松 0.5mg/（kg·d）直到胸部 X 线异常表现消失，大约 2 周的时间。然后隔日一次，定期做 X 线检查，持续应用皮质激素 2～3 个月，直到总 IgE 下降至原来的基数水平。一旦总 IgE 稳定，可缓慢减少泼尼松的用量，皮质激素不需无限期的应用。如果病情已达缓解期，泼尼松已停用，哮喘仍存在，可吸入皮质激素以控制哮喘。如哮喘严重，只有泼尼松有效，应隔日用小量［小于 0.5mg/（kg·d）］治疗，该量主要预防急性发作，吸入真菌药无效，口服伊曲康唑对治疗有效，能使症状及皮质类固醇用量减少，但不能替代口服类固醇激素，由于大多数患者存在支气管扩张，易伴发感染，特别是细菌感染，一旦发生，需要使用有效的抗菌药物治疗，感染控制后再使用皮质激素。

◎治疗程序

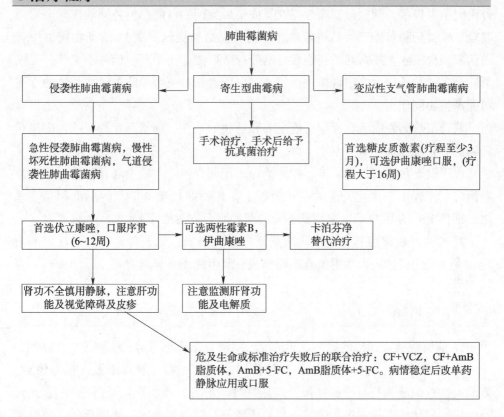

◎治疗进展

1. 侵袭性真菌病（IA）感染　使用伏立康唑治疗 IA 能显著降低死亡率。因此几乎所有指南都指出，治疗 IA 首选伏立康唑。虽然前瞻性研究中绝大多数受试者均为血液系统恶性肿瘤患者或 HSCT 患者，但是对于非中性粒细胞减少患者，仍考虑首选伏立康唑治疗。

当 IA 合并肾功能衰竭时，需慎用伏立康唑和两性霉素 B；而合并肝功能衰竭时，需慎用伏立康唑。静脉制剂的伏立康唑含有环糊精，该物质会累积在肾脏中，导致肾功能衰竭。但是考虑到使用伏立康唑能显著改善 IA 患者的预后，许多专家仍建议使用伏立康唑。

卡泊芬净和米卡芬净的问世为部分患者提供了新的选择。一旦开始使用伏立康唑，需密切监测血药浓度，同时关注药物间的相互作用。对于非中性粒细胞减少的 IA 患者，至少需治疗 12 周。可通过 CT 随访了解病变情况同时结合免疫抑制（缺陷）情况来决定疗程长短。

当前证据表明不同药物的联合治疗与单药相比并未明确改善 IA 的预后。体外研究结果提示，棘白菌素联合三唑类或多烯类药物可能产生协同效应，多烯类联合三唑类药物可能产生拮抗效应。体内研究结果提示，在 IA 的动物模型中棘白菌素联合三唑类或多烯类药物联合治疗疗效可能优于单药，但并不显著。三唑类联合多烯类药物可能出现拮抗作用，棘白菌素联合三唑类或多烯类药物的方案可能产生协同作用。

联合治疗药物的不良反应可能主要和药物的特性、剂量和疗程有关，应注意药物的肝肾毒性及电解质水平。

由于缺乏足够证据，不推荐初始治疗采用联合治疗方案，联合治疗可用于补救治疗，疗程应个体化，通常在 6 周以上，药物剂量参考单药的标准剂量。总之，期待更多的 RCT 研究来明确不同的药物联合方案治疗 IA 的疗效。

2. 寄生型曲霉菌病　主要预防危及生命大咯血，如条件许可，可行手术治疗，支气管内或脓腔内注射抗真菌药物或口服伊曲康唑可能有效。

◎护理与照顾

1. 病情观察　细致的观察发热情况、痰液及患者意识情况、胸部 X 线表现。

2. 对症护理　高热时采取乙醇擦浴、冰袋、冰帽等物理降温，预防惊厥。寒战时注意保暖，及时增加被褥。高热持续不退者，遵医嘱给予解热镇痛药物，及时协助擦汗、换衣、避免受凉；指导患者进行有效的咳嗽，协助排痰，采取翻身、叩背、雾化吸入等措施；对痰量较多且不易咳出者，遵医嘱应用祛痰剂，气急发绀者，用双鼻导管给氧，流量为 2L/min，提高血氧饱和度，纠正组织缺氧，改善呼吸困难，使患者呼吸渐趋平稳，发绀减轻或消失；胸痛患者宜采取患侧卧位，通过减小呼吸幅度来减轻局部疼痛；早期干咳而胸痛明显者，遵医嘱使用镇咳剂治疗，促使患者身心愉快，增进康复。

3. 用药护理　护士应熟悉各种抗真菌药物的使用剂量、作用、不良反应及药物之间拮抗与协同作用等，注意药物配伍禁忌，准确执行医嘱；抗真菌药物具有较强的肝肾毒性，所以临床工作中需根据个体情况谨慎选择用药时机和药物类型，使用抗真菌药需严格遵医嘱使用，注意避光使用，输入前后用生理盐水，如用静脉留置针或深静脉置管的患者每次静脉输注后要进行彻底地冲管，控制滴速，如伊曲康唑胶囊是脂溶性药物，对胃肠道有刺激，故应交代患者进餐时服药。严密观察有无恶心、呕吐、腹痛、腹泻等消化道症状以及皮肤过敏、头晕、头痛、畏寒发热、心律失常等不良反应；治疗过程中密切关注血常规、肝肾功能变化，鼓励患者多饮水，增加尿液的排除，减少肾毒性。及时给予保肝药物治疗，在输注该药前应详细询问患者有无过敏史，输注时宜选择粗直、大的血管，减少药物对血管的刺激。

4. 消毒隔离　尽早采取预防措施，加强消毒隔离，切断真菌感染途径。其中以呼吸系统真菌感染为首位。所以应加强消毒隔离的管理，尽量减少陪护和探视人员，禁止送鲜花等易携带真菌孢子的物品，严格执行无菌技术操作和手卫生规范。保持病室空气新鲜，开窗通风 2 次，每次 30 分钟，用 1∶500 含氯消毒溶液拖地、擦拭门把手和床栏杆及床头桌，每天 2 次，循环风空气消毒每天 2 次，每次 60 分钟，并定期监测空气质量。手消毒液除放在处置车上，还放在患者床头桌上及走廊扶手上，护士及陪护人员接触患者前后均进行手消毒，养成良好的洗手习惯减少和防止院内交叉感染。

5. 营养支持　真菌属于条件致病菌，只有在机体免疫功能低下或菌群失调时才引起感染。低蛋白血症是引起真菌感染的一个诱发因素，需加强营养支持。

6. 心理护理　肺曲霉菌病患者，由于病程长，咳嗽、咳痰、发热等影响患者的生活、工作能力，还影响经济收入和花费高额医药费用。所以，患者往往会焦虑、忧郁、脾气暴躁。护士应根据患者的不同心理状态，给予患者治疗有效的信心，鼓励其坚持治疗，解释用药可能出现的不良反应，以减少患者对不良反应的恐惧。护理人员对这些患者要同情、关心、尊重，多与患者沟通，倾听患者诉说，消除其紧张情绪，讲解不良情绪对疾病的负面影响，而乐观向上的情绪则对疾病恢复有促进作用，同时耐心细致地解释疾病的相关知识，介绍好转病例，除此之外，不可忽视家属的工作使患者得到温暖。

◎随访要点

变应性支气管肺曲霉病（ABPA）随访要点：经过积极治疗治疗后，若病情好转应继续长期随访。X 线胸片检查肺浸润阴影吸收后每 4 月进行随访，共 2 年，以后每 6 月随访 1 次共 2 年，此后若无急性加重，每年检查 1 次。每月测定

IgE，其浓度应在治疗 1~2 个月开始降低，6 个月后渐趋平稳。IgE 水平升高 2~3 倍常为疾病复发的前兆，应立刻进行 X 线胸片检查。若胸片发现浸润影应给予激素治疗，若未出现阴影则继续观察。2 年无复发者，IgE 测定可改为每 2 月 1 次，肺功能测定每年 1 次。不少患者可能发生激素依赖型哮喘而需要长期口服激素治疗。此外，ABPA 在长期缓解后仍有可能再度复发。

◎预后

1. 临床表现不典型，缺乏特异性。

2. 常有多种基础疾病并存。

3. 长时间住院、长期使用广谱抗菌药物、糖皮质激素、免疫抑制剂等化疗及放疗患者，低蛋白血症为其常见诱因，糖尿病亦是发生肺部真菌感染的重要宿主因素。

4. 肺部真菌感染与其他细菌感染同时并存，需要抗真菌与抗菌药物联合治疗。

5. 肺部真菌感染病死率高，预后差，其死因常是抗真菌治疗延误并发多器官功能衰竭。因此，早期诊断、合理治疗是改善预后的关键所在。

◎患者教育

加强支持治疗，提高机体的免疫力。如纠正低蛋白血症，改善营养状态，纠正贫血和中性粒细胞减少。

对存在肺部真菌感染高危因素的患者应加强预防措施。

（1）注意环境保护：有条件时应入住单间病房，及时处理漏水、溢水，湿式清洁病房，不布置花卉与观赏植物。当患者离开保护性环境时，应戴口罩，定时房间空气消毒。

（2）口腔护理：可用：①0.05% 洗必泰溶液含漱 4~5 次/日；②2%~4% 碳酸氢钠溶液含漱 4~5 次/日；③对已有口腔黏膜白斑者可用制霉菌素混悬液，每毫升含 5 万 U 涂布口腔黏膜每 2~3 小时一次。

（3）家属护理：无自主生活能力者，可由家属或护理人员做口腔护理 3~4 次/日，并于饭前、饭后用清水漱口或清洗口腔、假牙。

第 17 章　肺真菌病——肺隐球菌病 《《《《

◎概况

肺隐球菌病（pulmonary cryptococcosis）是由隐球菌引起的一种急性、亚急性或慢性真菌病。其临床及影像学表现缺乏特异性，随着近年诊疗技术的提高和改进，肺隐球菌病已引起高度重视。约 50% 是发生在免疫功能健全的患者中，大多数患者肺为单一受累器官。

1. 病原体　隐球菌由 Benham 在 1950 年初次命名。隐球菌属在真菌分类学上归半知菌亚门、芽孢菌纲、隐球酵母菌目、隐球酵母科。隐球菌广泛存在于水果、蔬菜、土壤、桉树花和各种鸟类的排泄物中，其中从鸽粪中分离的新型隐球菌被认为是人类感染的最重要来源。根据荚膜多糖的抗原性，隐球菌分 A、B、C、D、AD 五个血清型，我国以 A 型多见，其次是 B 和 D 型，血清型 A 和 D 型是免疫缺陷患者的主要致病菌，血清型 B 和 C 很少致病，多见于免疫健全者。

2. 流行病学　隐球菌病为散发病。在免疫功能缺陷的患者中发病率明显增加，本病多发生于中青年男性，儿童中少见。无明显职业相关。

3. 发病机制　隐球菌可通过呼吸道、开放的皮肤伤口接种或消化道感染。目前不排除胎盘传染的可能。基本病理有早期弥漫性浸润渗出性病变和晚期肉芽肿性结节或含菌的结缔组织病灶，且局部表现为纤维结缔组织增生形成的内含散在菌体的瘢痕样病灶，一般无钙化灶出现。

4. 临床表现　临床表现可分为以下 4 种类型：无症状型、慢性型、急性重症型和播散型。PC 的 X 线表现无特异性，具有多形性、多变性，常见的有孤立或多发结节影和多发斑片状浸润或实变影。急性间质性肺炎型和弥漫混合病变病灶多位于肺野外带和胸膜下区，且下肺多于上肺。

5. 诊断　确诊依据为手术切除及穿刺活检的组织病理学证据；胸腔积液、脑脊液等无菌腔液和血液隐球菌直接镜检或培养阳性。肺隐球菌病的临床诊断应结合病史、呼吸道症状和胸部影像学证据，同时合格痰液或 BALF 直接镜检或培养隐球菌阳性或血液、胸腔积液隐球菌荚膜多糖体抗原阳性。

6. 治疗　PC 的治疗方法包括原发病的治疗、抗真菌药物治疗、手术治疗、免疫治疗和对症治疗。不管采用何种治疗方法，除无症状及非弥漫性病变的免疫正常宿主，且血清隐球菌抗原阴性或低滴度者外，均建议行腰穿排除中枢神经系统感染的可能，如合并脑膜炎需要进行颅内压力监测。

7. 预防　注意卫生；严格掌握抗菌药物、糖皮质激素、免疫抑制剂的应用指征；对于易感人群，应高度注意深部真菌感染可能；对 HIV 患者予氟康唑进行预防性治疗等。

基础

◎定义

肺隐球菌病（pulmonary cryptococcosis）的致病菌是新型隐球菌（cryptococcus neoformas），主要由呼吸道吸入引起肺部感染或产生血型播散，中枢神经系统最易受到侵犯，其他如骨髓、皮肤、黏膜和其他器官也可发生病变。属亚急性或慢性深部真菌感染。

◎流行病学

本病呈世界性分布，国内 20 个省、市、自治区均有病例报告，多见于 40 岁以上年龄组。60% 发生在免疫抑制患者，艾滋病（AIDS）患者特别易患本病。男女比例为 3:1，白种人患病者多于有色人种。

◎病因

免疫功能低下为隐球菌发病的重要诱因，本菌通常经呼吸道进入人体，肺是感染的首发部位。正常人吸入隐球菌后，引起肺内感染，病变多仅局限于肺部，很少出现症状，常有自愈倾向。若因过度劳累或有免疫缺损的慢性病患者（如晚期恶性肿瘤、白血病、长期接受大剂量激素、广谱抗菌药物及抗癌药等治疗），吸入真菌后在肺内形成病灶，可经血行播散至全身，且多侵入中枢神经系统。

◎病理剖析

病理特征为轻微的炎症反应。早期组织内有大量隐球菌成胶样团块，中性粒细胞减少、不化脓，仅有少数淋巴细胞和组织细胞浸润。晚期病变为肉芽肿，肺部病变偶有干酪样坏死和空洞形成。隐球菌可在脑部冠状切面的灰质部分产生病变，常可引起脑膜脑炎。

◎病理生理

环境中的直径小于 $10\mu m$，像烟雾大小的隐球菌经呼吸道吸入人体，一旦其沉积在呼吸道中，在较高的二氧化碳浓度的影响下，形成明显的多糖荚膜保护层以拮抗宿主的防御机制。在肺组织内形成最初的感染灶，可引起肺门淋巴结肿大，也可以在胸膜下形成小结节，酷似结核分枝杆菌感染。多数健康人感染可以自愈或病变局限于肺部。在免疫功能受损的患者，隐球菌能够进展活动，引起肺炎并经血行播散至全身。由于新型隐球菌对脑膜和脑实质有亲和性，所以中枢神经系统是最常见的受累部位，其他少见的受侵部位有皮肤、骨骼、前列腺、肝、心、眼等。

◎预防

（1）长期大量抗菌药物的应用，可引起机体菌群失调；肾上腺皮质激素滥用，可抑制机体的免疫反应。这些都为隐球菌的感染和扩散创造了条件。因此，应严格明确上述药物的使用指征，杜绝滥用。对于长期应用抗菌药物或肾上腺皮质激素的病例，若病情未见好转或恶化者，应考虑有隐球菌感染的可能，及时病原学检查。

（2）隐球菌病多继发于其他疾病，原发性较少见。对恶性肿瘤、慢性消耗性疾病、结缔组织疾病和器官移植的病例，一旦发生可疑隐球菌感染，应立即查清病原，及时予以治疗，而且用药时间应适当延长。

（3）注意卫生保健，忌食腐烂变质的梨、桃等瓜果，防止鸽粪、鼠粪污染环境。

（4）应增强机体免疫力外，避免创口感染土壤及鸟粪等。

◎筛检

对于免疫功能重度受损、艾滋病、长期服用免疫抑制剂的高危人群，应高度注意此病感染可能。

诊断

◎问诊与查体

首先，询问是否有免疫功能受损、艾滋病、长期服用免疫抑制剂等高危因素。

其次，肺部隐球菌感染的初期，多数患者可无症状，部分可能出现低热、盗汗、轻咳、咳黏液痰或血痰，偶有胸膜炎症状。在免疫功能重度受损的患者中可以发生急性呼吸窘迫综合征（ARDS）。

◎疾病演变

肺部隐球菌感染的早期，多数患者无症状，在免疫功能严重受损的患者中，可以发生急性呼吸窘迫综合征（ARDS）。当并发脑脊髓膜炎时，症状较重，常有中等热，偶可高热达40℃，并出现脑膜脑炎的症状和体征。

◎辅助检查

1. 实验室检查 血白细胞计数和中性粒细胞轻度和中度增高，中晚期可有贫血。血沉增快。

2. 影像学检查 可见在任何一个肺叶，任何类型的浸润、结节或渗出都可以发生。以双侧中下肺部为多见，亦可为单侧或局限于一肺叶。可呈孤立的大球形灶或数个结节状病灶，周围无明显反应，类似肿瘤；或为弥漫性粟粒状阴影；或呈片状浸润阴影。约10%患者有空洞形成。近年来在同时有HIV感染的患者中更常见的表现有酷似卡氏肺孢子菌感染的间质浸润。由于肺部隐球菌感染可以与肺部其他疾病过程重复出现，所以X线更无典型特征。

3. 国外最近开展的检查方法 用六甲烯四胺银、Schiff过碘酸染色均可证实有荚膜的隐球菌的存在。另一种方法是用乳胶凝集抗原试验查出血循环或脑脊液中的新型隐球菌的荚膜多糖抗原，对肺隐球菌病的诊断具有重要的参考意义。确诊依据为手术切除及穿刺活检的组织病理学证据。

◎并发症

（1）胸腔积液。

（2）隐球菌脑膜炎。

（3）急性呼吸窘迫综合征。

◎诊断标准

诊断金标准：组织病理学检查，典型特征是存在有荚膜的酵母细胞，HE染色组织切片，隐球菌呈淡红色，未染色的荚膜像光环一样环绕酵母菌。

血液、胸腔积液、脑脊液培养出隐球菌或墨汁染色见到隐球菌也可明确诊断。

◎诊断程序

1. 多无症状，少数有低热、盗汗、轻咳、咳黏液痰或血痰，偶有胸膜炎症状。常无阳性体征。

2. 胸部 X 线检查：肺纹理增粗，有散在结节状、浸润性病变或孤立球形病灶，多见于肺下部，少数有空洞形成。

3. 痰涂片墨汁染色或培养，找到隐球菌有诊断价值。经支气管镜刷片或支气管肺泡灌洗发现病原体，对诊断更为可靠。

4. 间接免疫荧光法检测血液中有关抗体，阳性者可协助诊断。

5. 经支气管镜或经皮肺活检、PAS 或奥新蓝染色找到隐球菌可确诊。

◎鉴别诊断

肺隐球菌病是一种由新型隐球菌感染引起的急性、亚急性或慢性肺部真菌病。本病好发于糖尿病、结节病及艾滋病等慢性消耗性疾病及免疫缺陷患者中。由于肺隐球菌常见临床及影像表现缺乏特异性，痰培养及痰涂片阳性率低，侵袭性检查获得标本往往有一定困难，隐球菌外层荚膜折光性强，在 HE 染色标本中无色或稍呈红色，不易观察和确认，临床上容易误诊，故在临床中应特别注意与肺部细菌性感染、结核、其他真菌感染、肿瘤等鉴别。另外隐球菌肺部感染或肺外感染患者均有必要进行腰椎穿刺以排除中枢神经系统的并发症。

治疗

◎治疗目标

本病常在免疫功能降低时发病，故应消除各种诱发因素。早期局限性肺部肉芽肿或空间，可采用抗真菌药物治疗，必要时可手术切除。

◎治疗细则

对胸片有肺实质受侵犯，呼吸道分泌物培养中分离出新型隐球菌的患者应给予积极的治疗，防止发生血源性播散。对于免疫功能低下的患者因病变极易由肺播散到中枢神经系统，所以即使其脑脊液检查还是阴性结果，亦应极早开始系统治疗。

治疗中以两性霉素 B 作为首选药物，单用两性霉素 B 时从小剂量开始每天 0.1~0.25mg/kg，逐渐增加至每天 1mg/kg，加入 5% 葡萄糖液中，滴注时间不少于 6~8 小时，一个疗程总剂量为 1~2g。

国外学者统计在艾滋病患者中有 7% 的人并发新型隐球菌的感染，在治疗中多采用积极的抗真菌治疗。选择两性霉素 B 和 5-氟胞嘧啶联合应用。两性霉素 B：0.3mg/（kg·d），5-氟胞嘧啶 100mg/（kg·d）（分四次口服）。平均 4~6 周即可见到临床效果。对于两性霉素 B 的肝、肾毒性及可能引发的血管炎，5-氟胞嘧啶引起的骨髓抑制和腹泻造成的电解质紊乱，应给予认真的监测。出现不良反应的患者应被减少药物剂量。对于不能耐受两性霉素 B 和 5-氟胞嘧啶的患者，推荐选用静脉滴注氟康唑，首日剂量 400mg，以后每天 200mg。其可有效地进入脑脊液。

对临床症状较轻而有隐球菌感染证据的患者可以采用口服氟康唑或伊曲康唑。因伊曲康唑在脑脊液内浓度较低，一般作为维持治疗，每天 400mg，用药 1~47 个月（平均 12 个月），复发率为 13%。用药时间长短取决于隐球菌培养及血清荚膜多糖抗原的阴转情况。

单一肺部结节病灶的隐球菌感染，是否行外科手术切除目前还有争议。多数意见赞成抗真菌药物治疗，因为除了少数单一结节外科手术治疗有效，多数病例不可能完全切除肺部隐球菌结节或团块以控制感染。个别患者因胸膜渗出需做引流。其余绝大多数患者药物治疗就可以达到治疗目的。

第18章　肺真菌病——肺孢子菌肺炎 《《《

◎概况

　　肺孢子菌肺炎是由肺孢子菌引起的机会性肺部感染性疾病，主要发生在免疫功能低下患者，如先天性或后天获得性免疫缺陷（HIV/AIDS）者、移植物抗宿主病、恶性肿瘤放、化疗患者及免疫抑制药物治疗、免疫力低下的小儿和老年患者等。其发病机制可能与肺孢子菌介导的由 CD_4^+T 细胞、肺泡吞噬细胞、中性粒细胞和可溶性感染物共同参与并相互作用的免疫性炎症反应有关。

　　临床主要表现为发热、干咳、气促和呼吸困难"三联征"为症状特点，病情进展最终可导致低氧血症和呼吸衰竭。

　　肺部影像学表现为，双肺弥漫性对称性分布，肺尖及肺底少有受累的马赛克样斑片状磨玻璃样影及网络状影，而与临床体征呈"影像重、体征轻"的分离现象。

　　诱导痰、支气管–肺泡灌洗液（BALF）、支气管刷检物（BB）及肺活检标本，发现肺孢子菌包囊（滋养体）或囊内小体可确诊。

　　抗肺孢子菌的主要药物，有甲氧苄啶–磺胺甲噁唑、氨苯砜、戊烷咪、卡泊芬净等。

　　肺孢子菌肺炎进展迅速，特别是 HIV（AID）患者预后差，因此早发现、早诊断及早治疗可改善预后。

基础

◎定义

　　肺孢子菌肺炎（pneumocystis pneumonia, PCP），是由人源性肺孢子菌引起的一种呼吸系统机会性感染性肺疾病，是免疫功能受损患者机会感染及致死的重要原因。常见于先天性免疫缺陷或 HIV 感染（AIDS）患者、器官移植、恶性肿瘤、白血病及免疫抑制剂应用、免疫功能低下的小儿和老年患者等。临床以发热、咳嗽、呼吸困难三联征，而肺部体征少为主要临床特点。胸部影像学：双肺弥漫性及对称性分布，肺尖及肺底少有受累的马赛克样斑片状磨玻璃样影及网状影，呼吸道分泌物或肺组织查到肺孢子菌包囊或滋养体，可明确诊断。

◎流行病学

肺孢子菌肺炎在 20 世纪 50 年代前仅见于早产儿及营养不良婴儿，近 10 年来随着免疫抑制剂的应用，肿瘤化疗的普及，尤其是 HIV 感染的出现，发病率明显上升，已成为 HIV 感染（AIDS）患者最常见的机会性感染疾病与致死的主要病因。肺孢子菌肺炎呈世界性分布，非洲发病率约为 11%，美国疾病控制中心（CDC）的统计数据显示，AIDS 患者 60% 以 PCP 为首发症状，85% 以上 AIDS 患者在病程中会发生 1 次以上 PCP，至少 25% 的 AIDS 患者死于没有预防性抗肺孢子菌治疗；器官移植患者 PCP 发病率为 5% ~ 25%，胶原血管病患者为 2% ~ 6%，接受放、化疗的肿瘤患者为 1% ~ 25%。在我国 PCP 主要发生在 HIV 感染患者中，艾滋病合并 PCP 的发生率约 13.1%。免疫功能正常的成人也可存在 PC 隐性感染，通常不致病。

PCP 主要的传染源为人源性肺孢子菌，主要的传播途径为经空气传播。研究显示，肺孢子菌肺炎患者肺组织和感染肺孢子菌的鼠类肺组织内均存在肺孢子菌。其易感人群包括：艾滋病患者、患有自身免疫性疾病应用免疫抑制剂治疗者、器官移植患者的抗宿主病、恶性肿瘤患者、免疫力低下小儿和老年患者。根据免疫功能分析肺孢子菌肺炎的传播途径，大致可能分为免疫功能缺陷宿主间的传播及免疫功能缺陷与免疫功能正常宿主间的传播。吸入肺孢子菌后是否发病主要取决于吸入肺孢子菌宿主的免疫功能状况。

◎病因

发病因素：肺孢子菌为单细胞生物，长期以来被划归为原虫，称为卡氏肺孢子（囊）虫。1988 年通过对其核糖体小亚基 rRNA 的序列分析证实其属于真菌，更名为肺孢子菌，肺孢子菌主要有包囊和滋养体两种形态。滋养体为可变多形体，有细足和伪足形成，类似阿米巴。包囊呈圆形，直径 4 ~ 6μm，囊壁内含有囊内小体（或称子孢子），完全成熟的包囊内一般为 8 个囊内小体，包囊是重要的诊断形态。

肺孢子菌寄生部位限于肺泡腔，成熟包囊进入肺泡后破裂，囊内小体脱囊后发育为滋养体，滋养体紧贴肺泡上皮寄生、增殖，包囊多位于肺泡中央。

肺孢子菌对干燥、日光、紫外线耐受性较强，对甲醛较敏感，一般 60℃，1 小时可杀灭。

◎发病机制

　　肺孢子菌进入人体后可介导机体产生一系列免疫应答和炎症反应。主要由 $CD_4{}^+$ T 细胞、肺泡吞噬细胞、中性粒细胞和可溶性感染介质的相互作用与免疫反应。正常机体通过抗体、T 细胞和活化吞噬细胞的共同作用，来清除肺内的肺孢子菌。在 HIV 感染（AIDS）的患者免疫系统常被破坏，肺孢子菌可在肺泡内大量繁殖，并黏附在肺泡 I 型细胞直接损伤肺泡上皮细胞，阻止肺泡 II 型细胞的增殖和移行，影响肺组织损伤后修复；肺孢子菌的蛋白水解酶和糖酵解酶是其主要的毒性因子，可获取人体营养成分并逃避免疫宿主的主要防御机制，抑制肺泡 II 型上皮细胞表面活性物质的分泌，并以肺表面活性物质某些特殊成分结合或分离的方式，破坏肺表面活性物质加重肺损伤。损伤修复障碍，肺毛细血管阻滞，肺表面活性物质减少，肺顺应性降低，最终导致低氧血症和呼吸衰竭等。

◎病理剖析

　　典型病理改变：肺组织实变，质地类似肝脏，呈弥漫性实变结节状外观。肺孢子菌肺炎镜下改变为，肺泡腔扩大，有泡沫状或蜂窝样渗出物，PAS 染色反应阳性；肺泡间隔增宽，肺上皮细胞增生、增厚，淋巴细胞、浆细胞等细胞浸润；肺泡 – 毛细血管血气交换功能尤其是氧的弥散功能出现严重障碍；感染越严重的肺组织内的滋养体越多，而包囊数相对较少。滋养体多黏附在 I 型肺泡上皮细胞膜表面，而包囊则常游离于肺泡内。

　　肺孢子菌一般多局限于肺内，严重感染者肺孢子菌可随血行向肺外播散或直接侵入其他组织或脏器引起炎症反应，如肺孢子菌性肝炎、脾脏损害、结肠炎、中耳炎、眼脉络膜炎等。

◎分类分型

　　1. 婴儿型或流行型　也称间质性浆细胞性肺炎，主要发生于早产儿及营养不良的虚弱婴儿，多发于出生后 10～24 周内。患儿突然发热、干咳、呼吸和脉搏增快，严重时可出现呼吸困难和发绀，X 线胸片可见双肺弥漫性浸润灶，常进一步发展成呼吸衰竭而死亡。

　　2. 成人型或散发型　有称低反应性肺孢子菌病，多见于先天性免疫缺陷病和 HIV 感染/AIDS 患者、恶性肿瘤化疗和接受免疫抑制剂治疗的患者。主要症状有发热、干咳、呼吸困难和发绀。X 线显示双肺弥漫性浸润阴影，多从肺门开始，呈蝶形向周围迅速扩散，有的融合成小结节状或有空洞形成，双肺纹理明显增粗。重症患者病死率极高，如不及时诊断和治疗，可于发病后在2～6周，甚至4～8天内死亡。

◎ 预防

预防肺孢子菌肺炎的发生，首先需要进行原发病的治疗，尽可能保护并尽早恢复患者的生理屏障。

1. 危险因素 患有先天性免疫缺陷或获得性免疫缺陷综合征患者、营养不良患者、器官移植抗宿主病、白血病、恶性肿瘤和应用免疫抑制剂治疗、免疫力低下的小儿和有基础疾病的老年等高危者。

2. 定期检测 对高危患者应进行病原学检测、胸部CT扫描、血清抗原等检测。

3. 预防 保持口腔卫生，避免受凉感冒，提高机体免疫能力，对长期卧床患者在进食及进水时避免呛咳。高危患者应注意与PCP患者隔离，防止交叉感染。并注意密切观察，对有发生肺孢子菌感染危险的患者，如HIV（AIDS）等患者，应进行药物预防，可有效地防止潜在感染转变为临床疾病和治疗后复发。

（1）一般预防：对免疫功能低下的人群要采取适当的措施进行预防。减少暴露，避免与肺孢子菌肺炎患者接触，防止肺孢子菌经呼吸道吸入感染，医院感染控制技术措施和化学（抗真菌药物）预防，如造血干细胞移植（HSCT）和某些实体器官（如肝、心、肺）移植的围术期预防用药。必要时辅以干扰素、胸腺素等免疫调节剂治疗。

（2）靶向预防：对于肺孢子菌感染特别是AIDS患者，若出现下列情况则应给予预防用药：① CD淋巴细胞低于200个/ml时或低于淋巴细胞总数14%；②2周以上不明原因的持续发热（T>37.8℃）；③非抗菌药物或皮质激素治疗引起的念珠菌病；④已发生过一次PCP（复发率50%）。

推荐方案：口服SMZ－TMP 2片（每片含SMZ 400mg、TMP 80mg），1次/d。疗程持续至外周血CD_4^+淋巴细胞>200/μl后3个月。对异体或自体HSCT受者：推荐口服SMZ－TMP 2片，1次/d，预防性用药；于移植前2～3周开始服药，至移植后6个月；若持续接受免疫抑制剂或慢性移植物抗宿主病患者，预防用药应予继续。

◎ 筛检

对于癌症放化疗患者、器官移植者、免疫抑制药治疗患者和先天性或后天性获得性免疫缺陷者、免疫力低下小儿和有基础疾病的老年患者，如出现发热、咳嗽、呼吸困难等表现，而一般抗菌药物治疗效果不佳，应高度注意肺孢子菌感染可能。应进行相关检查，特别是病原学检查、胸部 CT 检查等，以尽早明确诊断，并及早给予相应治疗，以改善预后。

诊断

◎问诊与查体

1. 询问病史　注意发病时间、病情变化特点、治疗反应，是否有因恶性肿瘤放（化）疗、器官移植、免疫抑制药物治疗等情况，先天性或后天性获得性免疫缺陷及冶游史等。

2. 关键诊断因素　具有相关免疫缺陷或损伤的相关病史，有发热、干咳、气促和呼吸困难三联征症状，肺部体征少或双肺可闻及少许湿啰音。

3. 其他诊断因素　畏寒、寒战、咽痛、胸痛、乏力、口腔炎症、发绀等。

表 18 -1　AIDS 与非 AIDS 并发 PCP 比较

	非 AIDS	AIDS
呼吸困难，咳嗽	常见	常见
进展速度	快（7 ~21 天）	慢（2 ~5 周）
低氧血症	严重	相对缓和
胸部影像	双侧弥漫间质性浸润	不对称或双侧间质浸润
对治疗反应	3 ~5 天	5 ~9 天
复发	少见	经常

◎疾病演变

肺孢子菌肺炎潜伏期多数为 1 ~2 月，多数起病急，临床表现主要有发热、干咳、气促和呼吸困难，最终导致呼吸衰竭。病情重而未治疗者，病情进展迅速可在数日内死亡。

咳嗽、发热及呼吸困难称为 PCP "三联征"，是 PCP 的典型临床症状。80% 的肺孢子菌肺炎患者可出现发热，多为高热不退；70% 左右的患者有慢性咳嗽，常表现为干咳，部分有咳痰；78% ~87% 有气短或呼吸困难；80% 有严重低氧血症；此外，还可有畏寒、寒战、咽痛、发绀等症状。最突出的临床特点为发热、进行性呼吸困难甚至发绀。肺部体征与症状的严重程度呈分离现象。重症患者病死率极高，如不及时诊断和治疗，可于发病后在 2 ~6 周、甚至 4 ~8 天内死亡。

◎辅助检查

1. 影像学检查

（1）X线胸片：为两肺先出现混合性肺泡及间质性炎症改变，以网状结节状浸润为主，从肺门向外周扩展，当病情进展时，斑片状实变影融合成大片状均匀致密的浸润影，病变广泛而呈向心性分布，与肺水肿相似。

（2）胸部CT的典型表现

①间质性病变影，小叶间隔增厚。

②磨玻璃样影，片状、大片状模糊状影，不掩盖血管纹理。

③马赛克样影，斑片状磨玻璃样影及网络状影相间存在。

④常累及双肺，呈弥漫性及对称性分布，肺尖及肺底少有病变累及。有10%～25%PCP患者胸部影像极轻微改变或正常。

2. 病原学检查

病原菌检查是肺孢子菌肺炎诊断最常用的可靠方法。

气管内吸引物、合格痰标本、支气管肺泡灌洗液（BALF）、支气管刷检物和肺组织活检，因肺孢子菌不能常规培养生长，涂片用瑞－姬染色和甲苯胺蓝（TBO）染色，可发现肺孢子菌包囊、滋养体。

（1）咳痰方法简单，但检出率低（6%～30%），诱导痰可使肺孢子菌检出率达到60%～70%。

（2）纤维支气管镜检查，包括刷检、经支气管肺活检、支气管肺泡灌洗可使肺孢子菌的检出率达到90%以上。

（3）经皮肺穿刺吸引术，适用于儿童患者，诊断率为60%～95%。

（4）开胸肺活检或建立人工气道等。经支气管肺活检和支气管肺泡灌洗联合检查，阳性率可接近100%。

3. 免疫学检查方法　免疫荧光法、免疫组织化学法及ELISA等。

4. DNA探针，PCR技术　以PCR为基础的基因诊断技术可有效检测标本中的肺孢子菌的DNA，且不受形态及生活周期的限制，诊断的敏感性及特异性高。可采用BALF、痰液、诱导痰液、口咽部洗涤液、鼻咽部吸引液、血清或血液等标本进行检测。

5. 血清学检测　方法有ELISA、间接荧光试验、免疫印迹试验等检测血清的抗肺孢子菌抗体。由于AIDS患者存在免疫缺陷，产生抗体的能力低，而正常人群抗肺孢子菌抗体阳性率为50%～60%，因而血清免疫学对肺孢子菌肺炎的诊断价值不大。

6. 肺功能检查　PCP典型的肺功能改变为潮气量、肺总量和弥散量下降，一氧化碳弥散量（DL_{CO}）下降系 PCP 十分敏感的指标，几乎 100% PCP 患者的 DL_{CO}降低，早于胸片异常和动脉血气改变。

◎并发症

肺孢子菌肺炎可并发自发性气胸，其发生率约为 35%，气胸发生与 PCP 肺组织炎变和直径从 0.5~6cm 的肺大疱和薄壁气囊的形成有关，肺大疱常常为多发性，其肺大疱和薄壁气囊病变的出现，常发生在 PCP 肺炎的 5~6 天，因为患者缺乏自身修复能力，肺大疱破裂的自发性气胸，可在肺孢子菌肺炎好转后持续性存在，而气胸处理比较困难，常需要外科行胸膜修补术处理。

◎诊断标准

1. 危险因素　严重免疫缺陷患者，如 HIV 感染（AIDS）、恶性肿瘤、白血病、器官移植患者、免疫力低下小儿和有基础疾病的老年患者及结缔组织疾病长期持续应用糖皮质激素大于 3 周的患者。

2. 临床症状　具有咳嗽、常为刺激性干咳少痰；持续性高热，呼吸困难进行性加重"三联征"的临床症状，经规范抗感染、对症支持等治疗效果不佳。

3. 体征　肺部阳性体征缺少或闻及少许散在湿啰音，症状与肺部体征呈分离现象；

4. 胸部影像学　发现两肺弥漫性网状、小结节间质性浸润征象，双肺弥漫性斑片状磨玻璃样影，始于肺门向外弥漫呈蝶形磨玻璃样影。但 10%~39% 的早期 PCP 患者胸片表现正常或接近正常。

5. 气道分泌物、支气管灌洗液或肺组织标本　找到肺孢子菌包囊、滋养体或囊内小体为确诊依据。

◎鉴别诊断

疾病名	临床表现鉴别	检验鉴别
细菌性肺炎	咳嗽、咳痰，可为脓性痰，发热或原有呼吸道症状加重，可伴有胸痛，肺实变体征，胸部影像学：呈大片状致密均匀模糊影。气道分泌物或肺组织可找到病原菌。抗感染治疗有效	外周血白细胞数和中性粒细胞升高，气道分泌物涂片和培养，可查到病原微生物

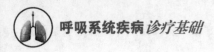
疾病名	临床表现鉴别	检验鉴别
病毒性肺炎	以小儿或老年人较多见，好发于病毒疾病流行季节，起病较急，发热、头痛、全身酸痛、咳嗽、少痰或白色黏液痰、严重者可出现呼吸困难、发绀、呼吸衰竭等合并症，体检肺部可有湿啰音，X线检查肺部炎症呈斑点状、片状或均匀的阴影。白细胞总数可正常、病程一般为1～2周	呼吸道分泌物或肺活检标本做培养及病毒分离，急性期和恢复期的双份血清，补体结合试验、中和试验或血清抑制试验抗体滴度增高4倍或以上有确诊意义 用血清监测病毒的特异性IgM抗体，有助于早期诊断
其他真菌肺炎	1. 危险因素 外周血白细胞（WBC）<0.5×10⁹/L，中性粒细胞减少或缺乏持续>10d；体温>38℃或<36℃，并伴有下列情况之一；①此前60d内出现过持续的中性粒细胞减少（之10d）；②此前30天内曾接受或正在接受免疫抑制剂治疗；③有侵袭性真菌感染病史；④患有获得性免疫缺陷综合征（AIDS）；⑤存在移植物抗宿主病；⑥持续应用糖皮质激素3周以上；⑦有慢性基础疾病；⑧创伤、大手术、长期住ICU、长时间机械通气、体内留置导管、全胃肠外营养和长期使用，广谱抗菌药物等（任何一项） 2. 临床特征 （1）主要临床特征：胸部X线和CT检查发现：肺炎（支气管炎）或胸膜下密度增高的结节，病灶周围可出现晕轮征等表现 （2）次要临床特征：①持续发热>96小时，经积极的抗菌药物治疗无效。②具有肺部感染的症状及体征：咳嗽、咳痰、咯血、胸痛和呼吸困难等胸部症状以及肺部啰音或胸膜摩擦音等体征。③影像学检查发现除主要临床特征之外的新的非特异性肺部浸润影	微生物学检查 （1）气管内吸引物或合格痰标本直接镜检发现菌丝，且培养连续2次分离到同种真菌 （2）支气管肺泡灌洗液经直接镜检发现菌丝，真菌培养阳性 （3）血清1，3-β-D-葡聚糖抗原检测（G试验）连续2次阳性，血清半乳甘露聚糖抗原检测（GM试验）连续2次阳性

疾病名	临床表现鉴别	检验鉴别
急性呼吸窘迫综合征	1. 具有发病的高危因素，如严重感染、创伤、休克和误吸等。 2. 急性起病，呼吸频数，呼吸困难（或）呼吸窘迫，发绀。 3. 顽固性低氧血症，常规给氧方法不能缓解，双肺可闻及明显湿啰音；胸片可见致密均匀磨玻璃样阴影	常规吸氧不能纠正的低氧血症：ARDS时氧合指数（PaO_2/FiO_2）≤200mmHg；X 线胸片示双肺有浸润阴影 肺毛细血管楔压≤18mmHg 或临床上能除外心源性肺水肿
淋巴细胞性间质性肺炎	慢性起病，以咳嗽及气短为主，胸部CT 表现为双肺磨玻璃影伴囊性改变	确诊依赖于肺组织病理活检

◎临床路径

肺孢子菌肺炎临床路径

一、肺孢子菌肺炎临床路径标准住院流程

（一）适用对象

第一诊断为肺孢子菌肺炎（ICD - 10：B20.651），第二诊断为艾滋病的患者。

（二）诊断依据

（1）隐匿或亚急性起病，干咳，气短和活动后加重，可有发热、发绀，严重者发生呼吸窘迫。

（2）肺部阳性体征少，或可闻及少量散在的干、湿啰音。体征与疾病症状的严重程度往往不成比例。

（3）胸部 X 线检查可见双肺弥漫性网状结节样间质病变，有时呈毛玻璃状阴影。

（4）血气分析提示低氧血症。

（5）血乳酸脱氢酶常升高。

（6）有条件的病例依靠病原学检查进行确诊，如痰液或支气管肺泡灌洗（肺组织活检）等，可发现肺孢子菌的包囊或滋养体等。

（三）选择治疗方案的依据

根据《艾滋病诊疗指南》（中华医学会感染病学分会，2011 年）。

1. 治疗

（1）对症治疗：卧床休息，给予吸氧、改善通气功能，祛痰、止咳、解痉、平喘，注意水和电解质平衡。

（2）病原治疗。

（3）激素治疗。

（4）人工辅助通气：如患者进行性呼吸困难明显，可给予人工辅助通气。

2. 并发症治疗　如气胸等。

3. 预防　参照《国家免费艾滋病抗病毒治疗药物手册》（第三版，人民卫生出版社）。

（四）标准住院日　为 21 ~ 30 天。

（五）进入路径标准

（1）第一诊断必须符合肺孢子菌肺炎（ICD – 10：B20. 651）疾病编码。

（2）当患者合并其他疾病，但住院期间不需要特殊处理也不影响第一诊断的临床路径流程实施时，可以进入路径。

（3）当患者在住院期间需要继续服用艾滋病抗病毒治疗药物，且不影响肺孢子菌肺炎治疗前提下可继续抗病毒治疗（ART）。

（六）住院期间的检查项目

1. 必需的检查项目

（1）血常规、尿常规、大便常规。

（2）肝功能、肾功能、电解质、血糖、血气分析；血乳酸脱氢酶、心肌酶、C – 反应蛋白（CRP）、CMV 检查、感染性疾病筛查（乙肝、丙肝、梅毒等）、$CD_4{}^+$ T 细胞计数。

（3）病原体检查：痰、支气管肺泡灌洗液等查肺孢子菌。

（4）胸部正侧位片、心电图。

2. 根据患者情况可选择　胸部 CT、肺功能、痰培养、血培养、有创性检查寻找病原菌等。

（七）选择用药

1. 按照《抗菌药物临床应用指导原则》（卫医发〔2004〕285 号）执行　根据患者病情合理使用抗菌药物。

2. 病原治疗

（1）首选复方磺胺甲噁唑（SMZ – TMP），片剂含磺胺甲噁唑（SMZ）0.4g 及甲氧苄啶（TMP）0.08g，轻至中度患者口服 TMP 20mg/（kg · d），SMZ 100mg/（kg · d），分 3 ~ 4 次用，疗程 3 周。重症患者可给予静脉用药，剂量同口服。SMZ – TMP 过敏者可给予脱敏疗法。

（2）替代治疗：克林霉素 600～900mg，静脉注射，每 6～8h 给药 1 次；或 450mg 口服，每 6h 给药 1 次。联合应用伯氨喹 15～30mg，口服，每日 1 次，疗程 21 天。氨苯砜 100mg，口服，每日 1 次；联合应用甲氧苄胺啶 200～400mg，口服，每日 2～3 次，疗程 21 天。

3. 激素治疗　中重度患者（PaO_2 < 70mmHg 或肺泡 - 动脉血氧分压差 > 35mmHg），早期可应用激素治疗，泼尼松片 40mg 每日 2 次，口服 5 天；改为 20mg 每日 2 次，口服 5 天；20mg 每日 1 次，口服至疗程结束；静脉用甲泼尼龙剂量为上述泼尼松剂量的 75%。

4. 祛痰、止咳药物

5. 解痉、平喘药物

（八）出院标准

（1）症状明显缓解。

（2）病情稳定。

（3）没有需要住院治疗的合并症和（或）并发症。

（九）变异及原因分析

（1）治疗无效或者病情进展，需复查病原学检查并调整抗菌药物，导致住院时间延长。

（2）伴有严重合并症和并发症，如肺结核、呼吸衰竭，可转入相应临床路径。

治疗

◎治疗目标

治疗目标由于肺孢子菌肺炎病情进展迅速，目前多认为应争取早期确诊，并及时进行针对性治疗。

◎治疗细则

肺孢子菌肺炎进展较快，死亡率高，但早期治疗反应较好，多数患者病情可以得到控制，故早期诊断、早期治疗是关键。

1. 对症治疗　尽量减少免疫抑制剂的应用，加强营养支持和改善免疫功能，纠正水电解质紊乱和缺氧，维持动脉血氧分压在 85mmHg 以上，祛痰、止咳、解痉平喘等处理。

2. 抗病原菌治疗

（1）甲氧苄啶－磺胺甲噁唑（TMP－SMZ，复方磺胺甲噁唑）：是临床防治肺孢子菌肺炎的一线用药，甲氧苄啶和磺胺甲噁唑可分别作用于肺孢子菌的二氢叶酸还原酶和复合酶，双重阻断叶酸合成，从而起到杀菌作用。推荐治疗剂量和用法：TMP 15～20mg/（kg·d），SMZ 75～100mg/（kg·d），分3～4次口服或静脉滴注，21天为一个疗程。本药毒性作用比较严重，主要有恶心、呕吐、腹泻等胃肠道症状；氨基转移酶、血肌酐、血尿素氮升高等肝肾功能损害；粒细胞减少、血小板减少、溶血性贫血、高铁血红蛋白血症等血液系统反应；瘙痒、皮疹、剥脱性皮炎等过敏反应。

（2）戊烷咪：最先用于治疗肺孢子菌肺炎的药物，其机制可能为直接抑制细胞 DNA 复制或抑多胺的生物合成有关，从而起到抑制肺孢子菌的作用，常常作为二线治疗方案。常用剂量与用法：①静脉缓慢滴注4mg/（kg·d），时间不少于60min，10～20天为一疗程，亦可肌内注射。②雾化吸入600mg，每天一次，或300mg，一天2次。常见的不良反应包括低血压、心律失常、低血糖和肾功能损害。不良反应发生比例高达80%。临床疗效与 TMP－SMZ 相近，但由于潜在毒性大，不良反应发生率高，主要用于因 TMP－SMZ 的不良反应或治疗无效的患者。

（3）克林霉素+伯氨喹：主要用于治疗轻、中度 PCP 患者，目前的机制尚不清楚，可以作为不能耐受或磺胺和戊烷咪治疗失败的三线选择，常用剂量：克林霉素400～600mg，每天4次；伯氨喹15～30mg/次，每天1次，21天一疗程。常见的不良反应为皮疹、发热、粒细胞减少症、胃肠道反应。葡萄糖－6－磷酸脱氢酶和高铁血红蛋白还原酶缺乏者慎用。

（4）其他治疗性用药还包括：氨苯砜、喷他咪、阿托伐醌、三甲曲沙、依氟鸟氨酸等。

常用抗肺孢子菌药物

药物名称	适应证	禁忌证	用量	不良反应
复方新诺明 TMP/SMZ：80/400mg	PCP 治疗和预防	过敏、巨幼细胞贫血症	治疗：30mg/kg po/rv q8h×3周 预防：1～2片 qd	胃肠不适、发热、皮疹、骨髓抵制、溶血性贫血、肝肾功能异常
氨苯砜	与TMP联合，用于治疗和预防不能耐受复方新诺明的PCP患者	过敏、G6PD 缺乏症	治疗：100mg po qd + TMP 15mg/kg 天×3周 预防：100mg po qd	发热、皮疹、胃肠不适、中性粒细胞减少、高铁血红蛋白血症

续表

药物名称	适应证	禁忌证	用量	不良反应
喷他咪	治疗和预防不能耐受复方新诺明或氨苯砜的 PCP 患者	过敏	治疗：3 ~ 4mg/kg 天 iv×3 周 预防：300mg 雾化吸入，每月 1 次	气雾剂：支气管痉挛、咽部不适 静脉药：低血压、肾损害、白细胞减少、血小板减少、低钾血症、低钙血症
克林霉素/伯氨喹	治疗不能耐受复方新诺明或氨苯砜的 PCP 患者	过敏，G6PD 缺乏症患者禁用伯氨喹	克林霉素 600mg iv q6 ~ 8h（或 300 ~ 450mg po qid）+ 伯氨喹 15mg qd ×3 周	克林霉素：腹泻、恶心、皮疹 伯氨喹：恶心、纳差、溶血性贫血
阿托喹酮	治疗（轻 - 中度 PCP）和预防不能耐受复方新诺明或氨苯砜的 PCP 患者	过敏	治疗：阿托喹酮悬液 750mg po bid × 3 周 预防：同治疗量	胃肠不适、皮疹、头痛、发热

（5）卡泊芬净，为棘白菌素类抗真菌药物，其抗肺孢子菌机制为抑制 1，3 – β – D – 葡聚糖的合成导致细胞壁完整性和渗透稳定性的破坏及细胞溶解。目前已有人应用卡泊芬净治疗婴儿型、器官移植后及老年人肺孢子菌肺炎，取得了较好的疗效。

（6）糖皮质激素：糖皮质激素对于中、重度肺孢子菌肺炎（PaO_2 <70mmHg 或肺泡 – 动脉血氧分压 >35mmHg）患者，应在治疗的 24 ~ 72h 内开始糖皮质激素治疗，可缓解缺氧，改善症状，减轻肺纤维化，并降低磺胺药物治疗的不良反应，从而改善患者的预后。建议：40mg Bid d1 ~ 5，40mg qd d6 ~ 10，20mg qd 至第 21 日为一疗程。

（7）人工辅助通气：如患者出现进行性呼吸困难、低氧血症、呼吸衰竭者，可给予重症呼吸监护及人工辅助通气等治疗。

（8）并发症的处理：如气胸的治疗等。

抗肺孢子菌疗程：AIDS 并发 PCP 时疗程为 3 周，非 AIDS 患者可缩短至 14d，临床需要视病情和治疗反应进行个体化处理。评估 TMP – SMZ 无效或治疗失败需要观察 4 ~ 8 天才能判断，确定无效再改用其他方案。AIDS 在疗程结束后仍需继续预防性用药。

◎治疗程序

1. 一般综合治疗 卧床休息，纠正低氧血症，加强营养支持治疗，稳定内环境等处理等。

2. 急性重症患者的治疗

首选方案：SMZ – TMP［按 SMZ 75mg/（kg·d）加 TMP 15mg/（kg·d）］静脉滴入，分 2 次给药，每次滴注 6～8 小时，疗程 21 天。

另选方案：克林霉素（600mg，每 8 小时静脉滴注一次）＋伯氨喹 30mg/d，疗程 21d，或喷他脒 mg/（kg·d）静脉滴注，疗程 21 天。

糖皮质激素应用：在 SMZ – TMP 给药前 15～30min 开始使用糖皮质激素，可口服泼尼松 40mg，2 次/天，连用 5 天，随后 40mg/天，连用 5 天，然后 20mg/d 连用 11 天。

3. 呼吸衰竭的处理 重症监护与人工呼吸支持等治疗。

4. 非急性轻中度患者的治疗

（1）首选方案：SMZ – TMP 2 片，每 8 小时口服一次，连用 21 天；或氨苯砜 100mg 每天一次顿服 ＋TMP 15mg/（kg·d）分 3 次口服，连用 21 天。

（2）另选方案：克林霉素（300～450mg，每 6 小时口服一次）＋伯氨喹（15mg，每天口服，连用 21 天）。

（3）对 SMZ – TMP 过敏或不能耐受者，可选棘白菌素类抗真菌药物（卡泊芬净），可抑制 1，3 – β – D – 葡聚糖的合成导致细胞壁完整性和渗透稳定性的破坏及细胞溶解达治疗效果。目前应用卡泊芬净治疗婴儿型、器官移植和老年人肺孢子菌肺炎，取得了较好的疗效。

◎治疗进展

SMZ – TMP、氨苯砜、克林霉素、伯氨喹、卡泊芬净、糖皮质激素等是 PCP 的常用治疗药物，但均有轻重不同的不良反应。研究认为以下药物对 PCP 具有一定治疗和预防作用。

1. 青蒿素及其衍生物——蒿甲醚、双氢青蒿素、青蒿琥酯 临床上常用于抗疟原虫治疗。陈雅棠等用 Wistar 大鼠 PCP 模型，给予蒿甲醚、双氢青蒿素治疗发现，青蒿素及其衍生物可使 PCP 大鼠肺泡吞噬细胞产生的 NO 水平下降，并抑制吞噬细胞凋亡，从而增强机体杀灭肺孢子菌的能力；病理组织切片发现肺部炎症反应明显减轻；电镜观察发现双氢青蒿素能对肺孢子菌膜系结构产生破坏作用，青蒿素衍生物治疗各组的包囊减少率均高于 60%，其作用接近 TMP – SMZ。

副反应有：外周网织红细胞一过性减少和胎毒作用、蒿甲醚剂量过大可出现神经 - 肌肉损害症状。研究结果表明青蒿素衍生物是一种很有前途的抗肺孢子菌药物，但仍有待进一步研究。

2. WR6026　WR6026 是一种 8 - 氯苯乙烯氯喹，体外实验及 PCP 动物模型中，发现有抗肺孢子菌感染的作用。主要副反应是高铁血红蛋白血症。对 HIV 感染者，WR6026 最大耐受剂量为 120 mg/d。具体作用还需进一步深入探讨。

3. 戊烷咪（Pentamidine）　戊烷咪杀灭 PC 的作用机制，是抑制肺孢子菌的 DNA 复制及 RNA 聚合酶，或抑制多胺的生物合成。是最早用于治疗 PCP 的药物，疗效较好，约 40% PCP 患者症状和体征可得到改善。但静脉给药的严重副反应，如肝肾毒性、胰腺炎、低血糖、低血压、白细胞降低、心律失常、高钾血症等，患者难以耐受而终止治疗。近年来采用雾化吸入给药，使药物更集中于肺部，降低了全身的不良反应，疗效与静脉给药相似，但复发率高，且易引起肺孢子菌肺外感染。临床上多用于预防 AIDS 患者和治疗轻、中度 PCP。对于重度 PCP 患者长期雾化吸入戊烷咪会引起支气管痉挛性咳嗽和肺功能损伤。常用剂量及用法：①每天 4mg/kg 溶于葡萄盐水中缓慢滴注，时间不少于 60 ~ 90 分钟，疗程 21 天，AIDS 患者宜延长；②雾化吸入 600mg，每月 1 次或 300mg，每月 2 次。

4. 三甲曲沙（Trimertexate）　三甲曲沙可以抑制肺孢子菌的二氢叶酸还原酶活性，减少核酸前体生成而杀灭肺孢子菌，往往合用亚叶酸和甲酰四氢叶酸以保护宿主细胞。主要副反应是骨髓抑制，可通过调整剂量控制。主要用于对 TMP - SMZ 无效、过敏或不能耐受的中、重度及难治性 PCP 患者，疗效不及 TMP - SMZ，但耐受性较好。建议用法：每天 45mg/kg，静脉滴注 60 ~ 90 分钟，同时给予亚叶酸或甲酰四氢叶酸，疗程 21 天。静脉滴注，每 6 小时 40mg，7 ~ 10 天。宜早用，可在抗肺孢子菌治疗后的 1 ~ 3 天内给药。

5. 阿奇霉素　对无 PCP 既往史者的 PCP 有一定的预防作用，其疗效优于常规 PCP 预防方案。具体作用机制及临床应用，有待进一步深入研究。

6. 免疫治疗

（1）干扰素 - γ（IFN - γ）：近年来研究表明，当 IFN - γ 缺乏时，PCP 的炎症期会延长且加重。IFN - γ 可通过降低肺泡上皮细胞表面整合素（intergrins）的表达，抑制肺孢子菌对肺泡上皮细胞的吸附达到间接抗肺孢子菌的作用。在化学药物治疗的同时给予 IFN - γ 可达到杀灭肺孢子菌减轻炎症的作用，但其疗效还在进一步的研究中。

（2）香菇多糖：真菌提取物香菇多糖能明显提高机体细胞免疫功能，对病毒感染有突出的疗效。陈代雄等学者用香菇多糖预防大鼠 PCP，并用 TMP - SMZ

作为预防对照。研究表明，香菇多糖对实验大鼠的 PCP 有一定预防和保护作用，但香菇多糖组大鼠仍存在不同程度的肺孢子菌感染，预防效果不及 TMP－SMZ，是否可以通过调整香菇多糖的剂量或联合用药来提高其预防效果，值得进一步研究。

（3）大肠埃希菌气溶胶对 PCP 有一定的预防保护作用，用 P55 抗原制成的抗肺孢子菌疫苗；抗肺孢子菌的免疫制剂，如超免疫血清、恢复期血清、T 细胞等，可与肺孢子菌表面糖蛋白起特异反应的制剂，如单克隆抗体、MSG 活化的 T 细胞等，能缓解或根治大鼠 PCP，但还无相关规模性的研究报道。

◎护理与照顾

评估

1. 病史

（1）起病情况及治疗经过：有无原发病、基础病、起病时间及演变与进展，特别注意发热、咳嗽咳痰、呼吸困难等特点以及其他治疗的反应等。

（2）目前病情与一般状况：日常活动情况、食欲、精神状态、发热程度、咳嗽、呼吸困难与发绀等。

2. 身体评估

（1）一般状态、意识状态、有无发绀、血压、体温、全身状况等。

（2）体温、呼吸频率、节律变化、发绀及缺氧程度、呼吸音、肺部啰音等。

3. 辅助检查

（1）血常规：是否有白细胞升高、中性粒细胞变化等。

（2）血气分析：注意低氧血症及程度。

（3）X 线胸片或胸部 HRCT：双肺向心性弥漫性间质性病变等。

（4）肺功能：换气功能障碍和通气功能障碍。

4. 护理级别与措施

根据病情轻重及全身状况给予不同级别的护理。

（1）生活护理：卧床休息，注意饮食调配与结构，室内通风，注意口腔卫生等。

（2）饮食与补充水分：给予能足够热量、蛋白质和纤维素的饮食，按需补充水分。

（3）病情观察：监测并记录生命体征，重症患者应行床边生命体征监测（呼吸、脉搏、体温、血氧监测）以及呼吸困难、咳嗽及缺氧程度的监测等。

5. 症状的护理

（1）发热：体温小于 39℃，可以采取物理降温；大于 39℃可予以退烧药物处理，同时补液支持。

（2）口腔炎的护理：清洁口腔，用 3% 碳酸氢钠溶液或氯己定漱口，每天 3 次。

（3）吸氧：根据病情给予中～高流量吸氧，改善缺氧状况，若低氧血症难以纠正，出现呼吸衰竭，应进行重症监护与人工机械通气治疗。

（4）用药护理：遵医嘱指导患者使用抗肺孢子菌的药物、糖皮质激素，观察其疗效和不良反应以及时不良反应进行处理。

（5）心理护理：给予心理疏导，消除患者恐惧心理，提高治疗依从性，增强战胜病魔的信心。

◎随访要点

1. 经治疗病情好转后应长期监测，并定期随访，了解胸部 CT 病变吸收情况以及药物相关的不良反应等。

2. 进行呼吸道分泌物病原学检查及血清学检查，以了解病情好转或复发。

3. 药物不良反应特别是对血象的影响、肝脏的损害等。

4. 抗肺孢子菌药物的耐药情况以及药物更换及不良反应的防治与处理等。

◎预后

肺孢子菌肺炎预后与多种因素有着密切关系：

1. 年龄　年龄越大病情越重，病死率越高。

2. 有并发症　如并发感染性休克、呼吸衰竭等病死率高。

3. 有无基础疾病　原有心、肺、肝、肾等重要脏器疾病者病死率高。

4. 诊断治疗　早期诊断及时治疗，一般预后较好，其治疗是否及时和措施是否得力，直接影响预后。

◎患者教育

肺孢子菌肺炎的健康教育：

1. 生活环境：环境应保持空气流畅和新鲜，并定时进行消毒。

2. 饮食指导：以优质蛋白、水果、蔬菜为好，加强营养，增强机体抵抗力和防病能力。

3. 日常活动：合理安排休息，调整生活规律和生活习惯，适当户外活动。

4. 心理指导：保持乐观精神，树立战胜疾病的信息。

5. 按医嘱用药，并自我监测药物的反应，定期到医院随访。

6. 对存在先天性或后天获得性免疫缺陷的患者，应注意个人卫生，特别是口腔卫生，并避免与集聚人群，特别是 PCP 患者接触，防止肺孢子菌吸入感染。

第 19 章　肺结核 ‹‹‹‹

◎ 简介

肺结核病（pulmonary tuberculosis）是结核分枝杆菌（mycobacterium tuberculosis，简称结核杆菌或结核菌）引起的慢性肺部感染性疾病，占各器官结核病总数的 80%～90%，其中痰中排菌者称为传染性肺结核病。

肺结核的主要表现为咳嗽、咳痰、咯血、胸痛、呼吸困难，全身症状以发热最为常见。

肺结核的诊断应结合病史、症状体征及影像学等综合判断；痰结核分枝杆菌检查是确诊肺结核的主要方法，也是制订化疗方案和考核治疗效果的主要依据。

肺结核的治疗有化学治疗、对症治疗、糖皮质激素、外科手术治疗等。肺结核的化学治疗原则是早期、规律、全程、适量、联合。

肺结核的预防包括建立加强全国预防系统实施 NTP、早期发现和彻底治愈患者、推行 DOTS 策略、卡介苗接种、化学预防。

◎ 定义

肺结核是由结核分枝杆菌引发的肺部感染性疾病。是严重威胁人类健康的疾病。结核分枝杆菌的传染源主要是排菌的肺结核患者，通过呼吸道传播。健康人感染结核菌并不一定发病，只有在机体免疫力下降时才发病。

结核病是一个全身性疾病，可侵犯全身各脏器，肺结核是其主要类型，而且是最重要的传染源，因此，痰结核菌阳性，尤其是痰涂片阳性的肺结核患者是结核病控制的对象。

◎ 流行病学

世界卫生组织（WHO）统计表明，全世界每年发生结核病 800 万～1000 万，每年约有 300 万人死于结核病。我国是世界上结核疫情最严重的国家之一。

2000 年第四次全国结核病流行病学抽样调查，肺结核患病率为 367/10 万。

估计全国现有活动性肺结核患者450万，其中菌阳肺结核患者200万，每年死于结核病患者约13万，为各种其他传染病和寄生虫病死亡率总和的2倍。

随着人类免疫缺陷病毒感染和艾滋病的世界性流行和耐药结核病，尤其是耐多药结核病的增加，结核病的控制将受到更严重的威胁。

传染性肺结核患者排菌是结核传播的主要来源。由于结核分枝杆菌主要是随着痰排出体外而播散，因而痰里查出结核分枝杆菌的患者才有传染性，才是传染源。传染性的大小取决于痰内菌量的多少。飞沫传播是肺结核最重要的传播途径，排菌量越多，接触时间越长，危害越大，经消化道和皮肤伤口感染等其他途径传播现已罕见。生活贫困、居住拥挤、营养不良等社会因素是经济不发达地区结核病高发的原因。婴幼儿、老年人、HIV感染者、免疫抑制剂使用者、慢性疾病患者等免疫力低下者，都是结核病的易感人群；环境因素、机体抵抗能力、结核杆菌的毒力以及排放的菌量都会影响是否发病。人体对结核杆菌的先天免疫（自然免疫）是非特异性的，接种卡介苗或受过结核杆菌感染后获得的免疫力（后天免疫力）是具有特异性的，能将入侵的结核杆菌杀死或严密包围，制止其扩散，使病灶愈合，且获得性免疫强于先天免疫力。耐药的结核病不好医治，降低结核患者的治愈率，耐药患者还会成为重要的传染源，故对耐药的结核患者在努力医治的同时，更应该做好传染源的管理工作。另外结核病发现率低导致大量结核患者得不到及时、规范化的治疗。流动人口的骤增和资金投入和管理不到位以及普及结核病防治知识的不足导致人群感染率升高。

◎病因

结核病的病原菌为结核分枝杆菌。结核分枝杆菌在分类上属于放线菌目、分枝杆菌科、分枝杆菌属。包括人型、牛型、非洲型和鼠型4类。人肺结核的致病菌90%以上为人型结核分枝杆菌，少数为牛型和非洲型分枝杆菌。结核分枝杆菌的生物学特性如下：

1. 多形性 典型的结核分枝杆菌是细长稍弯曲两端圆形的杆菌，痰标本中的结核分枝杆菌可呈现为"T"、"V"、"Y"字型以及丝状、球状、棒状等多种形态。

2. 抗酸性 结核分枝杆菌抗酸染色呈红色，可抵抗盐酸乙醇的脱色作用，故称抗酸杆菌。一般细菌无抗酸性，因此，抗酸染色是鉴别分枝杆菌和其他细菌的方法之一。

3. 生长缓慢 结核分枝杆菌的增代时间为14~20小时，对营养有特殊的要求；结核分枝杆菌为需氧菌，但5%~10% CO_2的环境能刺激其生长；适宜生长温度为37℃左右。培养时间一般为2~8周。

4. 抵抗力强　结核分枝杆菌对干燥、冷、酸、碱等抵抗力强。在干燥的环境中可存活数月或数年。在室内阴暗潮湿处，结核分枝杆菌能数月不死。低温条件下如 -40℃仍能存活数年。用氢氧化钠或硫酸对痰液处理时，一般杂菌很快被杀死，而结核分枝杆菌仍存活。煮沸 100℃ 5 分钟可杀死结核分枝杆菌。5% 石炭酸或 1.5% 煤酚皂溶液（来苏尔液）要杀死痰中的结核分枝杆菌需要较长时间，如 5% 石炭酸需要 24 小时，而常用杀菌剂中，70% 乙醇最佳，一般在 2 分钟内可杀死结核分枝杆菌；结核分枝杆菌对紫外线比较敏感，太阳光直射下痰中结核分枝杆菌经 2 ~ 7 小时可被杀死，实验室或病房常用紫外线灯消毒，10W 紫外线灯距照射物 0.5 ~ 1m，照射 30 分钟具有明显杀菌作用。

5. 菌体结构复杂　结核分枝杆菌菌体成分复杂，主要是类脂质、蛋白质和多糖类。类脂质占总量的 50% ~ 60%，其中的蜡质约占 50%，其作用与结核病的组织坏死、干酪液化、空洞发生以及结核变态反应有关。菌体蛋白质以结合形式存在，是结核菌素的主要成分，可诱发皮肤变态反应。多糖类与血清反应等免疫应答有关。

◎病理解剖

1. 基本病理变化　结核病的基本病理变化是炎性渗出、增生和干酪样坏死。结核病的病理过程特点是破坏与修复常同时进行，故上述三种病理变化多同时存在，也可以某一种变化为主，而且可相互转化。这主要取决于结核分枝杆菌的感染量、毒力大小以及机体的抵抗力和变态反应状态。渗出为主的病变主要出现在结核性炎症初期阶段或病变恶化复发时，可表现为局部中性粒细胞浸润，继之由吞噬细胞及淋巴细胞取代。增生为主的病变表现为典型的结核结节，直径约为 0.1mm，数个融合后肉眼能见到，由淋巴细胞、上皮样细胞、朗格汉斯巨细胞以及成纤维细胞组成。结核结节的中间可出现干酪样坏死。上皮样细胞呈多角形，由吞噬细胞吞噬结核分枝杆菌后体积变大而形成，染色成淡伊红色。大量上皮样细胞互相聚集融合形成多核巨细胞称为朗格汉斯巨细胞。增生为主的病变发生在机体抵抗力较强、病变恢复阶段。干酪样坏死为主的病变多发生在结核分枝杆菌毒力强、感染菌量多、机体超敏反应增强、抵抗力低下的情况。干酪坏死病变镜检为红染无结构的颗粒状物，含脂质多，肉眼观察呈淡黄色，状似奶酪，故称干酪样坏死。

2. 病理变化转归　抗结核化学治疗问世前，结核病的病理转归特点为吸收愈合十分缓慢、多反复恶化和播散。采用化学治疗后早期渗出性病变可完全吸收消失或仅留下少许纤维索条。一些增生病变或较小干酪样病变在化学治疗下也可吸收缩小逐渐纤维化或纤维组织增生将病变包围，形成散在的小硬结灶。未经化学治疗的干酪样坏死病变常发生液化或形成空洞，含有大量结核分枝杆菌的液化物可经支气管播散到对侧肺或同侧肺其他部位引起新病灶。经化疗后干酪样病变中的大量结核分枝杆菌被杀死，病变逐渐吸收缩小或形成钙化。

◎病理生理

1. 结核菌感染的宿主反应及其生物学过程 结核菌入侵宿主体内，从感染、发病到转归均与多数细菌性疾病有显著不同，宿主反应具有特殊意义。结核杆菌感染引起的宿主反应分为 4 期。

（1）起始期：入侵呼吸道的结核菌被肺泡吞噬细胞吞噬。由于菌量、毒力和吞噬细胞非特异性杀菌能力的不同，被吞噬结核菌的命运各异。若在出现有临床意义的细菌增殖和宿主细胞反应之前结核菌即被非特异性防御机制杀灭或清除，则不留任何痕迹或个人感染证据。若细菌在肺泡吞噬细胞内存活和复制，便扩散至邻近非活化的肺泡吞噬细胞和形成早期感染灶。

（2）T 细胞反应期：由 T 细胞介导的细胞免疫（cell mediated immunity，CMI）和迟发性过敏反应（delay type hypersensitivity，DTH）在此期形成，从而对结核病发病、演变及转归产生决定性影响。

（3）共生期：生活在流行区的多数感染者发展至 T 细胞反应期，仅少数发生原发性结核病。大部分感染者结核菌可以持续存活，细菌与宿主处于共生状态。纤维包裹的坏死灶干酪样中央部位被认为是结核杆菌存在的主要场所，低氧、低 pH 和抑制性脂肪酸的存在使细菌不能增殖。

（4）细胞外增殖和传播期：固体干酪灶中包含有生长能力、但不繁殖的结核菌。干酪灶一旦液化便给细菌增殖提供了理想环境。即使免疫功能健全的宿主，从液化干酪灶释放的大量结核杆菌亦足以突破局部免疫防御机制，一起播散。

2. 科赫现象、CMI 和 DTH 用结核菌注入未受过感染的豚鼠皮下，经 10 ～ 14 日后注射局部产生肿结，随后溃烂，形成深溃疡，很难愈合，并且进一步发展为肺门淋巴结肿大，终因全身播散而死亡，结核菌素实验呈阴性。但对 3 ～ 6 周前受染、结素反应转阳的豚鼠注射同等量的结核菌，2 ～ 3 日后局部出现剧烈反应，迅速形成浅表溃疡，以后较快趋于愈合，无淋巴结肿大和周身播散，动物亦无死亡。此即科赫（Koch）现象，其解释是前者为初次感染，机体无 DTH，亦无 CMI；后者由于事先致敏，出现剧烈的局部反应，是 DTH 的表现，而病灶趋于局限化，则为获得 CMI 的证据。科赫现象同临床上儿童原发性肺结核与成人继发性肺结核表现的差异是一致的。

CMI 是宿主获得性结核保护作用的最主要机制。与 CMI 相伴的 DTH 是结核免疫反应的另一种形式，长期以来认为二者密不可分，只是表现形式不用。但是，近来大量研究表明，DTH 和 CMI 是两种不同形式的免疫学反应，虽然有些过程和现象相似，但两者本质不同。

◎ 分类分型

1. 原发型肺结核 含原发综合征及胸内淋巴结结核。多见于少年儿童，无症状或症状轻微，多有结核病家庭接触史，结核菌素试验多为强阳性，X 线胸片表现为哑铃型阴影，即原发病灶、引流淋巴管炎和肿大的肺门淋巴结，形成典型的原发综合征。

2. 血行播散型肺结核 含急性血行播散型肺结核（急性粟粒型肺结核）及亚急性、慢性血行播散型肺结核。急性血行播散型肺结核起病急，持续高热，中毒症状严重，约一半以上的小儿和成人合并结核性脑膜炎。X 线胸片和 CT 检查开始为肺纹理重，在症状出现 2 周左右可发现由肺尖至肺底呈大小、密度和分布三均匀的粟粒状结节阴影，结节直径 2mm 左右。亚急性、慢性血行播散型肺结核起病较缓，症状较轻，X 线胸片呈双上、中肺野为主的大小不等、密度不同和分布不均的粟粒状或结节状阴影，新鲜渗出与陈旧硬结和钙化病灶共存。慢性血行播散型肺结核多无明显中毒症状。

3. 继发型肺结核 多发生在成人，病程长，易反复。X 线表现特点为多态性，好发在上叶尖后段和下叶背段。痰结核分枝杆菌检查常为阳性。

继发型肺结核含浸润性肺结核、纤维空洞性肺结核和干酪样肺炎等。临床特点如下：

（1）浸润性肺结核：浸润渗出性结核病变和纤维干酪增殖病变多发生在肺尖和锁骨下，影像学检查表现为小片状或斑点状阴影，可融合和形成空洞。渗出性病变易吸收，而纤维干酪增殖病变吸收很慢，可长期无改变。

（2）空洞性肺结核：空洞形态不一。多由干酪渗出病变溶解形成洞壁不明显的、多个空腔的虫蚀样空洞；伴有周围浸润病变的新鲜的薄壁空洞，当引流支气管壁出现炎症半堵塞时，因活瓣形成，而出现壁薄的、可迅速扩大和缩小的张力性空洞以及肺结核球干酪样坏死物质排出后形成的干酪溶解性空洞。空洞性肺结核多有支气管播散病变，临床症状较多，包括发热、咳嗽、咳痰和咯血等。

（3）结核球：多由干酪样病变吸收和周边纤维膜包裹或干酪空洞阻塞性愈合而形成。结核球内有钙化灶或液化坏死形成空洞，同时 80% 以上结核球有卫星灶，可作为诊断和鉴别诊断的参考。直径在 2 ~ 4cm 之间，多小于 3cm。

（4）干酪样肺炎：多发生在机体免疫力和体质衰弱，又受到大量结核分枝杆菌感染的患者；或有淋巴结支气管炎，淋巴结中的大量干酪样物质经支气管进入肺内而发生。大叶性干酪样肺炎 X 线呈大叶性密度均匀磨玻璃状阴影，逐渐出现溶解区，呈虫蚀样空洞，可出现播散病灶，痰中能查出结核分枝杆菌。小叶性干酪样肺炎的症状和体征都比大叶性干酪样肺炎轻，X 线呈小叶斑片播散病灶，多发生在双肺中下部。

（5）纤维空洞性肺结核：纤维空洞性肺结核的特点是病程长，反复进展恶化，肺组织破坏重，肺功能严重受损，双侧或单侧出现纤维厚壁空洞和广泛的纤维增生，造成肺门抬高和肺纹理呈垂柳样，患侧肺组织收缩，纵隔向患侧移位，常见胸膜粘连和代偿性肺气肿。

4. 结核性胸膜炎　含结核性干性胸膜炎、结核性渗出性胸膜炎、结核性脓胸。

5. 其他肺外结核　按部位和脏器命名，如骨关节结核、肾结核、肠结核等。

◎ 预防

1. 短程督导化疗（directly observed treatment and short - course，DOTS）战略　总结近 20 余年来的经验，WHO 将 DOTS 上升作为一种保证结核病控制成功的战略，主要是：①政府的支持和承诺；②通过对因症状就诊者进行痰涂片镜检发现患者；③对涂阳患者给予标准短程化疗（6 ~ 8 个月）并至少初治两个月在直接督视下服药；④保证抗结核药物供应；⑤可以用来评估治疗效果和全部规划实施的标准化病例登记和报告系统。DOTS 是当今降低和防止结核菌感染、结核病死亡、控制耐多药结核病最有效、最可能实施的战略。

2. 卡介苗接种　是以牛结核分枝杆菌减毒菌株制备的活疫苗，广泛应用于世界各地，但其功效和应用仍有争议。目前新结核疫苗的研究正在积极进行之中。普遍认为卡介苗接种对预防成年人肺结核的效果很差，但对预防由血行播散引起的结核性脑膜炎和粟粒型结核有一定作用。新生儿进行卡介苗接种后，仍须注意采取与肺结核患者隔离的措施。

3. 预防性化学治疗　主要应用于受结核分枝杆菌感染易发病的高危人群。包括 HIV 感染者、涂阳肺结核患者的密切接触者、肺部硬结纤维病灶（无活动性）、肺硅沉着病、糖尿病、长期使用糖皮质激素或免疫抑制剂者、吸毒者、营养不良者、35 岁以下结核菌素试验硬结直径达 ≥15mm 者等。常用异烟肼 300mg/d，顿服 6 ~ 8 个月，儿童用量为 4 ~ 8mg/kg，或利福平和异烟肼 3 个月，每日顿服或每周 3 次。效果经观察与对照组比较可减少发病 60% ~ 80% 。

4. 限制院内传播　①设立结核病医院感染控制机构，并配置相关人员；②制定并有效实施医院感染控制计划；③采取多种途径，对医务人员、患者以及家属进行结核病医院感染控制信息教育；④采取合理诊疗流程，确保患者在医疗卫生机构最短时间内完成诊疗；⑤门诊、病房、实验室以及检查室配置必要环境控制措施（如通风、紫外线消毒等）；⑥传染性患者外出时佩戴外科口罩，医务人员与传染性患者接触时佩戴医用防护口罩。

◎筛查

胸部 X 线检查是诊断肺结核的重要方法，肺结核病影像特点是病变多发生在上叶的尖后段和下叶的背段，密度不均匀、边缘较清楚和变化较慢，易形成空洞和播散病灶。诊断最常用的摄影方法是正、侧位胸片。

痰结核分枝杆菌检查是确诊肺结核病的主要方法，也是制订化疗方案和考核治疗效果的主要依据。每一个有肺结核可疑症状或肺部有异常阴影的患者都必须查痰。

◎问诊与查体

1. 问诊　首先询问患者既往有无与肺结核患者，尤其是涂片阳性肺结核患者的密切接触史，既往是否有肺结核或肺外结核病史，除外其他病因所引起的结节性红斑、关节胀痛及疱疹性结膜角膜炎者对诊断也有重要临床意义；其次注意询问患者常见症状，是否有咳嗽、咳痰 2 周或 3 周以上或伴有胸痛、胸闷、发热、体重下降、咯血等症状、经对症及抗感染治疗无效者，应怀疑有肺结核的可能性，宜进一步检查。

2. 查体　肺结核体征取决于病变性质和范围。少数患者可以有类似风湿热样表现，称为结核性风湿病。多见于青少年女性。常累及四肢大关节。在受累关节附近可见结节性红斑或环形红斑，间歇出现。

◎疾病演变

1. 原发型肺结核　大约 4 ~ 6 周后免疫力形成，原发灶和肺门淋巴结炎消退，90% 以上不治自愈。倘若原发感染机体不能建立足够免疫力或过敏反应强烈，则发展为临床原发性肺结核。少数严重者肺内原发灶可成为干酪性肺炎；淋巴结干酪样坏死破入支气管引起支气管结核和沿支气管的播散；肿大淋巴结压迫或大量坏死物破入和阻塞支气管可出现肺不张；早期菌血症或干酪性病变蚀及血管可演进为血型播散性结核病。

2. 血型播散型肺结核 大多伴随于原发型肺结核，儿童较多见。在成人，常由于原发感染后隐潜性病灶中的结核菌破溃入血，偶尔因肺或其他脏器继发性活动性结核病灶侵蚀邻近淋巴血道而引起。本型肺结核发生于免疫力极度低下者。急性血行播散型肺结核常伴有结核性脑膜炎和其他脏器结核。

3. 继发型肺结核 继发性肺结核的发病有两种类型，一种是发病慢，临床症状少而轻，多发生在肺尖或锁骨下，痰涂片检查阴性，一般预后良好；另一种是发病快，几周前肺部检查还是正常，发现时已出现广泛的病变、空洞和播散，痰涂片检查阳性。这类患者多发生在青春期女性、营养不良、抵抗力弱的群体以及免疫功能受损的患者。

◎辅助检查

（一）优先检查

1. 病原学检查

（1）涂片检查：对痰液等进行直接涂片，方法简单、快速，虽然敏感性不高，应作为常规检查方法。涂片阴性不能排除肺结核，连续检查≥3次，可提高检出率。由于我国非结核分枝杆菌发病较少，故检出抗酸杆菌对诊断结核病有极重要的意义。

（2）结核菌培养：Bactec TB 系统进行培养和早期鉴定，可以缩短至2周左右，药敏通常在培养阳性后的4~6天即可完成。可提供准确可靠的结果。其敏感性和特异性高，培养后可进行药敏测试。

2. 影像学检查 X线胸片是诊断肺结核十分有用的辅助方法，是可判断肺结核的部位、范围、病变性质、病变进展、治疗反应、判定疗效的重要方法，但缺乏特异性，尤其病变在非好发部位及形态不典型时更是如此。胸部 CT 检查有助于微小或隐蔽性肺结核病灶的发现和结节性病灶的鉴别诊断。

（二）可选检查

1. 分子生物学 检测痰、BALF、胸腔积液结核菌聚合酶链反应（PCR）+探针检查，可以将标本中微量的结核菌 DNA 加以扩增。由于结核菌生长缓慢，分离培养阳性率不高，需要快速、灵敏和特异的病原学检查和鉴定技术。一般镜检仅能检测 10^4~10^5/ml，而 PCR 可检出 1~100fg 结核菌 DNA（相当于 1~20/ml）。核酸探针和 PCR 为结核菌细菌学基因诊断提供了可能。

2. 结核菌素实验 结核菌素是结核菌的代谢产物，主要成分为结核蛋白。

主要用于社区结核感染的流行病学调查或接触者的筛查，检测阳转者，协助诊断。应注意结核菌素实验阴性患者，不能排除肺结核，如免疫力低下、肿瘤等患者同时合并结核感染，结素试验可阴性。临床诊断意义有限。

3. 纤维支气管镜检查　纤维支气管镜对支气管或肺内病灶钳取活组织做病理学检查，同时采取刷检、冲洗或吸引标本用于结核菌涂片和培养。支气管结核表现为黏膜充血、溃疡、糜烂、组织增生、形成瘢痕和支气管狭窄，可以在病灶部位钳取活体组织进行病理学检查和结核分枝杆菌培养，有利于提高肺结核的诊断敏感性和特异性，尤其适用于痰涂片阴性等诊断困难患者。

◎并发症

1. 咯血　绝大多数情况表明病情活动、进展，但少数也可在肺结核已好转或稳定时发生。咯血可引起窒息、失血性休克、肺不张、结核支气管播散和吸入性肺炎等严重合并症。中、大量咯血应积极止血，保持气道通畅，注意防止窒息和出血性休克发生。以中下肺野病变为主，引起大咯血的肺结核，无膈肌粘连者也可采用人工气腹萎陷疗法止血。近年支气管动脉栓塞术介入疗法治疗肺结核大咯血收到了近期良好的效果。

2. 自发性气胸　肺结核为气胸常见病因，可形成液气胸、脓气胸。对闭合性气胸，肺压缩 <20%，临床无明显呼吸困难患者可采用保守疗法。对张力性、开放性气胸及闭合性气胸 2 周以上未愈合者常用肋间插管水封瓶引流，对闭式水封瓶引流持续 1 周以上破口未愈合及有胸腔积液或脓胸者采用间断负压吸引或持续恒定负压吸引，一般采用负压为：$-10 \sim -14 cmH_2O$。

3. 肺部继发感染　肺结核空洞（尤其纤维空洞）、胸膜肥厚、结核纤维硬结病变引起支气管扩张、肺不张及支气管结核所致气道阻塞，是造成肺结核继发其他细菌感染的病理基础。细菌感染常以 G^- 杆菌为主且复合感染多。

◎诊断标准

诊断方法：肺结核通常无典型的症状和体征，但是凡遇下列情况者应高度警惕结核病的可能性：反复发作或迁延不愈的咳嗽、咳痰或呼吸道感染经抗菌药物治疗 3~4 周仍无改善；痰中带血或咯血；长期低热或所谓的"发热待查"；体检肩胛间区有湿性啰音或局限性哮鸣音；有结核病诱因或好发因素尤其是糖尿病、免疫抑制性疾病和接受激素或免疫抑制剂治疗者；关节疼痛和结节性皮肤红斑、滤泡性结膜角膜炎等过敏性表现；渗出性胸膜炎、肛瘘、长期淋巴结肿大以及有家庭开放性肺结核密切接触史者。胸部 X 线检查是诊断肺结核的重要方法，肺结核病影像特点是病变多发生在上叶的尖后段和下叶的背段，密度不均匀、边缘较清楚和变化较慢，易形成空洞和播散病灶。诊断最常用的摄影方法是正、侧位胸片。痰涂片和痰结核菌培养检出结核杆菌是确诊肺结核病的金标准。

◎诊断程序

初步进行可疑症状患者的筛选，其次确定是否为肺结核。必须通过系统检查，确定病变性质是结核性或其他性质。如一时难以确定，可经 2 周短期观察后复查，大部分炎症病变会有所变化，肺结核则变化不大。再次判断有无活动性，因为结核活动性病变必须给予治疗。是否排菌：确定活动性后还要明确是否排菌，是确定传染源的唯一方法。是否耐药：通过药物敏感性试验确定是否耐药。最后明确初、复治：病史询问明确初、复治患者，两者治疗方案迥然不同。

◎鉴别诊断

疾病名	症状/体征鉴别	检验鉴别
肺炎	大都起病急伴有发热，咳嗽咳痰明显	胸片表现密度较淡且较均匀的片状或斑片状阴影，抗菌治疗后体温迅速下降，1~2 周左右阴影有明显吸收
慢性阻塞性肺疾病	多表现为慢性咳嗽、咳痰，少有咯血。冬季多发，急性加重期可以有发热	肺功能检查为阻塞性通气功能障碍。胸部影像学检查有助于鉴别诊断
支气管扩张	慢性反复咳嗽、咳痰，多有大量脓痰，常反复咯血	轻者 X 线胸片无异常或仅见肺纹理增粗，典型者可见卷发样改变，CT 特别是高分辨率 CT 能发现支气管腔扩大，呈囊柱状改变，可确诊
肺癌	肺癌多有长期吸烟史，表现为刺激性咳嗽、痰中带血、胸痛和消瘦等症状	胸部 X 线表现肺癌肿块常呈分叶状，有毛刺、切迹。癌组织坏死液化后，可以形成偏心厚壁空洞。多次痰脱落细胞检查和病灶活体组织检查是鉴别的重要方法
肺脓肿	多有高热、咳大量脓臭痰，可有咯血	血白细胞和中性粒细胞增高。胸片表现为带有液平面的空洞伴周围浓密的炎性阴影

◎治疗

　　肺结核的临床路径可分为耐多药肺结核临床路径、初治肺结核临床路径和复治肺结核临床路径。根据《中国结核病防治规划实施工作指南（2008 年版）》《世界卫生组织耐药结核病规划管理指南（2008 年紧急修订版）》等，诊断患者为耐多药肺结核、初治肺结核或复治肺结核，根据其临床路径进行处理。

◎治疗目标

　　迅速地杀死病灶中大量繁殖的结核分枝杆菌使患者由传染性转为非传染性，减轻组织破坏，缩短治疗时间，可早日恢复工作，临床上表现为痰菌迅速转阴。防止获得性耐药变异菌的出现是保证治疗成功的重要措施，耐药变异菌的发生不仅会造成治疗失败和复发，而且会造成耐药菌的传播。彻底杀灭结核病变中半静止或代谢缓慢的结核分枝杆菌是化学治疗的最终目的。完成规定疗程治疗后无复发或复发率很低。

◎治疗细则

　　肺结核的治疗原则为早期、规律、全程、适量、联合五项原则。整个化疗方案分为强化和巩固两个阶段。关键在于对肺结核患者实施有效治疗管理，即目前推行的在医务人员直接面视下督导化疗（简称 DOTS），确保肺结核患者在全疗程中规律、联合、足量和不间断地实施规范化疗，以减少耐药性的产生，最终获得治愈。

　　化疗方案制订的个体化，以确保化疗顺利完成及提高耐药结核痰菌阴转率。

　　1. 我国卫生部推荐方案

　　（1）初治菌阳肺结核（含初始菌阴空洞肺结核或粟粒性肺结核）：①2HRZE（S）/4HR（异烟肼、利福平、比嗪酰胺、乙胺丁醇 2 个月强化期，异烟肼、利福平 4 个月巩固期，以下类推）；②2HRZE（S）/$4H_3R_3$（下脚码阿拉伯数字表示每周服药次数，以下同）；③$2H_3R_3Z_3$（S3）/$4H_3R_3$，如果第二个月末痰菌仍阳性，则延长一个月强化期，相应缩短一个月巩固期。

　　（2）初治菌阴肺结核（除外空洞肺结核或粟粒性肺结核）：2HRZ/4HR；2HRZ/$4H_3R_3$；$2H_3R_3$/$4H_3R_3$

　　（3）复治：有下列情况之一者为复治：初治失败的患者；规则治疗用药满疗程后痰菌有转阳的患者；不规则化疗超过一个月的患者；慢性排菌患者。推荐强化期5药和巩固期3药方案，强化期能够至少3种药仍然有效，适当延长疗程。

（4）MDR－TB的治疗：是被WHO认定的全球结核病疫情回升的第3个主要原因。疑有多耐药而无药敏试验条件时可以分析用药史进行评估。强化期选用至少4～5种药物，其中至少包括3种未用的药物或仍然敏感的药物如PZA（吡嗪酰胺）、KM（卡那霉素）、CPM（卷曲霉素）、1321Th（丙硫异烟胺）、PAS（对氨基水杨酸，静脉）、FQs（氟喹诺酮类），推荐的药物尚有Cs（环丝氨酸）、氯苯吩嗪等。强化期至少3个月。巩固期减至2～3种药物，至少应用18～21个月。

2. 手术治疗　化疗的发展使外科治疗在肺结核治疗中的比重和地位显著降低。但对药物治疗失败或威胁生命的单侧肺结核病特别是局限性病变，外科治疗仍是可选择的重要治疗方法。指征是：经过规则的强有力化疗药物治疗9～12个月，痰菌仍阳性的干酪样病灶、厚壁空洞、阻塞型空洞；一侧毁损肺、支气管结核管腔狭窄伴远端不张或肺化脓病灶；结核性脓胸或伴支气管胸膜瘘；不能控制的大咯血；疑似肺癌或并发肺癌可能。

3. 症状治疗

（1）发热：急性血行播散型肺结核和浆膜渗出性结核伴有发热等严重中毒性症状，激素可能有助于改善症状及减少粘连，促进渗液吸收，但必须在充分有效抗结核药物保护下早期应用，疗程1个月左右即应逐步停用。其他类型结核伴高热而抗结核药短期能控制者，可应用小剂量非类固醇类退热剂。

（2）大咯血：药物治疗可以用垂体后叶素。药物难以控制而肺结核病变本身具备手术指征、心肺功能胜任者，手术治疗可以显著降低大咯血病死率。对于不能耐受手术和病变不适宜手术的大咯血，非手术干预治疗亦有良效。方法有经纤支镜止血或者支气管动脉栓塞。重要的是应尽早发现窒息先兆征象如咯血过程突然中断，出现呼吸急促、发绀、烦躁不安、精神极度紧张有濒死感或口中有血块等，立刻抢救。可采取体位引流，取患侧卧、头低脚高位，并令患者张口或使用开口器清除口腔积血，叩击背部刺激咳嗽。气管插管亦是临床常用的方法。

◎治疗程序

1. 根据《指南》和卫计委发布的3个肺结核病临床路径（2012年版）要求，规范诊断、治疗、管理肺结核患者

（1）肺结核可疑症状者：咳嗽、咳痰≥2周、咯血或血痰是肺结核的主要症状，具有以上任何一项症状者为肺结核可疑症状者。此外，胸闷、胸痛、低热、盗汗、乏力、食欲减退和体重减轻等为肺结核患者的其他常见症状。

（2）密切接触者：对涂片阳性肺结核患者的家庭成员、同学、同事和邻居等有肺结核可疑症状的密切接触者进行结核病检查。

（3）已诊断为肺结核患者时，应询问患者是否在疾控中心（结防所或防疫站、CDC、定点医院等）治疗过、是否服用过其他抗结核药品、治疗是否超过1个月、治疗效果如何等。对推荐或转诊来的患者要询问诊疗经过、诊断结果和治疗情况，并保存其推荐信或转诊单。

（4）对于初诊肺结核患者进行登记。

2. 肺结核患者诊断

（1）肺结核诊断依据：根据《中华人民共和国卫生行业标准肺结核诊断标准（WS288–2008）》《指南》和原卫生部发布的3个肺结核临床路径（2012年版）要求进行诊断。

（2）肺结核诊断流程

①对肺结核可疑者应进行如下检查：a. 痰抗酸杆菌涂片镜检3次；b. 痰分枝杆菌培养及菌种鉴定；c. 胸片，必要时肺CT。

②根据病史、检查可将肺结核患者分为疑似病例、临床诊断病例以及确诊病例。

3. 肺结核患者的登记、报告　结核病定点医院诊断的肺结核患者的登记、报告和转诊均按照国家《传染病报告法》的规定并符合《指南》的要求。

4. 肺结核的化学治疗　定点医院必须严格按照《指南》的有关要求为肺结核患者提供规范化、全疗程的肺结核化学治疗。

5. 患者治疗管理　采用统一的标准化治疗方案后，实施有效的治疗管理是化疗成败的关键。

◎治疗进展

治疗方案方面，缩短结核病治疗疗程是研究重点之一。初治结核患者长达6个月的疗程令不少患者难以坚持，是导致治疗中断的重要因素之一。多个国际临床试验均聚焦于缩短疗程的研究，尤其是莫西沙星，在治疗方案中被寄予厚望。虽然在巴塞罗那结束的国际肺部健康大会传来令人遗憾的消息，莫西沙星用于缩短结核患者疗程效果并不能令人满意，但也有研究发现将疗程缩短到3~4个月是可行的。我国"十二五科技重大专项"已经批准在我国开展缩短初治肺结核疗程的研究，期待这个研究会对全球相关研究做出贡献。WHO出版了《Companion handbook to the WHO guidelines for the programmatic management of drug – resistant tuberculosis》。这是对既往出版的耐药结核病规划管理指南的补充和更新。该手册对抗结核药物分组进行了重新调整。

◎护理与照顾

患者身心得到休息，能够维持日常生活和社交活动，乏力等不适症状减轻。遵循饮食计划，保证营养物质的摄入，维持足够的营养和液体，体重增加。患者获得有关结核病知识，治疗期间按时服药。呼吸道通畅，无窒息发生。加强心理疏导和护理。

◎随访要点

定期复查血常规、肝肾功能、听力等；痰抗酸杆菌涂片镜检；定期复查胸片，必要时胸腔 CT 检查等。

◎预后

继发性肺结核若能早期及时诊断，规范地进行化学治疗一般预后良好。初治肺结核若及时给予规律治疗可以达到 90% 以上的治愈率，2 年的复发率不超过 2%。复治肺结核经规范治疗治愈率可达 80% 以上，耐多药肺结核（MDR－TB）预后较差，虽经长程规范治疗痰菌阴转率也仅为 50%～70% 左右。须坚持全程、规律的抗结核治疗，否则还可能会复发。肺结核合并糖尿病、肺尘埃沉着病以及免疫功能受损者一般预后较差。

◎患者教育

1. 生活习惯 结核病是一种主要经过呼吸道传播的传染病；传染期患者尽量减少外出，必须外出或与健康人密切接触时应当佩戴外科口罩。加强身体锻炼，每天坚持 30 分钟的慢跑或散步。

2. 饮食卫生 患者科学的健康生活方式，戒烟限酒，调整饮食和睡眠。注意室内空气流通，每周消毒房间一次。注意个人及环境卫生，勤洗被褥和内衣，勤洗澡。

3. 自我管理 按时服药、确保治疗不中断是治愈的重要保证。出现药物不良反应时，应当及时报告医师。树立正确的人生观和战胜疾病的信心。配合治疗。按时查痰。

第 20 章 非结核分枝杆菌病 《《《《

◎ 概况

非结核分枝杆菌（nontuberculous mycobacteria, NTM）是指分枝杆菌属中除结核分枝杆菌及麻风分枝杆菌以外的一组分枝杆菌。NTM 的分布具有地域性，多见于沿海、沼泽地区，可能与气候温和、低 pH、低氧溶解度、高锌溶解度（鸟胞内分枝杆菌生长代谢需要金属离子）以及高腐殖酸、高厌黄酸等因素有关。其传染源主要是含有 NTM 的水源、气溶胶或土壤等，主要通过直接接触或吸入含 NTM 的气溶胶感染，亦可有医源性感染。在获得性免疫缺陷患者中，局部感染灶可通过淋巴 – 血源播散引起全身感染。人—人传播目前尚无报道。NTM 肺病的易感人群多为有慢性呼吸道疾病者，如支气管扩张、慢性支气管炎、肺尘埃沉着病等。

现已证实存在的 NTM 菌种有 150 余种，但致病菌仅 50 余种。NTM 的分类方法很多，但目前仍倾向于采用以表型特征为主要依据的 Runyon 分类法，即主要根据其生长速度进行分类：培养 <7 天即旺盛生长的为快速生长分枝杆菌；培养 2~3 周才生长的为缓慢生长分枝杆菌；其中缓慢生长分枝杆菌根据其菌落色素又分为 3 群：光产色菌、暗产色菌和不产色菌。

NTM 病的临床表现因部位和感染的菌种不同可有不同表现，NTM 可侵犯全身各个器官，以肺部最常见。NTM 肺病的临床表现与肺结核类似，但全身中毒症状较肺结核轻，咯血更常见。NTM 淋巴结炎多以无痛性淋巴结肿大为首要表现。NTM 皮肤软组织病多表现为皮肤溃疡或皮下无痛性结节。

NTM 病的诊断主要依赖于病理活检或无菌病变组织培养。其活检组织的获取途径可视病灶情况而定，如病灶位于肺外周者，可行 CT 引导下经皮肺穿刺术；病灶位于肺内中带者可行经支气管镜活检术。该病在鉴别诊断方面主要需要与结核病相鉴别。

NTM 病的治疗困难，预后较差。由于 NTM 的耐药模式可因菌种不同而有所差异，所以治疗前进行药物敏感试验十分重要。尽管目前难以确定药敏试验结果与临床效果的相关性，但制订 NTM 病的治疗方案时，仍应尽可能根据药敏试验结果和用药史，不同菌种所致的不同 NTM 病宜选用不同的药物及疗程。

预防 NTM 病的关键是对饮用水、医院用水和医疗器械进行严格消毒，切断其传播途径。在做好预防工作的同时还要注意加强 NTM 检测。各省级结核病专科医院应具备检测 NTM 的条件，同时应做好 NTM 菌种鉴定工作，及时检出 NTM 并开展 NTM 致病菌种的药敏试验，以提高对 NTM 病的诊治水平。对于 HIV（AIDS）患者，可以考虑预防性使用抗菌药物，以减少发生播散性 NTM 病的发生率。

基础

◎定义

非结核分枝杆菌（nontuberculous mycobacteria，NTM）是指分枝杆菌属中除结核分枝杆菌及麻风分枝杆菌以外的一组分枝杆菌，所致疾病包括慢性肺部疾病，淋巴结炎，皮肤和软组织感染及全身播散型 NTM 病等。NTM 属于条件致病菌，健康人呼吸可以有某些类型 NTM 寄殖，当口腔和呼吸道卫生状况改善后便可消失。

非结核分枝杆菌感染：感染了 NTM，但未发病。

非结核分枝杆菌病：是指人类感染 NTM 并引起相关组织或脏器的病变。

◎流行病学

1. 流行环节

（1）传染源：环境中的非结核分枝杆菌（主要来自水、土壤和气溶胶）。

（2）传播途径：①直接接触感染，感染海分枝杆菌可引起手部及前臂皮肤多发性肉芽肿，即游泳池肉芽肿，饲养鱼和捕鱼者多见。②医源性感染，NTM 污染手术机械、内镜、各种导管和注射器引起的感染。③吸入感染，吸入含有 NTM 的气溶胶可引起肺部感染。NTM 在人与人之间（即使是 NTM 涂阳患者）的传播罕见，痰 NTM 阳性患者能否成为传染源尚无充分证据。

（3）易感人群：NTM 肺病的感染、发病取决于 NTM 的致病性及宿主的抗原非特异性和特异性免疫状态。易感人群包括患有慢性支气管炎、慢阻肺、支气管扩张症、肺尘埃沉着病、陈旧性或活动性肺结核、囊性纤维化、贲门痉挛致慢性胃食管反流、强直性脊柱炎者及老年嗜烟者等。据文献报道，体型瘦长、体重指数较低、脊柱侧弯和漏斗胸等均为 NTM 肺病的易感因素。基因多态性研究结果显示，NTM 肺病患者中 INT4、D543N 和 3′UTR 杂合子频率均显著高于健康者，提示 *NRAMP*1 基因多态性与人类 NTM 肺病的易感性有关。

2. 流行病学特点　由于世界各国地理、环境、气候、社会经济发展和医疗技术水平以及调查方法、标准等的不同，NTM 病的流行病学资料差异甚大，有些报告难以比较。总体趋势是 NTM 病在结核病疫情低的发达国家多于结核病疫情严重的发展中国家，海洋型国家多于内陆型国家，沿海或沿沼泽地区多于内陆地区。据研究，这种分布可能与气候温和、低 pH、低氧溶解度、高锌溶解度（鸟胞内分枝杆菌生长代谢需要金属离子）以及高腐殖酸、高厌黄酸等环境因素有关。

NTM 病流行差异主要与地域相关，而结核感染主要与人群相关，二者明显不同。NTM 病就其相对较低的患病率而言，预计其对人类的威胁不大可能达到结核病的程度。但近年来，NTM 相关疾病逐渐增多，NTM 病在分枝杆菌病中所占比例也不断上升。HIV/AIDS 流行所致 NTM 病大量增加和 NTM 作为一种环境微生物所致的医院感染暴发流行均是值得警惕和关注的重要问题。其对患者身心健康和对社会安定可造成巨大的影响及经济损失，教训十分深刻。

◎病原学

NTM 广泛存在于河流、湖泊、沼泽等自然水源及土壤中，在饮用水、公共浴池、游泳池、医院供水系统甚至血液透析中心的供水中均可分离出鸟 – 胞内分枝杆菌复合群（MAC）或其他 NTM。NTM 以其细胞壁的疏水性形成生物膜而持续存活于供水系统中，且 MAC 在热水中的浓度显著高于冷水。支气管镜等各种内镜、医疗器械及食物、生牛奶等均可受到 NTM 的污染。虽然 19 世纪以来已陆续发现多种 NTM，但直至 20 世纪 50 年代初才确定其致病性。目前发现 NTM 有150 多种，仅 50 余种致病。

NTM 的分类方法很多，但目前仍倾向于以表型特征为主要依据的 Runyon 分类方法，即主要根据其生长速度进行分类，培养 <7d 即旺盛生长的为快速生长分枝杆菌；培养 2~3 周才生长的为缓慢生长分枝杆菌，其中缓慢生长分子杆菌根据其菌落色素又可分为 3 群：光产色菌、暗产色菌和不产色菌。

1. I 群　光产色菌（photochromogens）。主要有堪萨斯分枝杆菌（M. kansasii），海分枝杆菌（M. marinum），猿分枝杆菌（M. simiae）等。

2. II 群　暗产色菌（scotochromogens）。主要有瘰疬分枝杆菌（M. scrofulaceum）、苏加分枝杆菌（M. szulgai）、微黄分枝杆菌（M. flavescens）、戈登分枝杆菌（M. gordonae）。

3. III 群　不产色菌（nonchromogens）。主要有鸟 – 胞内分枝杆菌复合群（M. avium – intracellulare complex，MAC）、蟾分枝杆菌（M. xenopi）、马尔摩分枝杆菌

（M. Malmoense）、嗜血分枝杆菌（M. haemophilum）、地分枝杆菌（M. terrae）、不产色分枝杆菌（M. nonchromogenicum）、溃疡分枝杆菌（M. ulcerans）等。

4. IV 群　快速生长菌（rapid growers）。主要有偶然分枝杆菌复合群（M. fortuitum）、龟分枝杆菌（M. Chelonei）、脓肿分枝杆菌（M. abscessus）、耻垢分枝杆菌（M. smegmatis）等。

◎病理剖析

NTM 与结核分枝杆菌的菌体成分和抗原有共同性，两者在病理上很难鉴别，其区别在于 NTM 病的干酪样坏死较少，机体组织反应较弱。由于 NTM 致病力较弱，其病变在程度上相应较轻，但不同部位不同类型和不同宿主的 NTM 病病理变化可能存在一定差异。

NTM 肺病的病理组织所见有 3 种：一为以淋巴细胞、吞噬细胞浸润和干酪样坏死为主的渗出性反应；二为以类上皮细胞、朗汉斯巨细胞肉芽肿形成为主的增殖性反应；三为以浸润相关细胞消退伴有肉芽相关细胞的萎缩及胶原纤维增生为主的硬化性反应。肺内可见坏死和空洞形成，常为胸膜下多发性或多房性薄壁空洞，胸膜很少累及。

NTM 肺病组织学可分为 4 型：

1. 纤维空洞或类结核型　多为多发的薄壁空洞，如图 20 - 1 ~ 图 20 - 2 所示。

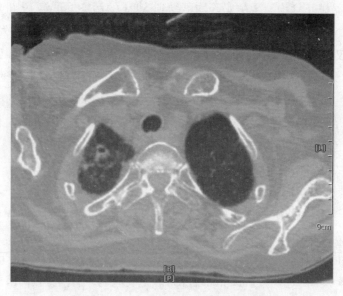

图 20 - 1　右上肺尖段小结节影伴空洞

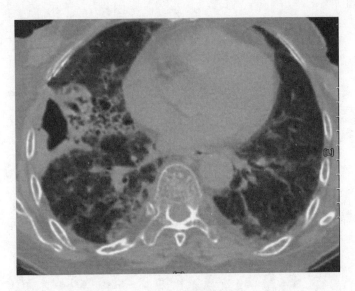

图 20 - 2　右中叶外侧段显影

图 20 - 1：右上肺尖段小结节影伴空洞，图 20 - 2 为同一患者右中叶外侧段。患者反复咳嗽、咳痰、发热 20 余天，经痰培养鉴定：非结核分枝杆菌（ + ）。

2. 支气管扩张型　如图 20 - 3 所示。

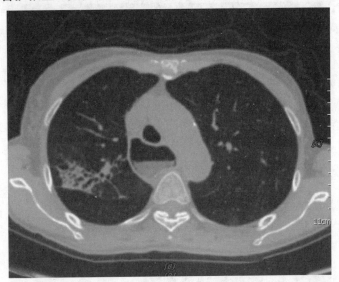

图 20 - 3　右肺上叶后段片状影

图 20 - 3 示右肺上叶后段片状影，内见支气管扩张。经痰培养提示非结核分枝杆菌。

3. 结节型　如图 20 - 4 ~ 图 20 - 5 所示。

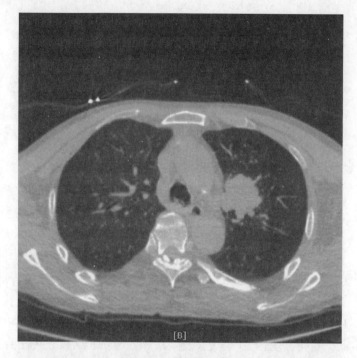

图 20 - 4　结节型（1）

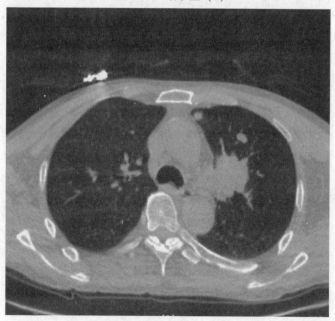

图 20 - 5　结节型（2）

图 20 - 4 为图 20 - 5 上一层面，可见左肺门结节影，形态不规则，伴有分叶及毛刺，周边可见小结节影。经支气管镜活检病理提示为非结核分枝杆菌

4. 其他类型（包括肺纤维化、肺气肿、肺实变和肺不张等）　如图 20 – 6、图 20 – 7 所示。

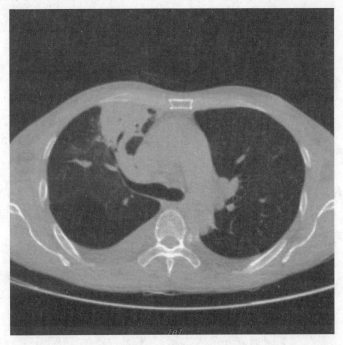

图 20 – 6　其他类型（实变）

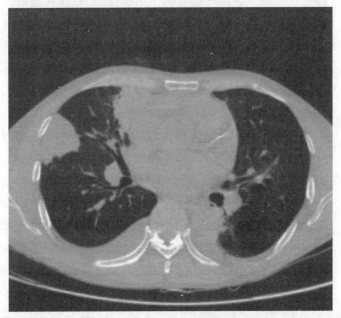

图 20 – 7　其他（肺不张）

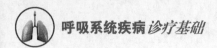

图 20 - 6、图 20 - 7 为同一患者不同层面，图 20 - 6 表现为实变，图 20 - 7 表现为肺不张，经 CT 引导下肺穿刺病理提示非结核分枝杆菌。

NTM 淋巴结病的病理表现中可以观察到在早期形成以淋巴细胞、类上皮细胞、朗格汉斯巨细胞为主的肉芽肿，累及的淋巴结粘连成串、肿大、质韧，可形成纤维化、钙化，也可迅速干酪样坏死及软化、破溃形成慢性窦道。

皮肤软组织 NTM 病，病理改变包括渗出、增生和坏死性病变，新旧病灶常在同一病例交替存在，其主要病理表现为肉芽肿性病变和非特异性化脓性炎症。其中肉芽肿有 3 种形态，以化脓性"结核样"病变为最常见，其次为典型"结核样"肉芽肿和不典型"结核样"肉芽肿。

播散性 NTM 病可侵犯全身许多脏器，最常受累的器官是肝脏、淋巴结和胃肠道，肺、骨髓、心脏和肾脏也可累及。侵犯骨骼时可见到主要由中性粒细胞形成的病变，其中有较多抗酸杆菌，偶尔骨髓中有大量细菌繁殖，其他脏器则可见萎缩性肉芽肿和少数抗酸杆菌。

◎病理生理

NTM 通过呼吸道、胃肠道和皮肤等途径侵入人体后，其致病过程与结核病相仿。开始，中性粒细胞捕捉并杀灭大部分 NTM，残余的 NTM 被吞噬细胞吞噬并在吞噬细胞内生长繁殖，在溶酶体酶的作用下部分 NTM 被溶解，其抗原产物及其菌体成分被运送至局部的淋巴结，并通过一系列途径激活多种效应细胞，释放多种细胞因子，从而产生 CD_4^+T 细胞等介导的免疫反应和迟发型变态反应。CD_4^+T 细胞主要分泌 γ - 干扰素和 IL - 12 等，激活中性粒细胞和吞噬细胞杀灭 NTM。文献报道，HIV 感染者 CD_4^+T 细胞降至 $50 \times 10^9/L$ 以下时可发展为播散性 NTM 病，而无 HIV 感染者发生播散性 NTM 病与 γ - 干扰素和 IL - 12 合成与反应通路中某些基因突变有关。不少前炎症细胞因子，如 TNF - α 也参与 NTM 感染的免疫发病过程，TNF - α 可激活其他细胞因子如 IL - 18、IL - 1β，从而吸引炎症细胞聚集在病变局部；还可上调黏附分子表达，增加同型和异型细胞间的黏附作用，促进吞噬细胞活化，增强其吞噬作用，参与肉芽肿形成，从而在 NTM 感染中起保护作用。然而，TNF - α 也可导致组织坏死和空洞形成，TNF - α 拮抗剂英夫利昔单抗和可溶性受体依那西普有可能使潜伏的 NTM 感染发展为活动性NTM 病。

◎分类分型

NTM 可侵犯全身许多脏器和组织，以肺最常见。但不同菌种对不同器官的致病性不完全一致。

1. NTM 肺病　主要菌种为鸟 – 胞内复合杆菌、堪萨斯分枝杆菌、脓肿分枝杆菌、蟾蜍分枝杆菌；次要菌种有猿猴分枝杆菌、苏加分枝杆菌、玛尔摩分枝杆菌、偶然分枝杆菌和龟分枝杆菌。女性患病率明显高于男性，老年人居多，尤其是绝经期妇女最为常见。大多数患者已有基础疾病，如慢性阻塞性肺疾病、支气管扩张或其他慢性肺部疾病。临床表现类似肺结核，全身中毒症状较结核轻，缺少特征性，咯血比较常见。X 线上病变最多见于肺上叶尖段或前段。显示为浸润、空洞、结节、纤维干酪样等多种病变。其中空洞发生率甚高（80%），可单发或多发，一般不累及胸膜。

2. NTM 淋巴结炎　主要菌种有鸟 – 胞内分枝杆菌复合群多见，瘰疬分枝杆菌；次要菌种为偶然分枝杆菌、龟分枝杆菌、脓肿分枝杆菌和堪萨斯分枝杆菌。罹患者几乎全是学龄前儿童。以颈部淋巴结最常见，也可发生在耳部、纵隔、腹腔、腹股沟、腋窝等。多为单侧无痛性肿大，可无系统性症状，但常可出现病变的淋巴结软化、破溃，并经久不愈而形成窦道。

3. NTM 皮肤和软组织病　主要菌种有海分枝杆菌、偶然分枝杆菌、龟分枝杆菌、脓肿分枝杆菌、溃疡分枝杆菌；次要菌种包括鸟胞内分枝杆菌、堪萨斯分枝杆菌、土地分枝杆菌、耻垢分枝杆菌和嗜血分枝杆菌。易感者一般有皮肤或黏膜的破损。溃疡分枝杆菌常引起小腿和前臂无痛性皮下结节，继而有水疱形成，破溃，可导致肉芽肿性深溃疡，其周围皮肤隆起，色素沉着；后期形成瘢痕可造成畸形。偶发分枝杆菌常是在外伤或手术后引起相应部位的皮肤及软组织感染，形成局限性脓肿。

4. 播散型 NTM 病　主要菌种为鸟 – 胞内分枝杆菌复合群、堪萨斯分枝杆菌、脓肿分枝杆菌和嗜血分枝杆菌；次要菌种为偶然分枝杆菌、蟾蜍分枝杆菌、日内瓦分枝杆菌。多见于 AIDS 和其他原因引起的严重免疫抑制患者。主要表现为长期发热（可伴有盗汗）和体重下降，少数合并腹泻或腹痛；也可出现贫血、白细胞数减少、肝脾大、腹腔淋巴结肿大及肺内空洞形成或浸润性病灶；重症者几乎每个器官或系统都可被波及。也有部分患者的临床症状很少，但血培养反复阳性。

5. 其他　如鸟 – 胞内复合菌引起泌尿生殖道感染，偶然分枝杆菌引起眼部感染等。

◎预防

预防 NTM 引发的院内感染关键是医院用水和医疗器械的消毒工作。消毒液的配制必须严格要求进行，规范操作，医疗器械消毒后最好采用灭菌水冲洗，以防止二次污染。鉴于国外 NTM 医院感染暴发在美容手术和民间疗法中发生的教训，我国应当除了加强医院管理外，也应当在这些领域中加强立法和管理，强化灭菌消毒措施。

对于 HIV（AIDS）患者，可以考虑预防性使用抗菌药物，以减少发生播散性 NTM 病的概率。当 CD_4^+ T 细胞 $< 50 \times 10^6$/L 的患者均需要进行预防性治疗，尤其是有机会感染病史的患者，首选口服阿奇霉素 1200mg（1 次/周）或克拉霉素 1000mg（1 次/周），若患者不能耐受大环内酯类药物，则可选用利福布汀 300mg/d。

密切关注城市饮用水中 NTM 污染问题，严格对饮用水进行消毒，预防 NTM 从环境传播到人。在做好预防工作的同时还要注意加强 NTM 检测。各省级结核病专科医院应具备检测 NTM 的条件，做好 NTM 菌种鉴定工作，及时检出 NTM 并开展 NTM 致病菌种的药敏试验，以提高对 NTM 病的诊治水平。

◎筛检

结核菌培养时应常规进行 NTM 筛选。

标本应同时接种罗氏培养基和含对硝基苯甲酸（PNB）或噻吩－2－羧酸肼（TCH）的培养基。若仅罗氏培养基生长，为结核分枝杆菌；若仅 PNB 或 TCH 培养基生长则提示 NTM，需进一步鉴定。在 Bactec 460 系统培养基中加入 NAP（5μg/ml），可抑制结核分枝杆菌生长而不抑制 NTM，其结果可资区别。

诊断

◎问诊与查体

1. 问诊 首先询问患者有无危险因素，如慢阻肺、支气管扩张、肺癌等慢性疾病以及免疫缺陷综合征；有无疫水接触史，有无去沿海或沼泽地区。其次询问有无乏力、发热、盗汗、体重减轻等类结核症状，另外不同部位的 NTM 病可有不同症状。经正规抗结核治疗无效的"结核病"患者，有免疫缺陷但已除外肺结核的肺病患者，医源性或非医源性软组织损伤或外科术后伤口长期不愈找不到原因者，均因考虑 NTM 病可能。

2. 查体 NTM 肺病的体征与肺结核类似，当合并肺部慢性疾病时可同时出现相应疾病的肺部体征；NTM 淋巴结炎，可触及无痛性淋巴结肿大，常见于颈部淋巴结，多为单侧，常有瘘管形成。

◎辅助检查

1. 病原学检查 包括痰 NTM 培养、痰抗酸杆菌涂片、支气管灌洗液 NTM 培养、支气管或肺组织活检标本 NTM 培养和肺外病变部位组织 NTM 培养。

2. NTM 菌种的鉴别 目前常用于分枝杆菌菌种鉴定的同源基因序列包括 16s rRNA 编码基因、16 ~ 23s rRNA 区间（ITS）、*hsp*65 和 *rpo* 基因。采用单一的基因序列有时无法完全区分常见的 NTM，同时进行几个同源序列比对可提高鉴别能力。

3. 影像学检查 NTM 影像学无特征性表现，但对诊断 NTM 肺病具有一定的提示意义，如 MAC 肺病具有多发结节、支气管扩张和偶有灶性实变的非经典表现；肺中叶（舌段）和下肺病变及无胸腔积液是 NTM 肺病有意义的独立预测因素，双肺病变也较肺结核多见。NTM 淋巴结病，颈部增强 CT 显示非对称性肿大的淋巴结中央密度减低，边缘强化，其周围组织炎症及反应较轻。

◎并发症

包括 ARDS、呼吸衰竭、心力衰竭及继发细菌感染。

◎诊断标准

1. NTM 感染 同时具备以下两项条件：①NTM 皮肤试验阳性；②缺乏组织，器官受到非结核分枝杆菌侵犯的依据。

2. NTM 病可疑者 重点是那些经正规抗结核治疗无效的"结核病"患者，和（或）具备以下条件之一者：①痰抗酸杆菌检查阳性而临床表现与肺结核不相符者；②痰液显微镜检查发现菌体异常的分枝杆菌；③标本分枝杆菌培养阳性，但其菌落形态和生长情况与结核分枝杆菌复合群有异；④初治结核病患者首次分离出的分枝杆菌对抗结核药物耐药；⑤接受正规抗结核治疗无效而反复排菌的患者；⑥经支气管卫生净化处理后痰分枝杆菌不能阴转者；⑦有免疫缺陷但已除外肺结核的肺病患者；⑧医源性或非医源性软组织损伤或外科术后伤口长期不愈找不到原因者。

3. NTM 病 包括肺内和肺外 NTM 病。

（1）NTM 肺病：具有呼吸系统和（或）全身性症状，经影像学检查发现有肺内病变，已排除其他病因（包括结核性），在确保标本无外源性污染的前提下，符合以下条件之一者可做出 NTM 肺病的诊断：①痰 NTM 培养 3 次均为同一病原菌；②痰 NTM 培养 2 次均为同一病原菌，1 次抗酸杆菌涂片阳性；③支气管灌洗液 NTM 培养 1 次阳性，阳性度 2 + 以上；④支气管灌洗液 NTM 培养 1 次阳性，抗酸杆菌涂片阳性度 2 + 以上；⑤支气管或肺组织活检标本 NTM 培养；⑥肺活检见与 NTM 改变相似的肉芽肿，痰或支气管灌洗液 NTM 培养阳性。

（2）肺外 NTM 病：具有局部和（或）全身性症状，经相关检查有肺外组织，器官病变；已排除其他病因；在确保标本无外源性污染的前提下，病变部位组织 NTM 培养阳性，即可做出肺外 NTM 病的诊断。

无论 NTM 肺病，还是肺外 NTM 病，均需进行 NTM 菌种鉴定。

◎诊断程序

1. 慢性呼吸道感染症状、体征。

2. 疫水接触史。

3. 胸部 CT 表现为肺中叶（舌段）和下肺病变及无胸腔积液。

4. 行支气管镜肺泡灌洗液或连续三次痰或肺外病变组织 NTM 筛选。

5. 支气管镜肺泡灌洗液或连续三次痰或肺外病变组织 NTM 培养。

6. 病灶若为外周的实性病灶者可行经皮肺穿刺活检术取病理组织检查或肺外病灶取病理组织。

◎鉴别诊断

1. 肺结核 肺结核与 NTM 病菌有相同的临床症状与体征，后者全身中毒症状较前者轻，但咯血较常见。痰或无菌的病灶体液培养、筛查和活体病灶组织为主要鉴别方法。

2. 肺炎 主要与肺实变者相鉴别。各种肺炎因病原体不同而临床特点各异，但大都起病急，伴有发热，咳嗽、咳痰明显，血白细胞和中性粒细胞增高。胸片表现密度较淡且较均匀的片状和斑片状阴影，抗菌治疗后体温迅速下降，1～2 周左右阴影有明显吸收。

3. 慢性阻塞性肺疾病 多表现为慢性咳嗽、咳痰，少有咯血。冬季多发，急性加重期可以有发热。肺功能检查为阻塞性通气功能障碍。胸部影像学检查有助于鉴别诊断。

4. 支气管扩张 非结核分枝杆菌者胸部 CT 亦可表现为支气管扩张型。两者均可表现为慢性反复咳嗽、咳痰、咯血。主要鉴别点需要痰抗酸杆菌检查。

5. 肺癌 肺癌多有长期吸烟史，表现为刺激性咳嗽、痰中带血、胸痛和消瘦等症状。胸部 X 线或 CT 表现肺癌肿块常呈分叶状，有毛刺、切迹。癌组织坏死液化后已形成偏心厚壁空洞。多次痰脱落细胞和结核分枝杆菌检查和病灶活体组织检查是鉴别的重要方法。

6. 肺脓肿 多有高热，咳大量脓臭痰。胸片表现为带有液平面的空洞伴周围高密度的炎性阴影。血白细胞和中性粒细胞增高。

7. 淋巴瘤 无痛性淋巴结进行性肿大是淋巴瘤的共同表现，霍奇金淋巴瘤首发症状可表现为无痛性颈部或锁骨上淋巴结进行性肿大，与 NTM 淋巴结炎难以鉴别。淋巴结活检是鉴别的重要方法。

8. 其他 NTM 影像学无特征性表现，可以酷似许多疾病，需与肺栓塞、结节病、间质性肺炎等鉴别。肺栓塞多有诱因，如下肢深静脉血栓、长时间静坐、肿瘤等，经肺动脉 CTA 可以鉴别；结节病是一种原因不明的多系统累及的肉芽肿性疾病，主要侵犯肺和淋巴系统。可经淋巴结活检或肺活检鉴别。

治疗

◎治疗目标

治疗目标为延长生命，提高生活质量。

大多数 NTM 对常用的抗分枝杆菌药物均耐药，考虑到其临床治疗效果多不确切以及治疗所需费用和引起的不良反应，临床医生在决定是否治疗时应进行综合判断。对于症状较轻微、胸部影像学表现病灶较局限、经过动态随访变化不明显且药敏试验结果为广泛高度耐药的患者，仅依靠目前的药物难以取得理想疗效。耐受性较差的高龄 NTM 肺病患者可不给予抗分枝杆菌治疗。

◎治疗原则

1. 由于 NTM 的耐药模式可因菌种不同而有所差异，所以治疗前进行药物敏感试验仍十分重要。

2. 尽管目前难以确定药敏试验结果与临床效果的相关性，但制订 NTM 病的治疗方案时，仍应尽可能根据药敏试验结果和用药史，选择 5～6 种药物联合治疗，强化期 6～12 个月，巩固期 12～18 个月，在 NTM 培养结果阴转后继续治疗 12 个月以上。

3. 不同 NTM 病的用药种类和疗程可有所不同。

4. 不建议对疑似 NTM 肺病患者进行试验性治疗。

5. 对 NTM 肺病患者应谨慎采用外科手术治疗。

◎治疗细则

1. 缓慢生长 NTM 病

（1）MAC 病：MAC 是引起 NTM 病的第 1 位病原菌。目前的研究结果证实，大环内酯类药物是治疗 MAC 病疗效确切的唯一抗菌药物，因此，MAC 病的基础药物必须包括克拉霉素或阿奇霉素。

对于肺部有结节性病灶或支气管扩张及不能耐受每日治疗的患者，推荐采用每周 3 次的治疗方案：克拉霉素 1000mg（或阿奇霉素 500～600mg）、利福平 600mg 和乙胺丁醇 25mg/kg。

对于有纤维空洞的 MAC 肺病或有严重的结节性病灶及支气管扩张症患者，推荐采用每日治疗方案：克拉霉素 500～1000mg（体重＜50kg 者为 500mg）或阿奇霉素 250～300mg、利福平 450～600mg（体重＜50kg 者为 450mg）和乙胺丁醇 15 mg/kg。在治疗开始 2～3 个月可考虑用阿米卡星或链霉素，每周 3 次。

对严重进展性病变或接受过治疗的患者，推荐方案为：克拉霉素 500～1000mg/d（体重＜50 kg 者为 500mg），或阿奇霉素 250～300mg/d、利福布汀 150～300mg/d（体重＜50kg 者为 150mg），或利福平 450～600mg/d（体重＜50kg 者为 450mg）、乙胺丁醇 15 mg/（kg·d），治疗开始 2～3 个月应用阿米卡星或链霉素，每周 3 次。

对于大环内酯类药物耐药的 MAC 病患者，推荐方案为：阿米卡星或链霉素、异烟肼、利福布汀，或利福平和乙胺丁醇。

对播散性 MAC 病患者的推荐方案为：克拉霉素 1000mg/d 或阿奇霉素 250～300mg/d、利福布汀 300mg/d 和乙胺丁醇 15mg/（kg·d）。应关注大环内酯类药物与利福布汀的相互作用，大环内酯类可引起利福布汀血浆浓度增高，而利福布汀可降低大环内酯类药物的血浆浓度，在治疗过程中若患者出现明显的关节痛、葡萄膜炎、中性粒细胞减少和肝功能损害等不良反应，则应减量或停用利福布汀。还应注意的是，利福布汀是肝脏细胞色素 P450 同工酶的弱诱导剂，与抗 HIV 的蛋白酶抑制剂及非核苷类逆转录酶抑制剂之间可存在相互作用，在联合应用时应适当减量。

对于获得性免疫缺陷综合征（艾滋病）合并播散性 MAC 病患者，应持续抗分枝杆菌治疗直至其免疫功能恢复后 1 年，甚至终生服药。

对局限于单侧肺的 MAC 肺病病灶，经过内科治疗效果不佳，对大环内酯类药物耐药以及出现咯血等并发症时推荐给予外科手术治疗，术后痰分枝杆菌培养转阴 1 年后可以停药。

最近，一种与 NTM 尤其是 MAC 相关的过敏性肺部综合征受到广泛关注。

ATS 和美国传染病学会 (IDSA) 在 2007 年 NTM 病诊治指南中将这一类型与其他
NTM 肺病分别列出，并命名为过敏样肺病 (hypersensitivity - like disease)，即热
水盆浴肺 (hot tub lung)。过敏样肺病是 MAC 肺病的特殊表现，呈亚急性发病过
程，主要症状为咳嗽、气促及发热。患者常为年轻人和非吸烟者。胸部 X 线检查
显示弥漫性结节性浸润及磨玻璃样改变。组织病理学检查显示非坏死性肉芽肿及
机化性肺炎。阻止其进展的关键是避免接触过敏原，病情严重或伴有呼吸衰竭的
患者可及时给予糖皮质激素治疗，短疗程 (3~6 个月) 抗菌药物治疗有效，症
状可迅速消失，预后良好。

(2) 堪萨斯分枝杆菌病：堪萨斯分枝杆菌病在美国仅次于 MAC 病，居第 2
位，在世界其他地区也较常见。体外实验结果表明，该菌绝大多数对利福平敏
感，对异烟肼、乙胺丁醇和链霉素中度敏感，大环内酯类药物和莫西沙星等对其
具有良好的抗菌活性。堪萨斯分枝杆菌肺病的推荐采用每日治疗方案：利福平
10mg/kg (最大量为 600mg)、异烟肼 5mg/kg (最大量为 300mg)、乙胺丁醇
15mg/kg，疗程至痰培养结果阴转 12 个月；对利福平耐药的堪萨斯分枝杆菌病患
者，推荐以体外药敏试验为基础，由 3~4 种药物组成治疗方案，包括克拉霉素
或阿奇霉素、莫西沙星、乙胺丁醇、磺胺甲噁唑或链霉素等，疗程至痰培养结果
阴转 12~15 个月。对播散性堪萨斯分枝杆菌病的治疗方案同堪萨斯分枝杆菌肺
病，若为艾滋病合并播散性堪萨斯分枝杆菌病的治疗方案同播散性 MAC 病。

(3) 嗜血分枝杆菌 (mycobacterium haemophilum) 病：嗜血分枝杆菌是引起
NTM 淋巴结炎的主要菌种，仅次于 MAC。近年来，嗜血分枝杆菌已成为引起皮
肤感染的重要菌种。嗜血分枝杆菌可导致器官移植、骨髓移植、艾滋病和长期应
用糖皮质激素患者的播散性感染。阿米卡星、克拉霉素、环丙沙星、利福平和利
福布汀在体外对嗜血分枝杆菌有一定抗菌作用，盐酸多西环素和磺胺类药物的体
外研究结果不一，乙胺丁醇对其耐药。推荐采用克拉霉素、利福平 (或利福布
汀) 和环丙沙星的治疗方案。对于免疫功能受损的嗜血分枝杆菌淋巴结病患者，
推荐采用外科手术治疗。

(4) 溃疡分枝杆菌病：近年来，溃疡分枝杆菌所引起的 NTM 病呈明显上升
趋势，是继结核分枝杆菌和麻风杆菌后感染正常免疫人群的第三常见分枝杆菌病
原体。推荐的治疗方案：采用克拉霉素和利福平治疗 8 周，对于疗效不佳者可辅
以外科手术清创治疗及皮肤移植。

(5) 蟾分枝杆菌病：蟾分枝杆菌是加拿大、英国及欧洲其他地区 NTM 病的
第 2 位常见病原菌。蟾分枝杆菌广泛存在于水、土壤、自来水系统及淋浴喷头。
蟾分枝杆菌主要引起肺病，也可引起医院内脊髓感染、皮肤软组织及骨关节感
染。推荐的治疗方案：采用克拉霉素、利福平和乙胺丁醇治疗，疗程至痰培养结

果阴转后 12 个月；对于药物疗效不佳且肺功能良好者可考虑外科手术治疗。但有研究采用含利福平方案治疗与预后呈正相关，而用含克拉霉素方案并不能改善患者的预后。故蟾分枝杆菌病的治疗方案应以利福平为基础药。

(6) 玛尔摩分枝杆菌（mycobacterium malmoense）病：玛尔摩分枝杆菌在北欧是仅次于 MAC 的常见 NTM 病原体，该菌常引起肺病和淋巴结炎，也可导致播散性及肺外感染。玛尔摩分枝杆菌的药敏试验结果差别较大，且临床疗效与体外药敏试验的相关性不大。与多数 NTM 感染一样，玛尔摩分枝杆菌病的最佳治疗方案尚未确定，推荐采用克拉霉素、利福平、乙胺丁醇和异烟肼治疗方案，必要时可加用喹诺酮类药物。近期的研究结果显示，含大环内酯类药物治疗方案的临床疗效较为满意。

2. 快速生长 NTM 病

(1) 脓肿分枝杆菌病：脓肿分枝杆菌在美国是引起 NTM 肺病的第 3 种常见病原体，占快速生长 NTM 肺病的 80%。脓肿分枝杆菌也是引起皮肤、软组织和骨感染的主要病原体。脓肿分枝杆菌对标准抗结核药物均耐药，体外药敏试验结果显示，脓肿分枝杆菌对克拉霉素、阿米卡星和头孢西丁敏感，对利奈唑胺、替加环素、亚胺培南和氯法齐明等中度敏感。脓肿分枝杆菌肺病的推荐治疗方案：采用 1 种大环内酯类药物联合 1 种或多种静脉用药物，如阿米卡星、头孢西丁或亚胺培南，疗程 6 个月，对于肺部病变局限且可耐受手术的患者，可同时采用外科手术治疗，以提高治愈率。脓肿分枝杆菌皮肤、软组织和骨病的推荐治疗方案：克拉霉素 1000mg/d 或阿奇霉素 250mg/d、阿米卡星 10~15 mg/d、头孢西丁 12g/d（分次给予）或亚胺培南 500mg（分次给予），重症病例的疗程至少 4 个月，骨病患者的疗程至少 6 个月，对于病灶广泛、脓肿形成及药物疗效不佳者，可采用外科清创术或异物清除处理。

(2) 龟分枝杆菌病：龟分枝杆菌最易引起皮肤、软组织和骨骼感染，也可引起免疫缺陷患者的播散性感染，龟分枝杆菌肺病较少见。龟分枝杆菌分离株对妥布霉素、克拉霉素、利奈唑胺和亚胺培南敏感，对阿米卡星、氯法齐明、盐酸多西环素和喹诺酮类药物中度敏感，对头孢西丁耐药。龟分枝杆菌皮肤、软组织和骨病的推荐治疗方案：根据体外药敏试验结果，至少采用 2 种敏感药物，如妥布霉素、克拉霉素和喹诺酮类药物，疗程至少 4 个月，骨病患者的疗程至少 6 个月，对于病灶广泛、脓肿形成及药物治疗效果不佳者，可采用外科清创术或异物清除处理。龟分枝杆菌肺病的推荐治疗方案：克拉霉素加 1 种敏感药物，疗程至痰培养结果阴转后 12 个月。

(3) 偶发分枝杆菌病：偶发分枝杆菌常引起皮肤、软组织和骨骼感染，偶发分枝杆菌肺病仅常见于慢性胃食管反流患者。偶发分枝杆菌是快速生长分枝杆菌中对抗结核药物最敏感的菌株，该菌对大环内酯类、喹诺酮类、利福平或利福布汀、磺胺类、多西环素、头孢西丁、亚胺培南和阿米卡星等均敏感 。可采用克拉霉素和喹诺酮类药物治疗偶发分枝杆菌病，疗程直至痰培养阴转后 12 个月。

◎护理与照顾

1. 床边隔离。
2. 对于生命征不稳定者，需监测生命体征，观察神志改变，加强口腔、会阴、尿道口的护理，防止压疮形成或压疮破裂。
3. 生命体征稳定者，嘱其多休息，加强营养。
4. 心理教育。

随访

◎随访要点

1. 呼吸道症状或肺外 NTM 病的症状有无好转或有无出现新的症状。
2. 胸部 CT 可明确 NTM 肺病的病灶有无变化。
3. 痰 NTM 菌培养和肺外 NTM 病病灶分泌液的 NTM 菌培养是否阴性。

◎预后

治疗困难，预后差。

◎患者教育

1. 避免接触疫水，加强水消毒。
2. 加强营养，增强免疫力。
3. 规律服用抗非结核分枝杆菌药物。

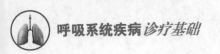

第21章 肺寄生虫病 《《《《

◎概况

　　肺寄生虫病远较病毒、细菌及真菌等所致的肺疾病少见，近年来肺部寄生虫病发病呈增多趋势，原因主要和各种免疫功能低下人群不断增多有关，如艾滋病、白血病、淋巴瘤、接受肾上腺糖皮质激素及其他免疫抑制剂治疗者等。

　　肺寄生虫病或为肺（胸膜）直接侵犯致病或为过敏反应。患者可表现为支气管炎、肺炎、胸腔积液、喘息、ARDS等。肺部蛔虫病、类圆线虫病可合并Löffler综合征；阿米巴感染可引起肺脓肿、胸膜支气管瘘及脓胸等；肺部丝虫病感染主要引起热带肺嗜酸粒细胞增多症（TPE）。

　　影像学根据寄生虫不同表现不一，多表现为支气管炎、病毒性肺炎样改变。肺猪囊尾蚴病典型的影像是单发的或多发阴影；肺吸虫病的肺部影像学表现因病程而异；肺钩虫病X线胸片表现为一过性过敏性浸润性病变。一般2周左右消退。

　　根据个人史、生活史中是否有寄生虫接触史、呼吸道症状等可初步诊断，寄生虫的病原学检查、免疫学检查对确诊有意义。目前肺寄生虫病治疗主要予对症治疗，并根据不同种寄生虫使用相关药物治疗。部分阿米巴肺脓肿或肺猪囊尾蚴病可外科手术治疗。

基础

◎定义

　　肺部寄生虫病指许多经血循环传播到人体各处的寄生虫，常经过肺或在肺脏内停留，并引起肺部病变，包括发育过程中幼虫需要经过肺脏的寄生虫和成虫以肺脏为寄居场所的寄生虫感染。肺寄生虫病可以是原发性肺部感染（如肺吸虫病），亦可以是继发于邻近器官病变的扩散（如胸膜肺阿米巴病），后者表现为各种类型（单纯性、迁延性、热带性）的肺嗜酸细胞浸润，大多伴随于蠕虫移行症。患者可表现为支气管炎、肺炎、胸腔积液、喘息、ARDS等。影像学根据寄生虫不同表现不一，多表现为支气管炎、病毒性肺炎样改变。根据个人史、生活史中是否有寄生虫接触史、呼吸道症状等可初步诊断，病原学检查、免疫学检查对肺寄生虫病的确诊有意义。

◎ 流行病学

　　肺寄生虫病分布广泛，世界各地均可见到，以贫穷落后、卫生条件差的地区为多见，热带和亚热带地区更多，非洲、亚洲的发展中国家发病较多，感染的人群主要是接触疫源较多的劳动人民及免疫力较低的儿童。人食用被阿米巴包囊、弓形虫卵囊或蛔虫卵污染的食物或水后，可感染阿米巴、弓形虫及蛔虫病。生食或半生食含并殖吸虫囊蚴的溪蟹或蝲蛄感染肺吸虫病。疟疾和丝虫病的现疾患者及无症状的带虫者分别为疟疾及丝虫病的传染源，经蚊类叮咬人后感染人体，夏秋季高发，均以久居流行地区者多见。类圆线虫幼虫污染的土壤被人接触后，可通过人的皮肤或黏膜而感染。人群普遍易感，严重播散性感染常见于免疫功能缺陷者。猪囊尾蚴病主要流行于畜牧地区，随狗粪便排出，污染的食物被人食用后感染。感染者多为牧民。血吸虫虫卵入水后孵化成毛蚴，侵入钉螺体内发育成尾蚴并逸出入水，尾蚴通过皮肤或黏膜钻入人体内而使人体感染血吸虫。感染者以中青年农民及渔民多见，夏秋季多发，可有小流行。

　　肺寄生虫病在疫区多发，但是随着流动人口的增加，在非寄生虫流行的地区，也可以出现寄生虫感染肺部的病例，非流行区医生应该了解相关知识，防止漏诊和误诊。特别是对于免疫宿主低下的患者，医生应对弓形虫、粪类圆形线虫感染提高警惕。

◎ 病因

　　原虫和蠕虫是引起肺部疾病的主要两类寄生虫。原虫中弓形虫、隐孢子虫和巴比虫等引起肺寄生虫病，主要是在免疫功能缺陷患者群中。蠕虫包括线虫和扁体动物。线虫中类圆线虫在免疫功能缺陷宿主中出现播散性感染，其幼虫可侵犯肺部致病；蛔虫、钩虫及恶性丝虫累及肺部时，其肺部症状为寄生虫幼虫肺移行所致。扁体动物中肺吸虫、血吸虫和棘球绦虫可以寄生在肺部引起肺部寄生虫病。

◎ 病理剖析

　　1. 寄生虫蚴虫移行机械性损伤时病理改变　类圆线虫蚴虫与蛔虫蚴虫在肺部移行时引起一系列机体免疫反应，二者的病理改变相似。肺泡腔内充满浆液性液体，支气管周围嗜酸粒细胞浸润，支气管管腔内黏液分泌物增多。肺泡壁、肺泡腔、小支气管、支气管等处可见大量的蚴虫。移行中的幼虫周围组织出血、渗出明显。

血吸虫蚴虫及肺吸虫早期虫体在肺内肺移行时主要的病理改变分别表现为急性肺泡炎、急性气管炎，二者都伴有肺间质水肿、出血、淤血、白细胞浸润。后期在在血吸虫虫卵沉积周围、肺吸虫虫体周围均有肉芽肿形成。

2. 病变直接侵犯肺部　阿米巴肺脓肿少见。多由阿米巴肝脓肿穿过膈肌直接蔓延至肺部形成，常位于右肺下叶，多单发，腔内含咖啡色、褐色脓样痰，痰中可查到大量阿米巴滋养体。

肺猪囊尾蚴病时，猪囊尾蚴囊肿以每年 1～5cm 的速度增大，压迫周围肺组织出现症状。囊肿周围早期为大量的吞噬细胞及嗜酸粒细胞浸润，晚期出现局部压迫症状。

肺吸虫成虫寄生于肺部，后期形成炎性囊肿，虫体附近可形成局灶性纤维化。

丝虫或微丝蚴在胸部淋巴管内寄生引起的淋巴管阻塞、引流障碍，肺部主要病理改变为肺泡炎及肉芽肿形成，其中有多量的嗜酸粒细胞、巨核细胞、组织细胞浸润，并可发现微丝蚴。晚期可有纤维化。

3. 血源性感染　肺弓形虫病表现为肺间质性肺炎，伴有大量单核细胞浸润。严重者伴肺泡渗出、坏死。在吞噬细胞、肺泡上皮细胞及毛细血管内皮细胞中可发现弓形虫包囊，细胞外可发现其滋养体。

疟原虫血症累及肺，含大量疟原虫的红细胞引起肺部血管的阻塞，肺部病理主要为肺泡壁增厚、水肿、炎性细胞浸润、微血栓形成和局部透明膜形成等。肺微循环血管周围单核细胞增多，单核细胞内可含有感染疟原虫的红细胞。

◎病理生理

1. 直接侵犯肺或胸膜致病　如肺吸虫病时幼虫肺部移行、成虫定居于肺的机械损伤和局部炎症。含有大量疟原虫的红细胞引随血流到达肺部，引起肺部血管的阻塞及发生炎症反应。类圆线虫、蛔虫、吸虫幼虫在肺部移行时的机械性损伤和炎症反应。阿米巴肝脓肿可累及肺引发胸膜、肺阿米巴病。

2. 过敏反应　主要表现为各种类型（单纯性、迁延性、热带性）的肺嗜酸细胞浸润，大多伴随于蠕虫移行症。比如在我国，丝虫病主要是班氏丝虫和马来丝虫寄生于人体淋巴系统所引起的慢性寄生虫病，通过蚊虫叮咬传播。在肺部主要引起热带肺嗜酸粒细胞增多症（tropical pulmonary eosinophilia，TPE）。

◎分类分型

结合寄生虫的生活习性和临床特点，主要分为：

（1）以肺脏为主要寄生场所的肺寄生虫病。如并殖吸虫的活囊蚴经口途径入人小肠，孵化为幼虫，经腹腔进入肺部并发育为成虫致肺吸虫病。我国以江浙一带多见。

（2）以其他部位为主要寄生场所的寄生虫有时也可以侵犯肺脏。溶组织阿米巴原虫主要致阿米巴性肝脓肿，脓肿累及肺部可引起阿米巴肺脓肿；细粒棘球绦虫的幼虫六钩蚴主要经门脉系统或淋巴管进入肝脏，引起肝猪囊尾蚴病，但少数六钩蚴进入肺部引起肺猪囊尾蚴病；猪囊尾蚴偶也可寄生于肺组织，但较少见且症状不明显。

（3）有些寄生虫的幼虫在其发育过程中需要经过肺或在肺脏内停留并发育，引起肺部疾病（如丝虫的微丝蚴、猪蛔虫的幼虫、粪类圆线虫幼虫等）。血吸虫的童虫需经过肺部到达肠道，部分虫卵可经血液可沉积在肺部致病。

（4）有的肺部寄生虫病为寄生虫在人体内发育时经过血液播散至肺所引起。如疟原虫在红细胞中发育的裂殖体、弓形虫在肠腔内形成的子孢子均可经血液播散到肺部，引起肺部疾病。

◎预防

肺寄生虫病是一种传染性疾病，其预防应从传染源、传播途径、易感人群三个阶段共同作用。

1. 管理传染源　有条件的地方，可进行普查普治，对寄生虫感染患者、带虫者或感染寄生虫的动物等进行治疗和处理，消灭传染源。犬是猪囊尾蚴病感染的关键环节，在猪囊尾蚴病流行区野犬一律灭绝，并定期对有用的牧羊犬、猎犬警犬驱绦虫治疗。

2. 切断传播途径　饭前便后勤洗手，操作过肉类的手、菜板、刀具及接触过生肉的物品要用肥皂水和清水冲洗，饮水须煮沸，不吃生菜等，以避免进食被寄生虫虫卵、包囊或尾蚴污染的食物或水而感染寄生虫。钩虫病流行区避免赤脚下地干活、以防止钩蚴钻入人体。血吸虫疫区，可采用物理方法或药物方法灭钉螺。化学灭螺药物有50%氯硝柳胺乙醇铵盐可湿性粉剂、4%氯硝柳胺乙醇铵盐粉剂、四氯乙醛原药。

3. 保护易感人群　血吸虫疫区的人群尽量避免接触疫水，尤其应严禁儿童在疫水中游泳、洗澡。因工作需要必须与疫水接触时，应加强个人防护（如穿

1%氯硝柳胺碱性溶液浸渍的衣裤），对尾蚴的侵入有预防作用。青蒿素类抗疟药物能预防血吸虫病，对重流行区特定人群口服蒿甲醚（剂量为每次 6mg/kg，每半月1次，共4次）证实可降低血吸虫感染率和减轻感染严重度。

◎筛检

在阿米巴病、钩虫病、猪囊尾蚴病、血吸虫病、吸虫病流行区，可以进行普查，筛查感染病例或隐性感染者。

对特定职业人群，进行筛查。如密切接触猫、狗工作人员、从事餐饮人员、养殖行业的工作人员，可分别有针对性地筛查有无弓形虫、阿米巴原虫或钩虫、肺吸虫及血吸虫等感染。

在易感人群中进行相关病原学筛查。如艾滋病患者、器官移植患者中进行弓形虫、类圆线虫感染的筛查，对来自疟疾疫区的人群注意检查疟原虫感染。

诊断

◎问诊与查体

询问病史：注意患者生活史及饮食史。如生活环境及经济状况、有无吸毒史及长期使用免疫抑制剂病史。特别是是否到过寄生虫疫区，有无疫区种田、池塘捕鱼史及赤脚在田地里劳动史。是否饮用过人畜共饮的水，有无饮用生水、吃生蔬菜和进食未煮熟的肉蛋奶等，是否进食过螃蟹、蝲蛄。

关键诊断因素：具有疫区或寄生虫感染高风险的相关病史，畏寒、发热、体重下降等全身症状，咳嗽、气短或喘息发作、胸闷、胸痛、胸腔积液等呼吸道症状，纳差、腹痛、腹泻或便秘等消化系统症状。病原学检查及影像学表现。

其他诊断因素：肺脓肿、支气管瘘、营养不良、贫血。肝脾大、皮疹或皮下结节、腹部包块、象皮腿等体征。

◎疾病演变

肺部寄生虫病一般症状较轻，早期诊断、及时治疗，多数预后较好。免疫功能低下的患者发生肺部寄生虫感染，多系全身播散性感染累及肺部，如艾滋病患者合并全身性弓形虫感染、播散性类圆线虫感染时，预后较差，即使给予积极治疗，病死率仍较高（表21－1）。

表21-1 肺寄生虫疾病演变过程及临床表现

寄生虫	原虫			蠕虫						
				线虫				扁体动物		
								吸虫		绦虫
	阿米巴	弓形虫	疟原虫	类圆虫	蛔虫	钩虫	班氏丝虫	肺吸虫	血吸虫	棘球绦虫
传染源	包囊	囊合子及裂殖体	成熟子孢子	幼虫	虫卵	钩虫丝状蚴	血中含尾丝蚴的蚊虫	含囊蚴的溪蟹或蝲蛄	被感染的钉螺	虫卵
传播途径	随粪便排到外界 → 污染食物和水 → 粪-口途径	猫粪外排囊合子 → 污染食物和水 → 粪-口途径	按蚊叮吸入血	幼虫随猫、狗粪便排出 → 土壤 → 经脚皮肤	虫卵 → 粪-口途径 → 进入人体	钩虫丝状蚴 → 经皮肤或黏膜 → 进入人体	叮咬人体皮肤	生食或半生食含囊蚴的溪蟹或蝲蛄 → 粪-口途径	皮肤与疫水中尾蚴接触	虫卵随狗粪排出 → 粪-口途径
人体内途径	回肠定居 → 肠壁血管 → 肝脏 → 肝脓肿破溃 → 累及肺部	入人体肠道 → 滋养体 → 穿过肠黏膜 → 血液 → 全身播散	肝细胞中发育成裂殖体 → 红细胞中发育 → 含疟原虫红细胞 → 肺部血管阻塞	入血液 → 肺部毛细血管 → 肺部移行 → 免疫低下时全身播散	虫卵小肠孵化 → 蛔蚴 → 肺部 → 肺部移行	钩蚴经淋巴道或血道 → 肺 → 肺部移行	丝虫尾蚴进入人体淋巴系统	活囊蚴入人胃 → 幼虫 → 穿肠壁进入腹腔 → 肺部 → 成虫	入毛细血管 → 直接入肺或静脉入淋巴系统变成成虫产卵、虫卵在肺部沉积	小肠孵出六钩蚴 → 肠黏膜 → 门静脉或淋巴管 → 肝脏或肺脏 → 棘球蚴包虫囊肿

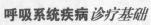
寄生虫	原虫			线虫				吸虫	扁体动物	
	阿米巴	弓形虫	疟原虫	类圆虫	蛔虫	钩虫	班氏丝虫	肺吸虫	血吸虫	棘球绦虫
临床表现	咳巧克力色痰或咯血	1. 多隐性感染 2. 免疫力低下时出现肺炎;干咳,呼吸困难	咳嗽,咳痰,气喘	Löffer综合征:病咳、气促、咯血,肺部多发浸润影,嗜酸粒细胞增多等	畏寒发热,咽闷,胸痛,干咳,荨麻疹,部分患者可有哮喘,呼吸困难,呼吸中带血,胸痛	过敏性肺炎,哮喘,支气管肺炎	1. TPE 2. 过敏性肺炎,哮喘,支气管肺炎	1. 形成炎性囊肿,压迫症状 2. 幼虫、成虫肺部移行,咳嗽、咯血	1. 肺移行时主要咳嗽,荨麻疹,低热、胸痛,咯血、哮喘等 2. 晚期形成肺血吸虫肉芽肿时,症状不多见	1. 肺部压迫症 2. 囊肿破裂主要表现为呼吸困难、咯血,或咳囊液等
预后	药物治疗,多数可治愈	预后不良;尤其免疫功能低下者预后更差	以下因素提示预后不良:暴发性疟疾、高疟原虫血症、合并ARDS、多脏器功能衰竭	播散性类圆线虫感染预后不良,即使积极治疗,病死率仍很高	多数预后良好	早治疗预后良好	多数TPE经有效治疗后预后良好	早治疗预后良好	急性血吸虫病常不治自愈,病人数年后可再次出现临床症状	积极治疗后预后良好。病变晚期,合并呼吸功能衰竭、严重感染等则预后不良

◎辅助检查

1. 血常规检查　白细胞总数：在急性期变化较明显。肺部阿米巴病、丝虫病、蛔虫病及血吸虫感染时白细胞常升高；疟疾感染时白细胞正常或偏低。

白细胞分类：肺部阿米巴病中性粒细胞中度升高；疟疾感染单核细胞增多；弓形体感染时淋巴细胞及嗜酸粒细胞增多，可有异常淋巴细胞；丝虫病、类圆线虫病、猪囊尾蚴病及血吸虫病时有明显的嗜酸粒细胞增多症。

血沉：多数肺部寄生虫病感染血沉增快。

血红蛋白下降见于肺部疟疾感染、钩虫病，后者可见小细胞低色素贫血。

2. 病原学检查

（1）在体液或分泌物中查找虫体，不同的寄生虫感染检查方法如下：

肺阿米巴病：痰、胸腔积液、粪便中寻找阿米巴滋养体或其包囊。

肺疟疾病：外周血厚血涂片、骨髓穿刺涂片染色检查疟原虫。

肺丝虫病：周围血，厚涂片，可检查到微丝蚴。

类圆线虫感染：可通过粪便、十二指肠引流液、痰、支气管肺泡灌洗液检查到类圆线虫蚴虫。

肺部蛔虫感染：检查患者粪便中可检查到蛔虫虫卵或成虫。

肺部猪囊尾蚴病：做囊肿内含物检查，若囊肿破裂，可在痰、胃液及胸腔积液中找到囊肿碎片、子囊及蚴虫等。

肺吸虫病：痰、胸腔积液、粪便中检查可检出肺吸虫虫卵。

肺部钩虫病：粪便找钩虫卵。主要有直接涂片法、漂浮检查法、虫卵计数法及钩蚴培养法。

肺血吸虫病：少数患者痰中可检出虫卵。近来经支气管镜行气管黏膜活检可提高虫卵的检出率。

（2）部分肺寄生虫病可以做肺活体组织检查：如蛔虫感染肺活检组织中可检出幼虫，肺吸虫病时经皮或开胸肺活检组织病理检查可检出肺吸虫虫卵，类圆线虫也可进行肺活检病理检查。

3. 免疫学检查　常用的方法有皮内试验和血清免疫试验。

（1）猪囊尾蚴病的皮内试验：用囊液抗原做皮内试验，可出现红色丘疹等局部反应。临床意义：用高压灭活的猪囊尾蚴囊液 0.1~0.2ml 注射于受试者掌侧皮内，丘疹大于 20mm 为阳性。皮试阳性说明猪囊尾蚴病。皮试后 5~20min 内出现即时反应，2~24h 出现延迟反应，两者均有诊断价值。肝癌和结核病患者偶见假阳性反应。

（2）钩虫病：①用钩虫成虫或钩蚴制成抗原，做皮内试验，敏感性高，但特异性差。阳性率60%~90%，假阳性率为10%左右；②补体结合试验，敏感性及特异性均较差，晚期囊肿退化或棘球蚴死亡，抗体效价减低，本试验可转阴性，故可用做患者治疗后血清学监测；③对流免疫电泳试验，敏感性高，约89%，假阳性率低，特异性高；④间接血凝试验，对猪囊尾蚴病的平均阳性率为83%，假阳性率为4%；⑤酶联免疫吸附试验，如采用提纯抗原，敏感性为82.5%，特异性达95.9%。如采用粗制抗原，敏感性为93%，但假阳性率为16.4%。

（3）血吸虫病：可行皮内试验及血清抗体测定。

（4）肺部阿米巴病：用间接荧光抗体试验间接血凝试验、酶联免疫吸附试验等测定阿米巴抗体，阳性率可达95%以上，特异性高。但因抗体持续时间长，应结合临床确定病变的活动性，对流免疫电泳检测脓液和活检组织中阿米巴抗原，较检测抗体更为迅速，有助于诊断和判断预后。

（5）肺部弓形体的血清学检查：①染色试验，只适用于弓型虫感染血清学抗体检测的特殊试验，可用于早期诊断。双份血清有≥4倍抗体时，表示有活动性感染。单份血清1:8以上表示阳性感染，1:1024以上表示有急性感染。②间接血球凝集试验（IHA），敏感性、特异性均好，双份血清≥4倍有诊断意义，单份血清1:64以上表示既往感染，1:256以上表示新近感染，1:1024以上表示活动性感染。③间接免疫荧光试验（IFA），判断方法与IHA相同。④双抗体酶联免疫吸附夹心法检测循环抗原（CAg），是一种新的检测方法，有较高的敏感性及特异性，可作为确诊的依据。

（6）肺部疟原虫感染：有间接荧光抗体试验、间接红细胞凝集试验及酶联免疫吸附试验等。阳性者提示可能存在疟疾，但不能据此做出诊断。

（7）肺部类圆线虫病：可通过免疫荧光抗体试验或酶联免疫吸附试验等检测感染者血清中的抗体水平，阳性率高，但和其他丝虫感染存在交叉反应。

4. 影像学检查　如超声检查、CT检查。

（1）猪囊尾蚴病：典型的影像是单发的或多发的边缘清晰、整齐、密度均匀、稍淡的圆形或类圆形或有切迹分叶状阴影。肺巨大猪囊尾蚴囊肿在透视时随深呼吸而有纵向伸缩变形，称为"猪囊尾蚴囊呼吸征"，由于囊肿增大将肺组织推至周围，形成所谓"手握球征"。如囊壁与支气管相通，可形成"新月征"及"双弓征"。内囊破裂萎陷并漂浮于囊液上则形成"水上浮莲征"。

（2）肺吸虫病：肺部影像学表现因病程而异。①脓肿期，表现为1~2cm的圆形或类圆形密度不均、边缘模糊的云絮状阴影，多在单侧或中下肺野，病灶不固定。②囊肿期，是本病的特征性征象，随纤维组织增生，形成边界清楚的结节状阴影，其内可见多个蜂窝状透亮区，壁厚薄不一，大小不等，周围可见长短不等的索条状阴影。③瘢痕期，囊肿纤维化修复，胸片示大小不等致密点状或索条状阴影。④胸膜粘连及肥厚。

（3）肺钩虫病：X 线胸片表现为一过性过敏性浸润性病变，可伴肺门阴影增重及肺纹增多。一般 2 周左右消退。

（4）肺阿米巴病：原发性肺、胸膜阿米巴病 X 线表现有肺纹理增强、肺门周围有点状、斑状、絮状阴影。病变进展可有胸腔积液及肺脓肿的表现。肝源性阿米巴肺脓肿均在右下肺，胸片可呈大片化脓型、胸膜炎型、空洞型、脓气胸型等。

（5）肺弓形体病：X 胸片可见肺门增宽，两肺中下野有边缘欠清的点状、斑点状、条索状及小片状影，晚期可融合成片，重者有间质浸润或有胸腔积液征象。个别患者可有肺实变影。肺门淋巴结肿大多见。

（6）肺部丝虫病：可见肺纹理增多，散在粟粒状、片条状阴影或有胸腔积液征象，以中下肺野明显。在未经治疗的慢性患者可发现弥漫的间质纤维化改变。

◎并发症

多数肺寄生虫病可并发支气管炎、肺炎、胸腔积液、哮喘、ARDS 等。肺部蛔虫病、类圆线虫病可合并 Löffler 综合征；肺部阿米巴感染可引起肺脓肿、胸膜支气管瘘及脓胸等；肺部丝虫病感染主要引起热带肺嗜酸粒细胞增多症（TPE）。

◎诊断标准

1. 个人史、生活史　中有寄生虫接触的风险因素。

2. 临床表现　有相关寄生虫病的症状，尤其伴有呼吸道症状。

3. 各项检查　支持寄生虫感染，寄生虫的病原学检查、免疫学检查有确诊意义。

◎诊断程序

1. 询问患者的个人史、生活史　包括是否来自寄生虫病疫区、有无疫水接触史、有无不洁饮食史、进食生食或未煮熟的食物，有无蚊虫叮咬史、有无吸毒史等。阿米巴原虫、弓形虫、蛔虫感染及猪囊尾蚴病感染多与进食被污染食物有关。疟原虫及班氏丝虫感染多有蚊虫叮咬。血吸虫、钩虫感染多有疫水接触史。进食含囊蚴的生螃蟹或蝲蛄可感染肺吸虫病。

2. 呼吸道症状多无特异性 患者有咳嗽、咳痰、咯血、喘息、发热等呼吸道症状，同时有寄生虫感染的其他相关症状可协助诊断。

阿米巴肝脓肿向肺、支气管穿破造成肝 - 支气管瘘时，则可突然咳出大量巧克力色痰。成人弓形虫病多隐性感染，免疫力低下时出现肺炎，临床表现类似于传染性单核细胞增多症。肺丝虫病可有热带肺嗜酸粒细胞增多症（tropical pulmonary eosinophilia, TPE）、过敏性肺炎、哮喘、支气管肺炎表现。粪类圆线虫及蛔虫蚴虫肺移行时表现为 Löffler 综合征，患者可有咳嗽、气促、咯血、肺部多发浸润影、明显的嗜酸粒细胞增多等，以上症状多为自限性。肺吸虫病最典型的痰为铁锈色或棕褐色，可持续数年不断，如伴肺部坏死组织则呈烂桃样血痰。肺钩虫病患者可有肠道钩虫病患者的表现（如腹泻、顽固性便秘），个别患者有"异嗜症"。

3. 体格检查 急性期可有双肺呼吸音粗、哮鸣音或湿啰音。钩虫病患者可见钩蚴性皮炎，表现为钩蚴侵入处，瘙痒、水肿、红斑，继而形成丘疹，尤以足趾间、足底、手背及指间最为常见，1~2 天内转为水疱，一般于 1 周后自行消失。血吸虫病患者可有尾蚴性皮炎，即尾蚴入侵处出现粟粒大红斑、丘疹，周围有明显浸润及红晕，搔抓后可出现风团，瘙痒剧烈皮损顶端可见瘀点，为尾蚴钻入痕迹。皮疹散在或密集成片。多位于水接触部位。以两小腿、前臂远端及手足背部多见。20% 的卫氏并殖吸虫感染后 2~42 个月于下腹部至大腿间皮下深部肌肉内，可扪及 1~6cm 肿块，四川并殖吸虫引起的肺吸虫病主要表现为皮下结节或包块，发生率为 50%~80%，多发于腹、胸、背、腹股沟、股、阴囊、精索、头颈、眼眶，多数为 1~3cm 大小，能游走，包块为典型的嗜酸性肉芽肿，可找到虫体。

4. 根据生活史、个人史及临床表现高度怀疑为寄生虫病感染时 做以下相关检查以进一步确诊。

（1）血常规检查。

（2）病原学检查：在体液或分泌物中查找虫。

（3）免疫学检查：常用的方法有皮内试验和血清免疫试验。

（4）影像学检查：如超声检查、CT 检查。

◎鉴别诊断

疾病名	症状/体征鉴别	检验鉴别
细菌性肺炎	咳嗽、咳痰，可为脓性痰，发热或原有呼吸道症状加重，可伴有胸痛，肺实变体征。一般抗感染治疗有效	外周血白细胞数和中性粒细胞升高，气道分泌物涂片和培养，可查到病原微生物

续表

疾病名	症状/体征鉴别	检验鉴别
病毒性肺炎	以小儿或老年人较多见，好发于病毒疾病流行季节，起病较急，发热、头痛、全身酸痛、咳嗽、少痰或白色黏液痰、严重者可出现呼吸困难、发绀、呼吸衰竭等合并症，体检肺部可有湿啰音，病程一般为1～2周	胸部X线检查肺部炎症呈斑点状、片状或均匀的阴影，血常规检查白细胞总数可正常。呼吸道分泌物或肺活检标本做培养及病毒分离，急性期和恢复期的双份血清补体结合试验、中和试验或血清抑制试验抗体滴度增高4倍或以上有确诊意义
真菌性肺炎	具有真菌感染的高危因素。一般起病急、病情重。持续发热，经积极的抗感染治疗无效或效果不明显。有咳嗽、咳痰、咯血、胸痛和呼吸困难等胸部症状以及肺部啰音或胸膜摩擦音等体征。胸部X线和CT检查发现：肺炎（支气管炎）或胸膜下密度增高的结节，病灶周围可出现晕轮征等表现	微生物学检查 （1）气管内吸引物或合格痰标本直接镜检发现菌丝，且培养连续2次分离到同种真菌 （2）支气管肺泡灌洗液经直接镜检发现菌丝，真菌培养阳性 （3）血清1，3－β－D－葡聚糖抗原检测（G试验）连续2次阳性，血清半乳甘露聚糖抗原检测（GM试验）连续2次阳性

治疗

◎ 治疗目标

1. 对症处理。
2. 治疗和控制肺部寄生虫感染的症状。
3. 治疗全身其他部位的寄生虫感染，争取清除体内的寄生虫感染。

◎ 治疗细则

引起肺寄生虫病的种类较多，应根据感染寄生虫种类确定治疗方案。

1. 肺阿米巴病

（1）首选甲硝唑，每次0.4～0.8g，tid，连服5～10天，必要时2周后可再重复一疗程，但0.8g为大剂量，必须慎用。儿童剂量为50mg/（kg·d）开始，之后以7.5mg/kg，每6～8小时重复。重症感染可静脉给药。其他药物如甲硝磺酰咪唑、吐根碱类、氯喹、喹诺酮类可有效。

（2）双碘喹啉：用于杀灭肠道包囊，口服，剂量为650mg，每天3次，疗程

20 天。

2. 肺弓形虫病

(1) 首选磺胺嘧啶加乙胺嘧啶，剂量前者为 100/ (kg·d)，分 4 次口服，每日最大剂量不超过 8g；后者负荷量 200mg，分两次口服，之后 75mg/d 维持。免疫功能正常患者疗程为 3~4 周，免疫功能低下者应治疗至病变消失后 4~6 周。

(2) 其他药物：螺旋霉素、氯林霉素。

3. 疟疾 一旦明确诊断为恶性疟疾应立即给予抗疟疾药物治疗，可选用硫酸奎宁 650mg，口服或静脉滴注，q8h，连用 3~7 天。

4. 肺丝虫病

(1) 首选药物：海群生，又名二乙碳酰氨嗪，对丝虫的成虫及微丝蚴均有作用，成人 1.5g 每晚服用，或 0.75g 每日 1 次，连服 2 天，或 0.5g 连服 3 天。

(2) 其他药物：左旋咪唑。

5. 类圆线虫病

(1) 首选药物：伊维菌素（Ivermectin），剂量为单剂 200mg。

(2) 其他药物：①噻苯达唑，不良反应常见，有时甚至很严重；②甲苯达唑和阿苯达唑的抗虫作用不及噻苯达唑，故不推荐用于治疗本病。

6. 蛔虫病

(1) 蛔虫移行引起的病变常为自限性，本身多无须治疗。临床症状明显的患者可给予可待因和激素治疗缓解症状。

(2) 驱虫治疗的目的是根除感染，以防复发，药物可选用阿苯哒唑 400mg，一次顿服。也可选用甲苯咪唑 500mg，一次顿服或 100mg，每日两次，连服 3 天。

7. 肺猪囊尾蚴病 首选阿苯哒唑 400mg，bid，30 日为一疗程，单独药物保守治疗时共需治疗 4 个疗程，每个疗程之间间隔 15 天。疗程不少于 6 月，治疗结束后仍需密切随诊 2 年。在手术切除治疗前应药物治疗 6 周，手术后常规治疗 3 疗程。

8. 肺吸虫病

(1) 首选：吡喹酮，剂量为 25mg/kg，tid，疗程为 2 日。临床治愈率为 95%~100%。

(2) 其他药物：①硫双二氯酚，成人 3g/d，分 3 次口服，每日或隔日服药，10~20 个治疗日为一个疗程，必要时可重复治疗；②阿苯达唑，可试用于肺吸虫病的治疗，剂量 400mg/d，连用 7 天为一疗程。

9. 血吸虫病

(1) 首选药物：吡喹酮。用于治疗成虫的疗效好于治疗幼虫，故患者可在感染后 2 ~ 4 周后开始治疗。剂量为 60mg/kg，分 2 ~ 3 次日服。

（2）其他药物：硝基呋喃类、美曲膦酯、锑剂等。

10. 肺钩虫病

（1）阿苯达唑：成人常用 400mg 顿服，隔 10 天再服 1 次；或每日 200mg，连服 3 天；12 岁以下儿童减半量。

（2）甲苯咪唑：剂量为每次 100mg ~ 200mg，分早晚空腹或半空腹服用，连服 3 ~ 4 天。儿童、老年、体弱者剂量和疗程酌减。

（3）噻嘧啶：每日 10mg/kg（一般为 500mg），睡前一次顿服，连服 3 天。

◎治疗程序

1. 对症治疗　应卧床休息并营养支持治疗、退热。病情严重者可用肾上腺皮质激素治疗。慢性期以原发病治疗为主，有贫血及营养不良者，予以支持治疗。

2. 药物治疗　根据感染的寄生虫种类使用相关药物治疗。

3. 外科手术治疗

（1）对于部分肺部阿米巴病患者，存在内科久治无效，合并慢性不可逆性纤维化病变、肝 – 气管胸膜瘘、肺不张等，可考虑手术治疗。

（2）肺猪囊尾蚴病合并明显的肺部囊肿，可做囊肿内囊切除术，为本病的根治方法。

◎治疗进展

近来发现环孢菌素有抗类圆线虫的作用，故在选用免疫抑制剂时可考虑应用环孢素以同时治疗类圆线虫感染。

◎护理与照顾

1. 一般护理

（1）隔离和消毒

①消化道隔离：针对疾病易累及肠道的疾病患者（如感染阿米巴、类圆线虫、蛔虫、钩虫的患者），应认真处理好患者粪便、被褥，做好手卫生。

②认真做好呼吸道分泌物的处理。

（2）休息与活动：卧床休息。

（3）饮食与营养：给予易消化、纤维素含量少的饮食，避免辛辣、生冷、硬的食物。

（4）病情观察：监测生命体征。

2. 对症护理

（1）高热的护理：体温低于39℃，可以采取物理降温；大于39℃可予以退烧药物处理，同时补液支持。

（2）咳嗽、哮喘的护理。

（3）腹泻的护理。

3. 心理护理 增强信心、改善情绪；消除症状；调整性格，挖掘潜力。

4. 健康教育 改变不良的卫生和饮食习惯，不喝生水，不吃不熟的食物，加强人群免疫力和个人防护。

随访

◎随访要点

1. 生活方式及基础疾病有无存在或改善。如是否继续接触疫水、蚊虫、继续食用生螃蟹等。

2. 呼吸系统的症状如咳嗽、咳痰、气短、胸闷、咯血等，有无好转或减轻。

3. 消化道症状，如腹痛、腹泻等有无好转或缓解。

4. 是否坚持使用抗寄生虫治疗药物。

5. 建议患者及时于医院随访血常规、血沉、腹部 B 超、胸部 X 线或 CT 等相关检查。定期复查粪便及尿中的虫卵。

◎预后

肺寄生虫病患者预后多与感染寄生虫种类相关。肺部阿米巴病、肺部蛔虫病、早期的肺猪囊尾蚴病、肺吸虫病及合并 TPE 的肺丝虫病经过及时治疗，多数预后良好。肺部弓形虫病预后不良，尤其免疫功能低下者预后更差。疟疾合并 ARDS、多脏器功能衰竭、高疟原虫血症或 DIC 等或为暴发性疟疾感染，常常预后不好。播散性类圆线虫感染常见于免疫功能底下的患者，预后不良，即使给予积极的驱虫治疗，病死率仍很高。急性血吸虫病若不及时治疗严重者可导致死亡，慢性血吸虫病则可引起肝硬化，出现严重并发症，预后差。

◎患者教育

1. 嘱患者避免继续接触疫水，严禁在疫水中游泳、洗澡、捕捉鱼虾等；必须接触疫水和被污染的土壤及牧区，应做好防护工作。不进食生的蝲蛄、溪蟹等食物。注意防蚊防虫。

2. 治疗免疫功能缺陷等基础疾病。

3. 坚持规范的药物治疗。肺部弓形虫病、猪囊尾蚴病等治疗需要数周或数月，应交代患者坚持治疗，并注意药物的不良反应。

4. 嘱患者及时到医院门诊随访及复查，注意复查血常规、血沉、胸部 X 线或 CT、腹部 B 超等。

第 22 章　肺脓肿 《《《《

◎概况

肺脓肿是由一种或多种病原体引起的肺组织化脓性病变，早期为化脓性肺炎，继而坏死、液化、脓肿形成。

肺脓肿多发于存在误吸危险因素或免疫状况低下的患者，男多于女。抗菌药物临床应用以来，肺脓肿的发病率和死亡率呈持续的下降趋势，新近的一些研究显示其死亡率不超过 1%～5%。

肺脓肿绝大多数是内源性感染，主要由吸入口咽部菌群所致，厌氧菌为其最常见的病原体。血源性肺脓肿中病原菌以金黄色葡萄球菌最为常见；肠道手术后并发的肺脓肿以大肠埃希菌和变形杆菌等多见。根据其感染途径和发病机制可分为吸入性肺脓肿、血源性肺脓肿、继发性肺脓肿。

肺脓肿临床上以急起高热、畏寒、咳嗽、咳大量脓臭痰为主要表现，常可根据手术、昏迷、呕吐、异物吸入后，出现急性发作的畏寒、高热、咳嗽、咳大量脓臭痰等病史，结合白细胞总数和中性粒细胞比例显著增高，肺野大片浓密阴影中有脓腔及液平的 X 线影像作出诊断。

肺脓肿的治疗原则是选择敏感药物抗感染和选取适当方法引流，具体方法包括一般的治疗、抗感染治疗、痰液引流，如以上治疗疗效不佳可根据手术适应证予以外科手术治疗。

肺脓肿的预防在于重视口腔、上呼吸道慢性感染病灶的治疗。口腔和胸腹手术前应注意保持口腔清洁，术中注意清除口腔和上呼吸道血块和分泌物，鼓励患者咳嗽，及时取出呼吸道异物，保持呼吸道引流通畅。昏迷患者更要注意口腔清洁。

◎流行病学

肺脓肿多发于存在误吸危险因素或免疫状况低下的患者，男多于女。抗菌药物应用以来，肺脓肿的发病率和死亡率呈持续的下降趋势，新近的一些研究显示其死亡率不超过 1%～5%。

◎ 病因

　　肺脓肿绝大多数是内源性感染，主要由吸入口咽部菌群所致，厌氧菌为其最常见的病原体。血源性肺脓肿中病原菌以金黄色葡萄球菌最为常见；肠道手术后并发的肺脓肿以大肠埃希菌和变形杆菌等多见。根据其感染途径和发病机制可分为吸入性肺脓肿、血源性肺脓肿和继发性肺脓肿。

◎ 病理剖析

　　细支气管受感染物阻塞，小血管炎性栓塞，肺组织化脓性炎症、坏死，终至形成脓肿。液化的脓液积聚在脓腔内引起张力增高，最后破溃至支气管内，咳出大量脓性痰，并在肺内形成有液平的脓腔，空洞壁表面常见残留坏死组织。若脓肿靠近胸膜，可发生局限性纤维蛋白性胸膜炎，从而发生胸膜粘连；若为张力性脓胸破溃到胸膜腔，可形成脓胸或脓气胸。在脓肿形成过程中，坏死组织中残存的血管失去肺组织的支持，管壁损伤部分可形成血管瘤，腔壁表面肉芽组织血管较丰富以及肺脓肿周围细支气管引起变形和扩张等因素，可引起咯血。

◎ 病理生理

　　1. 病菌、分泌物阻塞细支气管，细菌及坏死白细胞释放蛋白溶解酶。

　　2. 组织液化、溶解，周围形成肉芽肿及纤维包绕。

　　3. 肺脓肿形成。

　　4. 脓腔溃破与支气管相通，大量脓痰排出，如引流通畅、治疗有效，则脓腔缩小，反之则脓肿继续向周围扩散。

　　5. 脓肿机化。

◎ 分类分型

　　肺脓肿根据其感染途径和发病机制可分为吸入性肺脓肿、血源性肺脓肿、继发性肺脓肿。

　　1. 吸入性肺脓肿　病原体经口中、鼻咽腔吸入，为肺脓肿发病的最主要原因。扁桃体炎、鼻窦炎等脓性分泌物，口腔、鼻、咽部手术后的血块、齿垢或呕吐物等，在神志昏迷、全身麻醉等情况下，经气管被吸入肺内，造成细支气管阻塞，病原菌即可繁殖，导致此病的发生。此外有一些患者未能发现明显诱因，推测可能由于受寒或极度疲劳等诱因的影响，全身免疫状态与呼吸道防御功能下降，在深睡时吸入口腔的污染分泌物而发病。本病常为单发型，其发生与解剖结构及体位有密切关系。由于右主支气管较陡直，且管腔较粗，吸入性分泌物易被吸入右肺，故右肺发病明显多于左肺。在仰卧位时，好发于上叶后段或下叶背段；在坐位时，好发于下叶后基底段；右侧位时，好发于右上叶前段或后段。

2. 血源性肺脓肿 一般多见于皮肤创伤、感染、疖痈、骨髓炎、产后盆腔感染、亚急性细菌性心内膜炎等所致的败血症和脓毒血症，病原菌多数为金葡菌、脓毒栓子，经肺循环至肺部，引起小血管栓塞、肺组织炎症形成和坏死，形成脓肿。病变常为多发性，无一定分布，常发生于两肺的边缘部。

3. 继发性肺脓肿 多继发于其他疾病，如金黄色葡萄球菌肺炎、肺炎克雷伯杆菌性肺炎、空洞肺结核、支气管扩张、肾周围脓肿、食管穿孔等，穿破至肺亦可形成脓肿。

◎预防

1. 应重视口腔及上呼吸道慢性感染性疾病的预防与治疗，以减少污染分泌物误吸入下呼吸道的可能；对口腔和胸腹手术病例，要认真细致做好术前准备，术中注意麻醉深度，及时清除口腔、呼吸道血块和分泌物，加强术后口腔呼吸道护理，慎用镇静、镇痛剂及止咳药物；重视呼吸道湿化，稀释分泌物，鼓励患者咳嗽，保持呼吸道的引流通畅，从而有效地防止呼吸道吸入性感染。

2. 积极治疗皮肤痈疖或肺外化脓性病灶，不挤压痈疖，防止血源性肺脓肿的发生，积极治疗呼吸道感染（如鼻窦炎、扁桃体炎等），高度重视幼年时期的麻疹、百日咳、支气管肺炎、肺结核等的防治，对预防肺脓肿的发生具有重要意义。

3. 对肺脓肿患者避免吸入有毒浓烟及粉尘等，可降低肺脓肿严重程度。

◎筛查

1. 详细询问病史，有感染、误吸等危险因素的患者应重点留意，行血常规、C - 反应蛋白、血沉等相关指标的检测。

2. 进行胸部 X 线检查，肺部有阴影、液气平者优先考虑是否为肺脓肿。

3. 对于胸部 X 光检查有异常、暂无法确诊者，可进一步行胸部 CT 检查，明确病灶特征及周围情况。

4. 必要时行痰培养，怀疑血源性肺脓肿时可行血培养，考虑合并脓胸时可行胸腔积液相关检查。

5. 除上述检查外，如脓肿引起阻塞，可行支气管镜查找病因并抽吸引流支气管内脓性分泌物。

诊断

◎问诊与查体

1. 问诊　有无酒醉、昏迷、误吸、呕吐等危险因素病史；有无肝脓肿病史；全身皮肤有无疖肿等感染病史。

2. 查体　早期多无明显阳性体征，如脓肿较大，则视诊可见局部呼吸运动减弱，局部较饱满；触诊局部呼吸音减弱或消失，触觉语颤增强；叩诊局部呈浊音；听诊局部呼吸音减弱或消失。另外，如皮肤有疖肿者，可见局部有疖肿，出现红、肿、压痛等。

◎疾病演变

初期多表现为肺炎样病变，称吸入性肺炎，多有原发病及误吸病史，起病急，全身中毒症状重，有畏寒、高热、体温可达39℃，伴咳嗽、脓痰，炎症累及胸膜可有胸痛、进行性呼吸困难，并可伴恶心、呕吐、腹痛、腹胀。咳恶臭痰为厌氧菌感染的特征，少数起病较慢，可有几周至几个月的低热、周身不适、体重减轻、贫血，有或无呼吸道症状。

随着病情发展，可有坏死性肺炎，也可发病即出现此类表现，该型上述症状表现得更为严重，预后差，病死率高。

再发展，则渐出现肺脓肿，多在吸入性肺炎后3～10天出现，可破溃至支气管，出现咳大量脓臭痰，每日可达数百毫升，此时体温可有下降，肺部可闻及湿性啰音。另外，如为血源性肺脓肿者，先有原发病灶引起的畏寒、高热等全身脓毒血症表现，经数日至2周后才出现肺部表现及相关症状。

若病情进一步进展，最后可出现脓胸，局部叩浊，呼吸音低，胸穿可抽出黏稠恶臭脓性液体。

◎辅助检查

1. 周围血象　急性肺脓肿白细胞明显升高，总数可达（20～30）×10^9/L，中性粒细胞在 90% 以上，核左移性颗粒。慢性患者白细胞稍升高或正常，可有轻度贫血。CRP、血沉通常是增高的。

2. 影像学检查

(1) X 线：吸入性肺脓肿在早期呈大片浓密模糊性阴影，边缘不清，分布在一个或数个肺段，与细菌性肺炎相似。脓肿形成以后，大片浓密炎性阴影中出现圆形或不规则形透亮区及液平面。在消散区，脓腔周围炎症逐渐吸收，脓腔缩小而至消失或最后残留少许纤维条索阴影。慢性肺脓肿脓腔壁增厚，内壁不规则，周围炎症略消散，伴纤维组织显著增生，并有程度不等的肺叶收缩，胸膜增厚。纵隔向患侧移位，健肺发生代偿性肺气肿。血源性肺脓肿在一侧或两侧肺边缘部见多发、散在的小片状炎症阴影或边缘成整齐的球形病灶，其中可见脓腔及液平面或液化灶。炎症吸收后可呈现局灶性纤维化或小气囊。

(2) CT：表现为浓密球形病灶，其中有液化或呈类圆形的厚壁脓腔，腔内可见液平，内壁常不规则，周围有模糊炎性影。伴脓胸者尚有患侧胸腔积液改变。

3. 病原学检查

(1) 非创伤性检查：包括痰培养、血培养和胸腔积液培养。由于口腔中存在大量厌氧菌或其他定植菌，咳痰用于肺脓肿的病原学诊断准确性不高。血培养是很好的无污染标本，尤其是在血源性肺脓肿，但由于厌氧菌引起菌血症较少，故仅能反映部分病原体。合并脓胸时胸腔积液是最佳病原学检查标本。

(2) 有创性检查：针对有适应证时可考虑进行，如胸腔镜或开放性肺活检。

4. 支气管镜检查 除上述病原学检查外，支气管镜检查有助于发现某些引起支气管阻塞的病因，如气道异物或肿瘤，可及时解除阻塞并引流脓性分泌物。

◎并发症

肺脓肿并发症有：支气管肺炎、肺纤维化、胸膜增厚、肺气肿、脓胸、气胸及肺心病等。

◎诊断标准

根据《临床诊疗指南呼吸病学分册》（中华医学会编著，人民卫生出版社出版）进行诊断。

1. 有吸入史及口腔疾病。

2. 临床表现：如急性或亚急性起病，畏寒发热，咳嗽和咳大量脓性痰或脓臭痰。

3. 实验室检查：急性肺脓肿白细胞明显升高，总数可达（20～30）×10⁹/L，中性粒细胞在 90% 以上，核左移，常有毒性颗粒。慢性患者白细胞稍升高或正常，可有轻度贫血。CRP、血沉通常是增高的。

4. 胸部 X 线：肺脓肿改变。

◎诊断程序

1. 问诊　主诉、现病史、既往史、个人史等，特别是起病情况、主要症状的特点；是否急性起病、畏寒发热、咳嗽和咳大量脓性痰或脓臭痰；是否有酒醉、昏迷、误吸、呕吐等危险因素病史；有无皮肤疖肿等感染病史等；病情的发展与演变、伴随症状、诊疗经过、一般情况、既往有无肝脓肿病史等。

2. 体格检查　体温、脉搏、心率、呼吸、有无特殊病容、肺部有无湿性啰音、叩诊有无浊音。

3. 辅助检查　实验室检查如血常规、血沉、C-反应蛋白、PCT、血或痰培养及药敏试验；影像学检查如 X 线及 CT 检查；必要时可行支气管镜检查获取一定的标本或行 CT 引导下经皮肺穿刺术等。

4. 明确诊断　具备相关的病史、体征及影像学资料以及必要的细菌学资料即可确诊。

◎鉴别诊断

肺脓肿应与下列疾病鉴别：

1. 细菌性肺炎　早期肺脓肿与细菌性肺炎在症状及 X 线表现上很相似，细菌性肺炎中以肺炎球菌肺炎最为常见，常有口唇疱疹、咳铁锈色痰而无大量黄脓痰。胸部 X 线片示肺叶或段实变或呈片状淡薄炎性病变，边缘模糊不清，但无脓腔形成。其他有化脓性倾向的葡萄球菌、肺炎克雷伯杆菌肺炎等，其痰或血的细菌鉴定可作鉴别。

2. 空洞性肺结核　此病发病缓慢，病程长，常伴有结核中毒症状，如午后低热、乏力、盗汗、长期咳嗽、咯血等，胸部 X 线片示空洞壁较厚，其周围可见散在的结核浸润病灶或伴斑点、斑片状阴影，空洞内多无液平，有时可伴同侧或对侧的结核扩散病灶。痰中可找到结核杆菌。继发感染时，亦可有较多黄脓痰，此时，应结合既往史，加强治疗继发感染时，再多次查痰，即可明确。

3. 支气管肺癌　常出现肿瘤阻塞支气管，导致阻塞性肺炎，多呈叶、段分布，癌灶内可液化形成液平，但发病较慢，多无发热，或偶有低热，胸部 X 线检查可见空洞呈偏心、壁厚薄不均，空洞周围多无炎症反应，由于癌肿常发生转移，故常可见到肺门淋巴结肿大，通过行肺 CT 检查、痰脱落细胞学检查和支气管镜检查可确诊。

4. 肺囊肿继发感染　多呈圆形，腔壁薄而光滑，常伴液平面，周围无炎症反应，患者通常无明显中毒症状或咳嗽，如同时有感染前的 X 线胸片对比，则易鉴别。

◎临床路径

肺脓肿临床路径（2012 版）

（一）适用对象

第一诊断为肺脓肿（ICD - 10：J85.2）。

（二）诊断依据

根据《临床诊疗指南 - 呼吸病学分册》（中华医学会编著，人民卫生出版社出版）诊断。

1. 多有吸入史及口腔疾病。

2. 畏寒发热、咳嗽和咳大量脓性痰或脓臭痰。

3. 血白细胞升高或正常（慢性患者）。

4. 胸部影像学呈肺脓肿改变。

（三）选择治疗方案的依据

根据《临床诊疗指南 - 呼吸病学分册》（中华医学会编著，人民卫生出版社出版）选择治疗方案。

1. 积极控制感染，合理应用抗菌药物。

2. 痰液引流：体位引流，辅助以祛痰药、雾化吸入和支气管镜吸引。

3. 支持治疗：加强营养，纠正贫血。

（四）标准住院日

为 3 ~ 8 周。

（五）进入临床路径

1. 第一诊断必须符合 ICD - 10：J85.2 肺脓肿编码。

2. 当患者同时具有其他疾病诊断时，但在住院期间不需要特殊处理也不影响第一诊断的临床路径流程实施时，可以进入路径。

（六）住院期间的检查项目

1. 必需的检查项目 ①血常规、尿常规、大便常规；②肝肾功能、电解质、血糖、血沉、C－反应蛋白（CRP）、凝血功能、感染性疾病筛查（乙肝、丙肝、梅毒、艾滋病等）、血气分析；③痰病原学检查及药敏；④胸部正侧位片、心电图。

2. 根据串者病情选择 血培养、其他方法的病原学检查、胸部 CT、有创性检查（支气管镜）等。

（七）治疗方案与药的选择

预防性抗菌药物：按照《抗菌药物临床应用指导原则》（卫医发〔2004〕285 号）执行，根据患者病情合理使用抗菌药物。

（八）出院标准

1. 症状缓解，体温正常超过 72 小时。

2. 病情稳定。

3. 没有需要住院治疗的合并症和（或）并发症。

（九）变异及原因分析

1. 治疗无效或者病情进展，需复查病原学检查并调整抗菌药物，导致住院时间延长。

2. 伴有影响本病治疗效果的合并症和（或）并发症，需要进行相关检查及治疗，导致住院时间延长。

3. 有手术治疗指征需外科治疗者，转入外科治疗路径。

（十）疗效判断标准

1. 治愈标准

（1）临床症状完全消失，食欲增进，体质逐渐恢复正常，可参加工作。

（2）检查空洞及炎症性病变完全吸收，或仅留少许纤维条索阴影。

2. 好转标准

（1）临床症状基本消失，或偶有低热，但无大量浓痰。

（2）X 线检查空洞未完全消失，炎症性阴影部分吸收，可留有纤维条阴影。

治疗

◎治疗目标

选用敏感的抗菌药物，并采取其他综合措施引流脓液、缩小脓腔，如疗效不佳又具备手术适应证可考虑手术治疗，以期完全治愈。

◎治疗细则

1. 一般治疗　卧床休息。由于肺脓肿患者病程相对较长，机体处于负氮平衡状态，宜选用易消化、富营养的食物。高热者给予降温。

2. 抗感染治疗

（1）吸入性肺脓肿：多有厌氧菌感染存在，治疗可选用青霉素、克林霉素和甲硝唑。

（2）血源性肺脓肿：多为金葡菌所致，宜选用一、二代头孢菌素或耐青霉素酶青霉素及克林霉素等；MRAS 可用万古霉素或利奈唑胺。

（3）革兰阴性杆菌感染：可选二、三代头孢菌素、氟喹诺酮，必要时可联合氨基糖苷类。

（4）阿米巴引起的肺脓肿应选择甲硝唑等治疗。

3. 痰液引流

（1）祛痰：痰液黏稠者可用祛痰药稀释痰液。

（2）体位引流：患者一般状况较好时可采用此法，使脓肿部位处于高位，轻拍患部，每日 2~3 次，每次 10~15 分钟，但对大量浓痰且身体状况欠佳者应进行监护，防止痰堵窒息。

（3）经纤支镜冲洗：一般用于抗菌药物和体位引流难以控制或脓腔扩大者，此法应注意脓肿破溃有造成窒息的危险。

（4）经皮导管引流：此法对于难治性肺脓肿，尤其是靠近胸壁的脓肿不失为一种安全有效的治疗方法，可在 X 线、CT 或超声指导下进行。

4. 外科手术　常规治疗效果不佳，患者全身状况、肺功能允许下可考虑手术。

手术指征：①慢性肺脓肿经内科治疗 3 个月以上，脓腔仍不缩小，感染控制或反复发作；②并发支气管胸膜瘘或脓胸经抽吸冲洗脓液疗效不佳者；③大咯血经内科治疗无效或危及生命时。

◎治疗程序

1. 充分破坏厌氧条件，如局部切开引流、体位引流、解除梗阻等。

2. 选用合适的抗厌氧菌药物，多为混合感染，故应联合用药。

3. 对症处理和支持治疗：严重感染者，可适当使用免疫增强剂及营养支持等。

4. 积极治疗原发病：根据细菌培养及药敏试验，选择用抗菌作用强、毒性低、具良好药动学特点的药物。

5. 疗程：不应少于 3 周，部分病例可达 4~5 周，后期可改口服序贯治疗。

◎治疗进展

目前，针对肺脓肿的诊断及治疗基本上较为成熟，尚无明显的进展，目前主要是如何尽早取得病原菌方面的进展，如劝服患者尽早行支气管镜检查可较早地找出病原菌，并行培养加药敏检查，可求得得最佳的治疗效果，同时须配合引流等治疗，如常规疗效不佳，患者全身状况及肺功能允许、有手术指征情况下可考虑手术，以期早日治愈。

◎护理与照顾

肺脓肿的护理要点：

1. 一般护理　对于起病急骤的高热患者应予卧床休息，病室内要保持空气流通，及时排除痰液腥臭气味。最好与其他病种患者分室住或安置在病房一角靠近窗口，以减少对其他患者的不良影响。

2. 口腔护理　做好口腔护理，可用生理盐水或朵贝尔液嗽口，清除口臭，及时倾倒痰液，痰杯加盖并每日清洗消毒一次，痰杯内可放置消毒液，以达到消毒和去除臭味的目的。对体温持续不降的患者，给予物理降温或药物降温，要防止因出汗过多导致虚脱。

3. 饮食护理　由于脓肿的肺组织，在全身消耗严重情况下，机体需要较强的支持疗法，除给予必需的输血、补液外，主要应依靠患者自身加强营养，给予高蛋白、高维生素、高热量、易消化的食物，食欲欠佳者可少量多餐。

4. 抗感染护理　早期全身应用大剂量有效的抗菌药物，青霉素为首选的抗菌药物。有条件可根据痰液细菌培养和药物敏感试验结果选用抗菌药物。病灶局部应用抗菌药物，可采取经支气管或鼻导管置入气管内，行抗菌药物滴入，可提高药物在病灶局部的浓度，控制耐药菌生长。

随访

◎随访要点

1. 注意有无发热、胸痛、呼吸困难、咳嗽、咳大量脓性痰、咯血等症状。

2. 定期复查胸部 X 线胸片或胸部 CT 检查以及血常规、血沉、C-反应蛋白等。

◎预后

肺脓肿如治疗及时，可完全治愈，但需要足够剂量及疗程的抗菌药物治疗。大多数患者不需手术即可恢复。

一旦痰液和血液标本被收集用以做培养和药敏后，即可开始抗菌药物治疗。首选克林霉素，开始剂量为600mg静脉滴注，每日3次，然后300mg口服，每日4次。亦可选用青霉素G静脉滴注，200万~1000万U/D，后给予青霉素口服500~750mg，每日4次。当患者退热以及症状改善后，抗菌药物改为口服。有些专家选用青霉素和甲硝唑500mg口服，每日4次，联合用药。如果由革兰阴性杆菌、金黄色葡萄球菌或其他需氧菌引起，抗菌药物的选择可根据药敏试验。治疗应持续到肺炎消散和空洞消失，仅有小的稳定的残余病灶，囊壁薄或肺野清晰。病灶消散通常需数周至数月的治疗，大多数患者出院后仍需口服抗菌药物。

体位引流可为有效辅助方法，但也可以导致脓液流出。须防止脓液流入其他支气管引起病变扩散或急性阻塞。如果患者虚弱或麻痹，可行气管切开和吸引。因病灶常对抗菌药物有效，故极少需要外科引流。大空洞药物治疗无效的患者可做皮下引流，脓胸患者也需要引流。

◎患者教育

1. 应教育患者重视口腔卫生，做好上呼吸道慢性感染的预防与治疗，以杜绝污染分泌物误吸入下呼吸道的机会；对口腔和胸腹手术的患者，要认真细致做好术前准备，注意麻醉深度，慎用镇静、镇痛止咳药物；及时清除口腔及呼吸道血块和分泌物，加强术后口腔呼吸道护理，重视呼吸道湿化，稀释分泌物，鼓励患者咳嗽以保持呼吸道的引流通畅，从而有效地防止呼吸道吸入性感染。

2. 教育患者积极治疗皮肤痈疖或肺外化脓性病灶，不挤压痈疖从而防止血源性肺脓肿的发生；积极治疗呼吸道感染如鼻窦炎、扁桃体炎等，尤其是高度重视幼年时期的麻疹、百日咳、支气管肺炎、肺脓肿以及肺结核等的防治，对预防肺脓肿的发生具有重要意义；

3. 对肺脓肿患者应劝其避免吸入有毒浓烟、粉尘等以降低肺脓肿的严重程度。

◎参考文献

［1］蔡柏蔷，李龙芸.协和呼吸病学.2 版.北京：中国协和医科大学出版社，2010.

［2］葛均波，徐永建.内科学.8 版.北京：人民卫生出版社，2013.

第23章　免疫受损宿主的肺部感染 《《《《

◎概况

免疫受损宿主的肺部感染是由于患者自身免疫系统缺陷而引起的肺炎，其发病往往与病原体感染有关。防御功能受损患者的潜在病原体很多。但是根据宿主免疫缺陷的性质、X线改变和临床症状的类型，往往能判断出最可能的病原体。

发病原因：免疫受损可分为体液免疫受损及细胞免疫受损。不同类型免疫损害感染的病原体分布存在显著差异。细胞免疫损害者肺部感染以细胞内寄生物为主，如李斯特菌、奴卡菌、伤寒杆菌以外的沙门菌、分枝杆菌、军团菌以及真菌（念珠菌、曲霉、隐球菌、肺孢子菌等）、病毒（主要是疱疹病毒包括巨细胞病毒）、寄生虫（弓浆虫、粪类圆线虫）。体液免疫缺陷包括免疫球蛋白（Ig）缺乏或低下、补体减少、脾脏切除术后，其肺部感染病原体主要是肺炎链球菌、流感嗜血杆菌等。中性粒细胞缺乏尤其当粒细胞数量低于 $500/mm^3$ 时，铜绿假单胞菌是最常见的病原体，其次是大肠埃希菌、肺炎克雷伯菌、沙雷菌属以及其他 G^- 杆菌，真菌亦较常见。生物屏障破坏导致防御机制损害者的感染多为葡萄球菌、铜绿假单胞菌和毗邻部位的定殖菌。

ICH 肺炎有下列特点：①起病大多隐匿，不易察觉；②高热很常见，即使继续接受激素治疗，体温也不能恢复正常；③咳嗽、咳痰相对少见，胸痛亦不常见；④病变大多为双侧性；⑤即使同属细胞免疫损害，在 AIDS 与非 AIDS 免疫损害患者的 PCP 表现可以有很大差异；⑥真菌性感染的炎症反应通常较细菌性感染为弱，在 ICH 亦然。如侵袭性肺曲霉菌病肺部症状很轻，常以脑或其他脏器迁徙性病变为首发表现。ICH 并发肺结核与非 ICH 亦有显著不同，如播散快、肺灶分布的叶段差异不明显、伴有纵隔（肺门）淋巴结肿大和脑膜炎较多、合并其他感染概率高。

诊断：①标本采集除应尽量收集各种可能有意义的肺外标本如体液、分泌物以及肿大淋巴结、体表肿物活检标本。②微生物学检查应当强调两点：a. 标本必须新鲜，应及时送检和处理；b. 检测项目尽可能齐全，涂片和培养（除培养不能生长的病原体）都应进行。③免疫学诊断和基因诊断技术抗体检测可能因宿主免疫抑制影响其价值。抗原和基因检测在理论上可提供早期诊断和很高的特异性与敏感性。④组织学检查。

治疗：应保持充足的营养、良好的个人卫生以及避免吃未煮熟的食物和接触感染疾病患者。有些人必须饮用瓶装水，应戒烟，避免被动吸烟和使用违禁药物。特别注意口腔保健，预防口腔感染。能产生抗体的人可以接种疫苗，但对 B 淋巴细胞或 T 淋巴细胞缺乏的人只能用灭活的病毒、细菌疫苗，而不能接种活疫苗。针对病因予以必要的抗感染治疗。

基础

◎定义

免疫受损宿主的肺部感染是由于患者自身免疫系统缺陷而引起的肺炎，其发病往往与病原体感染有关。防御功能受损患者的潜在病原体可能很多。但是根据宿主免疫缺陷的性质，X 线改变和临床症状的类型，往往能判断出最可能的病原体。

体液 ICH 的诊断标准为：反复细菌感染；血液中免疫球蛋白含量极少；缺乏血清抗体；菌苗或疫苗接种后抗体反应微弱；两次抗原刺激后淋巴结组织检查标本中缺乏浆细胞。

细胞 ICH 的诊断标准为：反复病毒、真菌和细胞内寄生菌感染；外周血淋巴细胞计数显著减少（ $< 1 \times 10^9/L$ ）；皮肤迟发型超敏反应试验阴性；淋巴细胞转化率低下；CD_4 下降，CD_4/CD_8 降低；儿童患者 X 线检查胸腺远较同年龄者为小。

非特异性 ICH 的诊断标准为：中性粒细胞的吞噬、游走或杀菌功能降低，四唑氮蓝还原试验阴性，补体含量或功能降低。我国目前已出现 HIV 感染和 AIDS 患者，临床应提高警惕，对较为复杂、奇特或难治的感染应考虑到 AIDS，常规行 HIV 实验室检查。有明确的基础疾病或接受免疫抑制药物治疗者属于继发性 ICH，常较易鉴别或确定。

◎流行病学

ICH 肺部感染病原流行病学还受到其他多种因素制约，同样是以细胞免疫抑制为主，不同原因或基础疾病及免疫受损的不同病期其病原体分布亦有很大差异。

大量临床研究表明，细菌仍然是 ICH 肺部感染的主要致病原，一项对 200 例各种原因（实体器官移植、骨髓移植、血液系统肿瘤化疗、长期使用糖皮质激素）引起免疫损害的患者所做的前瞻性研究中发现，细菌感染占所有肺部并发症的 24%，其中革兰阳性菌、革兰阴性菌所占的比例无明显差异，具体的病原菌中又以金黄色葡萄球菌、铜绿假单胞菌最多见。另外，近年来，真菌感染比例也有增多趋势。病毒感染中，巨细胞病毒是最常见的一种致病原，在移植术后患者中发病率更高，可达 30%～50%。同时 混合感染所占的比例增高也是这类患者肺部感染的一个特点，可占 10%～15%，常见的组合是在病毒感染或真菌感染的基础上并发细菌感染，发生率较高的是巨细胞病毒、曲菌，合并铜绿假单胞菌、耐甲氧西林金黄色葡萄球菌（MRSA）、大肠埃希菌所引起的混合感染。

◎病因

1. 细胞免疫损害　肺部感染以细胞内寄生物为主，如李斯特菌、奴卡菌、伤寒杆菌以外的沙门菌、分枝杆菌、军团菌以及真菌（念珠菌、曲霉、隐球菌、肺孢子菌等）、病毒（主要是疱疹病毒包括巨细胞病毒）、寄生虫（弓浆虫、粪类圆线虫）。

2. 体液免疫缺陷　包括免疫球蛋白（Ig）缺乏或低下、补体减少、脾切除术后，其肺部感染病原体主要是肺炎链球菌、流感嗜血杆菌等。

◎病理剖析

免疫受损宿主的肺部感染可分为两类：①HIV/AIDS 相关的肺部感染；②非HIV 相关的肺部感染。

◎分类分型

1. HIV/AIDS 相关的肺部感染　从感染病原体分类，包括肺炎链球菌肺炎、流感嗜血杆菌肺炎、假单胞菌肺炎、肺孢子菌肺炎（PCP）、结核病、巨细胞病毒肺炎（CMV）、新型隐球菌肺炎、弓形虫病。

2. 非 HIV 相关的肺部感染　从疾病分类，包括实体器官移植、血液系统、恶性肿瘤骨髓移植患者，感染病原体种类多，有一定时相性。

常见免疫受损类型与易感致病原见表 23 - 1。

表 23-1　常见免疫受损类型与易感致病原

免疫受损类型	常见病	易感病原
吞噬系统障碍	粒细胞减少	链球菌、革兰阴性菌、念珠菌、曲霉菌
体液免疫缺陷	骨髓瘤、CLL	包膜细菌（肺炎链球菌、流感嗜血杆菌、金葡菌、铜绿假单胞菌）
补体系统缺陷	补体 C3、C5 缺陷	包膜菌
细胞免疫缺陷	淋巴瘤	细胞内病原（病毒、结核菌、军团菌）
脾切除或脾功能低下	脾切除	包膜菌

注：CLL，慢性淋巴细胞性白血病

◎预防

1. 借助睡眠　睡眠与人体免疫力密切相关。著名免疫学家通过自我睡眠试验发现，良好的睡眠可使体内的两种淋巴细胞数量明显上升。而医学专家的研究表明，睡眠时人体会产生一种称为胞壁酸的睡眠因子，此因子促使白细胞增多、吞噬细胞活跃、肝脏解毒功能增强，从而将侵入的细菌和病毒消灭。

2. 保持乐观情绪　乐观的态度可以维持人体于一个最佳的状态，尤其是在现今社会，人们面临的压力很大，巨大的心理压力会导致对人体免疫系统有抑制作用的激素成分增多，所以容易受到感冒或其他疾病的侵袭。

3. 限制饮酒　每天饮低度白酒不要超过 100 毫升，黄酒不要超过 250 毫升，啤酒不要超过 1 瓶，因为酒精对人体的每一部分都会产生消极影响。即使喝葡萄酒可以降低胆固醇，也应该限制每天一杯，过量饮用会给血液与心脏等器官造成很大破坏。

4. 参加运动　专家进行的 3 项研究指出，每天运动 30~45 分钟，每周 5 天，持续 12 周后，免疫细胞数目会增加，抵抗力也相对增加。运动只要心跳加速即可，晚餐后散步就很适合。

5. 补充维生素　每天适当补充维生素和矿物质。专家指出，身体抵抗外来侵害的武器，包括干扰素及各类免疫细胞的数量与活力都和维生素与矿物质有关。

6. 改善体内生态环境　用微生态制剂提高免疫力的研究和使用由来已久。研究表明，以肠道双歧杆菌、乳酸杆菌为代表的有益菌群具有广谱的免疫原性，能刺激负责人体免疫的淋巴细胞分裂繁殖，同时还能调动非特异性免疫系统，去吃掉包括病毒、细菌、衣原体等在内的各种可致病的外来微生物，产生多种抗体，提高人体免疫能力。对于健康人来说，不妨食疗，多吃些乳酸菌饮料；而健康边缘人群，可以用微生态制剂来调节体内微生态平衡，食用能提高免疫力的食品。

◎筛检

免疫缺陷患者有以下情况需重视：①症状。出现发热或高热不退；咳嗽，咳痰可不明显；气促、气短明显；或胸痛、咯血等。②体征。肺实变体征或肺部闻及干湿性啰音。③影像学提示双肺病变，或见双肺弥漫性病变。

临床表现：ICH 患者临床表现较为复杂。发热最为多见，咳嗽不常见，且多为干咳，寒战、胸痛少见；有时患者出现气急等严重临床症状，但肺部体检无明显异常体征，即症状与体征分离。临床起病可以十分隐匿，或突发呈暴发性经过，发展成呼吸衰竭。

肿瘤或肾移植患者出现肺部浸润的病因诊断线索包括：①肺部病变发展速度；②病变 X 线征象。如果肺部浸润呈急性经过（24~36 小时），提示常见病因可能为细菌性感染、肺栓塞、肺水肿、肺出血、白细胞凝集，输液反应等；亚急性或慢性经过（几天至几周）则通常考虑真菌（曲霉菌、毛霉菌、隐球菌、念珠菌等）、奴卡菌、病毒、卡氏肺孢子虫、分枝杆菌感染及放射性肺炎、药物性肺损伤、肿瘤肺部浸润。虽然 X 线征象不能直接提供病原学诊断，但对于区分肺部感染与非感染病因有一定帮助。CT 有助于肺部感染的诊断，包括确定是否有坏死、实变、胸腔积液、支气管扩张，可在 CT 引导下采样或经皮肺穿刺吸引和（或）活检。

诊断

◎问诊与查体

1. 问诊

（1）询问有无免疫受损情况。

（2）询问有无临床症状。询问有无发热或高热不退；咳嗽、咳痰可不明显，气促、气短明显；有无胸痛、咯血等症状。

（3）询问接触史。

2. 查体

（1）全身体格检查。

（2）肺部体格检查，肺实变体征或肺部闻及干、湿性啰音。

◎疾病演变

起病大多隐匿，不易察觉。但也有部分患者急骤起病，呈暴发性经过，迅速发展至极期，甚至导致呼吸衰竭。

◎辅助检查

诊断方法

在诊断方法上，主要分为无创和有创两大类。

1. 无创方法　在过去仅限于常规的病原培养、血清检查、免疫荧光等。常规的痰培养由于受到口咽部定植菌的影响，临床价值受到限制，血培养在 ICH 肺部感染的应用价值较免疫功能正常的患者高，因为这类患者免疫系统受损，出现菌血症、败血症的概率更高，诊断阳性率也高。除了这些传统的方法，现在又增加了很多新的抗原抗体检测技术，如血清中的曲菌抗原、尿液中的军团菌抗原等，后者的放免法测定特异性和敏感性都可以达到95%。研究表明，在免疫损害宿主肺部感染的诊断中，上述无创方法诊断率达到31%~44%。

2. 有创方法　较之无创诊断方法的发展，近年来对于有创手段的重视程度也有了明显提高，特别是纤维支气管镜技术的应用。在 ICH 肺部感染诊断中，总的诊断阳性率可达到56%。纤维支气管镜检查是一项有效而安全的技术。一项研究表明，在对抗菌药物治疗欠佳的60例粒细胞减少患者中，行支气管肺泡灌洗（BAL）无一例发生并发症，且93%的患者通过纤支镜及 BAL 找病原体可明确诊断，46%的患者因此需要调整治疗方案。对于卡氏肺孢子菌肺炎，BAL 确诊阳性率达95%。研究表明，早期（<7 天）改变不正确的治疗方案可降低死亡率。BAL 在 ICH 肺部并发症中的诊断率达到51%。

3. 影像学检查　胸部 X 线是最传统的检查方法。ICH 患者由于炎症反应不明显，早期胸片可没有异常，因而其诊断价值也受到了限制。一项研究发现在非 HIV 感染的 ICH 肺部病变诊断中，胸片准确率为34%。CT 在一定程度上弥补了胸片的不足，尤其是薄层 CT 的应用。而且在诊断时间上 CT 出现异常时间比平片平均提早了5天。

◎并发症

并发症：肺血栓栓塞症、肺出血、肺脓肿、肺水肿等。

◎诊断标准

ICH 肺部感染的诊断主要包括两方面的内容：一个是病因的诊断，另一方面则是肺部感染病原学的诊断，前者往往需要和其他一些非感染的肺部并发症鉴别，如肺水肿、肺栓塞、肺泡出血、药物性肺损伤等。研究表明，诊断时间的拖延（5 天）是影响 ICH 肺部并发症病死率的重要因素。因而，怎样给出一个快速准确的诊断显得尤为重要。

诊断标准：

（1）确定患者有无免疫受损因素：明确有无各种免疫缺陷病、AIDS 等；明确有无免疫功能受损状态如肿瘤等；明确有无医源性免疫防疫机制损害如免疫抑制药物、细胞毒性药物、各种治疗射线、手术、器官移植等。

（2）患者症状及体征。

（3）病原学、影像学等辅助检查。

◎诊断程序

1. 有无免疫受损因素。
2. 症状：高热、咳嗽、呼吸衰竭、胸痛、咯血等。
3. 体征：体征较轻，往往听诊无明显干、湿性啰音。
4. 辅助检查：病原学及影像学。

◎鉴别诊断

表 23 – 2　免疫受损的肺部感染的鉴别诊断

疾病名称	体征（症状）鉴别	检验鉴别
肺水肿	常有高血压、冠状动脉粥样硬化性心脏病、风湿性心脏病史，表现为阵发性咳嗽、常有咳粉红泡沫痰，双肺可闻及广泛湿啰音及哮鸣音，心界扩大，心率加快，心尖部闻及奔马律	心衰指标如 BNP 等增高，胸片见心影增大、肺门周围蝶翼样、放射状密度增高影
肺转移瘤	多有恶性肿瘤史，表现为咳嗽，多干咳，咳少许痰，可有咯血、胸痛、声嘶、气促等表现，有贫血、消瘦等全身症状。查体可无特殊阳性体征	血清学肿瘤标志物指标可增高，肺部影像学可见占位征象

续表

疾病名称	体征（症状）鉴别	检验鉴别
间质性肺疾病	多有职业或环境接触因素，有结缔组织病或药物诱发因素，表现为进行性气促、咳嗽等，查体双肺可闻及帛裂音	影像学可见肺小叶间隔增厚，可见网格状、网结状表现，严重可见蜂窝肺表现

治疗

◎治疗目标

积极治疗原发病及抗感染治疗、免疫治疗、支持治疗，避免并发症。

◎治疗细则

1. 抗感染治疗

（1）细菌感染：根据病原体培养和药敏结果，可选用第 3、4 代头孢菌素、碳青霉烯类抗菌药物、β – 内酰胺类抗菌药物与酶抑制剂联合的制剂、糖肽类抗菌药物、新一代喹诺酮，或以上药物与氨基糖苷类联合用药。

（2）病毒感染：应采取对症处理及使用金刚烷胺、无环鸟苷、阿糖胞苷、病毒唑等，阿昔洛韦对单纯疱疹有一定疗效，而更昔洛韦对巨细胞病毒感染有一定疗效。干扰素可干扰病毒复制及合成和促进吞噬作用，对病毒感染早期有一定疗效。此外，特异性 被动免疫、病毒疫苗以及中草药大青叶、板蓝根等亦可使用。

（3）真菌感染：针对真菌的种类及药敏试验结果，可选用伏立康唑、氟康唑、伊曲康唑、氟胞嘧啶、两性霉素 等。

（4）原虫感染：如卡氏肺囊虫可选用戊烷咪或氨苯砜。弓形体则应用乙胺嘧啶、磺胺嘧啶治疗。

（5）不典型病原体感染：支原体感染可选用大环内酯类或氟喹诺酮类抗菌药物，如为衣原体感染则应用四环素类或大环内酯类抗菌药物治疗。

2. 免疫治疗　可给予丙种球蛋白治疗。

3. 支持治疗　呼吸支持、营养支持。

◎治疗程序

1. 确认 ICH 肺部感染。

2. 基本检查。

3. 试验性抗病原体治疗。

4. 有效则继续治疗。

5. 72 小时无效则重新评估病情。

6. 特殊检查（PSB、BAL、TBLB、肺活检等）。

7. 特异性治疗。

◎治疗进展

1. 支持治疗　心理、营养和各器官功能支持与维护十分重要。呼吸衰弱患者应不失时机地建立人工气道和机械通气支持。经人工气道采集下呼吸道标本为确定可靠病原学诊断提供了便利途径，应充分利用。

2. 重建免疫机制　应根据免疫损害类型采取相应补充或替代治疗。

◎护理与照顾

应保持充足的营养、良好的个人卫生，以及避免吃未煮熟的食物和接触感染疾病患者。有些人必须饮用瓶装水，应戒烟，避免被动吸烟和使用违禁药物。特别注意口腔保健，预防口腔感染。能产生抗体的人可以接种疫苗。

不同的免疫缺陷需要特殊的隔离防护措施，不同的感染需要不同的对症支持及不同的护理照顾。

随访

◎随访要点

1. 注意有无发热、胸痛、呼吸困难、咳嗽咳痰、咯血等症状。

2. 定期复查胸部 X 线胸片、胸部 CT 检查以及病原学检查。

3. 定期复查原发疾病情况。

◎预后

根据不同的病原体和原发疾病情况，预后不尽相同。

◎患者教育

应保持充足的营养、良好的个人卫生，避免吃未煮熟的食物和接触感染疾病患者。有些患者应戒烟，避免被动吸烟和使用违禁药物。特别注意口腔保健，预防口腔感染。能产生抗体的人可以接种疫苗。

◎参考文献

[1] 钱嫣蓉，万欢英，时国朝．继发性非人类免疫缺陷病毒免疫受损宿主的肺部感染．国外医学呼吸系统分册，2005，25（11）：822 - 824．

[2] 瞿介明．免疫受损患者肺部感染的诊断．山东医药．2000，40（19）：49 - 50．

第 24 章　慢性阻塞性肺疾病 《《《《

◎概况

慢性阻塞性肺疾病（chronic obstructive pulmonary disease，下简称慢阻肺）是重要的呼吸系统疾病，患者数多，病死率高，严重影响患者的劳动能力及生活质量。慢阻肺死亡率居全球因病死亡的第四位，我国因病死亡的第三位。

慢阻肺的病因目前仍不清楚，但考虑与吸烟、职业暴露、空气污染、呼吸道感染、营养状况、社会经济状况、气候变化等环境因素和 α_1 - 抗胰蛋白酶缺乏等个体易感因素有关。在我国农村慢阻肺的危险因素还包括烹调时产生的油烟和室内污染。

细胞机制、蛋白酶 - 抗蛋白酶系统失衡、氧化 - 抗氧化的失衡、感染、黏液过度分泌、小气道阻塞、血管的病理改变等是慢阻肺可能的发病机制。

慢阻肺主要表现为慢性咳嗽、咳痰、气短或呼吸困难。患者常伴有体重减轻、纳差、营养不良、精神抑郁和（或）焦虑、骨骼肌障碍等肺外效应。后期可并发呼吸衰竭和右心衰竭。

慢阻肺的诊断应结合危险因素接触史、临床表现及肺功能检查等综合判断；使用支气管扩张剂后 $FEV_1/FVC < 70\%$ 是诊断持续气流受限的金标准。

慢阻肺的治疗包括稳定期和急性加重期两部分。稳定期治疗包括：使用支气管扩张剂、糖皮质激素、氧疗和康复治疗等；急性加重期治疗包括抗感染、支气管扩张剂、糖皮质激素及有创和无创机械通气的应用等。

慢阻肺的预防措施应包括戒烟；避免或减少有害粉尘、烟雾或气体吸入；预防呼吸道感染；监测肺通气功能和加强卫生宣教等。

◎定义

慢阻肺简称慢阻肺，是以持续气流受限为特征的可以预防和治疗的疾病，其气流受限多呈进行性发展，与气道和肺组织对香烟烟雾等有害气体或有害颗粒的异常慢性炎症反应有关。肺功能对确定气流受限具有重要意义：吸入支气管扩张剂后，$FEV_1/FVC < 0.70$ 表明存在持续气流受限。慢性支气管炎和肺气肿与慢阻

肺密切相关。慢性支气管炎是指除外慢性咳嗽的其他已知原因后，患者每年咳嗽、咳痰 3 个月以上并连续 2 年者。肺气肿指终末细支气管远端气腔出现异常持久的扩张，并伴有肺泡壁和细支气管的破坏，而无明显的肺纤维化。但慢性支气管炎和（或）肺气肿患者肺功能检查出现持续气流受限时，可诊断为慢阻肺；没有持续气流受限则不能诊断慢阻肺。

慢阻肺是一种可以预防、可以治疗的疾病，伴有一些显著的肺外效应，这些肺外效应与患者疾病严重性相关。肺部病变的特点为不完全可逆气流受限，这种气流受限通常进行性发展，与肺部对有害颗粒或者气体的异常炎症反应有关。当患者有咳嗽、咳痰或呼吸困难症状及有疾病危险因素接触史时，应考虑慢阻肺。慢性咳嗽、咳痰常先于气流受限许多年存在，但不是所有有咳嗽、咳痰症状的患者均会发展为慢阻肺。肺功能检查可明确诊断慢阻肺，即在应用支气管扩张剂后，$FEV_1/FVC < 70\%$ 表明存在气流受限，并且不能完全可逆。支气管哮喘的患者往往具有气流受限，但根据定义，这种气流受限是具有可逆性的。实际临床工作中，许多支气管哮喘患者并发的气流受限不能完全逆转，考虑合并慢阻肺，此时很难将这两类患者区分开，2011 年 GOLD 中也提出了哮喘 – 慢阻肺重叠综合征的概念。此外，已知病因或具有特异病理表现并有气流受限的疾病（如支气管扩张、囊性纤维化等）不包括在慢阻肺之内。

◎流行病学

据统计当前慢阻肺在全球人群中发病率大约是 10%。不同国家和地区存在差异。欧洲 40 ~ 69 岁人群慢阻肺的发病率为 9.1%；英国、法国、波兰约 10% 的成年人有慢性咳嗽、咳痰并伴气流受限征象。美国国家健康调查发现 25 岁以上人口慢阻肺发病率为 6%。在亚洲地区，日本 2001 年 40 岁以上人群中慢阻肺发病率为 6.7%。菲律宾为 6.3%，新加坡为 3.5%。1992 年我国对北部和中部地区 102230 名成年人调查发现慢阻肺患病率为 3%；而近年来在我国 7 个地区 20245 名成年人中的调查结果显示 40 岁以上人群慢阻肺患病率为 8.2%。农村地区 40 岁以上的女性慢阻肺总体发病率为 5.4%。慢阻肺发病率随年龄增大而增高日本 2001 年的流行病学调查表明，40 岁以上人群中慢阻肺发病率为 8.5%。发展中国家，如亚、非国家慢阻肺发病率预计在今后的 20 年中将迅速上升。

慢阻肺导致的死亡也居高不下。在美国每年有 10 万慢阻肺患者死亡，占美国死亡原因的第 4 位。2001 年 WHO 估计慢阻肺的全球病死率为 44.2/10 万，并且人数仍在不断增加。美国 1979 ~ 1993 年慢阻肺导致的死亡增长了 46.6%。预计到 2020 年，全球慢阻肺病死率将从 1990 年的第 4 位上升到第 3 位。在中国，

2005 年呼吸系统疾病（主要是慢阻肺）在城市居民主要死亡构成中占 12.6%，居第 4 位；在农村占 23.5% 居第 1 位。2006 年 5 月公布的《中国慢性病报告》指出，2000 年因慢阻肺死亡的人数达到 128 万，而且有逐年增加之势。

◎病因

1. 吸烟　吸烟是慢阻肺发病的公认的重要危险因素之一，吸烟者慢性支气管炎的患病率比不吸烟者高 2～8 倍。烟草中的焦油、尼古丁等化学物质能使支气管上皮纤毛变短、不规则，纤毛运动障碍，降低局部抵抗力；同时促使支气管黏液腺和杯状细胞增生肥大，黏液分泌增多；削弱肺泡吞噬细胞的吞噬、灭菌作用；刺激副交感神经，引起支气管痉挛，增加气道阻力。吸烟者肺功能的异常率较高，FEV_1 的年下降率较快。有资料表明在非吸烟者中，成年人 FEV_1 每年平均下降速率是 20～30 ml，在大多数吸烟者中，年平均下降速率增加到 30～45 ml，在易感慢阻肺的吸烟者中，年下降速率可达 80～100 ml。大约 15%～20% 的吸烟者可发展为慢阻肺。据 WHO 估计，被动吸烟导致成人慢阻肺发病的危险性上升 10.5%～43%，儿童和慢性暴露人群中更是如此。在希腊，35 岁以上吸烟者慢阻肺发病率为 8.4%，其中，男性 11.6%，女性 4.8%，且吸烟强度与慢阻肺发病率显著相关。40～55 岁瑞典城市及郊区吸烟人群的筛查中，慢阻肺发病率 27%。据 WHO 估计，被动吸烟导致成人慢阻肺发病的危险性上升 10.5%～43%，儿童和慢性暴露人群中更是如此。我国 15 岁以上大约 67% 的男性和 4% 的女性吸烟，占世界吸烟者的 1/3。

2. 职业暴露　当职业粉尘及化学物质（烟雾、过敏原、工业废气及室内空气污染等）的浓度过大或接触时间过久，均会导致与吸烟无关的慢阻肺的发生。矽尘是重要的呼吸道职业粉尘之一，慢性暴露于矽尘可引起慢性支气管炎、肺气肿和（或）小气道疾病及气流阻塞。而硅尘暴露也可致慢阻肺。从事水泥厂工作的工人，其肺功能降低且呼吸道症状发病率增高。从事橡胶工作，肺功能每年下降 0.08%。亦有材料证实纺织业是慢阻肺的高危因素。暴露于钢铁粉尘其慢阻肺发病率男性为 16.1%，女性为 4.4%。暴露于粉尘和金属采矿业及镉矿气体中均和气道阻塞有关。

3. 空气污染　近年来，室内空气污染与慢阻肺发病率的相关性日益受到关注。室内可吸入颗粒物是室外的 2～4 倍，燃料燃烧不充分及烹调时的油烟引起的室内空气污染是慢阻肺的高危因素。大约 50% 发展中国家依赖于动物粪便、柴草为燃料，在通气不良的室内这些物质的开放燃烧会形成许多有害物质，如一氧化碳、硫氧化物、氮氧化物及碳氢化物等，对支气管黏膜有刺激和细胞毒性作用，使气道清除功能受损，黏液分泌增加。土耳其的调查结果显示，使用生物燃料在室内做饭，其慢阻肺发病率为 12.4%，高于对照组的 3.9%。慢阻肺的另一重要影响因素是室外空气污染，长时间地暴露在空气的有毒颗粒物中，如二氧化硫（SO_2）、氮氧化物及光化学物质，可增加慢阻肺发病率。有研究表明，面包烘烤、地毯编织、生物燃料是造成肺疾病的重要危险因素，家禽饲养、使用煤油、气体燃料是相对危险因素。取暖造成的污染与慢阻肺发病率有关，尤其是取暖月份长短与慢阻肺发病率存在剂量 - 反应关系。

4. 呼吸道感染　呼吸道感染可以导致气管和支气管黏膜的损伤及慢性炎症，是慢阻肺的另一个重要因素。目前认为肺炎链球菌和流感嗜血杆菌可能是慢阻肺急性加重的主要病原菌；病毒也对慢阻肺的发生发展起重要作用；而肺炎支原体及衣原体与慢阻肺的直接相关性有待于进一步证实；有证据表明潜在的腺病毒感染或细菌也可能与慢阻肺的发病有关。儿童期下呼吸道感染是以后形成慢阻肺的独立危险因素之一。在英国的一项对 618 例 70 岁以上的人群调查结果发现，2 岁以前曾患呼吸道疾病与成人后慢阻肺的发生存在因果关系。

5. 遗传因素与宿主因素　重度吸烟者中仅有 20% 左右发展成慢阻肺，说明遗传因素可能参与了慢阻肺的发生。有资料表明慢阻肺发病具有典型的多基因遗传特点和家族聚集倾向，患者各级亲属的发病率高于群体发病率。亲代中有慢阻肺患者，是子女 FEV_1（ml）降低和 $FEV_1 < 70\%$ 预计值的独立危险因素，但目前尚不能解释这种聚集性是遗传因素还是环境因素所致。α_1 - 抗胰蛋白酶（AT）的 ZZ 纯合子引起的 α_1 - AT 缺乏是迄今为止唯一证实的慢阻肺遗传易感基因。另有研究显示慢阻肺，尤其是无放射性肺气肿表现的慢阻肺，可能与肿瘤坏死因子（$TNF-\alpha$）、489G/A 基因多态性相关；α_1 - 抗凝乳蛋白酶可能是吸烟者慢阻肺易感基因；而微粒体环氧化物水解酶可能也与慢阻肺有关。

6. 其他　如社会经济状况、气象因素、性别等也与慢阻肺相关。社会经济状况愈低下，肺功能减少率愈高。气候变化，特别是寒冷空气刺激可导致支气管纤毛运动降低，黏液分泌增加，黏膜血管收缩，局部血液循环障碍，从而引起慢阻肺的急性加重。而对北京市延庆县 5 个自然村中 40 岁以上的 1624 人进行的入户调查结果显示，男性慢阻肺的患病率明显高于女性，两者分别为 15.05% 和 3.76%。

◎ 病理解剖

慢阻肺患者支气管上皮细胞变性、坏死、脱落，后期鳞状上皮化生。纤毛变短、倒伏、脱失。支气管壁均有多种炎症细胞浸润，主要为淋巴细胞和中性粒细

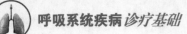
胞，急性期为大量中性粒细胞。黏膜充血水肿，杯状细胞和黏液腺肥大增生，分泌旺盛。黏膜下层平滑肌束断裂萎缩，黏膜下和支气管周围纤维组织增生。支气管壁的损伤和修复过程反复发生，结构重塑，进一步发展为阻塞性肺气肿，肺泡腔扩大，肺泡弹性纤维断裂。

慢阻肺合并肺气肿时有三种类型：

1. 中心型肺气肿 从呼吸性细支气管开始并向周围扩展，在肺上部明显；如图 24 - 1 所示。

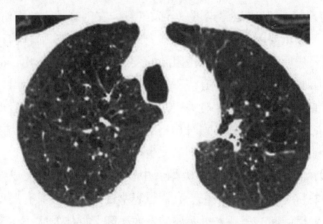

图 24 - 1　中心型肺气肿

2. 全小叶肺气肿 均匀影响全部肺泡，在肺下部明显，通常在纯合子抗胰蛋白酶缺乏症见到，如图 24 - 2 所示。

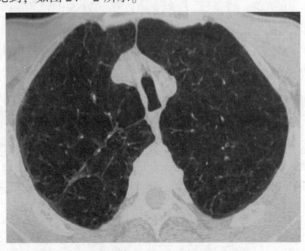

图 24 - 2　全小叶肺气肿

3. 远端腺泡性肺气肿或旁间隔肺气肿 在远端气道、肺泡管与肺泡囊受损，位于邻近纤维隔或胸膜。如图 24 - 3 所示。

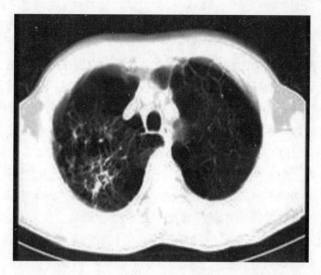

图 24-3　远端腺泡性肺气肿或旁间隔肺气肿

　　小气道病变是气流阻塞的主要原因。呼吸性细支气管单核细胞炎症、黏液栓形成以及终末支气管平滑肌肥大是重要原因。肺气肿破坏而使细支气管塌陷也是重要原因。气流阻塞的另一原因是支气管及细支气管痉挛收缩。

◎病理生理

　　慢阻肺的主要病理生理变化为气流受限、肺泡通气不均和通气灌注比例失调。

　　支气管炎症及肺气肿时肺泡弹性蛋白的减少导致气道阻力增加，肺泡弹性压降低，呼气流速变慢及气流受限。用力呼气时，气道容易过早陷闭，使残气量、功能残气量及肺总量均增加。肺容积过高时，肺顺应性降低，导致呼吸功增加。肺气肿区域呼气末容积增加，在呼气末肺泡压可大于大气压产生内源性呼气末正压。在下一次吸气时，胸膜腔负压需要先抵消内源性呼气末正压才能有空气吸入，因而进一步增加了呼吸功。并且由于肺容积增加，导致横膈肌低平，收缩力减弱，容易发生呼吸肌疲劳。

　　慢阻肺患者各个区域肺泡顺应性和气道阻力常有差异，造成肺泡通气不均。有的肺泡区通气高于血流灌注，产生无效通气；有的肺泡区则通气低于血流灌注导致静脉血分流，从而产生低氧血症。

　　慢性低氧血症会引起肺血管收缩、血管壁重建及继发性红细胞增多，最终导致肺动脉高压和肺源性心脏病。

◎分类分型

慢阻肺患者可以分为两种类型：以慢性支气管炎为主要表现的支气管炎型和以肺气肿为主要表现的肺气肿型，但是大多数患者兼有这两种类型的特点。

支气管炎型（紫肿型，blue bloater，BB）支气管病变较重，而肺气肿病变较轻。患者常常有多年的吸烟及慢性咳嗽、咳痰史。体格检查可发现患者较为肥胖、发绀、颈静脉怒张、下肢水肿，双肺底可闻及啰音。胸部 X 线检查有肺充血，肺纹理增粗，未见明显的肺气肿征。肺功能检查示通气功能明显损害，气体分布不均匀，功能残气量及肺总量增加，弥散功能正常，PaO_2 降低，$PaCO_2$ 增加，血细胞比容增高，易发展为呼吸衰竭和（或）右心衰竭。

肺气肿型（红喘型，pink puffer，PP）肺气肿较为严重，多见于老年患者，体型消瘦，呼吸困难明显，通常无发绀。患者常采取特殊体位，如两肩高耸、双臂扶床、呼气时两颊鼓起和缩唇。X 线片示双肺透明度增加。通气功能虽有损害，但不如 BB 严重，残气占肺总量的比值增大肺泡通气量正常甚至过度通气，故 PaO_2 降低不明显，$PaCO_2$ 正常或降低。

◎预防

慢阻肺的预防应包括预防慢阻肺的发生和防止慢性支气管炎、肺气肿患者进展为气流阻塞。主要措施包括以下方面：①戒烟，在疾病的任何阶段戒烟都有助于防止慢阻肺的发生和发展；②避免或减少有害粉尘、烟雾或气体吸入，控制职业和环境污染；③预防呼吸道感染，包括病毒、支原体、衣原体或细菌感染，流感疫苗、肺炎链球菌疫苗、细菌溶解物等对于预防慢阻肺患者反复感染可能有一定意义；④对于高危人群进行监测肺通气功能，及早发现慢性支气管炎气流阻塞发生以便及时采取措施也有重要意义。此外，提高患者的生活水平，避免环境污染，加强卫生宣教和改善工作条件与卫生习惯对慢阻肺防治都有重要的意义。

◎筛查

通过肺功能检查了解有无持续气流受限，即使用支气管扩张剂后存在 FEV_1/FVC <70% 是确定持续气流受限的客观指标。再结合高危因素、临床症状体征、影像学检查等，并排除可引起类似肺功能改变的其他疾病，综合分析确定。

◎问诊与查体

1. 问诊 首先询问患者有无导致慢阻肺的高危因素，如吸烟史、职业或环境有害物质长期接触史、家族史。其次注意询问患者的常见症状，包括慢性咳嗽、咳痰以及进行性加重的多与劳力有关的气短或呼吸困难；其他非特异性症状，喘息、胸闷及体重下降、焦虑等肺外表现；另外还有注意有无慢阻肺的并存疾病，如骨质疏松、糖尿病、肺癌等。

2. 查体　早期体征不明显。随疾病进展，出现严重肺气肿，患者的胸廓前后径增大，呈桶状，剑突下胸骨下角增宽，部分患者呼吸浅快，辅助呼吸肌参与呼吸运动。触觉语颤减弱。肺部叩诊呈过清音，心浊音界缩小或消失，肺下界和肝浊音界下降。呼吸音和听觉语音减低，呼气延长，部分患者双肺可闻及干、湿啰音。

◎疾病演变

晚期慢阻肺常合并肺动脉高压、肺源性心脏病右心衰竭、呼吸衰竭。出现以下表现：咳嗽、咳痰、气短的加重，严重时被迫采取坐位，不能平卧。右心衰竭可以有心悸、气急、下肢水肿、少尿、上腹胀痛、食欲减退等症状。缺氧及二氧化碳潴留患者可以出现头痛、失眠、白天嗜睡不醒，并有幻觉、躁动、谵妄，严重者可以表现为抽搐昏迷等。体格检查时肺动脉第二心音亢进及三尖瓣收缩期杂音提示存在肺动脉高压。右心衰竭查体异常多为：颈静脉怒张、肝脏肿大压痛、肝颈静脉回流征阳性、下肢水肿，胸骨左下缘和剑突下可听到舒张期奔马律和收缩期吹风样杂音，少数患者腹部移动性浊音阳性。缺氧的患者多表现为口唇甲床发绀，呼吸频率、节律及强度异常。二氧化碳潴留可见患者球结膜充血水肿、瞳孔缩小、视盘水肿等。通过心电图、胸片、超声心动图、血气分析及右心导管等检查可以帮助明确诊断。

◎辅助检查

1. 优先检查

（1）肺功能检查：是判断气流受限的主要客观指标，对本病的诊断、严重程度评价、疾病进展、预后及治疗反应等有重要意义。肺功能检测时可能会发现FEV_1、FEV_1/FVC、肺活量（VC）下降，肺总量（TLC）、功能残气量（FRC）和残气量（RV）增高。FEV_1/FVC被认为是反映早期气流受限的敏感指标，吸入支气管扩张剂后其值低于70%可确定为不完全可逆的气流受限，是诊断慢阻肺的肺功能的金指标。FEV_1是临床上评估慢阻肺严重程度和支气管扩张剂疗效的最重要的指标，而包括TLC、FRC、RV等在内的肺容量的增加往往提示患者存在肺过度充气的情况，多于患者活动耐力的下降和呼吸困难的症状明显相关，也可以作为评价慢阻肺疗效的重要指标之一。肺泡隔破坏及肺毛细血管床的丧失可使患者弥散功能受损，表现为一氧化碳弥散量降低。气流受限严重程度的肺功能分级见表24-1。

表24-1 气流受限严重程度肺功能分级

肺功能分级	气流受限程度	FEV_1 占预计值%
Ⅰ级	轻度	≥80%
Ⅱ级	中度	50%~79%
Ⅲ级	重度	30%~49%
Ⅳ级	极重度	<30%

（2）胸部X线：慢阻肺早期胸片可能无变化，以后可出现肺纹理增粗、紊乱等非特异性改变，也可出现肺透亮度增加、容积增大、肋骨走向变平、横膈位置低平、心影狭长、肺门血管残根改变、肺大疱等肺气肿改变。晚期可以出现肺动脉膨隆、右下肺动脉增宽、右心增大等肺动脉高压及肺心病的表现。X线胸片改变对本病的诊断特异性不高，主要作为确定肺部并发症及与其他肺疾病鉴别之用。

（3）胸部CT：可见慢阻肺小气道改变、肺气肿表现及并发症表现，可用于鉴别诊断。另外，肺CT对于分辨小叶中心肺气肿及全小叶肺气肿，能除外肺外结构影像的重叠，定量显示早期肺气肿。肺CT用于确定肺大疱的数量和大小有很高的敏感性和特异性，可以用于评估肺大疱切除术及肺减容手术的疗效。

（4）血气检查：对确定发生低氧血症、高碳酸血症、酸碱平衡失调以及判断呼吸衰竭的类型有重要价值。慢阻肺的患者常先表现为低氧血症，随着疾病的发展逐渐出现高碳酸血症。

2. 可选检查

（1）血常规：本病合并细菌感染时，外周血白细胞增高，核左移。长期低氧患者可以出现血红蛋白及红细胞增加。

（2）痰培养：可能查出病原菌。

（3）呼吸困难问卷（mMRC问卷）：0级，剧烈活动时出现呼吸困难；1级，平地快步行走或爬缓坡时出现呼吸困难；2级，由于呼吸困难平地行走比同龄人慢或需要停下来休息；3级，平地行走100米左右或数分钟后即需要停下来喘气；4级，因严重呼吸困难而不能离开家或在穿脱衣服时即出现呼吸困难。

（4）慢阻肺患者自我评估测试（慢阻肺 assessment test，CAT）：见表24-2。

表 24 - 2　慢阻肺患者自我评估测试

我从不咳嗽	1	2	3	4	5	6	我总是在咳嗽
我一点痰也没有	1	2	3	4	5	6	我有很多很多痰
我没有任何胸闷的感觉	1	2	3	4	5	6	我有很严重的胸闷感觉
当我爬坡或上 1 楼梯时，没有气喘的感觉	1	2	3	4	5	6	当我爬城或上 1 层楼梯时，感觉严重喘不过气来
我在家里能够做任何事情	1	2	3	4	5	6	我在家里做任何事情都很受影响
尽管我有肺部疾病，但对外出很有信心	1	2	3	4	5	6	由于我有肺部疾病，对离开家一点信心都没有
我的睡眠非常好	1	2	3	4	5	6	由于我有肺部疼病，睡眠相当差
我精力旺盛	1	2	3	4	5	6	我一点精力都没有

注：数字 0 ~ 5 表示严重程度，请标记最能反映你当前情况的选项，在数字上打 ×，每个问题只能标记 1 个选项。

（5）心电图：可以发现右心肥厚或肺动脉高压等肺心病的表现，特异性好，但敏感性较差。

（6）超声心动图：可以测定肺动脉压力及了解有无右心肥厚扩张。

（7）右心导管检查：通常使用 Swan - Ganz 导管，是一种创伤性检查。可用于诊断肺动脉高压、评价右心功能，是测量肺动脉压力的金标准。

◎并发症

1. 自发性气胸　患者突感胸痛．呼吸困难加重或伴明显发绀。体格检查患侧叩诊呈鼓音，呼吸音减弱或消失。胸部 X 线检查可确诊。多为胸膜下肺大疱破裂所致。少量气胸临床上可以观察随诊。如果是大量胸腔积气或张力性气胸，需要进行胸腔引流。

2. 呼吸衰竭　在呼吸道感染、痰液阻塞、氧疗不当、应用镇静剂等多种诱因下，患者肺功能障碍进一步加重，导致呼吸衰竭，出现低氧血症和二氧化碳潴留的临床表现。

3. 慢性肺源性心脏病　缺氧致肺细小动脉收缩痉挛，肺气肿引起毛细血管床减少、血管重塑以及高碳酸血症均可引起肺动脉高压，右心负荷加重，发生右心肥大或右心衰竭。

4. 肺炎慢阻肺　患者由于下呼吸道气流受限，容易导致细菌定植，从而导致肺炎的发生。肺炎链球菌、流感嗜血杆菌、卡他莫拉菌、需氧革兰阴性杆菌和军团菌等为常见的病原菌。并发肺炎是慢阻肺重要的死亡原因之一，使用恰当抗

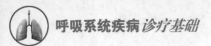

菌药物覆盖常见的病原菌。

◎诊断标准

对于任何有危险因素暴露史，存在呼吸困难、慢性咳嗽、咳痰的患者，要考虑慢阻肺的诊断。肺功能检查存在持续气流受限是诊断慢阻肺的必备条件，即吸入支气管扩张剂后 $FEV_1/FVC < 70\%$ 为确定持续气流受限的界限。并除外可以引起类似症状或肺功能改变的其他疾病即可诊断（表 24 – 3）。

表 24 – 3　可考虑诊断为 COPD 的临床表现

若年龄 >40 岁的患者出现以下任一表现，可考虑 COPD 诊断，并行肺功能检查。但这些临床表现并不能确诊 COPD，但同时出现多个临床表现则提示 COPD。肺功能检查是确诊 COPD 的必备条件
呼吸困难：渐进性(随着时间加重)
典型表现为劳力时加重
持续存在
慢性咳嗽：间歇性，或为干咳
慢性咳痰：任何形式的慢性咳痰均可提示 COPD
危险因素暴露史：吸烟（包括当地盛行的水烟）
吸入烹饪和取暖燃料产生的烟雾
吸入职业性粉尘和化学物质
COPD 家族史

慢阻肺的综合评估

应对慢阻肺患者进行综合评估，包括症状评估、肺功能分级和急性加重风险评估。目前采用 mMRC 分级或 CAT 评分作为症状评估方法。评估急性加重风险有两种方法：①肺功能评估法，气流受限Ⅲ级或Ⅳ级具有高风险；②急性加重病史判断，过去 1 年中急性加重次数≥2 次或上一年因急性加重住院≥1 次具有高风险。综合评估如图 24 – 4 所示。

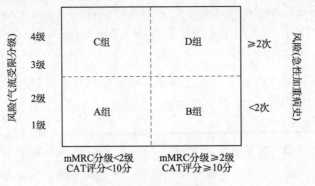

图 24 –4　慢阻肺的综合评估

◎鉴别诊断

表 24 - 4　慢阻肺的鉴别诊断

疾病名	症状/体征鉴别	检验鉴别
慢阻肺	中年起病；多有长期吸烟或有害颗粒物质接触史；慢性咳嗽、咳痰、进行性加重的气短或呼吸困难；查体桶状胸，双肺叩诊过清音、肺下界下移，听诊呼吸音减低、呼气相延长、可闻及干、湿啰音	肺动能：持续气流受限，可逆试验阴性
支气管哮喘	早年发病；多有过敏史或家族史；发作性喘息；体检双肺哮鸣音	肺功能：可逆性气流受限，可逆试验阳性
充血性心力衰竭	多有基础心脏病史；夜间阵发性呼吸困难，端坐呼吸；体检心脏左大，奔马律，双肺底细湿啰音	肺功能：限制性通气功能障碍；胸部 X 片：心脏扩大，肺水肿；超声心动图：心脏扩大，射血分数下降
支气管扩张	儿时麻疹、百日咳病史；反复出现的咳大量脓痰及咯血；体征肺内听诊固定湿啰音，常伴有杵状指	肺 CT：支气管管壁增厚，扩张
肺结核	青壮年发病多；多有结核中毒症状（低热、乏力、盗汗、消瘦、纳差、咯血等）；体征不明显	胸片：上叶尖后段、下叶背段浸润影，部分有支气管播散灶或钙化；痰涂片结核菌阳性；病理干酪坏死性肉芽肿；PPD 强阳性
弥漫性泛细支气管炎	多有慢性鼻窦炎病史；反复发生肺部感染	影像：双肺弥漫小叶中心结节，多合并支气管扩张；冷凝集试验阳性；病理淋巴组织增生，脂肪吞噬细胞聚集，胶原纤维化

◎临床路径

表 24 - 5　慢性阻塞性肺疾病临床路径表单

适用对象：第一诊断为慢性阻塞性肺疾病急性加重期

患者姓名：_____性别：_____年龄：_____门诊号：_____住院号：_____

住院日期：__年__月__日　出院日期：__年__月__日　标准住院日：10 ~ 21 天

时间	住院第 1 ~ 3 天	价格	住院 4 ~ 6 天	价格
主要诊疗工作	□ 询问病史及体格检查 □ 进行病情初步评估，病情严重程度分级 □ 上级医师查房 □ 明确诊断，决定诊治方案 □ 开化验单 完成病历书写		□ 上级医师查房 □ 评估辅助检查的结果 □ 病情评估，根据患者病情调整治疗方案，处理可能发生的并发症 □ 观察药物不良反应 □ 指导吸入装置的正确应用 住院医师书写病程记录	
重点医嘱	长期医嘱： □ 内科护理常规 □ Ⅰ级护理常规（根据病情） □ 持续性低流量吸氧 □ 心电、血氧饱和度监测（必要时） □ 吸痰（必要时） □ 扩张支气管药 □ 祛痰药 □ 保护胃黏膜（必要时） □ 抗菌药（头孢类、喹诺酮类） □ 糖皮质激素（必要时） □ 根据病情调整医嘱 临时医嘱： □ 血常规、血沉 □ 尿常规 □ 大便常规 □ 肝肾功能、血脂、血糖 □ 电解质 □ C - 反应蛋白 □ 凝血功能 □ 胸部正侧位片 □ 心电图 □ B 超 □ 胸部 CT、超声心动图、下肢静脉超声（必要时） □ 0.9% NS 20ml 雾化 bid □ 布地奈德　1ml 雾化 bid □ 沙丁胺醇 2ml 雾化 bid □ 异丙托溴胺 2ml 雾化 bid		长期医嘱： □ 内科护理常规 □ Ⅱ级护理常规（根据病情） □ 持续性低流量吸氧 □ 心电、血氧饱和度监测（必要时） □ 吸痰（必要时） □ 扩张支气管药 □ 祛痰药 □ 保护胃黏膜（必要时） □ 抗菌药（头孢类、喹诺酮类） □ 糖皮质激素（必要时） □ 根据病情调整医嘱 临时医嘱： □ 0.9% NS 20ml 雾化 bid □ 布地奈德　1ml 雾化 bid □ 沙丁胺醇 2ml 雾化 bid □ 异丙托溴胺 2ml 雾化 bid	

续表

时间	住院第 1～3 天	价格	住院 4～6 天	价格
主要护理工作	□　介绍病房环境、设施和设备 □　入院护理评估，护理计划 □　观察患者情况 □　指导氧疗、吸入治疗 □　静脉取血，用药指导 □　进行戒烟建议和健康宣教协助患者完成实验室检查及辅助检查		□　观察患者一般情况及病情变化 □　观察疗效及药物反应 □　指导患者有效的咳嗽排痰方法，指导陪护人员协助患者拍背排痰方法 □　疾病相关健康教育	
病情变异记录	□无　□有，原因： 1. 2.		□无　□有，原因： 1. 2.	
护士签名				
医师签名				

时间	出院前 1～3 天	价格	住院第 10～21 天 （出院日）	价格
主要诊疗工作	□　上级医师查房 □　评估治疗效果 □　确定出院日期及出院后治疗方案 完成上级医师查房记录		□　完成出院小结 □　向患者交代出院后注意事项 □　预约复诊日期	

续表

时间	出院前 1～3 天	价格	住院第 10～21 天 （出院日）	价格
重点医嘱	长期医嘱： □ 内科护理常规 □ Ⅱ级护理常规（根据病情） □ 持续性低流量吸氧 □ 心电、血氧饱和度监测（必要时） □ 吸痰（必要时） □ 扩张支气管 □ 祛痰 □ 保护胃黏膜 □ 抗菌药：头孢类、喹诺酮类 □ 氨基糖苷类（必要时） □ 糖皮质激素（必要时） 临时医嘱： □ 0.9% NS 20ml，雾化，qd □ 布地奈德 1ml，雾化，bid □ 沙丁胺醇 2ml，雾化，bid □ 异丙托溴胺 2ml，雾化，bid □ 电解质		长期医嘱： □ 内科护理常规 □ Ⅱ级护理常规（根据病情） □ 持续性低流量吸氧（必要时） □ 扩张支气管 □ 祛痰 □ 抗菌药：头孢类、喹诺酮类、氨基糖苷类（必要时） □ 糖皮质激素（必要时） 出院带药： □ 沙丁胺醇 2.4mg tid	
主要护理工作	□ 观察患者一般情况 □ 观察疗效、各种药物作用和不良反应 □ 指导呼吸康复训练（根据需要） □ 恢复期心理与生活护理 □ 出院准备指导		□ 出院注意事项（戒烟、避免烟尘吸入、坚持康复锻炼、注意保暖、加强营养） □ 帮助患者办理出院手续 出院指导	
病情变异记录	□无 □有，原因： 1. 2.		□无 □有，原因： 1. 2.	
护士签名				
医师签名				

大概总费用：

治疗

◎治疗目标

管理目标：①减轻当前症状，包括缓解症状、改善运动耐量和改善健康状况；②降低未来风险，包括防止疾病进展及防止和治疗急性加重及减少病死率。

慢阻肺急性加重的治疗目标包括两个方面：①最小化本次急性加重的影响；②预防再次急性加重的发生。因此，临床医生应同时关注慢阻肺患者的短期和长期治疗效应。

目前慢阻肺处理的目标为减轻症状、改善运动能力、改善健康状态、预防疾病进展、防治急性加重以及降低死亡率。首先要减轻患者急性加重的程度。如果患者呼吸困难症状严重，应先缓解呼吸困难症状。GOLD 颁布的慢阻肺全球策略指出：治疗急性加重在缓解患者症状的同时，还应防止再次发生急性加重。但很多患者的认识程度不够，因此需要提示医生，除了缓解症状，防止患者再次发生AECOPD 可能更为重要。很多患者出院后短期内再次入院，就是因为未进行适当的慢阻肺稳定期治疗。因此医生在患者出院时要交代清楚稳定期治疗的药物，督促患者坚持用药，才可能缓解症状、预防复发。

◎治疗细则

1. 稳定期治疗

（1）教育和劝导患者戒烟；因职业或环境粉尘、刺激性气体所致者，应脱离污染环境。

（2）支气管舒张剂：包括短期按需应用以暂时缓解症状及长期规则应用以减轻症状。

①β_2 - 受体激动剂：主要有沙丁胺醇（Salbutamol）气雾剂，每次 100 ~ 200μg（1 ~ 2 喷），定量吸入，疗效持续 4 ~ 5 小时，每 24 小时不超过 8 ~ 12 喷。特布他林（Terbutaline）气雾剂亦有同样作用。长效 β_2 - 肾上腺素受体激动剂有沙美特罗（Salmeterol）、福莫特罗（Formoterol）等每日仅需吸入 2 次。

②抗胆碱能药：短效制剂如异丙托溴铵（Ipratropium）气雾剂，定量吸入，起效较沙丁胺醇慢，持续 6 ~ 8 小时，每次 40 ~ 80μg，每天 3 ~ 4 次。长效抗胆碱药有噻托溴铵（Tiotropium）选择性作用于 M_1、M_3 受体，每次吸入 18μg，每天一次。

③茶碱类药：茶碱缓释或控释片，0.2g，每12小时1次；氨茶碱，0.1g，每日3次。

（3）糖皮质激素：对高风险患者，有研究显示长期吸入糖皮质激素与长效 β_2-肾上腺素受体激动剂联合制剂，可增加运动耐量、减少急性加重发作频率、提高生活质量，甚至有些患者的肺功能得到改善。目前常用剂型有沙美特罗/氟替卡松、福莫特罗/布地奈德。

（4）长期氧疗目的是使患者在海平面水平静息状态下达到 $PaO_2 \geq 60mmHg$ 和（或）使 SaO_2 升至90%，这样才可维持重要器官的功能，保证周围组织的氧气供应。慢阻肺稳定期患者进行长期家庭氧疗，可以提高有慢性呼吸衰竭患者的生存率，对血流动力学、血液学特征、运动能力、肺生理和精神状态都会产生有益的影响。长期家庭氧疗应在极重度慢阻肺患者中应用，具体指征：①$PaO_2 \leq 55mmHg$ 或 $SaO_2 \leq 88\%$，有或无高碳酸血症；②PaO_2 为 55~60mmHg 或 $SaO_2 < 89\%$，并有肺动脉高压、心力衰竭水肿或红细胞增多症（血细胞比容 >0.55）。长期家庭氧疗一般是经鼻导管吸入氧气，流量 1.0~2.0L/min，每日吸氧持续时间 >15h。

2. 急性加重期治疗　慢阻肺急性加重是指患者以呼吸道症状加重为特征的临床事件，其症状变化程度超过日常变异范围并导致药物治疗方案改变。

（1）确定急性加重期的原因及病情严重程度，最多见的急性加重原因是细菌或病毒感染。根据病情严重程度决定门诊或住院治疗（附：门诊或住院治疗的指征）。

到医院就医或住院治疗的指征：

①症状明显加重，如突然出现静息状况下呼吸困难。

②重度慢阻肺。

③出现新的体征或原有体征加重（如发绀、意识改变和外周水肿）。

④有严重的伴随疾病（如心力衰竭或新近发生的心律失常）。

⑤初始治疗方案失败。

⑥高龄。

⑦诊断不明确。

⑧院外治疗无效或条件欠佳。

慢阻肺急性加重患者收入 ICU 的指征：

①严重呼吸困难且对初始治疗反应不佳。

②意识障碍（如嗜睡、昏迷等）。

③经氧疗和无创机械通气低氧血症（$PaO_2 < 50mmHg$）仍持续或呈进行性恶化，和（或）高碳酸血症（$PaCO_2 > 70mmHg$）无缓解甚至恶化，和（或）严重

呼吸性酸中毒（pH<7.30）无缓解，甚至恶化。

（2）支气管舒张剂：药物同稳定期。有严重喘息症状者可给予较大剂量雾化吸入治疗，如应用沙丁胺醇500μg或异丙托溴铵500μg，或沙丁胺醇1000μg加异丙托溴铵250~500μg，通过小型雾化器给患者吸入治疗以缓解症状。

（3）低流量吸氧：发生低氧血症者可鼻导管吸氧，或通过文丘里（Venturi）面罩吸氧。鼻导管给氧时，吸入的氧浓度与给氧流量有关，估算公式为吸入氧浓度（%）＝21+4×氧流量（L/min）。一般吸入氧浓度为28%~30%，应避免吸入氧浓度过高引起二氧化碳潴留。

（4）抗菌药物：当患者呼吸困难加重，咳嗽伴痰量增加、有脓性痰时，应根据患者所在地常见病原菌类型及药物敏感情况积极选用抗菌药物治疗。门诊可用阿莫西林/克拉维酸；头孢唑肟0.25g，每日3次；头孢呋辛0.5g，每日2次；左氧氟沙星0.5g，每日1次；莫西沙星0.4g，每日1次；较重者可应用第三代头孢菌素如头孢曲松钠2.0g加于生理盐水中静脉滴注，每天1次。住院患者当根据疾病严重程度和预计的病原菌更积极的给予抗菌药物，一般多静脉滴注给药。如果找到确切的病原菌，根据药敏结果选用抗菌药物。

（5）糖皮质激素：对需住院治疗的急性加重期患者可考虑口服泼尼松龙30~40mg/d，也可静脉给予甲泼尼龙40mg~80mg，每日一次，连续5天。

（6）祛痰剂：溴己新8~16mg，每日3次；盐酸氨溴索30mg，每日3次，酌情选用。

（7）辅助治疗：在监测出入量和血电解质的情况下适当补充液体和电解质，注意维持液体和电解质平衡，注意补充营养，对不能进食者需经胃肠补充要素饮食或给予静脉高营养；对卧床、红细胞增多症或脱水的患者，无论是否有血栓栓塞性疾病史，均需考虑使用肝素或低分子肝素抗凝治疗。此外，还应注意痰液引流，积极排痰治疗（如刺激咳嗽、叩击胸部、体位引流和湿化气道等），识别及治疗合并症（如冠心病、糖尿病和高血压等）及其并发症（如休克、弥漫性血管内凝血和上消化道出血等）。

如患者有呼吸衰竭、肺源性心脏病、心力衰竭，具体治疗方法可参阅有关章节治疗内容。

◎治疗程序

慢阻肺的治疗包括：①最小化本次急性加重的影响；②降低未来风险。因此，慢阻肺的治疗应分为：稳定期和急性加重期。

表 24 – 6　慢阻肺分期及治疗

疾病分期	相关检查	治疗程序	涉及相关外科治疗
稳定期	肺功能检查、胸部 X 线检查、胸部 CT 检查、血气检查、实验室检查	避免或防止粉尘、烟雾及有害气体吸入，支气管舒张剂，糖皮质激素，长期氧疗，祛痰药，抗氧化剂，中医治疗等	肺大疱切除术、肺减容术、支气管镜肺减容术、肺移植术
急性加重期	肺功能检查、胸部 X 线检查、胸部 CT 检查、血气检查、实验室检查	确定急性加重期的原因及病情严重程度决定门诊或住院诊疗，支气管扩张剂、全身糖皮质激素和抗菌药物单一吸入短效 β₂ 激动剂，氧疗，机械通气等	

慢阻肺稳定期的处理原则根据病情的严重程度不同，选择的治疗方法也有所不同。慢阻肺分级治疗药物推荐方案见表 24 – 7。

表 24 – 7　慢阻肺分级治疗药理方案

组别	首选方案	次选方案	替代方案
A 组	SAMA（需要时）或 SARA（需要时）	LAMA 或 LABA 或 SAMA 和 SA-BA	茶碱
B 组	LAMA 或 LABA	LAMA 和 LABA	SABA 和（或）SAMA 茶碱 PDE – 4 抑制剂
C 组	ICS + LABA 或 LAMA	LAMA 和 LABA	SARA 和（或）SAMA 茶碱
D 组	ICS + LABA 或 LAMA	ICS 和 LAMA 或 ICS + LABA 和 LAMA 或 ICS + LABA 和 PED – 4 抑制剂 或 LAMA 和 LARA 或 LAMA 和 PDE – 4 抑制剂	羧甲司坦 SARA 和（或）SAMA 茶碱

SAMA：短效抗胆碱药；SABA：短效 β₂ – 受体激动剂；LAMA：长效抗胆碱药；LABA：长效 β₂ – 受体激动剂；ICS：吸入激素；PDE – 4：磷酸二酯酶 – 4；替代方案中的药物可单独应用或与首选方案和次选方案中的药物联合应用；各栏中药物并非按照优先顺序排序。

◎治疗进展

根据 GOLD 指南 2015 更新、慢性阻塞性肺疾病急性加重（AECOPD）诊治中国专家共识 2014 年修订版等相关共识的指导，确定了慢阻肺急性加重的治疗目标为减轻急性加重的临床表现，预防再次急性加重的发生。根据 AECOPD 严重程度的不同和伴随疾病严重程度的不同，患者可以门诊治疗或住院治疗。

到医院就医或住院治疗的指征：

（1）症状明显加重，如突然出现静息状况下呼吸困难。

（2）重度慢阻肺。

（3）出现新的体征或原有体征加重（如发绀、意识改变和外周水肿）。

（4）有严重的伴随疾病（如心力衰竭或新近发生的心律失常）。

（5）初始治疗方案失败。

（6）高龄。

（7）诊断不明确。

（8）院外治疗无效或条件欠佳。

慢阻肺急性加重患者收入 ICU 的指征：

（1）严重呼吸困难且对初始治疗反应不佳。

（2）意识障碍（如嗜睡、昏迷等）。

（3）经氧疗和无创机械通气低氧血症仍持续或呈进行性恶化，和（或）高碳酸血症无缓解甚至恶化，和（或）严重呼吸性酸中毒无缓解，甚至恶化。

院外治疗：慢阻肺急性加重早期、病情较轻的患者可以在院外治疗，但需注意病情变化，及时决定送医院治疗的时机。院外治疗包括适当增加以往所用支气管舒张剂的剂量及频度，对较严重的病例可给予较大剂量雾化治疗数日，急性加重患者全身使用激素和抗菌药物对治疗有益，可促进病情缓解，缩短康复时间，改善肺功能和动脉血气。症状较重及有频繁急性加重史的患者除使用支气管舒张剂外，还可考虑口服激素，也可用激素联合 SABA 雾化吸入治疗。慢阻肺症状加重，特别是有脓性痰液时应积极给予抗菌药物治疗。抗菌药物的选择应依据患者急性加重的严重程度及常见的致病菌，结合患者所在地区致病菌及耐药菌的流行情况，选择敏感的抗菌药物，疗程为 5~10d。

住院治疗：氧疗、抗菌药物、支气管舒张剂、激素、辅助治疗、机械通气等。

◎护理与照顾

1. 住院慢阻肺患者护理措施

（1）舒适、整洁、安静的环境有利于疾病的恢复：把患者安置在阳光充足、空气新鲜的病室里，每天进行室内通风 1 次，每次 30 分钟，避免对流，同时注意保暖。周围环境去除烟雾、粉尘和刺激性气味，以防刺激呼吸道引起呼吸困难。

（2）舒适的体位：慢性阻塞性肺疾病合并有心功能不全引起的呼吸困难时，取端坐位。当病情稳定、呼吸困难减轻后取半坐卧位。由于患者活动受限，应加强翻身，以防局部皮肤受压过久，引起压疮，必要时可睡充气床垫。

（3）心理护理：由于慢阻肺反复发作，迁延不愈，患病时间较长，医疗经费较大，家庭负担重。使患者产生焦虑、烦恼、渴求、紧张、恐惧、多疑敏感抑郁悲观等心理反应，表现为心烦、气急、胸闷、心悸、纳差、失眠等。可采取的护理措施：对新入院患者热情接待，详细的入院介绍能使之尽快熟悉医院环境；详细的健康教育能让患者了解该病发生的原因、诱发因素、预后及转归，并让患者理解疾病的长期性和难治性，从而得到患者的积极配合；经常与患者交流，了解其心理状态，耐心细致地回答患者的提问，以减轻患者对病症的恐惧和焦虑；以优良的态度娴熟的技术赢得患者的信赖，建立起良好的护患关系。

（4）氧疗的护理：氧疗是解除组织缺氧的综合治疗方法之一，合理应用氧疗是发挥其最佳临床治疗作用的关键。部分慢阻肺患者应给予长期持续氧疗，使用加长双腔鼻导管进行低流量、低浓度吸氧，15～24h/d，持续数年，可纠正低氧血症，降低肺动脉压，降低慢阻肺病死率，延缓其向肺心病方面的发展。慢阻肺患者夜间低氧血症发生率高，可能会引起睡眠障碍，实施夜间氧疗可以有助于睡眠。呼吸道通畅是氧疗的前提和保障。

2. 日常护理及照顾事项　避免或防止吸入粉尘、烟雾及有害气体，教育与督促患者戒烟；鼓励患者腹式呼吸及缩唇呼吸锻炼等，按时来医院复诊。

告知患者慢阻肺的预防主要是避免发病的高危因素、急性加重的诱发因素以及增强机体免疫力。戒烟是预防慢阻肺的重要措施，也是最简单易行的措施，在疾病的任何阶段戒烟都有益于防止慢阻肺的发生和发展。控制职业和环境污染，减少有害气体或有害颗粒的吸入，可减轻气道和肺的异常炎症反应。积极防治婴幼儿和儿童期的呼吸系统感染，可能有助于减少以后慢阻肺的发生。流感疫苗、肺炎链球菌疫苗、细菌溶解物、卡介菌多糖核酸等对防止慢阻肺患者反复感染可能有益。加强体育锻炼，增强体质，提高机体免疫力，可帮助改善机体一般状况。此外，对于有慢阻肺高危因素的人群，应定期进行肺功能监测，以尽可能早期发现慢阻肺并及时予以干预。慢阻肺的早期发现和早期干预重于治疗。

随访

◎随访要点

可以通过家庭随访的方式对慢阻肺患者予以健康教育，采取措施预防疾病的进一步发展，减少慢阻肺患者的再次住院，改善患者的生活质量，提高患者对医患关系的满意度。如人员充足的情况下可采用上门家访的方式，对患者进行基础的疾病检查，并再次结合实际的健康情况实施健康宣教，指导患者院外合理的治疗和生活方式；同时解答患者的咨询，预约患者来院复诊时间。

没有充足人员情况下，对患者进行预约随访，建立患者随访档案，定期完善相关检查，及时给患者提供指导，调整用药用氧及活动。患者出院后6周随访时评价患者对家庭日常生活环境的适应能力；检测肺功能（FEV_1）；对患者的药物吸入技术进行再次评价以及评估患者对治疗方案的理解程度。并对是否需要长期氧疗和（或）家庭雾化治疗进行再评价，考查患者体力活动和日常活动的能力，可进行呼吸困难指数或慢阻肺评估测试的问卷调查以及了解患者合并症的情况。

如果社区医师能够进行家庭随访，那么因急性加重而住院的慢阻肺患者可尽早出院，而再住院率也不会增加。制订治疗计划可以增加合理的干预，缩短急性加重的康复时间。急性加重过程中存在低氧血症的患者，出院前和以后3个月均应检测动脉血气分析和（或）脉氧饱和度。如患者仍存在低氧血症则需要长期氧疗。

各单位可根据情况建立自己的随访档案，表24-8为示例。

表24-8 慢阻肺患者随访服务记录表

姓名： 编号□□□-□□□□□

随访日期		年 月 日	年 月 日	年 月 日	年 月 日
随访方式		1门诊2家庭 3电话□	1门诊2家庭 3电话□	1门诊2家庭 3电话□	1门诊2家庭 3电话□
症状	咳嗽				
	咳痰				
	呼吸困难				
	其他				
体征	口唇发绀				
	哮鸣音/湿啰音				
	下肢水肿				
	其他				

续表

生活方式指导	吸烟	支/天		支/天		支/天		支/天	
	运动	次/周　分钟/次		次/周　分钟/次		次/周　分钟/次		次/周　分钟/次	
	呼吸锻炼								
	心理调整								
实验室检查	血常规								
	其他检查								
用药情况	药物名称1								
	用法	每日次	每次（剂量）	每日次	每次（剂量）	每日次	每次（剂量）	每日次	每次（剂量）
	药物名称2								
	用法	每日次	每次（剂量）	每日次	每次（剂量）	每日次	每次（剂量）	每日次	每次（剂量）
	药物名称3								
	用法	每日次	每次（剂量）	每日次	每次（剂量）	每日次	每次（剂量）	每日次	每次（剂量）
	其他药物								
	用法	每日次	每次（剂量）	每日次	每次（剂量）	每日次	每次（剂量）	每日次	每次（剂量）
	药物不良反应	1. 无　2. 有＿＿＿□		1. 无　2. 有＿＿＿□		1. 无　2. 有＿＿＿□		1. 无　2. 有＿＿＿□	
	服药依从性	1. 规律 2. 间断 3. 不服药　□		1. 规律 2. 间断 3. 不服药　□		1. 规律 2. 间断 3. 不服药　□		1. 规律 2. 间断 3. 不服药　□	
转诊	原因								
	随访结果								
下次随访日期									
随访医生签名									

患者签名：

年　　月　　日

286

◎预后

慢性阻塞性肺疾病是一种常见的可以预防和治疗的呼吸系统疾病，急性加重及其合并症会影响患者整体疾病的严重程度。在全球的资料来看，在疾病的死因构成中，不包括意外死亡，慢阻肺占第四位，在农村也是我们国家的主要死亡原因之一，死亡率很高。

慢阻肺常与其他疾病合并存在，最常见的是心血管疾病、抑郁和骨质疏松，这些合并症可发生在轻、中、重度及严重气流受限的患者中，对疾病的进展产生显著影响，对住院率和病死率也有影响。因此，应努力发现患者的合并症并给予适当的治疗。

慢阻肺不经过规范治疗预后不好，同样是气流受限性的疾病，跟哮喘相比预后很差。往往进行性发展，因为气流受限往往是不完全可逆的，很多患者呼吸道阻塞进行性加重，合并肺气肿，甚至肺心病，终末期的时候会出现呼吸衰竭，甚至是心力衰竭。

◎患者教育

通过教育与管理可以提高患者和有关人员对慢阻肺的认识及自身处理疾病的能力，更好地配合管理，加强预防措施，减少反复加重，维持病情稳定，提高生命质量。主要内容包括：①教育与督促患者戒烟；②使患者了解慢阻肺的病理生理与临床基础知识；③掌握一般和某些特殊的治疗方法；④学会自我控制病情的技巧，如腹式呼吸及缩唇呼吸锻炼等；⑤了解赴医院就诊的时机；⑥社区医生定期随访管理。

具体措施如下：

1. 心理护理　慢阻肺患者因病情缠绵易出现焦虑和消极情绪，应给予更多的关心，向其耐心讲解有关疾病的防治知识，使其树立信心，主动实施自我养护，提高日常生活质量。

2. 指导有效排痰技巧，保持呼吸道通畅　慢阻肺患者常因长期缺氧，胃肠道功能减弱，进食量少，呼吸频率快，不显性失水增多，而致痰液黏稠；加之年老体弱，呼吸肌疲劳，有效排痰能力降低，使痰液更不易咳出。因此，应指导患者掌握有效的排痰方法尤为重要。有效排痰方法如下。

（1）嘱患者坐位或立位，深吸气后屏气，身体边向前倾，两臂交叉放于两侧腹部约 2 秒，然后张口连咳两声，咳嗽时收缩腹肌，腹壁内收双手仍持续按压腹部帮助咳嗽，停止咳嗽后缩唇将余气尽量呼出，身体回位。休息几分钟后再重复以上动作 2 ~ 3 次。

（2）爆发性咳嗽：先深吸气后声门关闭，随后胸膜骤然收缩，咳嗽一声将气流冲出。

（3）发声性咳嗽：嘱患者深吸气而后张口保持声门开放后咳嗽。鼓励患者经常变换体位，协助患者拍背，配合超声雾化吸入或空气压缩泵雾化吸入化痰消炎药。

3. 肺功能锻炼

（1）呼吸操指导患者取仰卧位，手放于胸骨下端双侧肋缘交界处，平静呼吸后在呼气时将手轻轻向下压，让腹肌对抗自己的手。一般连续 5 ~ 7 次后休息片刻，再继续进行，经过此种训练后，大多数患者的肺通气功能均有明显改善，提高了患者活动时的耐受能力。

（2）缩唇呼吸指导患者吸气时令气体从鼻孔进入，呼气时缩拢口唇呈口哨样，让气体均匀的自双唇之间逸出，吸气与呼气的时间比例为 1:2，每次 10 分钟，每天 3 ~ 4 次。实践证明，长期实施此法可以改善患者的呼吸功能，有助于体内 CO_2 的排出。

4. 氧疗　指导加强正确的氧疗指导，避免出现浓度过高或过低而影响氧疗效果。向患者讲解吸氧的目的、方法及氧疗的重要性，一般主张持续低流量吸氧，氧流量 1 ~ 2L/min，FiO_2 为 24% ~ 48%，每天吸氧时间不少于 15 小时。同时注意及时清理鼻腔分泌物，保持有效吸氧，以改善缺氧症状，增加运动耐受能力，减轻呼吸困难，缓解肺动脉高压，延缓疾病的发展过程。

5. 加强营养，提高机体抵抗力　慢阻肺患者身体慢性消耗，营养差，应指导科学膳食，进高蛋白、高热量、高维生素低脂易消化饮食，如瘦肉、蛋、奶、鱼、蔬菜、水果等。鼓励患者少量多次饮水，每日饮水量不少于 1500ml，以稀释痰液利于排出；少食多餐避免加重喘憋。根据患者的具体情况，鼓励适当活动，如太极拳、散步、做一些力所能及的活动等；吸烟患者劝其戒烟，养成良好的生活习惯。

6. 预防上感　上感是引发慢阻肺的主要诱因，因此，应指导患者：

（1）注意避免受凉、过劳等诱因，气温变化时及时增减衣服。

（2）在上感流行期间尽量不去公共场所，避免接触流感患者，可口服板蓝根颗粒等预防。

◎参考文献

[1] 蔡柏蔷，李龙芸. 协和呼吸病学. 2 版. 北京：中国协和医科大学出版社，2010.

［2］GOLD Executive Committee. Global strategy for the diagnosis, management, and prevention of chronic obstructive pulmonary disease（Revised 2016）. www. goldcopd. com.

［3］葛均波，徐永建. 内科学. 8 版. 北京：人民卫生出版社，2013.

［4］中华医学会呼吸病学分会慢性阻塞性肺疾病学组. 慢性阻塞性肺疾病诊治指南. 2013 版. 中华结核和呼吸杂志，2013，36：1－10.

［5］慢性阻塞性肺疾病急性加重（AECOPD）诊治专家组. 慢性阻塞性肺疾病急性加重（AECOPD）诊治中国专家共识. 2014 年修订版. 国际呼吸杂志，2014，34：1－11.

第 25 章 　支气管哮喘 〈〈〈〈

◎ 概况

　　支气管哮喘是由多种炎症细胞和细胞组分参与的气道慢性炎症性疾患。这种慢性炎症导致气道高反应性，通常出现广泛多变的可逆性气流受限，反复发作性的喘息、气急、胸闷或咳嗽等症状，常在夜间和（或）清晨发作、加剧，多数患者可自行缓解或经治疗缓解。

　　哮喘的病因和发生机制非常复杂，受到遗传和环境因素的双重影响。基因与基因或基因与环境之间的相互作用可导致哮喘的易感性，免疫系统发育状况以及幼儿时期是否罹患感染性疾病等也可影响哮喘的发生。哮喘发病相关的危险因素包括诱发因素和触发因素。诱发因素主要是指宿主因素，多与遗传相关；而触发因素多指环境因素，包括过敏原暴露、感染、职业因子、烟草、室内外空气污染、饮食等。

　　哮喘的发病机制不完全清楚，可概括为免疫 – 炎症反应、神经机制和气道高反应性及其相互作用。

　　哮喘主要表现为反复发作的喘息、气急、胸闷或咳嗽，多与接触变应原、冷空气、物理、化学性刺激、病毒性上呼吸道感染、运动等有关。发作时在双肺可闻及散在或弥漫性、以呼气相为主的哮鸣音，呼气相延长。上述症状可经治疗缓解或自行缓解。

　　哮喘的诊断应结合家族史、临床表现及肺功能检查等综合判断；支气管舒张试验阳性（第 1 秒用力呼气容积（FEV_1）增加 $\geqslant 15\%$，且 FEV_1 增加绝对值 $\geqslant 200\ ml$）是临床最常用的肺功能诊断标准。

　　哮喘根据其临床表现分为急性发作期、慢性持续期和缓解期。哮喘治疗方案应根据哮喘的分期、分级及控制水平进行制订和调整。

　　通过长期规范化治疗，大多数患者可得到控制，儿童哮喘临床控制率可达 95%，成人可达 80%。轻症患者容易控制；病情重、气道反应性增高明显、出现气道重构或伴有其他过敏性疾病者则不易控制。若长期反复发作，可并发肺源性心脏病。

基础

◎定义

哮喘是由多种细胞包括气道的炎性细胞和结构细胞（如嗜酸粒细胞、肥大细胞、T 淋巴细胞、中性粒细胞、平滑肌细胞、气道上皮细胞等）和细胞组分（cellular elements）参与的气道慢性炎症性疾病。这种慢性炎症导致气道高反应性，通常出现广泛多变的可逆性气流受限，并引起反复发作性的喘息、气急、胸闷或咳嗽等症状，常在夜间和（或）清晨发作、加剧，多数患者可自行缓解或经治疗后缓解。

◎流行病学

支气管哮喘是一种世界性疾病，无地域和种族的局限性，男女以及任何年龄段均可发病。尽管近年来哮喘发病率的增加可能与人们对哮喘的认知和诊断有关，我国于 1990 年和 2000 年的两次大规模儿童哮喘患病率调查发现儿童哮喘患病率由 0.91% 上升到 1.54%。据估计目前全球约有 3 亿人罹患哮喘。世界各地哮喘患病率流行病学调查结果不等，儿童哮喘患病率 3.3% ~29%，成人哮喘患病率 1.2% ~25.5%。

我国现有的成人流行病学调查结果显示：哮喘患病率因地区差异在 0.31% ~ 3.38% 之间不等，其中青海、深圳和云南哮喘患病率较低，辽宁、北京和海南等地患病率较高。目前成人哮喘患病率及发病相关危险因素，特别是儿童期没有哮喘的成人新发哮喘的危险因素研究较少。哮喘流行病学资料的不足，已成为全国哮喘防控的瓶颈，影响了哮喘相关卫生政策的干预措施的制定。为全面了解我国各地区哮喘患病情况和相关危险因素，2010~2011 年中国哮喘联盟采用了统一的问卷和调查方案对北京、上海、江苏、广东、辽宁、河南、陕西和四川 8 个城市开展了全国哮喘患病率和相关危险因素的流行病学调查（China Asthma and Risk factors Epidemiologic survey，简称 CARE 研究），调查样本量 164215，发病率 1.24%。

◎病因

哮喘的病因和发生机制非常复杂，受到遗传和环境因素的双重影响。基因与基因或基因与环境之间的相互作用可导致哮喘的易感性，免疫系统发育状况以及幼儿时期是否罹患感染性疾病等也可影响哮喘的发生。但目前哮喘的相关基因尚未完全明确。哮喘发病相关的危险因素包括诱发因素和触发因素。诱发因素主要是指宿主因素，多与遗传相关；而触发因素多指环境因素，包括过敏原暴露、感染、职业因子、烟草、室内外空气污染、饮食等。有些危险因素可能既是触发因素也是诱发因素，而一些哮喘的危险因素却并非哮喘的发病因素如种族、社会经济差异等。

1. 宿主因素

（1）遗传因素：哮喘具有家族聚集性，许多研究表明哮喘患者后代与非哮喘患者后代相比，哮喘患病率及其相关的哮喘表型明显增加。这些遗传性特征不仅是哮喘发病的危险因素，还决定哮喘的治疗效果。

①遗传基因：目前普遍认为哮喘是由多基因所致的复杂遗传病。常见易感基因可分为四类：a. 影响 IgE 介导的气道炎症基因，如 5q23 – 31、11q12 – 13、12q15 – q24；b. 影响特异性 IgE 反应的基因，如 HLA 抗原系统、TCR 基因；c. 影响非特应质所致气道高反应性的基因，如 β_2 – 肾上腺素能受体基因；d. 影响非 IgE 介导的气道炎症基因，如 IFN – γ、IGF – 1、NFκB 基因。

②气道高反应性：气道高反应性（airway hyper responsiveness，AHR）是气道对各种刺激出现过早或过强的反应，导致气道狭窄状态，是哮喘发生和发展的重要危险因素之一，也是支气管哮喘患者所特有的病理生理特征。气道高反应可使哮喘患者对各种内源性和外源性、特异性和非特异性的刺激更为敏感，使哮喘病情恶化，难以控制。它具有遗传性，与血清 IgE 水平、气道炎症密切相关。

（2）性别：多项研究提示哮喘患病率与年龄和性别密切相关。女性一生患哮喘的可能性约高于男性 10.5%。随年龄增长女性哮喘患病率增高可能由于性激素分泌不同以及女性在家务劳动中有更多接触尘螨、动物毛屑等变应原的机会有关。此外，研究发现使用口服避孕药的女性哮喘患者较多，且仅见于正常体重和超重的女性，表明性激素和代谢状态间的相互作用影响气道。

（3）肥胖：肥胖和代谢综合征可能是哮喘发生的危险因素。无论性别，超重或肥胖均增加哮喘的风险，且 BMI 越高哮喘发生风险越大。肥胖还可以降低哮喘患者对激素治疗反应性和增加急性加重的频率。阻塞性睡眠呼吸暂停低通气综合征（OSAHS）也是哮喘发生的危险因素之一。随着 OSAHS 病情加重，哮喘发病风险增高。合并 OSAHS 也是哮难治的重要原因之一。

2. 环境因素

（1）变应原暴露：哮喘主要由接触变应原触发或引起，所以哮喘流行变化的原因主要由变应原变化造成。吸入抗原所致的致敏反应是哮喘发生的危险因素，严重哮喘也多与高水平抗原暴露有关，可通过血清特异性 IgE 测定和皮肤过敏原点刺来检测。致敏反应的发生可能与变应原、数量、暴露时间、年龄、遗传及环境等多种因素的相互作用有关。目前城市居民恶化的家居环境可导致多种与过敏性哮喘相关的室内致敏原存在，使支气管哮喘易于发作，因此避免抗原接触是哮喘治疗的关键。常见的变应原可分为室内变应原和室外变应原。

（2）感染：哮喘患者支气管肺泡灌洗液中的常见病原体有：腺病毒、流感病毒、副流感病毒、呼吸道合胞病毒、肺炎支原体和衣原体。但其具体机制目前尚未完全阐明，可能与感染导致气道黏膜上皮破坏，影响其完整性，增加其通透性；同时引起气道末梢感觉神经炎症、刺激过度释放缓激肽、合成肽等参与气道过敏反应有关。但同时也有一些证据表明，婴幼儿早期的一些特定的呼吸道感染包括麻疹，甚至是 RSV，可以降低哮喘的发展。但这些资料有待进一步证实。哮喘可能影响呼吸道对病毒感染的反应性，而呼吸道感染可以影响哮喘的发生和发展。

（3）职业致敏物：目前已发现 300 多种职业致喘物，且还在继续增多，分为化学物、药物、酶类、动物、植物、金属及刺激性气体。工作相关性哮喘（work - related asthma）包括职业性哮喘、职业加剧性哮喘和职业哮喘样综合征。职业性哮喘（occupational asthma，OA）是由特定职业境中的致喘物而引起的可逆性气流受限和（或）气道高反应性而新发的哮喘。如新的职业接触环境使原已存在的哮喘临床症状加重，则称之为职业加剧性哮喘（work - aggravated asthma）。此外还有一种因棉麻、纤维等纺织品尘粒吸入所致"职业哮喘样综合征"，临床表现为胸部发紧、FEV_1 降低和可逆性气流受限，但无气道高反应和嗜酸性炎症。

（4）空气污染：分为室外和室内污染，空气中的烟雾、废气、冷冻生物气化以及空气中真菌及蟑螂类害虫等均可能刺激呼吸道、激发气道炎症，诱发哮喘发作，导致肺功能下降，引起哮喘恶化并增加了人类对变应原过敏的概率。

室外空气污染物主要有二氧化硫、酸性气溶胶、氮氧化物、臭氧、甲醛和生物污染物等。交通相关空气污染物，如 NO_2、直径 ≤2.5μm 固体或液体细颗粒物（particulate matter 2.5，PM 2.5）以及烟粒等均能增加哮喘发生风险。此外，天气状况和局部地理环境可影响空气污染的程度，在温差大、气压低的地区，哮喘发病率明显增高。全球气候变暖，气温及海平面升高带来的环境空气污染加重、花粉产生增多及气候格局改变都会使哮喘患病率及严重程度增加。

室内空气污染物主要包括微粒子、NO_2、二手烟、臭氧、甲醛等，主要来源于室内建筑和装饰材料、室内燃料的燃烧、烹饪油烟和扬尘等。

（5）吸烟。

（6）社会环境。

①社会经济状态：与工作无压力或压力较小的受试者相比，工作压力很大或极大的受试者，哮喘发生的概率将增加 2 倍，成人哮喘发作的概率增加 50%，该相关性在男女均存在，而且独立于职业、年龄、BMI 或吸烟等危险因素。低社会 - 经济状态与哮喘和呼吸道症状发病风险增加呈正相关，在体力运动者中尤为明显。而室内潮湿与真菌暴露的居住条件也是哮喘发生的危险因素。

②家庭人口：哮喘患病率与家庭中孩子个数相关，独生子女患病率为 7.3%，三个子女的家庭中患病率增至 9.0%，之后随兄弟姐妹人数增加，患病率逐渐下降，而患病率与出生次序无关。提示哮喘与家庭成员的多少呈负相关。

③环境多样性：英国、澳大利亚、新西兰和北美这些英语国家有一个共同特点为人种背景多样化、环境多样化。而人种背景和环境的多样化会导致抗原提呈能力增强、变应原种类增多，意味着诱发过敏反应可能性增大。遗传多样性表现在母亲和胎儿之间遗传越不均衡，胎儿 Th2 偏倚越大，过敏的倾向就越大。

④应激：应激是增加哮喘易感性的独立因子，母亲遭受家庭暴力和居住环境混乱与儿童早期哮喘发病率增加相关，与单因素暴露相比，累积性或多种应激因素暴露使儿童期哮喘发生的风险增加。精神状态欠佳者，较心理健康者近期发生哮喘的概率明显增高，且哮喘发作与精神状态之间呈明显的"剂 - 量效应"。母亲的压力过大将增加儿童喘息的风险，尤其是对于无哮喘家族史的男孩。母亲抑郁情绪在儿童哮喘发生中也起一定作用，产后抑郁持续存在将增加儿童哮喘发生的风险。

◎病理解剖

疾病早期，肉眼观察解剖学上很少见器质性改变。随着疾病发展，病理学变化逐渐明显。肉眼可见肺膨胀及肺气肿，肺柔软疏松有弹性，支气管及细支气管内含有黏稠痰液及黏液栓。支气管壁增厚、黏膜肿胀充血形成皱襞，黏液栓塞局部可出现肺不张。

显微镜下，支气管哮喘气道的基本病理改变为气道炎症和气道重构。气道炎症表现为上皮下多种炎症细胞，包括肥大细胞、吞噬细胞、嗜酸粒细胞、淋巴细胞与中性粒细胞浸润。可出现气道黏膜下组织水肿，微血管通透性增加，支气管内分泌物潴留，支气管平滑肌痉挛，纤毛上皮细胞脱落，基底膜露出，杯状细胞增生及黏液分泌增加等病理改变。若哮喘长期反复发作，则出现气道重构的改变，表现为支气管平滑肌层增厚，气道上皮下纤维化、气道与血管周围胶原沉积增加、基底膜增厚和透明样变、血管增生等。

◎病理生理

哮喘的发病机制不完全清楚，可概括为免疫－炎症反应、神经机制和气道高反应性及其相互作用。

1. 免疫－炎症机制　免疫系统在功能上分为体液（抗体）介导的和细胞介导的免疫，均参与哮喘的发病。

（1）抗原通过抗原递呈细胞激活 T 细胞，活化的辅助性 T 细胞（主要是 Th2 细胞）产生白细胞介素（IL）－4、IL－5、IL－10 和 IL－13 等进一步激活 B 淋巴细胞，后者合成特异性 IgE，并结合于肥大细胞和嗜酸粒细胞等细胞表面的 IgE 受体。若变应原再次进入体内，可与结合在细胞的 IgE 交联，使该细胞合成并释放多种活性介质导致平滑肌收缩、黏液分泌增加、血管通透性增高和炎症细胞浸润等。炎症细胞在介质的作用下又可分泌多种介质，使气道病变加重，炎症浸润增加，产生哮喘的临床症状，这是一个典型的变态反应过程。

根据变应原吸入后哮喘发生的时间，可分为速发型哮喘反应（IAR）、迟发型哮喘反应（LAR）和双相型哮喘反应（OAR）。IAR 几乎在吸入变应原的同时立即发生反应，15~30 分钟达高峰，2 小时后逐渐恢复正常。LAR 约 6 小时左右发病，持续时间长，可达数天。而且临床症状重，常呈持续性哮喘表现，肺功能损害严重而持久。LAR 是由于气道慢性炎症反应的结果。

（2）活化的 Th（主要是 Th2）细胞分泌的细胞因子，可以直接激活肥大细胞、嗜酸粒细胞及肺泡吞噬细胞等多种炎症细胞，使之在气道浸润和聚集。这些细胞相互作用可以分泌出许多种炎症介质和细胞因子，构成了一个与炎症细胞相互作用的复杂网络，使气道收缩，黏液分泌增加，血管渗出增多。根据介质产生的先后可分为快速释放性介质，如组胺；继发产生性介质，如前列腺素（PG）、白三烯（LT）、血小板活化因子（PAF）等。肥大细胞激活后，可释放出组胺、嗜酸粒细胞趋化因子（ECF）、中性粒细胞趋化因子（NCF）、LT 等介质。肺泡吞噬细胞激活后可释放血栓素（TX）、PG、PAF 等介质。进一步加重气道高反应性和炎症。

（3）各种细胞因子及环境刺激因素亦可直接作用于气道上皮细胞，后者分泌内皮素－1（ET－1）及基质金属蛋白酶（MMP）并活化各种生长因子，特别是转移生长因子－β（TGF－β）。以上因子共同作用于上皮下成纤维细胞和平滑肌细胞，使之增殖而引起气道重塑。

（4）由气道上皮细胞、包括血管内皮细胞产生的黏附分子（AMs）可介导白细胞与血管内皮细胞的黏附，白细胞由血管内转移至炎症部位，加重了气道炎症过程。

总之，哮喘的炎症反应是由多种炎症细胞、炎症介质和细胞因子参与的相互作用的结果，关系十分复杂，有待进一步研究。

2. 神经机制　神经因素也被认为是哮喘发病的重要环节。支气管受复杂的自主神经支配。除胆碱能神经、肾上腺素能神经外，还有非肾上腺素能非胆碱能（NANC）神经系统。支气管哮喘与 β 肾上腺素受体功能低下和迷走神经张力亢进有关，并可能存在有 α 肾上腺素能神经的反应性增加。NANC 能释放舒张支气管平滑肌的神经介质如血管活性肠肽（VIP）、一氧化氮（NO）及收缩支气管平滑肌的介质如 P 物质、神经激肽，两者平衡失调，则可引起支气管平滑肌收缩。

3. 气道高反应性（airway hyperresponsiveness，AHR）　表现为气道对各种刺激因子出现过强或过早的收缩反应，是哮喘患者发生发展的另一个重要因素。目前普遍认为气道炎症是导致气道高反应性的重要机制之一，当气道受到变应原或其他刺激后，由于多种炎症细胞、炎症介质和细胞因子的参与，气道上皮的损害和上皮下神经末梢的裸露等而导致气道高反应性。AHR 常有家族倾向，受遗传因素的影响。AHR 为支气管哮喘患者的共同病理生理特征，然而出现 AHR 者并非都是支气管哮喘，如长期吸烟、接触臭氧、病毒性上呼吸道感染、慢性阻塞性肺疾病（COPD）等也可出现 AHR。

◎分类分型

哮喘可分为急性发作期、非急性发作期。

1. 急性发作期　指喘息、气促、咳嗽、胸闷等症状突然发生，或原有症状急剧加重。以呼气流量降低为其特征。

2. 非急性发作期　亦称慢性持续期，指患者虽然没有急性发作，但在相当长的时间内仍有不同频度和不同程度的喘息、气促、咳嗽、胸闷等症状，可伴有肺通气功能降低。可分为间歇性、轻度持续、中度持续和重度持续 4 级，主要用于临床研究。目前应用最广泛的是根据哮喘控制水平分类，分为控制良好、部分控制、未控制三级。

◎预防

1. 明确并减少危险因素的接触，避免或消除产生变态反应的各种因素。

2. 早期诊断，及早治疗。

3. 积极控制气道炎症和症状，防止病情恶化，避免并发症产生。

◎筛查

1. 根据患者典型临床症状（发作性胸闷、咳嗽和呼吸困难）可以迅速作出诊断。

2. 肺功能可以判断气流受限程度、可逆性、易变性、气道高反应性，可以帮助诊断支气管哮喘。

3. 测定变态反应状态有助于确定某一具体患者哮喘发作的危险因子。

4. 对于有哮喘样发作症状，但肺功能正常的患者，气道反应性测定有助于哮喘的确诊。

诊断

◎问诊与查体

1. 家族史、过敏体质。

2. 诱发因素。

3. 反复发作性气喘、咳嗽。

4. 夜间（凌晨）发作特点。

5. 缓解方式。

6. 双肺呼气期哮鸣音。

◎疾病演变

1. 以下为哮喘相关死亡高危因素的患者　①曾经有过气管插管或机械通气的濒于致死性哮喘的病史；②过去 1 年中因为哮喘而住院或看急诊；③正在使用或最近刚刚停用口服激素；④目前未使用吸入激素；⑤过分依赖速效 β_2-受体激动剂，特别是每月使用沙丁胺醇（或）等效药物超过 1 支的患者；⑥有心理疾病或社会心理问题，包括使用镇静剂；⑦有对哮喘治疗计划不依从的历史。

2. 预后　通过长期的规范化治疗，儿童哮喘临床控制率可达 95%，成人可达 80%。轻症患者易控制，病情重，气道反应性增高明显，出现气道重构，伴有其他过敏性疾病者则不易控制，若长期反复发作，可并发肺源性心脏病。

3. 病死率　世界范围内哮喘的死亡率在逐渐增高。可引起死亡的危险因素包括：有过威胁生命的急性发作史、最近一年内有因哮喘住院史、有社会心理问题、有因哮喘而气管插管史、最近激素减量或停药、治疗的依从性差等。重症哮喘的发生率约为 20%，死亡率为 3.35%~5.82%。哮喘的致死原因有：窒息，占哮喘死亡的70%；严重的心律失常，多与低钾、低镁血症、重度缺氧和酸中毒相关；呼吸衰竭；严重的并发症，如严重的心力衰竭、感染、酸碱失衡、电解质紊乱、气胸和休克等均可导致死亡。

◎辅助检查

1. 优先检查

（1）支气管激发试验：用于测定气道反应性。如果患者就诊时 FEV_1 或 PEF 测定值在正常范围内，无其他禁忌证时，可以谨慎地试行支气管激发试验。吸入激发剂后，FEV_1 或 PEF 的下降 ≥20%，即可确定为支气管激发试验阳性。主要意义：①辅助诊断哮喘；②评估哮喘严重程度和预后；③判断治疗效果

（2）支气管舒张试验：测定气流受限的可逆性。对于一些已有支气管痉挛、狭窄的患者，采用一定剂量的支气管舒张剂使狭窄的支气管舒张，以测定其舒张程度的肺功能试验，称为支气管舒张试验。若患者吸入支气管舒张剂后，FEV_1 或 PEF 改善率 ≥15% 可诊断支气管舒张试验阳性。主要意义：①辅助诊断哮喘。对有些肺功能较差，如 FEV_1 < 60% 预计值患者，不宜做支气管激发试验时，可采用本试验；②指导用药。

（3）呼气高峰流量（PEF）的测定和监测：是反映哮喘患者气流受限程度的一项客观指标。哮喘患者 PEF 值的变化规律是凌晨最低，午后或晚上最高，昼夜变异率 ≥20% 则提示哮喘的诊断。主要意义：定期监测 PEF 可以早期诊断和预示哮喘病情的恶化。

（4）呼吸功能检查：在哮喘发作时有关呼气流量的全部指标均显著下降，第1秒用力呼气容积（FEV_1）、第1秒钟用力呼气容积占用力肺活量比值（$FEV_1/FVC\%$）、最大呼气中期流量（MMER）、25% 与 50% 肺活量时的最大呼气流量（MEF25% 和 MEF50%）以及高峰呼气流量（PEF）均减少。缓解期可逐渐恢复。有效支气管舒张药可使上述指标好转。主要意义：协助诊断。

2. 可选检查

（1）血常规：嗜酸粒细胞增高，合并感染可有白细胞数增高，分类中性粒细胞比例增高。主要意义：①血嗜酸粒细胞比值增高有助于与慢性支气管炎等疾病鉴别；②明确有无感染因素。

（2）痰液检查：涂片可见较多嗜酸粒细胞，合并感染时可检出或培养出细菌、真菌。主要意义：明确有无呼吸道细菌感染，有助于病原菌诊断及指导治疗。

（3）动脉血气分析：急性发作时可出现呼吸性碱中毒。当病情进一步发展，

可表现呼吸性酸中毒。也可合并代谢性酸中毒。主要意义：协助治疗。

（4）胸部影像学检查：早期在哮喘发作时可见两肺透亮度增加，呈过度充气状态；在缓解期多无明显异常。如并发呼吸道感染，可见肺纹理增加及炎性浸润阴影。主要意义：①明确有无并发症如肺不张、气胸或纵隔气肿；②鉴别其他疾病。

（5）特异性变应原检测包括变应原皮肤试验及特异性 IgE 抗体（sIgE）主要意义：评价患者过敏状态，对哮喘的诊断和鉴别诊断都有一定意义。

◎并发症

1. 急性并发症

（1）气胸。

（2）纵隔气肿。

（3）肺不张。

2. 慢性并发症

（1）慢性阻塞性肺疾病：长期反复发作或感染。

（2）支气管扩张。

（3）慢性肺源性心脏病。

◎诊断标准

1. 诊断依据

（1）呼吸道症状病史：发作性喘息、气短、胸闷和咳嗽。

（2）确诊的呼气性气流受限。

①肺功能变化很大和气流受限。

②支气管扩张剂可逆性试验阳性。

③2 周以上进行的每天两次 PEF 测试结果变化很大。

④4 周抗感染治疗后肺功能显著改善。

⑤运动激发试验阳性。

⑥支气管激发试验阳性。

⑦不同随访期间肺功能变化很大。

2. 诊断标准

（1）反复发作喘息、气急、胸闷或咳嗽，多与接触变应原、冷空气、物理、化学性刺激、病毒性上呼吸道感染、运动等有关。

（2）发作时在双肺可闻及散在或弥漫性，以呼气相为主的哮鸣音，呼气相延长。

（3）上述症状可经治疗缓解或自行缓解。

（4）除外其他疾病所引起的喘息、气急、胸闷和咳嗽。

（5）临床表现不典型者（如无明显喘息或体征）应至少具备以下1项试验阳性：①支气管激发试验或运动试验阳性；②支气管舒张试验阳性［第1秒用力呼气容积（FEV_1）增加≥15%，且FEV_1增加绝对值≥200 ml］；③PEF昼夜（或2周）变异率≥20%。

符合1～4条或4、5条者，可以诊断为支气管哮喘。

3. 分期 根据临床表现，支气管哮喘可分为急性发作期（exacerbation）、慢性持续期（persistent）和缓解期。慢性持续期是指在相当长的时间内，每周均不同频度和（或）不同程度地出现症状（喘息、气急、胸闷、咳嗽等）；缓解期系指经过治疗或未经治疗症状、体征消失，肺功能恢复到急性发作前水平，并维持4周以上。

◎诊断程序

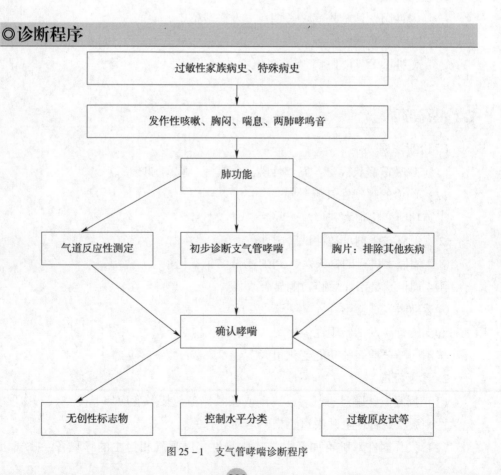

图 25 - 1　支气管哮喘诊断程序

◎鉴别诊断

1. 6 ~ 11 岁组（表 25 - 1）

表 25 - 1　支气管哮喘鉴别诊断（6 ~ 11 岁）

疾病名	体征/症状鉴别	检验鉴别
慢性上气道咳嗽综合征	喷嚏、发痒、鼻塞、咽喉异物感	肺功能测定、支气管激发试验、鼻窦 CT 等
异物吸入	异物吸入史、症状突发、单侧喘鸣	胸部 X 片、支气管镜
支气管扩张	反复感染、咳嗽、咳黄脓痰、咯血	双肺高分辨 CT、肺功能测定
原发性纤毛运动障碍	反复感染、咳嗽、咳痰、鼻窦炎	支气管黏膜上皮或鼻腔黏膜电镜检查
先天性心脏病	心脏杂音、发绀、晕厥、生长发育差	心脏彩超、心电图
支气管肺发育不全	早产，出生后即出现呼吸窘迫症状	X 线
囊性纤维化	严重咳嗽、大量黏液痰、胃肠道症状	X 线、肠黏膜活组织检查

2. 12 ~ 39 岁组（表 25 - 2）

表 25 - 2　支气管哮喘鉴别诊断（12 ~ 39 岁）

疾病名	体征/症状鉴别	检验鉴别
慢性上气道咳嗽综合征	喷嚏、发痒、鼻塞、咽喉异物感	肺功能测定、支气管激发试验、鼻窦 CT 等
声带功能障碍	呼吸困难、吸气喘息（喘鸣）	喉镜
过度换气，呼吸功能障碍	头晕、感觉异常、叹息样呼吸	
支气管扩张	反复感染、咳嗽、咳黄脓痰、咯血	双肺高分辨 CT、肺功能测定
囊性纤维化	严重咳嗽、大量黏液痰、胃肠道症状	X 线、肠黏膜活组织检查
先天性心脏病	心脏杂音、晕厥、生长发育差	心脏彩超
α_1 - 抗胰蛋白酶缺乏	呼吸短促、早发肺气肿家族史	α_1 - AT 含量测定、Pi 表型分析
异物吸入	异物吸入史、症状突发、单侧喘鸣	胸部 X 片、支气管镜

3. 40 岁及以上组（表 25 - 3）

表 25 - 3　支气管哮喘鉴别诊断（40 岁及以上）

疾病名	体征/症状鉴别	检验鉴别
声带功能障碍	呼吸困难、吸气喘息（喘鸣）	喉镜

疾病名	体征/症状鉴别	检验鉴别
过度换气，呼吸功能障碍	头晕、感觉异常、叹息样呼吸	
COPD	慢性咳嗽、咳痰、劳力性呼吸困难、吸烟史或有害物质暴露史	肺功能测定、支气管舒张试验、支气管激发试验、胸部 CT 等
支气管扩张	反复感染、咳嗽、咳黄脓痰、咯血	双肺高分辨 CT
心脏衰竭	劳力性呼吸困难，常夜间发生、双下肢浮肿、双肺湿性啰音	心脏彩超、BNP、肌钙蛋白
药物相关的咳嗽	血管紧张素转化酶（ACE）抑制剂治疗史	停药 2~4 周观察咳嗽情况
肺间质性疾病	劳力性呼吸困难、干咳、杵状指，可有结缔组织性疾病及肿瘤等原发病	支气管镜、双肺高分辨 CT、外科肺活检
肺栓塞	突然发生呼吸困难、胸痛、咯血、烦躁不安、濒死感	D – 二聚体、凝血功能、心脏彩超、下肢静脉彩超
上气道阻塞	吸气性呼吸困难，对支气管扩张剂无反应	胸部影像、支气管镜

◎临床路径

支气管哮喘临床路径（2009 年版）

一、适用对象

第一诊断为支气管哮喘（非危重）（ICD – 10：J45）。

二、诊断依据

根据《支气管哮喘防治指南》（中华医学会呼吸病学分会哮喘学组修订，2008 年）。

1. 反复发作喘息、气急、胸闷或咳嗽，多与接触变应原、冷空气、物理、化学性刺激以及病毒性上呼吸道感染、运动等有关。

2. 发作时在双肺可闻及散在或弥漫性、以呼气相为主的哮鸣音。

3. 上述症状和体征可经治疗缓解或自行缓解。

4. 除外其他疾病所引起的喘息、气急、胸闷和咳嗽。

5. 临床表现不典型者，应至少具备以下 1 项试验阳性：①支气管激发试验或运动激发试验阳性；②支气管舒张试验阳性 FEV_1 增加 ≥12%，且 FEV_1 增加绝对值 ≥200ml；③呼气流量峰值（PEF）日内（或 2 周）变异率 ≥20%。

三、治疗方案的选择

根据《支气管哮喘防治指南》（中华医学会呼吸病学分会哮喘学组修订，2008 年）。

1. 根据病情严重程度及治疗反应选择方案。

2. 必要时行气管插管和机械通气。

四、标准住院日

为 7 ~ 14 天。

五、进入路径标准

1. 第一诊断必须符合 ICD – 10：J45 支气管哮喘疾病编码。

2. 当患者同时具有其他疾病诊断，但在住院期间不需要特殊处理也不影响第一诊断的临床路径流程实施时，可以进入路径。

六、入院后第 1 ~ 3 天

1. 必需的检查项目

（1）血常规、尿常规、大便常规。

（2）肝肾功能、电解质、血糖、血沉、C – 反应蛋白（CRP）、血气分析、D – 二聚体（D – dimer）、感染性疾病筛查（乙肝、丙肝、梅毒、艾滋病等）。

（3）胸部正侧位片、心电图、肺功能（病情允许时）。

2. 根据患者病情选择　血清过敏原测定、胸部 CT、超声心动图、血茶碱浓度、痰病原学检查等。

七、治疗方案与药物选择

1. 一般治疗　氧疗，维持水、电解质、酸碱平衡等。

2. 支气管扩张剂　首选速效 β_2 受体激动剂吸入制剂，也可使用抗胆碱能药物（吸入制剂）、茶碱类药物。

3. 抗炎药物　糖皮质激素、抗白三烯药物等。

4. 抗过敏药　根据病情选用。

5. 根据病情严重程度及治疗反应调整药物和治疗方案。

八、出院标准

1. 症状缓解。

2. 病情稳定。

3. 没有需要住院治疗的合并症和（或）并发症。

九、变异及原因分析

1. 治疗期间出现并发症，需特殊诊断和治疗，导致住院时间延长。

2. 严重哮喘发作需行气管插管和机械通气维持者，退出本路径。

3. 常规治疗效果不佳，需特殊诊断和治疗，导致住院时间延长。

治疗

◎治疗目标

　　支气管哮喘是一种慢性疾病，严重影响患者的生活、学习和工作，虽然目前还不能治愈，但通过长期规范的治疗可使大多数患者的病情得到控制。哮喘治疗的目标是：①有效控制急性发作症状并维持最轻的症状，甚至无任何症状；②防止哮喘的加重；③尽可能使肺功能维持在接近正常水平；④保持正常活动（包括运动）的能力；⑤避免治疗过程中发生药物不良反应；⑥防止发生不可逆的气流受限；⑦降低哮喘死亡率。

◎治疗细则

　　哮喘根据其临床表现分为急性发作期、慢性持续期和缓解期。哮喘治疗方案应根据哮喘的分期、分级及控制水平进行制订和调整。

一、急性发作期治疗

　　哮喘急性发作的治疗取决于发作的严重程度以及对治疗的反应。如果患者突然出现咳嗽、气喘、胸闷、气促，而且进行性加重，平时所用的常规平喘药效果不明显时就应及时到医院治疗，以尽快缓解症状，纠正低氧血症，恢复肺功能，同时还需要制订长期治疗方案以预防再次急性发作。

1. 轻度和部分中度急性发作　轻度和部分中度急性发作的患者可以在家或社区中治疗。首选吸入速效 β_2 - 受体激动剂如沙丁胺醇或特布他林，在第 1 小时每 20 分钟吸入 2 ~ 4 喷。随后根据治疗反应，轻度急性发作可调整为每 3 ~ 4 小时 2 ~ 4 喷，中度发作每 1 ~ 2 小时 6 ~ 10 喷。如若没有吸入制剂可选用沙丁胺醇 2 ~ 4mg、特布他林 1.25 ~ 2.5mg、茶碱缓释片 0.1g 或泼尼松 10mg 口服。快速起效的长效 β_2 - 受体激动剂如福莫特罗维持作用时间长，疗效与短效 β_2 - 受体激动剂相当，在急性发作早期可通过增加布地奈德（福莫特罗）次数以预防或降低急性发作的严重程度。

如果对治疗反应良好（呼吸困难显著缓解，PEF > 80% 预计值或个人最佳值，且疗效维持 3 ~ 4 小时），通常不需要使用其他药物，但应对治疗方案进行升级。如对治疗反应不完全，尤其是在控制性治疗的基础上发生的急性发作，应口服激素（泼尼松龙 0.5 ~ 1mg/kg 或等效剂量的其他激素），必要时应及时到医院就诊。

2. 部分中度和所有重度急性发作　部分中度和所有重度急性发作的患者均应到医院治疗。治疗方法如下：①吸氧纠正低氧血症。②应用沙丁胺醇（2.5mg）或特布他林（5mg）等 β_2 - 受体激动剂雾化溶液以氧气或压缩空气为动力持续或间断（每 20min）雾化吸入。可与抗胆碱能制剂（如异丙托溴铵）联用。③考虑使用茶碱类药物，如患者近 24 小时内未用过茶碱类药物时，可首先使用负荷剂量氨茶碱（4 ~ 6mg/kg），缓慢静脉注射，注射时间应 > 20 分钟，然后给予维持量 0.6 ~ 0.8mg/（kg·h）静脉滴注。多索茶碱不良反应较少，可静脉注射（0.2g/12h）或静脉滴注（0.3g/d）。④尽早使用全身糖皮质激素。对中度发作者可口服泼尼松，每次 10mg，3 ~ 4 次/日。对速效 β_2 - 受体激动剂初始治疗反应不完全或疗效不能维持，以及在口服激素基础上仍然出现中度以上急性发作的患者，应尽早给予琥珀酸氢化可的松 400 ~ 1000mg/d，或甲泼尼龙 80mg ~ 160mg/d，分次静脉注射或静脉滴注。静脉使用激素原则是足量、短程，无激素依赖倾向者可在短期（3 ~ 5d）内停药；有激素依赖倾向者应延长给药时间，控制哮喘症状后改为口服给药，并逐步减少激素用量。⑤大多数哮喘急性发作并非由细菌感染引起，一般不需要使用抗菌药物，除非有细菌感染证据或属于重度或危重哮喘急性发作才考虑使用抗菌药物。

3. 重度和危重哮喘急性发作　重度和危重哮喘急性发作患者经过上述药物治疗，临床和肺功能无改善甚至继续恶化，应及时给予机械通气治疗，其指征主要包括：意识改变、呼吸肌疲劳、$PaCO_2 \geqslant 45mmHg$ 等。可先采用经鼻或面罩无创机械通气，若无效应及早行气管插管机械通气。

二、长期治疗方案的确定

哮喘的治疗应以患者的病情严重程度为基础，根据其病情控制水平选择适当的治疗方案。哮喘药物的选择既要考虑药物的疗效及其安全水平，也要考虑到患者的实际状况，如经济收入和当地的医疗资源等。要为每例初诊患者制订哮喘的防治计划，定期随访、监测，改善患者的依从性，并根据患者的病情变化及时修订治疗方案。

1. 治疗级别的选择 哮喘的阶梯治疗分5级，对以往未经规范治疗的初诊哮喘患者可选择2级治疗方案，对哮喘症状明显患者，应直接选择第3级治疗方案，对症状明显且肺功能较差的患者（支气管舒张剂之后 FEV_1 占预计值百分比 <80%）可从4级方案开始治疗。

2. 降级治疗方法 当以现有治疗级别使哮喘得到完全控制，并维持至少3个月以上时，可考虑按以下方法进行降级：①当单独使用中至高剂量吸入激素时，将吸入激素剂量减少50%，如仍能维持完全控制，3个月后再减量50%，如此下去，直至最低有效剂量维持。②当单独使用低剂量吸入激素时，改为每日用药1次维持。③当联合吸入激素和长效 β_2 受体激动剂（LABA）时，先将吸入激素剂量减少50%，继续与 LABA 联合治疗，如仍能维持完全控制，每3个月调整一次吸入激素剂量，当吸入激素减至低剂量时，停用 LABA，单用吸入激素维持。④当使用吸入激素和口服缓释茶碱时，先将吸入激素剂量减少50%，继续与缓释茶碱联合治疗，如仍能维持完全控制，每3个月调整一次吸入激素剂量。⑤当患者使用最低剂量吸入激素治疗哮喘1年，没有哮喘症状发作时，可考虑停药观察。

3. 升级治疗方法 如果使用当前分级治疗方案不能够使哮喘得到完全控制，治疗方案应该升级直至达到哮喘完全控制为止。升级方法：若有诱因使哮喘症状加重时，及时祛除诱因，按需使用快速、短效或快速、长效 β_2 受体激动剂，酌情增加控制药物剂量和（或）种类。

三、缓解期的治疗

是指哮喘经过治疗或未经治疗症状、体征消失，肺功能恢复到急性发作前水平，并维持3个月以上。患者进入缓解期仍需治疗，主要有以下几方面：①对患者进行教育和指导，使患者掌握疾病的自我防范措施。②回避和控制哮喘的激发因素。③药物治疗，以最低剂量吸入激素维持哮喘的最佳控制。发作时按需使用短效 β_2 受体激动剂。④变应原特异性免疫治疗，如哮喘患者过敏原确定而又不能避免时，可在缓解期进行变应原特异性免疫治疗。⑤免疫调节剂，反复感染的哮喘患者，在缓解期应用免疫调节剂可增强患者免疫力，减少呼吸道感染，预防哮喘发作。⑥中医中药，采用辨证施治，有助于缓解期的维持。

◎治疗程序

1. 评估哮喘病情严重程度

哮喘病情严重程度分级如表 25 - 4 所示。

表 25 - 4　哮喘病情严重程序分级

分级	临床特点
间歇状态 （第 1 级）	症状 < 每周 1 次 短暂出现 夜间哮喘症状≤每月 2 次 FEV_1≥80% 预计值或 PEF≥80% 个人最佳值，PEF 或 FEV_1 变异率 < 20%
轻度持续 （第 2 级）	症状≥每周 1 次，但 < 每日 1 次 可能影响活动和睡眠 夜间哮喘症状 > 每月 2 次，但 < 每周 1 次 FEV_1≥80% 预计值或 PEF≥80% 个人最佳值，PEF 或 FEV_1 变异率 20% ~ 30%
中度持续 （第 3 级）	每日有症状 影响活动和睡眠 夜间哮喘症状≥每周 1 次 FEV_1 60% ~ 79% 预计值或 PEF 60% ~ 79% 个人最佳值，PEF 或 FEV_1 变异率 > 30%
重度持续 （第 4 级）	每日有症状 频繁出现 经常出现夜间哮喘症状 体力活动受限 FEV_1 < 60% 预计值或 PEF < 60% 个人最佳值，PEF 或 FEV_1 变异率 > 30%

2. 确定哮喘控制水平

哮喘控制水平分级见表 25 - 5。

表 25 - 5　哮喘控制水平分级

临床特征	控制 （满足以下所有情况）	部分控制 （任何 1 周出现 以下任何一项表现）	未控制
白天症状	无（≤2 次/周）	每周 > 2 次	
活动受限	无	任何 1 次	

续表

临床特征	控制 （满足以下所有情况）	部分控制 （任何 1 周出现 以下任何一项表现）	未控制
夜间症状/憋醒	无	任何 1 次	出现≥3 项
需要急救治疗/缓解药物治疗	无（≤2 次/周）	每周 >2 次	部分控制的表现
肺功能（PEF 或 FEV_1）	<80% 预计值或个人 最佳值（若已知）		
哮喘发作	无	每年≥1 次	任何 1 周有 1 次

3. 根据哮喘控制水平制订治疗方案

根据哮喘控制水平制订治疗方案见表 25 – 6。

表 25 – 6　哮喘治疗方案

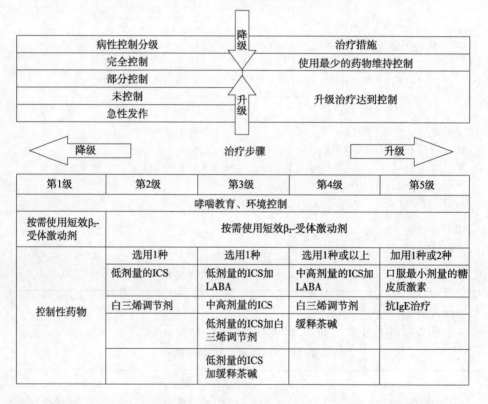

◎治疗进展

目前大多数支气管哮喘患者经过现有药物治疗可达到病情控制，但仍有部分患者（约 5% ~ 10%）治疗困难，即所谓的重度哮喘或难治性哮喘。近年来哮喘治疗主要进展如下。

1. 长效抗胆碱能药物　过去，一直认为在哮喘治疗中抗胆碱能药物不如 β₂-受体激动剂有效。但近年来的一些研究逐步改变了过去的看法：ICS 联合长效抗胆碱能药物（LAMA）与 ICS 联合 LABA 可以获得相似的临床疗效；LAMA 联合 ICS 及 LABA 的三联治疗可以进一步改善重症哮喘的临床控制。

2. 变应原特异性免疫治疗　变应原特异性免疫疗法（allergen – specific immunotherapy，ASIT），是迄今唯一针对哮喘病因治疗的方法，主要适用于变应原明确但难于避免的哮喘和难治性哮喘患者。目前临床常用的 ASIT 有经皮下特异性免疫疗法（subcutaneous immunotherapy，SCIT）和经舌下特异性免疫疗法（sublingual immunotherapy，SLIT）两种特异性免疫疗法，通过皮下注射或舌下含服变应原制剂，使患者对该变应原的耐受性逐渐增强，可显著改善哮喘患者临床症状和降低气道高反应性，减少糖皮质激素用量，可减少变应性鼻炎儿童体内产生新的变应原，有助于预防变应性鼻炎发展为哮喘，停用 ASIT 后对哮喘仍有远期疗效。联用 SCIT 和 SLIT 治疗哮喘比单用 SCIT 更安全，较单用 SLIT 更有效。

3. 生物制剂　哮喘是一种有许多前炎症因子和炎症介质参与的慢性气道炎症性疾病，近年来有多种靶向治疗的生物制剂进入临床 Ⅱ/Ⅲ 期研究，但多数生物制剂的临床疗效不太理想。奥玛珠单抗（Omalizumab）是目前唯一批准上市的治疗哮喘的生物制剂，可与血中游离的 IgE 结合，形成无生物活性的 IgE – 抗 IgE 复合体，从而阻断了 IgE 介导的级联反应。ERS/ATS 国际指南建议奥玛珠单抗用于经最佳的药物和非药物治疗以及脱离过敏原后，病情仍未控制，血清 IgE 水平在 30 ~ 700IU/ml 的年龄 ≥6 岁的儿童和成人重度哮喘患者，但价格昂贵，限制了其临床应用。

4. 支气管热成形术　支气管热成形术（bronchial thermoplasty，BT）是应用一种 Alair 系统将射频能量传递至气道，通过射频消融减少传导性气道过度增殖的气道平滑肌数量，以削弱支气管平滑肌在受到刺激后的痉挛程度，从而达到缓解支气管哮喘症状的目的。鉴于支气管热成形术潜在的获益和伤害都存在较大的可能性，其长期疗效尚不明确，ERS/ATS 建议支气管热成型术仅限于伴有气道壁厚度增加具有慢性气流阻塞的重度哮喘患者。

◎护理与照顾

1. 哮喘急性发作期患者的护理　哮喘急性发作期患者有咳嗽、胸闷、气促、呼吸困难等症状，多数患者情绪紧张、焦虑或烦躁，护理上应注意以下几方面。

（1）发现和避免诱发因素：如能发现和避免诱发因素，有助于哮喘症状的控制。

（2）注意观察病情：哮喘急性发作期病情变化迅速，在治疗过程需要密切观察病情，配合医生做好监测，以便准确判断疗效，随时调整治疗方案，防止出现并及时处理危及生命的严重哮喘发作。

（3）按照规范化治疗方案进行处理。

（4）一般护理：保暖、适当补充液体、指导患者正确使用吸入装置和雾化吸入方法、精神安慰、促进排痰等。

（5）做好气管插管的准备：严重哮喘发作可导致呼吸衰竭，需要气管插管机械通气治疗。因此，应准备好气管插管的物品，以备急需。

2. 哮喘缓解期患者的护理

（1）鼓励并指导患者坚持每日定时测量 PEF，监测病情变化，记录哮喘日记。

（2）指导患者识别和注意有无哮喘发作先兆，一旦出现发作先兆应及时按照自我管理的方案用药，并注意症状缓解情况。如出现严重的发作或缓解症状的药物用量明显增加，则需及时就诊，调整治疗方案。

（3）指导患者了解目前使用的每一种药物的主要作用、用药的时间、频率、方法。告知患者哪些药物在病情缓解后仍应继续使用，哪些药物只是在有症状时使用。

（4）根据患者具体情况，与患者共同研究，提出并采取一切必要、切实可行的预防措施，保持病情长期稳定。

3. 哮喘患者的心理护理　哮喘可以导致心理或精神障碍，而心理或精神障碍对哮喘发作和自我管理有显著影响，并影响其严重程度的分级、治疗或诱发哮喘发作，两者可以互相影响，形成恶性循环。应及时发现患者的心理或精神障碍，及时给予心理疏导和教育。必要时进行精神心理专科治疗，辅以抗焦虑和抗抑郁药物。

随访

◎随访要点

1. 随访时间　在初诊和急性发作后 2~4 周随访 1 次，以后每 1~3 月随访 1 次。

2. 随访主要内容　回答患者疑问；评估哮喘控制水平；评价、指导患者正确使用吸入装置；评价、指导患者正确使用峰流速仪；评价患者个体化管理计划实施情况；强化规范化治疗的重要性；根据控制水平调整治疗方案。

◎预后

通过长期规范化治疗，大多数患者可得到控制，儿童哮喘临床控制率可达95%，成人可达80%。轻症患者容易控制；病情重、气道反应性增高明显、出现气道重构或伴有其他过敏性疾病者则不易控制。若长期反复发作，可并发肺源性心脏病。

◎患者教育

哮喘教育可帮助患者早期识别哮喘症状，减少对治疗和疾病的误解，掌握吸入治疗的技能，学会病情变化监测以及病情变化时的自我处理等，增强战胜疾病的自信心，提高治疗的依从性，达到并维持哮喘控制。教育内容包括以下几方面：

1. 通过长期规范治疗，大多数患者能够得到控制，儿童哮喘临床控制率可达95%，成人可达80%。

2. 避免接触诱发因素，哮喘常见诱因有：尘螨、花粉、真菌、皮毛、食物、药物等各种变应原；运动；吸入冷空气；吸入烟雾、SO_2 等刺激性气体；呼吸道感染等。

3. 哮喘的本质、发病机制。

4. 哮喘长期治疗方法。

5. 药物吸入装置及使用方法。

6. 自我监测：如何测定、记录、解释哮喘日记内容：症状评分、应用药物、PEF、哮喘控制测试（ACT）变化。

7. 哮喘先兆、哮喘发作征象和相应自我处理方法，如何、何时就医。

8. 哮喘防治药物知识。

9. 如何根据自我监测结果判定控制水平来选择治疗。

10. 心理因素在哮喘发病中的作用。

第 26 章　支气管扩张症 《《《

◎概况

支气管扩张症（bronchiectasis）是指支气管不可逆的扩张和管壁的增厚，它通常是一个解剖上的定义，由病理学家 Laennec 在 1819 年最先描述，用于代表由于感染、理化、免疫或遗传等原因引起终末期支气管的病理损害，包括支气管壁肌肉和弹力支撑组织的破坏。

引起支气管扩张的因素众多，各种直接或间接影响支气管壁防御功能的疾病均可导致支气管扩张症。支气管扩张的病因分为支气管－肺部感染和支气管阻塞两大类，两者相互影响，使支气管壁的炎症和破坏进一步加重，逐渐发展为支气管扩张。

支气管扩张症的发病机制可能是由于支气管感染灶触发局部免疫反应，免疫反应异常将造成局部组织的进行性损害，支扩的管壁组织内有细胞介导的免疫反应发生，同时亦有体液免疫异常。

支气管扩张症可发生于任何年龄，但以青少年多见，大多数患者幼年曾患麻疹、百日咳或支气管肺炎的病史。支气管扩张症早期多无明显症状；其症状有时在疾病晚期开始出现或呼吸道感染后出现，临床上常表现为慢性咳嗽、大量脓痰和反复咯血。支气管扩张迁延不愈或反复发作者可伴有食欲减退、消瘦和贫血。重症患者由于支气管周围组织化脓性炎症和广泛肺组织纤维化，可并发阻塞性肺气肿，表现出喘息、呼吸困难和发绀。极其严重者可导致心脏负荷过重，甚至出现右心功能衰竭、体循环淤血症状（如双下肢水肿、腹腔积液形成等）。

根据患者的症状体征及相关疾病表现，结合胸部 X 线检查，可做出支气管扩张的初步诊断，并判断支气管扩张病变的部位和程度。高分辨 CT（HRCT）通常可以确定诊断，对确定需手术治疗者的病变范围亦具有重要的价值。

支气管扩张症的治疗主要包括内科治疗和外科治疗。内科治疗的目的是控制症状和阻止疾病的发生发展，主要手段包括：选用敏感药物控制感染、促进排痰（物理治疗、化痰药物）、舒张支气管及止血等对症治疗。外科治疗适用于经内科治疗而反复感染或大咯血的患者，通过部分切除病变肺组织达到治疗的目的，病灶局限于一侧肺脏可选择此项治疗，最好是局限在一个肺叶或肺段。

在抗菌药物前时代，支气管扩张在儿童和青少年是一个常见和致命的疾病，但近半个世纪以来，随着抗菌药物的早期有效应用、卫生条件改善和营养加强、儿童麻疹和百日咳免疫接种的普及，支气管扩张的发病呈逐年下降趋势。

基础

◎定义

支气管扩张在形态上是指支气管不可逆的扩张和管壁的增厚，它通常是一个解剖上的定义，用于代表由于感染、理化、免疫及遗传等原因引起的终末支气管的病理损害，包括支气管壁肌肉和弹力支撑组织的破坏，临床表现为慢性咳嗽、大量脓痰和反复咯血。

◎流行病学

支气管扩张症的患病率随年龄增加而增高。新西兰儿童支气管扩张症的患病率为 3.7/10 万，而美国成人总体患病率为 52/10 万，英国的患病率约为 100/10 万，美国 18~34 岁人群的患病率为 4.2/10 万，但 70 岁及以上人群的患病率高达 272/10 万。这些研究均为多年前的文献，与时尚未采用胸部高分辨率 CT 等检查手段。过去曾认为近 50 年来支气管扩张症的患病率逐年下降，但这一观点并无确切的流行病学证据。在我国支气管扩张症并非少见病，长期以来对这一疾病缺乏重视，同前尚无相关的流行病学资料。到目前为止，我国没有支气管扩张症在普通人群中患病率的流行病学资料，因此，支气管扩张症的患病率仍不清楚，需要进行大规模的流行病学调查。

支气管扩张合并其他肺部疾病的问题也日益受到关注。高分辨率 CT 检查结果显示，临床诊断为慢性支气管炎或 COPD 的患者中，约 15%~30% 的患者可发现支气管扩张病变据，重度 COPD 患者合并支气管扩张的甚至可达 50%。

◎病因

支气管扩张的主要发因素为支气管－肺组织的感染和支气管阻塞。感染引起管腔黏膜的充血、水肿，使管腔狭小，分泌物易阻塞管腔，导致引流不畅而加重感染；支气管阻塞引流不畅会诱发肺部感染。故两者互相影响，促使支气管扩张的发生和发展。先天生发育缺损及遗传因素引起的支气管扩张较少见。

1. 支气管－肺感染因素

（1）病毒感染：麻疹病毒是过去引起支气管扩张症的常见病因，腺病毒、流感病毒、单纯疱疹病毒导致的病毒性细支气管炎在儿童中也较为常见。病毒感染也可通过诱发支气管－肺组织细菌感染而损害支气管壁的各层组织，使支气管弹性减弱，发生支气管扩张。

（2）细菌感染：结核杆菌、金黄色葡萄球菌、肺炎克雷伯杆菌、流感嗜血杆菌是支气管－肺感染的常见病因，近年来铜绿假单胞菌等革兰阴性杆菌所致的支气管扩张亦有增加趋势。支原体等不典型细菌感染也是支气管扩张症发病诱因之一。

（3）真菌感染：组织胞浆菌是支气管扩张的常见原因，变态反应性肺曲菌病可损害支气管壁组织，导致段支气管近端扩张。

2. 支气管阻塞因素

（1）肺部疾病：吸入异物、肿瘤、肺门淋巴结肿大、慢性阻塞性肺疾病及支气管淀粉样变等疾病可导致支气管阻塞。儿童下气道异物吸入是最常见的气道阻塞的原因，成人也可因吸入异物或气道内肿瘤阻塞导致支气管扩张，但相对少见。文献报道，吸入胃内容物或有害气体后出现支气管扩张，心肺移植后合并胃食管反流及食管功能异常的患者中支气管扩张症的患病率也较高，因此，对于支气管扩张症患者均应注意询问有无胃内容物误吸史。

（2）遗传性缺陷：黏液－纤毛功能障碍、α_1－抗胰蛋白酶缺乏、囊性肺纤维化（CF）等均可导致支气管管腔阻塞。

（3）先天性解剖学缺陷：肺隔离症为先天性发育异常，其隔离肺组织与正常组织相连，隔离的肺一般没有支气管与正常肺组织相通，出现感染时则可与之相通而继发支气管扩张。此外，支气管软化、支气管囊肿、支气管软骨缺陷、巨大气管－支气管等疾病，由于先天性支气管壁发育异常，导致支气管扩张。

（4）免疫缺陷：对于所有儿童和成人支气管扩张症患者均应考虑是否存在免疫功能缺陷，尤其是抗体缺陷。病因未明的支气管扩张症患者中有 6%～48%存在抗体缺陷。免疫功能缺陷者并不一定在婴幼儿期发病，也可能在成人后发病。最常见的疾病为 CVID、XLA 及 IgA 缺乏症。严重、持续或反复感染，尤其是多部位感染或机会性感染者，应怀疑免疫功能缺陷的可能。

◎病理剖析

继发于支气管－肺组织炎性病变的支气管扩张多见于下叶，而左下叶支气管较细长，又受心脏血管的压迫，影响引流，易发生感染，更容易发病。舌叶支气管开口接近下叶背支，常因下叶感染而受累及，故左下叶与舌叶的支管扩张常同时存在。

支气管扩张的黏膜表面常有慢性溃疡，纤毛柱状上皮细胞鳞状化生或萎缩，管壁弹力组织、肌层以及软骨受损伤，由纤维组织替代，管腔变形扩张。扩张形态可分为柱状和囊状两种，亦常混合存在。柱状扩张的管壁损害较轻，随着病变的发展，破坏严重，变为囊状扩张。亦可经过治疗使病变稳定或好转。常伴毛细血管扩张或支气管动脉和肺动脉的终末支扩张与吻合，形成血管瘤，可出现反复大量咯血。支气管扩张发生反复感染，其炎症蔓延到邻近肺实质，引起不同程度的肺炎、小脓肿或且小叶不张以及伴有慢性支气管炎的病理改变，久之可形成肺纤维化和阻塞性肺气肿，还会加重支气管扩张。

支气管扩张左侧多于右侧，下叶多于上叶，右肺中叶单独出现支气管扩张较多见。右肺下叶并中叶，右肺下叶合并舌叶多见。

◎病理生理

支气管扩张的早期病变轻且局限，由于肺的储备能力大，呼吸功能测定可在正常范围；

病变范围较大时，可出现轻度阻塞性通气改变；当病变严重而广泛，使支气管周围肺纤维化，且累及胸膜或心包时，肺功能测定可表现为以阻塞性为主的混合性通气功能障碍，如肺活量减少、残气/肺总量比值相对增加、用力肺活量和第一秒用力肺活量占用力肺活量比值减低、最大通气量减退。吸入气体分布不匀，支气管扩张区引流肺组织肺泡通气减少，而血流很少受到限制，使通气/血流比值小于正常，形成肺内的动静脉样分流，以及弥散功能障碍导致低氧血症。

病变严重时，肺泡毛细血管广泛破坏，肺循环阻力增加，低氧血症引起肺小动脉血管痉挛，肺动脉高压，增加右心负担，并发肺源性心脏病，甚至右心衰竭。

◎分类分型

目前常用的是 Reid 在 1950 年提出的分类系统。Reid 对 45 个尸检所得的支气管扩张肺叶的病理和支气管造影的结果进行了对比，提出了以下分类系统。这种分类包括：

1. 柱状支气管扩张　这种支气管的横截面是等大的，扩张的支气管相对较直，多发生于 6~8 级支气管。

2. 囊柱型支气管扩张　在柱状支气管扩张上存在局限的缩窄，使支气管外观不规则，类似于曲张静脉，呈"串珠样"，末梢气道扭曲，支气管腔被纤维组织堵塞，远端支气管由上皮组织覆盖并充满黏液。

3. 囊状支气管扩张 越靠近肺的外周，扩张越明显，支气管最终形成"气球样"结构，空腔内充满脓液，末梢支气管称为囊泡，鳞状上皮化生常见，支气管壁炎症波及附近支撑结构和肺组织。

◎预防

防治麻疹、百日咳、支气管肺炎及肺结核等急、慢性呼吸道感染，治疗慢性副鼻窦炎和扁桃体炎对预防支气管扩张具有重要意义。

避免吸入有毒气体、烟雾及有害粉尘，具有预防支气管扩张或降低其严重程度的作用。

对气道异物吸入患者应进行仔细检查，避免药物和饮酒过量，积极治疗神经疾病、胃肠道疾病。

◎筛检

多数患者在童年有麻疹、百日咳或支气管肺炎迁延不愈的病史，以后常有呼吸道反复发作的感染。其典型症状为慢性咳嗽伴大量脓痰和反复咯血。慢性咳嗽伴大量脓性痰，痰量与体位改变有关，如晨起或入夜卧床时咳嗽痰量增多，呼吸道感染急性发作时，黄绿色脓痰明显增加，一日数百毫升，若有厌氧菌混合感染，则有臭味。此时可建议患者完善 X 线检查，有条件者可行 HRCT。

诊断

◎问诊与查体

病程多慢性经过，起病多在小儿或青年期。

1. 问诊

（1）慢性咳嗽、大量脓痰：痰量与体位改变有关，这是由于分泌物积储于支气管的扩张部位，改变体位使分泌物刺激支气管黏膜引起咳嗽和排痰。其严重程度可用痰量估计：轻度，每天少于 10ml；中度，每天 10～150ml；重度，每天多于 150ml。急性感染发作时，黄绿色脓痰量每天可达数百毫升。感染时痰液静置后出现分层的特征：上层为泡沫，下悬脓性成分；中层为浑浊黏液；下层为坏死组织沉淀物。厌氧菌感染时痰有臭味。

（2）反复咯血：50%～70% 的患者有不同程度的咯血，可为痰中带血或大量咯血，咯血量与病情严重程度、病变范围有时不一致。部分病变发生在上叶支气管的称为"干性支气管扩张"，患者以反复咯血为唯一症状。

（3）反复肺部感染：其特点为同一肺段反复发生感染并迁延不愈。

（4）慢性感染中毒症状：可有发热、乏力、食欲不振、消瘦、贫血等，影响儿童的发育。

2. 体征　早期或干性支气管扩张肺部体征可无异常，病变重或继发感染时，在下胸部、背部可闻及固定而持久的局限性粗湿啰音，有时可闻及哮鸣音，部分患者伴有杵状指（趾）。

◎疾病演变

气管扩张反复发生感染导致病程进行性加重，可以出现肺的纤维化、代偿性及阻塞性肺气肿，也可出现肺脓肿、气胸、胸膜炎。病程晚期可出现肺源性心脏病和呼吸衰竭。

◎辅助检查

1. 优先检查

（1）胸部 X 线：早期轻症患者胸部平片示一侧或两侧下肺纹理局部增多及增粗现象；典型的 X 线表现为粗乱肺纹中有多个不规则的环状透亮阴影或沿支气管的卷发状阴影，感染时阴影内出现液平。体层摄片还可发现不张肺内支气管扩张和变形的支气管充气征。X 线平片可见病侧肺纹理增多，或肺容积缩小，如有支气管结石，则可见钙化灶。

（2）胸部 CT 或 HRCT 检查：胸部 CT，尤其是超薄层的 HRCT（层厚小于 0.5mm）是一项非常敏感的检查方法，能清晰显示扩张支气管肺段及其病变范围，且无支气管碘油造影检查的不良反应，因此近年几乎取代了该项技术。HRCT 对多数患者可确定有无柱状支气管扩张，支气管失去逐渐变细征以及支气管/肺动脉管径比大于 1 者见于 95% 患者，纵隔胸膜下 1cm 范围内见到支气管见于 80% 的患者，但这两类改变亦可见于 10%～20% 的正常人。最可靠的 CT 征象为肋胸膜或椎旁胸膜下 1cm 内见到支气管以及支气管紧贴胸膜，这类改变仅出现于支气管扩张患者。

2. 可选检查

（1）支气管镜检查：支气管镜检查对诊断支气管扩张症意义不大，但可明确支气管扩张症患者的支气管阻塞或出血部位以及一些特殊的诱发因素（如异物、肿瘤等）。或者通过镜下刷检或冲洗进行病原学诊断，冲洗气道内分泌物控制病情。

（2）痰培养：可准确判断治病微生物，结合药敏对选择抗菌药物具有重要指导意义。

（3）支气管碘油造影：可明确支气管扩张的部位、性质和范围，以及病变严重的程度，对治疗，尤其对于考虑外科手术指征和切除范围提供重要参考依据。但因其是创伤性检查，近来多被胸部薄层 CT 代替，也可达到同样目的。

◎并发症

支气管扩张反复发生感染导致病程进行性加重，可以出现肺的纤维化、代偿性及阻塞性肺气肿，也可并发肺脓肿、气胸、胸膜炎。病程晚期可出现肺源性心脏病和呼吸衰竭。

◎诊断标准

根据反复咳痰、咯血的病史和体征，再结合童年诱发支气管扩张的呼吸道感染病史，一般临床可做出初步诊断。结合检查：胸部 X 线：囊状支气管扩张的气道表现为显著的囊腔，腔内可存在气－液平面，纵切面可显示"双轨征"，横切面显示"环形阴影"，并可见气道壁增厚。胸部 CT 检查：可在横断面上清楚地显示扩张的支气管。高分辨 CT 进一步提高了诊断敏感性，以成为支气管扩张症的主要诊断方法。

◎诊断程序

诊断支气管扩张症时应全面采集病史，包括既往史（特别是幼年时下呼吸道感染性疾病的病史）、误吸史、呼吸道症状和全身症状、有害物质接触史等，完善 HRCT 可在横断面上清楚地显示扩张的支气管。

对于已经确诊的支气管扩张症的患者应记录痰的性状、评估 24 小时痰量、每年因感染导致急性加重次数以及抗菌药物使用情况，还应该查找支气管扩张症病因并评估疾病的严重程度。

◎鉴别诊断（表 26 - 1）

表 26 - 1 支气管扩张症的鉴别诊断

疾病名	体征/症状鉴别	检验鉴别
慢性支气管炎	多发生在中年以上的患者，在气候多变的冬、春季节咳嗽、咳痰明显，多为白色黏液痰，很少脓性痰。两肺底有散在细的干湿啰音	HRCT
肺脓肿	起病急，有高热、咳嗽、大量脓臭痰；可见局部浓密炎症阴影，中有空腔液平。急性肺脓肿经有效抗菌药物治疗后，炎症可完全消退吸收。若为慢性肺脓肿则以往有急性肺脓肿的病史	X 线检查、HRCT
肺结核	常有低热、盗汗等结核性全身中毒症状，干湿啰音多位于上肺局部，X 线胸片和痰结核菌检查可作出诊断	X 线检查、HRCT、痰结核菌检查
先天性肺囊肿	X 线检查可见多个边界纤细的圆形或椭圆阴影，壁较薄，周围组织无浸润。支气管造影可助诊断	X 线检查、HRCT
弥漫性泛细支气管炎	确诊需病理证实，大环内酯抗菌药物治疗有效	支气管镜取活组织做病理检查

◎临床路径

一、支气管扩张症临床路径标准住院流程

（一）适用对象
第一诊断为支气管扩张症（ICD - 10：J47）

（二）诊断依据
根据《临床诊疗指南 – 呼吸病学分册》（中华医学会编著，人民卫生出版社）诊断。

1. 病史 反复咳嗽、咳脓痰、咯血。

2. 影像学检查 显示支气管扩张的异常改变。

（三）治疗方案的选择。
根据《临床诊疗指南 – 呼吸病学分册》（中华医学会编著，人民卫生出版社）选择治疗方案。

（1）保持气道通畅，积极排出痰液。

（2）积极控制感染。

（3）咯血时给予止血治疗。

（4）对症治疗。

（5）中医四诊合参，辨证治疗。

（四）标准住院日

为 7~14 天。

（五）进入路径标准

（1）第一诊断必须符合 ICD-10：J47 支气管扩张症疾病编码。

（2）当患者同时具有其他疾病诊断，但在住院期间不需要特殊处理也不影响第一诊断的临床路径流程实施时，可以进入路径。

（六）住院后第 1~3 天

1. 必需的检查项目　①血常规、尿常规、大便常规；②肝肾功能、电解质、血沉、C-反应蛋白（CRP）、血糖、凝血功能、感染性疾病筛查（乙肝、丙肝、梅毒、艾滋病等）；③痰病原学检查（结核抗体、支原体抗体、衣原体抗体、痰培养、痰涂片、痰找酸杆菌）；④胸部正侧位片、心电图、超声心动图、腹部超声，胸部 CT。

2. 根据患者病情　进行肺功能、支气管镜检查。

（七）治疗方案与药物选择

1. 抗菌治疗　按照《抗菌药物临床应用指导原则》执行，根据患者病情合理使用抗菌药物。首选覆盖革兰阴性杆菌的广谱抗菌药物，有铜绿假单胞菌感染史或危险因素者，需选择可覆盖铜绿假单胞菌的抗菌药物，必要时可同时联合用氨基糖苷类抗菌药物治疗。

2. 祛痰药物及辅助排痰治疗　体位引流、支气管舒张剂、必要时可用支气管镜吸痰。

3. 咯血的处理　休息，云南白药口服，并根据病情选用止血药。

4. 中医辨证治疗

（八）出院标准

（1）症状缓解。

（2）病情稳定。

（3）没有需要住院治疗的合并症和（或）并发症。

（九）变异及原因分析

（1）治疗无效或者病情进展，需复查病原学检查并调整抗菌药物，导致住院时间延长。

（2）伴有影响本病治疗效果的合并症和并发症，需要进行相关诊断和治疗。

（3）伴有大量咯血者，按照大咯血的临床路径处理。

（4）有手术治疗指征需外科治疗者，转入外科治疗路径。

（十）疗效判断标准

依据《临床疾病诊断与疗效判断标准》，科学技术文献出版社。

1. 治愈标准

（1）咳脓痰、咯血等症状消失。

（2）肺部啰音消失。

2. 好转标准

（1）咳脓痰、咯血等症状消失或明显减轻。

（2）肺部啰音消失。

二、支气管扩张症临床路径表单

适用对象：第一诊断为支气管扩张症（ICD－10：J47）

患者姓名：　　　性别：　　　年龄：　　　门诊号：　　　　住院号：

住院日期：　年 月 日出院日期：　　年 月　日 标准住院日：7～14 天

时间	住院第 1～3 天	住院期间
主要诊疗工作	□询问病史及体格检查 □ 进行病情初步评估 □ 上级医师查房 □确定治疗方案，进行经验性抗感染治疗 □中医医师查房，辨证治疗 □开化验单，完成病历书写 □监测痰量、痰色、有无咯血，体温情况 □体位引流	□上级医师查房 □ 评估辅助检查的结果 □ 注意观察咳嗽、痰量、咯血的变化 □ 病情评估，根据患者病情变化调整治疗方案 □ 住院医师书写病程记录 □ 体位引流
重点医嘱	长期医嘱： □内科护理常规 □ 一级护理常规（根据病情） □抗菌药物 □祛痰剂 □支气管舒张剂（必要时） □止血药（必要时） □中药日 1 服早晚分服 临时医嘱： □血常规、尿常规、大便常规 □ 肝肾功能、电解质、血沉、CRP、血糖、凝血功能、感染性疾病筛查 □ 痰培养、痰涂片、痰找真菌菌丝、痰找抗酸杆菌 □胸正侧位片、心电图 □血气分析、肺功能、胸部 CT、超声心动图（必要时）	长期医嘱： □呼吸内科护理常规 □一/二级护理常规（根据病情） □根据病情调整抗菌药物 □祛痰药 □支气管舒张剂（必要时） □止血药（必要时） □中药日 1 服早晚分服 临时医嘱： □ 复查血常规、ESR、CPR □复查胸片（必要时） □ 肺 CT（必要时） □异常指标复查 □痰培养、痰涂片、痰找真菌菌丝、痰找抗酸杆菌（必要时） □有创性检查（必要时）

时间	住院第 1~3 天	住院期间
主要护理工作	□介绍病房环境、设施和设备 □入院护理评估，护理计划 □观察患者情况 □静脉取血，用药指导 □指导正确留取痰标本 □知道正确拍背排痰、体位引流 □进行戒烟、戒酒的建议和教育	□观察患者一般情况及病情变化 □注意痰液变化，协助、指导体位引流 □观察药物不良反应 □疾病相关健康教育
病情变异记录	□无　□有，原因： 1. 2.	□无　□有，原因： 1. 2.
护士签字		
医师签字		
时间	出院前 1~3 天	住院第 7~14 天（出院日）
主要诊疗工作	□上级医师查房 □评估治疗效果 □确定出院后治疗方案 □完成上级医师查房记录	□完成出院小结 □向患者交代出院后注意事项 □预约复诊日期
重点医嘱	长期医嘱： □呼吸内科护理常规 □二级护理 □中药日 1 服早晚分服 □根据病情调整抗菌药物 □祛痰药 □支气管舒张剂（必要时） □止血药（必要时） □根据病情调整用药 临时医嘱： □血常规、胸片检查（必要时） □根据需要，复查有关检查	出院医嘱： □出院带药 □门诊随诊

续表

时间	出院前1~3天	住院第7~14天（出院日）
主要护理工作	☐观察患者一般情况 ☐注意痰液的色、质、量变化 ☐观察疗效、各种药物作用和不良反应 ☐恢复期生活和心理护理 ☐出院准备指导	☐帮助患者办理出院手续 ☐ 出院指导
病情变异记录	☐无 ☐有，原因： 1. 2.	☐无 ☐有，原因： 1. 2.
护士签字		
医师签字		

治疗

◎治疗目标

支气管扩张治疗的目标是：①治疗感染，尤其是急性加重期；②提高气道分泌物清除能力；③控制炎症反应；④治疗已经确认的基础疾病。

◎治疗细则

（一）物理治疗

物理治疗可促进呼吸道分泌物排出，提高通气的有效性，维持或改善运动耐力，缓解气短、胸痛症状。

1. 排痰：有效清除气道分泌物是支气管扩张症患者长期治疗的重要环节，特别是对于慢性咳痰和（或）高分辨率CT表现为黏液阻塞者，痰量不多的支气管扩张症患者也应学习排痰技术，以备急性加重时应用。常用排痰技术如下。

（1）体位引流：采用适当的体位，依靠重力的作用促进某一肺叶或肺段中分泌物的引流。一项随机对照研究结果证实，主动呼吸训练联合体位引流效果优于坐位主动呼吸训练。胸部CT结果有助于选择合适的体位；治疗时可能需要采取多种体位，患者容易疲劳，每日多次治疗一般不易耐受，通常对氧合状态和心率无不良影响；体位引流应在饭前或饭后 1~2 小时内进行；禁忌证包括无法耐受所需的体位、无力排出分泌物、抗凝治疗、胸廓或脊柱骨折、近期大咯血和严重骨质疏松者。

（2）震动拍击：腕部屈曲，手呈碗形在胸部拍打或使用机械震动器使聚积的分泌物易于咳出或引流，可与体位引流配合应用。

（3）主动呼吸训练：支气管扩张症患者应练习主动呼吸训练促进排痰。每次循环应包含 3 部分：胸部扩张练习（即深呼吸），用力呼气，放松及呼吸控制，尤其是深吸气，使气流能够通过分泌物进入远端气道；用力呼气可使呼气末等压点向小气道一端移动，从而有利于远端分泌物清除；呼吸控制，即运动膈肌缓慢呼吸，可避免用力呼气加重气流阻塞。

（4）辅助排痰技术：包括气道湿化（清水雾化）、雾化吸入盐水、短时雾化吸入高张盐水、雾化吸入特布他林以及无创通气；祛痰治疗前雾化吸入灭菌用水、生理盐水或临时吸入高张盐水并预先吸入 $β_2$ - 受体激动剂，可提高祛痰效果；喘憋患者进行体位引流时可联合应用无创通气；首次吸入高张盐水时，应在吸入前和吸入后 5 分钟测定 FEV_1 或呼气峰流速，以评估有无气道痉挛；气道高反应性患者吸入高张盐水前应预先应用支气管舒张剂。

（5）其他：正压呼气装置通过呼气时产生 震荡性正压，防止气道过早闭合，有助于痰液排出，也可采用胸壁高频震荡技术等。

患者可根据自身情况选择单独或联合应用上述祛痰技术，每日 1~2 次，每次持续时间不应超过 20~30 分钟，急性加重期可酌情调整持续时间和频度。

2. 吸气肌训练　适用于合并呼吸困难且影响到日常活动的患者。两项小规模随机对照研究结果表明，与无干预组相比，吸气肌训练可显著改善患者的运动耐力和生活质量。

（二）抗菌药物治疗

支气管扩张症患者出现急性加重合并症状恶化，即咳嗽、痰量增加或性质改变、脓痰增加和（或）喘息、气急、咯血及发热等全身症状时，应考虑应用抗菌药物。仅有黏液脓性或脓性痰液或仅痰培养阳性不是应用抗菌药物的指征。

支气管扩张症患者急性加重时的微生物学研究资料很少，估计急性加重一般是由定植菌群引起，60%~80% 的稳定期支气管扩张症患者存在潜在致病菌的定植，最常分离出的细菌为流感嗜血杆菌和铜绿假单胞菌。其他革兰阳性菌如肺炎链球菌和金黄色葡萄球菌也可定植于患者的下呼吸道。应对支气管扩张症患者定期进行支气管细菌定植状况的评估。痰培养和经支气管镜检查均可用于评估支气管扩张症患者细菌定植状态，二者的评估效果相当。

许多支气管扩张症患者频繁应用抗菌药物，易于造成细菌对抗菌药物耐药，且支气管扩张症患者气道细菌定植部位易于形成生物被膜，阻止药物渗透，因此推荐对大多数患者进行痰培养，急性加重期开始抗菌药物治疗前应送痰培养，在等待培养结果时即应开始经验性抗菌药物治疗。急性加重期初始经验性治疗应针对这些定植菌，根据有无铜绿假单胞菌感染的危险因素 [①近期住院；②频繁（每年 4 次以上）或近期（3 个月以内）应用抗菌药物；③重度气流阻塞（FEV_1 <30%）；④口服糖皮质激素（最近 2 周每日口服泼尼松 >2 周）]，至少符合 4 条中的 2 条及既往细菌培养结果选择抗菌药物。无铜绿假单胞菌感染高危因素的患者应立即经验性使用对流感嗜血杆菌有活性的抗菌药物。对有铜绿假单胞菌感染高危因素的患者，应选择有抗铜绿假单胞菌活性的抗菌药物，还应根据当地药敏试验的监测结果调整用药，并尽可能应用支气管穿透性好且可降低细菌负荷的药物。应及时根据病原体检测及药敏试验结果和治疗反应调整抗菌药物治疗方案，若存在一种以上的病原菌，应尽可能选择能覆盖所有致病菌的抗菌药物。临床疗效欠佳时，需根据药敏试验结果调整抗菌药物，并即刻重新送痰培养。若因耐药无法单用一种药物，可联合用药，但没有证据表明两种抗菌药物联合治疗对铜绿假单胞菌引起的支气管扩张症急性加重有益。急性加重期不须常规使用抗病毒药物。采用抗菌药物轮换策略有助于减轻细菌耐药，但目前尚无临床证据支持其常规应用。

急性加重期抗菌药物治疗的最佳疗程尚不确定，建议所有急性加重治疗疗程均应为 14 天左右。支气管扩张症稳定期患者长期口服或吸入抗菌药物的效果及其对细菌耐药的影响尚需进一步研究。

（三）咯血的治疗

1. 大咯血的紧急处理 大咯血是支气管扩张症致命的并发症，一次咯血量超过 200ml 或 24 小时咯血量超过 500ml 为大咯血，严重时可导致窒息。预防咯血窒息应视为大咯血治疗的首要措施，大咯血时首先应保证气道通畅，改善氧合状态，稳定血流动力学状态。咯血量少时应安抚患者，缓解其紧张情绪，嘱其患侧卧位休息。出现窒息时采取头低足高 45° 的俯卧位，用手取出患者口中的血块，轻拍健侧背部促进气管内的血液排出。若采取上述措施无效时，应迅速进行气管插管，必要时行气管切开。

2. 药物治疗

（1）垂体后叶素：为治疗大咯血的首选药物，一般静脉注射后 3～5 分钟起效，维持 20～30 分钟。用法：垂体后叶素 5～10U 加 5% 葡萄糖注射液 20～40ml，稀释后缓慢静脉注射，约 15 分钟注射完毕，继之以 10～20U 加生理盐水或 5% 葡萄糖注射液 500ml 稀释后静脉滴注 [0.1U/（kg·h）]，出血停止后再继续使用 2~3 天以巩固疗效；支气管扩张伴有冠状动脉粥样硬化性心脏病、高血压、肺源性心脏病、心力衰竭以及孕妇均禁用。

（2）促凝血药：为常用的止血药物，可酌情选用抗纤维蛋白溶解药物，如氨基己酸（4~6 g + 生理盐水 100ml，15~30 分钟内静脉滴注完毕，维持量 1g/h）或氨甲苯酸（100~200mg 加入 5% 葡萄糖注射液或生理盐水 40ml 内静脉注射，2 次/日），或增加毛细血管抵抗力和血小板功能的药物如酚磺乙胺（250~500mg，肌内注射或静脉滴注，2~3 次/日），还可给予凝血酶静脉注射，5~10 分钟起效，可持续 24 小时。

（3）其他药物：如普鲁卡因 150mg 加生理盐水 30ml 静脉滴注，1~2 次/日，皮内试验阴性（0.25% 普鲁卡因溶液 0.1ml 皮内注射）者方可应用；酚妥拉明 5~10mg 以生理盐水 20~40ml 稀释静脉注射，然后以 10~20mg 加于生理盐水 500ml 内静脉滴注。不良反应有直立性低血压、恶心、呕吐、心绞痛及心律失常等。

3. 介入治疗或外科手术治疗　支气管动脉栓塞术和（或）手术是大咯血的一线治疗方法。

（1）支气管动脉栓塞术：经支气管动脉造影向病变血管内注入可吸收的明胶海绵行栓塞治疗，对大咯血的治愈率为 90% 左右，随访 1 年未复发的患者可达70%；对于肺结核导致的大咯血，支气管动脉栓塞术后 2 周咯血的缓解率为93%，术后 1 年为 51%，2 年为 39%；最常见的并发症为胸痛（34.5%），脊髓损伤发生率及致死率低。

（2）经气管镜止血：大量咯血不止者，可经气管镜确定出血部位后，用浸有稀释肾上腺素的海绵压迫或填塞于出血部位止血，或在局部应用凝血酶或气囊压迫控制出血。

（3）手术：反复大咯血用上述方法无效、对侧肺无活动性病变且肺功能储备尚佳又无禁忌证者，可在明确出血部位的情况下考虑肺切除术。适合肺段切除的人数极少，绝大部分要行肺叶切除。

（四）非抗菌药物治疗

1. 黏液溶解剂　气道黏液高分泌及黏液清除障碍导致黏液潴留是支气管扩张症的特征性改变。吸入高渗药物如高张盐水可增强理疗效果，短期吸入甘露醇则未见明显疗效。急性加重时应用溴己新可促进痰液排出，羟甲半胱氨酸可改善气体陷闭。成人支气管扩张症患者不推荐吸入重组人 DNA 酶。

2. 支气管舒张剂　由于支气管扩张症患者常常合并气流阻塞及气道高反应性，因此经常使用支气管舒张剂，但目前并无确切依据。合并气流阻塞的患者应进行支气管舒张试验评价气道对 β_2 受体激动剂或抗胆碱能药物的反应性，以指导治疗；不推荐常规应用甲基黄嘌呤类药物。

3. 吸入糖皮质激素（简称激素）　吸入激素可拮抗气道慢性炎症，少数随机对照研究结果显示，吸入激素可减少排痰量，改善生活质量，有铜绿假单胞菌定植者改善更明显，但对肺功能及急性加重次数并无影响。目前证据不支持常规使用吸入性激素治疗支气管扩张（合并支气管哮喘者除外）。

（五）手术及并发症的处理

1. 手术　目前大多数支气管扩张症患者应用抗菌药物治疗有效，不需要手术治疗。手术适应证包括：①积极 药物治疗仍难以控制症状者；②大咯血危及生命或经药物、介入治疗无效者；③局限性支气管扩张，术后最好能保留 10 个以上肺段。手术的相对禁忌证为 非柱状支气管扩张、痰培养铜绿假单胞菌阳性、切除术后残余病变及非局灶性病变。术后并发症的发生率为 10% ~ 19%，老年人并发症的发生率更高，术后病死 率 <5%。

2. 无创通气　无创通气可改善部分合并慢性呼吸衰竭的支气管扩张症患者的生活质量。长期无创通气治疗可缩短部分患者的住院时间，但尚无确切证据证实其对病死率有影响。

◎治疗程序

明确支气管扩张后，根据患者的病情采取措施。

1. 抗菌药物使用　支气管扩张症急性加重期的主要手段是抗菌药物，其主要选择覆盖流感嗜血杆菌、铜绿假单胞菌和厌氧菌为主的药物。如为铜绿假单胞菌，可用左氧氟沙星；严重感染或合并肺实质炎症时可选择静脉滴注哌拉西林他唑巴坦、头孢哌酮舒巴坦、亚胺培南或美罗培南等合并左氧氟沙星或阿米卡星等药物，如果痰培养阳性，则可根据药敏选择药物。

2. 物理治疗　促进痰液排出，采用体位引流等方式促进痰液的排出。

3. 咯血治疗　若出现大咯血等，可予垂体后叶素收缩血管止血，但需注意使用本药物的禁忌证。还有包括体位摆放、药物治疗及手术或介入治疗。

4. 手术适应证　反复呼吸道急性感染或（和）大咯血患者，威胁生命，其病变范围局限于一叶或一侧肺，不超过二叶肺，尤以局部性病变反复大咯血，经药物治疗不易控制，年龄 40 岁以下，全身情况良好，可根据病变范围做肺段或肺叶切除术。若病变很少，且症状不明显，或病变较广泛累及两侧肺，又伴呼吸功能严重损害的患者，则不宜做手术治疗。

◎治疗进展

目前认为急性期采用抗菌药物轮换策略有助于减轻耐药，但现在尚未有临床

证据支持其常规使用。

◎护理与照顾

1. 休息和环境 急性感染或病情严重者应卧床休息，保持室内空气流通，维持适宜的温、湿度，注意保暖。

2. 饮食护理 提供高热量、高蛋白质、富含维生素饮食，避免冰冷食物诱发咳嗽，少食多餐。指导患者在咳痰后及进食前后用清水或漱口水漱口，保持口腔清洁，促进食欲。鼓励患者多饮水，每天 1500ml 以上，以提供充足的水分，使痰液稀释，利于排痰。

3. 用药护理 按医嘱使用抗菌药物、祛痰剂和支气管舒张剂，指导患者掌握药物的疗效、剂量、用法和不良反应。

4. 体位引流 是利用重力作用促使呼吸道分泌物流入气管、支气管排出体外的方法，其效果与需引流部位所对应的体位有关。

（1）引流前准备：向患者解释体位引流的目的、过程和注意事项，测量生命体征，听诊肺部明确病变部位。引流前 15 分钟遵医嘱给予支气管舒张剂（有条件可使用雾化器或手按定量吸入器）。备好排痰用纸巾或一次性容器。

（2）引流体位：引流体位的选择取决于分泌物潴留的部位和患者的耐受程度，原则上抬高病灶部位的位置，使引流支气管开口向下，有利于潴留的分泌物随重力作用流入支气管和气管排出。首先引流上叶，然后引流下叶后基底段。如果患者不能耐受，应及时调整姿势。头部外伤、胸部创伤、咯血、严重心血管疾病和患者状况不稳定者，不宜采用头低位进行体位引流。

（3）引流时间：根据病变部位、病情和患者状况不稳定者，每天 1~3 次，每次 15~20 分钟。一般于饭前进行，早晨清醒后立即进行效果最好。如需在餐后进行，为了预防胃食管反流、恶心和呕吐等不良反应，应在餐后 1~2 小时进行。

（4）引流的观察：引流时应有护士或家人协助，观察患者有无出汗、脉搏细弱、头晕、疲劳、面色苍白的表现，评估患者对体位引流的耐受程度，如患者出现心率超过 120 次/分、心律失常、高血压、低血压、眩晕或发绀，应立即停止引流并通知医生。

（5）引流的配合：在体位引流过程中，鼓励并指导患者做腹式深呼吸，辅以胸部叩击或震荡等措施。协助患者在保持引流体位时进行咳嗽，也可取坐位以产生足够的气流促进排痰，提高引流效果。

（6）引流后护理：体位引流结束后，帮助患者采取舒适体位，给予清水或漱口液漱口。观察患者咳痰的性质、量及颜色，听诊肺部呼吸音的改变，评价体位引流的效果，并记录。

5. 病情观察 观察痰液的量、颜色、性质、气味和与体位的关系，痰液静置后是否有分层现象，记录 24 小时痰液排出量。观察咯血的颜色、性质及量。病情严重者需观察患者缺氧情况，是否有发绀、气促等表现。注意患者有无发热、消瘦、贫血等全身症状。

随访

◎随访要点

慢性咳嗽，咳大量脓性痰和（或）反复咯血的症状是否持续好转或再发，定期复查胸部 CT 平扫检查明确支气管扩张情况。

◎预后

取决于支气管扩张的范围和有无并发症，支气管扩张范围局限者，积极治疗可很少影响生命质量和寿命，支气管扩张范围广泛者易损害肺功能，甚至发展至呼吸衰竭，引起死亡，大咯血也可严重影响预后。

◎患者教育

1. 疾病预防指导 支气管扩张症与感染密切相关，应积极防治百日咳、麻疹、支气管肺炎、肺结核等呼吸道感染，及时治疗上呼吸道慢性病灶（如扁桃体炎、鼻窦炎等），应避免受凉，预防感冒，减少刺激性气体吸入，对预防支气管扩张症有重要意义。

2. 疾病知识指导 帮助患者和家属了解疾病发生、发展与治疗、护理过程，与患者及家属共同制订长期防治计划。讲明加强营养对机体康复的作用，使患者能主动摄取必需的营养素，以增加机体抗病能力。鼓励患者参加体育锻炼，建立良好的生活习惯，劳逸结合，以维护心、肺功能。告诉患者戒烟、避免烟雾和灰尘刺激有助于避免疾病的复发，防止病情恶化。

3. 康复指导 强调清除痰液对减轻症状，预防感染的重要性，指导患者及家属学习和掌握有效咳嗽、胸部叩击、雾化吸入及体位引流的排痰方法，长期坚持，以控制病情的发展。

4. 病情监测指导 指导患者自我监测病情，学会识别病情变化的征象，一旦发现症状加重，应及时就诊。

第 27 章　肺癌 《《《《

◎概况

支气管肺癌，简称肺癌（lung cancer），是世界上最常见且发病率呈持续增高的少数几种恶性肿瘤之一，在西方发达国家和我国肺癌已成为男性癌症死亡的首位原因，美国女性肺癌的死亡率在 20 世纪 80 年代后期也超过乳腺癌成为女性癌症死亡的第一位原因，因此，肺癌是目前世界上对人类健康与生命威胁最大的恶性肿瘤。

肺癌的发生为多因子、多步骤的复杂生物学过程，目前认为肺癌发病与下列因素有关：吸烟、大气污染、理化致癌因素、慢性肺疾病（如肺间质纤维化、慢性支气管炎、肺内结核瘢痕、慢性支气管炎）等。

肺癌的临床表现与肿瘤的生长部位、生长方式和病变发展有关。肺癌早期可无明显症状，当病情发展到一定程度时，常出现以下症状：刺激性干咳、痰中带血或血痰、胸痛、发热、气促等。当肺癌侵及周围组织或转移时，可出现心包积液、声音嘶哑、膈神经麻痹、上腔静脉阻塞综合征、Horner 综合征、同侧上肢疼痛和感觉异常或上肢活动受限等。肺癌血行转移相应器官受损征象如颅内转移、骨转移、肝转移。还有非转移性肺外表现（又称副癌综合征）等。

目前的检查方法包括：①电子计算机 X 线体层显像（CT）；②纤维支气管镜；③针吸细胞学检查；④痰细胞学检查；⑤肿瘤标志物检查；⑥剖胸探查等检查。

诊断标准：综合判断：症状＋体征＋检查（影像学、病理学），注意可疑征象，影像学是发现肺癌征象的常用而有价值的方法，而细胞学和病理学检查是肺癌确诊的必要手段。

治疗上，手术切除是肺癌的主要治疗手段，也是目前临床治愈肺癌的唯一方法。但肺癌是一种全身性疾病，仅靠外科切除就可治愈的病例极其有限，而且大部分的肺癌在治疗初期就应考虑到其复发和转移的可能。因此在治疗当中应根据患者的机体状况，肿瘤的细胞学、病理学类型，临床分期和发展趋向，采取多学科综合治疗（MDT）模式，有计划、合理地应用手术、化疗、放疗和生物靶向治疗等治疗手段，以期达到根治或最大程度控制肿瘤，提高治愈率，改善患者的生活质量，延长患者生存期的目的。

预防：避免接触与肺癌发病有关的因素，如吸烟和大气污染，加强职业接触中的劳动保护，应有助于减少肺癌发病危险，由于目前尚无有效的肺癌化学预防措施，不吸烟和及早戒烟、防治空气污染，可能是预防肺癌最有效的方法。

基础

◎定义

原发性支气管肺癌（primatybronchogennic lung cancer）简称肺癌（lung cancer），肿瘤细胞起源于支气管黏膜或腺体，常有区域性淋巴结转移和血型转移，早期常有刺激性咳嗽、痰中带血等呼吸道症状，疾病进展速度与肿瘤细胞的生物学特性有关。

近 50 年来肺癌的发病率显著增高，在欧美工业发达国家和我国的一些工业大城市中，肺癌发病率在男性恶性肿瘤中已居首位，在女性发病率也迅速增高，占女性常见恶性肿瘤的第 2 位或第 3 位，癌成为危害生命健康的一种主要疾病。

◎流行病学

肺癌是全球最主要的癌症，它的病死率高达 90% 以上，危害尤其严重。根据世界卫生组织（WHO）2003 年公布的资料显示，肺癌无论是发病率（120 万/年）还是死亡率（110 万/年），均居全球癌症首位。在美国，肺癌占癌症死亡总数的 28%，超过乳腺癌、前列腺癌、结直肠癌死亡人数的总和。

在我国，肺癌的发病率、发患者数亦不断激增。据原卫生部全国肿瘤防治研究办公室的调查统计，20 世纪 70 年代中期我国肺癌死亡率（均以 10 万人口为单位）为 5.47，在恶性肿瘤死因分类统计中肺癌排在胃癌、食管癌、肝癌及宫颈癌之后居第 5 位，占全部恶性肿瘤的 7.43%，与世界其他国家比较我国肺癌死亡率全国平均水平偏低，仅相当于美国的 1/4；而现在，肺癌已超过癌症死因的 20%，2000～2005 年我国肺癌的发患者数即增加了 11.6 万，死亡人数增加了 10.1 万，全国肿瘤登记中心日发布的《2012 中国肿瘤登记年报》披露，死亡率最高者男女均为肺癌。

目前肺癌还是一种预后极差的疾病，只有 15% 的患者在确诊时病变局限，5 年生存率可达 50%，86% 的患者在确诊 5 年内死亡，要改善肺癌的生存率，需要依靠规范有序的诊断、分期以及根据其临床行为制订多学科的治疗方案。

◎病因

肺癌的病因和发病机制尚未完全清楚，研究表明与下列因素有关：

1. 吸烟 大量资料表明，吸烟特别是吸纸烟，是肺癌死亡率进行性增加的首要原因。吸烟者发生肺癌的危险性平均高 9 ~ 10 倍。重度吸烟者至少可达 10 ~ 25 倍，吸烟量与肺癌之间存在着明显的量 – 效关系，开始吸烟的年龄越小，吸烟时间越长、吸烟量越大，肺癌的发病率和死亡率越高。被动吸烟或环境吸烟也是肺癌的病因之一。丈夫吸烟的非吸烟妻子中，发生肺癌的危险性为夫妻均不吸烟家庭中妻子的 2 倍，而且其危险性随丈夫的吸烟量而升高。令人鼓舞的是戒烟后肺癌发病危险性逐年减少，戒烟 1 ~ 5 年后可减半。美国的研究结果表明，戒烟后 2 ~ 15 年期间肺癌发生的危险性进行性减少，此后的发病率相当于终生不吸烟者。

2. 空气污染 空气污染包括室内小环境和室外大环境污染，室内被动吸烟、燃料燃烧和烹调过程中均可能产生致癌物。有资料表明，室内用煤、接触煤烟或其不完全燃烧物为肺癌的危险因素，特别是对女性腺癌的影响较大。烹调时加热所释放出的油烟雾也是不可忽视的致癌因素。在重工业城市大气中，存在着 3,4 – 苯并芘、氧化亚砷、放射性物质、镍、铬化合物以及不燃的脂肪族碳氢化合物等致癌物质。污染严重的大城市居民每日吸入空气含有的苯并芘量可超过 20 支纸烟的含量，并增加纸烟的致癌作用。大气中苯并芘含量每增加 $1\mu g/m^2$，肺癌的死亡率可增加 1% ~ 15% 。

3. 职业因素 工业生产中接触与肺癌发病有关的特殊物质有石棉、砷、铬、镍等物质，可使肺癌的方式危险性增加 3 ~ 30 倍。从接触到发生肺癌的时间与暴露的程度有关，通常超过 10 年，平均为 16 ~ 17 年，其中石棉是世界公认的致癌物质，可能是人类肺癌中最常见的职业因素。

4. 饮食 一些研究已表明，较少食用含 β – 胡萝卜素的蔬菜和水果，肺癌发生的危险性升高。血清中 β – 胡萝卜素水平低的人，肺癌发生的危险性也高。流行病学调查资料也表明，较多地食用含 β – 胡萝卜素的绿色、黄色和橘黄色的蔬菜和水果及含维生素 A 的食物，可减少肺癌发生的危险性，这一保护作用对于正在吸烟的人或既往吸烟者特别明显。

5. 遗传和基因改变因素 虽然肺癌没有明显的孟德尔遗传模式，但其许多特征提示可能与家族相关，肺癌患者的一级亲疏患肺癌或其他肿瘤的危险性增加 2 ~ 3 倍，且其发生可能与吸烟不相关。经过长期探索和研究，现在已经逐步认识到肺癌可能是一种外因通过内因发病的疾病。上述的外因可诱发细胞的恶性转化和不可逆的基因改变，包括原癌基因的活化、抑癌基因的失活、自反馈分泌环的活化和细胞凋亡的抑制，从而导致细胞生长的失控。

6. 其他诱发因素　美国癌症学会将结核列为肺癌的发病因素之一。有结核病者患肺癌的危险性是正常人群的 10 倍。其主要组织学类型是腺癌。此外，病毒感染、真菌毒素（黄曲霉）等，对肺癌的发生可能也起一定作用。

◎病理剖析

1. 非小细胞肺癌（non‐small cell lung cancer，NSCLC）

（1）鳞状上皮细胞癌（简称鳞癌）：包括乳头状型、透明细胞型、小细胞型和基底细胞样型。典型的鳞癌细胞大，呈多形性，胞浆丰富，有角化倾向，核畸形，染色深，细胞间桥多见，常呈鳞状上皮样排列。电镜检查癌细胞间有大量桥粒和张力纤维束相连接。以中央型肺癌多见，并有向管腔内生长的倾向，早期常引起支气管狭窄导致肺不张或阻塞性肺炎。癌组织易变性、坏死，形成空洞或癌性肺脓肿。鳞癌最易发生于主支气管腔，发展成息肉或无蒂肿块，阻塞管腔引起阻塞性肺炎。有时也可发展成周围型，倾向于形成中央性坏死和空洞。

（2）腺癌：包括腺泡状腺癌、乳头状腺癌、细支气管‐肺泡细胞癌、实体癌黏液形成。典型的腺癌呈腺管或乳头状结构，细胞大小比较一致，圆形或椭圆形，胞浆丰富，常含有黏液，核大，染色深，常有核仁，核膜比较清楚。腺癌倾向于管外生长，但也可沿泡壁蔓延，常在肺边缘部形成直径 2~4cm 的肿块。腺癌早期即可侵犯血管、淋巴管，常在原发瘤引起症状前即已转移。肺泡细胞癌或称细支气管肺泡癌，有人认为它是分化好的腺癌之一，发生在细支气管或肺泡壁。显微镜下通常为单一的、分化好、带基底核的柱状细胞覆盖着细支气管和肺泡，可压迫形成乳头皱褶充满肺泡。这一类型的肺癌可发生于肺外周，保持在原位很长时间；或呈弥漫型，侵犯肺叶的大部分，甚至波及一侧或两侧肺。

（3）大细胞癌：包括大细胞神经内分泌癌、复合性大细胞神经内分泌癌、基底细胞样癌、淋巴上皮瘤样癌、透明细胞癌、伴横纹肌样表型的大细胞癌。可发生在肺门附近或肺边缘的支气管。细胞较大，但大小不一，常呈多角形或不规则形，呈实性巢状排列，常见大片出血性坏死；癌细胞核大，核仁明显，核分裂象常见，胞浆丰富，可分巨细胞型和透明细胞型，透明细胞型易被误诊为转移性肾腺癌。

（4）其他：腺鳞癌、类癌、肉瘤样癌、唾液腺型癌（腺样囊性癌、黏液表皮样癌）等。

2. 小细胞肺癌（small cell lung cancer，SCLC）　包括燕麦细胞型、中间细胞型、复合燕麦细胞型。癌细胞多为类圆形或菱形，胞浆少，类似淋巴细胞。燕麦细胞型和中间型可能起源于神经外胚层的 Kulchitsky 细胞或嗜银细胞。细胞浆内含有神经内分泌颗粒，具有内分泌和化学受体功能，能分泌 5 - 羟色胺、儿茶酚胺、组胺、激肽等肽类物质，可引起类癌综合征（carcinoid syndrome）。在其发生发展的早期多已转移到肺门和纵隔淋巴结，并由于其易侵犯血管，在诊断时大多已有肺外转移。

◎病理生理

肺癌起源于支气管黏膜上皮，局限于基底膜内者称为原位癌，癌肿可向支气管腔内或（和）临近的肺组织生长，并可通过淋巴、血行或经支气管转移扩散。

1. 肿瘤肺内及局部侵犯　随着肺癌肿块体积不断增长，可阻塞支气管管腔，同时还向支气管外的肺组织内扩展，靠近肺外围的肿瘤可侵犯胸膜和胸壁，中央型或靠近纵隔的肿瘤更可侵犯胸膜和胸壁，中央型或靠近纵隔的肿瘤更可侵犯其他器官，巨大的肿瘤可发生中心部分缺血性坏死，形成癌性空洞。

2. 血行转移　是肺癌的晚期表现，癌细胞随肺静脉回流到左心后，可转移到体内任何部位。常见转移部位为肝、脑、肺、骨系统、肾上腺、肾和胰。

3. 支气管内播散　肺泡细胞癌病例、细支气管和肺泡壁上的癌细胞很容易脱落；癌细胞可以经支气管管道扩散到邻近的肺组织中，形成新的癌灶。

4. 淋巴转移　肺的淋巴引流有一定的规律。右肺上叶流向右肺门及右上纵隔淋巴结；右肺中叶流向中、下叶汇总区淋巴结、隆突下及右上纵隔淋巴结；右肺下叶引至中、下叶汇总区、隆突下、下肺韧带以及右上纵隔淋巴结；左肺上叶引至主动脉弓下（Bottallo）淋巴结、左前上纵隔淋巴结；左肺下叶淋巴流向上下叶汇总区、隆突下以及跨越纵隔到右上纵隔淋巴结。

◎分类分型

1. 按解剖学部位分类

（1）中央型肺癌：发生在段支气管至主支气管的肺癌称为中央型肺癌，约占 3/4，较多见鳞状上皮细胞癌和小细胞肺癌（small cell lung cancer，SCLC）。

（2）周围型肺癌：发生在段支气管以下的肺癌称为周围型肺癌，约占 1/4，多见腺癌。

2. 按组织病理学分类

（1）鳞癌（squamous cell carcinoma）：最常见，占 40% ~ 50%，老年男性，与吸烟关系密切，中央型多见。生长特征：管腔内生长，生长缓慢，转移晚。早期引起狭窄、肺不张、阻塞性肺炎，癌组织变性，坏死，形成空洞或癌性肺脓肿。治疗预后：手术切除机会多，五年生存率较高，放、化疗不敏感。

（2）小细胞未分化癌（small cell carcinoma）：包括燕麦细胞癌、中间细胞癌、复合燕麦细胞癌。恶性度最高，约占 1/5，年龄 40～50 岁。多有吸烟史。生长特征：转移早，多发于肺门附近的大支气管，倾向于黏膜下层生长，常浸润至管外肺实质，易与肺门、纵隔淋巴结融合成团块。癌细胞生长快，侵袭力强。治疗预后：手术时发现 60%～100% 血管受侵犯，尸检 80%～100% 淋巴结转移。常转移至脑、肝、骨、肾上腺等脏器。放、疗及化疗敏感。

（3）大细胞未分化癌（大细胞癌）（large cell carcinoma）生长特征：发生在肺门附近或肺边缘的支气管。转移较晚。细胞较大，不规则型，呈实性巢状排列，分巨细胞型和透明细胞型。常见大片出血性坏死。治疗预后：手术切除机会多，放、化疗敏感性差。

（4）腺癌（adenocarcinoma）：女性多见，与吸烟关系不大，占 25%。生长特征：周围型多见，多生长肺边缘小支气管的黏液腺，倾向于管外生长，可循肺泡蔓延。血管丰富，局部浸润和血行转移较鳞癌早，易转移至肝、脑和骨、胸膜（小病灶大转移）。

（5）细支气管 - 肺泡癌（肺泡癌）：（bronchioalveolar carcinoma）是腺癌的一个亚型，发病年龄较轻，男：女 = 1:1，占肺癌 2%～5%，病因不明，与慢性炎症引起瘢痕和肺间质纤维化有关，与吸烟关系不大。生长特征：表现有结节型和弥漫型。组织起源来自支气管末端和上皮细胞。治疗预后：单发性结节型肺泡癌病程较长，转移慢，手术切除机会多，术后 5 年生存率较高。

（6）肺癌的少见类型：①低度恶性肿瘤：黏液表皮样癌（术前病程长，平均 43.3 个月，发病年龄轻，中央型占 88.9%，转移及复发少见）、腺样囊性癌（术前平均病程 20 个月，平均发病年龄 41.5 岁，具明显浸润性生长特征，预后最差）、类癌（与小细胞癌同源，具内分泌功能，瘤组织富含血管，易出血，多数分化好预后佳）；②表面上皮的乳头状肿瘤（肿瘤乳头长入支气管腔内，可有蒂，或光镜下肿瘤呈乳头状生长）；③多原发性肺癌（每个肿瘤病理恶性、分布在肺的不同部位、有其独自的形态特点）。

◎ 预防

避免接触与肺癌发病有关的因素，如吸烟和大气污染，加强职业接触中的劳动保护，应有助于减少肺癌发病危险，由于目前尚无有效的肺癌化学预防措施，不吸烟和及早戒烟可能是预防肺癌最有效的方法。

◎ 筛检

美国 NCCN（国家综合癌症网）于 2011 年 10 月底首次发布了肺癌筛查指南，指南的发布是基于新英格兰医学杂志（NEJM）于 2011 年 8 月发表的美国国立肺癌筛查研究（NLST）的结果。该研究对高危人群应用低剂量螺旋 CT（LDCT）做每年常规检查，结果发现，与胸片体检相比，LDCT 体检可以使肺癌死亡率降低 20%，使任何原因死亡率降低 7%。基于这一结果，指南中明确将 LDCT 作为肺癌筛查手段，并对 LDCT 上的不同发现做出了不同的处理指南。

总的来说，NCCN 指南建议对肺癌高危人群每年进行肺部低剂量螺旋 CT 检查。高危人群是指：55 ~ 74 岁，正在吸烟或者戒烟少于 15 年，并且吸烟指数大于 30 包·年；年龄大于 50 岁，吸烟指数大于 20 包·年，并且合并下列情况之一者：肿瘤病史、肺病史、家族中有肺癌患者、氡暴露和致癌物质的职业性暴露。

以上肺癌高危人群建议每年行低剂量螺旋 CT（LDCT）检查，最少 3 年（最佳持续年限尚不清楚），其他中、低危人群不推荐常规 LDCT 检查。根据 CT 检查结果不同，采取不同的处理措施。

1. 没有肺部结节 每年 LDCT 检查，至少持续 3 年（最佳持续年限尚不清楚）。

2. 发现肺部实性或部分实性结节（无良性钙化、脂肪或炎性表现的结节）

（1）≤4mm，每年 LDCT 检查，至少持续 3 年（最佳持续年限尚不清楚）。

（2）>4 ~ 6mm，6 个月后复查 LDCT，如无增长，12 个月后复查 LDCT，仍无增长，每年复查 LDCT，至少 2 年（最佳持续年限尚不清楚）。

（3）>6 ~ 8mm，3 个月后复查 LDCT，如无增长，6 个月后复查 LDCT，无变化则 12 个月后复查 LDCT，仍无变化，每年复查 LDCT，至少 2 年（最佳持续年限尚不清楚）。

（4）>8mm，考虑 PET/CT 检查，如怀疑肺癌，手术或活检；不考虑肺癌，动态观察同上。以上情况在动态观察中，如发现结节增长，建议手术切除。

（5）发现支气管内结节，1 个月后复查 LDCT，如无消退，做纤维支气管镜检查明确。

3. 发现肺部磨玻璃影（GGO）或其他非实性结节（无明确良性指征）

（1）<5mm，12 个月后复查 CT，如稳定，每年 LDCT 检查，至少持续 2 年（最佳持续年限尚不清楚）。

（2）5 ~ 10mm，6 个月后复查 CT，如稳定，每年 LDCT 检查，至少持续 2 年（最佳持续年限尚不清楚）。

（3）>10mm，3 ~ 6 个月后复查 LDCT，如稳定，可以 6 ~ 12 个月后复查 LDCT，或者活检或手术切除。

　　以上动态观察中如果发现结节增大或者实性变，除直径 <5mm 者可以考虑 3 ~ 6 个月动态复查 LDCT 外，其他均应手术切除。

诊断

◎问诊与查体

　　1. 问诊　肺癌患者早期可无明显症状。当病情发展到一定程度时，常出现刺激性干咳、痰中带血或血痰、胸痛、发热、气促等症状，当呼吸道症状超过 2 周，经治疗不能缓解，尤其是痰中带血、刺激性干咳或原有的呼吸道症状加重，要高度警惕肺癌存在的可能性。此外，还应注意询问是否存在以下几种情况：

　　（1）原有慢性呼吸道疾病，咳嗽性质发生改变者。

　　（2）持续或反复在短期内痰中带血而无其他原因可解释者；反复发作的同一部位的肺炎。

　　（3）原因不明的肺脓肿；无中毒症状、无大量脓痰、无异物吸入史、抗炎效果不佳。

　　（4）原因不明的四肢关节疼痛或杵状指。

　　（5）X 线的局限性肺气肿或段、叶性肺不张。

　　（6）孤立性圆形病灶和单侧肺门阴影增大者。

　　（7）原有结核病灶已稳定，而形态或性质发生改变者。

　　（8）无中毒症状的胸腔积液，可呈血性、进行性增加。

　　（9）其他肺外表现。

　　2. 查体　多数肺癌患者无明显相关阳性体征。部分患者可出现原因不明、久治不愈的肺外征象，如杵状指（趾）、非游走性肺性关节疼痛、男性乳腺增生、皮肤黝黑或皮肌炎、共济失调、静脉炎等。临床表现高度可疑肺癌的患者，体检发现声带麻痹、上腔静脉梗阻综合征、Horner 征、Pancoast 综合征等提示局部侵犯及转移的可能。临床表现高度可疑肺癌的患者，体检发现肝大伴有结节、皮下结节、锁骨上窝淋巴结肿大等提示远处转移的可能。

◎疾病演变

　　由于早期诊断的困难致使肺癌预后差，80% 的患者在确诊后 5 年内死亡。只有 15% 的患者在确诊时病变局限，5 年生存率可达 50%。因此，肺癌的预后取决于早发现、早诊断、早治疗。有研究表明肺癌的筛查可以检测到 I 期肺癌，并可能提高肺癌患者的生存率，但目前 NCCN 专家组尚未推荐将非增强螺旋 CT 作为常规筛查，只有高危因素的人考虑参加 CT 筛查的前瞻性研究。规范有序的诊断、分期以及根据肺癌临床行为制定多学科治疗（综合治疗）方案可为患者体共可能治愈或有效缓解的最好治疗方法。随着手术、化疗和放疗为基础的综合治疗的进展，近 30 年肺癌总体 5 年生存率几乎翻了一倍。

◎辅助检查

1. 优先检查

（1）电子计算机 X 线体层显像（CT）

中央型肺癌：肿瘤向管腔内生长时可引起支气管阻塞征象。阻塞不完全时呈现段、叶局限性气肿，阻塞完全时，则表现为段、叶不张。

周围型肺癌：早期多呈局限性小斑片状阴影，边缘不清，密度较淡，易误诊为炎症或结核。随着肿瘤增大，可形成直径约 0.5~1cm 密度较高，边缘毛糙的小结节状阴影。肿瘤增大至直径约 2~3cm 后，则呈圆形或类圆形肿块、密度增高，边界清楚。可表现为分叶状、有脐凹或细毛刺状阴影，高分辨 CT 可清晰地显示肿瘤分叶、边缘毛刺、胸膜凹陷征，甚至钙质分布类型、支气管充气征和空泡征。

意义：发现小病灶≥3mm。可发现 X 线检查隐藏区，如心包后、纵隔处、脊柱旁等。对肺门、纵隔淋巴结有无转移，诊断价值高。肿块的实性、囊性可明确诊断。

（2）纤维/电子支气管镜：已被广泛地应用于中央型及周围型病变的诊断。对于纤支镜/电子支气管镜可见的支气管内病变，刷检的诊断率可达 92%，活检诊断率可达 93%。经支气管镜肺活检（transbronchial lung biopsy，TBLB）可显著提高周围型肺癌的诊断率，对于直径大于 4cm 的病变，诊断率可达到 50%~80%，但对于直径小于 2cm 的病变，诊断率仅 20% 左右。

意义：可直视到支气管内新生物；明确肿瘤部位；可病理活检和刷检；中央型阳性率高。

（3）针吸细胞学检查：经皮或经纤支镜进行针吸细胞学检查，还可以在超声波、X 线或 CT 引导下进行，目前常用的主要是浅表淋巴结和经超声波引导针吸细胞学检查。

①浅表淋巴结针吸细胞学检查：可在局麻或不麻醉时对锁骨上或腋下肿大的浅表淋巴结进行针吸细胞学检查。

②经皮针吸细胞学检查：对周围型肺癌的诊断率可达到 95%。病变靠近胸壁者可在超声引导下针吸活检，病变不贴近胸壁时，可在透视或 CT 引导下穿刺针吸及活检。

③经纤支镜针吸细胞学检查：对于周围型病变和气管、支气管管旁淋巴结肿

大或肿块，可经纤支镜针吸细胞学检测，与 TBLB 合用时，可将肺癌的诊断率提高到 95%，弥补活检钳夹不到黏膜下病变时所造成的漏诊。

（4）胸腔镜：可以准确地进行肺癌诊断和分期，对于经纤维支气管镜和经胸壁肺肿物穿刺针吸活检术等检查方法无法取得病理标本的早期肺癌，尤其是肺部微小结节病变行胸腔镜下病灶切除，即可以明确诊断。对于中晚期肺癌，胸腔镜下可以行淋巴结、胸膜和心包的活检及胸腔积液及心包积液的细胞学检查，为制订全面治疗方案提供可靠依据。

（5）痰细胞学检查：痰细胞学检查对肺癌诊断有很大帮助，如果收集痰标本方法得当，3 次以上的系列痰标本可使中央型肺癌的诊断率提高到 80%，周围型肺癌的诊断率达 50%。意义：对早期肺癌的诊断有重要价值，特别是隐性肺癌，有特别的意义，中央型肺癌和肺泡细胞癌阳性率较高。

（6）肿瘤标志物检查：神经特异性烯醇化酶（NEC），在小细胞癌中的阳性率可达到 40% ~ 100%，敏感性为 70%，与并且分期，肿瘤负荷密切相关，可考虑作为小细胞癌的血清标志物。癌胚抗原（CEA）在肺腺癌中阳性率达 60% ~ 80%，可反映病情变化。鳞癌相关抗原（SCC - Ag）和细胞角蛋白 19 片段（CY-FRA21 - 1）等对诊断和鉴别真的、观察病情变化也有帮助。但这些肿瘤标志物往往敏感性还不够高，往往在肿瘤负荷较重时才显著升高，限制了其早期诊断的临床价值。

2. 可选检查

（1）剖胸探查：对高度怀疑肺癌的病例，经上述各种方法检查都未能确诊，可耐手术者，应剖胸探查，以免失去手术切除机会。

（2）核医学检查：某学核素有亲肿瘤特性，在正常和肺肿瘤部位浓聚较少，可以此来鉴别肺肿瘤的良恶性，但特异性差，假阳性可高达 35% 左右，诊断价值有限。

（3）PET - CT 检查：不推荐常规使用。在诊断肺癌纵隔淋巴结转移时较 CT 的敏感性、特异性高。

◎并发症

肺癌的并发症有呼吸道并发症，手术后血胸、脓胸及支气管胸膜瘘、心血管系统并发症，肺癌并发症严重威胁患者的生命。

1. 呼吸道并发症　如痰液潴留、肺不张、肺炎、呼吸功能不全等。尤以年老体弱者、原有慢性支气管炎、肺气肿者发病率较高。因手术后伤口疼痛，患者不能做有效咳嗽，痰液留积造成气道阻塞、肺不张、呼吸功能不全。

2. 术后并发症 手术后血胸、脓胸及支气管胸膜瘘，其发病率很低，手术后血胸是一种后果严重的并发症，须紧急救治，必要时应及时再次剖胸止血。

3. 心血管系统并发症 年老体弱、手术中纵隔与肺门的牵拉刺激、低钾、低氧及大出血常常是其诱因。常见的心血管系统并发症有手术后低血压、心律失常、心包压塞、心力衰竭等。

◎诊断标准

肺癌的诊断包括肺癌的定性和定位、病理分型和分期两个部分。临床上主要依靠临床表现、影像学检查、影像学检查、肿瘤标志物检查和组织病理学检查来确定，其中组织病理学诊断是肺癌确诊和治疗的依据。

◎诊断程序

根据原卫生部肺癌诊疗指南（2011），肺癌规范化诊疗流程如图 27 - 1 所示。

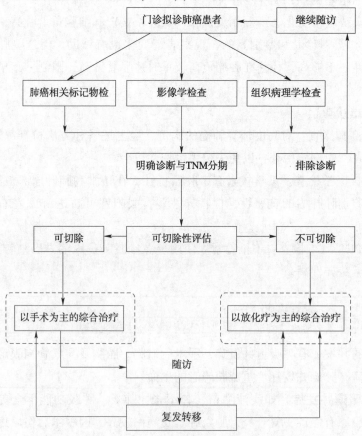

图 27 - 1 肺癌规范化诊疗流程

◎鉴别诊断（表 27 - 1）

表 27-1　肺癌鉴别诊断

疾病名	症状、体征鉴别	检查鉴别
肺结核	肺结核多见于青年人，多有发热、盗汗等结核中毒症状。肺癌则多见于中年以上，病灶发展较快，呼吸道症状比较明显	胸部 CT 平扫、痰脱落细胞检查和纤支镜检查可帮助鉴别诊断
肺炎	约 1/4 的早期肺癌以肺炎形式表现。若起病缓慢无毒性症状，抗菌药物治疗后炎症吸收缓慢或同一部位反复发生肺炎时，应考虑肺癌可能，尤其是段、叶性病灶，伴有体积缩小者	经治疗后复查胸部 CT 平扫检查可明确
肺脓肿	原发性肺脓肿起病急，中毒症状严重，多有寒战、高热、咳嗽和大量脓臭痰等症状。而癌性空洞继发感染，应与原发性肺脓肿鉴别，其先有肺癌症状，如刺激性咳嗽、反复略血，随后出现感染等	肺部 X 线表现为均匀的大片状炎症阴影，空洞内常见较深液平，血常规检查可发现白细胞和中性粒细胞增多
结核性胸膜炎	结核性胸膜炎的胸腔积液多为透明、草黄色、有时候血性。癌性胸腔积液多为血性	胸腔积液常规、结核菌和病理检查有助于鉴别
结节病	表现为双侧肺门及纵隔对称性淋巴结肿大，可伴有肺内网状、结节状或片状阴影	组织活检病理证实

◎临床路径（表 27 - 2）

表 27-2　肺癌临床路径

适用对象：第一诊断为原发性支气管肺癌（ICD – 10：C34/D02.2）

患者姓名：_____ 性别：____ 年龄：____ 门诊号：_____ 住院号：_____

住院日期：____ 年__月__日　出院日期：____ 年__月__日　标准住院日：8 ~ 30 天

时间	住院第 1 ~ 3 天	住院期间
主要诊疗工作	□　询问病史及体格检查 □　完成病历书写 □　开化验单及检查申请单 □　主管医师查房 □　初步确定诊疗方案	□　上级医师查房 □　评估辅助检查结果 □　选择化疗方案 □　根据病情需要，完成相关科室会诊 □　住院医师完成病程日志 □　签署化疗知情同意书、自费用品协议书、授权委托同意书

时间	住院第 1~3 天	住院期间
重点医嘱	长期医嘱： □ 呼吸科二级护理 □ 普食 □ 对症治疗（止咳、化痰、平喘等） □ 基础疾病的相关治疗 临时医嘱： □ 血常规、尿常规、大便常规 □ 凝血功能、血型、肝肾功能、电解质、血糖、感染性疾病筛查、肿瘤标志物检查 □ 痰找肿瘤细胞 □ 肺功能、动脉血气分析、心电图、超声心动图	长期医嘱： □ 呼吸科二级护理 □ 普食 □ 基础疾病的相关治疗 □ 对症治疗 □ 治疗不良反应的相关治疗 临时医嘱： □ 预处理（视化疗方案） □ 化疗药物 □ 放疗（视病情、治疗方案） □ 对症处理 □ 水化、利尿（视化疗方案）
	□ 影像学检查：胸片正侧位、胸部 CT、腹部超声或 CT、全身骨扫描、头颅 MRI 或 CT、全身浅表淋巴结超声 □ 必要时：PET - CT、24 小时动态心电图、超声心动图、CT 或超声引导下肺穿刺活检、胸腔积液超声定位及胸腔积液的相关检查、胸膜活检、胸腔镜下胸膜活检、淋巴结活检、超声支气管镜检查及 TBNA 等 □ 其他特殊医嘱	□ 化疗药物毒副反应的处理 □ 其他特殊医嘱 □ 治疗不良反应的相关检查 □ 复查血常规、肝肾功能、电解质 □ 根据需要复查异常的化验结果
主要护理工作	□ 介绍病房环境、设施和设备 □ 入院护理评估，护理计划 □ 静脉取血 □ 协助完成各项实验室检查及辅助检查 □ 辅助戒烟	□ 宣教 □ 提醒患者化疗期间注意事项 □ 观察疗效、各种药物作用和不良反应
病情变异记录	□无 □有，原因： 1. 2.	□无 □有，原因： 1. 2.
护士签名		

续表

时间	住院第 1~3 天	住院期间
医师签名		

时间	出院前 1~3 天	住院第 8~14 天（出院日）
主要诊疗工作	□ 上级医师查房，治疗效果评估 □ 进行病情评估 □ 确定是否符合出院标准、是否出院 □ 确定出院后治疗方案 □ 完成上级医师查房纪录	□ 完成出院小结 □ 向患者交代下次化疗（按疗程情况）的时间及出院后注意事项 □ 预约复诊日期
重点医嘱	长期医嘱： □ 呼吸内科护理常规 □ 二~三级护理（根据病情） □ 基础疾病的相关治疗 □ 对症治疗 临时医嘱： □ 根据需要，复查有关检查 □ 对症处理 □ 放疗（视病情、治疗方案） □ 化疗药物毒副反应的处理 □ 其他特殊医嘱	出院医嘱： □ 出院带药 □ 门诊随诊
主要护理工作	□ 观察患者一般情况 □ 观察疗效、各种药物作用和不良反应 □ 恢复期生活和心理护理 □ 出院准备指导	□ 告知复诊计划，就医指征 □ 帮助患者办理出院手续 □ 出院指导
病情变异记录	□无 □有，原因： 1. 2.	□无 □有，原因： 1. 2.
护士签名		
医师签名		

治疗

◎治疗目标

在肺癌的治疗当中应根据患者的机体状况，肿瘤的细胞学、病理学类型，临床分期和发展趋向，采取多学科综合治疗（MDT）模式，有计划、合理地应用手术、化疗、放疗和生物靶向治疗等治疗手段，以期达到根治或最大程度控制肿瘤，提高治愈率，改善患者的生活质量，延长患者生存期的目的。

◎治疗细则

（一）治疗原则

应当采取综合治疗的原则，即根据患者的机体状况，肿瘤的细胞学、病理学类型，侵及范围（临床分期）和发展趋向，采取多学科综合治疗（MDT）模式，有计划、合理地应用手术、化疗、放疗和生物靶向等治疗手段，以期达到根治或最大程度控制肿瘤，提高治愈率，改善患者的生活质量，延长患者生存期的目的。目前肺癌的治疗仍以手术治疗、放射治疗和药物治疗为主。

（二）外科手术治疗

1. 手术治疗原则　手术切除是肺癌的主要治疗手段，也是目前临床治愈肺癌的唯一方法。肺癌手术分为根治性手术与姑息性手术，应当力争根治性切除。以期达到最佳、彻底地切除肿瘤，减少肿瘤转移和复发，并且进行最终的病理TNM分期，指导术后综合治疗的目的。对于可手术切除的肺癌应当遵守下列外科原则：

（1）全面的治疗计划和必要的影像学检查（临床分期检查）均应当在非急诊手术治疗前完成。充分评估决定手术切除的可能性并制订手术方案。

（2）尽可能做到肿瘤和区域淋巴结的完全性切除；同时尽量保留有功能的健康肺组织。

（3）电视辅助胸腔镜外科手术（VATS）是近年来发展较快的微创手术技术，主要适用于I期肺癌患者。

（4）如果患者身体状况允许，应当行解剖性肺切除术（肺叶切除、支气管袖状肺叶切除或全肺切除术）。如果身体状况不允许，则行局限性切除；肺段切除（首选）或楔形切除；亦可选择VATS术式。

（5）完全性切除手术（R_0手术）除完整切除原发病灶外，应当常规进行肺门和纵隔各组淋巴结（N_1和N_2淋巴结）切除并标明位置送病理学检查。最少对

3 个纵隔引流区（N_2 站）的淋巴结进行取样或行淋巴结清除，尽量保证淋巴结整块切除。建议右胸清除范围为：2R、3a，3p、4R、7～9 组淋巴结以及周围软组织；左胸清除范围为：4L、5～9 组淋巴结以及周围软组织。

（6）术中依次处理肺静脉、肺动脉，最后处理支气管。

（7）袖状肺叶切除术在术中快速病理检查保证切缘（包括支气管、肺动脉或静脉断端）阴性的情况下，尽可能行保留更多肺功能（包括支气管或肺血管），术后患者生活质量优于全肺切除术患者。

（8）肺癌完全性切除术后 6 个月复发或孤立性肺转移者，在排除肺外远处转移情况下，可行复发侧余肺切除或肺转移病灶切除。

（9）心肺功能等机体状况经评估无法接受手术的 I 期和 II 期的患者，可改行根治性放疗、射频消融治疗以及药物治疗等。

2. 手术适应证

（1）I、II 期和部分 IIIa 期（$T_3N_{1～2}M_0$；$T_{1～2}N_2M_0$）；$T_4N_{0～1}M_0$）；可完全性切除）非小细胞肺癌和部分小细胞肺癌（$T_{1～2}N_{0～1}M_0$）。

（2）经新辅助治疗（化疗或化疗加放疗）后有效的 N_2 期非小细胞肺癌。

（3）部分 IIIb 期非小细胞肺癌（$T_4N_{0～1}M_0$）如能局部完全切除肿瘤者，包括侵犯上腔静脉、其他毗邻大血管、心房、隆凸等。

（4）部分 IV 期非小细胞肺癌，有单发对侧肺转移、单发脑或肾上腺转移者。

（5）临床高度怀疑肺癌的肺内结节，经各种检查无法定性诊断，可考虑手术探查。

3. 手术禁忌证

（1）全身状况无法耐受手术，心、肺、肝、肾等重要脏器功能不能耐受手术者。

（2）绝大部分诊断明确的 IV 期、大部分 IIIb 期和部分 IIIa 期非小细胞肺癌以及分期晚于 $T_{1～2}N_{0～1}M_0$ 期的小细胞肺癌。

（三）放射治疗

肺癌放疗包括根治性放疗、姑息放疗、辅助放疗和预防性放疗等。

1. 放疗的原则

（1）对根治性放疗适用于 KPS 评分 ≥70 分（Karnofsky 评分见附件 2）的患者，包括因医源性或（和）个人因素不能手术的早期非小细胞肺癌、不可切除的局部晚期非小细胞肺癌以及局限期小细胞肺癌。

（2）姑息性放疗适用于对晚期肺癌原发灶和转移灶的减症治疗。对于非小细胞肺癌单发脑转移灶手术切除患者可以进行全脑放疗。

（3）辅助放疗适用于术前放疗、术后切缘阳性的患者，对于术后 pN2 阳性的患者，鼓励参加临床研究。

（4）术后放疗设计应当参考患者手术病理报告和手术记录。

（5）预防性放疗适用于全身治疗有效的小细胞肺癌患者全脑放疗。

（6）放疗通常联合化疗治疗肺癌，因分期、治疗目的和患者一般情况的不同，联合方案可选择同步放化疗、序贯放化疗。建议同步放化疗方案为 EP 和含紫衫类方案。

（7）接受放化疗的患者，潜在毒副反应会增大，治疗前应当告知患者；放疗设计和实施时，应当注意对肺、心脏、食管和脊髓的保护；治疗过程中应当尽可能避免因毒副反应处理不当导致的放疗非计划性中断。

（8）建议采用三维适形放疗（3DCRT）与调强放疗技术（IMRT）等先进的放疗技术。

（9）接受放疗或放化疗的患者，治疗休息期间应当予以充分的监测和支持治疗。

2. 非小细胞肺癌（NSCLC）放疗的适应证　放疗可用于因身体原因不能手术治疗的早期 NSCLC 患者的根治性治疗、可手术患者的术前、术后辅助治疗、局部晚期病灶无法切除患者的局部治疗以及晚期不可治愈患者的重要姑息治疗方式。Ⅰ期不能接受手术治疗的 NSCLC 患者，放射治疗是有效的局部控制病灶的手段之一。对于接受手术治疗的 NSCLC 患者，如果术后病理手术切缘阴性而纵隔淋巴结阳性（pN2），除了常规接受术后辅助化疗外，也建议加用术后放疗。对于切缘阳性的 pN2 肿瘤，如果患者身体许可，建议采用术后同步放化疗。对切缘阳性的患者，放疗应当尽早开始。对于因身体原因不能接受手术的Ⅱ～Ⅲ期 NSCLC 患者，如果身体条件许可，应当给予进行放疗结合同步化疗。在有治愈希望的患者，在接受放疗或同步放化疗时，通过更为适形的放疗计划和更为积极的支持治疗，尽量减少治疗时间的中断或治疗剂量的降低。

对于有广泛转移的Ⅳ期 NSCLC 患者，部分患者可以接受原发灶和转移灶的放射治疗以达到姑息减症的目的。

3. 小细胞肺癌（SCLC）放疗的适应证　局限期 SCLC 经全身化疗后部分患者可以达到完全缓解，但是如果不加用胸部放疗，胸内复发的风险很高，加用胸部放疗不仅可以显著降低局部复发率，而且死亡风险也显著降低。

在广泛期 SCLC 患者，远处转移灶经化疗控制后加用胸部放疗也可以提高肿瘤控制率，延长生存期。如果病情许可，小细胞肺癌的放射治疗应当尽早开始，可以考虑与化疗同步进行。如果病灶巨大，放射治疗导致肺损伤的风险过高的话，也可以考虑先采用 2～3 周期的化疗，然后尽快开始放疗。

4. 预防性脑照射　局限期小细胞肺癌患者，在胸内病灶经治疗达到完全缓解后推荐加用预防性脑照射。广泛期小细胞肺癌在化疗有效的情况下，加用预防性脑照射亦可降低小细胞肺癌脑转移的发生的风险。而非小细胞肺癌全脑预防照射的决定应当是医患双方充分讨论，根据每个患者的情况权衡利弊后确定。

5. 晚期肺癌患者的姑息放疗　晚期肺癌患者的姑息放疗主要目的是为了解决因原发灶或转移灶导致的局部压迫症状、骨转移导致的疼痛以及脑转移导致的神经症状等。对于此类患者可以考虑采用低分割照射技术，使患者更方便得到治疗，同时可以更迅速地缓解症状。

（四）肺癌的药物治疗

肺癌的药物治疗包括化疗和分子靶向药物治疗（EGFR – TKI 治疗）。化疗分为姑息化疗、辅助化疗和新辅助化疗，应当严格掌握临床适应证，并在肿瘤内科医师的指导下施行。化疗应当充分考虑患者病期、体力状况、不良反应、生活质量及患者意愿，避免治疗过度或治疗不足。应当及时评估化疗疗效，密切监测及防治不良反应，并酌情调整药物和（或）剂量。化疗的适应证为：PS 评分 ≤2（附件 6，ZPS 评分，5 分法），重要脏器功能可耐受化疗，对于 SCLC 的化疗 PS 评分可放宽到 3。鼓励患者参加临床试验。

1. 晚期 NSCLC 的药物治疗

（1）一线药物治疗：含铂两药方案为标准的一线治疗；EGFR 突变患者，可选择靶向药物的治疗；有条件者，在化疗基础上可联合抗肿瘤血管药物。目前可选用的化疗药物见附件 7。对一线治疗达到疾病控制（CR + PR + SD）的患者，有条件者可选择维持治疗。

（2）二线药物治疗：二线治疗可选择的药物包括多西紫杉醇、培美曲塞以及靶向药物 EGFR – TKI。

（3）三线药物治疗：可选择 EGFR – TKI 或进入临床试验。

2. 不能手术切除的 NSCLC 的药物治疗　推荐放疗、化疗联合，根据具体情况可选择同步或序贯放化疗。同步治疗推荐化疗药物为足叶乙苷/顺铂或卡铂（EP/EC）与紫杉醇或多西紫杉醇/铂类。序贯治疗化疗药物见一线治疗。

3. NSCLC 的围手术期辅助治疗　完全切除的 II ~ III 期 NSCLC，推荐含铂两药方案术后辅助化疗 3 ~ 4 个周期。辅助化疗始于患者术后体力状况基本恢复正常，一般在术后 3 ~ 4 周开始。新辅助化疗：对可切除的 III 期 NSCLC 可选择含铂两药、2 个周期的术前新辅助化疗。应当及时评估疗效，并注意判断不良反应，避免增加手术并发症。手术一般在化疗结束后 2 ~ 4 周进行。术后辅助治疗应当根据术前分期及新辅助化疗疗效，有效者延续原方案或根据患者耐受性酌情调整，无效者则应当更换方案。

4. 小细胞肺癌（SCLC）的药物治疗　局限期小细胞肺癌（Ⅱ～Ⅲ期）推荐放、化疗为主的综合治疗。化疗方案推荐 EP 或 EC 方案。广泛期小细胞肺癌（Ⅳ期）推荐化疗为主的综合治疗。化疗方案推荐 EP、EC 或顺铂加拓扑替康（IP）或加伊立替康（IC）。二线方案推荐拓扑替康。鼓励患者参加新药临床研究。

5. 肺癌化疗的原则

（1）KPS < 60 或 ECOG > 2 的肺癌患者不宜进行化疗。

（2）白细胞少于 3.0×10^9/L，中性粒细胞少于 1.5×10^9/L，血小板少于 6×10^{10}/L，红细胞少于 2×10^{12}/L、血红蛋白低于 8.0g/dl 的肺癌患者原则上不宜化疗。

（3）肺癌患者肝、肾功能异常，实验室指标超过正常值的 2 倍，或有严重并发症和感染、发热、出血倾向者不宜化疗。

（4）在化疗中如出现以下情况应当考虑停药或更换方案：治疗 2 周期后病变进展或在化疗周期的休息期中再度恶化者，应当停止原方案，酌情选用其他方案；化疗不良反应达 3～4 级，对患者生命有明显威胁时，应当停药，下次治疗时改用其他方案；出现严重的并发症，应当停药，下次治疗时改用其他方案。

（5）必须强调治疗方案的规范化和个体化。必须掌握化疗的基本要求。除常规应用止吐药物外，铂类药物除卡铂外需要水化和利尿。化疗后每周两次检测血常规。

（6）化疗的疗效评价参照 WHO 实体瘤疗效评价标准或 RECIST 疗效评价标准。

◎治疗程序

（一）非小细胞肺癌的分期治疗模式

1. Ⅰ期非小细胞肺癌的综合治疗

（1）首选手术治疗，包括肺叶切除加肺门、纵隔淋巴结清除术，可采用开胸或 VATS 等术式。

（2）对于肺功能差的患者可以考虑行解剖性肺段或楔形切除术加肺门、纵隔淋巴结清除术。

（3）完全切除的ⅠA 期肺癌患者不适宜行术后辅助化疗。

（4）完全切除的ⅠB 期患者，不推荐常规应用术后辅助化疗。

（5）切缘阳性的Ⅰ期肺癌推荐再次手术。其他任何原因无法再次手术的患者，推荐术后化疗加放疗。

2. Ⅱ期非小细胞肺癌的综合治疗

（1）首选手术治疗，包括肺叶、双肺叶或全肺切除加肺门、纵隔淋巴结清除术。

（2）对肺功能差的患者可以考虑行解剖性肺段或楔形切除术加肺门、纵隔淋巴结清除术。

（3）完全性切除的Ⅱ期非小细胞肺癌推荐术后辅助化疗。

（4）当肿瘤侵犯壁层胸膜或胸壁时应当行整块胸壁切除。切除范围至少距病灶最近的肋骨上下缘各 2cm，受侵肋骨切除长度至少应当距肿瘤 5cm。

（5）切缘阳性的Ⅱ期肺癌推荐再次手术，其他任何原因无法再次手术的患者，推荐术后化疗加放疗。

3. Ⅲ期非小细胞肺癌的综合治疗 局部晚期非小细胞肺癌是指 TNM 分期为Ⅲ期的肺癌。采取综合治疗模式是Ⅲ期非小细胞肺癌治疗的最佳选择。将局部晚期 NSCLC 分为可切除和不可切除两大类。

（1）可切除的局部晚期非小细胞肺癌包括：①T_3N_1 的 NSCLC 患者，首选手术治疗，术后行辅助化疗。②N_2 期肺癌患者的手术切除是有争议的。影像学检查发现单组纵隔淋巴结肿大或两组纵隔淋巴结肿大但没有融合估计能完全切除的病例，推荐行术前纵隔镜检查，明确诊断后行术前新辅助化疗，然后行手术治疗。③一些 $T_4N_{0\sim1}$ 的患者。a. 相同肺叶内的卫星结节，在新的分期中，此类肺癌为 T_3 期，首选治疗为手术切除，也可选择术前新辅助化疗、术后辅助化疗。b. 其他可切除之 $T_4N_{0\sim1}$ 期非小细胞肺癌，可酌情首选新辅助化疗，也可选择手术切除。c. 如为完全性切除，考虑术后辅助化疗。如切缘阳性，术后行放疗和含铂方案化疗。d. 肺上沟瘤的治疗，部分可手术患者，建议先行同步放化疗，然后再手术 + 辅助化疗。对于不能手术的肺上沟瘤，行放疗加化疗。

（2）不可切除的局部晚期非小细胞肺癌包括：①影像学检查提示纵隔的团块状阴影。②大部分的 T_4 和 N_3 的非小细胞肺癌。③$T_4N_{2\sim3}$ 的患者。④胸膜转移结节、恶性胸腔积液和恶性心包积液的患者，新分期已经归类为 M_1，不适于手术切除，部分病例可采用胸腔镜胸膜活检或胸膜固定术。

4. Ⅳ期非小细胞肺癌的治疗

Ⅳ期肺癌在开始治疗前，建议先获取肿瘤组织进行表皮生长因子受体（EGFR）是否突变的检测，根据 EGFR 突变状况制订相应的治疗策略。Ⅳ期肺癌以全身治疗为主要手段，治疗目的为提高患者生活质量、延长生命。

（1）孤立性转移Ⅳ期肺癌的治疗

①孤立性脑转移而肺部病变又为可切除的非小细胞肺癌，脑部病变可手术切

除或采用立体定向放射治疗，胸部原发病变则按分期治疗原则进行。

②孤立性肾上腺转移而肺部病变又为可切除的非小细胞肺癌，肾上腺病变可考虑手术切除，胸部原发病变则按分期治疗原则进行。

③对侧肺或同侧肺其他肺叶的孤立结节，可分别按两个原发瘤各自的分期进行治疗。

（2）Ⅳ期肺癌的全身治疗

①EGFR敏感突变的Ⅳ期非小细胞肺癌，推荐吉非替尼或厄洛替尼一线治疗。

②对EGFR野生型或突变状况未知的Ⅳ期非小细胞肺癌，如果功能状态评分为PS=0~1，应当尽早开始含铂两药的全身化疗。对不适合铂类治疗的患者，可考虑非铂类两药联合化疗。

③PS=2的晚期非小细胞肺癌患者应接受单药化疗，但没有证据支持对PS>2的患者使用细胞毒类药化疗。

④目前的证据不支持将年龄因素作为选择化疗方案的依据。

⑤一线化疗失败的非小细胞肺癌，推荐多西紫杉醇、培美曲赛二线化疗以及吉非替尼或厄洛替尼为二线或三线口服治疗。

⑥评分为PS>2的Ⅳ期非小细胞肺癌，可酌情仅采用最佳支持治疗。

在全身治疗基础上针对具体的局部情况可以选择恰当的局部治疗方法以求改善症状、提高生活质量。

（二）小细胞肺癌分期治疗模式

1. Ⅰ期SCLC　手术+辅助化疗（EP/EC 4~6周期）。

2. Ⅱ~Ⅲ期SCLC　放、化疗联合。

（1）可选择序贯或同步。

（2）序贯治疗推荐2周期诱导化疗后同步化、放疗。

（3）经过规范治疗达到疾病控制者，推荐行预防性脑照射（PCI）。

3. Ⅳ期SCLC　化疗为主的综合治疗以期改善生活质量。一线推荐EP/EC、IP、IC。规范治疗3个月内疾病复发进展患者推荐进入临床试验。3~6个月内复发者推荐拓扑替康、伊立替康、吉西他滨或紫杉醇治疗。6个月后疾病进展可选择初始治疗方案。

◎治疗进展

近十年来，晚期NSCLC的治疗实现了重要突破，EGFR-TKI如吉非替尼、厄洛替尼、埃克替尼以及ALK抑制剂克唑替尼等已成为*EGFR*基因突变或*ALK*

基因融合的晚期 NSCLC 的标准一线治疗方案。因而，新的诊疗规范指出，Ⅳ期 NSCLC 患者在开始治疗前，应先获取肿瘤组织进行 *EGFR* 和 *ALK* 基因的检测，根据 *EGFR* 和 *ALK* 基因状况决定相应的治疗策略。可以说 NSCLC 的治疗已进入了精准治疗时代。肺癌远非是一种简单的疾病，驱动基因的概念正逐渐被接受，除了 *EGFR*、*ALK*，其他少见驱动基因如 *HER*2、*BRAF* 突变以及 *RET*、*ROS*1 融合等受到关注，组织活检受到重视，对检测技术的要求也越来越高，传统的免疫组化以及只能检测单个基因的扩增阻碍突变系统（ARMS－PCR）等方法开始不能满足科研的需要，能够更加全面且快速进行分子检测的新技术如二代测序（NGS）受到青睐。此外，针对这些少见驱动基因变异的靶向治疗药物也开始进入临床研发阶段，新的抗体或靶向药物层出不穷，给晚期肺癌患者带来了新的希望。

此外，外周血检测技术受到关注。对于不能耐受组织活检的患者，通过相对无创的获取外周血游离 DNA 进行突变检测是一个可行的方法。既往研究显示，采用 ARMS 法检测外周血游离 DNA 中 *EGFR* 突变的敏感性可达到 65.7%，特异性可高达 99.8%。外周血循环肿瘤细胞（CTC）可监测肿瘤疗效与预后，避免反复多次的组织活检。然而，外周血检测的可靠性尚需进一步验证。

目前晚期肺癌治疗领域，还有两个具有代表性的讨论热点，一个是靶向治疗后获得性耐药的治疗决策，随着耐药机制的明确，耐药后患者的治疗策略正逐渐从依靠临床经验向针对性强的精准治疗方向过渡。目前最为成功的是关于 EGFR－TKI 获得性耐药机制的研究，第一代 EGFR－TKI 药物吉非替尼或厄罗替尼的获得性耐药原因主要为 EGFR 20 号外显子 T790M 突变、c－MET 扩增和小细胞转化等。针对这一突变，应运而生的第三代 EGFR－TKI，如 AZD9291、CO1686 等可延长突变患者的 PFS，此外，针对另一耐药机制，c－MET 旁路激活的抑制药物也显示出一定的疗效。同样，针对 ALK 抑制剂的耐药，新英格兰杂志报道的一篇病例展示，依据耐药机制的精准治疗可以显著延长患者的生存时间。

另一个是涅槃重生的免疫治疗，新的药物为传统免疫治疗带来了新的活力。关于 PD1/PDL1 单克隆抗体的临床研究结果相继发表，这类药物可延长晚期 NSCLC 患者的总生存期，治疗前景令人瞩目。如 CheckMate 057 研究中，在晚期非鳞状细胞性 NSCLC 中，PD1 抗体尼鲁单抗对比标准二线化疗多西他赛，可显著延长患者总生存期。此外，免疫治疗为治疗方案相对较少的肺鳞癌患者带来了新的选择。Ⅲ期临床研究 CheckMate 017 中，与多西他赛组比，同样是二线，尼鲁单抗可显著延长患者总生存期（9.2 个月对 6.0 个月），且 1 年生存率几乎翻倍（42% 对 24%）。KEYNOTE－001 临床研究显示，对于经治晚期 NSCLC 患者，PD1 抑制剂 Pembroli－zumab 同样具有良好的疗效。

随着研究的不断深入，人们逐渐认识到，肺癌并非单一的病种，驱动基因的多样性，肿瘤的异质性，时刻提醒着人们肺癌的治疗需要个体化，然而个体化治疗是建立在规范化诊疗基础上的，新的药物问世无不建立在多中心、大样本的临床数据之上。一方面，希望研究成果日新月异，百花齐放，但更希望殊途同归，找到肿瘤治疗的最佳方法，所谓规范化的个体化治疗，才能让患者受益最大化。

◎护理与照顾

一、护理目标

（1）尽量避免或减少化疗不良反应的发生。

（2）患者与家属能诉说焦虑的心理感受。

（3）患者与家属诉说良好的心理状态对疾病治疗和疾病知识方面的问题。

（4）能说出保证必要的营养摄入对增强体质、促进康复有意义。

（5）能说出调整饮食满足机体需要的营养搭配。

（6）患者逐渐增加活动量，提高活动耐力，逐步实现部分生活自理或基本自理。

（7）患者睡眠充足，能读出自己的表现及预防方法。

（8）能说出早期压疮的表现及预防的重要性和方法，避免发生。

二、护理问题（关键点）

（1）疼痛。

（2）发热。

（3）呼吸困难。

（4）营养不良。

（5）出血。

（6）肺不张。

（7）其他并发症。

（8）胸管及引流。

（9）化疗。

（10）放疗。

（11）教育需求。

三、评估

1. 入院评估

（1）基础生命体征、脉搏氧饱和度、疼痛。

（2）生活方式，吸烟、饮酒史。

（3）心理、社会、精神状况。

（4）家庭支持情况。

（5）体重、营养状况。

（6）呼吸系统基础病史及过去史：高血压、冠心病、糖尿病。

（7）早期症状：咳嗽、咳痰、痰量及形状；咯血（量、次数）；发热；胸痛、呼吸困难、缺氧症状；浮肿。

2. 持续评估

（1）基础生命体征、脉搏氧饱和度、疼痛。

（2）营养状况：有无贫血、低蛋白血症及患者的进食情况。

（3）患者对疾病的认知程度，有无焦虑、恐惧，是否保密治疗。

（4）病情及主要症状：①发热、咳嗽、咳痰、痰量及形状；②咯血的量、次数。③胸痛、呼吸困难、缺氧症状。④有无浮肿。

（5）胸腔引流量、色、性质、管周敷料及局部皮肤情况。

（6）实验室和病理学检查：CBC、肝肾功能、电解质、ABG、痰脱落细胞检查、肺穿刺活检等。

（7）特殊检查结果：肺功能、CXR（气管镜）或胸部 CT、ECT。

（8）用药情况、药物的作用及不良反应。

四、干预措施

1. 体位与活动　根据病情决定活动方式。

2. 改善营养　以高蛋白、高维生素、高热量饮食为主，多吃新鲜蔬菜和水果，糖尿病者控制饮食及水果，不能进食者予肠内外营养。

3. 心理护理　保持良好的心态，正确对待疾病。

4. 呼吸道管理　①戒烟，指导做深呼吸及有效咳嗽。②呼吸困难者予氧气吸入，检测脉搏氧饱和度及呼吸形态、频率。③痰液黏稠者予雾化吸入，根据医嘱用抗菌药物。④正确留取痰标本，包括痰培养、脱落细胞学检查及抗酸染色等（应留取第一口痰，先漱口，再用力咳出气管深处痰液）。

5. 咯血护理

6. 常规检查　①协助做好胸穿、肺功能、纤支镜、胸部 CT、ECT（单光子发射型 计算机断层显像仪）、肺穿刺活检术、胸腔积液的常规检查。②支气管镜检低需要备齐药物，术前禁食 4 小时，有假牙取下；术后 禁食禁水 2 小时后饮水无呛咳方可进食。③肺喘术后平卧位 6～12 小时，测生命体征 2 次/小时，观察穿刺敷料，注意有无胸闷、气促。

7. 胸引流管护理

8. 发热护理 ①卧床休息，多饮水，予高热量维生素饮食。②保持口腔清洁及床单位、衣裤干燥整洁。③必要时物理药物降温，按医嘱应用抗菌药物和补充液体。

9. 疼痛护理 疼痛 >5 分，联系医生给予止痛药，30 分钟后观察止痛效果。

10. 化疗护理

11. 放疗护理

12. 术前准备 常规备血、备皮、皮试、灌肠、参加集体术前宣教。

随访

◎随访要点

对于新发肺癌患者应当建立完整病案和相关资料档案，诊治后定期随访和进行相应检查。具体检查方法包括病史、体检、血液学检查、影像学检查、内镜检查等，旨在监测疾病复发或治疗相关不良反应、评估生活质量等。随访频率为治疗后 2 年内每 3~6 个月随访一次，2~5 年内每 6 个月随访一次，5 年后每年随访一次。

◎预后

70%~80% 的肺癌患者在确诊时为 ⅢB~Ⅳ 期，已经超越了根治性切除的范围，因而治愈率不高，NSCLC 的 5 年生存率仅为 10%~15%。SCLC 患者 80%~90% 对治疗有较好的反应，但 5 年生存率仅为 2%~5%。目前采用了综合治疗，治愈率已有所提高。

◎患者教育

一、疾病知识

肺癌指肺部原发性恶性肿瘤。是指来源于支气管黏液腺、细支气管上皮及肺泡上皮的恶性肿瘤。肺癌是我国常见的恶性肿瘤之一，近年来发病率呈上升趋势，在我国城市中已居于恶性肿瘤的首位，肺癌的发病年龄多在 40 岁以上，男多于女，男女之比约为 5:1。目前主要诱发因素为吸烟、大气污染和环境污染、职业暴露、饮食与营养、遗传、病毒感染等因素。肺癌在早期并没有什么特殊症状，仅为一般呼吸系统疾病所共有的症状，如咳嗽、咯血、低热、胸痛、气短等，很容易忽略。本病的死亡率较高，早期发现、早期诊断、早期治疗是提高疗效的重要因素。肺癌的治疗方法主要有外科手术治疗、化学药物治疗、放射治疗等。

二、放化疗相关知识

化疗：临床最常用的是 EP（顺铂与足叶乙苷）方案，CAF（表柔比星、环磷酰胺、顺铂）方案，TP（紫杉醇与顺铂）方案，NP（长春瑞滨、顺铂）方案等。

根据放射治疗的目的可分为根治性放射治疗、姑息性放射治疗。放疗方式有常规放疗、适形放疗、调强适形放疗技术。剂量：通常采用前、后两野对穿照射在肿瘤量达 40Gy/4 周后，再次定位复查以调整照射野及治疗计划。总的根治量为：鳞状细胞癌（60～65）Gy/（6～7）周；腺癌（60～70）Gy/（6～8）周；伴锁骨上区淋巴结转移的照射剂量一般为（60～65）Gy/（6～7）周；小细胞肺癌 50～55Gy 左右，合并使用化学治疗时放射治疗剂量不宜过高。

放射治疗的毒性反应与护理如下。

（一）急性放疗反应

1. 放射性食管炎 常于放射治疗开始后 2 周左右出现，主要表现为胸骨后异物感、烧灼感、吞咽困难伴吞咽疼痛，可以对症治疗，如应给予柔软流质饮食，放射治疗可继续进行，症状多持续 1～2 周或放疗结束后自行消失。严重者可口服利多卡因、庆大霉素、氟美松或维生素 B_{12} 等自制溶液；静脉应用抗菌药物、糖皮质激素及支持治疗，必要时暂停放疗。

2. 放射性气管炎 可因气管及支气管上皮肿胀、表面纤毛脱落、腺体分泌抑制引起干咳，应及时采取对症治疗，可应用抗菌药物、雾化吸入等。

3. 放射性肺炎 较多见、严重者影响生活质量。多发生在肺组织受照射 30～40Gy/（3～4）周后，由于受照射肺组织发生肺间质的充血水肿，肺泡内的渗出增多而呈现出的一种急性渗出性炎症改变。约 15% 患者仅照射 TD 20～25Gy 也会产生此并发症。常见症状为刺激性干咳及胸闷，出现在放射治疗开始后的 1～3 月，以 45 天最常见，持续时间可达 1～4 个月，大多无须治疗能自行缓解。若症状严重合并感染时出现咳嗽、咳痰、发热、端坐呼吸甚至呼吸窘迫等症状，应暂停放疗。

4. 放射性心脏炎 是指瓣膜损害和心脏传导异常。出现的时间早晚不定，表现为心电图 S-T 段改变、心肌收缩力减弱及血压变化等。与某些化疗药物如阿霉素类可以增加射线对心脏的损伤。处理：卧床休息、低流量吸氧及支持疗法。

5. 照射野皮肤的护理　随着照射剂量增加，放射野皮肤出现红斑、色素沉着、毛囊扩张、脱发、干性脱皮，严重者可形成水疱、破溃甚至溃疡等放射性反应。保护方法：①保持局部皮肤清洁干燥，有汗应擦干，因水分电离加重皮肤损伤。②穿低领纯棉开口内衣，减少对皮肤摩擦并方便穿脱。③照射野皮肤不宜用肥皂、粗毛巾擦洗，禁止热敷或冷敷。外出时避免阳光直晒。④有脱皮时，切勿用手撕剥、搔痒时，勿使劲搔抓，可轻轻拍打。⑤湿性反应时局部暴露，保持清洁，以防感染。忌用碘酒、酒精等刺激性液体擦洗，可用生理盐水、苯扎氯铵消毒，切勿贴布胶布。⑥此外还应保持放射野标记的清晰，切不能私自涂改。

（二）晚期放射损伤

1. 放射性肺纤维化　发生于照射后的 3 个月左右，逐渐加重，在 1~2 年后趋于稳定。有吸烟史、肺部慢性疾病史、合用化疗药时，可加重肺损伤。多数患者有轻微的咳嗽，易合并感染。发生肺纤维化时可产生心力衰竭。

2. 放射性食管损伤　指放疗的 90 天后出现的反应。主要表现为吞咽困难或胸骨后疼痛，原因是良性狭窄的形成以及由于肌肉神经损伤导致的动力学改变。

3. 放射性心脏损伤　心包疾病所引起的常见，同时心肌、冠状动脉等也会受到损害。临床表现为心肌功能异常症状及严重心包炎的临床表现可伴有不同程度的心功能衰竭。处理尚无有效的办法，可给予对症处理、卧床休息、低流量吸氧及支持疗法，同时对心绞痛、心律失常、渗出性心包炎时等给予药物对症处理或心包穿刺治疗。

4. 放射性脊髓炎　是由于脊髓的受照射剂量超过了脊髓的耐受剂量所致。因潜伏期 1~7 年，当脊髓的受照射长度超过 10cm，剂量超过 TD 40Gy 时发生率明显增高，表现为下肢的麻木，重者出现受损平面以下的瘫痪。处理以预防为主，一旦发生，主要方法是大量使用皮质激素，同时使用神经营养药物及血管扩张剂等，但疗效有限。

5. 放射性臂丛神经损伤　表现为上肢感觉和运动障碍及肌萎缩。

6. 肋骨损伤

三、饮食指导

宜食高蛋白、高维生素、高热量清淡饮食，多吃水果、蔬菜、多饮水，戒烟戒酒，忌食辛辣刺激性食物。

四、休息与活动

放化疗期间注意休息，病情较重者要卧位休息。白细胞低下时，应少去公共场所，室内定时通风换气，避免上呼吸道感染。鼓励其在身体状况允许的情况下多做一些力所能及的活动，但一定要注意切勿活动过度产生疲劳感，不利于疾病的恢复。身心放松，肺癌患者可听一听轻音乐、民乐，改善其生活质量。

五、用药指导

化疗期间，防止药物外渗，预防静脉炎发生。化疗药物在杀伤肿瘤细胞的同时，对正常的组织细胞也有一定的杀伤作用，可引起恶心、呕吐、味觉异常而影响食欲，以致发生口腔黏膜溃疡、舌炎等，有些药物还可以引起腹泻、便秘、骨髓抑制或肝肾功能损害，导致机体营养不良免疫力下降，加速病情的恶化，所以化疗时患者应加强营养，注意饮食的调配，以增强抵御化疗反应和抗病的能力。出院后遵医嘱按时服药，如有疑问或出现不适时及时就诊咨询。

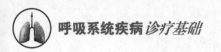

第 28 章　肺部良性肿瘤 〈〈〈〈

◎概况

　　肺部良性肿瘤比较少见，其种类很多，可起源肺和支气管的所有各种不同类型细胞，以错构瘤为最常见。

　　肺部良性肿瘤的临床共同特点是：多数病例无症状，无阳性体征，往往是在 X 线检查时发现，肿瘤多数位于肺的周边部位，体积较小，绝大多数是单发，呈圆形、椭圆形、分叶状或结节状，密度均匀，边缘锐利，极个别的有毛刺。

　　X 线胸片、体层摄影、支气管造影、CT 扫描等检查对于显示和分析肺部良性肿瘤的特征具有较高的诊断价值，最后确切诊断依靠病理组织学检查。

　　只要患者情况允许，均应手术治疗。常采用创伤小、手术安全度大的肺楔形或肺段切除术，疗效良好。

基础

◎定义

　　肺部良性肿瘤起源于肺内各种不同类型细胞，可发生于肺实质内或支气管内。多发生于中青年，肺部良性肿瘤临床多无症状或症状较轻，病程长，常在体检时发现，90％为肺部孤立性结节，和早期恶性肿瘤较难鉴别。

　　肺部良性肿瘤是指肺组织的细胞发生异常增殖，呈膨胀性生长，似吹气球样逐渐膨大，生长比较缓慢。由于瘤体不断增大，可挤压肺周围组织，但并不侵入邻近的正常肺组织内，瘤体多呈球形、结节状。周围常形成包膜，因此与正常肺组织分界明显，手术时容易切除干净，摘除不转移，很少有复发。

◎流行病学

　　暂无相关资料。

◎病因

肺部良性肿瘤的病因至今尚不完全明确，估计与日常生活习惯、肺部慢性疾病有关。大量资料表明肺部良性肿瘤的危险因子包括吸烟（包括二手烟）、石棉、氡、砷、电离辐射、卤素烯类、多环性芳香化合物、镍等。如支气管囊肿多为先天性因素所致；结核瘤与结核菌感染有关；炎性假瘤病因与长期呼吸道刺激和反复慢性呼吸系统感染有关。

◎病理剖析

肺良性肿瘤组织分化程度好，与原有组织的形态相似；核分裂无或稀少，不见病理核分裂象。肺良性肿瘤发病率低，其中以错构瘤较常见。错构瘤病理学特征是正常组织的不正常组合和排列，这种组织学的异常可能是器官组织在数量、结构或成熟程度上的错乱。错构瘤的主要组织成分包括软骨、脂肪、平滑肌、腺体、上皮细胞，有时还有骨组织或钙化。根据其成分分为软骨型及纤维型。根据部位分中央型和周围型。发生于气管、叶支气管黏膜下称中央型；发生于肺内的称周围型，周围型多位于胸膜下。

◎病理生理

肺部良性肿瘤生长速度缓慢；膨胀性核外生性生长，常有包膜形成，与周围组织一般分界清楚，故通常可推动；很少发生坏死、出血；不转移；手术后很少复发；对机体影响较小，主要为局部压迫或阻塞作用，如发生在重要器官也可引起严重后果。

◎分类分型

1. 肺部良性肿瘤按其部位分为两型

（1）周围型：也称为周边型，肿瘤起源于段以下支气管或肺实质内，约90% 的下呼吸道良性肿瘤为周边型，周边型良性肿瘤约75% 位于脏胸膜下，近60% <3cm，绝大多数表现为单发、圆形或椭圆形、分界清的结节。

（2）中心型：也称为中心型，肿瘤起源于段或段以上支气管，向管腔内或外生长；约占下呼吸道良性肿瘤的10%。

2. 根据不同的病理分型

肺部良性肿瘤还可分为肺错构瘤（软骨瘤样错构瘤、平滑肌瘤样错构瘤、周

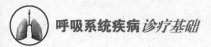

边型错构瘤）、肺炎性假瘤、平滑肌瘤（也被称为纤维平滑肌瘤）、良性混合瘤、单发乳头状瘤、多发性乳头状瘤、神经纤维瘤、软骨瘤、脂肪瘤、肺脑膜瘤、血管瘤（分为海绵状血管瘤，毛细血管瘤）、血管内皮瘤、淋巴管瘤等。

◎预防

1. 饮食规律 养成良好的饮食规律及正常的生活习惯，提倡戒烟戒酒、清淡健康饮食，根据自身身体情况，酌情食用防癌性食物及含碱性高的食物。

2. 保持良好心态 切忌过度劳累，需劳逸结合，避免过大压力。

3. 坚持运动锻炼 坚持运动增强机体抵抗力，提高四肢的灵活性、平衡性及稳定性。

4. 避免有害物质 选择绿色材料装修房屋，避免吸入刺激性味道。本病暂无有效预防措施，早发现早诊断是本病防止关键。

◎筛检

目前常用的肿瘤筛查包括有创和无创两种，总的原则是首选无创、无放射线的，如果采用这些检查，还不能确诊病情，再选择有创的和放射线检查。

1. X 线检查 中心型良性肿瘤胸片很少见到瘤体，偶见肺门圆形阴影，多仅能显示其继发的肺部病变（如肺不张、阻塞性肺炎等）。气管正侧位像有助于发现、定位气管内肿瘤，以侧位像更为清晰。周边型良性肿瘤的胸片特征为：边缘清晰、密度均匀、致密肿物影，无空洞，偶见钙化。

2. 胸部 CT 或体层检查 中心型良性肿瘤多可清楚地显示瘤体，明确其部位、大小、管腔阻塞的程度及肿瘤累及的范围。周边型良性肿瘤因良性肿瘤的成分多样性，故结节的密度不匀，CT 值可在 $-100 \sim 150HU$，故 CT 值的标准差多 $>30HU$；而恶性肿瘤多因瘤体组织成分单一，故结节密度均匀，CT 值多在 $35 \sim 55HU$，标准差 <30。

3. 支气管造影检查 良性肿瘤支气管造影有助于诊断支气管内肿瘤，可见肿瘤闭塞支气管腔等影像学特点，但此项检查目前已较少采用。

诊断

◎问诊与查体

询问病史：可有咳嗽、咳痰、声嘶、胸痛、发热、喘鸣甚至咯血等症状。如引起阻塞，可有肺不张、分泌物清除受限等相应症状（如引起肺部感染，可有相应症状）。绝大多数无临床症状和体征，常在 X 线检查时发现。

关键诊断因素：咳嗽，咳痰，轻度胸痛。影像学表现。

其他诊断因素：咯血，胸闷，乏力。

◎疾病演变

肺部良性肿瘤虽然属于良性疾病，但不易与早期肺部恶性肿瘤鉴别。且后者多发；良性病变可能恶变；良性病变可能伴有恶性病变（28% 肺错构瘤伴有原发恶性肿瘤）。故因准确区分肺部良、恶性肿瘤的重要性，目前认为，积极的微创手术是诊断及治疗肺周边型良性肿瘤的最佳手段。

◎辅助检查

1. X 线检查　圆形、椭圆形边缘光滑无毛刺、密度均匀一致的块影。中心型良性肿瘤胸片很少见到瘤体，偶见肺门圆形阴影，多仅能显示其继发的肺部病变，如肺不张、阻塞性肺炎等。气管正侧位像有助于发现、定位气管内肿瘤，以侧位像更为清晰。周边型良性肿瘤的胸片为：边缘清晰、密度均匀、致密肿物影，无空洞，偶见钙化。

2. 胸部 CT 或体层检查　中心型良性肿瘤多可清楚地显示瘤体，明确其部位、大小、管腔阻塞的程度及肿瘤累及的范围。周边型良性肿瘤因良性肿瘤的成分多样性，故结节的密度不匀，CT 值可在 -100 ~ 150HU，故 CT 值的标准差多 >30HU；而恶性肿瘤多因瘤体组织成分单一，故结节密度均匀，CT 值多在 35 ~ 55HU，标准差 <30。

3. 支气管造影检查　良性肿瘤支气管造影有助于诊断支气管内肿瘤，可见肿瘤闭塞支气管腔等影像学特点，但此项检查目前已较少采用。

◎并发症

肺部良性肿瘤常可引起支气管内分泌物的清除受限，从而导致反复发作的肺炎、支气管炎、肺脓肿等。通气受限导致远端肺不张或肺气肿。表现为咳嗽、咳痰、胸痛、发热、喘鸣甚至咯血等症状。如不加以治疗，后期会发生肺动脉压力升高，导致肺心病、呼吸循环衰竭等严重并发症。术后出现肺部感染、呼吸功能衰竭、心功能衰竭、支气管胸膜瘘等并发症，需延长治疗时间。

◎诊断标准

根据《临床诊疗指南－胸外科分册》（中华医学会编著，人民卫生出版社）。

1. 临床症状　发病年龄广泛，青中年居多，症状较轻或无，部分患者有咳嗽、咯血和轻度胸痛，咯血多为少量和痰中带血，病情可长期无变化，少数患者因肿瘤阻塞支气管而继发感染症状。

2. 体征　早期不显著。

3. 辅助检查　胸部影像学检查、纤维支气管镜、经皮肺穿刺活检等。

◎诊断程序

1. 病史　中青年，病程长，体征症状多无，常体检发现。

2. 症状体征　咳嗽占46%，声嘶占36%，肺部感染占28%，咯血占3%、常无肺部体征。如有并发症如肺不张、肺部感染等，可有呼吸音减弱消失、湿啰音等相应体征。

3. 影像学检查　在 X 线胸片检查发现的呼吸系统单发肿瘤中，良性肿瘤占8%～15%，成人气管内的原发肿瘤很少见，且多为恶性，而在儿童中，多为良性，X 线胸片及 CT 检查是主要的发现及诊断手段，其可大致了解肿瘤的特性，如钙化、边界、生长速度及与支气管的关系等，最后确诊常需术后病理组织学检查。

4. 其他检查　肿瘤标记物、痰液检查、支气管肺泡灌洗液检查、纤维支气管镜等。

5. 活检　术中冰冻活检、经皮肺穿刺活检、支气管镜活检等。

◎鉴别诊断（表28－1）

表28－1　肺部良性肿瘤的鉴别诊断

疾病名	症状/体征鉴别	检验鉴别
肺良性肿瘤	中青年，女性好发，发病率低。症状体征轻或无	X 线，CT：生长缓慢，肿块为圆形或椭圆形，除部分炎性假瘤和并发感染外一般边缘光滑，块影密度高而均匀，少数可有分叶、长毛刺和钙化，肺门一般不肿大
肺癌	老年，男性好发。有吸烟史、咯血、呼吸困难、刺激性咳嗽等。早期症状体征可轻或无，发现时多为晚期，发展迅速，逐渐加重	X 线，CT：肿块生长快，边缘毛刺，分叶。可有骨转移，脑转移。痰液，肺泡灌洗液，胸腔积液中可查见癌细胞。组织活检见癌细胞

疾病名	症状/体征鉴别	检验鉴别
肺结核瘤	结核中毒症状：低热乏力盗汗	结核杆菌阳性。X线：直径一般小于3cm。病灶多位于上叶尖后段，下叶背段，周围卫星灶，病灶内常见钙化灶

◎临床路径

进入路径标准。

1. 第一诊断符合 ICD－10：D14.3 肺良性肿瘤疾病编码。

2. 当患者同时具有其他疾病诊断，但在门诊治疗期间不需要特殊处理也不影响第一诊断的临床路径流程实施时，可以进入路径（表28－2）。

表28－2　肺良性肿瘤临床路径表单

适用对象：第一诊断为肺良性肿瘤（ICD－10：D14.3）行肿瘤摘除术/肺局部切除术/肺叶切除术（ICD－9－CM－3：32.2－32.4）

患者姓名：　　性别：　　年龄：　　门诊号：　　住院号：

住院日期：　年　月　日　　出院日期：年　月　日　　标准住院日：≤17天

时间	住院第1天	住院第2~5天 （术前日）	住院第3~6天 （手术日）
主要诊疗工作	□　询问病史及体格检查 □　完成病历书写 □　开化验单及检查申请单 □　主管医师查房 □　初步确定治疗方案	□　上级医师查房 □　术前准备与术前评估 □　术前讨论，确定手术方案 □　根据病情需要，完成相关科室会诊 □　住院医师完成病程日志及术前小结、上级医师查房记录等病历书写 □　签署手术知情同意书、自费用品协议书、输血同意书、授权委托同意书 □　向患者及家属交代围术期注意事项	□　术前留置尿管 □　手术 □　术者完成手术记录 □　住院医师完成术后病程 □　上级医师查房 □　观察生命体征 □　向患者及家属交代病情及术后注意事项

续表

时间	住院第 1 天	住院第 2~5 天 （术前日）	住院第 3~6 天 （手术日）
重点医嘱	长期医嘱： □　胸外科二级护理 □　普食 □　患者既往基础用药 临时医嘱： □　血常规、尿常规、粪便常规＋隐血试验 □　凝血功能、血型、肝肾功能、电解质、感染性疾病筛查、肿瘤标记物检查 □　肺功能、动脉血气分析、心电图 □　痰细胞学检查、纤维支气管镜检查＋活检 □　影像学检查：胸片正侧位、胸部 CT、腹部超声或 CT □　必要时：纵隔镜、24 小时动态心电图、全身骨扫描、头颅 MRI 或 CT、超声心动图、经皮肺穿刺活检等	长期医嘱： □　胸外科二级护理常规 □　饮食 □　患者既往基础用药 临时医嘱： □　明日全麻下拟行 ◎肿瘤摘除术 ◎肺局部切除术 ◎肺叶切除术◎全肺切除术 ◎开胸探查术 □　术前禁食水 □　术前晚灌肠 □　术前备皮 □　备血 □　术前镇静药物（酌情） □　备术中抗菌药物 □　其他特殊医嘱	长期医嘱： □　胸外科术后护理常规 □　特级或一级护理 □　清醒后 6 小时进流食 □　吸氧 □　体温、心电、血压、呼吸、脉搏、血氧饱和度监测 □　胸管引流计量 □　持续导尿，记 24 小时出入量 □　雾化吸入 □　预防性应用抗菌药物 □　镇痛药物 临时医嘱： □　止血药物使用（必要时） □　其他特殊医嘱
主要护理工作	□　介绍病房环境、设施和设备 □　入院护理评估 □　辅助戒烟	□　宣教、备皮等术前准备 □　提醒患者术前禁食水 □　呼吸功能锻炼	□　观察病情变化 □　术后心理和生活护理 □　保持呼吸道通畅
病情变异记录	□无　□有，原因： 1. 2.	□无　□有，原因： 1. 2.	□无　□有，原因： 1. 2.
护士签名			
医师签名			

续表

时间	住院 4~7 天 术后第 1 日	住院 5~16 天／ 术后第 2~10 日	住院 10-17 天 （出院日）
主要诊疗工作	□ 上级医师查房 □ 住院医师完成病程书写 □ 观察胸腔引流情况 □ 注意生命体征、血氧饱和度及肺部呼吸音 □ 鼓励并协助患者排痰 □ 必要时纤支镜吸痰	□ 上级医师查房 □ 住院医师完成病程书写 □ 视病情复查血常规、血生化及胸片 □ 视胸腔引流及肺复张情况拔除胸腔引流管并切口换药 □ 必要时纤支镜吸痰 □ 视情况停用或调整抗菌药物 □ 切口拆线	□ 上级医师查房，明确是否出院 □ 住院医师完成出院小结、病历首页等 □ 向患者及家属交代出院后注意事项 □ 根据术后病理确定术后治疗方案
重点医嘱	长期医嘱： □ 胸外科一级护理 □ 普食 □ 吸氧 □ 心电监护 □ 雾化吸入 □ 胸管引流计量 □ 持续导尿，记 24 小时出入量 临时医嘱： □ 根据情况酌情补液 □ 血气分析（必要时） □ 其他特殊医嘱	长期医嘱： □ 胸外科二级护理 □ 停胸腔闭式引流计量 □ 停记尿量、停吸氧、停心电监护 □ 停雾化 □ 停抗菌药物 临时医嘱： □ 拔胸腔闭式引流管 □ 拔除尿管 □ 切口换药、拆线 □ 复查胸片、血常规、肝肾功能、电解质 □ 其他特殊医嘱	临时医嘱： □ 切口换药 □ 通知出院 □ 出院带药 □ 定期复诊
主要护理工作	□ 观察患者病情 □ 心理与生活护理 □ 协助患者咳痰	□ 观察患者病情 □ 心理与生活护理 □ 协助患者咳痰	□ 观察病情变化 □ 心理和生活护理 □ 术后康复指导

时间	住院 4~7 天/ 术后第 1 日	住院 5~16 天 / 术后第 2~10 日	住院 10~17 天 （出院日）
病情 变异 记录	□无　□有，原因： 1. 2.	□无　□有，原因： 1. 2.	□无　□有，原因： 1. 2.
护士 签名			
医师 签名			

治疗

◎治疗目标

提高治愈率，延长生存期，改善生活质量，回归社会。

◎治疗细则

肺良性肿瘤术前诊断困难，同时有恶变倾向，因此均应考虑手术治疗，一般手术较安全，手术方式应尽量多保留肺组织。

1. 基础检查　血常规、尿常规、大便常规、血型、凝血功能、肝肾功能、电解质、输血前检查、肿瘤标志物、肺功能检查、动脉血气分析、心电图、胸部正侧位片、胸部 CT、腹部彩超等检查。手术治疗前对各个脏器评估，手术前严格控制局部及全身感染，防止发生手术区感染、败血症、吻合口破裂及人工血管感染等并发症，慎重使用抗菌药物等预防性药物。

2. 应手术治疗　做开胸探查术，依肺部病灶的形态累及肺脏的范围，切除原则：以最大限度地保留正常肺组织、尽可能彻底切除病变、尽可能减少术后并发症。当肿瘤位于肺周边时，应以局部切除及微创手术为主。肿瘤位于气管、支气管内时，以袖式切除术为主，如瘤体较大、气管切除后不能对合者，可在颈部做皮管与之吻合，皮管内终生放置气管插管。小的中心型良性肿瘤，可借助支气管镜、激光等方式切除。根治性手术，如肺叶、全肺切除等，在特殊情况下也可能成为必要的唯一选择。如术前考虑有良性肿瘤的可能，而术中需切除较多肺组织时，术中应先做冰冻病理活检，确定为良性肿瘤后，应尽量保留肺组织。肺部良性肿瘤，大多有生长较慢特点，且对肺功能多无影响，如肺功能差或身体其他条件难以承担开胸手术时，可严密观察。一般情况下保守治疗极少有效，对可能或已有并发症者，应尽早手术，以免发生肺实质不可逆的损害。

◎治疗程序

1. 预防性抗菌药物选择与使用时机

（1）按照《抗菌药物临床应用指导原则》（卫医发〔2004〕285 号）执行，并根据患者的病情决定抗菌药物的选择与使用时间。如可疑感染，需做相应的微生物学检查，必要时做药敏试验。

（2）建议使用第一、二代头孢菌素，头孢曲松。预防性用药时间为术前 30 分钟。

2. 手术

（1）麻醉方式：气管插管全身麻醉。

（2）手术耗材：根据患者病情使用（闭合器、切割缝合器、血管夹、肺修补材料等）。

（3）术中用药：抗菌药物等。

（4）手术置入物：止血材料。

（5）输血：视术中出血情况而定。输血前需行血型鉴定、抗体筛选和交叉合血。

（6）病理：术中冰冻切片，术后石蜡切片 + 免疫组化。

3. 术后住院

（1）必须复查的检查项目：血常规、肝功能测定、肾功能测定、电解质、胸部 X 线片等。

（2）根据患者病情，可选择以下项目：血气分析、气管镜、床旁超声、痰培养 + 药敏等。

（3）术后用药：抗菌药物使用按照《抗菌药物临床应用指导原则》（卫医发〔2004〕285 号）执行，并根据患者的病情决定抗菌药物的选择与使用时间。建议使用第一、二代头孢菌素，头孢曲松。如可疑感染，需做相应的微生物学检查，必要时做药敏试验。

4. 出院标准

（1）患者病情稳定，体温正常，手术切口愈合良好，生命体征平稳。

（2）没有需要住院处理的并发症和（或）合并症。

5. 变异及原因分析

（1）有影响手术的合并症，需要进行相关的诊断和治疗。

（2）术后出现肺部感染、呼吸功能衰竭、心脏功能衰竭、支气管胸膜瘘等并发症，需要延长治疗时间。

◎治疗进展

近十余年来，随着科学技术的发展，经支气管镜的腔内治疗技术有了飞速的进展，常用的有高频电刀技术、激光及氩等离子体凝切术、冷冻、微波、光动力及腔内放疗等。其中高频电刀技术、激光及新近的氩等离子体凝切术等三大技术是最重要的手段；而冷冻、微波、光动力及腔内放疗等技术由于各自的局限性应用相对较少，

激光（Nd：YAG）、高频电、APC 等技术的运用，在有经验的术者手中都是有效的方法。通常，产生延迟效应的方法如腔内局部放疗或发生组织继发坏死的方法如冷冻、微波、光动力等不适于伴有呼吸衰竭的重度阻塞的患者，而应该应用激光、高频电、APC 等可以立即解除气道阻塞的热凝切方法。激光设备昂贵，高频电具有更高性价比。高频电与氩气流的结合——氩离子束凝固术把高频电这种接触技术发展成为非接触技术，因而具有比高频电更强的优势而同时不增加总体的治疗费用，因此 APC 技术应该是目前气道腔内治疗经济效益比最高的一种方法，同时由于其自身的特点，APC 是所有热凝切技术中最安全的方法，非常适于气道腔内这种高风险的治疗。

近来有文献报道术前在 CT 引导下采用 Hook－wire 定位系统穿刺锚定肿瘤后再行胸腔镜切除手术，取得了较好的效果。

◎护理与照顾

1. 了解患者健康史　行为及生活方式，重大生活事件，疾病史，病毒、细菌、寄生虫感染史、工作及生活环境，饮食及营养情况等。

2. 评估患者身体状况　症状、体征：局部＋全身、检查结果评估。

3. 心理社会支持状况、性格　对告知诊断的心理承受能力；对疾病及各种治疗的情绪反应；家庭及社会关系；经济来源及家庭经济承受能力；社会支持系统。

4. 增强信心、改善情绪　消除症状，调整性格，挖掘潜力。

5. 营养支持　高糖、高蛋白、高维生素、清淡易消化饮食，必要时给予静

脉营养、输血或蛋白。

6. 疼痛护理　给予关怀、舒适体位、止痛剂、止痛泵。

7. 基础护理　皮肤、口腔、生活护理。

随访

◎随访要点

与肺癌一样，肺良性病也需要严格的随访，有些术后容易出现复发或再发，少疾病可以恶变，故术后门诊随访，复查胸 CT 以防恶变。

◎预后

暂无明确预后情况统计。肺良性病变有可能恶变；良性病变可能伴有恶性病变（28% 肺错构瘤伴有原发恶性肿瘤）。肺良性肿瘤术后一般复发可能性小。极少疾病可以恶变，故术后门诊随访，复查胸 CT 以防恶变。

◎患者教育

1. 教育患者正确面对自己身体状况。

2. 增强信心、改善情绪；消除症状；调整性格，挖掘潜力。

3. 保持情绪稳定，休息与活动有效结合，饮食指导，应付疾病及改变的策略，行为及生活方式的改善，功能锻炼，自检、自查方法，需及时就诊的异常征象，定期随访。

第29章　肺原发性恶性淋巴瘤 ◀◀◀◀

◎概况

　　肺原发性恶性淋巴瘤是指起源于肺或仅侵犯肺或支气管（单侧或双侧）及其区域性淋巴结，有或无明显纵隔或肺门淋巴结肿大，确诊后至少3个月无肺及支气管外其他部位受累的证据。

　　肺原发性恶性淋巴瘤很少见，只占全部淋巴瘤的0.4%，占淋巴结外淋巴瘤的3.6%，占肺原发性恶性肿瘤的0.5%～1%，可分为原发肺的霍奇金淋巴瘤（Hodgkin lymphoma，HL）和原发肺的非霍奇金淋巴瘤（non - Hodgkin lymphoma，NHL）两种病理类型，HL只有少数个案报道，诊断困难。NHL占全部原发性结外淋巴瘤的5%，根据淋巴组织肿瘤欧美修订分类（Revised European - American Lymphoma Classification，REALC）进一步分为B细胞淋巴瘤、T细胞和NK细胞淋巴瘤，两者均包括若干亚型。低分化的黏膜相关型淋巴瘤（mucosa - associated lymphoid tissue lymphoma，MALT）是最常见的惰性亚型，惰性滤泡或弥漫性B细胞淋巴瘤是肺原发性非霍奇金淋巴瘤中最常见的病理类型；进展型淋巴瘤更常出现在其他结外器官；惰性淋巴瘤通常是多中心或弥漫分布，单克隆细胞最多为有核裂的小B淋巴细胞；进展型淋巴瘤可表现为纵隔淋巴疾病的扩展或肺实质、骨、胸膜的孤立肿块。实际上，所有肺淋巴瘤都是B细胞来源的，有关原发肺的MALT淋巴瘤的病理机制据推测与肺内免疫反应有关。

　　肺原发性恶性淋巴瘤的诊断主要依靠病理结果，病期的区分对淋巴瘤的治疗很重要，如病灶仅局限于肺部，应首选手术及放疗，如其他淋巴结已累及，依病期的不同，综合应用放疗和化疗，预后较肺癌好，5年生成率为60%～70%。

基础

◎定义

　　定义一：肺原发性恶性淋巴瘤为病理证实的肺部淋巴瘤，同时无明显纵隔或肺门淋巴结肿大，又无肺及支气管外其他部位受累的证据。

定义二：肺原发性恶性淋巴瘤是指起源于肺或仅侵犯肺及其区域性淋巴结的淋巴瘤、确诊后至少 3 个月无肿瘤播散证据者。

定义三：肺原发性恶性淋巴瘤为病理证实的肺部淋巴瘤，侵犯肺叶或支气管（单侧或双侧），有或无明显纵隔或肺门淋巴结肿大，而自最初发现后 3 个月内又无肺及支气管外其他部位受累的证据。

◎流行病学

肺原发性恶性淋巴瘤很少见，只占全部淋巴瘤的 0.4%，可分为原发于肺的霍奇金淋巴瘤和原发于肺的非霍奇金淋巴瘤两种病理类型。

原发于肺的霍奇金淋巴瘤国内非常罕见，发病年龄为 20 ~ 40 岁；欧美国家发病率相对较高，发病年龄呈双峰型，分别为 21 ~ 30 和 60 ~ 80 岁，男女比例为 1:1.4。

原发于肺的非霍奇金淋巴瘤多见于 50 ~ 70 岁的中老年人，男性略多。

◎病因

病因不清，弥漫性大 B 细胞淋巴瘤常发生于具有基础疾病如接受实体器官（心或肺移植）且服用免疫抑制剂、HIV 感染者，提示其发病与免疫功能低下存在一定关系，亦有长期服用甲氨蝶呤导致肺淋巴瘤的病例报道；有研究显示，人的支气管黏膜正常情况下不存在 MALT，但各种抗原长期刺激如吸烟、感染或免疫性疾病等的影响可使肺支气管黏膜形成获得性 MALT，获得性 MALT 结构不稳定发生基因变异从而发生淋巴瘤。

◎病理剖析

1. 肺原发性非霍奇金恶性淋巴瘤

（1）黏膜相关淋巴组织边缘区 B 细胞淋巴瘤：组织发生为支气管 MALT 内淋巴细胞。大体病理标本表现为累及的肺结节状区域，呈现为实变肿块，呈黄到奶油色，少见囊性变及坏死；组织病理学一般表现为小淋巴样细胞的弥漫性浸润，特征表现为支气管、细支气管和肺泡上皮细胞的浸润，以小细胞（低级别）为主的肿瘤，接近其中心的肺泡实质破坏，气道通常完整。免疫表型为 CD_{20} 阳性，$CD_{79}\alpha$ 阳性，即肿瘤细胞是单克隆 B 细胞，其背景有不等量的反应性 T 细胞群。

（2）弥漫性大 B 细胞淋巴瘤：大体标本通常呈实性和乳油色，也可呈与坏死有关的苍白和软化区。组织学为肿瘤由弥漫成片的大的、母细胞性淋巴样细胞组成，其大小为正常淋巴细胞的 2~4 倍，浸润和破坏肺实质。常见血管浸润和胸膜受累及坏死。但淋巴上皮病变较少；免疫组织化学为肿瘤细胞表达全 B 抗原（CD_{20}、$CD_{79}\alpha$）的 B 细胞表型，可伴有不等量的反应性 T 细胞。

（3）淋巴瘤样肉芽肿病：大体标本通常显示多发的、大小不一的实性结节或巨块，切面黄白色、界限清楚，可呈颗粒状、干酪样外观，通常呈"炮弹样"表现，较大结节中心坏死，可形成空洞。组织学为典型的淋巴瘤样肉芽肿病呈三联征：①显著的血管炎（主要累及动脉和静脉）血管壁全层有较多淋巴细胞浸润，内膜显著增厚，管腔狭窄，甚至闭锁，但管壁无坏死；②背景中可见多种细胞浸润，以小淋巴细胞为主，少量浆细胞、组织细胞、多核巨细胞及体积较大的不典型淋巴细胞，但一般无中性粒细胞和嗜酸粒细胞；③伴有片状缺血性坏死，可呈地图状。肿瘤表现为位于支气管周围、肺泡之中或小叶间隔内的肺的实性结节，大小不等，中央广泛的凝固性坏死几乎均与病变中心的血管破坏和坏死有关，有时支气管内可见溃疡形成和肉芽肿阻塞。免疫表型表现为：EBV 阳性的 B 细胞一般表达 CD_{20}，$CD_{79}\alpha$ 可不同程度的阳性，背景小淋巴细胞多为 CD_2、CD_3、CD_4 及 $CD_{45}RO$ 阳性的 T 辅助细胞，少数为 CD_8 阳性 T 杀伤细胞和 CD_{56} 阳性的自然杀伤细胞。

（4）血管内淋巴瘤：在中小血管腔内充满非黏附性的、大的异型单核细胞，细胞表型多数为 B 细胞性，少数为 T 细胞性或组织细胞性，在肺部表现为肺间质性和微血管内大量淋巴样细胞浸润，伴有不规则充血、纤维素样渗出、微血栓和血管内膜增生，病变区小动脉或小静脉、血窦的管腔内充满疏散的瘤细胞，瘤细胞可向血管壁浸润，产生呈洋葱皮样或小球状病变，很少侵犯血管外间质内，血管周围可见出血、坏死或纤维化，也可见管腔内血栓形成。通常，血管内淋巴瘤的淋巴瘤细胞 CD_{20}，$CD_{79}\alpha$，CD_{19}，CD_{22}，CD_{45} 或 HLA－DR 阳性。

二、原发性肺霍奇金淋巴瘤

原发性肺霍奇金淋巴瘤的病变区主要由 R－S 细胞和反应性非肿瘤性炎症细胞 2 类细胞构成。按 2008 版 WHO 造血和淋巴组织肿瘤分类新标准，根据形态学、免疫表型、基因型、临床特征分为淋巴细胞为主型霍奇金淋巴瘤（LPHL）和经典型霍奇金淋巴瘤（CHL）。经典型霍奇金淋巴瘤又分为：①结节硬化型经典型霍奇金淋巴瘤；②富含淋巴细胞的经典型霍奇金淋巴瘤；③混合细胞经典型霍奇金淋巴瘤；④淋巴细胞消减型经典型霍奇金淋巴瘤。

◎分类分型

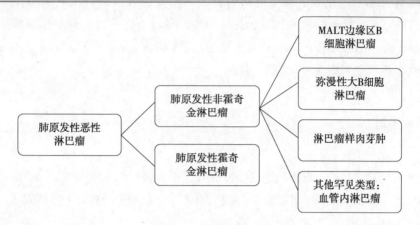

◎预防

暂无相关资料。

◎筛检

1. 胸部 CT 多螺旋 CT 使用不同的重建算法和窗宽预设，不仅能发现淋巴结受累，还可发现结外浸润的情况，尤其对于肺实质、胸膜、胸壁的浸润，CT 是首选方法，大约 50% 的初诊患者在常规胸片呈阴性，而在胸部 CT 呈阳性结果。

2. 放射性核素 18F－FDG－CT 是正电子发射断层（PET）和 X 线计算机断层（CT）图形的有机融合，一次成像可分别获得全身各部位的形态结构图像，是目前最常用的分子影像学设备。2009 年 NCCN 中，国际淋巴瘤专家组基于大量的临床研究认为：PET－CT 优于单纯 PET 和诊断性增强 CT，PET 检查统一为 PET－CT 检查，并提出只要 PET－CT 中 CT 达到诊断质量要求，就不必再次 CT 检查。目前 FDG PET－CT 主要用于淋巴瘤的诊断与分期、淋巴瘤治疗后残存病灶判断、疗效的全程评估及预后判断等方面。

诊断

◎问诊与查体

1. 病史 病史长短不一，大多数患者在疾病的初期就有一定程度上的非特异性表现如发热、盗汗、体重降低等。

2. 体格检查 主要取决于淋巴瘤在肺内所处位置以及肿块的大小，有些患者早期可以没有任何症状和体征，往往体检时发现。有的可在病变相应部位可闻及干湿啰音，语颤增强或减弱；有少部分患者以胸腔积液为首发症状，伴有肺外的结内和结外受累则会有相应的表现。

◎辅助检查

1. 优先检查

（1）病理学检查：淋巴结病变的特征有①正常滤泡性结构为大量异常淋巴细胞或组织细胞坏死；②被膜周围组织有大量细胞浸润；③被膜及被膜下窦被破坏。

（2）HL 在骨髓里能找到里 – 斯（R – S）细胞。

（3）免疫组化染色用于确定 B 或 T 细胞系，表面免疫球蛋白和表面受体或其他淋巴系细胞特有的表面蛋白。

（4）胸部 X 线检查：NHL 有非孔洞性肿块、肺弥漫性浸润、网状结节样浸润、多发性小结节、大结节或浸润影；MALT 淋巴瘤最常见的 CT 表现是支气管含气征；原发肺的霍奇金淋巴瘤很少双侧，且大多累及肺上叶，肺门纵隔肿块或边界不清单发或多发结节。

2. 可选检查

（1）血常规：轻度贫血，中性粒细胞增多。

（2）红细胞沉降率：ESR 增快。

（3）血 γ – 球蛋白增高。

（4）血乳酸脱氢酶增高。

3. 新检查

（1）分子探针：用于探查少量细胞标本的基因特征。

（2）流式细胞仪：用于极少量标本诊断 NHL。

◎并发症

1. 发热性中性粒细胞减少（FN） 指单次口腔温度≥38.3℃或24小时内至少间隔4小时的3次体温≥38℃，同时伴有中性粒细胞计数＜0.5×10^9/L，或中性粒细胞计数＜1.0×10^9/L，但预计会继续下降者。是最常见的肿瘤治疗相关性并发症之一，是最严重的肿瘤内科急症之一，也是肿瘤患者死亡的主要原因。48% ~ 60% 的 FN 患者有明确的或隐性的感染。经验性的治疗直至病因明确或治愈成了 FN 标准的治疗。

2. 脊髓压迫症　是一组具有占位性特征的椎管内病变，是神经系统常见疾患。肿瘤转移引起的脊髓压迫症占恶性肿瘤的 5%～10%，以乳腺癌、肺癌、前列腺癌、多发性骨髓瘤、淋巴瘤等最常见。治疗原则是去除脊髓压迫病因，防治脊髓神经损害，缓解症状，依临床症状、肿瘤对放化疗敏感性、受压水平、既往放疗史等综合考虑后决定治疗手段（如糖皮质激素、放疗、化疗、手术等）。

3. 肿瘤溶解综合征（TLS）　常见于倍增速率快或对抗肿瘤治疗高度敏感的恶性肿瘤，如白血病、恶性淋巴瘤、多发性骨髓瘤、小细胞未分化肺癌，生殖细胞肿瘤等。尽管 LTS 可以直发产生，但多数情况是源于迅速的抗瘤效应。LTS 的特点是高尿酸血症、高钾血症、高磷酸血症和低钙血症。可单独出现，也可同时出现。高尿酸血症、高磷酸血症可导致肾功能衰竭，高钾血症可引起致死性心律失常，低钙血症可导致肌肉痉挛、心律失常和手足抽搐。LTS 的主要危险在肾脏，应重在预防，治疗的首要目标是预防高尿酸血症，避免使用阻止肾小管重吸收尿酸的药物，如阿司匹林、显影剂、丙磺舒、噻嗪类利尿剂等。在细胞毒药物开始治疗后，每隔几小时应复查一次电解质、尿酸、磷酸、钙、肌酐等。高危患者应用细胞毒药物治疗前 48 小时开始服用别嘌呤醇，充分水化、碱化尿液，必要时应用血液透析治疗。

4. 上腔静脉压迫综合征（SVCS）　是因上腔静脉阻塞引起的一组症状。90% 以上的 SVCS 是由恶性肿瘤所致，其中支气管肺癌占 75%，恶性淋巴瘤占 15%。主要临床特征为面部水肿，甚至上肢水肿，颈部、胸壁静脉怒张，呼吸短促，仰卧或前倾时呼吸困难。如继发颅内高压，可出现中枢神经系统症状，伴意识改变、视力下降或头痛，但临床较少见。SVCS 治疗的目的在于改善压迫症状，减少并发症。一般包括抬高头部、吸氧、利尿、皮质类固醇应用、放疗、化疗、手术、抗凝治疗及血管内支架等。

◎诊断标准

1. 1963 年 Saltzstein 提出原发性肺淋巴瘤的诊断标准：①仅限与肺内或肺和局部淋巴结侵犯的病变；②从即日起至少 3 个月无全身淋巴结转移的证据。

2. 1972 年 Crane 等提出的诊断标准：①病灶局限于一侧肺；②解剖时纵隔和胸壁无侵犯；③无系统性淋巴结肿大。

3. 1993 年 Cordier 提出的诊断标准是：①影像学提示肺、支气管受累，但未见纵隔淋巴结肿大；②以前未发生过胸外淋巴瘤；③通过临床、体检、白细胞计数腹部放射性核素、CT、淋巴管造影、骨髓穿刺等检查，排除胸外淋巴瘤或淋

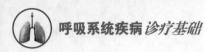
巴细胞性白血病；④发病后 3 个月，仍未出现胸外淋巴瘤征象。同时满足以上 4 点可诊断为原发性肺淋巴瘤。

临床分期：采用 2000 年 Ferraro 等提出的分期标准（表 29 - 1）。

表 29 - 1   原发性肺淋巴瘤分期

分期	病变范围
I_E	仅累及肺或支气管（单侧或双侧）
II_{1E}	累及肺和肺门淋巴结
II_{2E}	累及肺和纵隔淋巴结
II_{2EW}	累及肺和邻近的胸壁或膈肌
III	累及肺和膈下淋巴结
IV	广泛累及一个或多个淋巴结外器官或组织

◎诊断程序

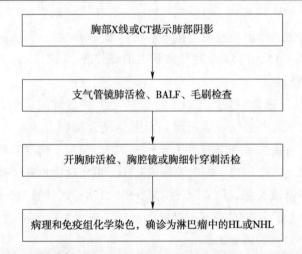

胸部X线或CT提示肺部阴影

↓

支气管镜肺活检、BALF、毛刷检查

开胸肺活检、胸腔镜或胸细针穿刺活检

病理和免疫组化学染色，确诊为淋巴瘤中的HL或NHL

◎鉴别诊断（表 29 - 2）

表 29 - 2   肺原发性恶性淋巴瘤鉴别诊断

疾病名	体征（症状）鉴别	检验鉴别
肺癌	多有长期吸烟史，有咳嗽、咯血、胸痛等症状，病情进展迅速	影像学表现为肿块多有分叶毛刺或切迹，可见胸膜凹陷征，增强 CT 显示病灶强化明显，经纤支镜或经皮肺活检可确诊
肺部感染	典型肺炎表现为起病急，有畏寒发热等感染征象，抗感染治疗有效	非典型病原菌感染，血清支原体、衣原体抗体检测可资鉴别，微生物检查有助于诊断，组织学检查可明确诊断

续表

疾病名	体征（症状）鉴别	检验鉴别
肺结核	常有午后低热、盗汗等结核中毒现象	影像学表现呈多样性，好发于上叶尖后段及下叶背段，常见卫星灶，结核菌素试验阳性，有的患者痰中可见抗酸杆菌，抗结核治疗有效
肺部各种肉芽肿性病变	如 Wegener 肉芽肿等于自身免疫性疾病相关症状	特异性自身抗体检测

◎临床路径

暂无。

◎治疗目标

提高治愈率，延长生存期，改善生活质量。

◎治疗细则

肺原发性恶性淋巴瘤的治疗方法有手术治疗、化疗、放疗、免疫治疗及综合治疗；具体治疗方案的选择，主要依据组织病理类型、生物学特性、分期及临床表现为基础。

1. 原发肺的非霍奇金淋巴瘤治疗

（1）手术治疗与放疗：对于Ⅰ~Ⅱ期 MALT 型淋巴瘤患者，可行手术治疗切除局部病灶或行局部区域放疗。有研究认为，对于局限于胸腔的肺原发性淋巴瘤，只要患者能耐受手术，应将手术治疗作为其主要治疗手段，手术治疗不仅切除肿瘤，减轻了肿瘤负荷，而且可以明确病理类型，为后续的治疗提供病理学依据。

（2）化疗与免疫治疗：有症状的局限性低分化 NHL 可以采取局部放疗或放疗、化疗相结合的方法治疗。如肺部受累是弥漫性的，化疗是一种治疗的选择。传统剂量的化疗能够获得较长的缓解期，但不能治愈惰性淋巴瘤，大剂量化疗是否更有效还有争议。常用的化疗方案是 CHOP（环磷酰胺＋多柔比星＋长春新碱＋泼尼松）或 CVP 方案（环磷酰胺＋长春新碱＋泼尼松）。近年应用免疫治疗药物嵌合型抗 CD_{20} 单克隆抗体利妥昔单抗与化疗药物联合应用，可明显提高淋巴瘤治疗的有效率、完全缓解率及无进展生成期，并可延长总生存时间，但利妥昔单

377

抗的获益仅限于 $BCL-2$ 基因过表达的患者，且有普遍耐药现象；其他单克隆抗体如伊帕珠单抗、阿伦单抗等也在积极研究中。

（3）放射免疫治疗：放射免疫治疗是将放射性核素与单克隆抗体相结合并定向导入体内，是近年来治疗非霍奇金淋巴瘤的新途径，它不仅能直接杀死表达表面抗原的淋巴瘤细胞，还能够通过放射核素杀死效应周围细胞，用于治疗复发或对利妥昔单抗耐药的淋巴瘤患者，目前多数核素标记的抗体针对的靶抗原主要是 CD_{20}，放免制剂有 Zevalin 及 Baxxar。

有研究认为肺 MALT 型淋巴瘤是具有自行消退可能性的惰性肿瘤，所以对于无症状的肺 MALT 型淋巴瘤患者不一定需要立即治疗，可考虑随访观察。

由于肺原发性恶性淋巴瘤是临床罕见病，因此对其治疗方案的选择及时机存在争论，因此 2008 年意大利专家小组提出如下建议。

①MALT 型：a. 病灶局限患者可行楔形切除术或肺叶切除术；b. 一线药物治疗为瘤可宁、CHOP 或类 CHOP 方案或以氟达拉滨为基础的化疗方案；c. 利妥昔单抗仅用于临床试验；d. 放疗仅用于病灶局限、有手术禁忌证的患者；e. 无症状病变局限者可采用随访观察的方法。

②非 MALT 型：a. 一线药物治疗应包括蒽环类为基础的化疗，如 CHOP 或类CHOP 方案，MACOP-B 或类 MACOP-B 方案；b. 高剂量化疗和自体造血干细胞移植作为二线治疗；c. 利妥昔单抗联合化疗仅限于临床试验；d. 合并肺不张时可行手术治疗。

2. 原发肺的霍奇金淋巴瘤治疗

（1）化疗与免疫治疗：标准的化疗方案为 ABVD（阿霉素 + 博来霉素 + 长春新碱 + 甲氮咪胺）方案，共 6～8 个疗程；其他化疗方案有 MOPP、CVP 等；因大部分原发肺的霍奇金淋巴瘤高密度表达 CD_{20}，故此型亦可应用利妥昔单抗进行治疗。

（2）放射治疗：单独应用少，多于化疗联合应用，剂量为 30～40Gy，对于病变较局限的 PPHL 患者，放疗可获得较高的完全缓解率和生存率。治疗剂量内可导致肺不可逆性肺实质的损伤。

◎治疗进展

霍奇金淋巴瘤是目前治疗效果较好、治愈率较高的恶性肿瘤。对于早期 HL而言，治愈率已经很高，目前认为在保持现有疗效的基础上，减少放射剂量、缩小照射范围，以降低远期毒性，改善患者的生活质量，2 个周期 ABVD 方案（多柔比星 + 博来霉素 + 长春新碱 + 达卡巴嗪）联合 20Gy 受累野放疗（IFRT）成为早期预后良好 HL 治疗首选方案；对于早期预后不良 HL 患者，小剂量放疗需要辅以相对强度增加的化疗。化疗是晚期 HL 的主要治疗手段，ABVD 仍然是标准化疗方案。为了进一步提高晚期 HL 的治愈率，尽管缺乏一类证据支持，目前仍推荐对原大肿块及化疗后肿瘤残存部位行受累野放疗。自体造血干细胞移植巩固治疗并没有改善患者的生存。复发难治的 HL 患者可以从高剂量化疗联合自体造血干细胞移植（high dose chemotherapy with autologoushematopoietic stem cell transplantation，HDC/ASCT）中获益，对于预期 ASCT 疗效欠佳的复发 HL 患者或者 HDC/ASCT 后复发 HL 患者，非清髓性异体造血于细胞移植、姑息化疗或参加临床试验是可以考虑的选择。此外，一些新的靶向药物也进入了临床前和临床研究，如抗 CD_{30} 单抗的复合物（SGN.35）、去组蛋白乙酰化抑制剂（SAHA）等有可能进一步提高疗效。

◎护理与照顾

1. 病情观察

（1）观察患者淋巴结肿大而出现的相应症状。纵隔淋巴结肿大时，遵医嘱给予氧气吸入；对于严重吞咽困难的患者给予鼻饲饮食。

（2）观察患者有无发绀等呼吸道受阻或压迫症状，出现上述症状时可给予患者半卧位及高流量吸氧。

（3）监测体温变化，发热时可采用物理降温，如温水擦浴、头部冰敷等。高热时遵医嘱给予退热剂，同时提供温开水给患者，及时更换汗湿的衣服及床单。

（4）严密观察放化疗期间的不良反应，并注意肿块大小的变化。

2. 饮食护理

由于患者有发热、化疗等因素导致胃纳差消耗大，故应注意饮食的合理搭配及营养均衡，原则上以高热量、高蛋白、高含维生素的饮食为主、包括各种瘦肉、鱼、鸡鸭、蛋类。忌饮咖啡等兴奋性饮料，忌葱、蒜、姜、桂皮等辛辣刺激性食物及肥腻、油煎、香肠、咸肉、酱菜等腌制食物。

3. 化疗的护理

（1）注射利妥昔单抗的护理

①心理护理：利妥昔单抗＋CHOP 方案已成为弥漫性大 B 细胞淋巴瘤的一线方案。由于利妥昔单抗是一种新药，加上传统 CHOP 方案的不良反应，患者均由不同程度心理压力，对利妥昔单抗的疗效存在不确定心理，对化疗可能出现的不良反应也感到恐惧。护理人员应充分理解患者大的心理反应，用通俗易懂的语言

进行心理疏导，消除患者心理疑虑；告知患者治疗过程之中护士会陪伴在身旁，并全程给予心电监护，以保证治疗的安全；并鼓励患者亲友多陪伴，及时给予情感支持和经济支持，以增强患者信心，积极配合治疗。

②保证护理操作的准确性：利妥昔单抗价格昂贵，操作过程中护理人员要有高度的责任心，熟练的操作技术，严格遵守操作规程，正确调控好输液速度，以保证药物准确、及时、有效地输入患者体内。

③严格观察过敏反应：利妥昔单抗过敏反应一般在用药后 30 分钟～2 小时内发生。使用利妥昔单抗 30 分钟前可遵医嘱肌内注射苯海拉明 50mg 和静脉注射地塞米松 10mg，在输注过程中，每 15 分钟巡视 1 次，严格按要求控制输液速度，注意病情变化，发现异常及时处理。

④注意心血管和呼吸系统症状的监测：利妥昔单抗可引起心律失常、直立性低血压、支气管痉挛、呼吸困难等，多柔比星对心血管系统也有影响，因此在使用利妥昔单抗和多柔比星时应持续心电监护，建立特护记录单，1 小时以内每 15 分钟记录一次心率、呼吸、血压、血氧饱和度的变化，如无异常改为每小时记录一次至静脉滴注完毕，并嘱患者卧床休息，用药结束后继续卧床休息 4 小时。

⑤发热及关节痛的护理：应用利妥昔单抗最初的 1～2 小时内容易出现发热、关节痛等，用药后应密切观察体温变化，每 30 分钟测量一次，如有异常及时对症处理和护理，以避免并发症的发生。

（2）骨髓抑制的护理：密切观察患者血象的变化，遵医嘱正确使用升血象药物，做好预防感染的护理。房间每日紫外线照射 1 小时。保持口腔、皮肤、肛周清洁，每日用 0.5% 氯己定液、3% 硼酸液、4% 苏打水于饭前、饭后、睡前交替含漱；每日淋浴或床上擦浴，更换内衣；每日清洗外阴，必要时用 0.5% 氯己定液坐浴 30 分钟。限制探视人数及次数，预防交叉感染。血小板低下者应观察有无出血迹象，注意防止出血，勿碰伤，减少活动。

（3）预防感染：由于长期化疗和使用糖皮质激素以及广谱抗菌药物的应用，使患者免疫功能下降，易罹患感染，特别是真菌的感染，具体预防措施如下。

①保护性隔离：化疗药物不仅杀伤淋巴瘤细胞，也会损伤正常细胞，患者在化疗间歇期易发生感染。病室应常规每日空气净化器消毒 2 次，每次 60 分钟。当粒细胞计数 $\leqslant 0.5 \times 10^9/L$ 时，应行保护性隔离，入住层流病房或单人病室，如无条件，可保持室内空气新鲜，每日定时地面消毒，谢绝探视，预防交叉感染。

②巡视患者，询问患者有无受凉、感染性疾病接触史，观察患者有无发热、寒战、咽部不适、牙痛、咳嗽、胸痛、膀胱刺激征等，了解患者痰液、大便、尿液的性质，监测患者白细胞计数。

③指导患者养成良好的卫生习惯：加强口腔卫生，如进餐前后、睡前、晨起

时用生理盐水漱口；注意皮肤卫生，保持皮肤清洁；保持大便通畅，如有肛裂应及时治疗，注意肛周卫生。

4. 营养支持　高糖、高蛋白、高维生素、清淡易消化饮食，必要时给予静脉营养、输血或蛋白。

5. 疼痛护理　给予关怀、舒适体位、止痛剂、止痛泵。

6. 基础护理　皮肤、口腔、生活护理。

◎预后

PPL 预后与其组织学类型密切相关，NHL 型较 HL 型好，MALT 型较非 MALT 型好，Kim 等研究提示 PPNHL 3 年存活率为 86%，Radin 等报道 PPHL 2 年存活率为 39.5%，MALT 与非 MALT PPL 化疗 5 年存活率分别是 91% 和 21%；肿瘤手术完全切除的患者 5 年存活率和 10 年存活率更高。

◎患者教育

1. 向患者及家属介绍本病的病因、临床表现、治疗方法及化疗的不良反应，鼓励患者坚持治疗，定期复查，与医护人员配合，克服治疗中的不良反应。

2. 保证充分休息，加强营养，保持心情舒畅，提高免疫力，保持个人卫生，勤换内衣，适当锻炼，增强体质。少去公共场所，防止交叉感染。

3. 加强营养，提高抵抗力，教会患者自查淋巴结的方法，如感到身体不适或肿块增大，应及时就诊。

第30章 肺血栓栓塞症 《《《

◎概况

肺血栓栓塞症（pulmonary thromboembolism，PTE）是肺栓塞的一种类型。肺栓塞（pulmonary embolism，PE）是以各种栓子阻塞肺动脉系统为其发病原因的一组疾病或临床综合征的总称，包括 PTE、脂肪栓塞综合征、羊水栓塞、空气栓塞等。

PTE 为来自静脉系统或右心的血栓阻塞肺动脉或其分支所致的疾病，以肺循环和呼吸功能障碍为其主要临床和病理生理特征。PTE 为 PE 最常见的类型，占 PE 中的绝大多数，通常所称的 PE 即指 PTE。

急性 PTE 造成肺动脉较广泛阻塞时，可引起肺动脉高压，至一定程度导致右心失代偿、右心扩大，出现急性肺源性心脏病。肺动脉栓塞后，若其支配区的肺组织因血流受阻或中断而发生坏死，称为肺梗死（pulmonary infarction，PI）。由于肺组织的多重供血与供氧机制，PTE 中仅约不足 15% 发生 PI。

引起 PTE 的血栓主要来源于深静脉血栓形成（deep venous thrombosis，DVT）。DVT 与 PTE 实质上为一种疾病过程在不同部位、不同阶段的表现，两者统称为静脉血栓栓塞症（venous thromboembolism，VTE）。

PTE 的临床表现多样，有时隐匿，缺乏特异性，确诊需特殊检查。检出 PTE 的关键是提高诊断意识，对有疑似表现、特别是高危人群中出现疑似表现者，应及时安排相应检查。确诊检查包括：CTPA、肺灌注和通气显像、下肢静脉血管彩超或造影；如经 CTPA、V/Q 显像后还不能确诊的可疑 PTE 患者，可考虑行肺动脉造影。

对于疑诊急性肺栓塞患者，根据是否存在休克或低血压分为高危和非高危，然后结合超声心动图、CT 和生物标志物等检查明确诊断。对于确诊肺栓塞患者，根据肺栓塞严重指数（PESI）分级 Ⅲ~Ⅳ 或简化 PESI（sPESI）≥1、影像学提示右室功能不全、心脏实验室生物标志物等风险参数的存在情况，非高危患者可进一步分为中高危、中低危、低危风险，继而采取相应治疗策略。

对存在 DVT - PTE 危险因素的病例，宜根据临床情况采用相应的预防措施。多数情况下，可采用药物或物理方法或联用两种方法来有效预防。主要方法为：

①机械预防措施，包括加压弹力袜、下肢间歇序贯加压充气泵和腔静脉滤器；②药物预防措施，包括皮下注射小剂量肝素、低分子肝素和口服华法林。对重点高危人群，应根据病情轻重、年龄、是否合并其他危险因素等来评估发生 DVT – PTE 的危险性，并给予相应的预防措施。

基础

◎定义

肺血栓栓塞症（pulmonary thromboembolism，PTE）为来自静脉系统或右心的血栓阻塞肺动脉或其分支所致疾病，常常是许多疾病的一种严重并发症。临床上最常见的血栓来自下肢深静脉及盆腔静脉。PTE 以肺循环和呼吸功能障碍为其主要临床和病理生理特征，为肺栓塞最常见的类型，通常所称的肺栓塞即指 PTE。

◎流行病学

静脉血栓栓塞症包括肺栓塞和深静脉血栓形成，年发病率为（100～200）/10 万人，为第三大常见心血管疾病。美国致死性和非致死症状性 VTE 发生例数每年超过90 万，其中死亡病例大于 30 万。其余非致死性 VTE 包括 37.64 万例 DVT 和 23.71 万例肺栓塞。在美国每年死于肺栓塞的患者占死亡人数的 10%～15%。在临床死亡原因中，肺栓塞居第三位。在致死性病例中，约 60% 的肺栓塞患者被漏诊，只有 7%的患者得到及时与正确的诊断和治疗。国外尸解资料表明，肺栓塞的总发生率为5%～14%，老年人中可达 25%，心脏病患者中则高达 50%，如用特殊的技术检查可达 60%，甚至这仍是低估的，因为有些栓子可能已溶解了。

过去我国医学界曾将 PTE 视为"少见病"，但这种观念近年已发生彻底改变。来自国内 50 余家医院的结果，其院内病死率由原来的 21.5% 下降到了 9.7%。国内流行病学研究资料显示，脑卒中住院 DVT 的总体发生率为 21.7%；重症监护病房（ICU）患者 DVT 发生率为 27.2%；老年内科急性住院患者 VTE 的总体发生率为9.7%，其中 PTE 为 1.9%。呼吸衰竭患者的 VTE 发生率为 16.4%，位居各疾病之首，其次是急性脑梗死（15.6%）和急性感染性疾病（14.3%）。来源于骨科的研究结果显示，关节置换术后 DVT 的发生率为 20.6%～58.2%。股骨干骨折和做部骨折术后 DVT 的发生率分别为 30.6% 和 15.7%。

尽管如此，由于 PTE 的发病过程较为隐匿，症状亦缺乏特异性，确诊需特殊的检查技术，使 PTE 的检出率偏低，临床上仍存在较严重的漏诊和误诊现象，对此应当给予充分关注。年龄超过 40 岁的患者发生 PTE 的风险较高，并且其危险度每十年会提高近一倍，预计将来越来越多的患者将被诊断出（或死于）PTE。

◎病因

DVT 和 PTE 具有共同的危险因素，即 VTE 的危险因素，包括 - 静脉血液淤滞、静脉系统内皮损伤和血液高凝状态。危险因素包括原发性和继发性两类。

原发性危险因素由遗传变异引起，包括 V 因子突变、蛋白 C 缺乏、蛋白 S 缺乏和抗凝血酶缺乏等，常以反复静脉血栓形成和栓塞为主要临床表现。如患者（特别是 40 岁以下的年轻患者）无明显诱因或反复发生 DVT 和 PTE 或发病呈家族聚集倾向，应注意做相关原发性危险因素的检查（表 30 - 1）。

继发性危险因素是指后天获得的易发生 DVT 和 PTE 的多种病理和病理生理改变（表 30 -2），包括骨折、创伤、手术、恶性肿瘤和口服避孕药等。上述危险因素既可以单独存在，也可以同时存在（协同作用）。年龄是独立的危险因素，随着年龄的增长，DVT 和 PTE 的发病率逐渐增高。

表 30 -1　VTE 相关的易栓倾向	表 30 -2　VTE 的诱发因素
遗传性	高龄
V 因子 Leiden 突变导致蛋白 C 活化抵抗	动脉疾病包括颈动脉和冠状动脉病变
	肥胖
凝血酶原 20210 基因突变	吸烟
抗凝血酶Ⅲ缺乏	慢性阻塞性肺疾病
	VTE 病史或家族史
蛋白 C 缺乏	近期手术史、创伤或活动受限如长期卧床
蛋白 S 缺乏	急性感染
	长途旅行
获得性	恶性肿瘤
抗心磷脂抗体综合征	妊娠、口服避孕药或激素替代治疗
高同型半胱氨酸血症	医源性因素如中心静脉置管、起搏器植入等

◎病理剖析

引起 PTE 的血栓可以来源于下腔静脉径路、上腔静脉径路或右心腔，其中大部分来源于下肢深静脉，特别是从腘静脉上端到髂静脉段的下肢近端深静脉（约占 50% ~90%）。盆腔静脉丛亦是血栓的重要来源。颈内和锁骨下静脉内插入、留置导管和静脉内化疗，使来源于上腔静脉径路的血栓较以前增多。右心腔来源的血栓所占比例较小。

肺动脉的血栓栓塞既可以是单一部位的，也可以是多部位的。病理检查发现多部位或双侧性的血栓栓塞更为常见。一般认为栓塞更易发生于右侧和下肺叶。发生栓塞后有可能在栓塞局部继发血栓形成，参与发病过程。

◎病理生理

栓子阻塞肺动脉及其分支达一定程度后，通过机械阻塞作用，加之神经体液因素和低氧所引起的肺动脉收缩，导致肺循环阻力增加、肺动脉高压；右心室后负荷增高，右心室壁张力增高，至一定程度引起急性肺源性心脏病，右心室扩大，可出现右心功能不全，回心血量减少，静脉系统淤血；右心扩大致室间隔左移，使左心室功能受损，导致心排血量下降，进而可引起体循环低血压或休克；主动脉内低血压和右心房压升高，使冠状动脉灌注压下降，心肌血流减少，特别是心室内膜下心肌处于低灌注状态，加之 PTE 时心肌耗氧增加，可致心肌缺血，诱发心绞痛（图 30 - 1）。

栓塞部位的肺血流减少，肺泡无效腔量增大；肺内血流重新分布，通气/血流比例失调；右心房压升高可引起功能性闭合的卵圆孔开放，产生心内右向左分流；神经体液因素可引起支气管痉挛；毛细血管通透性增高，间质和肺泡内液体增多或出血；栓塞部位肺泡表面活性物质分泌减少，肺泡萎陷，呼吸面积减小；肺顺应性下降，肺体积缩小并可出现肺不张；如累及胸膜，可出现胸腔积液。以上因素可导致呼吸功能不全，出现低氧血症、代偿性过度通气（低碳酸血症）或相对性低肺泡通气。

由于肺组织接受肺动脉、支气管动脉和肺泡内气体弥散等多重氧供，故 PTE 时很少出现肺梗死。如存在基础心肺疾病或病情严重，影响到肺组织的多重氧供，才有可能导致肺梗死。

PTE 所致病情的严重程度取决于以上机制的综合作用。栓子的大小和数量、多个栓子的递次栓塞间隔时间、是否同时存在其他心肺疾病、个体反应的差异及血栓溶解的快慢，对发病过程和预后有重要影响。

若急性 PTE 后肺动脉内血栓未完全溶解或反复发生 PTE，则可能形成慢性血栓栓塞性肺动脉高压（CTEPH），继而出现慢性肺源性心脏病、右心代偿性肥厚和右心衰竭。

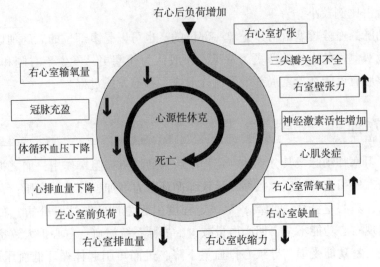

图 30 - 1　肺栓塞后血流动力学改变

◎ 分类分型

肺栓塞的临床表现很多，取决于阻塞的肺血管床的部位、范围及原心肺疾病的程度。将肺栓塞分成不同类型或综合征有利于临床制订治疗方案及判断预后。PTE 的临床分型包括以下几种。

1. 急性肺血栓栓塞症

（1）高危：大面积 PTE（massive PTE）临床上以休克和低血压为主要表现，即体循环动脉收缩压 <90mmHg 或较基础值下降幅度≥40mmHg，持续 15 分钟以上。须除外新发生的心律失常、低血容量或感染中毒症等其他原因所致的血压下降。临床病死率 >15%。

（2）中危：次大面积 PTE（sub‐massive PTE）血流动力学稳定，但存在右心功能不全和（或）心肌损伤的 PTE。右心功能不全包括：超声心动图提示存在右心功能不全和（或）临床上出现右心功能不全的表现。病情可能恶化，需密切监测病情变化。临床病死率 3%～15%。

（3）低危：非大面积 PTE（non‐massive PTE）血流动力学稳定，且不存在右心功能不全和心肌损伤的 PTE。临床病死率 <1%。

2. 慢性血栓栓塞性肺动脉高压（CTEPH）　是以肺血管内机化血栓阻塞、管腔狭窄或闭塞为主要特点的一类肺动脉高压，属于肺动脉高压的第四大类，也是潜在可以治愈的一类肺动脉高压。机化血栓与肺血管重塑被认为是 CTEPH 的主要组分，两者的相互作用既是 CTEPH 发病的关键环节，同时与 CTEPH 病情严重程度、治疗选择、预后密切相关。

临床上多可追溯到呈慢性、进行性发展的肺动脉高压的相关表现，后期出现右心衰竭；影像学检查证实肺动脉阻塞，常呈多部位、较广泛的阻塞，可见肺动脉内贴血管壁、环绕或偏心分布、有钙化倾向的团块状物等慢性栓塞征象；常可发现 DVT 的存在；右心导管检查示静息肺动脉平均压 >25mmHg，活动后肺动脉平均压 >30mmHg；超声心动图检查可见慢性肺源性心脏病改变，如右心室壁增厚（右心室游离壁厚度 >5mm）等。

◎预防

对存在 DVT - PTE 危险因素的病例，宜根据临床情况采用相应的预防措施。多数情况下，可采用药物或物理方法或联用多种方法来有效预防。

主要方法为：①机械预防措施，包括加压弹力袜、下肢间歇序贯加压充气泵和腔静脉滤器；②药物预防措施，包括皮下注射小剂量肝素、低分子肝素和口服华法林。对重点高危人群，应根据病情轻重、年龄、是否合并其他危险因素等来评估发生 DVT - PTE 的危险性，并给予相应的预防措施。

小剂量肝素皮下注射对有血栓形成高度危险的患者，每日分两次剂量应用 10000 到 15000U 肝素。特别是年龄 40 岁以上、肥胖、患肿瘤及静脉曲张者行盆腔、髋部等手术时，在术前测定部分凝血活酶时间（APTT）及血小板，若正常，术前（24 小时）皮下注射肝素 5000U，以后每 12 小时用药一次，至患者能起床活动，一般约用药 5~7 天，因肝素剂量低，不易有并发症，不需做凝血功能的监测。凡需急诊手术患者宜在住院时检查血凝状态，同时给予肝素 2500U 皮下注射，以后每 6 小时一次。

低分子量肝素（low - molecular - weight heparin，LMWH）LMWH 与不能分裂的常规肝素相比，有比抗凝作用更强的抗血栓形成效应，因而在相等的抗血栓效应下，其产生出血的可能性较小。除此之外，LMWH 有较长的半衰期。

华法林对由 DVT 可能的高危患者，可作为预防药物。但因有增加出血危险和需要监测 INR，难以广泛使用。

物理方法包括加压弹力袜、下肢间歇序贯加压充气泵和腔静脉滤器等，对应用药物预防有可能出血的患者，为首选预防措施。

◎筛检

临床可能性评估：尽管 PTE 症状、临床表现和常规检查缺乏敏感性和特异

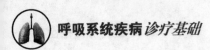

性，但综合临床判断和预测评分两个方面可帮助区分 PTE 疑似患者，并在行特殊检查前初步估计 PTE 可能性，以提高确诊率（表30-3）。

表30-3 肺栓塞临床预测评分

Wells 评分	原始版	简化版
既往 PE 或 DVT 病史	1.5	1
心率≥100b. p. m	1.5	1
过去四周内有手术或制动史	1.5	1
咯血	1	1
癌症活动期	1	1
DVT 临床表现	3	1
其他鉴别诊断的可能性低于 PTE	3	1
临床概率		
分三个水平		
低	0~1	N/A
中	2~6	N/A
高	≥7	N/A
分两个水平		
PTE 不太可能	0~4	0~1
PTE 可能	≥5	≥2

注：N/A = 无数据

诊断

◎问诊与查体

1. 症状

PTE 症状多种多样，但缺乏特异性。症状严重程度亦有很大差别，可以从无症状、隐匿，到血流动力学不稳定，甚或发生猝死。

常见症状有：①不明原因的呼吸困难及气促，尤以活动后明显，为 PTE 最多见的症状；②胸痛，包括胸膜炎性胸痛或心绞痛样疼痛；③晕厥，可为 PTE 的唯一或首发症状；④烦躁不安、惊恐甚至濒死感；⑤咯血，常为小量咯血，大咯血少见；⑥咳嗽、心悸等。各病例可出现以上症状的不同组合。临床上有时出现所谓"三联征"，即同时出现呼吸困难、胸痛及咯血，但仅见于约20%的患者。

2. 体征

（1）呼吸系统体征：呼吸急促最常见；发绀；肺部有时可闻及哮鸣音和

（或）细湿啰音，肺野偶可闻及血管杂音；合并肺不张和胸腔积液时出现相应的体征。

（2）循环系统体征：心动过速；血压变化，严重时可出现血压下降甚至休克；颈静脉充盈或异常搏动；肺动脉瓣区第二心音（P_2）亢进或分裂，三尖瓣区收缩期杂音。

（3）其他：可伴发热，多为低热，少数患者有 38℃ 以上的发热。

3. DVT 的症状与体征　在考虑 PTE 诊断的同时，必须注意是否存在 DVT，特别是下肢 DVT。其主要表现为患肢肿胀、周径增粗、疼痛或压痛、皮肤色素沉着，行走后患肢易疲劳或肿胀加重。但需注意，半数以上的下肢 DVT 患者无自觉症状和明显体征。

应测量双侧下肢的周径来评价其差别。进行大、小腿周径的测量点分别为髌骨上缘以上 15cm 处和髌骨下缘以下 10cm 处。双侧相差 >1cm 即考虑有临床意义。

◎ 疾病演变

PTE 所致病情的严重程度取决于以上机制的综合作用。栓子的大小和数量、多个栓子的递次栓塞间隔时间、是否同时存在其他心肺疾病、个体反应的差异及血栓溶解的快慢，对发病过程和预后有重要影响。

若急性 PTE 后肺动脉内血栓未完全溶解或反复发生 PTE，则可能形成慢性血栓栓塞性肺动脉高压（CTEPH），继而出现慢性肺源性心脏病、右心肥厚和右心衰竭。

◎ 辅助检查

1. 初步检查

（1）血浆 D - 二聚体（D - dimer）：敏感性高而特异性差。若其含量低于 500μg/L，有重要的排除诊断价值。酶联免疫吸附法（ELISA）是较为可靠的检测方法。血浆 D - 二聚体测定结合临床评估是重要的初筛检查，可排除大约 30% 的患者，这类患者即使不接受治疗，3 个月内栓塞性事件发生概率 <1%。临床高度怀疑 PTE 的患者不需 D - 二聚体检测，因其阴性预测率较低。D - 二聚体的测定亦不适用住院患者，因需多次检测方能得到临床相关的阴性结果。

（2）动脉血气分析：肺栓塞后常伴有低氧血症、过度通气，因此血气分析可作为诊断肺栓塞的筛选性指标。常表现为低氧血症、低碳酸血症及肺泡 - 动脉

血氧分压差 $[P_{(A-a)}O_2]$ 增大。其中 PaO_2 无特异性，无低氧血症也不能排除肺栓塞。而 $P_{(A-a)}O_2$ 梯度的测定更有意义，当 $P_{(A-a)}O_2$ 梯度和 PaO_2 正常，可为作为排除肺栓塞的依据之一。

(3) 心电图：主要表现为急性右心室扩张和肺动脉高压。可出现 $V_1 \sim V_4$ 的 T 波倒置和 ST 段异常、$S_1Q_{III}T_{III}$ 征（即 I 导联 S 波加深，III 导联出现 Q/q 波及 T 波倒置）、完全或不完全性右束支传导阻滞、肺型 P 波、电轴右偏及顺钟向转位等。大多数病例表现有非特异性的心电图异常，最常见的改变为窦性心动过速。因此心电图正常不能排除本病。对心电图改变需做动态观察，注意与急性冠状动脉综合征相鉴别。

(4) X 线胸片：胸部 X 线表现多样，疑诊肺栓塞的患者影连续做胸部 X 线检查，90% 以上患者出现某些异常改变。常见改变可有：①肺动脉阻塞征，区域性肺纹理变细、稀疏或消失，肺野透亮度增加；②肺动脉高压征及右心扩大征，右下肺动脉干增宽或伴截断征，肺动脉段膨隆以及右心室扩大；③肺组织继发改变，肺野局部片状阴影，尖端指向肺门的楔形阴影，肺不张或膨胀不全，肺不张侧可见横膈抬高和固定，有时合并少至中量胸腔积液。此外，X 线胸片对鉴别其他胸部疾病有重要帮助。

(5) 超声心动图：在提示诊断和除外其他心血管疾患方面有重要价值。超声心动图可提供肺栓塞的直接征象和间接征象。直接征象可在肺动脉近端或右心发现血栓，如同时患者的临床表现符合 PTE，可作出诊断。间接征象多是右心负荷过重的表现，如对于严重的 PTE 病例，可以发现右心室壁局部运动幅度降低；右心室和（或）右心房扩大；室间隔左移和运动异常；近端肺动脉扩张；三尖瓣反流速度增快；下腔静脉扩张，吸气时不萎陷。若存在慢性血栓栓塞性肺动脉高压，可见右心室壁肥厚、右心扩张等表现。

(6) 下肢深静脉多普勒超声血管检查：下肢深静脉为 DVT 最多发部位，超声检查为诊断 DVT 最简便的方法，敏感性可达 88% ~ 98%，特异性为 97% ~ 100%。下肢多普勒超声血管检查可作为首选影像学检查以确诊 VTE。除对下肢静脉进行检查外，还可对盆腔静脉进行观察，但该检查诊断正确率受技术自身限制、设备敏感性及检查医师经验及技巧影响，不能完全替代静脉造影。

2. 确诊检查

在临床表现和初步检查提示 PTE 的情况下，应安排 PTE 的确诊检查，包括以下 4 项，其中 1 项阳性即可明确诊断。

(1) CT 肺动脉造影（CTPA）：是目前最常用的 PTE 确诊手段，特异性 99%，敏感性 86%。CTPA 能够准确发现段以上肺动脉内的血栓，5mm 以下亚段血管内血栓则限度较大。①直接征象：肺动脉内的低密度充盈缺损，部分或完全包围在不透光的血流之间（轨道征），或者呈完全充盈缺损，远端血管不显影；②间接征象：肺野楔形密度增高影，条带状高密度区或盘状肺不张，中心肺动脉扩张及远端血管分支减少或消失。此外，多排 CT 可在检查肺部的同时进行下肢静脉的影像学检查，从而可以简化诊断过程，提高肺栓塞和 DVT 诊断率。

（2）放射性核素肺通气/血流灌注扫描：是 PTE 的重要诊断方法。典型征象是呈肺段分布的肺血流灌注缺损，并与通气显像不匹配。一般可将扫描结果分为三类：①高度可能，其征象为至少 2 个或更多肺段的局部灌注缺损，而该部位通气良好或 X 线胸片无异常；②正常或接近正常；③非诊断性异常，其征象介于高度可能与正常之间。若结果呈高度可能，具有诊断意义。同时 V/Q 显像可为选择性肺动脉造影指示病变部位。

（3）磁共振显像（MRI）：包括心电门控的自旋回波（SE）技术和 MRI 快速成像。SE 技术可显示主肺、左右肺及较大分支的血栓栓塞。不同心动周期可见中、高信号的结节或条块状影以及第一和第二回波图像，上述中、高信号区亦无变化。MRI 快速成像，正常血流腔隙呈高信号，显示肺动脉及主要分支的"充盈缺损"更为明显。但两种 MRI 技术观察肺内分支均有限度。与 CT 相比，不需对比增强为其优点。

（4）肺动脉造影（CPA）：选择性 CPA 为诊断 PTE 的经典与参比方法。直接征象有肺动脉内造影剂充盈缺损，伴或不伴轨道征的血流阻断；间接征象有肺动脉造影剂流动缓慢，局部低灌注，静脉回流延迟等。属有创性检查技术，有 4% ~ 10% 并发症发生率，如心脏穿孔、热原反应、血肿等，偶有死亡。故应严格掌握其适应证。

◎并发症

1. 循环衰竭（circulation collapse） 有低血压和（或）意识不清，可有胸壁压榨感、面色苍白、右心衰竭体征等。通常有心电图异常改变而胸片改变不明显。血气分析提示严重低氧血症，常伴低碳酸血症。

2. 肺出血 有胸痛和（或）咯血，常有胸部 X 线异常改变，一般定位于胸痛部位，而心电图通常正常。对既往无基础心肺疾患的患者，胸部异常 X 线表现可迅速消散，提示肺出血改变而非肺梗死。

3. 呼吸衰竭 可有低氧血症、低碳酸血症，肺泡 – 动脉血氧分压差 $[P_{(A-a)}O_2]$ 增大。

4. 肺梗死后综合征（pulmonary infarction syndrome） 类似心肌梗死后综合征，可有心包炎、发热、胸骨后疼痛、胸膜炎、白细胞增多及血沉快等，给予肾上腺皮质激素（如泼尼松）治疗可逐渐缓解，一般发生在肺栓塞后 5~15 天。

5. 弥散性血管内凝血（DIC）

6. 无菌性肺脓肿

◎诊断程序

PTE 的临床表现多样，有时隐匿，缺乏特异性，确诊需特殊检查。检出 PTE 的关键是提高诊断意识，对有疑似表现、特别是高危人群中出现疑似表现者，应及时安排相应检查。总体诊断程序可分为疑诊、确诊和求因三步。

1. 疑诊　重视发生肺栓塞的可能情况：

（1）危险因素如外科手术、分娩、骨折、长期卧床、肿瘤、心脏病（尤其合并心房纤颤）、肥胖及下肢深静脉炎等，出现下肢无力、静脉曲张、不对称性下肢水肿。

（2）不能解释的临床现象如原有疾病突然恶化，不能解释的呼吸困难加重、胸痛、咯血、发绀、心律失常、休克、晕厥、发作性或进行性充血性心力衰竭、慢性阻塞性肺疾病恶化、术后肺炎或急性胸膜炎等症状；不能解释的低热、血沉增快、发绀、黄疸；心力衰竭时对洋地黄制剂反应不好；胸片有圆形或楔形阴影、胸腔积液等改变，对抗感染治疗无反应；原因不明的肺功动脉高压及右室肥大。

上述表现均无特异性，但若上述不能解释的临床现象伴有 PTE 危险因素，需考虑 PTE 可能，从而进行必需的实验室检查程序（表 30-4）。

表 30-4　临床上考虑肺栓塞的可能性

高度（80%~100%）	存在危险因素
	存在不能解释的呼吸困难、心动过速胸膜性胸痛
中度（20%~79%）	存在不能解释的影像学异常或气体交换异常
低度（1%~19%）	不存在危险因素
	虽有呼吸困难、心动过速或胸膜性胸痛的存在，但是临床上可以解释这些现象
	虽有影像学异常或气体交换异常存在，但是可由另一种临床原因所解释

2. 确诊　对临床疑似 PTE 的患者，需进一步诊断。检查包括前述的常规检查：如胸片、心电图、血气分析、血液生化试验等；确诊检查：CTPA、肺灌注和通气显像、下肢静脉血管彩超或造影；如经 CTPA、V/Q 显像后还不能确诊的可疑 PTE 患者，可考虑行肺动脉造影。

（1）伴有休克或低血压症状疑似高危 PTE 的诊断流程：疑似高危 PTE 是可迅速致死的危险状态，休克或低血压状态提示病情危重。首选床旁经胸超声心动图检查，可发现急性肺动脉高压和右心功能不全的表现。对极度不稳定的患者，一旦发现右心功能不全，可开始再灌注治疗，无须进一步检查（图30－2）。

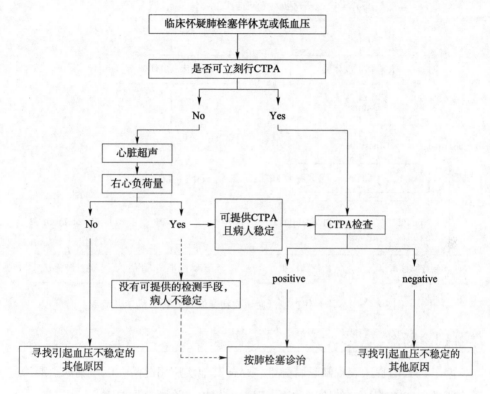

图30－2　伴有休克或低血压症状疑似高危 PTE 的诊断流程

（2）不伴有休克或低血压症状疑似 PTE 的诊断流程：对不伴有休克或低血压症状疑似 PTE 患者，血浆 D－二聚体检查结合临床评估是重要的初筛检查。对 D－二聚体升高的患者可进一步行 CTPA 检查。

对临床高度怀疑 PTE 但 CTPA 结果阴性的患者，需进行如肺通气/灌注扫描等进一步检查，必要时可考虑肺动脉造影。

3. 求因　对每个疑诊 PTE 患者，需在确诊同时积极寻找 PTE 发生原因，包括原发性和继发性。明确栓塞原因对知道治疗及预后评价有重要意义。其中 DVT 是 PTE 最主要的血栓来源及 PTE 发生的重要标识，不管患者有无 DVT 症状体征均应进行下肢 DVT 检查。对经积极寻找仍不能明确由已知易栓症或其他继发性 VTE 危险因素引起的 VTE 成为特发性 VTE（idiopathic venous thromboembolism，IVTE），需警惕是否有潜在恶性肿瘤可能，应注意筛查（图30－3）。

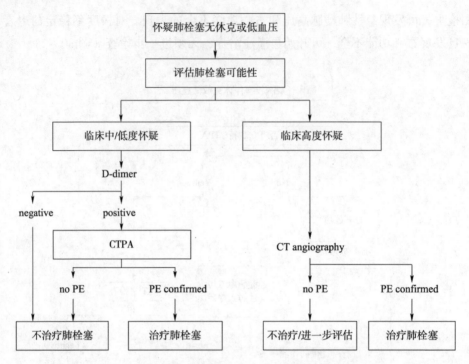

图 30 - 3　不伴有休克或低血压症状疑似高危 PTE 的诊断流程

◎鉴别诊断

由于 PTE 的临床表现缺乏特异性，易与其他疾病相混淆，以至临床上漏诊与误诊率极高。做好 PTE 的鉴别诊断，对及时检出、诊断有重要意义。

1. 冠状动脉粥样硬化性心脏病　一部分 PTE 患者因血流动力学变化，可出现冠状动脉供血不足，心肌缺氧，表现为胸闷、心绞痛样胸痛，心电图有心肌缺血样改变，易误诊为冠心病所致心绞痛或心肌梗死。冠心病有其自身发病特点，冠脉造影可见冠状动脉粥样硬化、管腔阻塞证据，心肌梗死时心电图和心肌酶水平有相应的特征性动态变化。需注意，PTE 与冠心病有时可合并存在。

2. 肺炎　当 PTE 有咳嗽、咯血、呼吸困难、胸膜炎样胸痛，出现肺不张、肺部阴影，尤其同时合并发热时，易被误诊为肺炎。肺炎有相应肺部和全身感染的表现，如咯脓性痰、寒战、高热、外周血白细胞显著增高、中性粒细胞比例增加等，抗菌治疗可获疗效。

3. 特发性肺动脉高压　特发性肺动脉高压多见于生育期女性，可有肺栓塞相似症状，但多呈慢性病程，亦无下肢 DVT，CTPA 肺动脉主干及左右分支明显扩大，管壁光滑，无充盈缺损或缺支改变，也无肺动脉截断征象，肺灌注现象通常正常或缺损区呈弥漫性稀疏，肺动脉造影显示肺动脉呈"剪枝"样改变、超声心动图可显示右心室肥厚、扩大。

4. 主动脉夹层　PTE 可表现胸痛，部分患者可出现休克，需与主动脉夹层相鉴别，后者多有高血压，疼痛较剧烈，胸片常显示纵隔增宽，心血管超声和胸部 CT 造影检查可见主动脉夹层征象。

5. 其他原因所致的胸腔积液　PTE 患者可出现胸膜炎样胸痛，合并胸腔积液，需与结核、肺炎、肿瘤、心功能衰竭等其他原因所致的胸腔积液相鉴别。其他疾病有其各自临床特点，胸腔积液检查常有助于作出鉴别。

6. 其他原因所致的晕厥　PTE 有晕厥时，需与迷走反射性、脑血管性晕厥及心律失常等其他原因所致的晕厥相鉴别。

7. 其他原因所致的休克　PTE 所致的休克属心外梗阻性休克，表现为动脉血压低而静脉压升高，需与心源性、低血容量性、血容量重新分布性休克等相鉴别。

◎临床路径

一、肺血栓栓塞症临床路径标准住院流程

（一）适用对象
第一诊断为肺血栓栓塞症。

（二）诊断依据
1. 临床表现　可有呼吸困难、胸痛和咯血等。

2. 可有肺血栓栓塞症的危险因素　如深静脉血栓等。

3. 检查　一项或以上阳性，可以确诊。

（1）CT 肺动脉造影（CTPA）：表现为肺动脉内的低密度充盈缺损，部分或完全包围在不透光的血流之间，或者呈完全充盈缺损。

（2）磁共振肺动脉造影（MRPA）：发现肺动脉内的低密度充盈缺损，部分或完全包围在不透光的血流之间，或者呈完全充盈缺损。

（3）核素肺通气灌注扫描：呈肺段分布的肺灌注缺损，并与通气显像不匹配，即至少一个或更多叶段的局部灌注缺损而该部位通气良好或 X 线胸片无异常。

（4）选择性肺动脉造影：发现 PE 的直接征象，如肺血管内造影剂充盈缺损，伴或不伴轨道征的血流阻断。

（5）超声心动图：发现肺动脉近端或右心血栓。

4. 需排除以下疾病 如原发性肺动脉肉瘤、羊水栓塞、脂肪栓塞、空气栓塞、感染性血栓等。

（三）治疗方案的选择

根据《临床诊疗指南－呼吸病学分册》（中华医学会编著，人民卫生出版社）和《肺血栓栓塞症的诊断与治疗指南（草案)》（中华医学会呼吸病学分会，2001 年）选择治疗方案。

1. 一般处理，血流动力学及呼吸支持。

2. 抗凝、溶栓治疗。

3. 其他治疗措施：外科取栓、经静脉导管碎栓和抽吸血栓、置入腔静脉滤器等。

（四）标准住院日

（高危）10～14 天，（中、低危）7～10 天。

（五）进入路径标准

1. 第一诊断必须符合 ICD－10：I26.001/I26.901 肺血栓栓塞症疾病编码。

2. 当患者同时具有其他疾病诊断，但在住院期间不需要特殊处理也不影响第一诊断的临床路径流程实施时，可以进入路径。

3. 有明显影响肺血栓栓塞症常规治疗的情况，不进入肺血栓栓塞症临床路径。

（六）入院后第 1～3 天

1. 必需的检查项目

（1）血常规、尿常规、大便常规。

（2）肝肾功能、电解质、血气分析、血型、凝血功能、D－二聚体（D－dimer）、感染性疾病筛查（乙肝、丙肝、梅毒、艾滋病等）。

（3）肌钙蛋白 T 或 I。

（4）胸片、心电图、超声心动图、双下肢静脉超声。

2. 下列相关检查之一可确诊 CT 肺动脉造影、核素肺通气灌注扫描、磁共振肺动脉造影、选择性肺动脉造影。

3. 根据患者病情，有条件可选择 BNP、免疫指标（包括心磷脂抗体）、蛋白 S、蛋白 C、抗凝血酶Ⅲ等。

（七）选择用药

1. 溶栓治疗 尿激酶、链激酶、重组组织型纤溶酶原激活剂。

2. 抗凝治疗 肝素、低分子肝素、华法林等。

（八）出院标准

1. 生命体征平稳。

2. 调节国际标准化比值达标（2.0～3.0）。

3. 没有需要继续住院处理的并发症。

（九）变异及原因分析

1. 治疗过程中出现并发症。

2. 伴有其他疾病，需要相关诊断治疗。

治疗

◎治疗目标

　　总体目标是消除肺血管血栓，缓解因栓塞所致临床症状，恢复或维持足够的循环血容量，防治血栓栓塞性肺动脉高压，并预防肺栓塞再发。急性期 PTE 治疗目的：预防早期死亡和复发或致命性 VTE。

◎治疗细则

总体原则——基于风险的治疗策略

　　依据院内早期死亡风险或 30 天死亡率对急性肺栓塞严重程度进行临床分级，以指导临床诊断及治疗方案选择。对于疑诊急性肺栓塞患者，根据是否存在休克或低血压（排除新发心律失常、血容量下降、脓毒症后，收缩压 <90mmHg 或收缩压降低≥40mmHg 并持续 15 分钟以上）分为高危和非高危，然后结合超声心动图、CT 和生物标志物等检查明确诊断。对于确诊肺栓塞患者，根据肺栓塞严重指数（PESI）分级Ⅲ～Ⅳ或简化 PESI（sPESI）≥1、影像学提示右室功能不全、心脏实验室生物标志物等风险参数的存在情况，非高危患者可进一步分为中高危、中低危、低危风险，继而采取相应治疗策略（图 30-4）。

◎治疗程序

　　1. 危险度分层　对急性 PTE 患者治疗前首先需根据其病情进行危险度分层。肺栓塞严重指数（pulmonary embolism severity index, PESI，表 30-5）是迄今为止最常用且经充分证实的，而简化版 PESI 仅纳入年龄、基础疾病（癌症、慢性心衰、慢性肺部疾病）、脉搏、收缩压、动脉血氧饱和度数项，更有利于临床医师对病情进行早期快速判断（表 30-6）。

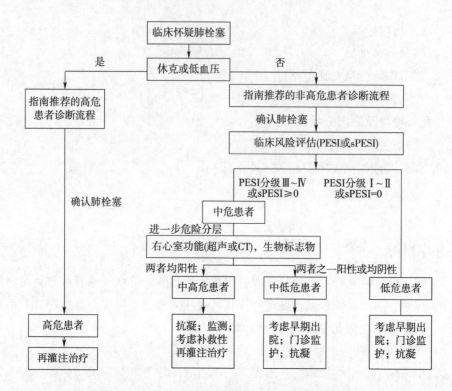

图 30 - 4　急性肺栓塞患者的风险评估与管理策略

表 30 - 5　肺栓塞严重指数（PESI）

指标	原始版本（分）	简化版本（分）
年龄	以年龄为分数	1（若年龄 > 80 岁）
男性	+ 10	－
癌症	+ 30	1
慢性心力衰竭	+ 10	1
慢性肺部疾病	+ 10	
脉搏 > = 100 次/分	+ 20	1
收缩压 < 100mmHg	+ 30	1
呼吸频率 > 30 次/分	+ 20	－
体温 < 36℃	+ 20	－
精神状态改变	+ 60	－
动脉血氧饱和度 < 90%	+ 20	1

　　PESI：Ⅰ类：≤65 分，30 天死亡率极低（0～1.6%）；Ⅱ类：66～85 分，低死亡率（1.7%～3.5%）；Ⅲ类：86～105 分，中等死亡率（3.2%～7.1%）；Ⅳ类：106～125 分，高死亡率（4.0%～11.4%）；Ⅴ类：>125 分，极高死亡率（10%～24.5%）。简化版 PESI：0 分，30 天死亡率 1.0%；≥1 分，30 天死亡率 10.9%

表 30 - 6　急性 PTE 患者早期死亡危险分层

早期死亡风险		风险指标			
		休克或低血压	PESI 分级 Ⅲ ~ Ⅳ 简化 PESI > 1	影像学提示右室功能不全	心肌损伤标志物
高		+	伴有休克或低血压者无须进一步评估		
中	中 ~ 高	-	+	+	+
	中 ~ 低	-	+	仅一个 + 或均为 -	
低		-		-	

2. 急性期治疗

（1）监护和呼吸循环支持治疗。

（2）抗凝治疗：绝大多数急性 PTE 和 DVT 可以应用抗凝治疗。适应证：不伴肺动脉高压及血流动力学障碍的急性 PTE - DVT 和临床高度疑诊 PTE 等待诊断性检查结果时（诊断明确后继续治疗），或已经确诊 DVT 但尚未治疗者，如无抗凝治疗禁忌证，均可立即开始抗凝治疗。有溶栓治疗适应证者，溶栓治疗后仍需序贯抗凝治疗以避免栓塞复发。

急性期治疗为在前 5 ~ 10 天应用肠外抗凝（普通肝素、低分子量肝素、磺达肝葵钠），并选择维生素 K 拮抗剂（VKA）维持治疗，该药起始治疗时需与注射用肝素进行重叠；也可以应用新型口服抗凝药物重叠治疗，如达比加群醋或艾多沙班。还可以直接选用利伐沙班或阿哌沙班起始口服治疗，或者在应用普通肝素、低分子量肝素或磺达肝葵钠 1 ~ 2 天后换用上述药物。

抗凝治疗的持续时间因人而异。标准抗凝疗程至少为 3 个月。对于栓子来源不明的首发病例，需至少给予 6 个月的抗凝；对复发性 VTE、并发肺心病或危险因素长期存在者，抗凝治疗的时间应更为延长，达 12 个月或以上，甚至终生抗凝。

特殊情况下抗凝治疗：

①妊娠期华法林有潜在致畸危险，在妊娠期头 3 个月及产前 6 周用肝素或 LWMH 代替。

②恶性肿瘤提倡低分子肝素抗凝，疗程 3 ~ 6 个月。必要时可无限期治疗，直到肿瘤治愈。

③围手术期大手术后 12 ~ 24 小时可开始抗凝治疗，调节剂量。若手术部位出血则应推迟抗凝治疗。治疗可首选肝素。

④抗凝治疗期间手术或其他侵入性治疗。

（3）溶栓再灌注治疗：可迅速降低肺动脉压力和阻力，同时改善右心室功能。适应证：肺栓塞危险度分层中的高危患者。绝对禁忌证：存在出血倾向有活

399

动性出血及颅内新生物；近 2 个月内有脑卒中或颅内手术史。对高危患者无绝对禁忌证。治疗时间窗：目前认为在急性 PTE 起病 48 小时内开始溶栓治疗能取得最大疗效，但对于有症状患者在 14 天内进行溶栓治疗仍有一定作用。重叠抗凝治疗：溶栓结束后每 2 ~ 4 小时测定 APTT，当其水平低于基线值 2 倍或小于 80 秒时，开始规范化肝素治疗。推荐肝素或 LWMH 治疗（表 30 – 7）。

表 30 – 7　肺栓塞溶栓治疗推荐方案

链激酶	250000IU 为负荷剂量治疗 30 分钟，再以 10000IU/h 治疗 12 ~ 24 小时
	150 万 IU 治疗 2 小时
尿激酶	4400IU/kg 为负荷剂量治疗 10 分钟，再以 4400IU/（kg·h）治疗 12 ~ 24 小时
	300 万 IU 治疗 2 小时
rtPA	100mg 治疗 2 小时
	50mg 治疗 2 小时
	0.6mg 治疗 15 分钟（最大剂量为 50mg）

IU = 国际单位；rtPA = 重组组织型纤溶酶原激活剂

（4）血栓切除术：适于危及生命伴休克的急性大块 PTE，或肺动脉主干、主要分支完全堵塞且有溶栓治疗禁忌证或溶栓等内科治疗无效的患者。

（5）经皮导管介入治疗：肺动脉导管溶栓治疗，对危及生命的巨大 PTE，体循环低血压，溶栓效果差或有溶栓禁忌证患者，在心源性休克发生之前用导管碎栓术和局部溶栓，可迅速改善肺循环血流动力学，挽救患者生命，改善预后。

（6）静脉滤器：PTE 栓子 85% 以上来源于下肢和盆腔静脉的深静脉血栓。下腔静脉滤器可预防 PTE 复发。研究证实下腔静脉滤器放置后 12 天内有效，但短期和远期死亡率均无改善，且下腔静脉滤器组 2 年内 DVT 复发率明显增加。需严格掌握适应证，植入滤器后仍需长期抗凝治疗，防止血栓形成。

3. 慢性肺血栓栓塞性肺高压（CETPH）治疗

（1）外科治疗：若阻塞部位处于手术可及的肺动脉近端，且肺动脉平均压 >30mmHg，肺血管阻力（PVR）>300dy/（s·cm），超声心动图发现右心室肥厚，可考虑行肺动脉血栓内膜剥脱术（pulmonary thrombendarterectomy）。

（2）内科治疗：CTEPH 内科治疗往往是姑息性的。除常规抗凝治疗外，可考虑使用靶向药物。前列环素及其类似物、内皮素受体拮抗剂和磷酸二酯酶 – 5 抑制剂对 CTEPH 患者具有潜在的应用价值。内科治疗指征包括：①由于严重的远端血栓栓塞性病变而不宜接受手术的患者；②血流动力学状态极差的患者，手术风险高，可将药物作为手术前的"过渡"治疗；③术后存在持续或残余肺动脉高压的患者；④由于严重合并症会增加术后死亡率，手术治疗存在禁忌证。

（3）肺移植：经治疗无效的 CETPH 患者，可考虑肺移植治疗。

◎治疗进展

目前对 PTE 诊断的同时采用危险分层，为病情评估及制订治疗方案提供了较合理的方法。危险分层首先根据患者血流动力学情况进行评估，将患者分为高危、中危和低危。下肢静脉超声检查可以作为确诊 DVT 的手段。对于高危和中危的患者超声心动图（UCG）有重要的诊断和鉴别诊断意义。特别是在急诊、危重症患者和心肺复苏过程中具有重要的应用价值。

2013 年 Ann Intern Med 发表了加拿大学者关于深静脉血栓选择性应用 D－二聚体的随机、对照、多中心研究，认为 D－二聚体结果应结合临床预测的可能性（C－PTE）来评估。该研究纳入了 5 家医院 1723 例首次疑诊 DVT 的患者，其中 860 例接受选择性检测，863 例接受统一检测。该研究将选择性检测定义为：低中度 C－PTE 门诊患者进行 D－二聚体检测，若 D－二聚体 <1.0μg/ml 且 C－PTP 为低度，或 D－二聚体 <0.5μg/ml 且 C－PTE 为中度时，排除 DVT；对 C－PTE 为高度的门诊患者和入院患者不做 D－二聚体检测，直接进行静脉超声检查。统一检测定义为：对所有受试者进行 D－二聚体检测，D－二聚体水平 <0.5μg/ml 时排除 DVT。3 个月后随访发现，2 组症状性静脉血栓栓塞症发生率均为 0.5%。总体患者中超声检查的比例降低了 7.6%，其中低度 C－PTE 门诊患者比例降低了 21.0%，选择性检测的患者中 D－二聚体检测比例降低了 21.8%，结论认为选择性 D－二聚体检测策略对于鉴别深静脉血栓形成更具有优势。D－二聚体检测常用于诊断弥漫性血管内凝血（DIC）、深静脉血栓（DVT）、肺栓塞、心肌梗死及脑梗死等，可用于对血栓性疾病的诊断，也可作为溶栓药物治疗剂量的监控和疗效观察的指标。当结合患者相关深静脉血栓可能性的评估时，诊断将更有特异性。临床判断其患者为低或中度可能性时，D－二聚体有助于排除静脉血栓，而高度可能性时需做进一步影像学检查。

2013 年 7 月，J Ant Coil Cardiol 在线发表了美国心脏病学院（ACC）联合其他 9 个权威医学机构关于无创血管检查室检查合理使用标准，以减少不必要的检查项目并快速使用最有效的检查。根据这一标准，若无疼痛、肿胀等症状，静脉多普勒超声不建议用于筛查上肢或下肢 DVT 形成，包括长期在 ICU 住院、骨科术后、处于高凝血状态和 D－二聚体检测阳性等的患者。在新标准中，按照 8 个大类 116 种情况进行评分，最终分为合理（中位评分 7~9 分）、可能合理（中位评分 4~6 分）和不甚合理（中位评分 1~3 分）。一般有症状和体征时血管检查是合理的，如存在急性单侧肢体肿胀、非关节性下肢疼痛或扪及条索状物、肺栓塞及已存在下肢 DVT 但出现新的疼痛或肿胀时，下肢静脉超声检查是合理的。然而，静脉疾病的无创检查还需要更多的临床有效性和费用效益性研究。

美国波士顿大学医学院 Renda 等。发现用计算机断层肺血管造影（CTPA）诊断肺栓塞时，可导致肺栓塞过度诊断。他们观察到 1998～2006 年美国成年人群中肺栓塞的检出率从 62.1/10 万人上升至 112.3/10 万人，肺栓塞的发生率增加了 80%，而同期肺栓塞的病死率从 12.3/10 万人略微降低至 11.9/10 万人。校正年龄后，肺栓塞住院病死率降低了 1/3，说明被检出的肺栓塞患者多为非致死性肺栓塞。由于肺栓塞的临床症状及体征缺乏特异度和敏感度，临床医生常越过基于症状和体征的评分系统，直接进行影像学检查。过度诊断的主要危害在于随后产生的抗凝治疗，可能引起药物相关的死亡风险增加。CTPA 可发现许多小的肺栓塞，但是否均需治疗尚有待于进一步研究。

一项对孤立性亚段肺栓塞进行抗凝治疗的研究结果表明，大出血发生率高达 5.3%，而 VTE 复发率仅为 0.7%，该研究建议对于怀疑肺栓塞者，首先应根据 wells 评分和 D-二聚体评估肺栓塞的可能性，当 wells 评分 <4 分，D-二聚体水平正常时，不需要进行影像学检查。CTPA 敏感度较高，对临床情况稳定的患者建议采用其他检查方法，肺通气/灌注扫描更适合于相对年轻、肺栓塞可能性小及肾功能不全的患者。经超声检查存在 DVT 的可疑肺栓塞患者无须再进行肺脏影像学检查，因为不管检查结果如何都需要抗凝治疗。对于孤立亚肺段肺栓塞患者建议暂不予抗凝治疗，监测 3～6 个月内是否出现新的呼吸道症状，并行超声筛查下肢深静脉有无血栓形成，因为抗凝治疗的风险大于获益。患者在接受抗凝治疗前需要知晓风险和获益，以便做出是否进行抗凝治疗的判断。

值得关注的是，既往认为确诊急性肺栓塞的患者均需要住院治疗，而 2011 年 6 月 23 日 Lancet 在线发表的一篇研究提出了低危肺栓塞门诊治疗的观点。该研究纳入了来自瑞士、法国、比利时和美国 4 个国家的 1551 例肺栓塞患者，其中肺栓塞严重指数风险分级 Ⅰ 或 Ⅱ 级的急性症状性肺栓塞患者 342 例，随机分为住院治疗组和门诊治疗组，给予皮下注射依诺肝素（≥5d）继之以口服抗凝药治疗（≥90d），结果显示在选择性低危肺栓塞患者中比较，门诊治疗能够安全有效的替代住院治疗。但须注意上述观点的前提是基于急性肺栓塞的危险分层是低危，其结果是患者门诊治疗减少了住院时间，而仅有 2 例出血及 1 例死亡。随着新型抗凝药物的临床应用，例如利伐沙班、阿派沙班等 X_a 因子拮抗剂等，可不必监测患者的凝血酶原时间和国际标准化比值（INR），使门诊治疗更加方便，在不考虑药物成本的前提下，门诊治疗低危肺栓塞的前景更为良好。

对急性肺栓塞中危患者的临床处置已成为近年来关注的焦点。2011 年美国心脏病学会指南中建议对于中危肺栓塞伴有不良预后表现，即新出现的血流动力学不稳定、呼吸困难加重、严重的右心功能不全或是大面积心肌损害合并较低出血风险的患者进行溶栓治疗；而对于低危或中危肺栓塞患者有轻度右心功能不全或没有临床症状加重的患者不推荐溶栓治疗。2012 年美国胸科医师学会（AC-CP）在第 9 版抗栓与血栓预防指南中建议，对大多数血流动力学稳定的患者，不推荐溶栓治疗，但若低危患者有临床进一步恶化的可能，且出血风险较低或抗凝治疗后仍有发展为低血压的可能时，建议溶栓治疗。溶栓可以减轻中危肺栓塞患者的急性症状，改善右心功能，但不会提高生存率，对于此类患者的评估与远期预后还需要进一步研究。

在抗凝治疗方面，近年来连续发布的几项大规模国际多中心临床研究均取得了令人瞩目的结果。①LIFENOX 研究：目的是进一步强化患者预防深静脉血栓的观念。对因急性内科疾病住院的 8307 例（其中 2071 例来自中国）内科患者随机分入低分子肝素联合弹力袜治疗组和单独应用弹力袜组。结果发现两组患者 3 个月的病死率没有明显差异；药物预防 VTE 发生的有效性得到进一步证实；并且具有远期效益。同时，低分子肝素的收益受到质疑，虽然其可以减少无症状和症状性 VTE 的发生率，但不降低总病死率。②爱因斯坦研究：2007～2011 年在 38 个国家 263 个中心入选了 4832 例 PE 患者，根据是否合并 DVT 随机分配到 2 组。其中 2419 例患者接受利伐沙班治疗，2413 例接受（依诺肝素 + 华法林）标准治疗。结果显示：对于急性症状性 PE，利伐沙班在降低复发性 VTE 时间方面，不劣于标准治疗组；疗效与传统治疗相当；大出血的风险降低 50%；疗效不受体重、年龄、性别及是否伴有肿瘤或肾功能的影响。结论是利伐沙班在 PE 治疗中有潜在的成本效益，可能会缩短住院时间，减少大出血及相关费用。③阿哌沙班（amplify）研究：全球 28 个国家 358 个中心，纳入 5395 例急性症状性下肢近端 VTE 和（或）PE 患者。随机口服阿哌沙班或皮下注射依诺肝素后应用华法林。结果显示：阿哌沙班组和标准治疗组中分别有 2.3% 和 2.7% 的患者达到主要疗效终点（RR = 0.84），阿哌沙班组疗效与标准治疗组相比差异有统计学意义（$P < 0.001$）；两组 30d 内 VTE 复发率分别为 0.2% 和 0.3%；大出血发生率分别为 0.6% 和 1.8%，（RR = 0.31，$P < 0.001$），阿哌沙班组大出血和其他有临床意义的出血事件发生率（4.3%）较标准治疗组降低 56%（9.7%，RR = 0.44，$P < 0.001$）；其他不良事件在两组中的发生率没有明显差别。结论是阿哌沙班可以应用于各种急性 VTE 患者，在对各急性亚组 VTE 患者的疗效与安全性观察表明，阿哌沙班可用于年龄 >75 岁，体重 >100kg 及入组前应用过肠外抗凝治疗的患者，在完成 6 个月抗凝治疗的 VTE 患者中，与继续用安慰剂相比，阿哌沙班延长治疗 6 个月显著降低 VTE 复发和死亡风险，可以作为急性 VTE 初始治疗和长期治疗的一种简单、有效和安全的方案。④艾多沙班研究：为全球性、事件驱动的、随机、双盲、平行对照Ⅲ期临床研究，观察了在 38 个国家和地区 439 个临床试验点的 8292 例症状性深静脉血栓（DVT）和（或）肺栓塞患者。随访 12 个月结果显示，艾多沙班组症状性 VTE 复发率（3.2%）略低于华法林组（3.5%，$P < 0.001$），表明艾多沙班相对于华法林的非劣效性；此外，临床相关出血的既定主要安全性结果表明，艾多沙班组（8.5%）优于华法林（10.3%，$P = 0.004$）；结论认为治疗及长期预防急性症状性 VTE 患者 VTE 复发时，艾多沙班相对于华法林在预防症状性或致命性 VTE 复发方面，初始肝素抗凝治疗后采用艾多沙班组与采用华法林组相比呈非劣效性；通过 12 个月随访和不同治疗期确定了艾多沙班疗效的非劣效性；对治疗期重大或临床相关非重大出血的主要安全性结果而言，艾多沙班优于维生素 K 拮抗剂（华法林）；艾多沙班全剂量（60mg，1 次/天）和减半剂量的疗效和安全性相似，后者适用于体重 <60 kg 或肌酐清除率降低（≥30ml/min 且 ≤50ml/min）的患者；在严重肺栓塞的患者中，艾多沙班效应可能优于华法林。

近年来新型抗凝药物为 VTE 患者提供了更多选择，但应当注意，新药还有很多未知的问题，如抑制新型抗凝药物活性的策略，与其他药物的相互作用，根据体重的药物剂量选择依据，出血和血栓形成并发症的监测以及治疗失败后的对策等，均有待于进一步观察研究。

◎护理与照顾

1. 预防性护理

（1）评估腿部有无血栓形成的指征：下肢肿胀、疼痛、伴有发热。患者站立后有无下肢胀痛感，观察下肢循环情况，检查皮肤温度、颜色、感觉及水肿，浅静脉怒张和肌肉有无深压痛及运动情况。

（2）预防静脉血栓形成：增加活动，预防血流淤滞。卧床期间应定时变化体位和做下肢的主动和被动运动，尽早下床活动。被动活动：术后在病情允许、呼吸循环稳定的前提下尽早开始患者的被动肢体活动。主动活动：指导患者行床上主动四肢肢体活动，鼓励患者床旁活动。避免血管损伤：经静脉途径给药者避免同一部位同一静脉反复穿刺，避免患肢受压及患肢注射。经静脉使用抗凝或溶栓药物时，最好选择患肢远端静脉。溶栓治疗时，预留两条静脉通道，其中一条为溶栓专用通道。使用预防性抗凝药物。

（3）防止静脉血栓脱落：对疑诊或确诊下肢近端 DVT 患者，绝对卧床休息 10～14 天，患肢制动并抬高. 注意保暖，床上活动时避免运动过大，禁止按摩患肢，禁止热敷或冷敷，不要过度屈曲患肢，以防血栓再次脱落。下床活动后，应指导患者正确使用弹力绷带或穿弹力袜，避免包扎过紧引起局部缺血或肢端水肿加重。溶栓药治疗后一些不稳定静脉血栓易松动脱落，造成再次肺栓塞，故溶栓后患者应减少肢体活动，在翻身护理动作要轻柔不要用力加压。加强饮食指导，说服患者戒烟。告知患者进食高维生素、高纤维素、低脂、高蛋白膳食，保持大便通畅，特别需要注意的是首次站立或如厕时必须告知护士，以防发生急性肺栓塞。高度警惕肺动脉栓塞可能，如出现胸痛、胸闷、晕厥、血压下降等异常情况，应立即报告医生，同时给予氧气吸入，监测生命体征，积极配合救治。

（4）心理护理和宣教：重视高危人群的宣教。讲解手术后发生 DVT 的病因，危险因素及后果，提高患者的警惕性。讲解 DVT 常见的症状，及时发现 DVT 的发生，讲解 DVT 的预防方法，并加以正确指导。做好血栓栓塞症患者的心理护理，消除恐惧，配合治疗。

2. 抗凝、溶栓治疗的护理

（1）抗凝、溶栓治疗前检查活化部分凝血活酶时间（APTT）、凝血酶原时间（PT）及凝血酶原活动是否正常，有无出血性疾病。

（2）治疗过程中开始每日测 APTT，用药后每天观察患肢色泽、温度、感觉和脉搏强度。

（3）静脉溶栓选患肢足背静脉或大隐静脉穿刺，在踝关节上用止血带或血压计袖带加压，20 分钟后松绑 5 ~ 10 分钟。在治疗时，要密切注意输液速度、压力大小、加压时间、皮肤颜色变化等。溶栓药需用输液泵泵入以保证药物匀速进入体内。血压袖带应避开进行溶栓静脉通路的上肢。

（4）用药后需严密观察出血倾向，溶栓后不宜过早下床活动，避免搬动，患肢不能过冷过热，以免部分溶解的血栓脱落，造成肺栓塞。

（5）抗凝、溶栓治疗的最常见并发症是出血，动、静脉穿刺和其他不必要的侵入性操作，拔针后局部应延长压迫时间。不要挖鼻、剔牙，应用软毛刷刷牙。严密观察全身皮肤黏膜有无出血和紫癜，有无牙龈出血、鼻出血、咯血、便血、血尿等以及有无自发性出血及手术部位的出血。

（6）华法林预防和维持治疗抗凝药物，需要定期复查 PT。许多药物影响华法林的代谢和作用效果，如别嘌呤醇、胺碘酮、西咪替丁、奎宁可加强华法林的作用、巴比妥、皮质激素、口服服孕药可抑制其作用。服药期间尽量不饮酒，饮食富含维生素 K 等，但应嘱患者避免在某一短时间内吃含有大量维生素 K 的深绿色蔬菜、动物内脏或大量水果，以免使 PT 值缩短，降低抗凝作用，导致血栓形成。

3. 出院指导　患者出院前给予出院指导，如服用抗凝药物期间要定期复查凝血指标；怎样自我观察出血倾向；平时注意下肢运动，长时间乘坐飞机、汽车等要注意活动下肢，避免形成静脉内血栓；有下肢静脉炎的患者，要及时治疗等。

◎随访要点

1. 监测出院后用药情况 华法林或其他口服抗凝药物的服用情况、监测情况、用药不良反应的出现。

2. 密切观察临床症状、体征变化 有无晕厥、休克或低血压、呼吸困难、胸痛、咯血、发热等症状出现，是否出现下肢浮肿或疼痛。

3. 实验室及辅助检查 包括血气分析、心电图、胸片、BNP、心功能分级、6分钟步行试验等，必要时可复查 CTPA，肺通气/灌注扫描。

4. 记录临床转归 包括病情稳定、肺栓塞复发、进展为 CTEPH 或死亡。

◎预后

急性 PTE 总体预后与肺循环阻塞范围、程度及合并症、患者基础疾病相关。发病时低血压、心源性休克、晕厥、右室功能不全、心肌损伤标志物升高，心电图提示 $S_IQ_{III}T_{III}$ 改变；合并基础疾病如 COPD、慢性心力衰竭等均与 PTE 预后不良相关。

◎患者教育

1. 心理教育 PTE 患者多数起病较急，容易产生焦虑、恐惧情绪，应主动沟通、关心患者，及时告知治疗目的及意义和治疗后积极的信息，增强患者信心，使其主动配合治疗，促进疾病早日康复。对部分症状轻微的患者及家属，则需耐心讲解疾病相关知识，使其对疾病严重性有充分认识，避免因疏忽治疗造成的严重后果。

2. 休息指导 急性期对疑诊或确诊下肢近端 DVT 患者，绝对卧床休息 10 ~ 14 天，限制探视，患肢制动并抬高。注意保暖，床上活动时避免运动过大，禁止按摩患肢，禁止热敷或冷敷，不要过度屈曲患肢。此外，溶栓后患者自觉症状明显减轻，但仍需卧床休息，以防血栓再次脱落。

3. 饮食教育 指导进食易消化、富含维生素、高纤维素、低脂饮食，在华法林治疗期间避免使用富含维生素 K 食物（如菠菜、肝等食物）。

4. 溶栓及抗凝期间 指导并教育患者及家属如何及时发现出血倾向，如大、小便颜色，有无皮下、牙龈出血，避免用力排便。告知用药监测血常规、凝血功能的意义和目的。注意胸痛、胸闷、呼吸困难等症状是否减轻，病情变化需及时告知医生。

5. 出院指导　告知定期复诊、按时依嘱服用抗凝药物的必要性和重要性；注意饮食，避免影响华法林作用的食物及药物；自我观察出血倾向及早期出血症状；注意下肢活动，如避免长时间制动、静脉曲张者可穿弹力袜等；改变不良生活方式，如戒烟戒酒；病情变化及时就医。

◎参考文献

［1］蔡柏蔷、李龙芸. 协和呼吸病学. 2 版. 北京：中国协和医科大学出版社，2010.

［2］钟南山、刘又宁. 呼吸病学. 2 版. 北京：人民卫生出版社，2012.

第 31 章　肺源性心脏病 《《《

◎ 概况

肺源性心脏病（cor pulmonale）简称肺心病，是由肺组织、肺血管或胸廓的慢性病变引起肺组织结构和功能异常，产生肺血管阻力增加，肺动脉压力增高，使右心扩张、肥大，伴或不伴右心衰竭的心脏病。

肺源性心脏病可分为急、慢性两类，急性者主要是由于急性肺动脉栓塞，使肺循环阻力急剧增加，导致右心室急性扩张和右心室急性衰竭的心脏病。慢性肺心病较急性肺心病常见，主要是由于慢性肺、胸部疾病或肺血管病变引起的肺循环阻力增加，使右心室负荷加重，右心室肥大，最后导致右心衰竭的一种心脏病。常见的病因主要有慢性阻塞性肺疾病（COPD）及支气管哮喘，可占 80% ~ 90%。其次为支气管扩张、肺结核、硅肺、慢性肺间质纤维化、胸廓畸形、胸膜肥厚等。

慢性肺心病病程发展缓慢，症状和体征逐步出现，早期呼吸及循环功能尚可以代偿，但到晚期则出现心力衰竭和呼吸衰竭。

慢性肺心病的诊断：有慢性呼吸系统疾病病史者，出现的咳嗽、咳痰进行性气促等临床表现，有肺气肿及肺动脉高压及右心增大或右心功能不全的体征，可行 X 胸片、心电图检查、超声心动图检测，排除其他心脏疾病的即可做出诊断。

慢性肺心病的治疗主要包括：①控制呼吸道感染，保持呼吸道通畅；②改善呼吸功能，纠正缺氧和二氧化碳潴留；③降低肺动脉高压、控制心衰和心律失常；④抗凝治疗，应用普通肝素或低分子肝素防止肺微小动脉原位血栓形成；⑤维持水电解质酸碱平衡。

◎ 流行病学

急性肺源性心脏病在国内发病率较低，国外发病率较高。美国每年死于该病约 20 万人，居肺部疾病临床死亡原因的第 3 位。急性肺源性心脏病主要是由肺动脉栓塞（pulmonary embolism）引起，国外肺栓塞的发生率为 5% ~ 14%，老年人中可达 25%，肺栓塞的临床发病率随年龄增长而增加。

慢性肺源性心脏病是呼吸系统的一种常见病。我国肺心病的患病率约为0.4%，年龄40岁以上者比40岁以下者高，50~60岁者发病率更高，61岁以上者占0.49%。我国2000多万人群调查表明，老年人的患病率约1.6%，显著高于非老年组，肺心病的患病率北方高于南方，农村高于城市，山区高于平原，吸烟者的患病率近4倍于非吸烟者，随年龄增加而增加，男女无明显差异。冬春季节，气候骤然变化是肺心病急性发作的重要因素。一项针对北京郊区农村肺心病流行病学调查研究肺心病在COPD人群发生率为18.92%，占40岁以上人口的1.72%。

◎病因

1. 急性肺源性心脏病病因　最常见病因是肺动脉栓塞，以下肢深部静脉和盆腔静脉血栓形成或血栓性静脉炎的血栓及长期心房颤动右心房的附壁血栓脱落为常见；另外，肺及其他部位的恶性肿瘤引起的癌栓也可导致肺栓塞形成。

2. 慢性肺源性心脏病病因

（1）支气管、肺疾病：以慢支并发阻塞性肺气肿引起的慢性阻塞性肺疾病（COPD）最为常见，约占80%~90%。其次为支气管哮喘、支气管扩张、肺尘埃沉着病、弥漫性肺间质纤维化、肺部放射治疗、结节病、过敏性肺泡炎、嗜酸性肉芽肿等。

（2）胸廓运动障碍性疾病较少见：严重的脊椎后侧突、脊椎结核、类风湿关节炎、胸膜广泛粘连及胸廓成形术后造成的严重胸廓或脊椎畸形、严重的胸膜肥厚、肥胖伴肺通气不足、睡眠呼吸障碍以及神经-肌肉疾病如脊髓灰质炎，均可引起胸廓活动受限、肺受压、支气管扭曲或变形，导致肺功能受限，气道引流不畅，肺部反复感染，并发肺气肿或肺纤维化、缺氧、肺血管收缩、肺血管狭窄，使阻力增加，肺动脉高压，甚至发展成肺心病。

（3）肺血管疾病较少见：如累及肺动脉的过敏性肉芽肿病，广泛或反复发生的多发性肺小动脉栓塞及肺小动脉炎以及原因不明的原发性肺动脉高压，均可造成肺动脉高压而发展为肺心病。

（4）其他：反复肺部感染、低氧血症和毒血症可能造成心肌损害和心律失常，甚至发生心力衰竭；原发性肺泡通气不足及先天性口咽畸形、睡眠呼吸暂停综合征等亦可导致肺源性心脏病；另外，肺切除术后和高原性缺氧等均可导致肺动脉高压，发展成肺心病。

◎病理剖析

1. 急性肺源性心脏病　肺动脉栓塞可为单发或多发，其栓子可从微小栓子到巨大栓子，栓塞部位一般双侧肺多于单侧肺，右肺多于左肺，下肺多于上肺。急性肺心病患者，常见巨大栓子或多个栓子阻塞肺动脉主干，并骑跨在左、右肺动脉分叉处（骑跨型栓塞），造成肺动脉及其主要分支完全或大部栓塞。有时可见栓子向心室延伸并部分阻塞肺动脉瓣。右心室常明显扩大，并伴有肝脏充血。由于右心衰竭、心排血量减低、休克及反射性冠状动脉痉挛等引起组织缺氧，左心室心肌尤其心内膜下心肌可出现灶性坏死。

2. 慢性肺源性心脏病　慢性阻塞性肺疾病反复发作支气管周围炎及肺炎，炎症累及邻近肺小动脉，主要表现为肌型小动脉中膜平滑肌细胞增生、细胞外基质增多，内皮细胞增生肥大，内膜下出现纵行肌束，引起血管壁增厚，宫腔狭窄。无肌型细动脉出现中膜基层和内外弹力层，即发生无肌细动脉肌化；另外还可以发生肺小动脉炎及小动脉血栓形成与机化；肺泡壁毛细血管数量显著减少。

肺心病心脏病变：心脏体积增大，重量增加，右心室肥厚，心腔扩张，心尖钝圆。肺动脉圆锥显著膨隆，肥厚的右心室内乳头肌、肉柱增粗，室上嵴增厚。

◎病理生理

1. 急性肺源性心脏病　当肺动脉两侧的主要分支突然被巨大的血块栓子阻塞以及血块表面的血小板崩解释放的体液因子如组胺、5-羟色胺、血小板活化因子、多种前列腺素、血栓素 A_2 等进入肺循环，可引起广泛肺细小动脉痉挛，肺动脉压骤升，或因大量的微小栓子同时发生肺小动脉栓塞造成肺循环横断面积阻塞超过30％时，肺循环阻力明显增加，肺动脉压开始升高，如超过50％以上时，肺动脉压急升，右心室排血受阻，可发生右心室扩张与右心衰竭。此外，可因左心血回流减少、血压下降、冠状动脉供血不足等影响左心功能。

2. 慢性肺源性心脏病　慢性肺胸疾患的肺毛细血管床破坏使血管床面积减少，气流阻塞引起的缺氧和呼吸性酸中毒可致肺小动脉痉挛，慢性缺氧所致的继发性红细胞增多和血黏稠度增加等因素，均可导致肺循环阻力增加、肺动脉高压，右心负荷增加，发生右心室肥厚扩大，最终发展为肺心病。

（1）肺动脉高压：肺动脉高压（pulmonary hypertension，PAH）是慢性肺心病的一个重要的病理生理阶段。引起肺动脉高压的主要机制如下。

①肺血管功能性改变：COPD 和其他慢性呼吸系统疾病发展到一定阶段，可出现肺泡低氧和动脉血低氧血症，长时间缺氧引起肺血管持续收缩，可导致肺血

管病理性改变，产生肺动脉高压。

a. 体液因素：肺部炎症可激活炎症细胞。包括肥大细胞、嗜酸粒细胞和吞噬细胞，释放一系列炎症介质，如组胺、5 - 羟色胺（5 - HT）、血管紧张素 Ⅱ（ATⅡ）以及花生四烯酸（AA）代谢产物，包括白三烯、血栓素（TXA_2）、前列腺素 F_2（PGF_2）、前列环素（PGI_2）及前列腺素 E_1（PGE_1）等。除 PGI_2 和 PGE_1 引起肺血管舒张外，上述其余介质均引起肺血管收缩。肺血管对低氧的收缩反应在很大程度上取决于局部缩血管介质和扩血管介质的比例，如缩血管介质增多，比例增大，则可导致肺血管收缩。

b. 组织因素：缺氧可直接使肺血管平滑肌膜对 Ca^{2+} 的通透性增高，使 Ca^{2+} 内流增加，肌肉兴奋 - 收缩偶联效应增强，引起肺血管收缩。肺泡气 CO_2 分压（$PACO_2$）上升可引起局部肺血管收缩和支气管舒张，以利于调整通气/血流比例，并保证肺静脉血的氧合作用。缺氧后存在肺血管肾上腺素能受体失衡，使肺血管的收缩占优势。

c. 神经因素：缺氧和高碳酸血症可刺激颈动脉窦和主动脉体化学感受器，反射性地通过交感神经兴奋，儿茶酚胺分泌增加，使肺动脉收缩。

②肺血管器质性改变：反复发生支气管周围炎、间质炎症，由此波及邻近的肺小动脉分支，造成动脉壁增厚、狭窄或纤维化，使肺毛细血管床面积大大减少，肺循环阻力增大。长期肺循环阻力增加，可使小动脉中层增生肥厚，加重肺循环阻力，造成恶性循环。

③肺血管重建：缺氧性肺动脉高压的肺血管改变主要表现在小于 $60\mu m$ 的无肌层肺小动脉出现明显的肌层，大于 $60\mu m$ 的肺小动脉中层增厚，内膜纤维增生、内膜下出现纵行肌束以及弹力纤维和胶原纤维性基质增多，使血管变硬，阻力增加，这些肺血管的结构改变称为血管重建（remodeling）。其机制可能是在缺氧等刺激因子作用下，肺脏内外产生多种生长因子，由此而产生的一系列变化。

④血容量增多和血液黏稠度增加：COPD 严重者可出现长期慢性缺氧，促红细胞生长素分泌增加，导致继发性红细胞生成增多，使肺血管阻力增高。COPD 患者还存在肺毛细血管床面积减少和肺血管顺应性下降等因素，血管容积的代偿性扩大明显受限，因而肺血流量增加时，可引起肺动脉高压。

（2）右心功能的改变：慢性肺疾患影响右心功能的因素主要为肺动脉高压引起右心后负荷增加。右室后负荷增加后，常因心室壁张力增加、心肌耗氧量增加、冠状动脉阻力增加、血流减少以及肺血管输入阻抗增加，顺应性下降而损害右心功能。此外，低氧血症对心肌尚有直接损害，右室在慢性压力负荷过重的情况下，右室壁发生肥厚，以克服增加的后负荷，从而维持正常的泵功能。当呼吸道发生感染，缺氧加重或其他原因使肺动脉压进一步增高而超过右心室所能负担时，右心室排血就不完全，收缩末期存留的残余血液过多，使右室舒张末期压增高，右心室扩张加重，最后导致心力衰竭。

◎分类分型

根据起病缓急和病程长短分为急性和慢性肺心病。慢性肺心病根据病程又可分为：急性加重期和缓解期。

◎预防

1. 急性肺源性心脏病 主要针对肺栓塞进行预防，其中防治静脉血栓形成和脱落最为重要。对下肢静脉炎、静脉曲张应及时彻底治疗，采用药物、物理及手术等方法，必要时植入下腔静脉滤网，防止下肢静脉血栓形成和脱落导致肺栓塞。避免长期卧床或下肢固定姿势不活动，手术后患者应早日离床，进行适当的体力活动。需长期卧床者应在床上做深呼吸、屈肢或蹬车式运动，并经常翻身或变动体位，以保持静脉血流通畅。腹带或绷带不宜过紧，局部压迫时间不宜过长，以免阻碍膈肌活动及下肢静脉回流。及时发现静脉血栓形成和血栓性静脉炎发生，必要时可口服阿司匹林等药物以预防血栓形成。

2. 慢性肺源性心脏病

（1）规范治疗原发病，如 COPD 等。

（2）讲究卫生、戒烟和增强体质，提高全身抵抗力，减少感冒和各种呼吸道疾病的发生。

（3）宜进食高热量、高蛋白易消化食物。有心衰者应控制钠、水摄入。

（4）长期家庭氧疗，学会呼吸技巧，如用鼻吸气，呼气时将嘴唇缩成吹笛状，气体经缩窄的嘴唇缓慢呼出。

（5）适当的全身运动，增强免疫，提高抗病能力，但要注意劳逸结合。

（6）注射流感疫苗及肺炎球菌疫苗，增强免疫，提高抗病能力。

◎筛检

慢性肺源性心脏病常合并肺动脉高压、右心衰竭。出现以下表现：心悸、气急、下肢水肿、少尿、上腹胀痛、食欲减退等症状。体格检查时肺动脉第二心音亢进及三尖瓣收缩期杂音提示存在肺动脉高压。右心衰竭查体异常多为：颈静脉怒张、肝脏肿大压痛、肝颈静脉回流征阳性、下肢水肿、胸骨左下缘和剑突下可听到舒张期奔马律和收缩期吹风样杂音，少数患者腹部移动性浊音阳性。进一步通过心电图、胸片、超声心动图及右心导管等检查可以帮助明确诊断。

◎问诊与查体

1. 问诊　询问患者有无长期卧床或手术病史，有无慢性支气管炎、肺气肿等慢性病病史，同时注意患者常见症状，如咳嗽、咳痰，呼吸困难及乏力的表现。

2. 查体　体征与原发病有关。如原发病为 COPD，患者胸廓呈桶装胸，肺部叩诊呈过度清音，肝浊音界下降，心浊音界缩小或消失。听诊呼吸音低，可有干、湿啰音，心音低，肺动脉区第二心音亢进，剑突下有明显的心脏搏动。颈静脉可有轻度怒张。

◎辅助检查

（一）急性肺源性心脏病

1. 优先检查

（1）血浆 D - 二聚体（D - dimer）：敏感性高而特异性差。急性肺栓塞时升高。若其含量低于 $500\mu g/L$，有重要的排除诊断价值。

（2）动脉血气分析：常表现为低氧血症、低碳酸血症，肺泡 - 动脉血氧分压差 $[P_{(A-a)}O_2]$ 增大，部分患者的血气结果可以正常。

（3）心电图：大多数病例表现有非特异性的心电图异常。最常见的改变为窦性心动过速。当有肺动脉及右心压力升高时，可出现 $V_1 \sim V_4$ 的 T 波倒置和 ST 段异常、$S_I Q_{III} T_{III}$ 征（即 I 导联 S 波加深，III 导联出现 Q/q 波及 T 波倒置）、完全或不完全性右束支传导阻滞、肺型 P 波、电轴右偏及顺钟向转位等。

（4）X 线胸片：胸片可显示：①肺动脉阻塞征，区域性肺纹理变细、稀疏或消失，肺野透亮度增加；②肺动脉高压征及右心扩大征，右下肺动脉干增宽或伴截断征，肺动脉段膨隆以及右心室扩大；③肺组织继发改变，肺野局部片状阴影，尖端指向肺门的楔形阴影，肺不张或膨胀不全，肺不张侧可见横膈抬高，有时合并少至中等量胸腔积液。上述改变多由肺栓塞及肺梗死引起。X 线胸片对鉴别其他胸部疾病有重要帮助。

（5）超声心动图：在提示诊断和除外其他心血管疾患方面有重要价值。对于严重的肺栓塞病例，可以发现右心室壁局部运动幅度降低；右心室和（或）右心房扩大；室间隔左移和运动异常；近端肺动脉扩张；三尖瓣反流速度增快；下腔静脉扩张，吸气时不萎陷。若在右心房或右心室发现血栓，同时患者的临床表现符合，可作出诊断。

（6）胸部螺旋 CT：是目前最常用的肺栓塞确诊手段。采用特殊操作技术进行 CT 肺动脉造影（CTPA），能够准确发现段以上肺动脉内的血栓。①直接征象，肺动脉内的低密度充盈缺损，部分或完全包围在不透光的血流之间（轨道征），或者呈完全充盈缺损，远端血管不显影；②间接征象，肺野楔形密度增高影，条带状高密度区或盘状肺不张，中心肺动脉扩张及远端血管分支减少或消失。

（7）下肢深静脉超声检查：下肢为深静脉血栓最多发部位，超声检查为诊断深静脉血栓最简便的方法，若阳性可以诊断深静脉血栓，同时对肺栓塞有重要提示意义。

2. 可选检查

（1）放射性核素肺通气/血流灌注扫描：是肺栓塞的重要诊断方法。典型征象是呈肺段分布的肺血流灌注缺损，并与通气显像不匹配。

（2）磁共振显像（MRI）：MRI 肺动脉造影（MRPA）对段以上肺动脉内血栓的诊断敏感性和特异性均较高。

（3）肺动脉造影：为诊断肺栓塞的经典与参比方法。直接征象有肺动脉内造影剂充盈缺损，伴或不伴轨道征的血流阻断；间接征象有肺动脉造影剂流动缓慢、局部低灌注、静脉回流延迟等。属有创性检查技术，有发生致命性或严重并发症的可能性，故应严格掌握其适应证。

（二）慢性肺源性心脏病

1. 优先检查

（1）X 线检查：除肺、胸基础疾病及急性肺部感染的特征外，尚有肺动脉高压征，如右下肺动脉干扩张，其横径≥15mm；其横径与气管横径比值≥1.07；肺动脉段明显突出或其高度≥3mm；中央动脉扩张，外周血管纤细，形成"残根"征；右心室增大征，皆为诊断慢性肺心病的主要依据。

（2）心电图检查：主要表现有右心室肥大改变，如电轴右偏、额面平均电轴≥+90°。重度顺钟向转位、$RV_1 + SV_5 \geq 1.05mV$ 及肺型 P 波。也可见右束支传导阻滞及低电压图形，可作为诊断慢性肺心病的参考条件。在 V_1、V_2 甚至延至 V_3 可出现酷似陈旧性心肌梗死图形的 QS 波，应注意鉴别。

（3）超声心动图检查：通过测定度右心室流出道内径（≥30mm），右心室内径（≥20mm）、右心室前壁的厚度、右心室内径比值（<2）、右肺动脉内径或肺动脉干及右心房增大等指标，可诊断慢性肺心病。

2. 可选检查

（1）血气分析：慢性肺心病肺功能失代偿期可出现低氧血症或合并高碳酸

血症，当 $PaO_2 < 60mmHg$、$PaCO_2 > 50mmHg$ 时，表示有呼吸衰竭。

（2）血液检查：红细胞及血红蛋白可升高。全血黏度及血浆黏度可增加，红细胞电泳时间常延长；合并感染时白细胞总数增高，中性粒细胞增加。部分患者血清学检查可有肾功能或肝功能改变；血清钾、钠、氯、钙、镁均可有变化。

◎并发症

慢性肺源性心脏病并发症：

1. 心力衰竭 是慢性肺源性心脏病心功能失代偿的主要临床表现之一，以右心衰为主。其诱因绝大多数为急性呼吸道感染。

2. 肺部感染 是慢性肺心病患者的常见并发症之一，四季均可发生，以冬春季节最多。是慢性肺心病急性加重和致死的常见原因之一。其中肺炎链球菌、流感杆菌感染是慢性肺心病急性发作的主要病原体。

3. 肺性脑病 是呼吸衰竭发展到严重阶段，发生严重二氧化碳潴留和缺氧所引起的以中枢神经系统功能障碍为主要表现的一种临床综合征。包括高碳酸血症和低氧血症及过度通气所致的脑部症状等。

4. 心律失常 慢性肺心病患者合并心律失常较常见，其发生率约为17.2%～36.8%。可有房性期前收缩、室性期前收缩、窦性心动过速、心房颤动、房室传导阻滞等。

5. 休克 肺心病发生休克者不多，一旦发生，预后不良。

6. 弥散性血管内凝血（DIC） 常在酸中毒、低氧血症及并发细菌性感染时细菌毒素的作用，引起毛细血管内皮受损和组织损伤。

7. 上消化道出血 肺心病并发上消化道出血约占5.7%左右，病死率高达92%。

8. 多器官功能障碍综合征 在肺心病的急性发作期，由于肺部感染等因素，导致呼吸功能不全或心功能不全，可同时或相继发生脑、肾、肝、胃肠等多器官功能不全，易产生多器官功能衰竭。在肺心病患者中多器官功能衰竭的发病率为30%～50%，此时病情多危重，变化快，其病死率约达50%以上，是慢性肺心病的主要死亡原因。

◎诊断标准

1. 急性肺心病诊断 根据突然发生剧烈胸痛、与肺部体征不相称的呼吸困难、发绀和休克，尤其发生在长期卧床、手术或分娩以后及心力衰竭患者，结合

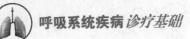

肺动脉高压特征、心电图、心电向量图和 X 线检查的结果可以初步诊断。高分辨 CT 和（或）放射性核素肺灌注扫描检查及选择性肺动脉造影可以确诊栓塞的部位和范围。

2. 慢性肺心病的诊断标准 慢性肺源性心脏病（简称肺心病）：指慢性支气管炎、肺气肿及其他胸部疾病或心血管病变引起的心脏病，有肺动脉高压、右心增大和右心功能不全。

说明：

（1）慢性肺胸疾病和肺血管病变主要根据病史、体征、心电图、X 线并可参考超声心动图、放射性核素、肺功能和其他检查确定。

（2）右心功能不全主要表现为颈静脉怒张，肝大、压痛，肝颈静脉反流征阳性，下肢浮肿及静脉压增高。

（3）肺动脉高压、右心增大的诊断依据：

①体征：剑突下出现收缩期搏动，肺动脉区第二心音亢进（$P_2 > A_2$），三尖瓣区心音较心尖部明显增强，或出现收缩期杂音。

②X 线诊断标准见表 31 – 1。

表 31 – 1 慢性肺心病 X 线诊断标准

1. 右肺下动脉扩张：横径≥15mm；或右肺下动脉横径与支气管横径比值≥1.07；或经动态观察较原右下肺动脉增宽 2mm 以上

2. 肺动脉段中度凸出或其高度≥3mm

3. 中心肺动脉扩张和外围分支纤细，两者形成鲜明的对照

4. 圆锥部显著凸出（右前斜）或锥高≥7mm

5. 右心室增大（结合不同体位判断）

（只有上述 1 ~ 5 项中的一项者可诊断）

③心电图诊断标准：主要表现为右心室肥大：如电轴右偏、顺钟向转位、$RV_1 + SV_5 > 1.05$ mV 及肺型 P 波（Ⅱ 、Ⅲ 、aVF 导联 P 波高尖）。

④超声心动图诊断标准（表 31 – 2）：

表 31 – 2 慢性肺源性心脏病超声诊断标准

主要条件：

1. 右室舒张末期内径≥20mm

2. 右室前壁厚度≥5.0mm 或有振幅增强

3. 左室与右室内径比值 < 2mm

4. 右肺动脉内径≥18mm 或主肺动脉内径≥20mm

5. 右室流出道与左房内径之比值 > 1.4

6. 肺动脉瓣超声心动图出现肺动脉高压征象者（"a" 波低平或 < 2mm，有收缩中期关闭症）

参考条件：

1. 室间隔厚度≥12mm，振幅<5mm，或呈矛盾运动征象
2. 右房≥25mm（剑突下区探查）
3. 三尖瓣前叶曲线 DE、EF 速度增快，E 峰呈尖高形，或有 AC 期延长者
4. 二尖瓣前叶曲线幅度低，CD 段上升缓慢、延长

◎诊断程序

1. 急性肺源性心脏病　对长期卧床或近期行手术者突发出现的呼吸困难、胸痛、晕厥或休克，或伴有单侧或双侧不对称性下肢肿胀、疼痛等，要怀疑急性肺栓塞的可能性，可行血 D - 二聚体、动脉血气分析、心电图、超声心动图和 X 线检查，初步诊断，对疑似的可行 CT 动脉造影以确定诊断。

2. 慢性肺源性心脏病　有慢性呼吸系统疾病病史者，出现的咳嗽、咳痰进行性气促等临床表现，有肺气肿及肺动脉高压右心增大或右心功能不全的体征，可行 X 胸片、心电图检查、超声心动图检测，排除其他心脏疾病的即可做出诊断。

◎鉴别诊断

1. 急性肺源性心脏病　多由肺栓塞引起，需要与以下疾病鉴别：

（1）冠状动脉粥样硬化性心脏病（冠心病）：一部分肺栓塞患者因血流动力学变化，可出现冠状动脉供血不足、心肌缺氧，表现为胸闷、心绞痛样胸痛，心电图有心肌缺血样改变，易误诊为冠心病所致心绞痛或心肌梗死。冠心病有其自身发病特点，冠脉造影可见冠状动脉粥样硬化、管腔阻塞证据，心肌梗死时心电图和心肌酶水平有相应的特征性动态变化。需注意，肺栓塞与冠心病有时可合并存在。

（2）肺炎：当肺栓塞有咳嗽、咯血、呼吸困难、胸膜炎样胸痛，出现肺不张、肺部阴影，尤其同时合并发热时，易被误诊为肺炎。肺炎有相应肺部和全身感染的表现，如咯脓性痰、寒战、高热、外周血白细胞显著增高、中性粒细胞比例增加等，抗菌药物治疗有效。

（3）主动脉夹层：肺栓塞可表现胸痛，部分患者可出现休克，需与主动脉夹层相鉴别，后者多有高血压，疼痛较剧烈，胸片常显示纵隔增宽，心血管超声

和胸部 CT 造影检查可见主动脉夹层征象。

2. 慢性肺源性心脏病

（1）冠状动脉粥样硬化性心脏病（冠心病）：冠心病与肺心病均多见于中老年患者。冠心病患者可发生全心衰竭，并出现肝大，下肢水肿及发绀，这些表现均与肺心病相似，两者易于混淆。冠心病患者多有心绞痛或心肌梗死史或心电图表现，心脏增大主要为左心室大，心尖区可闻及收缩期杂音。X 线检查显示心左缘向左下扩大。心电图显示缺血型 S－T、T 波型，如 S－T 段明显压低或下垂型，T 波深倒或异常 Q 波。出现心律失常者以持久性心房颤动、Ⅱ、Ⅲ度房室传导阻滞、反复性室性心动过速多见。可与肺心病鉴别。

（2）原发性心肌病：原发性心肌病右心衰竭引起肝大、肝颈静脉反流征阳性、下肢水肿及腹腔积液，与肺心病相似。尤其是伴有呼吸道感染者，可出现咳嗽、咳痰、肺部啰音及明显的呼吸困难及发绀，易误诊为肺心病。但原发性心肌病多见于中青年，无明显慢性呼吸道感染史及显著肺气肿体征，无突出的肺动脉高压征，心电图无明显顺钟向转位及电轴右偏，而以心肌广泛损害多见。心脏大多呈普遍性增大。超声心动图检查可见各心室腔明显增大，二尖瓣开放幅度减低，室间隔和左室后壁运动幅度减低，可资鉴别。

（3）风湿性心脏病：慢性肺心病时，右心室肥大，心脏呈顺钟向转位，三尖瓣左移，可出现三尖瓣相对狭窄相对性关闭不全引起的舒张中期杂音和（或）收缩期杂音。与风湿性二尖瓣狭窄并关闭不全时的双期杂音，鉴别较为困难。前者往往有风湿性关节炎和心肌炎病史，其他瓣膜如二尖瓣、主动脉瓣常有病变，X 线、心电图、超声心动图有特殊表现。

◎临床路径

慢性肺源性心脏病临床路径标准住院流程

（一）适用对象

第一诊断为慢性肺源性心脏病（ICD－10：I 27.9）。

（二）诊断依据

根据《临床诊疗指南－呼吸病学分册》（中华医学会，人民卫生出版社）。

1. 有慢性呼吸系统疾病病史。主要是慢性阻塞性肺疾病、肺结核、支气管扩张和胸廓疾病等病史。

2. 有肺动脉高压、右心室增大或右心衰竭的相应表现。

3. 辅助检查：胸片、心电图或超声心电图显示有肺动脉高压、右心室及（或）右心房增大表现。

具有以上 1 加 2 条或 1 加 3 条，并排除其他心脏疾病即可作出诊断。

（三）选择治疗方案的依据

根据《临床诊疗指南 – 呼吸病学分册》（中华医学会编著，人民卫生出版社）。

1. 治疗原发病。

2. 降低肺动脉高压。

3. 纠正心力衰竭。

（四）标准住院日

为 15～30 天。

（五）进入路径标准

1. 第一诊断必须符合 ICD – 10：I27.9 慢性肺源性心脏病疾病编码。

2. 当患者同时具有其他疾病诊断，但在住院期间不需要特殊处理，也不影响第一诊断的临床路径流程实施时，可以进入路径。

（六）住院期间的检查项目

1. 常用的检查项目

（1）血常规、尿常规、大便常规。

（2）肝肾功能、电解质、血气分析、凝血功能、D – 二聚体（D – dimer）、血沉、C – 反应蛋白（CRP）、脑钠肽（BNP）、感染性疾病筛查（乙肝、丙肝、梅毒、艾滋病等）。

（3）病原学检查。

（4）胸部正侧位片、心电图、超声心动图、肺功能（病情允许时）。

2. 根据患者病情可选择　胸部 CT、B 超、心肌酶学检查、双下肢静脉超声等。

（七）出院标准

1. 症状明显缓解。

2. 临床稳定 72 小时以上。

（八）变异及原因分析

1. 存在并发症，需要进行相关的诊断和治疗，延长住院时间。

2. 病情严重、需要呼吸支持者，归入其他路径。

◎治疗目标

慢性肺源性心脏病：

1. 急性加重期　积极控制感染，通畅呼吸道，改善呼吸功能，纠正缺氧和二氧化碳潴留，控制呼吸和心力衰竭，提高生活质量，防止急性期加重。

2. 缓解期　采用中西药结合的综合措施，目的是增强患者的免疫功能，去除诱发因素，减少或避免急性加重期的发生，逐渐使心、肺功能得到部分恢复。

◎治疗细则

急性肺源性心脏病：同急性肺栓塞治疗。

慢性肺源性心脏病治疗分缓解期治疗和急性期治疗。

1. 缓解期治疗　是防止肺源性心脏病发展的关键。首先要对原发病（如COPD或哮喘）进行规范治疗，同时进行肺康复；长期家庭氧疗可明显改善肺源性心脏病缺氧状态患者的生存率；中医中药治疗，宜扶正固本、活血化瘀，以提高机体抵抗力，改善肺循环情况。

2. 急性期治疗

（1）控制呼吸道感染，保持呼吸道通畅：呼吸道感染是肺心病导致呼吸衰竭和心力衰竭的主要诱因。及时有效的控制感染是改善肺心病急性加重期的重要措施。参考痰菌培养及药敏试验选用抗菌药物。在还没有培养结果前，根据感染的环境及痰涂片革兰染色选用抗菌药物。社区获得性感染以革兰阳性菌占多数，医院感染则以革兰阴性菌为主或选用二者兼顾的抗菌药物。常用的有青霉素类、氨基糖苷类、喹诺酮类及头孢菌素类抗感染药物，且必须注意可能继发真菌感染。

（2）改善呼吸功能：采用氧疗、支气管舒张剂吸入，通畅呼吸道，清除痰液，可用盐酸氨溴索15mg，2次/日；或60mg，口服2次/日，静脉滴注。纠正缺氧和二氧化碳潴留，持续低流量给氧，可用鼻导管吸氧或面罩给氧，无创或有创机械通气。

（3）降低肺动脉高压、控制心衰和心律失常：应在控制肺部感染和纠正呼吸衰竭的基础上减轻心脏负荷，增加心肌收缩力。卧床休息、低盐饮食及控制输液量，缓慢利尿。利尿剂可选用氢氯噻嗪、氨苯蝶啶和螺内酯（安体舒通），必要时可用呋塞米（速尿）2～3次，应用时须注意防止电解质紊乱。可加用异山梨醇酯（消心痛）、硝普钠、酚妥拉明等血管扩张剂，但应注意血压。必要时可用强心剂。慢性缺氧和感染，对洋地黄类药物的耐受性差，不仅疗效差，而且易中毒使用洋地黄应持慎重的态度，有应用指征时洋地黄类药物的剂量宜小，一般为常规剂量的1/2或2/3量，同时应选用作用快、排泄快的洋地黄类药物以免中毒。如有心律失常，在改善缺氧、纠正电解质紊乱的基础上，应选用抗心律失常药物。洋地黄的使用指征：感染已控制、缺氧已改善、利尿不能得到良好的疗效而反复浮肿的心力衰竭；出现急性左心衰竭合并室上性心律失常者，如室上性心动过速、快速型心房颤动。使用时应注意纠正低氧和低钾，不宜以心率的快慢作为观察疗效的指标。血管扩张剂可降低心脏前、后负荷，降低心肌耗氧量，改善心功能，可适当选用。

（4）抗凝治疗：应用普通肝素或低分子肝素防止肺微小动脉原位血栓形成。

（5）糖皮质激素的应用同慢性呼吸衰竭。

（6）注意及时处理酸碱平衡失调和电解质紊乱。

◎管理与检测

1. 给予舒适的体位，如抬高床头、半坐位、高枕卧位。

2. 应摄入高蛋白、高维生素、高热量易消化食物，少量多餐。

3. 有水肿的患者宜限制水、盐摄入，下肢抬高，做好皮肤护理，避免皮肤长时间受压；正确记录 24 小时出入液量；限制输液速度和每天液体的输入量。

4. 持续低流量吸氧，氧浓度一般在 25% ~ 30%，氧流量 1 ~ 2L/min，经鼻导管持续吸入，必要时可通过面罩或呼吸机给氧，吸入氧时需湿化。

5. 指导患者采取适当体位，进行体位引流，促使痰液排出，保持呼吸道通畅。

6. 给予雾化吸入，必要时吸痰。

7. 必要时应用强心、利尿剂，减轻心脏负担，观察用药后反应及疗效。

8. 患者烦躁不安时要警惕呼吸衰竭、电解质紊乱等，切勿随意使用安眠、镇静剂以免诱发或加重肺性脑病。

◎治疗程序

1. 急性肺源性心脏病　多由肺栓塞引起，故临床上多主要治疗肺栓塞。

（1）一般治疗：卧床休息，吸氧，有严重胸痛时可用吗啡 5 ~ 10mg 皮下注射，休克者应慎用。同时补充血容量，纠正休克。抗休克常用多巴胺 20mg 加入 200ml 液体中，开始 20 滴/分，根据血压进行调节，使收缩压维持在 12kPa（90mmHg）。

（2）溶栓治疗：溶栓是药物将纤维蛋白溶酶原转变成纤维蛋白溶酶，以溶解血管腔内的纤维蛋白，缩小或消除血栓，恢复栓塞肺血管的血液循环，改善血流动力学和血气交换，降低病死率。一般新鲜血栓或发病 5 天内效果最好，在发病 2 周内亦可采用。通常用于大块肺栓塞（ > 2 个肺叶）或肺栓塞伴休克者。常规治疗方法：首先检查血常规、血小板、凝血酶原时间（PT），激活的部分凝血酶原时间（APTT）。若无异常，尿激酶2万U/kg加入100ml生理盐水或5%葡萄糖溶液中，于2小时内滴完。每4小时测1次APTT，当其恢复至对照组1.5～2.5倍时，给予肝素或低分子肝素抗凝治疗。条件允许的单位也可采用rtPA溶栓治疗。

（3）抗凝治疗：给予肝素或低分子肝素，一般在使用普通肝素或低分子肝素的第一天加用华法林治疗，华法林应与肝素或低分子肝素重叠使用至少5天，当连续两天的INR均大于2.0时，则可以停用肝素，单纯应用华法林进行抗凝治疗。

（4）手术治疗：手术摘除动脉血栓主要用于大肺动脉栓塞（>50%肺动脉）；患者处于严重休克或低氧血症经内科治疗不改善；抗凝或溶栓治疗有禁忌证，经肺动脉造影证实后均可行手术。

2. 慢性肺源性心脏病

（1）积极控制肺部感染：肺部感染是肺心病急性加重常见的原因，控制肺部感染才能使病情好转。在应用抗菌药物之前做痰培养及药物敏感实验，找到感染病原菌作为选用抗菌药物的依据。在结果出来前，根据感染环境及痰涂片革兰染色选用抗菌药物。院外感染以革兰阳性菌占多数，院内感染则以革兰阴性菌为主。

（2）通畅呼吸道：为改善通气功能，应清除口咽部分泌物，防止胃内容物反流至气管，经常变换体位，鼓励用力咳嗽以利排痰。久病体弱、无力咳痰者，咳嗽时用手轻拍患者背部协助排痰。如通气严重不足、神志不清、咳嗽反射迟钝且痰多、黏稠、阻塞呼吸道者，应建立人工气道，定期吸痰。湿化气道及痰液。可用黏液溶解剂和祛痰剂。同时应用扩张支气管改善通气的药物。①支气管舒张药：选择性 β_2 -受体兴奋药，茶碱类药物。②减轻气道非特异性炎症：可口服、静脉或吸入激素，皮质激素类药物的剂量因人而异，不宜过大，以免引起不良的后果。

（3）纠正缺氧和二氧化碳潴留

①氧疗：缺氧不伴二氧化碳潴留（Ⅰ型呼衰）的氧疗应给予高流量吸氧，SaO_2 达90%以上。缺氧伴二氧化碳潴留（Ⅱ型呼衰）的氧疗应予以低流量持续吸氧。

②机械通气：严重呼吸衰竭患者，应及早进行无创或又创机械通气。

（4）纠正酸碱失衡和电解质紊乱。

（5）降低肺动脉压。

氧疗是治疗肺动脉高压的措施之一。肺动脉高压靶向药物治疗应根据肺动脉高压类型而定。

（6）控制心力衰竭：肺心病心力衰竭的治疗与其他心脏病心力衰竭的治疗有其不同之处，因为肺心病患者通常在积极控制感染、改善呼吸功能后心力衰竭便能得到改善。但对治疗后无效或较重患者，可适当选用利尿、正性肌力药。

（7）加强护理：严密观察病情变化，宜加强心肺功能的监护。翻身、拍背排出呼吸道分泌物，是改善通气功能的一项有效措施。

◎护理与照顾

1. 病情观察

（1）呼吸频率、节律、深度及体温、脉搏、血压情况、神志、精神变化、出入量。

（2）痰的颜色、性质、气味、量及日常活动的耐受水平。

（3）观察感染的症状和体征、皮肤完整性。

2. 症状护理

（1）病情加重出现肺性脑病者可行气管插管进行人工呼吸机通气。

（2）咳痰时，鼓励咳嗽、排痰、更换体位，保持呼吸道通畅。

（3）肺性脑病：按内科呼吸系统护理常规执行。

（4）合并意识障碍时要做到：

①保持呼吸道通畅，按时翻身、拍背、吸痰。

②做好皮肤及口腔护理。

③备好气管插管或气管切开用物。

3. 一般护理

（1）按病情做好各种护理记录。

（2）保持呼吸道通畅，对清醒患者应鼓励咳嗽排痰，痰液黏稠者可行雾化吸入或蒸气氧疗后排痰。意识障碍应予吸痰，必要时行气管插管或切开。

（3）合理用氧，给予持续低流量吸氧。

（4）正确记录和计算静脉输液量和滴速，以免加重心脏负担诱发心衰。

（5）适当卧床休息、避免劳累。不宜饱餐、限制钠盐摄入。

（6）劝患者戒烟，以控制慢性支气管炎的加重。

（7）建立良好的护患关系，与患者多交流，使患者树立起战胜疾病的信心。

4. 健康指导

（1）指导患者学会自我护理的方法。

（2）避免各种诱发因素，如劳累、受凉、情绪激动等。

（3）合理饮食，注意劳逸结合。

◎预后

慢性肺心病在我国是常见病、多发病，平均患病率为0.48%，这与慢性肺心病的发病年龄向高峰推移、感染菌群的改变等多因素有关。慢性肺心病在病程中常因各种急性并发症而反复就诊和住院。以往由于治疗不满意，慢性肺心病病死率很高，平均30%左右。随着慢性肺心病抢救治疗技术的不断提高，至20世纪80年代初已下降至15%以下，但合并肺性脑病的病死率下降不明显。近年来慢性肺心病的发病日益增多，且半数以上在确诊后10年内死亡。COPD合并肺动脉高压者预后较差，其确诊后4年的预期生存率为33%，而肺动脉正常者为64%。

◎患者教育

1. 加强锻炼，提高机体抗病能力，积极治疗支气管及肺部疾患，防治感冒。

2. 忌烟酒。宜进食高热量、高蛋白易消化食物。有心衰者应控制钠、水摄入。

3. 生活规律，顺应自然，秋冬变节时注意保暖，避免受风寒诱发或加重病情。

4. 长期家庭氧疗，学会呼吸技巧，如：用鼻吸气，呼气时将嘴唇缩成吹笛状，气体经缩窄的嘴唇缓慢呼出。

5. 适当的全身运动，增强免疫，提高抗病能力，但要注意劳逸结合。

6. 穿干净、保暖的衣物，避免去人多、空气污染的公共场合。

7. 注射流感疫苗及肺炎球菌疫苗增强免疫，提高抗病能力。

第32章　肺动脉高压 《《《《

◎概况

肺动脉高压（pulmonary hypertension）是由多种已知或未知原因引起的肺动脉压异常升高的一种病理生理状态，血流动力学标准为：在海平面、静息状态下，右心导管测量平均肺动脉压（mPAP）大于25mmHg或运动时大于30mmHg。

肺动脉高压可以作为一种疾病而独立存在，更常见的是很多疾病进展到一定阶段的病理生理表现。由于肺血管重塑引起肺循环血流动力学改变，最终可导致右心衰竭，甚至死亡。

根据肺动脉高压诊治指南，肺动脉高压的诊断标准为静息状态下右心导管测得的肺动脉平均压大于25mmHg，或运动时大于30mmHg。肺动脉高压的诊断应包含两部分：①确诊肺动脉高压；②确定肺动脉高压的类型和病因。

肺动脉高压的治疗细则：①包括康复、运动、心理支持、避免妊娠、接种疫苗等一般措施，抗凝、利尿、强心和给氧等支持治疗，急性血管反应性检测，长期钙拮抗剂治疗；②PAH初始治疗，包括所有国家批准上市的PAH治疗药物；③观察初始治疗的临床应答情况，如效果不佳，考虑联合用药或介入治疗，包括球囊房间隔造口和肺移植。

基础

◎定义

肺动脉高压（pulmonary hypertension）是由多种已知或未知原因引起的肺动脉压异常升高的一种病理生理状态，血流动力学标准为：在海平面、静息状态下，右心导管测量平均肺动脉压（mPAP）大于25mmHg或运动时大于30mmHg。肺动脉高压可以作为一种疾病而独立存在，更常见的是很多疾病进展到一定阶段的病理生理表现。由于肺血管重塑引起肺循环血流动力学改变，最终可导致右心衰竭，甚至死亡。肺动脉高压是我国临床常见疾病，其致残率和致死率颇高，也是严重危害患者身心健康，增加社会医疗负担的重大疾病。

◎流行病学

肺动脉高压患病率在美国男性 34 岁以上者为 13.4%，64 岁以上者为 28.2%，占心导管检查的 45%，占心瓣膜病的 69%，占冠心病的 44%，占心内分流先天性心脏病的 74% 及几乎全部重症慢性肺疾病患者。

目前国内尚无确切流行病学资料，我国肺心病患病率远远高于西方，故肺动脉高压患病率不会太低。肺动脉高压患者可出现慢性阻塞性肺气肿、慢性肺源性心脏病、右心衰竭等并发症。

生活中积极预防慢性阻塞性肺部疾病是预防肺动脉高压的关键，要改变不良的生活习惯如戒烟等，减少室内空气污染，防治呼吸系统的疾病。积极参加体育锻炼，增强身体素质，提高防御疾病的能力。对慢性肺部疾病要积极预防和及时治疗，防止转为慢性迁延性疾病。

◎病因

原发性肺动脉高压属于毛细血管前小动脉病变引起的不明原因的肺动脉高压。

继发性肺动脉高压的常见病因包括：慢性阻塞性肺疾病、睡眠呼吸暂停综合征、肺栓塞、肺血管炎、主动脉狭窄、主肺动脉窗、房间隔缺损、完全性房室间隔缺损、动脉缩窄、扩张型心肌病、右室双出口、肥厚型心肌病、二尖瓣狭窄、动脉导管未闭、单心室、永存动脉干、室间隔缺损等。

◎病理剖析

主要累及肺动脉和右心，表现为右心室肥厚，右心房扩张。肺动脉主干扩张，周围肺小动脉稀疏。肺小动脉内皮细胞、平滑肌细胞增生肥大，血管内膜纤维化增厚，中膜肥厚，管腔狭窄，闭塞，扭曲变形，呈丛状改变。肺小静脉也可以出现内膜纤维增生和管腔阻塞。IPAH 特征性的病理改变为肺小动脉管壁增厚，可涉及中层、内膜和外膜。有肺小动脉闭塞、向心性内膜增厚的改变。较大的血管可有丛状损伤和偏心性内膜增厚。肺动脉高压与肺动脉管壁增厚，管腔狭窄和原位血栓形成的联合效应有关。IPAH 常见的肺小动脉的病理改变如下：

1. 小动脉中膜肥厚和细动脉肌化　是 IPAH 早期的血管改变。以显著的小动脉中膜增厚和无肌层的泡内动脉肌化为特征。

2. 内膜增生　内膜增生主要有两种类型。

（1）内膜细胞性增生：此时疾病处于较早的阶段，病变具有可逆性。

（2）向心性板层性（洋葱皮样）内膜纤维化：由肌成纤维细胞和弹力纤维组成，被丰富的无细胞结缔组织基质分隔，多属于不可逆性改变，反映病情进展到了较严重的阶段。内膜增生导致肺血管床减少。

3. 原位血栓形成 偏心性内膜板层样纤维化于肺血管随机分布，是局部血栓形成和再通的结果，尽管有人认为这可能是肺内微血栓栓塞，然而至今尚未发现 IPAH 患者有微栓子来源。

4. 丛样病变 丛样病变是由成肌纤维细胞、平滑肌细胞和结缔组织基质作为衬里的内皮管道局灶性增生，局限于小肺动脉和泡内肺动脉，并有动脉壁扩张和部分破坏，病变内有纤维蛋白血栓和血小板，病变可进入血管周围结缔组织。多发生在动脉分叉或新生动脉发源处。特发性肺动脉高压易发生在血管外径小于100μm 的动脉。丛样病变并非是特发性肺动脉高压所特有的病理改变，其实也见于其他疾病（如先心病左向右分流性肺动脉高压）。

◎病理生理

组织学表现为明显的血管增生、纤维化、重构和血管梗阻。肺动脉高压的发生发展是一个复杂、多因素的病理生理过程。由于患者的遗传易感性，加上各种内源性和外源性的刺激，导致动脉壁的各个解剖水平的血管效应物复杂的相互作用，使血管收缩、栓塞，有炎症反应，可导致血管壁重构，细胞增生，血管梗阻。

◎分类分型

自 1973 年世界卫生组织主办的第一届原发性肺动脉高压国际研讨会提出肺动脉高压的第一个分类以来，肺动脉高压的临床分类经历了一系列的变化。2009年欧洲心脏病学会和欧洲呼吸病学会（ESC/ERS）发布的《肺动脉高压诊治指南》采用 2008 年在 Dana Point 制定的肺动脉高压临床分类，将肺动脉高压分为五类（表 32－1）。

表 32－1　肺动脉高压临床分类（Dana Point，2008）

1. 动脉性肺动脉高压（pulmonary arterial hypertension，PAH）
1.1 特发性肺动脉高压
1.2 可遗传性肺动脉高压
1.2.1 *BMPR2* 基因（骨形成蛋白 II 型受体基因）
1.2.2 ALK1（激活素受体样激酶 1）、*endoglin* 基因（伴或不伴遗传性出血性毛细血管扩张症）

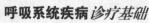

1.2.3 未知基因
1.3 药物和毒物所致肺动脉高压
1.4 相关性肺动脉高压（associated with pulmonary arterial hypertension，APAH）
1.4.1 结缔组织病
1.4.2 HIV 感染
1.4.3 门脉高压
1.4.4 先天性心脏病
1.4.5 血吸虫病
1.4.6 慢性溶血性贫血
1.5 新生儿持续性肺动脉高压
1. 肺静脉闭塞病（pulmonaryveno – occlusive disease，PVOD）和（或）肺毛细血管瘤（pulmonary capillary haemangiomatosis，PCH）
2. 左心疾病所致肺动脉高压
2.1 收缩功能不全
2.2 舒张功能不全
2.3 瓣膜病
3. 肺部疾病或低氧血症所致肺动脉高压
3.1 慢性阻塞性肺疾病
3.2 肺间质性疾病
3.3 其他伴有限制性、阻塞性或混合性通气障碍的肺部疾病
3.4 睡眠呼吸暂停综合征
3.5 肺泡通气不足
3.6 慢性高原病
3.7 发育异常
4. 慢性血栓栓塞性肺动脉高压（chronic thromboembolic pulmonary hypertension，CTEPH）
5. 不明机制和（或）多种机制所致肺动脉高压
5.1 血液系统疾病：骨髓增生性疾病，脾切除术
5.2 系统性疾病：结节病、肺朗格汉斯细胞组织细胞增生症、淋巴管肌瘤病、多发性神经纤维瘤、血管炎
5.3 代谢性疾病：糖原贮积病、高雪病、甲状腺疾病
5.4 其他：肿瘤样阻塞、纤维性纵隔炎、透析治疗的慢性肾衰竭

◎预防

1. 积极预防慢性阻塞性肺部疾病是预防肺动脉高压的关键，要改变不良生活习惯如戒烟等，避免室内空气污染，防治呼吸系统的疾病。积极参加体育锻炼，增强身体素质。提高防御疾病的能力。

2. 对慢性肺部疾病要积极预防和及时治疗，防止转为慢性迁延性疾病。

◎筛检

2009 年欧洲心脏病学会和欧洲呼吸病学会（ESC/ERS）发布的《肺动脉高压诊治指南》提到下列实验室和辅助检查有助于提示肺动脉高压的诊断，确定肺动脉高压的分类：心电图、胸部放射检查、肺功能检查和动脉血气分析、超声心动图、通气/灌注扫描、高分辨率计算体层成像、心脏（核）磁共振影像学、血液检查和免疫学检查、腹部超声诊断、右心导管和血管反应性试验。

诊断

◎问诊与查体

肺动脉高压缺乏特异性的临床症状，患者早期可无自觉症状或仅出现原发疾病的临床表现，随肺动脉压力升高出现一些非特异性症状，如劳力性呼吸困难、乏力、腹胀、心绞痛、晕厥等。由于肺动脉压升高可出现右房、右室肥厚的体征，如 P_2 亢进、三尖瓣反流造成的全收缩期杂音，肺动脉瓣闭锁不全造成的舒张期杂音和右室第三心音。右心衰竭时可见颈静脉怒张、肝大、下肢水肿，还可发现肺动脉高压病因相关的体征。如毛细血管扩张症和指状溃疡及指端硬化常见于硬皮病患者；吸气相湿啰音提示间质性肺病；如果患者有蜘蛛痣、肝掌、睾丸萎缩提示肝脏疾病。如果在特发性肺动脉高压患者中发现杵状指提示先心病或周围血管闭塞病。

查体：肺动脉高压的体征与肺动脉高压和右心室负荷增加有关。

◎疾病演变

肺动脉高压缺乏特异性的临床症状，患者早期可无自觉症状或仅出现原发疾病的临床表现，随肺动脉压力升高出现一些非特异性症状，如劳力性呼吸困难、乏力、腹胀、心绞痛、晕厥等。由于肺动脉压升高可出现右房、右室肥厚的症状和体征。右心衰竭时患者有水肿、呼吸困难，体征上可见颈静脉怒张、肝大、下肢水肿。世界卫生组织（WHO）根据肺动脉高压患者临床表现的严重程度将肺动脉高压分为 4 级。

◎辅助检查

1. 心电图 如果心电图证明患者右室肥大、劳损，右房扩张更加支持肺高血压的诊断。如果没有上述心电图特征，也不能排除肺高血压的诊断和严重的血流动力学的改变。心电图检查作为肺高血压的筛查手段，其敏感性（55%）和特异性（70%）均不是很高。

2. 胸部放射检查 胸片的改变包括肺动脉扩张和周围肺纹理减少。危重患者中可能有右房、右室的扩大。胸片检查可以帮助排除中到重度的肺部疾病或肺静脉高血压患者，但肺高血压的严重程度和肺部放射性检查的结果并不一致。

3. 肺功能检查和动脉血气分析 肺功能检查和血气分析有助于区别气道或肺实质疾病。肺动脉高压患者表现为肺弥散功能障碍（通常是预计值的 40% ~ 80%）和轻 ~ 中度肺容积减少。由于过度换气，动脉二氧化碳分压通常降低。COPD 导致缺氧性肺高血压，肺功能和血气表现为残气量增加，一氧化碳弥散功能降低，二氧化碳分压正常或降低。

4. 超声心动图 经胸壁超声心动图能够反映右心血流动力学变化，如肺动脉压力（PAP）。每一个疑似肺动脉高压患者都应该进行该项检查。PAP 是通过三尖瓣反流峰速度来估计的。在重度三尖瓣反流患者中，使用简化的 Bernoulli 公式就会低估或高估肺动脉的收缩压，大于 10mmHg 的误差是很常见的。因此，肺高血压不能完全依赖超声估计肺动脉收缩压来确诊。其他超声心动变量可提示肺动脉高压的存在，包括肺动脉瓣回流速度增加、右室射血加速度时间缩短、右心增大、室间隔形态和功能异常、右室壁厚度增加、肺动脉扩张等，并且在疾病的进程中愈加明显。但是这些特征的敏感性还是值得商榷的。超声心动图有助于疑似或确诊肺动脉高压的患者寻找病因。多普勒超声检查不适用于筛查轻度、无症状的肺高血压患者。

5. 通气/灌注扫描 通气/灌注扫描用于肺动脉高压（PH）中怀疑慢性血栓栓塞性肺动脉高压（CETPH）的患者。通气/灌注扫描在确诊 CTEPH 中比 CT 的敏感性高。一个正常或低可能性的通气/灌注扫描能有效地排除 CTEPH。在动脉型肺动脉高压（PAH）患者中该检查可以正常，也可以与外周小部分通气/血流不匹配，无部分灌注缺失。增强 CT 能全面的检查，但是不能替代传统的肺血管摄片和通气/血流扫描。

6. 高分辨率计算体层成像　造影剂强化的 X 线断层摄影术、肺血管造影、高分辨率 CT 能够清晰地显示肺实质的图像，有助于确诊肺间质性疾病和肺气肿。高分辨率 CT 可以帮助确诊临床上怀疑肺静脉闭塞病（PVOD）患者。PVOD 的特征是间质水肿，小叶中心型斑片状模糊影，呈毛玻璃状，小叶间隔增厚。增强 CT 血管造影术在确诊 CETPH 是否能够外科手术是很有帮助的。它可以很清晰地呈现典型的 CETPH 的影像学特征，如完全的充盈缺损、条和片状、不规则的血管内膜，其精确性和可靠性能与数字减影血管造影媲美。采用这种技术可以使支气管动脉网络清晰成像。传统的肺血管造影在很多研究中心诊断 CTEPH 患者中还是必需的手段。血管造影术在诊断血管炎和动静脉畸形中也是很有帮助的。

7. 心脏（核）磁共振影像学　心脏（核）磁共振影像提供了一种直接的评价右室大小、形态、功能和无创评价血流动力包括心排血量、肺动脉扩张、右室重量的方法。心脏（核）磁共振影像特别适合通过血流动力学检测，评估患者预后。

8. 血液检查和免疫学检查　每位患者都要求做常规血生化、血液病学、甲状腺功能等检查。血清学项目在确诊 CTD、HIV、肝炎等是很重要的。通过这些检查，主要排除系统性硬化症，因为该种情况很容易发展到 PAH。抗着丝粒抗体和其他的抗核抗体如 dsDNA、抗 – Ro、U3 – RNP、B23、Th/To 在限制性硬皮病患者中经常呈阳性。各种弥散性硬皮病患者中，U3 -- RNP 呈典型阳性。系统性红斑狼疮患者中，常发现抗心磷脂抗体阳性。CETPH 患者需进行凝血功能检查包括抗 – 磷脂抗体、狼疮抗凝物、抗心磷脂抗体等。HIV 检查是强制性的。超过 2% 的肝病患者会发生 PAH，因此，如果有临床表现，肝功能检查和肝炎血清学检查也是必须做的。在 PAH 患者中甲状腺疾病也不少见，如果病程急剧变化应该想到进行甲状腺功能检查。

9. 腹部超声诊断　腹部超声检查可以排除肝硬化和门脉高压。应用造影剂和彩色多普勒超声能够提高准确率。门脉高压可以通过右心导管检查阻塞静脉和非阻塞静脉压力差确诊。

10. 右心导管和血管反应性试验　右心导管检查（RHC）是确诊肺动脉高压（PAH），评估血流动力学损伤严重程度及测试血管反应性的标准方法。右心导管检查应该在有经验的临床中心进行，检查时必须记录的参数包含：肺动脉压力（PAP，收缩、舒张、平均）、右房压、肺毛压（PCWP）、右室压。热稀释法或 Fick 法计算心排血量（CO）时必须重复 3 次。如果有体肺分流，计算 CO 应采用 Fick 法。精确测量 PCWP 有助于鉴别左心疾病造成的 PH。PCWP 大于 15mmHg 排除毛细血管前 PAH。右心导管做急性血管扩张试验能鉴别出可长期应用钙离子拮抗剂的患者采用的试验药物必须是安全，半衰期短，易于操作，对体循环影响小的药物，目前最常用的是 NO。根据以往的经验，静脉注射的依前列醇或腺苷也能替代 NO（但是有扩张体循环的危险）。吸入伊洛前列环素能获得很好的扩张血管的作用，但它们能否作为 CCB 治疗的筛选药物还没有相关的研究。由于不良反应很多，口服或静脉 CCB 不推荐为试验用药。急性血管扩张试验的阳性反应标准为：平均 PAP 下 10mmHg，绝对值小于等于 40mmHg，CO 升高或不变。专家们推荐在 IPAH 患者中进行血管扩张反应试验，以观察阳性者是否能从 CCB 的长期治疗中获益。

◎并发症

常见并发症可出现慢性肺源性心脏病、右心衰竭等并发症。

◎诊断标准

根据肺动脉高压诊治指南，肺动脉高压的诊断标准为静息状态下右心导管测得的肺动脉平均压大于 25mmHg，或运动时大于 30mmHg。肺动脉高压的诊断应包含两部分：①确诊肺动脉高压；②确定肺动脉高压的类型和病因。

◎诊断程序

首先采用无创检查明确是否存在 PH；进一步行相关检查明确病因；确诊的 PH 进行功能分级和运动耐力评价（进行 6 分钟步行距离试验）；采用右心导管检查获取准确的肺血流动力学资料（包括对血管扩张剂的急性反应情况）；确定 PH 诊断、严重程度、预后，并指导治疗。

对诊断明确的患者进行功能状态的分级，有助于监测 PH 的进展和疗效评估。1998 年 WHO 按照纽约心脏学会（NYHA）心功能分级制定了 PH 分级标准，Ⅰ级：无体力活动受限，日常体力活动不引起呼吸困难、乏力、胸痛或晕厥。Ⅱ级：静息状态无不适，体力活动轻度受限，日常体力活动可引起呼吸困难、乏力、胸痛或晕厥。Ⅲ级：静息状态下无不适，体力活动明显受限，低于日常活动的运动量即引起呼吸困难、乏力、胸痛或晕厥。Ⅳ级：静息状态下有呼吸困难和（或）乏力，有右心衰竭表现，任何体力活动都可加重病情。

◎鉴别诊断

对先天性体－肺分流性心脏病，如房间隔缺损，室间隔缺损，动脉导管未闭，肺静脉异位引流等所致肺动脉高压，心脏超声往往能做出正确诊断；对红斑狼疮相关性肺动脉高压，心脏超声可发现大量心包积液，瓣膜 Libman – Sack 赘生物等；此外，心脏超声若发现左房增大，左室壁增厚，左室收缩/舒张功能减退，二尖瓣、主动脉瓣反流等，则提示为左心疾病相关性肺高压。因此，心脏超声在肺高压筛查、病因探查、严重程度评估等多方面起了重要作用。

通气/血流灌注扫描（V/Q scan），结合肺血管造影、肺部 CTA，有助于对慢性血栓栓塞性肺高压（CTEPH）作出诊断。V/Q 扫描阴性排除 CTEPH，V/Q 扫描阳性还需进行其他检查。

对于慢性肺部疾病史或咳嗽史患者，均需行肺功能检查，结合动脉血气检查，排除低氧或肺部疾病所致肺高压。对于动脉血氧饱和度异常患者，需行睡眠呼吸监测。

所有可疑肺动脉高压患者，均应行 HIV、ANA、肝功能等血清检查，以排除 HIV 感染，结缔组织疾病，门脉高压等所致肺动脉高压。对所有可疑肺动脉高压患者，均应行右心导管确诊，并进一步鉴别病因。右心导管测量 PAMP > 25mmHg，且 PCWP≤15 mmHg 者，诊断为肺动脉高压，根据右心各腔室静脉血氧饱和度差异，可鉴别是否存在先天性体肺分流性疾病；对 PCWP 大于 15 mmHg 者，需行左心导管，若 LVEDP 亦大于 15mmHg 者，考虑左心疾病相关性肺高压（肺静脉高压）；对肺静脉高压中跨肺压差显著增高者，即 TPG = PAMP – PCWP > 12mmHg 者，需考虑肺静脉高压合并肺动脉高压可能。

◎临床路径

原发性肺动脉高压临床路径标准住院流程

（一）适用对象

第一诊断为肺动脉高压（ICD – 10：I27.0）。

（二）诊断依据

根据 2009 年美国心脏病学学会基金会/美国心脏协会肺动脉高压专家共识及 2009 年欧洲肺动脉高压诊断和治疗指南。

1. 临床表现　呼吸困难、乏力、胸痛、晕厥、水肿。

2. 辅助检查　心电图示电轴右偏、右心室肥厚；胸片呈肺动脉段突出、右下肺动脉增宽；超声心动图提示右心房室扩大、肺动脉压力增高；右心导管检查证实平均肺动脉压力≥25mmHg。

（三）选择治疗方案的依据

根据 2009 年美国心脏病学学会基金会/美国心脏协会肺动脉高压专家共识及

2009 年欧洲肺动脉高压诊断和治疗指南。

1. 右心衰竭的处理

（1）一般处理：吸氧，监测心电图、血压和指端氧饱和度。

（2）利尿剂和洋地黄制剂的应用。

（3）血管活性药物应用：适于血流动力学不稳定时。

2. 抗凝治疗 适于部分动脉型肺动脉高压和慢性肺血栓栓塞性肺动脉高压。

3. 肺动脉高压靶向药物治疗 适于动脉型肺动脉高压、慢性肺血栓栓塞性肺动脉高压、未知的和（或）多因性所致的肺动脉高压。

（1）钙拮抗剂。

（2）前列环素及其类似物。

（3）内皮素受体拮抗剂。

（4）磷酸二酯酶抑制剂。

（四）标准住院日

为 7～14 天。

（五）进入路径标准

（1）第一诊断必须符合 ICD－10：I27.0 肺动脉高压疾病编码。

（2）当患者同时具有其他疾病诊断，但住院期间不需要特殊处理也不影响第一诊断的临床路径流程实施时，可以进入路径。

（六）住院期间检查项目

1. 必需的检查项目

（1）血常规。

（2）肝肾功能、电解质。

（3）凝血功能、D－二聚体。

（4）血气分析。

（5）心电图、胸片及超声心动图。

（6）6 分钟步行距离（病情许可时）。

2. 根据患者情况可选择的检查项目

（1）血沉。

（2）甲状腺功能。

（3）乙肝、丙肝、艾滋病检查。

（4）心力衰竭的生化标志物（如 BNP 或 NT－Pro BNP）。

（5）风湿免疫学指标。

（6）呼吸功能。

（7）睡眠呼吸监测。

（8）肺血管 CT。

（9）肺灌注/通气显像。

（10）心脏磁共振。

（11）右心导管检查、急性肺血管扩张试验、肺动脉造影。

（12）下肢静脉超声检查。

（13）腹部超声检查。

（14）左心导管、冠状动脉造影。

（七）治疗方案与药物选择

1. 根据基础疾病情况对症治疗。

2. 基础治疗（吸氧、地高辛、利尿剂）。

3. 抗凝治疗。

4. 肺动脉高压靶向药物治疗：适用于动脉型肺动脉高压、慢性肺血栓栓塞性肺动脉高压、未知的和（或）多因性所致的肺动脉高压。

（1）钙拮抗剂。

（2）前列环素及其类似物。

（3）内皮素受体拮抗剂。

（4）5 型磷酸二酯酶抑制剂。

（八）出院标准

1. 症状缓解。

2. 生命体征稳定。

3. 原发病得到有效控制。

（九）变异及原因分析

1. 病情危重，需气管插管及人工呼吸机辅助呼吸。

2. 等待外科手术和介入治疗。

3. 合并严重感染不易控制者。

治疗

◎治疗目标

治疗目标：针对肺动脉高压总的治疗目标是改善患者的生活质量，提高生存率。为达到治疗目标，最重要的是病因治疗。先天性心脏病合并肺动脉高压的病因从根本上讲，是由于先天存在的心内缺损，所以治疗原发病，尽早手术修补缺损是彻底纠正肺动脉高压的重要手段。但肺动脉高压可发生于先天性心脏病演变过程的各个阶段，并且肺血管病变的程度是临床过程和外科治疗可行性的重要决定因素，晚期严重的肺血管病变是不可逆的，在外科矫治术后仍会进展，危及生命。所以积极寻求有效途径，减缓或改善高肺血流所致肺血管结构重建和肺动脉高压的形成，对于先天性心脏病患者手术的成功及其预后的改善甚为重要。

◎治疗细则

（1）包括康复、运动、心理支持、避免妊娠、接种疫苗等一般措施，抗凝、利尿、强心和给氧等支持治疗，急性血管反应性检测，长期钙拮抗剂治疗。

（2）PAH 初始治疗，包括所有国家批准上市的 PAH 治疗药物。

（3）观察初始治疗的临床应答情况，如效果不佳，考虑联合用药或介入治疗，包括球囊房间隔造口和肺移植。

◎治疗程序

1. 病因治疗　除少数原发性肺动脉高压外，绝大多数肺动脉高压均属于继发性。在肺动脉高压早期原发病治愈后肺动脉高压是可逆的。在晚期，原发病控制后肺动脉高压则相应下降。如 COPD 应积极控制感染，用支气管扩张药物，排痰引流，改善通气；肺血栓栓塞应采用抗凝治疗；肺结缔组织病或胶原病应采用皮质激素治疗；二尖瓣病可行瓣膜置换或瓣膜扩张术；间隔缺损或动脉导管未闭行缺损修补或导管结扎切断缝合术，积极纠正心力衰竭等都是治疗肺动脉高压的关键。

2. 扩血管药物治疗　目的是使患者肺动脉压下降，心排血量增加，缓解症状，增强体力。理想的肺血管扩张药应是选择性地松弛肺血管平滑肌并能解除支气管痉挛，改善通气提高 PaO_2。但目前临床应用的扩血管药物均对体循环有较强的作用，因而影响动脉血压，甚至使 PaO_2 下降，故在确定长期应用血管扩张药以前最好行心导管检查，观察急性药物试验的血流动力学效果，如果肺血管阻力减少 20% 以上，心排血量增加或不变，肺动脉压降低或不变，体循环血压无变化或下降不足以引起不良反应，才可长期服用。用药 3～6 个月后复查心导管或无创伤性检查，了解药物长期作用，如有应用指征应及早使用，肺血管阻力可明显下降，当发展到晚期绝大多数肺血管狭窄或闭塞，那时再用扩血管药物，只能降低体循环阻力，更易引起低血压。

（1）直接扩张肺血管平滑肌的药物：常用药物有肼屈嗪（肼酞嗪）、硝普钠、硝酸甘油和长效硝酸酯制剂。

①肼屈嗪：能直接松弛平滑肌，减低外周阻力，减轻心脏后负荷，心排血量

增加。其优点：口服与注射效果几乎相同，长期服用者效果更好，对心脏扩大、二尖瓣关闭不全者用药后射血分数增加，二尖瓣反流减少，运动后引起增高的肺毛细血管楔压降低。慢性肺心病患者服药后不仅心排血量增加，动静脉氧压差减少，平均肺动脉压下降。用法为 10～25mg，3 次/天，以后递增至 50mg，每 6 小时一次；肌内注射或静脉注射剂量为每次 20mg 酌情重复，每天不超过 200mg 为宜。

②硝普钠：是一种强效、短效、速效、低毒的血管扩张药，使动脉和静脉松弛扩张，体循环和肺循环阻力下降，增加心肌灌注及供氧。用法为避免血压过低，应从小剂量开始，先以 15μg/min 静脉滴注，无效时每 5～10 分钟增加一次，每次增加 5～10μg/min，一般剂量为 25～250μg/min，最高剂量 300μg/min。因对体动脉压下降比肺动脉压下降明显，作用时间短，必须静脉给药，故限制了临床应用。

③硝酸甘油：是平滑肌强有力的扩张药，对静脉作用明显，肺血管床扩张，肺动脉压下降。用法为舌下含化，0.3mg/次，根据病情也可静脉滴注，对伴有冠心病或高血压的肺动脉高压效果好。

(2) α 受体拮抗药：常用药物有酚妥拉明、妥拉唑林（妥拉苏林）、酚苄明等，可选择性拮抗 α 受体，使血管扩张，血压下降，肺动脉及外周血管阻力降低，并能缓解支气管痉挛。

酚妥拉明以扩张动脉为主，同时也扩张静脉，作用时间短，可用于可逆性肺动脉高压，急性发作伴有高血压者效果更佳。Marcelle 给 10 例肺心病患者静脉注射该药后，平均肺动脉压下降 35%，肺血管阻力降低 22%。

(3) β 受体兴奋药：常用药物如异丙肾上腺素、特布他林（叔丁喘宁）、多巴酚丁胺等。主要作用是兴奋心肌，增加心排血量，支气管解痉、扩张血管作用较差，故对于支气管哮喘或喘息型支气管炎所致肺动脉高压作用较好。

(4) 钙拮抗药：硝苯地平（硝苯吡啶）、地尔硫䓬（硫氮䓬酮）、维拉帕米、尼卡地平等，该类药物能阻滞血管平滑肌细胞膜的 Ca^{2+} 通道而松弛血管平滑肌，从而降低肺血管阻力及肺动脉高压，还可松弛支气管平滑肌，降低气道阻力，改善通气功能，故对缺氧性肺动脉高压效果更佳。常用量：硝苯地平 10mg，地尔硫䓬 30mg，维拉帕米 40～80mg，均 3 次/天。

(5) 血管紧张素转换酶抑制药：卡托普利（巯甲丙脯酸）、依那普利（苯丁酯脯酸）等。通过血管紧张素转换酶的抑制降低其活性，阻断肾上腺素－血管紧张素－醛固酮系统，使血管紧张素 II 与醛固酮生成减少，周围血管扩张，阻力减低，长期服用不产生耐药性。卡托普利（巯甲丙脯酸）常用量 25mg，3 次/天，最大用量每天不超过 150～400mg。

(6) 前列腺素：前列地尔（前列腺素 E_1）、E_2（PGE_2），依前列醇（前列环素）是一种强烈的外周血管扩张剂，从而降低外周血管阻力；另外，有抗血小板聚集作用，可使肺总血管阻力和肺小动脉阻力降低，肺动脉压降低。

（7）其他：氨茶碱、乙酰胆碱、丹参、川芎嗪、粉防己碱（汉防己甲素）也能降低血液黏稠度，改善微循环，降低肺血管阻力。

3. 长期氧疗　长期氧疗即每天供氧 >15h，连续数月或数年，可用鼻塞法或气管内供氧法。COPD 是缺氧性肺动脉高压的主要原因，氧疗可纠正低氧血症，随着 PaO_2 上升，由缺氧引起的肺动脉痉挛缓解，肺动脉压下降，肺血流量增加，低氧纠正对支气管也有舒张作用，可改善通气。Weitzenblum 等观察长期氧疗对 COPD 所致肺动脉高压的影响，氧疗前平均肺动脉压每年升高（1.47±2.3）mmHg，经 1 年氧疗后，平均肺动脉压每年降低（2.15±4.5）mmHg。可见，长期氧疗对可逆性肺动脉高压有特殊疗效。

4. 抗凝治疗　肺栓塞所致肺动脉高压抗凝治疗是关键，正确及时使用抗凝治疗可逆转肺动脉高压，并能防止肺栓塞复发，原发性及先天心脏病所致肺动脉高压，抗凝治疗也有一定疗效。

5. 一氧化氮吸入　近年来一氧化氮（NO）与肺动脉高压的关系认识不断深化，为肺动脉高压治疗提供了新的手段。NO 即内皮性舒张因子（endothelium - derived relaxing factor，EDRF），主要产生于血管内皮细胞，具有极强的亲脂性，易通过细胞膜。当进入平滑肌细胞膜后激活鸟苷酸活化酶，使 cGMP 升高，从而肺血管扩张，肺动脉压下降。当急性或慢性缺氧使血管内皮损伤，NO 产生减少，引起肺动脉压升高。吸入 NO 同样可达到肺血管扩张作用。因 NO 半衰期短（2~4 秒），易被血红蛋白灭活，故吸入 NO 后只扩张肺血管而对体循环无影响。吸入 NO 仅使通气良好部位的血管扩张，从而也纠正 V/Q 比值，提高氧合能力。作用快，吸入 1 分钟即起效。浓度过高会引起肺损伤，吸入浓度以 5~80mg/L（5~80ppm）为宜。NO 与 O_2 结合会形成有毒的 NO_2，应用中尽力使 NO 管插入气管末端，减少与 O_2 接触的时间，同时降低吸氧浓度。长期疗效及耐药性、安全性有待于进一步研究。

6. 基因治疗　对细胞技术及分子生物学研究发现，一些生长因子、细胞因子参与了肺动脉高压的发病。基因转移技术、反义技术是治疗肺动脉高压的新方法，导入反义内皮素或血管紧张素基因，抑制内皮素、血管紧张素的过量表达来抑制血管收缩反应。如阐明各种生长因子作用在基因水平上的调控，有望控制疾病发展。

◎治疗进展

近十年，肺动脉高压（PAH）的治疗发展迅速，治疗指南也在循证医学的基础上与时俱进。本文就当前 PAH 的最新治疗进展作一论述。PAH 的治疗策略包括一般治疗及支持治疗、相关疾病治疗、靶向药物治疗和外科治疗等四方面。

1. 一般治疗和支持治疗

（1）一般治疗：即使在 PAH 靶向药物上市后，一般治疗仍非常重要，其对维持患者的生活质量、降低再住院率非常有益，包括预防感染、监护下轻体力活动、避孕和心理支持。预防感染，包括每年常规接种肺炎链球菌和流感活疫苗。肺炎链球菌和流感是导致 PAH 患者肺炎的首要病因，而肺炎可导致 7% 的患者死亡，常规疫苗接种可减少 PAH 的感染发生率。推荐监护下进行轻体力运动。如果无法监护，应教育患者如何运动。日常运动训练可提高患者活动能力和生活质量。但需避免剧烈运动，以防加重病情，WHO 肺动脉高压功能 III 或 IV 级的患者推荐在监护下进行康复运动。

女性 PAH 患者需要严格避孕。研究表明女性 PAH 患者妊娠期死亡率高达 30% ~50%。艾森曼格综合征患者，即使应用最好的支持治疗，病死率仍高达 50%。PAH 患者常发生死胎、早产和宫内发育迟缓。因此，推荐有计划的避孕。避孕措施包括口服避孕药或曼月乐宫内节育器。单独使用孕酮类口服避孕药更受欢迎，因其还可避免雌激素带来的潜在风险。妊娠的前 3 个月内，治疗性终止妊娠应慎重。

对于 PAH 患者和家庭而言，抑郁、焦虑等心理问题较为常见。对于某些患者应及时引荐心理医生。社交聚会对解决患者心理问题很有帮助。

（2）支持治疗：包括口服抗凝药、氧疗、利尿和服用地高辛。

使用口服抗凝药基于前期的病理学研究，尸检结果显示特发性肺动脉高压患者血栓性血管病变发生率较高。有报道指出 PAH 患者体内存在异常凝血和纤溶途径，此外日常活动量较少和有心室功能不全也会加大栓栓塞的风险。现有指南建议予以特发性肺动脉高压、遗传性肺动脉高压和食欲抑制剂相关性肺动脉高压患者抗凝治疗。使用抗凝药物时须考虑患者的出血风险，先天性心脏病和结缔组织疾病相关性肺动脉高压患者有较高的咯血和消化道出血风险，抗凝策略需个体化。优化的国际标准化指标（INR）依据各中心的实际情况而定（通常为 1.5 ~3.0），本中心的推荐目标和北美一致，即 INR 1.5 ~2.5。

吸氧对静息和运动状态下缺氧的患者均十分有益。低氧是血管收缩的强力诱导剂，高氧则可降低 PAH 患者的肺血管阻力。但目前尚无随机对照的临床研究证实长期吸氧的疗效。现有指南基于慢性阻塞性肺疾病（COPD）的治疗经验建议：动脉血氧分压（PaO_2） <60 mmHg 的患者吸氧时间应 >15 h/d。对于运动后出现严重缺氧、吸氧后可改善症状的患者，推荐门诊吸氧。

利尿剂可有效减轻水肿和右心衰竭症状。减轻水肿可以改善肝脏、肠道和周围性水肿。因肠道水肿可导致 PAH 患者消化和吸收不良而必须对其进行控制。尽管没有针对 PAH 患者应用利尿剂的随机对照临床研究，经验告诉我们利尿治疗可改善患者症状，提高其生活质量。利尿剂类型和剂量的选择取决于临床医师。静脉袢利尿剂可以快速地减轻腹腔积液和肠道水肿的 PAH 患者的前负荷，但需监测患者的电解质，避免低钾血症和肾前性氮质血症。

地高辛可以短期迅速地提高 PAH 患者的右心室收缩力、提高心排血量，但长期疗效尚未证实。地高辛可改善患者症状，降低再入院率。

2. 相关疾病的治疗　根据相关疾病将 PAH 分为不同亚类。应针对不同基础疾病邀请相关专家参与治疗。介入和手术可能对某些先天性心脏病相关性 PAH 患者有效。而对于 PAH 合并系统性红斑狼疮的患者而言，应首先控制其狼疮活动。根据患者的具体情况，详细咨询先天性心脏病、胸外科、风湿科、感染科、血液科和遗传学专家十分必要。

3. 靶向治疗

（1）钙通道阻滞剂：目前临床上应用的 PAH 靶向治疗药物绝大多数出现于最近 20 年，主要针对 PAH 发病机制发挥多重肺血管扩张作用。钙通道阻滞剂是临床应用时间最长的靶向治疗药物，然而其仅对极少数急性肺血管扩张试验阳性的特发性肺动脉高压患者有效。已证实硝苯地平、地尔硫草和氨氯地平均有效，治疗剂量分别为 120~240mg/d、240~720mg/d 和 20mg/d。钙通道阻滞剂会影响心率，对于心率较快的患者倾向选择地尔硫草，过大剂量钙通道阻滞剂可引起患者头晕、低血压和周围性水肿等不良反应，所以建议缓慢增至最大耐受剂量。钙通道阻滞剂治疗有效的患者预后良好。对于急性肺血管扩张试验阴性或未进行此项检查患者不应予以钙通道阻滞剂治疗，在使用钙通道阻滞剂 3~6 个月，还需要再次进行急性肺血管扩张试验，如果转为阴性，则必须停用钙通道阻滞剂。而对于结缔组织疾病相关性肺动脉高压患者而言即使急性肺血管扩张试验阳性，钙通道阻滞剂亦对其无明显疗效。

（2）前列环素类似物：前列环素是血管内皮细胞产生的一种天然活性血管扩张剂，具有抗增殖、细胞保护和抗血小板聚集的活性。PAH 患者前列环素代谢途径常下调，因而人工合成的前列环素类似物可治疗 PAH。

依前列醇是第一个获得批准用于治疗 PAH 的靶向药物，半衰期较短（3~5分钟）。与前列环素类似，在体内极不稳定，治疗时只能通过中心静脉滴注，室温下稳定性只能维持 8 小时。随机对照临床研究证明依前列醇可改善特发性肺动脉高压患者的症状、心功能和生存率。依前列醇对硬皮病相关性肺动脉高压和无法手术的慢性血栓栓塞性肺高压（CTEPH）等均有效。治疗时，依前列醇只能通过永久性隧道式导管持续泵入，所以导管相关并发症（输液泵故障、导管堵塞和感染）是影响依前列素醇广泛应用的最主要因素。依前列素醇常见的不良反应有潮红、腹泻、头痛和恶心呕吐。

曲前列尼尔是一种前列环素类似物，稳定性远超依前列醇，可通过皮下或静脉持续泵入途径治疗患者。可通过类似胰岛素泵的微小泵实现皮下泵入，这种泵不仅体积小、易操作，而且可将患者不适感降至最低。最常见的不良反应为注射部位疼痛，其他常见不良反应有脸红、呕吐、脓肿等。曲前列尼尔的有效性得到了大型随机对照试验的证实，可改善患者的活动耐量、血流动力学指标和临床症状。

伊洛前列素是一种更稳定的人工合成前列环素类药物，有多种剂型可供选择（如口服、吸入和静脉滴注）。AIR 研究证实了吸入伊洛前列素的疗效（2.5 ~ 5μg/次，6 ~ 9 次/d，平均 30 μg/d）。小剂量静脉滴注伊洛前列素的疗效同依前列醇相似，尚无口服伊洛前列素治疗 PAH 的研究报道。吸入伊洛前素比依前列醇更温和且耐受性更好，但由于需要频繁吸入和引起口干，患者依从性成为治疗的关键因素。

贝前列环素是生物学性质最稳定、具有口服活性的前列环素类似物，空腹服药吸收迅速，30 分钟达最大血药浓度，半衰期为 35 ~ 40 分钟。显示该药物可以改善运动耐力，但作用的持续时间不长，持续时间不超过 6 个月，该药的疗效可能随时间延长而减弱。主要的不良反应与扩张体循环血管有关，通常发生在用药起始阶段，长期应用可以耐受。

（3）内皮素受体拮抗剂：内皮素是一种主要由内皮分泌的小分子物质，其受体主要表达于内皮细胞、血管平滑肌细胞。内皮素与细胞增殖和肺血管收缩相关。有研究报道 PAH 患者血清内皮素浓度明显升高，且血管平滑肌内皮素受体过表达，因而内皮素受体拮抗剂（ERA）可能是 PAH 的靶向治疗药物。目前，波生坦、安立生坦和马西替坦已经获美国 FDA 批准用于 PAH 治疗。波生坦是内皮素 A 和 B 受体的双重拮抗剂，是第一个口服 PAH 靶向治疗药物，也是第一个获批的内皮素受体拮抗剂。多项大型随机对照临床研究证实，波生坦可有效治疗中重度肺动脉高压患者（BREATH – 1、BREATH – 2 和 EARLY 研究），BREATH – 5 研究又证实了其对艾森曼格综合征的疗效。约 10% 的 PAH 患者服用波生坦后出现肝酶升高，但减少剂量或停药后可逆转。相对常见的不良反应有鼻塞、水肿、头疼和胃肠道反应。安立生坦是第二个批准上市的内皮素受体拮抗剂，是一种选择性内皮素 A 受体拮抗剂。在欧美完成的 2 项随机对照临床研究（ARIES – 1 和 ARIES – 2）表明，安立生坦 5mg 和 10mg，每日 1 次，均可提高 PAH 患者的运动耐量。开放标签研究显示安立生坦长期（2 年）疗效好，安全性也较高，肝酶升高并不常见，但周围性水肿较波生坦常见。马西替坦是 2013 年刚获得美国 FDA 批准的新型口服内皮素受体拮抗剂，可显著降低 PAH 患者的致残率和病死率（SERAPHIN 研究）。有关马西替坦治疗艾森曼格综合征的研究（MAESTERO 研究）正在进行。

（4）5 型磷酸二酯酶（PDE－5）抑制剂和可溶性鸟苷酸环化酶激动剂（sGC）：西地那非和他达拉非是目前上市的 PDE－5 抑制剂。PDE－5 可分解 cGMP，从而通过 NO/cCMP 通道抑制血管扩张。因此，抑制 cCMP 降解可激活 NO 系统并诱导肺血管舒张。西地那非是第一个被证明可改善 PAH 患者运动耐量、血流动力学参数和症状的 PDE－5 抑制剂（SUPER 研究）。西地那非已获批的剂量是 20 mg，每日 3 次；临床实践中最大耐受剂量可达 80 mg，每日 3 次。他达拉非是另外一种 PDE－5 抑制剂，40 mg 每日 1 次，可有效改善患者临床症状、运动耐量、血流动力学参数和延长到达临床恶化时间（PHIRST 研究）。PDE－5 抑制剂的不良反应有面部潮红、头痛、低血压、鼻出血，大部分为轻度和暂时的。PDE－5 抑制剂与硝酸盐类合用易诱发低血压，故应避免。利奥西呱（Riociquat）是一种新型的、与 NO/cGMP 通道有关的药物，可直接作用于 sGC。有研究报道晚期 PAH 患者体内 NO 耗竭，而 NO 缺乏可解释某些 PAH 患者 PDE－5 抑制剂抵抗现象。利奥西呱可显著提高患者的运动耐量、血流动力学参数、心功能，延长到达临床恶化的时间（PATENT 研究），另外还可有效治疗 CTEPH（CHEST 研究）。美国 FDA 批准利奥西呱的适应证包括 PAH 和 CTEPH。

（5）联合治疗：联合治疗的证据来自小规模临床研究，直接还是序贯联合用药仍存在争议。BREATH－2 研究发现依前列醇－波生坦联用改善患者血流动力学的效果优于单独应用依前列醇。另有一些小规模的研究得到极弱的阳性结果。AMBITION 研究是一项比较安立生坦－他达拉非联合应用和安立生坦或他达拉非单独用药的临床研究，研究正在进行，这也是目前最大的联合用药研究。目前临床指南建议仅在起始治疗策略效果不佳时才考虑联合用药。

4. 球囊房间隔造瘘术和肺移植 房间隔造瘘术为等待肺移植患者的桥接治疗，可降低右心室后负荷、增加心排血量，从而降低右心室张力。然而，医源性右向左分流可导致低氧，因此造瘘面积应视患者心排血量和低氧情况而定。

肺移植是难治性 PAH 最后、最根本的治疗手段，但远期致残率和病死率仍很高（5 年生存率约 50%），另外高昂的医疗费用及供体缺乏也是其面临的重大问题。总之，近十年 PAH 的治疗进展迅猛，患者生存率显著改善。新型靶向治疗药物可明显改善患者临床症状、提高生活质量、推迟到达临床恶化时间。PAH 的治疗应在常规支持治疗基础上给予靶向药物，并密切随访，疗效不佳时应及时调整治疗方案或考虑肺移植。

◎护理与照顾

肺动脉高压的患者在接受治疗的时候我们应该给予患者用药的宣教，因为这种疾病同样作为高血压的疾病，我们在使用药物之后应该注意不要让患者出现低血压的情况，其实低血压的治疗比高血压难多了，因为我们不好把握治疗的度，为此这就需要我们给予肺动脉高压专科护理。

1. 密切观察病情变化 肺动脉高血压者在应用血管扩张剂时，因体动脉压降低，晕厥是其常见的症状之一，用药期间要密切观察患者的血压，预防低血压。

2. 用药观察 按医嘱正确给予抗感染、强心、利尿剂等治疗，注意观察药物的疗效及不良反应，肺动脉高压在治疗上往往又使用抗凝药物，所以应注意有无牙龈出血、瘀斑、皮肤出血点、血尿等，定期测定凝血指标，以国际标准值INR 的结果来调节抗凝药的用量。

3. 合理用氧 对呼吸困难伴低氧血症者，低流量持续吸氧。

4. 注意休息 由于患者有不同程度的肺动脉高压或伴有右心功能的改变，要劝患者减少体力活动，以免加重病情。

5. 准确记录出入量 防止电解质紊乱，控制水、钠的摄入量，控制输液的量及速度，以防诱发急性肺水肿。

6. 咯血患者 要防止窒息，并给予包括心理护理在内的相应护理。

随访

◎随访要点

患者至少 3 个月复查一次，并进行相关检查，包括 BNP 指标的检测，查看一下患者的心脏功能情况。并根据患者的心脏功能情况，决定是否需要复查导管及其他检查；决定是否需要调整药物。

注意随访。若患者自行中止治疗，可能会导致肺动脉高压病情的加重，还会给患者带来不必要的经济负担，同时，病情反复也将会加重患者的思想负担。

◎预后

动脉型肺动脉高压是一种潜在的致命性疾病，如果不进行有效的治疗，大多数患者预后极差，与恶性肿瘤相似。虽然他们的自然生存期差异很大，有些患者确诊后可存活数十年，但大多数在数年甚至数月内死亡。肺动脉高压预后与病因有关，自然生存期在系统性硬化相关性肺动脉高压仅 1 年左右，特发性肺动脉高压平均只有 2.8 年，而先天性心脏病、门脉高压、混合性结缔组织病和 HIV 相关 PH 的 3 年生存率分别为 77%、64%、37%、21%。自然生存期还与肺动脉高压严重度有关，在未经治疗的肺动脉高压患者，WHO 肺动脉高压功能分级 Ⅰ、Ⅱ级为 6 年，Ⅲ级为 2.5 年，而在Ⅳ级仅为 6 个月。预后与 6 分钟步行距离有关，有研究显示，小于 332 米的患者 3 年存活率为 20%。

◎患者教育

入院时责任护士将健康教育宣传资料发放给患者，并对患者进行疾病相关知识宣教、用药注意事项、出院后服药及复诊等出院指导。在此基础上采用聚焦模式进行健康教育，具体从以下几个阶段完成。

（1）描述问题阶段：患者入院时责任护士对患者进行全面评估。了解其文化程度、对疾病的认知程度及心理状态。通过体格检查、实验室检查获得相关指标，在资料整理过程中，发现以前遇到类似问题的处理措施，并以引导式的方式使患者确认曾经"成功"时的体验，并与之共同分享此类问题再次发生不同之处。护士对患者的心理干预中始终关注患者积极一面，增强患者信心。

（2）构建具体可行目标：责任护士与患者共同进行探讨，设立现实可行的健康目标和落实方案。让患者假设存在的问题得到了解决，患者可能得到的收益，此阶段本着患者积极参与，激发鼓励患者的潜能和资质原则，有利于患者的康复和适应。

（3）探究例外并解决：责任护士营造正向、积极的人际氛围，与患者探讨过去使用方法得到的改善情况，并进一步思考如何能让"例外"状况再次发生，最大探究现有资源，使其不至于一直陷在负面情绪里。

（4）给予反馈：责任护士与患者共同对实现目标的过程进行反馈，及时称赞鼓励患者增加其主观能动性，向预设的目标迈进。如成效不明显，则检查目标制订是否过高、过大，及时纠正偏差。

第33章　肺血管畸形 《《《

◎概况

　　肺血管畸形是肺血管之间的异常交通，包括局限于肺循环的血管交通（如肺动静脉畸形）或涉及体、肺循环的血管交通（如支气管肺隔离症）以及肺血管本身异常（如肺动脉瘤样扩张）等。

　　肺血管畸形包括肺隔离症、先天性肺动静脉瘘（又称瘤样扩张、肺血管扩张、肺血管瘤等）、肺动静脉血管异常（肺动脉血管畸形、肺静脉血管异常），肺循环的血管交通应为动静脉瘘，或称瘤样扩张。肺血管本身应为动脉畸形、静脉畸形。

　　临床表现：多见呼吸困难、咯血、鼻出血、咳嗽、胸痛等呼吸系统症状；活动后气短、心慌、胸闷、乏力等心血管系统症状；头晕、耳鸣、惊厥、共济失调、复视等神经系统症状及家族遗传性出血性毛细血管扩张症；也可无症状。

　　诊断主要依据 X 线胸片、超声心动图、螺旋 CT、磁共振成像，肺血管造影等辅助检查来明确。

　　肺动静脉瘘首选经导管栓塞（TCE）治疗，次选外科手术治疗，配合药物治疗。药物治疗主要作为外科手术、导管栓塞的辅助手段。支气管肺隔离症如不与胃肠道相通、无症状，可不予治疗，必要时外科手术治疗。肺动静脉血管异常如肺动脉瘤经皮导管栓塞术治疗为更可取的方法。

基础

◎定义

　　肺血管畸形为肺血管之间的异常交通，局限于肺循环的，或涉及体、肺循环的血管交通发育异常以及肺血管本身异常，见于许多原发性和获得性疾病。肺动静脉瘘是肺动脉和肺静脉之间异常沟通所形成的一种少见的肺部疾病。支气管肺隔离症是部分肺实质与气道连接不完全或不相连，隔离肺组织与正常肺组织有胸膜将其分离，并接受体循环动脉血液供应。

◎流行病学

肺动静脉畸形（PAVMs）：目前文献报道近 300 例，女性发病率是男性的 2 倍，绝大多数 PAVMs 属先天畸形，亦有小部分为后天获得性。10% 左右的 PAVMs 在婴幼儿或儿童期被确诊，随年龄的增长，疾病的外显率不断增加。该病自然转归不佳，未经治疗的患者中病死率达 11%。

支气管隔离症：临床为叶外型和叶内型，叶外型非常少见，大多数发生在男性，大多数患者有其他先天性异常，其中最常见的是膈疝；叶内型比叶外型更常见，发生概率男女相同，通常不伴有其他先天畸形。

肺动脉瘤：罕见的血管畸形，肺动脉瘤的 40% ~ 50% 与先天性心脏缺失如动脉导管未闭、室间隔缺损、法洛四联症和肺动脉瓣狭窄有关。感染是这类动脉瘤的另一主要原因。

◎病因

肺动静脉瘘（PAVMs）：多为先天性，是肺血管的发育异常。胚胎发育过程中，肺血管发育不完全或胚胎前肠发育异常，而出现肺动静脉瘘或部分肺实质与气道连接不完全、不相连。有的与遗传因素有关。亦可由后天性疾病引起，如肝硬化、外伤、手术、肺部肿瘤、感染性疾病（真菌、结核、梅毒等）、血吸虫病、系统性淀粉样变性等。另外妊娠可导致 PAVMs 生长速度加快，引发相关的并发症。

支气管肺隔离症：先天性发育异常，认为本病连同支气管囊肿一起是胚胎发育异常的结果。

◎病理剖析

1. PAVMs 有多种变异　Anabtawi 据病变性质、部位及大小提出 5 种解剖分类：

Ⅰ型　多发小动静脉瘘、没有瘤囊。

Ⅱ型　大的动静脉瘤。

Ⅲ型　①大的动静脉瘤（中央型）；②大的动静脉瘤合并异常静脉引流；③多发小动静脉瘘合并异常静脉引流。

Ⅳ型　①大静脉瘤与体动脉交通；②大静脉瘤不合并瘘的形式。

Ⅴ型　异常静脉引流伴有瘘的形式。

2. 支气管肺隔离症　分为叶内型和叶外型。

（1）叶内型：与邻近的正常肺组织共用正常脏层胸膜，病理显示正常肺组织，同时可有感染和囊肿形成。动脉血供通常来自主动脉，静脉血经肺静脉流出，是真正的体－肺血管交通。

（2）叶外型：有其自身的胸膜包裹，将其与其余肺组织分离。显微镜下：排列整齐和紊乱的正常肺组织。动脉血供通常来自主动脉，静脉回流通过奇静脉或半奇静脉系统，并非真正的体－肺血管交通。

3. 肺动静脉血管异常　肺动脉血管畸形包括肺动脉干完全缺如、肺动脉缺如、一支或多支肺动脉发育不全。肺静脉异常有肺静脉总干缺如、肺静脉未与正常肺静脉丛结合。表现为肺血管闭锁或血管呈残存纤维条索状，血管狭窄呈单个或多个，常伴狭窄远端血管扩张。

◎病理生理

1. PAVMs 的主要病理生理特征　肺动脉压减低和肺内右向左的分流。如肺动脉压增高，提示另有原因（如肺栓塞或继发于左室功能不全的肺动脉高压或存在吸烟相关的肺部疾病）；在静息和运动状态下的气体交换，PAVMs 患者动脉氧分压波动范围很大。

2. 支气管肺隔离症　分叶内型和叶外型两种。叶内型即病肺周围系正常肺组织，二者有共同的胸膜包裹，共存于同一肺叶中，有一个或多个囊腔，实质部分更多，囊内充满黏液，并有来自体循环的异常动脉（大多来自胸主动脉），回流的静脉进入肺静脉。叶外型者病变部分有自身的胸膜，也有来自体循环的异常动脉，同时有肺动脉、肺静脉回流至奇静脉、半奇静脉和门脉系统，其切面呈海绵状、黑褐色组织，伴不规则排列的血管。病变部位的支气管与正常支气管不相通，故不具备呼吸功能。

3. 肺动脉瘤　由于肺动脉血管壁向心性地被肉芽组织取代，管壁增厚，弹性减低，形成动脉瘤，血液进入血管内膜或发生破裂。

◎分类分型

1. 肺动静脉畸形

（1）单纯型：一支供血肺动脉与一支引流肺静脉直接相通，囊腔无分隔。

（2）复杂型：二支以上供血肺动脉与引流肺静脉直接相通，囊腔常有分隔。

2. 支气管肺隔离症　据隔离肺有无独立的脏层胸膜，将本病分为：①叶内型，约60%位于左侧，几乎均在下叶的后基底段，通常不伴其他先天畸形。②叶外型，较叶内型少见，大多伴膈疝、胃肠畸形等。

3. 肺动脉瘤 罕见。

◎预防

不管什么畸形的形成，都与怀孕的时候营养摄取不均匀以及药物或者空气中某些有害物质有关，严重危害以后的身体健康发育成长。因此，应注意孕期营养保健等。因其属先天性疾病，预防应主要对其并发症的预防，其次是预防感染，避免外伤。

◎筛检

因其属先天性疾病，筛查首先从孕期开始，建立妊娠期健康档案，定期彩色超声检查、羊水检查，基因分析等。

至青少年、成年后出现症状的筛查：①纯氧试验，对那些有临床意义的PAVMs的诊断率接近100%。是目前临床上首选的筛查方法。患者先吸纯氧20分钟，然后计算分流分数，如果该分数≥5%提示有分流存在，需进一步检查。②胸部X线检查或CT，胸部X线检查简便易行、敏感、无创且经济，目前作为PAVMs的一线筛选检查。螺旋CT血管造影是诊断先天性肺血管畸形的一种有效手段。

诊断

◎问诊与查体

一般早期无症状。询问有无外伤、感染、肝硬化、手术等病史。

症状：呼吸困难、咯血、鼻出血多见、发热、咳嗽、胸痛、头晕头痛、乏力，大出血时出现休克等。

体征：发绀、杵状指（趾）、病变部位的杂音为常见体征，另外可有皮肤黏膜的毛细血管扩张、胸部听到连续性或收缩期血管性杂音等。

◎疾病演变

肺血管畸形在临床发病率很低，其中以肺动静脉畸形（PAVMs）的发病率为高，支气管隔离症次之，而肺动脉瘤罕见。

PAVMs 自然转归不佳，未经治疗的患者中病死率达 11%。妊娠、外伤、感染、病理分型、并发症等是影响疾病转归的因素。如妊娠可导致 PAVMs 生长速度加快，引发相关的并发症；弥漫型的 PAVMs 患者比囊状型的预后差。

支气管隔离症接受手术治疗的患者预后相当好。

◎辅助检查

（一）肺动静脉瘘

1. 优先

（1）纯氧试验：患者先吸纯氧 20 分钟，然后计算分流分数。如果该分数大于或等于 5% 提示有分流存在，是临床上首选的筛检方法。

（2）胸部 X 线检查：简便易行、敏感无创且经济。发现孤立或多发的类圆形阴影，密度均匀，边缘清晰，扩张的动脉和引流静脉连于阴影，诊断 PAVMs 可能。肺基底部高密度影应疑诊支气管肺隔离症。

（3）螺旋CT：螺旋 CT 血管造影是理想的诊断方法。可同时发现畸形血管及肺实质。

（4）肺动脉造影：造影分为选择性或超选择性。是目前诊断 PAVMs 的金标准。

2. 可选

（1）超声心动图声学造影：无创检查，目前广泛地被应用。从外周静脉注射震荡过的生理盐水或碳酸氢钠（此时可产生小气泡），然后做超声心动图检查。对诊断有临床意义的 PAVMs 的敏感性几乎是 100%。

（2）核素肺灌注显像：从外周静脉注射 ^{99m}Tc - 白蛋白。通过肺和肾脏的核素显像可测定分流分数。是诊断 PAVMs 的一种敏感性很高的方法。

（3）磁共振成像：一种无创检查方法，特别适用于存在使用含碘造影剂禁忌证、不能做增强 CT 检查者。

（二）支气管肺隔离症

（1）X 线胸片显示典型的肺基底部高密度影应高度疑诊。

（2）胸部增强 CT 和磁共振成像（MRI）：可清晰显示异常供血动脉进入隔离区域，有利于诊断，动脉造影可确诊本病。

（3）妊娠 22～33 周产前超声扫描可能作出诊断。

（三）先天性肺动静脉血管异常

1. 胸部 X 线　是有价值的常规检查方法，有重要的提示作用；另外还有患侧血管影小、肺纹理稀疏、容积缩小、膈肌上抬等表现。

2. 超声心动图　可明确有无其他心血管畸形。

3. 增强 CT 及磁共振成像（MRI）　能清晰显示肺部血管。

4. 核素肺灌注显像　以放射性标记微粒直径大于肺毛细血管直径为基础，从静脉注射放射性核素标记的微粒随血流进入肺毛细血管床而成像，从而发现病变。

◎并发症

1. 肺动静脉瘘的并发症　最常见的是神经系统的并发症包括脑卒中、偏头痛、短暂脑缺血发作、脑脓肿、癫痫发作；还可并发肺动脉高压、感染性心内膜炎、贫血、咯血、血胸、红细胞增多症、大咯血甚致休克等。

2. 支气管肺隔离症的并发症　叶内型常并发肺炎，叶外型常合并其他畸形，如横膈疝、室间隔缺损、肺静脉异位引流、心包囊肿、脊柱畸形、肺发育不良等。

3. 肺动静脉血管异常的并发症　肺动脉高压、右心衰竭、肺栓塞等。

◎诊断标准

1. 肺动静脉瘘诊断标准

（1）病史：呼吸困难、咯血、鼻出血、咳嗽、胸痛、头晕、乏力等。

（2）体检：发绀、杵状指、胸部血管杂音等。

（3）辅检：胸部 X 线、螺旋 CT、肺动脉造影是确诊的方法。

2. 支气管肺隔离症诊断标准

（1）通常无症状，X 线检查偶尔发现先天异常（如膈疝）；可有发热、咳嗽、咯血等症状。

（2）X 线胸片显示典型的肺基底部高密度影应高度疑诊，螺旋 CT 血管造影是理想的定位诊断方法。

3. 肺动静脉血管异常诊断标准

（1）临床可无症状，亦可有呼吸困难、胸痛等症状。

（2）X 线胸片、超声心动图、螺旋 CT、磁共振成像，肺血管造影是最好的诊断方法。

◎诊断程序

根据症状及体征做出初步诊断；依超声心动图、CT、肺血管造影等确诊。

◎鉴别诊断

1. 支气管扩张症　咳嗽、咳脓痰、咯血；肺部啰音、发绀、杵状指；胸部 X 线、HRCT 发现扩张支气管。

2. 肺结核　发热、咳嗽、咳痰；胸痛、咯血、盗汗；肺部啰音；胸部 X 线、CT 发现上叶尖后段，下叶背段肺部异常阴影；PPD 阳性；痰结核菌检查阳性。

3. 孤立性结节（肺癌）　咳嗽、胸痛、咯血；胸部 X 线、CT 发现肺部孤立性结节或肿块阴影；纤支镜刷片、活检；肿瘤标志物可阳性。

4. 先天性膈疝　呼吸困难、呼吸衰竭、腹痛、呕吐等；胸部叩诊浊音或鼓音，呼吸音减弱消失，肠鸣音；胸部 X 线、CT 可发现胸腔内含有液 – 气面或积气肠管，患侧肺萎陷。

◎临床路径

暂无临床路径。

治疗

◎治疗目标

1. 症状缓解。
2. 病灶缩小或消失。

◎治疗细则

（一）肺动静脉瘘

1. 药物治疗　主要作为外科手术、导管栓塞的辅助治疗手段。有研究表明某些药物如雌激素、达那唑、奥曲肽、去氨加压素等对预防鼻出血、胃肠道出血有一定效果。

2. 栓塞治疗　经导管栓塞（TCE）治疗与手术相比，除简单、安全、可靠外，能更多地保存正常肺组织及其功能。可治疗某些有外科禁忌证或外科治疗风险较大的病例。栓塞后有可能再通、复发。TCE 治疗一般选择股静脉为穿刺点，做肺动脉造影确定供血动脉的位置，造影完后，应用导丝交换技术插入 6 ~ 7F 的薄壁导引管至拟栓塞侧肺动脉，将栓塞导管超选择性插至 PAVMs 供血动脉的远端，导管位置正确后释放栓塞物，完成栓塞。

3. 外科手术　外科手术是根治性治疗措施。手术方法包括结扎、肺叶切除、肺段切除、局部切除、全肺切除等。手术原则：力求完全切除病变而又尽可能保留正常肺组织。

（二）支气管肺隔离症

1. 叶内型　肺叶切除。因可反复感染，手术应在感染控制后实施。

2. 叶外型　如不与胃肠道相通、无症状，可不予治疗；隔离肺切除。

（三）先天性肺动静脉血管异常

1. 经皮导管栓塞　已成为动脉瘤等治疗更可取的方法（不包括近段肺动脉）。

2. 手术切除

◎治疗程序

1. 肺动静脉瘘　首选经导管栓塞（TCE）治疗，次选外科手术治疗，配合药物治疗。药物治疗主要作为外科手术、导管栓塞的辅助手段。

2. 支气管肺隔离症　①如不与胃肠道相通、无症状，可不予治疗；②外科手术治疗。

3. 肺动静脉血管异常　如肺动脉瘤经皮导管栓塞术治疗为更可取的方法。

◎治疗进展

1. 导管栓塞治疗被认为是目前治疗肺动静脉畸形（PAVMs）最安全及有效的方法。该技术基本上已取代了手术治疗，成为治疗 PAVMs 的首选方法。目前适用于几乎所有需要治疗的 PAVMs 患者（即供血动脉直径大于或等于 3mm 的患者），包括弥漫型和妊娠妇女。

2. 支气管隔离症应选择手术切除治疗。部分患者可经胸腔镜切除，出现大咯血还可行选择性支气管动脉栓塞术。

3. 经皮导管栓塞术成为肺动脉瘤治疗更可取的方法。

◎护理与照顾

1. 从患者的年龄、精神状况及病情等进行综合评估。

2. 饮食以清淡为主。

3. 如有咯血，要求保持呼吸道通畅，进行心理安慰，避免紧张情绪。

4. 加强术前、术中及术后护理：主动了解患者的思想顾虑，给予精神安慰及心理疏导，告知治疗的目的、注意事项；介绍术后可能发生的并发症及护理要点。对手术前后可能产生的并发症，采取积极措施，患者术前使用抗菌药物，可减少咳嗽及痰量，训练患者做有效的排痰咳嗽，术后要鼓励和协助患者有效咳痰，可将并发症减少到最低限度。

随访

◎随访要点

肺血管畸形治疗后应定期随访。如肺动静脉畸形一般于治疗后间隔 3～6 个月随访 1 次，一年后可间隔 12 个月 1 次，连续随访不少于 4 年，而遗传性出血性毛细血管扩张症患者随访时间不应少于 5 年。

患者妊娠后病变常常增大，易合并咯血、脑卒中等，也应定期随访，每月超声复查。

◎预后

1. 肺动静脉瘘　经导管栓塞后，栓塞不彻底，可再通，复发；对两肺多发性、弥漫型、复杂型病变往往需多次治疗，完全彻底栓塞有一定难度。外科手术是根治性治疗措施。完全切除病变预后好。

2. 支气管肺隔离症　接受手术切除的患者预后相当好。

3. 肺动静脉血管异常　肺动脉瘤的确切预后尚不知，尸检发现有 1/3 动脉瘤患者死于瘤破裂，2/3 死于右心衰竭、肺栓塞或非相关原因。

◎患者教育

1. 患者妊娠期间，建立健康档案，加强宣教及营养，定期超声复查。

2. 对患者加强宣传教育，使其了解此类疾病的相关知识，了解自己的病情，了解出血倾向及并发症，以便配合诊治。

第34章 特发性肺纤维化 〈〈〈〈

◎概况

特发性肺纤维化（idiopathic pulmonary fibrosis，IPF）是一种原因不明的、进行性的、局限于肺部的以纤维化伴蜂窝状改变为特征的疾病，它是特发性间质性肺炎（idiopathic interstitial pneumonia，IIP）中的常见类型（占60%～70%），病理上呈现普通间质性肺炎（UIP）的组织学征象，肺功能测试显示限制性通气功能障碍和（或）换气障碍，HRCT扫描可见周围性分布，而以两肺底更显著的粗大网织样改变伴蜂窝肺形成为特点。

IPF患者预后极差，一般生存期为确诊后的2～3年，5年生存率<50%，其发病率呈逐年上升趋势。美国IPF的患病率和年发病率分别是（14～42.7）/10万人口和（6.8～16.3）/10万人口。我国缺乏相应的流行病学资料，但是近年来临床实践中发现IPF的病例呈明显增多的趋势。本病目前研究已有一定进展，新的治疗药物和治疗方案也在积极探索中。

IPF诊断遵循如下标准：①间质性肺疾病（ILD），但排除了其他原因（如环境、药物和结缔组织疾病等）；②HRCT表现为普通间质性肺炎（UIP）型；③联合HRCT和外科肺活检特点均符合标准。IPF急性加重（acute exacerbation of IPF）指IPF患者出现无已知原因可以解释的病情加重或急性呼吸衰竭。诊断标准：①过去或现在诊断IPF；②一月内发生无法解释的呼吸困难加重；③低氧血症加重或气体交换功能严重受损；④新出现的肺泡浸润影；⑤排除了肺感染、肺栓塞、气胸或心力衰竭等。

治疗上目前除肺移植外，尚无有效治疗IPF的药物。因此，需要建立医生与患者的良好合作关系，对疾病进行监测与评估，并视病情变化和患者意愿调整治疗措施，帮助患者减轻痛苦，提高生活质量。①药物治疗：目前还没有循证医学证据证明任何药物治疗IPF有效，因此不推荐应用糖皮质激素、糖皮质激素＋免疫抑制剂、糖皮质激素＋免疫抑制剂＋N－乙酰半胱氨酸（N－acetylcysteine，NAC）、干扰素、波生坦以及华法林治疗。N－乙酰半胱氨酸或吡非尼酮（pirfenidone）可以在一定程度上减慢肺功能恶化或降低急性加重频率，部分IPF患者可以考虑使用。对于IPF急性加重目前多采用较大剂量糖皮质激素治疗，但是尚无循证医学证据。②非药物治疗 IPF 患者尽可能进行肺康复训练，静息状态下存在明显的低氧血症（PaO$_2$ < 55mmHg）患者还应该实行长程氧疗，但是一般不推荐使用有创机械通气治疗 IPF 所致的呼吸衰竭。③肺移植是目前 IPF 最有效的治疗方法，合适的患者应该积极推荐肺移植。

◎定义

特发性肺（间质）纤维化（idiopathic pulmonary fibrosis，IPF）是一种原因不明的、进行性的、局限于肺部的以纤维化伴蜂窝状改变为特征的疾病，它是特发性间质性肺炎（idiopathic interstitial pneumonia，IIP）中的常见类型（60% ~ 70%），病理上呈现 UIP 的组织学征象，肺功能测试显示限制性通气功能障碍和（或）换气障碍，HRCT 扫描可见周围性分布，而以两肺底更显著的粗大网织样改变伴蜂窝肺形成为特点。

◎流行病学

美国 IPF 登记患病率男性为 20.2/10 万，女性为 13.2/10 万，年发病率在男性为 10.7/10 万，女性为 7.4/10 万。在新墨西哥州 Bemadillo 县 50 万人群中进行的流行病学调查显示 IPF 占全部间质性肺疾病的 39%，患病率 30.3/10 万，年发病率 275/10 万，男女患病率相近，随着增龄其患病率和年发病率上升，在 > 75 岁老年人中二者分别升至 250/10 万和 160/10 万。相反，Scott 等报道英格兰和威尔士 IPF 患病率仅 6/10 万，此种差别可能是由于诊断标准不一和特异性指标不足的缘故，不一定说明本病存在地理分布的差异。

◎病因

IPF 病因不明，据推测是易感个体由于多种危险因素触发所致，易感性与遗传的关系不明确。英国报道一个队列有 25 例家族性 IPF 病例，诊断时患者年龄较非家族性病例显著为轻，而其他方面则无差异。遗传方式不清楚，可能涉及多个基因位点。另有报道至少在一个家族中发现 IPF 是由位于第 14 号染色体的基因遗传的，但总体而言 IPF 患者绝大多数没有遗传和家族史。其他危险因素包括吸烟、感染（巨细胞病毒、丙型肝炎病毒，特别是 EB 病毒）、职业或环境暴露[金属粉尘、纺织粉尘、石尘、农牧场作业中的各种粉尘（如木尘）、烟雾、畜禽产生的尘埃等]以及抗抑郁药。Tobin 等注意到 IPF 患者合并隐性食管反流的比例增高，怀疑慢性误吸在 IPF 发病中可能起作用。

◎病理解剖

1. UIP 的组织学主要特点 UIP 的大体表现变化多端，早期病例的肺部外观可以正常，然而，晚期重症病例表现为弥漫性的蜂窝样改变。UIP 的主要特征是双侧受累，好发于双下肺叶或胸膜下区域。在低倍镜下可以发现病变的多样性，可呈现为正常肺组织、肺间质炎症、纤维化和蜂窝肺样改变。肺泡壁增厚，常常由广泛的胶原沉着、细胞外物质和单核细胞浸润所致（如淋巴细胞、浆细胞）。也可见散在的中性粒细胞和嗜酸粒细胞。这些炎性改变并不显著，通常可在胶原沉着区域或蜂窝肺区域中出现。肺泡吞噬细胞聚集常出现在肺泡空间内，但并不显著。蜂窝样囊性改变——非细胞组成的胶原束（"旧"纤维）和"成纤维细胞灶"（成纤维细胞和肌纤维增生）是 UIP 最主要的特点。成纤维细胞灶发生在先前有肺损伤的部位，常伴有活动的胶原合成。免疫组织化学染色已经证实，在成纤维细胞灶里可发现蛋白聚糖、整合素（integrin）、连结体等。这些特点表明，纤维化是一种活动性进展，而不是一种"旧"纤维组织的后遗症。成纤维细胞灶不是一种病理特征，但是对诊断 UIP 而言是必需的。虽然蜂窝样改变是 UIP 的一种基本和主要特点，但是蜂窝样改变并不是 UIP 的特征性表现，可以作为严重肺损伤的一种后遗症。UIP 的其他特征包括平滑肌肥厚、组织化生和 II 型肺泡细胞增生肥大、黏液腺增生、继发性肺动脉高压改变、牵拉性支气管扩张和细支气管扩张、肺泡腔空间缩小和肺泡结构破坏和扭曲等。在特发性 UIP 中不存在肉芽肿、血管炎、微生物和矿物质。

2. UIP 的组织学特征与其他特发性间质性肺炎（IIP）的区别 时相和分布的非均匀表现是 UIP 区别于其他特发性间质性肺炎（如 DIP、RB－ILD、NSIP 和 AIP）的基本特征。在 UIP，常呈慢性病变，并随时间的推移呈现新旧不等的改变，可同时存在炎症、纤维化病灶，且分布不均匀，而在 IIP 则呈亚急性炎性改变，时相分布相对均匀。除此之外，成纤维细胞灶主要出现在 UIP，像在 DIP、RB－ILD 或 NSIP 中较少见。AIP 中可有成纤维细胞灶，但是 AIP 是弥漫性和短暂的均匀表现，与 UIP 显著不同。还有，在每一种 IIP 当中，均可发现有炎性细胞，然而在 UIP 中炎性细胞并不显著。如果间质中炎性表现很明显，则应该考虑其他诊断（如 NSIP、DIP 或者过敏性肺炎）。UIP 中可发现肺泡内吞噬细胞，但不是主要特征。肺泡内或支气管肺泡内密集的吞噬细胞往往提示 DIP 或 RB－ILD。此外，蜂窝样改变是 UIP 的基本特点，而其他 IIP 中蜂窝肺样改变却不明显。NSIP 中偶尔可以发现闭塞性支气管炎伴机化性肺炎或坏死性肉芽肿的病灶，而在 UIP 中不会发现此类病灶。

3. 外科手术肺活检在鉴别 UIP 和其他 IIP 之间的作用 由于经支气管镜肺

活检以及经皮肺穿刺所得到的标本太少，而且病变本身分布不均匀，往往难以诊断 UIP。常常需要外科手术肺活检（开胸或电视辅助胸腔镜肺活检）以明确诊断。但是，临床上鉴别 UIP 和 NSIP 仍然是困难的。目前，虽然有了诊断的"金标准"，但是对于同一开胸肺活检标本，不同的肺科病理学专家得出的病理结论可能并不一致。而且同一患者的肺活检标本，如果来自不同的肺叶，也可能得到不同的病理学结论。由于存在明显的样本差异，因而在临床上如果对怀疑有 IIP 的患者进行肺活检，则在做外科肺活检时应该从多个肺叶取得不同的标本。

◎ 病理生理

目前认为 IPF 起源于肺泡上皮反复发生微小损伤后的异常修复。反复的微小损伤导致肺泡上皮凋亡，上皮异常激活产生多种生长因子和趋化因子诱导固有成纤维细胞增生，趋化循环纤维细胞到肺脏损伤部位，刺激上皮基质转化和成纤维细胞分化为肌成纤维细胞，促进成纤维细胞和肌成纤维细胞灶的形成。肌成纤维细胞增生分泌过量细胞外基质，导致纤维瘢痕形成、蜂窝囊形成、肺结构破坏和功能丧失。

患者以限制性通气功能和气体交换障碍为特征，限制性通气功能障碍表现为肺容量包括肺总量（TLC）、肺活量（VC）和残气量（RV）均减少，肺顺应性降低，一秒钟用力呼气容积/用力肺活量（FEV_1/FVC）正常或增加。气体交换障碍表现为一氧化碳弥散量（DL_{co}）减少，（静息时或运动时）肺泡 – 动脉氧分压差增加和低氧血症。

◎ 分类分型

1935 年 Hamman 和 Rich 首先报告 4 名严重呼吸困难发绀的患者，均在半年内死亡，1949 年发表了 4 例病例的肺部病理改变，并命名为"急性弥漫性肺间质纤维化"。1975 年 Liebow 根据病理形态学特点提出了 DIP、UIP 等的组织病理学特点，将 IPF 分为 5 类。后人又结合临床表现认为 DIP 和 UIP 可能是 IIP 病程中的不同阶段，即 DIP 为早期肺泡炎阶段，UIP 则为肺泡间隔及间质纤维增生阶段。也有人则认为 IPF 根据浸润细胞种类和组织病理学改变分为以 DIP 或以 UIP 为主的不同类型，因二者对治疗反应和预后上有些区别。1998 年 Katzenstein 又提出了 IPF 的新分类（表 34 – 1）。

表 34 - 1　UIP 与 NSIP、DIP、AIP 的临床特征鉴别

临床特征	UIP	NSIP	DIP	AIP
平均年龄（岁）	57	49	42	49
儿童发生率	无	偶尔有	罕见	罕见
疾病发展	隐匿	亚急性，隐匿	隐匿	急性
病死率（%）	68	11	27	62
一般生存时间	5~6 年	17 个月	12 年	1~2 个月
对皮质激素反应	差	好	好	差
完全康复的可能性	无	有	有	有

1998 年的分类包括经典的 UIP 和 DIP 以及既往常提及的 AIP（或 Hamman - Rich 综合征），增加了新近提出的 NSIP。今把 1998 年提出的 IPF 分类中 UIP、NSIP、DIP 和 AIP 病理特征总结见表 34 - 2。

表 34 - 2　1998 年提出的 UIP、NSIP、DIP 和 AIP 病理特征

病理特征	UIP	NSIP	DIP	AIP
病理表现	多变	一致	一致	一致
间质炎症	很少	显著	很少	很少
胶原纤维化	有，斑片状	多变，弥漫性	多变，弥漫性	无
间质纤维化（成纤维细胞）	无	偶有，弥漫性	无	有，弥漫性
BOOP 的病理表现	偶有，局灶性	偶有，局灶性	无	偶有，局灶性
成纤维细胞灶	普遍，显著	偶有，局灶性	无	无
显微镜下蜂窝肺改变	有	罕见	无	无
肺泡内吞噬细胞聚集	偶有，局灶状	偶有，斑片状	有，弥漫性	无
透明膜形成	无	无	无	有，局灶性

2000 年，美国胸科学会（ATS）和欧洲呼吸学会（ERS）对 IPF 诊断等提出如下国际共识：

1. UIP 是与 IPF 相一致的组织病理类型。而 DIP、呼吸性细支气管伴间质性肺病（RBILD）、非特异性间质性肺炎（NSIP）、LIP、AIP 和特发性闭塞性细支气管炎伴间质性肺炎（特发性 BOOP）为不同的疾病，并且应该从 IPF 中排除。

2. IPF 应有其特定的临床诊断标准，并且应与其他弥漫性肺实质疾病相鉴别。

3. 对疑有 IPF 的患者，如在临床上、生理上或放射学特征上并无 IPF 典型表现且无外科手术禁忌证者，应做外科手术肺活检检查。组织病理学检查的主要目的是：将 UIP 和其他对激素治疗有较好反应的非特异性间质性肺炎的组织类型相鉴别等等。

◎预防

　　IPF 病因不清楚，无有效预防方法。戒烟，增强体质预防病毒感染，积极治疗食管反流或许有益。

◎筛检

　　对年龄大于 50 岁、活动性呼吸困难、渐进性加重伴干咳的患者，应给予胸部 HRCT 及肺功能检查，有利于 IPF 的诊断。

◎问诊与查体

　　1. 问诊　首先询问患者有无吸烟史、职业或环境有害物质长期接触史、家族史。其次注意询问患者的常见症状，包括慢性咳嗽、咳痰、进行性加重的多与劳力有关的气短或呼吸困难；其他非特异性症状，如喘息、胸闷及体重下降、焦虑等肺外表现；另外还有注意有无关节皮肤等全身症状。

　　2. 查体　可有口唇发绀、胸廓扩张和膈肌活动度降低；两肺中下部 Velcro 啰音，具有一定特征性；杵状指（趾）；终末期呼吸衰竭和右心衰竭相应征象。

◎疾病演变

　　IPF/UIP 起病隐匿，但是进展迅速，常常在数月或数年内病情明显恶化。肺实质出现进行性纤维化和结构破坏。部分患者的病情在发病初 10 年内可能比较平稳，但是 IPF/UIP 患者的病情不会出现自发缓解。大部分患者在出现症状后 3~8 年内死于呼吸衰竭。其他死亡原因包括心力衰竭、肺栓塞（原因为活动减少或肺心病）、肺部感染和脑血管意外等。6%~10% 的 IPF 患者可发生肺癌。

◎辅助检查

　　1. 血液检查　晚期患者因缺氧导致血液红细胞和血细胞比容增加。血沉增高见于 60%~94% 的 IPF 患者，循环抗核抗体（ANA）和类风湿因子（RF）阳性可见于 10%~20% 的患者，滴度通常较低，倘若出现高滴度（>1:160），则应考虑结缔组织病的可能。这些指标与疾病程度和活动性无关，亦不能预估治疗反应。细胞因子或炎症介质等检测尚不能确定其临床价值。

2. 高分辨 CT IPF 在 HRCT 上的改变包括：①好发于周围肺野（胸膜下）和肺底区网织状阴影；②蜂窝状改变；③不均匀的斑片状阴影；④粗网状不透光影（叶间和叶内间隔线）；⑤没有或很少磨玻璃样阴影；⑥牵拉性支气管或细支气管扩张；⑦晚期呈现扭曲变形、肺容量缩小和肺动脉高压。在吸烟者尚可见肺气肿区域。IPF 一般不累及胸膜。CT 的典型表现对于 IPF 的诊断有相当高的敏感性和特异性。据研究，只要 CT 表现典型，有经验的放射科医师诊断 IPF 其特异性 > 95%。但是 IPF 与 NSIP 的 CT 特征存在重叠，鉴别可能有困难。IPF 的典型表现见于进展性的后期病例。IPF 早期 CT 改变可以是不典型的或不确定的。组织学确诊 IPF（UIP）病例中仅 37% ~ 67% 显示 CT 典型改变。

3. 肺功能测定 IPF 的特征性肺功能改变是肺容量减少、呼气流率正常或升高、1 秒率增加、弥散量降低、肺泡 - 动脉氧分压差 $P_{(A-a)}O_2$ 增宽、肺顺应性降低、静态呼气压力 - 容量曲线向下和向右以及心肺运动试验异常。氧交换削弱（弥散量降低和 $P_{(A-a)}O_2$ 增加）可以是 IPF 的早期异常，甚至可以先于肺容量和通气功能的异常。IPF 肺功能异常的特征是限制性通气功能障碍伴肺总量减少，但如果合并肺气肿则肺容量可以正常，在后一种情况氧合降低超过弥散量降低，是其特点。肺功能测定是 IPF 诊断的基本检查之一，虽然它不能诊断某种特定的特发性肺间质疾病，也不能区别炎症的活动性与纤维化，但它是呼吸主观症状的客观估价，并且对于缩小鉴别诊断范围、病情和预后分级以及监测治疗反应具有重要价值。

4. 纤支镜检查

（1）支气管肺泡灌洗（bronchioloalveolar lavage，BAL）：67% ~ 90% 的 IPF 患者 BAL 液呈现多核中性粒细胞（PMN）增高，有一定诊断参考价值，但需除外外源性过敏性肺泡炎、韦格纳肉芽肿、石棉沉着病、急性呼吸窘迫综合征（ARDS）和肺部细菌性感染等 BAL - PMN 性疾病，临床上一般不难诊断。不足 15% 的 IPF 患者 BAL 显示淋巴细胞增高，预示其对激素治疗较佳。少数患者 BAL 液嗜酸粒细胞增加，常伴随更加严重的临床症状和肺功能损害。

（2）经支气管肺活检（transbronchil lung biopsy，TBLB）：取材受限，不足以诊断 IPF。TBLB 对肺泡细胞癌、结节病和感染等有较高的诊断特异性，对于 IPF 的鉴别诊断相当有用。

5. 外科肺活检 局限性开胸肺活检诊断率高达 92%，并发症发生率 2.5%，手术病死率 0.3%。近年来发展的电视辅助胸腔镜肺活检与局限性开胸肺活检效果相仿，而住院时间缩短。活检部位应当是肉眼所见异常区域的边缘，包括肉眼所见正常肺实质组织，避免采取影像学或术者用手触摸认为病变最严重的部位，活检数量应超过一个肺叶，包括胸膜下肺实质，要求标本最大直径 3~5cm。

6. 其他

（1）普通胸片：有助于评估病变的分布和发现其他对于鉴别诊断有用的异常所见（如胸膜异常、心脏增大等）。

（2）^{67}镓扫描：肺内^{67}镓摄取增加是各种间质性肺疾病肺泡炎的标志，但无特异性，不能预测激素治疗反应和预后，对于 IPF 分期亦无实用价值。

专家诊断的 IPF 经肺活检确诊符合率仅约 50%。但目前临床上 IPF 肺活检诊断者 <15%。很多作者强调外科肺活检的极端重要性。在老年人外科肺活检的耐受性可能降低，风险可能增加，治疗选择对病理诊断分类的要求或依赖程度可能有所减小，应当全面衡量和仔细斟酌。笔者认为具备下列全部条件时可考虑外科肺活检：①非高龄老年人；②相对早期病变（尚无蜂窝肺形成）或需要与其他类型 IIP 鉴别时；③肺部病变具有激素治疗指征，而无激素治疗禁忌证（糖尿病、高血压、骨质疏松等）；④心肺功能可胜任手术。

◎并发症

呼吸衰竭、心血管疾病、肺癌、肺栓塞和肺部感染以及其他并发症。

◎诊断标准

根据临床、影像学和肺功能异常，外科肺活检组织病理学显示 UIP，可确诊本病。但在没有外科活检时，诊断主要是临床的，应依据以下标准。

1. 主要诊断 ①除外已知间质性肺疾病（ILD）的病因，如某些药物的毒性作用、环境污染和结缔组织疾病所致的 ILD；②异常的肺功能改变：限制性通气功能障碍和（或）气体交换障碍；③双侧肺底部网状阴影，在 HRCT 上伴少许磨玻璃样改变；④经支气管镜肺活检或支气管肺泡灌洗（BAL）无其他疾病的证据。

2. 次要诊断标准 ①年龄 >50 岁；②隐匿起病、不能解释的运动后呼吸困难；③疾病持续时间 >3 个月；④双侧肺底部可闻及吸气性爆裂音。

符合全部主要诊断标准以及 4 项次要诊断标准中的 3 项，IPF 临床诊断的正确性明显增加。

◎ 诊断程序（图 34 - 1）

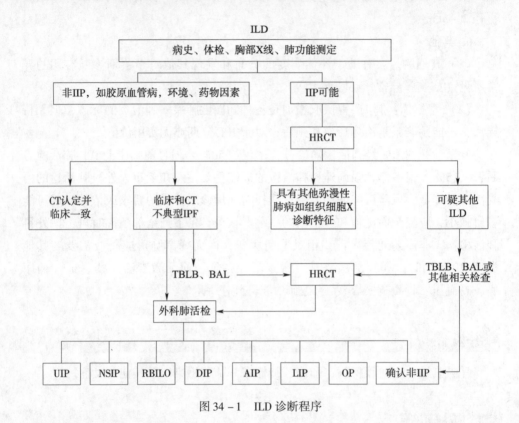

图 34 - 1　ILD 诊断程序

◎ 鉴别诊断

表 34 - 3　特发性肺间质纤维化的鉴别诊断

分类	IPF	NSIP	COP	DIP	RB - ILD	LIP	AIP
病程	慢性 （ > 12 个月）	亚急性/慢性 （数月 ~ 数年）	亚急性 （< 3 个月）	亚急性/慢性（数周 ~ 数月）吸烟者	慢性	慢性 （ >12 个月）	急性 （1 ~ 2 周）
发病年龄 （岁）	>50	50	55	40 ~ 50	40 ~ 50	40 ~ 50	50
男/女	3:2	1:1	1:1	2:1	2:1	1:5	1:1

分类	IPF	NSIP	COP	DIP	RB-ILD	LIP	AIP
HRCT	外周、胸膜下、基底部明显网格，蜂窝肺，牵拉性支气管/细支气管扩张，肺结构变形	外周、胸膜下、基底部对称磨玻璃影，可有网格，实变（不常见），偶见蜂窝肺	胸膜下、支气管周围斑片实变，常常多发，伴磨玻璃影，结节	弥漫，外周、基底部明显磨玻璃影，伴网格	弥漫斑片磨玻璃影，小叶中心结节，气体陷闭，支气管和细支气管壁增厚	弥漫，基底部明显磨玻璃影，小叶中心结节，索条影，薄壁囊腔	弥漫，两侧斑片实变，主要影响重力依赖区，斑片磨玻璃影，间或有正常肺小叶，支气管扩张，肺结构变形
组织学类型	UIP	NSIP	OP	DIP	B_R-ILD	LIP	DAD
组织学特征	时相不一，斑片、胸膜下纤维化，成纤维细胞灶	时相一致，轻～中度间质炎症	肺泡腔内机化，呈斑片分布，肺泡结构保持	肺泡腔吞噬细胞聚集，肺泡间隔炎症、增厚	轻度纤维化，黏膜下淋巴细胞渗出，斑片、细支气管中心分布，肺泡管内吞噬细胞聚集	密集的间质淋巴细胞渗出，Ⅱ型肺泡上皮增生，偶见淋巴滤泡	早期：时相一致，肺泡间隔增厚，肺泡腔渗出，透明膜 后期：机化、纤维化
治疗	对激素或细胞毒制剂反应差	对激素反应好	对激素反应好	戒烟/激素效果好	戒烟/激素效果好	对激素反应好	对激素的效果不清楚
预后	差，5年病死率50%～80%	中等，5年病死率<10%	好，很少死亡	好，5年病死率5%	好，5年病死率5%	中等	差，病死率>50%，且多在发病后1～2月内死亡

◎临床路径（表34-4）

表34-4　特发性肺纤维化临床路径表单

适用对象：第一诊断为特发性肺纤维化（ICD-10：J84.109）

患者姓名：_____　性别：____年龄：____门诊号：_____住院号：_____

住院日期：___年___月___日　出院日期：___年___月___日　标准住院日：7～14天

时间	住院第1～3天	住院期间
主要诊疗工作	□ 询问病史及体格检查 □ 进行病情初步评估 □ 上级医师查房 □ 开化验单，完成病历书写	□ 上级医师查房 □ 核查辅助检查的结果是否有异常 □ 观察药物不良反应 □ 住院医师书写病程记录
重点医嘱	长期医嘱： □ 呼吸内科护理常规 □ 一/二/三级护理（根据病情） □ 对症治疗 □ 吸氧（必要时） □ 糖皮质激素 □ 免疫抑制剂 □ 改善纤维化制剂 临时医嘱： □ 血常规、尿常规、大便常规 □ 肝肾功能、电解质、血糖、血沉、CRP、感染性疾病筛查 □ 胸正侧位片、心电图 □ 血气分析、胸部高分辨CT、血培养、B超 □ 根据患者情况进行：D-二聚体、肿瘤标志物、病原学检查、超声心动图 □ 常规肺通气功能+弥散功能 □ 对症处理	长期医嘱： □ 呼吸内科护理常规 □ 一/二/三级护理（根据病情） □ 对症治疗 □ 吸氧（必要时） □ 糖皮质激素 □ 免疫抑制剂 □ 抗纤维化制剂 临时医嘱： □ 对症处理 □ 复查血常规、肝肾功能 □ 胸片检查（必要时） □ 异常指标复查 □ 支气管肺泡灌洗液检查 □ 肺活检
主要护理工作	□ 介绍病房环境、设施和设备 □ 入院护理评估、护理计划 □ 随时观察患者情况 □ 静脉取血、用药指导 □ 进行戒烟、戒酒的建议和教育 □ 协助患者完成实验室检查及辅助检查	□ 观察患者一般情况及病情变化 □ 观察治疗效果及药物反应 □ 疾病相关健康教育

时间	住院第1~3天	住院期间
病情 变异 记录	□无　□有，原因： 1. 2.	□无　□有，原因： 1. 2.
护士 签名		
医师 签名		

时间	出院前1~3天	出院日
主要 诊疗 工作	□ 上级医师查房 □ 评估治疗效果 □ 确定出院后治疗方案 □ 完成上级医师查房记录	□ 完成出院小结 □ 向患者交代出院后注意事项 □ 预约复诊日期
重点医嘱	长期医嘱： □ 呼吸内科护理常规 □ 二/三级护理（根据病情） □ 对症治疗 □ 吸氧（必要时） □ 糖皮质激素 □ 免疫抑制剂 □ 改善纤维化制剂 临时医嘱： □ 复查血常规、肝肾功能 □ 复查胸片（必要时） □ 根据需要，复查有关检查	出院医嘱： □ 出院带药 □ 门诊随诊
主要 护理 工作	□ 观察患者一般情况 □ 观察疗效、各种药物作用和不良反应 □ 恢复期生活和心理护理 □ 出院准备指导	□ 帮助患者办理出院手续 □ 出院指导
病情 变异 记录	□无　□有，原因： 1. 2.	□无　□有，原因： 1. 2.
护士 签名		
医师 签名		

治疗

◎治疗目标

目前除肺移植外，尚无有效治疗 IPF 的药物。因此，需要建立医生与患者的良好合作关系，对疾病进行监测与评估，并视病情变化和患者意愿调整治疗措施，帮助患者减轻痛苦，提高生活质量。

治疗决策与评估 IPF 目前尚无特异性治疗药物，糖皮质激素和免疫抑制剂治疗效果十分有限，因此治疗决策必须权衡多种因素，特别是病期和影响预后的危险因素。目前缺少预测药物治疗效果和预后的绝对指标。一组 543 例 IPF 患者在 1 ~ 7 年随访期间 60% 死亡，其死因分布：呼吸衰竭 39%，心血管疾病 27%，肺癌 8%，肺栓塞和肺部感染各占 3%，其他原因 18%。发病年龄轻，气急程度不重，肺功能损害较轻，影像学呈磨玻璃样而无蜂窝改变，肺活检组织学上显示细胞渗出为主、BALF 淋巴细胞比例增加预示糖皮质激素治疗可能有效。在临床诊断的 IPF 中可能存在为数不少、难以严格区分的对激素有良好治疗反应的其他类型 IIP，故临床诊断 IPF 患者只要没有禁忌证，且肺部尚未形成蜂窝状病变，在征得患者同意后都可以试用糖皮质激素或免疫抑制剂治疗 2 ~ 3 个月，如果有效则继续治疗，无效则停药。

◎治疗细则

1. 药物治疗

（1）糖皮质激素：本病治疗目前无特效药物。既往曾将此作为治疗 IPF 的主要手段，现强烈不推荐糖皮质激素治疗本病。

（2）吡非尼酮：目前美国 FDA 批准用于治疗本病。有临床研究显示，吡非尼酮治疗后，1 ~ 2 年的生存率分别为 78% ~ 63%。6 个月的治疗后，部分患者的肺功能保持稳定或有提高，患者的肺部影像学无明确变化。

（3）N – 乙酰半胱氨酸：对部分 IPF 患者可试用，疗效不确定。不推荐所有患者使用本药，亦不推荐与泼尼松、环磷酰胺等联合治疗。

（4）抗酸药物：对部分患者可试用。目前认为，胃食管反流在本病发病中有一定作用，故可针对特定人群使用本药物治疗。

（5）华法林：抗凝治疗在 IPF 患者无明显疗效，故不推荐使用。

2. 非药物治疗

（1）氧疗：对于已出现呼吸衰竭的患者，应重视家庭氧疗。推荐每日吸氧时间大于等于 15 小时。

（2）肺移植：单肺移植治疗终末期 IPF 和其他 ILD 1 年存活率近 70%，5 年生存率 49%，移植肺无纤维化复发。但慢性排斥反应（闭塞性细支气管炎）发生率较高，使远期存活受到影响。肺移植的确切指征尚无肯定，一般认为预计寿命不超过 1 年或肺功能损害快速进展者优先考虑。肺移植理论上是一种治疗，但仅有个别成功病例报道。

◎治疗程序

本病目前尚无特效药物，应该根据个体化的原则治疗 IPF/UIP。目前推荐药物为吡非尼酮，部分患者可试用 N－乙酰半胱氨酸，对于伴有胃食管反流患者，应给予抗酸治疗。不推荐单用糖皮质激素，N－乙酰半胱氨酸及环磷酰胺联合治疗，亦不推荐华法林抗凝治疗。对于终末 IPF，可考虑肺移植手术。本病已出现呼吸衰竭患者，亦应重视氧疗及并发症的治疗。

◎治疗进展

新的治疗药物现有治疗肺纤维化的药物虽有改变炎症成分，但实际效果并不理想。正在研究的药物应能阻止纤维增生并促进肺泡上皮细胞的再生

1. 干扰素－β_1－a（IFN－β_1－a） 干扰素－β_1－a（IFN－β_1－a）可减少成纤维细胞的迁徙和增殖，体外试验中可抑制成纤维细胞合成胶原。但应用 IFN－β_1－a 治疗难治性 IPF 时未获成功。美国和加拿大进行的一项多中心、随机对照的临床试验，使用 IFN－β_1－a（AVONEX）和安慰剂治疗 167 例经激素和免疫抑制剂治疗无效的患者，未发现 IFN－β_1－a 有任何治疗效果。

2. IFN－γ 主要是由 $CD_8{}^+$ T 细胞和部分 $CD_4{}^+$ T 细胞产生的，其具有抗增殖作用、免疫抑制作用以及抗纤维化作用，并可以调节成纤维细胞和胶原的合成。18 例经激素和免疫抑制剂治疗无效 IPF/UIP 患者，随机分为单独使用泼尼松（7.5mg/d）及 γ－干扰素（200μg，每周 3 次皮下注射）合并泼尼松（7.5mg/d）两组。经过 12 个月的治疗，发现单纯激素组的 9 例患者肺功能均有显著恶化，而 γ－干扰素－1b 合并小剂量泼尼松龙组患者肺功能均有明显提高，而且患者 TGF－β 和结缔组织生长因子的基因转录水平均有明显下降，然而，在另一项双盲随机对照临床试验发现，IFN－γ 并不能显著改善患者的肺功能和生存率。因此我们还需要进行更多的大规模的临床试验来证实 IFN－γ 的有效性和安全性。

3. 其他新药 其他在体外试验以及动物模型中能抑制纤维化的药物包括卡

托普利、血小板激活因子受体激动剂、白细胞整合素抑制剂、细胞因子或蛋白酶、角化细胞生长因子、松弛素以及洛伐他汀等。

◎护理与照顾

辅助治疗吸氧在 IPF 合并低氧血症时能改善患者的生活质量，提高其活动能力，但对于生存率的影响尚未得到证实。肺康复治疗能提高患者的生活质量和活动能力。肺动脉高压是 IPF/UIP 的常见并发症，但使用血管舒张药物的疗效尚不明确，而不良反应却很明显。口服可待因或其他镇咳药可对症治疗，但疗效有限。

随访

◎随访要点

因不同患者的临床症状、发展速度、治疗反应各异，加上治疗药物引起的并发症等，很难有标准尺度衡量病程的分期。观察病程的发展速度可从临床、放射、生理（肺功能）三方面考虑，包括呼吸困难、胸部 X 线、肺容量、弥散功能、静息肺泡 - 动脉氧分压差、血氧饱和度，这一系列检测与组织病理学的细胞及纤维化成分相关。反复检测临床、放射、生理（肺功能）并评分对判断 IPF/UIP 的期别是目前最好的方法。

◎预后

绝大多数 IPF/UIP 患者在就诊时已到病程的晚期或终末期，因此认为 IPF/UIP 的病程短呈进行性发展，此时治疗收效甚微，如能早期发现、早期治疗则预后将有所改善，故提高认识和诊断 IPF/UIP 的技术水平，可提高生存率。虽然治疗后，临床症状有所改善，但能长期稳定者甚少，病程 2 ~ 4 年，少数患者发展迅速 6 个月 ~ 1 年内死亡，也偶可存活长达 10 年。

◎患者教育

1. 生活习惯 防寒保暖，预防流感及肺炎，绝对戒烟。

2. 饮食卫生 多饮水，清淡饮食，多食蔬菜水果，合理摄入蛋白质，避免进食虾蟹类易致过敏食物。

3. 自我管理 依据肺功能状况合理安排活动，定期随访，合并感染及时就医。

第35章 非特异性间质性肺炎 《《《《

◎概况

非特异性间质性肺炎（nonspecific interstitial pneumonia，NISP）是特发性间质性肺炎中的一种组织亚型，由美国病理学家 Katzenstein 和 Fiorelli 于 1994 年首次提出，以定义那些组织学上无法分类诊断任何其他一种间质性肺炎。随后的研究表明其是一种独立疾病，这组疾病有着相似的临床和病理学表现。

非特异性间质性肺炎病因不明，其发病可能与抗原吸入、胶原血管病、某些药物或放射线等引起的肺泡损伤有关。NSIP 与吸烟无相关性。

非特异性间质性肺炎临床表现无特异性，多呈亚急性或隐匿起病，主要表现为渐进性呼吸困难，伴干咳、乏力、低热，部分患者有体重下降；主要体征是肺底闻及吸气末爆裂音（Velcro 啰音），少部分可以有杵状指。

非特异性间质性肺炎患者最常见的 HRCT 异常表现为双肺磨玻璃影。75% 的 NSIP 患者会出现不规则网格影伴牵拉性支气管扩张。肺功能多表现为不同程度的限制性通气功能障碍伴和（或）弥散功能障碍。NSIP 患者的肺组织学表现为不同程度的间质炎症和纤维化，上述病变在肺内分布呈现均一性。

非特异性间质性肺炎诊断可根据相应的临床表现，典型胸部 HRCT 和肺功能改变，以及肺活检病理诊断。多学科讨论在非特异性间质性肺炎的诊断中发挥了重要的作用。

本病患者对糖皮质激素的反应良好，且预后较好，中位存活时间为 13.5 年。

基础

◎定义

非特异性间质性肺炎（nonspecific interstitial pneumonia，NISP）是特发性间质性肺炎（idiopathic interstitial pneumonia，IIP）中一组对糖皮质激素反应较好的亚型。

非特异性间质性肺炎的定义，是由 Katzentein 和 Fiorelli 等在 1994 年首次提出，随后几年许多研究报告表明 NSIP 在组织病理学上是独立的病理类型。在

2000 年，研究者提出了 NSIP 的病理学类型为"非典型间质性肺炎"或者"细胞间质性炎症"，由此可见，从病理组织学角度来说，NSIP 并不是一个全新的肺部的病变类型。在 2002 年 ATS/ERS 把 NSIP 作为 IIP 的一个类型提出，不过因为它在很多方面有不确定性，建议把 NSIP 看作是一个临时性诊断，一旦病理诊断为 NSIP，临床医生应进一步完善病史（尤其是职业或环境暴露史）及检查等，并密切随访，以进一步明确诊断。2005 年 SWIGRIS 等再次提出 NSIP 是一种特殊的疾病；对无明确病因的 NSIP，病理命名 NSIP 型，NSIP 型的发现率仅次于 UIP 型，是主要组织病理学分型之一。

◎流行病学

该病的发病年龄也以中老年为主，多数患者在 40 岁以上，甚至有 20 岁以下发病者，NSIP 患者男女比例相近。目前为止，尚无该病确切的发病率方面的研究。

◎病因

NSIP 病因不明。其发病可能与抗原吸入、胶原血管病，某些药物或放射线等引起的肺泡损伤有关。遗传因素可能在 NSIP 发病中起一定作用。有研究表明表面活性蛋白 C 基因突变与包括 NSIP 在内的家族性间质性肺炎相关。

◎病理解剖

NSIP 病理特征为：肺泡壁明显增厚，其间含有不同程度的炎症与纤维化表现。病灶可呈片状分布，但最重要的特征是不同部位病变在时相上的一致性。在同一标本上见不到像 UIP 那样的新老病灶共存的现象。似乎各病灶最初的损伤发生的时间很相近，而后在炎症－纤维化进程中亦进本同步，共处于这一过程的某一阶段。总的来说 NSIP 对肺泡结构的破坏较轻，即使是纤维化明显的患者蜂窝样改变也不明显，且很少见到成纤维细胞灶。有的患者肺活检病理可有闭塞性细支气管炎伴机化性肺炎（BOOP）样改变，但根据定义，NSIP 标本中的 BOOP 样病灶应占总体病变的 10% 以下。在不同的病例之间，炎症与纤维化的程度和比例可能有很大差异，并可据此将患者分为两组。细胞型组：只有细胞性炎症而几乎没有纤维，肺泡间隔显示轻到中度慢性炎症，浸润的细胞主要为淋巴细胞，也有少量浆细胞，炎症部位伴有 Ⅱ 型肺泡上皮增生。纤维化型组：肺间质内有不同程度的疏松或致密的纤维化，但各部位有时相上的均一性，成纤维细胞灶很少见。细胞性组的治疗反应和预后都明显好于纤维化型组。

◎病理生理

NSIP 发病机制与 IPF 可能不同。慢性炎症与病毒感染可通过激活树突状细胞协同参与自身免疫反应。研究发现 CD_4^+ 和 CD_8^+ 弥散分布在 NSIP 纤维化区域或淋巴滤泡周围，S-100 树突状细胞周围主要分布为 CD_8^+ 细胞而非 CD_4^+ 细胞，因此，推测内源性抗原（包括病毒）的细胞内作用可能是疾病的促发过程，通过损伤 II 型肺泡上皮细胞引起肺泡炎，并进一步引起修复异常及慢性炎症。

◎分类分型

根据肺间质炎细胞的数量和纤维化的程度，Katzenstein 等将 NSIP 病理表现分成三型：①细胞型，主要表现为间质的炎症，很少或几乎无纤维化，其特点为肺泡间隔内的慢性炎细胞主要是淋巴细胞和浆细胞的混合浸润，并且炎性细胞浸润的程度较 UIP 和 DIP 等其他类型的间质性肺炎更为突出。②混合型，以间质有大量的慢性炎细胞浸润和明显的胶原纤维沉着为特点。③纤维化型，肺间质以致密的胶原纤维沉积为主，伴有轻微的炎症反应或者缺乏炎症反应。2000 年 Travis 等从预后的角度认为，将 NSIP 简化为细胞型（NSIP/C）和纤维化型（NSIP/F），后者包括了混合型和纤维化型两个亚型。NSIP/C 的病理特点以肺泡间隔内浸润的单核细胞使肺泡间隔增宽，淋巴细胞和浆细胞浸润为特征，呈现均匀或斑片状分布；可累及小气道周围的间质、血管、小叶间隔和胸膜，有 II 型肺泡呼吸上皮细胞的增生。亦可见局灶性的肺泡腔内机化和淋巴细胞聚集，但非其主要的病理学变化。而 NSIP/F 的病理表现通常为明显的胶原组成的不同程度的纤维化与慢性炎症相混合，此型与 UIP 不易鉴别，区别的要点是，NSIP/F 的主要表现为致密或疏松间质纤维化，无 UIP 的时相不均，无成纤维细胞灶，如出现也不像 UIP 那样显著，也没有 UIP 典型的胸膜下蜂窝肺改变。NSIP 的肺部 CT 与病理分型存在相关，即①细胞型：磨玻璃样影或气腔实变影，相对较少牵引性支气管扩张和细支气管扩张，小叶内网状阴影；无蜂窝肺。②纤维化型：磨玻璃样影伴有相对范围广的牵引性支气管扩张和细支气管扩张，小叶内网状阴影；有蜂窝肺。

◎预防

本病病因尚不明确，可能与抗原吸入或某些药物、放射线有关，故可减少上述对肺泡损伤因素，可能对预防本病有意义。

◎筛检

对于原因不明主诉为呼吸困难者，若胸片示双肺散布磨玻璃影，应常规查高分辨肺部 CT、肺功能，必要时开胸肺活检明确本病诊断。

诊断

◎问诊与查体

问诊：首先询问患者是否有放射线或化学物质等职业接触史及家族史；其次，有无呼吸系统常见症状，如咳嗽、咳痰、进行性劳力性呼吸困难等；其他全身症状，如乏力、消瘦等；此外，还应询问有无皮肤、关节等肺外其他系统症状。

查体：主要体征是在肺底部闻及吸气末爆裂音（Velcro 啰音），少部分患者有杵状指（10% ~ 35%）。如出现呼吸衰竭，可有口唇发绀等表现，严重患者可有肺心病体征。

◎疾病演变

NSIP 对糖皮质激素反应良好，绝大部分患者症状能够改善甚至完全缓解。目前报道 NSIP 的死亡率在 6.5% ~ 11% 以下，而且死亡的都是伴有纤维化的病例。

◎辅助检查

1. 优先检查

（1）胸部高分辨率 CT：表现和疾病病理特点对应，能反映疾病的病灶特点，有助于判断疾病的严重程度、治疗反应和预后。

影像特点为：①磨玻璃阴影，主要分布在中下肺野与胸膜下，为片状模糊浸润性阴影，内可见血管纹理，约 80% 患者出现此种阴影，但很少为单一的阴影，多对称存在。②实变阴影，多见于两中下肺及胸膜下，常为小片实变，多对称分布。③网状及线条状阴影并可见细支气管扩张，胸膜可增厚。④蜂窝状改变，发生的机会很少，即使发生，所占总体病变的比例也很小。同时可见支气管血管束增粗、牵引性支气管扩张及肺组织结构扭曲，这些表现皆发生在纤维化期。

（2）肺功能：多表现为限制性通气功能障碍和（或）弥散障碍。早期患者肺功能可大致正常。FVC% 预计值、TLC% 预计值、DL_{CO}% 预计值对于评估本病病情轻重，预后有意义。

（3）肺组织活检：主要指开胸或经胸腔镜肺活检及经支气管镜肺活检（TBLB）。

①结果：详见见病理解剖部分描述。

②临床意义：诊断及鉴别诊断的主要标准。TBLB 因取材小对 IIP 的分类可能不能提供足够的证据，因此，建议患者尽可能行外科肺活检取病理。

2. 可选检查

（1）支气管肺泡灌洗（BAL）：NSIP 患者支气管肺泡灌洗液中细胞总数明显增多，平均（4.4 ~ 4.5）$\times 10^8$/L。其中中性粒细胞、嗜酸粒细胞及淋巴细胞比例均有不同程度的升高，但以淋巴细胞增多明显，且以 CD_8^+ T 淋巴细胞为主，CD_4/CD_8 比例明显下降，在以炎症成分为主而纤维化较少的病例中，更可降至 0.3。而在 UIP 这一比例平均值为 1.65。

（2）临床意义：对鉴别诊断及判断炎症程度与治疗反应有一定的价值，有待进一步研究。

◎并发症

呼吸衰竭：纤维化程度重的患者可出现呼吸衰竭，主要因肺弥散功能下降。

肺源性心脏病：呼吸衰竭严重患者可出现肺源性心脏病表现。

◎诊断标准

NSIP 诊断可根据相应的临床表现，典型胸部 HRCT 肺功能改变以及肺活检病例诊断。同时还需要通过全面详细的病史、体格检查和相应的实验室检查，以除外其他原因引起的间质性肺炎和继发性 NSIP。外科肺活检（开胸或经胸腔镜）病例检查是 NSIP 确诊的重要手段，强调应在多个肺叶的多发点取肺活检标本。多学科讨论在特发性 NSIP 的诊断中发挥了重要的作用。

NSIP 暂无统一的诊断标准，现阶段只能根据的临床表现、胸部影像学检查、病理活检以及糖皮质激素治疗后反应等做出临床诊断：①临床表现为亚急性起病，以进行性加重的呼吸困难、咳嗽为主要症状，伴或不伴发热及皮疹；②胸部影像学，主要是 HRCT 表现为双侧间质性浸润影，双肺中下肺野与胸膜下见斑片状磨玻璃阴影，中晚期可出现实变阴影、网状及线条状阴影并可见细支气管扩张，胸膜可增厚，极少患者有蜂窝状改变；③病理学表现为肺泡壁明显增厚，伴有不同程度的炎症浸润和纤维化，肺泡间隔内见淋巴细胞和浆细胞的慢性炎症细胞浸润，但缺乏 UIP、DIP 或 AIP 的特异性病理改变；④治疗上，NSIP 对糖皮质激素反应好，预后良好，而大多数 IPF 对糖皮质激素效果不理想。特别要强调的是当病理学发现为 NSIP 时，应当对患者进行重新病史采集及免疫学方面的实验室检查，排除继发于自身免疫性疾病等因素。

◎诊断程序

①呼吸道症状，如咳嗽、气促、活动不耐受；②体征，如静息时气促、啰音、杵状指（趾）、呼吸衰竭；③低氧血症；④胸片或 CT 上的弥漫性间质异常，符合 NSIP 影像特点。

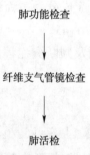

肺功能检查

↓

纤维支气管镜检查

↓

肺活检

◎鉴别诊断

疾病名	体征/症状鉴别	检验鉴别
普通型间质性肺炎（UIP）	体征、症状无特异性	CT 表现 NSIP 受累组织表现均一，呈广泛的磨玻璃影、网格状影和斑片影。CT 随访有助于鉴别。NSIP 患者即使有支气管扩张，磨玻璃影也不会进展为蜂窝状。而 UIP 的 CT 表现以不规则线状影为主，常有不同程度的蜂窝状影，最常累及的部位为双肺基底部和胸膜下区域 缺乏典型 UIP 临床和 CT 表现的患者，需经肺活检证实和鉴别

续表

疾病名	体征/症状鉴别	检验鉴别
过敏性肺泡炎（HP）	HP 常有明确的职业环境暴露史	HRCT 表现为小叶中心型的小结节影、马赛克样的空气潴留征以及病变以上肺分布为著，考虑 HP 病理表现为病变沿小气道中心分布、不典型的肉芽肿，提示 HP 特异性血清 IgG 性抗体阳性提示 HP
胶原血管病（CVD）	CVD 常有多器官、系统受累表现，如皮肤、关节、浆膜炎、肺脏、肾脏受累等	血清学检查可帮助鉴别；大部分 NSIP 患者有某些倾向于 CVD 的血清学表现但又不足以诊断某一明确的 CVD，仍考虑 NSIP
机化性肺炎（COP）、吸烟相关性间质性肺炎（RB－ILD，DIP）、淋巴细胞间质性肺炎（LIP）等其他特发性间质性肺炎		肺活检病理帮助鉴别 组织学多种类型并存的患者可通过多学科讨论确定各类型 IIP 的临床意义
药物性肺疾病	用药史可帮助鉴别	
肺部特殊感染性疾病	感染性疾病的其他特征如发热、其他脏器损害等	免疫抑制患者应注意艾滋病、CMV、肺孢子菌或其他机会性感染，病原学检查及活体标本特殊染色可帮助鉴别

◎临床路径

非特异性间质性肺炎（NSIP）不属于呼吸科常见病，规范的诊治目前在探讨，国家卫计委还没有推行临床路径。

治疗

◎治疗目标

大部分患者以完全康复为目标，部分合并纤维化的患者以控制疾病进展为目标。

◎治疗细则

糖皮质激素是目前治疗 NSIP 的主要药物，但治疗方案尚未达成共识。

1. 糖皮质激素　是治疗本病的首选药物，强调方案个体化给予。对无糖皮质激素禁忌的患者，泼尼松每日 40～60mg 或 1mg/kg，根据治疗反应减量，一般 1～3 个月后减至每天 20～40mg，4～6 个月后减至维持量 10～15mg/d，总疗程 1 年。

2. 免疫抑制剂　对以纤维化表现为主型或糖皮质激素不能耐受或治疗效果不佳者可以使用低剂量糖皮质激素联合硫唑嘌呤或环磷酰胺治疗。

3. 其他支持治疗　如吸氧、祛痰止咳对症治疗等。

◎治疗程序

首选药物为皮质激素，其次为免疫抑制剂及中药。糖皮质激素可调节炎症和免疫过程，降低免疫复合物含量，抑制肺泡内吞噬细胞的增殖和 T 淋巴细胞因子功能，在肺泡炎和细胞渗出阶段应用，可使部分患者的肺部 X 线阴影吸收好转，临床症状有显著改善，肺功能改善。如在晚期广泛间质纤维化和蜂窝肺阶段开始治疗，临床症状亦可有不同程度的改善，但肺部阴影和肺功能无明显的进步。慢性型常规起始剂量为泼尼松 40～60mg/d，分 3～4 次服用。待病情稳定，X 线阴影不再吸收可逐渐减量，维持 4～8 周后每次减 5mg，待减至 20mg/d 时，每周每次减 2.5mg，以后 10mg/d 维持应短于 1 年。如减量过程中病情复发加重，应再重新加大剂量控制病情，仍然有效。疗程可延长至 2 年，如病情需要可终身使用。应注意检测药物不良反应，尽可能以最小的剂量、最少的不良反应达到最好的效果。应用糖皮质激素时应注意机会致病菌感染，注意肺结核的复发，必要时联合应用抗结核药物，长期应用糖皮质激素应注意真菌的感染。如病情进展凶险或急性型发病者，可用糖皮质激素冲击疗法，如甲泼尼龙 500mg/d，持续 3～5 天，病情稳定后改口服。最后根据个体差异找出最佳维持量，避免复发。因特殊原因不能接受激素及不能耐受激素者可改用免疫抑制剂，或减少皮质激素量加用免疫抑制剂。中药如川芎嗪、刺五加、丹参都具有活血化瘀的作用，有一定的预防间质纤维化的作用，雷公藤多苷具有确切的抗炎、免疫抑制作用，能抑制辅助 T 淋巴细胞，间接地抑制了体液免疫，对预防肺间质纤维化有一定的作用，可作为重要的辅助药物。皮质激素疗效不理想时，可改用免疫抑制剂或联合用药，但效果待定。①硫唑嘌呤：为首选药物，剂量为 100mg/d，每日一次口服，不良反应小。②环磷酰胺：剂量为 100mg/d，口服。效果不及硫唑嘌呤。其不良反应有骨髓抑制等，故应严密观察。③雷公藤多苷：具有确切的抗炎、免疫抑制作用，与激素或免疫抑制剂联合应用可减少上述两药的剂量并增加疗效，剂量为 10～20mg，每日 3 次，口服。

间质性肺炎中医属于"肺痹"范畴。肺为邪痹，气血不通，络脉瘀阻，并存在着由肺痹→肺痿的临床演变过程；肺纤维化病程日久，肺叶萎弱不用，气血不充，络虚不荣，则可属"肺痿"。部分学者认为，"肺痹"与"肺痿"均可作为其病名，二者反映了病程发生发展的不同阶段的病机特点，故临证应正确处理二者之间的辩证关系，分别虚实主次、轻重缓急，从而确定病名归属。间质性肺炎选择中医药治疗时，应着眼整体调整，给予个体化的辨证论治，而迄今不存在能"通治"本病的固定方药。

◎治疗进展

目前糖皮质激素为 NSIP 的一线治疗药物，单独使用糖皮质激素治疗 NSIP 的剂量和疗程无统一。Fujita 等报道 22 例特发性 NSIP 患者，单独使用糖皮质激素治疗 19 例，均有效。Jegal 等报道单独使用激素治疗方案，泼尼松龙剂量为 $0.5 \sim 1mg/$（kg·d），$4 \sim 6$ 周，维持剂量 $10 \sim 15mg/d$。糖皮质激素和免疫抑制剂联合治疗 NSIP 尚没有公认的统一标准方案，其指征也不明确；其中采用糖皮质激素联合硫唑嘌呤或环磷酰胺者为多；有的在开始时就联合使用，或在开始糖皮质激素无效时才加用免疫抑制剂；Nanki 等报道，1 例 NSIP 患者起始糖皮质激素无效，加用环磷酰胺后患者才得以痊愈。Jegal 等报道的泼尼松龙联合硫唑嘌呤的治疗方案为，开始剂量泼尼松为（$0.5 \sim 1$）$mg/$（kg·d），$4 \sim 6$ 周，硫唑嘌呤剂量为 $50mg/d$；维持剂量泼尼松龙剂量为 $10 \sim 15mg/d$，硫唑嘌呤剂量为 $2mg/$（kg·d）。泼尼松龙联合环磷酰胺的治疗方案为，开始剂量为泼尼松龙（$0.5 \sim 1$）$mg/$（kg·d），$4 \sim 6$ 周，环磷酰胺剂量为 $50mg/d$；维持剂量为泼尼松龙 $10 \sim 15mg/d$，环磷酰胺剂量为 $2mg/$（kg·d）。最后 NSIP 患者 5 年生存率为 76.2%，明显好于采用类似治疗方案的 IPF 的 5 年生存率（43.8%）。在临床实践中，由于不可能每个 IIP 患者都接受胸肺活检，对 IIP 患者包括 NSIP，需要依据临床、HRCT、BAL 和支气管镜肺活检所提供的信息来综合考虑使用激素，非 UIP 型的 IIP 患者是否能够从激素治疗中获得益处。Watanabe 等报道，当非 UIP 型的 IIP 患者，其支气管镜肺活检表现为细胞性间质性肺炎时，糖皮质激素治疗效果和肺功能的改善类似于开胸肺活检证实的 NSIP；但该研究报告糖皮质激素的剂量个体差异较大，在开胸肺活检证实的 NSIP 患者，泼尼松剂量为 $30 \sim 160mg/d$，平均剂量为 $60mg/d$，而依据支气管镜肺活检和 HRCT 诊断的非 UIP 组泼尼松剂量为 $30 \sim 260mg/d$，平均剂量为 $95mg/d$。NSIP 患者初始肺功能损害的程度与预后，也与对药物治疗的反应有关，当 NSIP 患者 DLCO < 35% 预计值和（或）治疗中 DLCO 下降 > 15%，其中位生存时间约为 2 年，和 UIP 患者的预后相似。治疗 6 个月后 FVC 改善，开始治疗时 DL_{CO} 测定值的高低对患者预后估计

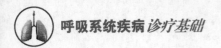

具有重要的意义。

◎护理与照顾

1. 注意休息，避免受凉感冒，预防各种感染。

2. 要有舒适的居住环境。房间要安静，保持清洁卫生，空气要清新、湿润、流通，避免烟雾、香水、空气清新剂等带有浓烈气味的刺激因素，也要避免吸入过冷、过干、过湿的空气。

3. 饮食方面，饮食上要清淡、易消化，多吃瓜果蔬菜，多饮水。

4. 精神上应保持愉快乐观的情绪，防止精神刺激和精神过度紧张。

5. 远离外源性过敏原。

随访

◎随访要点

对于此类患者，随访主要注意患者症状变化，活动能力，心理状态等，有无急性加重或其他症状出现。应定期查肺部 CT 与肺功能，若出现恶化，应寻找原因，除外其他合并症外，应考虑本病进展，需调整治疗方案。

◎预后

预后取决于纤维化的程度。绝大部分有较好的临床预后，近半数患者可以完全康复，5 年内病死率为 15%～20%。

◎患者教育

1. 要保证有足够的休息，还要注意保暖，避免受寒，预防各种感染。注意气候变化，特别是冬春季节，气温变化剧烈，及时增减衣物，避免受寒后加重病情。

2. 要有舒适的居住环境。房间要安静，保持清洁卫生，空气要清新、湿润、流通，避免烟雾、香水、空气清新剂等带有浓烈气味的刺激因素，也要避免吸入过冷、过干、过湿的空气。

3. 饮食方面，饮食上要清淡、易消化，以流质或半流质为主，多吃瓜果蔬菜，多饮水，避免食用辛、酸、麻、辣、油炸的食物及蛋、鱼、虾等易诱发哮喘的食物。不要吃刺激性的食物。总的说来饮食特点应是：饮食必须做到多样化，合理搭配、富有营养、比例适宜，并且宜于消化吸收。

4. 精神上应保持愉快乐观的情绪，防止精神刺激和精神过度紧张。这就要求你要有一个豁达开朗的生活态度，也就是说要保持精神愉快，就要培养"知足常乐"的思想，不过分追求名利和享受要体会"比上不足，比下有余"的道理，这样可以感到生活和心理上的满足。保持精神愉快，还要把日常生活安排得丰富多彩。

5. 远离外源性过敏原，诸如：一些花草（尤其对花粉过敏者）、用羽毛或陈旧棉絮等易引起过敏的物品填充的被褥、枕头、鸟类、动物（宠物或实验饲养者）、木材（红杉尘、软木加工）、蔗糖加工、蘑菇养殖、奶酪、酿酒加工、发霉稻草暴露、水源（热水管道、空调、湿化器、桑那浴）以及农业杀虫剂或除草剂等。

第 36 章　吸烟相关性间质性肺炎 《《《《

◎概况

呼吸性细支气管炎伴间质性肺病（RB－ILD）和脱屑性间质性肺炎（DIP）的发病与吸烟密切相关，是肺内吞噬细胞聚集的一类疾病的代表。两者在吞噬细胞的聚集程度和分布上有所不同，而且临床、影像学表现以及治疗反应均不同，因此在最新的特发性间质性肺炎（IIP）组织病理学分类中，已经将 RB－ILD 和 DIP 作为临床病理组织学诊断归于 IIP 中的两个类型。

RB－ILD 和 DIP 的临床和影像学特点无特异性。患者一般有持续数周或数月的隐匿呼吸困难和咳嗽症状发生。

RB－ILD 和 DIP 作为两种独立的疾病，诊断均需开胸肺活检。

作为吸烟相关的间质性肺疾病，戒烟成为预防和治疗 RB－ILD 和 DIP 首要的措施，多数患者需要接受糖皮质激素的治疗。

基础

◎定义

RB－ILD 是一种间质性肺疾病（ILD），患者当前或既往有吸烟史，临床表现类似其他 ILD，病理组织学上主要表现为呼吸性细支气管周围的气腔内有大量含色素的吞噬细胞聚集，与普通间质性肺炎（UIP）相比，糖皮质激素治疗有明显的效果，预后较好。

DIP 是一种少见的与吸烟相关的间质性肺炎，病理特征为肺泡内有少量脱落的Ⅱ型肺泡上皮细胞及吞噬细胞，和含有 PAS 染色阳性的抗淀粉酶胞质颗粒。2002 年 ATS/ERS 的特发性间质性肺炎的诊治共识中将其分属于特发性间质性肺炎（IIP）的一种临床病理类型。

RB－ILD 与 DIP 的患者均为吸烟者，从临床表现到病理学都十分相似。Katzenstein 曾认为两者实际上是同一疾病的不同表现而已。2002 年 ATS/ERS 的特发性间质性肺炎的诊治共识中的 RB－ILD 与 DIP 被看成是一个谱系，其取决于肺泡吞噬细胞聚集的范围，但两种类型的临床表现、影像学发现以及预后都有所差别，因此分属两种类型。

◎流行病学

RB-ILD/DIP 流行病学资料比较少，确切的发病率尚不清楚。文献报道外科肺活检组织病理证实的 RB-ILD/DIP 占 0~17%。目前研究表明 RB-ILD 患者以青中年为主，多是 22~65 岁的吸烟者，男女比例为 (1~1.6) :1。

DIP 确切的流行病学并不清楚，在间质性肺病中占比不到 3%，60%~90% 的 DIP 是吸烟者，平均发病年龄为 40~50 岁，男女比例为 2:1。

◎病因

RB-ILD 和 DIP 非常少见，确切的病因也不清楚，目前认为可能与有害刺激物质（如硅尘、石棉、滑石粉、碳化钨等尘埃有关），吸入燃烧的塑料气味，使用某些化妆品，服用某些药物（如呋喃妥因）及病毒感染等有关。RB-ILD 和 DIP 与吸烟密切相关，大量吸烟很可能是一个关键的触发因素。

RB-ILD 主要见于大量吸烟、接触环境和工业污染物的人群。可能为吸入刺激物的非特异性细胞反应。

DIP 也可能与结缔组织病、药物反应和环境暴露等因素有关，家族性 DIP 与肺泡表面蛋白 C 基因突变有关。DIP 在儿童中并不常见，儿童 DIP 不能和成人 DIP 等同。

◎病理解剖

吞噬细胞聚集是 RB-ILD 和 DIP 一个重要的病理特点。DIP 显著的病理学改变是肺泡腔内肺泡吞噬细胞（AM）均匀分布，见散在多核巨细胞。与此相伴的是轻、中度肺泡间隔增厚，伴少量炎性细胞浸润，无明显的纤维化和成纤维细胞灶。在低倍镜下病变均匀分布，时相一致，当 AM 聚积以细支气管周围气腔为主，而远端气腔不受累时，这一病理便称为 RB-ILD。RB-ILD 的病灶主要分布于细支气管及其周围的肺实质，DIP 病变呈弥漫性分布，肺泡间质增厚，伴轻~中度纤维化，肺泡腔内可见大量的吞噬细胞聚集。

RB-ILD 主要的病理表现为累及膜性和呼吸性细支气管的炎症性改变，棕褐色色素沉着的吞噬细胞具有特征性，细支气管可因黏液积聚而扩张，管壁轻度增厚．常可见化生的细支气管上皮延伸入邻近的肺泡。

DIP 的主要组织病理学特点是肺泡内大量的吞噬细胞，通常是弥漫性分布在整肺，这些吞噬细胞的特点为有丰富的嗜酸性胞浆，呈玻璃样，常包含细颗粒样浅棕色色素，虽然肺泡间隔可有轻度的细胞浸润，但肺泡结构一般保持正常。浸润的炎症细胞包括少量的嗜酸粒细胞，伴有成纤维细胞增生。较少见的改变有轻度的纤维化，但是重度的纤维化和蜂窝样病变非常少见。

◎病理生理

最初的改变可能是上皮损伤，损伤发生的部位将决定发生 DIP 还是 RB－ILD。免疫机制可能也参与发病，已发现 DIP 患者体内循环免疫复合物水平增高，这些患者的病理活检显示肺泡壁有 IgG 和补体的沉积，这些复合物可能进一步触发上皮细胞的损伤，促使 DIP 病理过程的发生。

◎分类分型

2001 年 ATS、ERS 及美国呼吸内科医师学会将 DIP/RB－ILD 作为临床病理组织学诊断归于特发性间质性肺炎（IIP）中的一个类型，在 ATS/ERS 的 IIP 分类中，DIP 和 RBILD 被作为两种独立的疾病。

◎预防

作为吸烟相关的间质性肺疾病，戒烟是预防 RB－ILD 和 DIP 的重要措施。预防呼吸道感染，改善生活工作环境和空气质量。

◎筛检

对于有大量吸烟史或有环境、职业污染暴露史的青中年人，逐渐出现活动后呼吸困难、咳嗽（以干咳为主），要考虑吸烟相关性肺疾病，可行 HRCT、肺功能检测、支气管肺泡灌洗液筛检。

诊断

◎问诊与查体

1. 问诊　因为几乎所有 RB－ILD、DIP 患者均为吸烟者，问诊时需要注意询问患者有无吸烟史（或被动吸烟）；其次，应仔细询问评估呼吸道常见症状，如渐进性发展的活动后呼吸困难、咳嗽、胸痛等以及其他系统症状，如体重减轻、发热等。

2. 查体　应注意有无口唇甲床发绀等缺氧体征，胸部听诊时可闻及吸气末湿啰音，部分患者有杵状指。慢性病程且严重患者可有肺心病表现，如颈静脉怒张、肝颈静脉回流征阳性、肝脾大、下肢水肿等表现。

◎疾病演变

戒烟后多数 RB－ILD 患者可改善或稳定，胸部 HRCT 的磨玻璃样影和小叶中心性结节减轻或消失，但少数患者的临床症状和肺功能改善不显著。

DIP 患者戒烟及激素治疗后预后良好，如继续吸烟，可使病情进行性发展，最终导致死亡，但 5 年内死亡率仅有 5%。

◎辅助检查

常规实验室检查通常在正常范围。

1. 影像学　约 20% RB－ILD 患者胸部 X 线检查可正常，超过半数可有弥漫对称的网状结节伴磨玻璃样变，肺容量一般正常。

RB－ILD 的胸部 HRCT 能清晰显示病变呈片状或小叶中心性分布，病变分布广泛。特征性表现是磨玻璃样影和小叶中心性结节、支气管壁增厚、小叶间隔增厚、"马赛克征"以及双上肺气肿征。

胸部 X 线片对诊断 DIP 相对不敏感。

DIP 的 HRCT 最主要的表现形式为磨玻璃改变，其他的异常包括不规则的线状、网状影，HRCT 上可以看到牵引性支气管扩张，但程度较轻，累及下肺的小范围，也可有蜂窝肺改变和小的囊腔。

HRCT 影像学研究发现 RB－ILD 和 DIP 可有重叠表现，这代表了小气道和肺实质对吸烟反应的严重程度不同。

2. 肺功能　RB－ILD 的肺功能可表现为限制性，阻塞性或混合性通气功能障碍，残气量增加，少数轻症患者的通气功能正常。约 1/3 患者的一氧化碳弥散量（DL_{co}）在正常范围，提示 DL_{co} 可能不是诊断 RB－ILD 的敏感指标。安静或运动中可以出现低氧血症。

DIP 的肺功能改变为限制性通气功能障碍，弥散功能下降，血气分析示低氧血症。肺容积可正常。早期的肺功能异常包括肺活量下降，约占预计值的 70%，动脉血氧分压下降，一口气法测定的一氧化碳弥散量平均为 50% 预计值。

3. 支气管肺泡灌洗（BAL）　RB－ILD 患者的支气管肺泡灌洗液细胞总数

可能增高，有大量吞噬细胞，偶有少量的中性粒细胞，但没有特异性表现，与健康吸烟者无法区分。

DIP 的支气管肺泡灌洗液可见大量褐色素性吞噬细胞和淋巴细胞，吞噬细胞为正常吸烟者的 3~4 倍，淋巴细胞增高以 $CD_8{}^+T$ 细胞为主。

◎并发症

DIP 晚期可出现肺间质纤维化，并发症包括肺大疱、气胸、胸腔积液，偶见有肺心病的临床表现。

◎诊断标准

2000 年和 2002 年，ATS、ERS 以及美国呼吸内科医师学会，将 DIP/RB - ILD 作为临床病理学诊断归于 IIP 中的一个类型临床症状。从临床症状、影像学只能拟诊，确诊需经支气管镜或开胸肺活检。

Ashen 等（1984）所提出的病理诊断标准如下：①肺泡内可见含 PAS 染色阳性颗粒的吞噬细胞大量聚集；②肺泡内Ⅱ型上皮细胞肿胀及增生；③间质内有淋巴细胞、浆细胞和嗜酸细胞浸润，并有轻度间质纤维化。根据 IIP 共识，要有临床、影像学、病理学诊断标准全部符合者才能诊断 RB - ILD/DIP。

◎诊断程序

根据患者的大量吸烟史、临床表现有进行性呼吸困难、干咳等症状、影像学检查可疑诊断为 RB - ILD/DIP，确诊仍需进行肺活检等病理学检查。

◎鉴别诊断

尽管 RB - ILD 和 DIP 在 HRCT 上的表现有所不同，但互相仍可有重叠而无法区别。为提高诊断正确性，对所有疑为 RB - ILD 或 DIP 的病例均应行肺活检。

鉴别主要与特发性肺纤维化（IPF）、肺泡蛋白沉积症、嗜酸性肉芽肿等鉴别。

（1）肺特发性间质纤维化和脱屑性间质性肺炎的最重要区别是前者常常出现囊状及蜂窝状影而后者则不出现。而且后者的发病年龄较前者早 10 年左右。

（2）肺泡蛋白沉积症病变主要集中在双侧肺门周围，而不同于脱屑性间质性肺炎的胸膜下。病变呈地图状分布是肺泡蛋白沉积症的特点。

（3）嗜酸性肉芽肿病灶多位于肺上部，即使是弥漫性病灶也是这样。当局限性病灶愈合时，遗留浓密纤维组织的结节，形成空洞及广泛的蜂窝肺，这和脱屑性间质性肺炎有差别。

◎临床路径

RBILD 和 DIP 不属于呼吸科常见病，规范的诊治目前在探讨，国家卫计委还没有推行临床路径。

治疗

◎治疗目标

所有 RB–ILD 和 DIP 的治疗目标是戒烟，缓解临床症状，改善或稳定肺功能。

◎治疗细则

所有患者应戒烟。停止吸烟对 RB–ILD/ DIP 患者至关重要，戒烟后患者的临床症状和肺功能将得到改善，部分病例可自发缓解。

RB–ILD 患者戒烟后病情可能稳定或改善。如果肺功能维持，观察戒烟后效果。有报道称经糖皮质激素治疗后患者肺功能和胸部 X 线检查改善，如果肺功能无改善或加重，可行泼尼松 30～40mg/日试验性治疗，疗程 4 周。应尽量避免使用不必要的细胞毒药物。约 22% 患者未经任何治疗可部分或完全缓解。

DIP 应用糖皮质激素治疗起效快、效果显著，包括呼吸困难减轻，活动耐力增加，食欲改善和体重增加。多数病例治疗后弥散能力显著改善，HRCT 的磨玻璃样改变吸收完全。轻度或中度纤维化治疗效果比重度纤维化更好。口服泼尼松 0.5mg/（kg·d），6～8 周后逐渐缓慢减量，每 10 日减 5mg，减到每日 20mg 时至少维持 2 个月，以保持症状稳定。然后缓慢减量至停用。研究发现用大剂量的泼尼松治疗 4～6 周后，将泼尼松减至 20～25mg 时，症状可能复发。为防止复发，应维持治疗约 1 年。如临床表现严重，可先静脉使用甲基泼尼松龙冲击治疗，根据体重每日予 500～1000mg，共 3 天，然后口服治疗。如果糖皮质激素治疗反应不佳，可加用硫唑嘌呤，其不良反应小于其他免疫抑制剂。

◎治疗程序

所有 RB - ILD 与 DIP 的患者首先进行戒烟并观察疗效，定期复查肺功能和影像学，大部分患者病情随着戒烟或可自行缓解，少数患者可能治愈，或病情稳定多年。小部分进行性恶化患者可予以糖皮质激素治疗。

◎治疗进展

RB - ILD 和 DIP 患者在戒烟后病情可能稳定或改善，也往往对激素治疗敏感，预后良好。如果糖皮质激素治疗反应不佳，可加用免疫抑制剂如硫唑嘌呤。

◎护理与照顾

1. 戒烟。
2. 注意保暖，应避免受凉、感冒。
3. 肺功能锻炼。
4. 坚持用药，定期随诊。

随访

◎随访要点

HRCT 显示 DIP 患者病情进展比较慢，经过治疗后多数病例的磨玻璃样改变保持稳定或有改善，但是 DIP 也可以进展为纤维化、蜂窝肺、肺实质减少。因此 DIP 病例应长期随诊。

◎预后

大多 RB - ILD 预后良好，少数患者经戒烟和应用激素治疗后，其症状和肺功能仍可加重。Portnoy 等报道 32 例 RB - ILD 患者，其中 75% 的患者在疾病诊断后生存期超过 7 年，28% 的患者临床症状改善，10.5% 肺功能好转，1 名患者死于 ILD 进展，2 名患者死于非小细胞肺癌。RB - ILD 特别是重症患者可见肺气肿，其范围和严重程度是患者预后的影响因素之一。

DIP 多数患者预后良好，部分病例未经治疗自然缓解。其病死率为 27.5%，中位生存期为 12.2 年，约 70% 的患者可存活 10 年以上。经系统治疗，部分 DIP

病例的病情仍逐渐进展，只有少数患者预后较差。

◎患者教育

由于吸烟在 RB – ILD，DIP 发病中有重要作用，且部分患者戒烟后病情可有部分好转，因此戒烟教育十分必要，减少或避免环境暴露。

第 37 章　隐源性机化性肺炎 《《《《

◎ 概况

隐源性机化性肺炎（cryptogenic organizing pneumonia，COP）指特发性间质性肺炎（idiopathic interstitial pneumonia，IIP）中的一种，占 IIP 的 4%～12%，病理上以肺泡和肺泡管中肉芽组织栓形成为特征，肉芽组织栓可以延伸到细支气管。

本病病因目前尚不清楚，有报道无吸烟史或已戒烟者的 COP 发病率约为吸烟者的 2 倍，特别是女性。临床表现缺乏特异性，多为亚急性或慢性起病，病初常有类流感样表现，以刺激性干咳最常见；其次为活动后气短和呼吸困难；咳痰、咯血、胸痛等症状少见；部分患者可出现少量胸膜腔积液或偶发气胸、纵隔气肿等；全身症状包括低热、盗汗、乏力、体重减轻等；偶有急性起病者，临床表现类似重症肺炎，可迅速发展为急性呼吸窘迫综合征。体格检查部分患者可出现呼吸急促、发绀和吸气末爆裂音，常无杵状指。血常规检查提示白细胞总数多增加，中性粒细胞比例增加，贫血、血小板增多。ESR 和 CRP 可作为判断疗效和复发的监测指标。肺功能检查多为轻至中度限制性通气功能障碍，合并吸烟或慢性阻塞性肺疾病者可伴轻度阻塞性通气功能障碍或混合性通气功能障碍。血气分析可见不同程度的低氧血症，支气管肺泡灌洗液有助于排除其他肺部疾病，如感染、肿瘤和肺泡出血等。

诊断需通过"临床－影像－病理诊断"的方式获得。病理学首先证实存在机化性肺炎，然后结合临床、影像及辅助检查结果进行综合分析，排除其他可能的病因和潜在疾病后，才能诊断为隐源性机化性肺炎。

糖皮质激素是治疗 COP 的首选药物，对于不能耐受糖皮质激素治疗或糖皮质激素治疗反应效果不好的患者，可以在糖皮质激素治疗基础上合并免疫抑制剂治疗，常用有硫唑嘌呤或环磷酰胺。有文献报道部分患者使用大环内酯类药物治疗后，临床症状缓解，胸部影像学改善，炎性标志物减少，但多为个案报道，缺少随机、双盲、多中心对照研究结果。

基础

◎定义

隐源性机化性肺炎（cryptogenic organizing pneumonia，COP）指特发性间质性肺炎（idiopathic interstitial pneumonia，IIP）中的一种，占 IIP 的 4%～12%，病理上以肺泡和肺泡管中肉芽组织栓形成为特征，肉芽组织栓可以延伸到细支气管。

◎流行病学

COP 同其他 IIPs 一样缺乏精确的流行病学资料。有报道机化性肺炎（OP）的发病率估计为（6～7）/10 万，其中超过半数为 COP，但 COP 确切的发病率目前尚不清楚。李惠萍教授曾检索近 20 年国内外文献，COP 的报道病例逐渐增多，可能与活检率增加有关。法国学者 Romain 等 2000 年报道的 48 例 COP 为近 5 年国外报道最大病例组，其次为 2002 年韩国 Joon Chang 等报道的 31 例。国内从 1999～2005 年 9 篇文章共报道了 19 例 COP，其中最大病例组 8 例，其余多为 1～2 例的个案报道。上海市肺科医院自 2000 年～2006 年 4 月期间经肺组织活检证实的 COP 有 24 例，另 1 例由外地医院活检后在上海市肺科医院随访，合计 25 例，目前为国内报道数量最多的一组病例。文献报道 COP 男女发病情况相近，但该院诊治的 25 例 COP，女性比例明显高于男性，男女比例为 0.31:1。本病在 50～60 岁发病率较高，儿童偶见。与吸烟关系不甚密切。是否与职业粉尘或过敏原接触有关尚不清楚，上海市肺科医院病例近半数有药物过敏史、各种工业粉尘和植物粉尘接触史，提示本病的发生可能与职业和过敏体质有一定相关性。

◎病因

本病病因目前尚不清楚，由于起病时多数患者有类似流感样表现，推测可能与感染有关。虽然 COP 是一种与吸烟无明显相关性的疾病，但事实上，COP 多发生在非吸烟者或已戒烟者。有报道无吸烟史或已戒烟者的 COP 发病率约为吸烟者的 2 倍，特别是女性。

◎病理解剖

病理组织学表现主要为：①远端气腔（包括细支气管、肺泡管、肺泡腔）内的机化性炎症。小气道和肺泡管内过多的肉芽组织增殖。肺泡腔内肉芽组织呈芽生状，由疏松的结缔组织将成纤维细胞包埋而构成，可通过肺泡孔从一个肺泡扩展到邻近的肺泡，形成典型的"蝴蝶影"。病灶以小气道为中心向远端延伸。②病灶呈片状分布。③肺部结构不受损。④镜下病变均匀一致。⑤伴轻度的间质慢性炎症、Ⅱ型上皮细胞化生和肺泡腔内吞噬细胞（有些为泡沫细胞）增加（图37-1）。

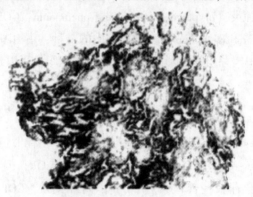

图37-1　TBLB肺组织镜下显示肺泡腔内肉芽组织增生，内可见成纤维细胞、肌成纤维细胞和松散的结缔组织（HE×200）

◎病理生理

COP肺泡腔内纤维化的第一步是肺泡上皮细胞的损伤、坏死，导致肺泡基底层剥脱，基底层出现一些裂隙。血管内皮细胞也轻度受损，炎症细胞（淋巴细胞、中性粒细胞、嗜酸粒细胞）浸润肺间质，血浆蛋白渗漏至肺泡腔，在肺泡腔内形成纤维蛋白样炎症细胞簇，由纤维蛋白和炎症细胞组成。之后纤维蛋白断裂，成纤维细胞通过基底层的间隙由间质迁移至纤维蛋白残余物中，不断增生，并转变为肌成纤维细胞。肺泡上皮细胞也逐渐增生，使基底层再上皮化，因此，保持了肺泡结构的完整。随着结缔组织栓的"成熟"，其中的炎症细胞几乎完全消失。

肺泡内的结缔组织栓为纤维连接蛋白、Ⅲ型胶原、蛋白聚糖构成的纤维样物质，Ⅰ型胶原只占小部分。成纤维细胞、肌纤维母细胞位于结缔组织基质中。这与普通型间质性肺炎（usual interstitialpneumonia，UIP）中丰富的Ⅰ型胶原沉积不同。含有大量Ⅲ型胶原的疏松结缔组织基质更容易降解，从而表现为纤维化的逆转。糖蛋白，尤其是黏蛋白，可能是形成细胞与周围基质成分间疏松粘连的原因。Ⅵ型胶原可能也参与基质沉积的调节。

结缔组织栓的另一个特征是丰富的毛细血管，类似于伤口愈合过程中的肉芽组织——另一种可逆的纤维炎症性损害。肺泡结缔组织栓中有血管内皮生长因子、基本成纤维细胞生长因子的高表达，这些生长因子介导的血管形成也是结缔组织栓可逆的原因。

　　Bellum 等给 CBA/J 小鼠鼻内接种 10^6 空斑形成单位（pfu）的 1 型呼肠病毒，复制出肺泡腔内纤维化的动物模型，其病理表现与机化性肺炎相同，但若使用其他种系小鼠，则不能复制出类似病变，表明宿主的遗传特性在肺泡内纤维化的形成中具有关键作用。同样是 CBA/J 小鼠，若使用高效价的呼肠病毒则可复制出弥漫性肺泡损伤的模型，表现为典型的透明膜形成以及较高的病死率，因此最初损伤的程度也是决定病变性质的关键因素。在 1 型呼肠病毒诱导的肺损伤模型中，若在出生后将小鼠的胸腺切除，则不能出现机化性肺炎的表现，而弥漫性肺泡损伤的形成不受影响，表明机化性肺炎的形成需要 T 细胞的参与。

　　其他的一些研究显示，吞噬细胞产生的血小板衍生生长因子和白介素 - 8（interleukin - 8，IL - 8）可能在肺泡腔内纤维化的形成中起作用。COP 患者支气管肺泡灌洗液（bronchoalveolar lavagefluid，BALF）中单核细胞趋化蛋白 - 1、IL - 10、IL - 12、IL - 18 的水平要高于对照组和 UIP 患者，吞噬细胞和淋巴细胞存在显著激活，并表现为 Th1 型反应。

　　如前所述，肺泡上皮损伤导致血浆蛋白渗漏至肺泡腔形成纤维蛋白是导致纤维化的关键一步。肺泡腔内纤维蛋白的形成源于凝血与纤溶之间的失衡。研究显示，间质性肺病，尤其是 COP 患者 BALF 中纤溶抑制因子，如凝血酶活化纤维蛋白溶解抑制因子、蛋白 C 抑制因子的水平增加，从而使凝血与纤溶之间的平衡偏向前者，导致纤维蛋白形成。基质金属蛋白酶（matrixmetalloproteinases，MMP）及其组织抑制子（tissue inhibitor of metalloproteinase，TIMP）之间的失衡在机化性肺炎的发病机制中也占有一席之地。与 UIP 患者相比，COP 患者 BALF 中 MMP - 9/TIMP - 1 比值升高。机化性肺炎结缔组织栓中的肌成纤维细胞表达 MMP，并能吞噬胶原纤维，逆转早期纤维化，而 UIP 患者的肌纤维母细胞有较高的 TIMP - 2 表达，从而促进细胞外基质的沉积。其他关于机化性肺炎发病机制的研究还涉及 B7 - 2 和 Ⅱ 类主要组织相容性复合物分子的表达及 Fas 配体等。然而到目前为止，关于机化性肺炎的发病机制尚未完全阐明，同样都有纤维化，为何机化性肺炎与 UIP 对糖皮质激素有不同的反应亦需进一步研究。

◎分类分型

　　目前 COP 尚无分类分型。

◎预防

　　本病可能与感染相关，故预防气道感染可能对减少本病有益。

◎筛检

对于亚急性起病、有呼吸道感染样表现、肺部影像学表现为斑片状实变影、抗感染吸收不满意者，尤其是病变有反复游走特点者，应考虑本病，必要时取肺组织病理明确诊断。

诊断

◎问诊与查体

1. 问诊　应询问患者近期内是否有呼吸道感染史，常见的呼吸道症状，如发热、咳嗽、咳痰、活动后气短等，此外还应询问有无全身症状，如食欲减退、体重降低、关节痛等。

2. 查体　常见的肺部体征是双肺散发或局限的湿啰音，对于严重病例，可有口唇发绀等缺氧表现，肺心病体征少见。

◎疾病演变

如不治疗病情可呈进行性进展而导致呼吸衰竭。偶有急性起病者，临床表现类似重症肺炎，可迅速发展为急性呼吸窘迫综合征。

◎辅助检查

1. 优选检查

（1）肺部高分辨 CT

①双肺多发斑片状肺泡渗出影为最常见的典型影像学改变，50% 分布于外周或支气管周围，尤多见于下叶，也有单肺受累的报道。约 25% 的病例阴影呈游走性，大小从几厘米到整个肺叶。在 CT 扫描上，阴影的密度从磨玻璃样到实变，在实变区可以看到空气支气管征。这种影像学改变虽然高度提示 COP，但并不特异，需要鉴别的疾病包括慢性嗜酸粒细胞性肺炎（可与 COP 同时发生）、原发性肺低度恶性淋巴瘤和支气管肺泡癌等。

②双肺弥漫性间质影表现为弥漫性不规则线状或结节状间质浸润影，在这种影像的基础上可叠加少量肺泡渗出影，病理上除肺泡内机化外，间质炎症较明显。

③孤立局灶病变多为术后病理诊断，约占 COP 的 1/4，常贴近于胸膜面或沿支气管血管束分布，可表现为圆形、楔形、梭形、星形等，边缘不规则，可呈锯

齿样改变，可有邻近胸膜增厚、胸膜凹陷征、粗长或细短毛刺，病灶旁支气管血管束增粗、变形或聚拢以及卫星灶，病灶内可见空洞、空气支气管征、钙化，一部分孤立局灶病变可进展为典型的双肺病变。

④其他不常见的影像学表现反晕征（中央为磨玻璃样影，周围为实变影）、线、带状影（通常至少 8mm 宽，长度 >2cm，边缘光滑或不规则，可有空气支气管征）、多发或空洞型结节或肿块。大结节可有不规则、细刺状边缘，与胸膜接触面相对较宽。胸腔积液通常不常见。此外，可有支气管壁的增厚和扩张以及纵隔淋巴结的增大。

（2）肺功能与血气分析：多表现为轻度或中度限制性通气功能障碍。吸烟患者可存在气流阻塞，但这并不是机化性肺炎的特征。一氧化碳弥散量降低，但弥散系数可以正常。也有肺功能正常的报道。血气分析常显示轻度低氧血症，偶尔表现为严重低氧血症。

（3）支气管肺泡灌洗：COP 患者支气管肺泡灌洗液中淋巴细胞（20% ~ 40%）、中性粒细胞（约 10%）、嗜酸粒细胞（约 5%）增加，若三者同时增加则较具特征性，有时还可看到一些浆细胞和肥大细胞。淋巴细胞 CD_4/CD_8 比值降低。值得注意的是，若灌洗液中嗜酸粒细胞显著增加（>25%），需考虑慢性嗜酸粒细胞性肺炎。

2. 可选检查　主要为试验室检查，包括血沉、C – 反应蛋白增加；血常规显示白细胞总数正常或中度增多伴中性粒细胞比例增加，但也有白细胞减少的报道，此外一些患者表现为轻至中度的嗜酸粒细胞增加、血小板增多。这些改变均无特征性。本病应常规筛查血 ANA、ENA、ANCA 等，除外风湿免疫等潜在疾病。

◎并发症

严重病例可出现呼吸衰竭，多为 I 型呼吸衰竭。

◎诊断标准

COP 的诊断依赖于典型的病理学和临床放射学特征，并除外任何已知的或相关的疾病。电视辅助胸腔镜是目前诊断 COP 的首选方法，应至少从 2 个肺叶、从放射学上病变明显的区域进行楔形切除。需注意，舌叶标本不适用于诊断间质性肺炎，因为解剖关系，舌叶可存在临床上无意义的纤维化和炎症。经支气管肺活检样本也能诊断 COP，但由于样本小，不能排除其他相关疾病或进行病因诊断。排除 OP 的继发性原因，当所有的病因筛查为阴性结果时，才能称之为 COP。

分级诊断如表 37 - 1 所示。

表 37 - 1　COP 的诊断

诊断分级	病理表现为 OP	典型的临床和 影像学表现	除外其他断发性 CP 疾病
确诊	经开胸成胸腔镜 活检证实	是	是
很可能	仅经 TBLB 活检发现	是	?
可能	无	是	??

◎鉴别诊断（表 37 - 1）

表 37 - 1　COP 的鉴别诊断

疾病名	体征/症状鉴别	检验鉴别
慢性嗜酸粒细胞性肺炎（chronic eosinophilic pneumonia, CEP)	咳嗽、咳痰	胸片上均可见到斑片影，但 CEP 患者的斑片影无游走性，复发时在原来部位出现，BALF 以嗜酸粒细胞增加为主，嗜酸粒细胞占细胞总数的 25% 以上
细支气管肺泡癌	常有大量泡沫痰，痰中可查到癌细胞	影像学上表现为局部或弥漫浸润或实变影，病变区空气支气管征多呈"枯树枝"状，表现为僵直、扭曲、串珠样改变，有不规则狭窄
黏膜相关淋巴组织（mucosa - associatedly mphoid tissue, MALT）来源的非霍奇金淋巴瘤	隐匿起病，病史较长，38% ~ 50% 无症状，其余患者可有咳嗽、呼吸困难、胸痛、咯血、发热和消瘦	显微镜下，MALT 淋巴瘤常见支气管、血管周围、小叶间隔淋巴瘤细胞浸润，病变常沿淋巴管播散，淋巴上皮受损是其特征，此外还可见生发中心和巨大层状体。MALT 淋巴瘤的细胞类型为 B 细胞型，在 B 细胞的背景中可见或多或少的反应性 T 细胞群。免疫组化染色显示免疫 球蛋白轻链 λ 或 κ 单项阳性，CD_{20}^+、CD_5^-、$bcl2^-$、CD_{10}^-、$cydinDl^-$。应用 PCR 技术对免疫球蛋白重链基因进行扩增显示 60% 低度恶性淋巴瘤为单克隆性

疾病名	体征/症状鉴别	检验鉴别
UIP	年龄多大于 50 岁	肺容积减少，常有蜂窝肺。病理上，UIP 患者肺纤维化导致肺结构破坏和蜂窝肺形成，病变呈斑片状分布，常累及胸膜下和间隔旁，可见散在成纤维细胞灶。低倍镜下病变具异质性，即正常肺、间质炎症、纤维化、蜂窝肺交替共存。肉芽组织不明显或无
周围型肺癌	咳嗽，咯血，消瘦，淋巴结肿大，恶性胸腔积液	影像学上周围型肺癌表现为分叶样，少有锯齿样改变，有毛刺，多为细短毛刺，病灶内空气支气管征管壁僵硬，病灶旁支气管血管束受累呈串珠样及支气管截断改变，肺门纵隔淋巴结多增大，增强扫描时多为不规则强化、癌结节样强化

◎临床路径

本病为呼吸系统少见疾病，目前尚无临床路径。

治疗

◎治疗目标

尽早控制病情发展，避免发展成呼吸衰竭，尽可能完全康复。

◎治疗细则

糖皮质激素仍是目前 COP 的标准治疗方法。临床表现通常在 48 小时内改善，影像学上的完全吸收通常需要数周，大部分患者在治疗 1 周后有显著改善。

糖皮质激素的合适剂量以及疗程尚无定论，建议的起始剂量为 $0.75 \sim 1mg/$（kg·d），服用 3 个月，然后减为 40mg/d 继续服用 3 个月，之后逐渐减量为 20mg/d 或 20mg，隔日 1 次，总的疗程通常为 12 个月。

激素减量或疗程小于 1 年时疾病常复发，一些患者经历数次复发，常需延长疗程。

细胞毒药物环磷酰胺、硫唑嘌呤、环孢素偶尔用于 COP 的治疗，但疗效难以评估。严重病例接受糖皮质激素治疗数天内症状无改善或延长糖皮质激素治疗病情仍无改善以及糖皮质激素减量后复发的患者可以考虑使用环磷酰胺。

◎治疗程序

诊为 COP 患者应给予以糖皮质激素治疗，总疗程应在 6 ~ 12 个月。在激素减量或停药后可出现复发，此时应将激素加量使用，多数复发患者对激素治疗依然有效。对于发病急且出现呼吸衰竭患者推荐使用静脉甲泼尼龙治疗，必要时使用环磷酰胺及硫唑嘌呤。

◎护理与照顾

1. 注意休息，避免受凉感冒，预防各种感染。

2. 要有舒适的居住环境。房间要安静，保持清洁卫生，空气要清新、湿润、流通，避免烟雾、香水、空气清新剂等带有浓烈气味的刺激因素，也要避免吸入过冷、过干、过湿的空气。

3. 饮食方面，饮食上要清淡、易消化，多吃瓜果蔬菜，多饮水。

随访

◎随访要点

对于此类患者，随访主要注意患者症状变化、活动能力等以及有无急性加重或其他症状出现。应定期查肺部 CT 与肺功能，若出现恶化，应寻找原因，若除外其他合并症外，应考虑本病复发，需调整激素治疗方案。随访中，还应注意激素治疗过程中的药物不良反应，如血糖升高、血压升高、消化道出血等。

◎预后

70% ~ 80% 的 COP 患者接受糖皮质激素治疗后临床和放射学改变可以完全消失，以斑片状肺泡影为表现的 COP 预后尤佳，接受治疗的 COP 患者 5 年生存率可达 100%。继发性机化性肺炎的预后通常不如 COP。与 COP 预后不良相关的因素有：影像学上显著的间质改变、支气管肺泡灌洗液细胞分类无淋巴细胞增多、组织学上有瘢痕形成和肺实质的重构。

◎患者教育

1. 要保证有足够的休息，还要注意保暖，避免受寒，预防各种感染。注意气候变化，特别是冬春季节，气温变化剧烈，及时增减衣物，避免受寒后加重病情。

2. 坚持用药，注意密切监测激素的不良反应。定期复查肺部 CT、肺功能等，若疾病复发，需激素加量使用。

3. 精神上应保持愉快乐观的情绪，防止精神刺激和精神过度紧张，对疾病治疗有充分的信心。

第38章　急性间质性肺炎 《《《

◎概况

急性间质性肺炎 (acute interstitial pneumonia，AIP) 是罕见的爆发性肺损伤，常发生于原先体健者。表现为发热、咳嗽和气促以及迅速进行性加重的呼吸困难。大部分患者有中到严重程度的低氧血症，可发生呼吸衰竭。AIP 的病死率（ >60% ）。

在 2002 年 ATS/ERS 发表的特发性间质性肺炎分类中，将急性间质性肺炎纳入特发性间质性肺炎的范畴，AIP 的病因、发病机制、确切的患病率、发病率尚不清楚。

本病并没有特异性的临床诊断指标，最重要的是根据临床过程和 HRCT 表现及时想到该病存在的可能。当患者出现如下临床表现：①短期内进行性呼吸困难；②胸片和 HRCT 出现新近的弥漫性肺部浸润影；③持续恶化的低氧血症（$PaO_2/FiO_2 < 225$）；④无感染的依据；应该考虑 AIP 存在的可能。

HRCT：以磨玻璃影和（或）实变阴影并存病变为主，并短期内出现牵拉性支气管和细支气管扩张，短期内病变进行性扩大，是 AIP 较具特征性的胸部 CT 表现。

病理：AIP 的病理改变为弥漫性肺泡损伤（DAD）。

治疗：无特异性的治疗手段，主要是对症支持治疗及机械通气。糖皮质激素是常用的治疗药物，还可联合运用免疫抑制剂（如环磷酰胺、长春新碱等），但效果并不肯定。

基础

◎定义

急性间质性肺炎 AIP 是特发性间质性肺炎的一个亚型。AIP 是罕见的爆发性肺损伤，表现为发热、咳嗽和气促，迅速进行性加重的呼吸困难。大部分患者有中到严重程度的低氧血症，可发生严重呼吸衰竭。HRCT 可见双侧斑片状、对称性磨玻璃样改变。有双侧肺泡壁内实变影，病变主要分布于胸膜下，AIP 的病理改变为弥漫性肺泡损伤（DAD）。

◎流行病学

确切的患病率和发病率尚不清楚。在外科肺活检组织学诊断的 IIPs 中，AIP 不到 <2% 。有限的病例系列资料提示，AIP 平均发病年龄为 50 岁，无性别差异，与吸烟无相关性，也没有明确的致病危险因素。AIP 的确切发病机制不清楚，目前认为肺内多形核中性粒细胞释放毒性氧物质和蛋白酶引起急性肺损伤。有人认为，AIP 的发病与病毒急性感染密切相关，其中研究最多的是腺病毒和 EB 病毒。

◎病因

虽然目前已将 AIP 归入 IIP 范畴，但由于其临床表现及病理表现与 ARDS 几乎一致，而其发病时又无明确病因。有人认为，AIP 的发病与病毒急性感染密切相关，只是限于目前的检测技术尚无法测定病毒而已。病毒与 IIP 的关系一直是该病病因学研究的热点之一，其中研究最多的是腺病毒和 EB 病毒。现初步认为病毒在 IIP 发生、发展中所起的作用可能有 3 种情况：①病毒感染的人体细胞所表达的病毒蛋白可以促进慢性炎症和修复过程，如 EB 病毒的隐性膜蛋白可以提高 β - 淋巴细胞的 II 类抗原的表达；②病毒的感染可以激活肺泡上皮细胞的 I 型胶原基因；③病毒基因是一种转活化因子，可以与 DNA 结合或接触，以调节 RNA 蛋白转录和修改细胞的生物特性。然而遗憾的是，这些研究结果均来自 IIP 的慢性类型，也许是由于病例数偏少，至少尚未有 AIP 的病毒关系的研究报告。

有研究报道，部分患者肺周围淋巴细胞、淋巴滤泡及浆细胞中有自身抗体，肺泡壁上有免疫复合物沉积，而诸如血沉加快，部分患者丙种球蛋白高，抗核抗体效价上升，类风湿因子、冷免疫球蛋白、狼疮细胞阳性，补体水平降低都表明该病可能与炎症免疫过程有关，也有报道称本病可能具有遗传因素。

◎病理剖析

AIP 病理改变为弥漫性肺泡损伤，可分为急性期（亦称渗出期）和机化期（亦称增殖期）。但在同一标本中两期之间的病理表现常有交叉，与标本在具体病程中获得时间有关。

渗出期最显著的病理特点为肺泡腔内透明膜形成。早期肺泡隔的水肿和肺泡腔内出血，同时可见肺泡上皮和上皮基底膜的损伤，炎性细胞进入肺泡腔内，在受损的肺泡壁上可见 II 型肺泡上皮细胞增生并替代 I 型肺泡上皮，可见灶状分布的由脱落上皮细胞和纤维蛋白所构成的透明膜充填在肺泡腔内，另此期在肺泡腔内逐渐可见成纤维细胞成分，进而导致肺泡腔内纤维化。

机化（增生）期：可见有急性期和机化期交叉的病理表现，但此期最显著的病理特点为肺间质中的肌纤维母细胞增生，肺泡隔呈现纤维化并有显著的肺泡隔增厚，透明膜被吸收，肺泡修复，这些改变在 1/3 以上病例中可成为主要病理特征。在 95% 的患者有急性肺损伤的其他表现，如内皮损伤、小动脉血栓形成和细支气管鳞状上皮化生等。在机化的形成过程中，偶尔可见类似 OP 的组织学变化。机化期的晚期，残存的肺泡形状大小不一，或呈裂隙状或异常扩张，最终导致肺结构破坏、扭曲、蜂窝肺形成。

◎病理生理

AIP 的急性肺部损伤是一种大范围的、病理表现单一的肺实质性变化，这与已知的 ARDS 的表现并无二致；但与其他 IIP 类型中所见的急性损伤——反复数年的多灶性损伤迥然不同。这种不同造成了二者在组织病理和临床表现上各具特色；并就此推测两者的发病机制亦有差别。虽然目前的研究已深入到蛋白甚至基因水平，人们已知诸如促炎症因子、抗炎症因子、金属蛋白酶及抑制因子和凋亡等在 IIP 中的相应作用，但 AIP 的确切发病机制目前尚不清。

本病出现肺泡大面积严重损伤，导致显著换气功能障碍，表现为难以纠正的 I 型呼吸衰竭，亚急性患者可出现肺间质纤维化改变，则有显著限制性通气功能障碍。

◎分类分型

AIP 属于 IIP 的一个亚型。

2013 年特发性间质性肺炎（IIP）的新分类（表 38－1，表 38－2）更新了 2002 年美国胸科学会/欧洲呼吸病学会（ATS/ERS）IIP 分类指南中的相关内容，主要包括：更新了既往已有的某些 IIP 亚型的定义，提出了 IIP 的一些新的临床亚型和病理亚型。本次共识并非独立的指南，而是对 2002 年 IIP 指南的更新和补充。

表 38－1　修订后的多学科讨论的特发性间质性肺炎分类

主要特发性间质性肺炎

　特发性肺纤维化

　特发性非特异性间质性肺炎

　呼吸性细支气管炎 – 间质性肺疾病

脱屑性间质性肺炎

隐源性机化性肺炎

急性间质性肺炎

罕见特发性间质性肺炎

特发性淋巴细胞间质性肺炎

特发性胸膜肺实质弹力纤维增生症

不能分类的特发性间质性肺炎

表 38 – 2　主要特发性间质性肺炎的分类

分类	临床 – 影像病理诊断	影像和（或）病理 形态学类型
慢性致纤维化性 IP	特发性肺纤维化	普通型间质性肺炎
	特发性非特异性间质性肺炎	非特异性间质性肺炎
吸烟相关性 IP	呼吸性细支气管炎 – 间质性肺疾病	呼吸细性支气管炎
	脱屑性间质性肺炎	脱屑性间质性肺炎
急性/亚急性 IP	隐源性机化性肺炎	机化性肺炎
	急性间质性肺炎	弥漫性肺泡损伤

注：IP：间质性肺炎，脱屑性间质性肺炎也可见于非吸烟者

◎预防

由于 AIP 病因未明，如何预防也是未知因素。

◎筛检

筛检可参考间质性肺疾病的诊断程序。

诊断

◎问诊与查体

1. 问诊　需要注意询问发病时间，病情进展速度，有无感染性、风湿性、心脏疾病的相关病史及诱发因素，用药史、创伤、骨折、休克病史等已知引起急性肺损伤的基础疾病和诱因。其次，应询问呼吸系统常见症状，如咳嗽、咳痰、呼吸困难等，应注意询问有鉴别意义的症状，如有无夜间阵发性呼吸困难，有无咯粉红色泡沫痰等急性左心衰表现，有无血尿、皮肤关节表现等（图 38 – 1）。

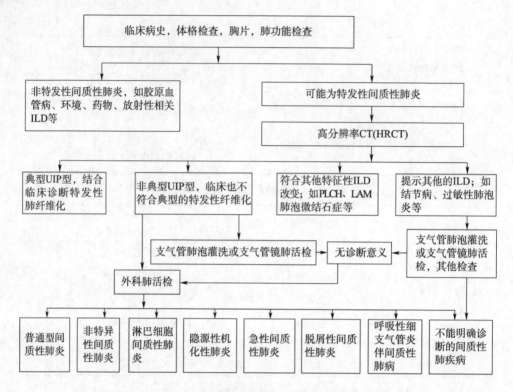

图 38 - 1 间质性肺疾病的临床诊断路径

2. 查体 本病最常见的体征即为呼吸困难，常伴有口唇发绀等严重缺氧体征，肺部查体可闻双肺散布湿啰音或 Velcro 啰音，可很快出现杵状指。部分患者可发生自发性气胸。

◎疾病演变

AIP 起病突然、进展迅速，迅速出现呼吸衰竭，多需要机械通气维持，存活时间很短，大部分在 1~2 个月内死亡。

AIP 的平均病死率为 78%（60%~100%），平均存活期为 33 天。虽然尚无法预示存活率的组织病理指征，但存活者多有严重的肺实质损害，而死亡者则很少有之。现在 ARDS 的病死率因治疗手段的不断改进已降至 50% 以下；而 AIP 的病死率却一直居高不下。

◎辅助检查

（一）优先检测

胸部 HRCT、胸部 X 线摄片、血气分析、肺功能测定。肺组织活检是确诊必需的。

1. 胸部 HRCT HRCT 依病期不同，影像学所见也不同。胸部 HRCT 的主要表现：①磨玻璃影；②牵拉性支气管扩张；③实变影；④小叶间隔增厚；⑤气管血管束增粗；⑥结节影；⑦网状影；⑧蜂窝状影等。上述表现中，蜂窝状影最少见。组织病理与 HRCT 影像相关关系的研究表明，在渗出期，会有部分残存的正常肺组织影像接近阴影区 [指磨玻璃样变和（或）实变区] 或存在于阴影区之中，不伴有支气管扩张影像的出现；增殖期初期，磨玻璃影区和实变影区内支气管扩张影像的出现概率近乎相同，支气管牵拉性扩张影像的出现预示渗出期将尽，某种程度的机化已经出现；增殖期晚期，近乎全部肺阴影区均伴有支气管扩张影像的出现。AIP 的胸部 HRCT 所见可归纳为：疾病早期，磨玻璃影和实变影呈弥漫或片状分布，肺外周和下野背部明显，多为对称性；随疾病进展，可出现网状影和牵拉性支气管扩张，少数有轻度蜂窝肺。

就 HRCT 提供的各种所见而言，仅凭单一的影像学表现不能做出 AIP 的诊断。但综合患者的其他临床资料并结合 HRCT 各种所见的演变过程，是 AIP 临床诊断的重要依据。

2. 胸部平片 疾病早期可见双肺下野散在或相对对称分布的斑片影、大片实变影或磨玻璃影；随病情进展，上述病变范围可扩展至中、上肺野，并可出现弥漫性网格和条索影，病变分布以外周明显。

3. 肺功能检查与动脉血气分析 所有患者均有限制性通气功能障碍和弥散功能减低，但因患者病情多较重，进展迅速，往往无法配合肺功能检查。动脉血气分析检查多为显著的 I 型呼吸衰竭。

4. 肺活检 肺活检的方法有经胸腔镜肺活检和开胸肺活检。

病理特点：AIP 病理改变为弥漫性肺泡损伤，可分为急性期（亦称渗出期）和机化期（亦称增殖期）。但在同一标本中两期之间的病理表现常有交叉，与标本在具体病程中获得时间有关。

渗出期最显著的病理特点为肺泡腔内透明膜形成。早期肺泡隔的水肿和肺泡腔内出血，同时可见肺泡上皮和上皮基底膜的损伤，炎性细胞进入肺泡腔内，在受损的肺泡壁上可见 II 型肺泡上皮细胞增生并替代 I 型肺泡上皮，可见灶状分布的由脱落上皮细胞和纤维蛋白所构成的透明膜充填在肺泡腔内，另此期在肺泡腔内逐渐可见成纤维细胞成分，进而导致肺泡腔内纤维化。

机化（增生）期：可见有急性期和机化期交叉的病理表现，但此期最显著的病理特点为肺间质中的肌纤维母细胞增生，肺泡隔呈现纤维化并有显著的肺泡隔增厚，透明膜被吸收，肺泡修复，这些改变在 1/3 以上病例中可成为主要病理特征。在 95% 的患者有急性肺损伤的其他表现，如内皮损伤、小动脉血栓形成和细支气管鳞状上皮化生等。在机化的形成过程中，偶尔可见类似 OP 的组织学变化。机化期的晚期，残存的肺泡形状大小不一或呈裂隙状或异常扩张，最终导致肺结构破坏、扭曲、蜂窝肺形成。

开胸肺活检是确诊的关键。经纤支镜肺活检所取得标本太小，确诊价值有限，但能帮助缩小鉴别诊断范围。由于患者病情较重，多进展迅速，故多无法进行肺活检。

（二）可选检测

支气管肺泡灌洗以及感染性疾病、风湿性疾病等相关实验室检查有助于鉴别诊断。

1. 支气管肺泡灌洗　支气管肺泡灌洗液（BALF）中细胞总数增加，血细胞和吞噬细胞内含铁血黄素提示肺出血。中性粒细胞百分比增加（>50%），淋巴细胞百分比偶尔会增加，有时可发现反应性Ⅱ型肺泡上皮细胞，不易和肿瘤细胞鉴别，偶见透明膜碎片。

BAL 可将 AIP 与下列急性病变鉴别开来：①弥漫性肺泡出血，有血性分泌物、红细胞和内含铁血黄素的吞噬细胞；②急性嗜酸粒细胞肺炎，嗜酸粒细胞明显升高；③药物所致的肺炎，CD_8^+ T 淋巴细胞增多，有泡沫样吞噬细胞；④生长迅速的肿瘤、肿瘤细胞；⑤感染所致的急性肺损伤，有感染的临床表现及微生物学培养阳性。

BALF 检查对鉴别诊断有一定帮助，但因患者病情多处危重，难以实施纤维支气管镜检查。

2. 其他　感染性疾病、风湿性疾病等相关实验室检查有助于鉴别诊断。如应常规查血 ANA、ENA、ANCA 等血清免疫学指标及血病毒 DNA 等。

◎并发症

1. 呼吸衰竭　由于 AIP 病情发展迅速，可短期内发展为呼吸衰竭。

2. 气胸　气胸偶见发生于 AIP 病例。

3. 右心功能衰竭　病程晚期可引起右心功能衰竭。

◎诊断标准

本病并没有特异性的临床诊断指标，所以最重要的是考虑到该病存在的可能。之后应在 AIP 和 ARDS 之间作出鉴别。AIP 缺乏明确的病因和系统性的损伤、无原先业已存在的可引起弥漫性肺泡损伤的疾病，而后者往往都有比较明确的诱因，若要明确诊断，必须依赖临床诊断和肺组织活检，尤其是开胸肺活检。

◎诊断程序

AIP 属于特发性间质性肺炎的亚型，而又有其特殊性。在诊断程序上可参考间质性肺疾病的诊断程序（图38－2）。

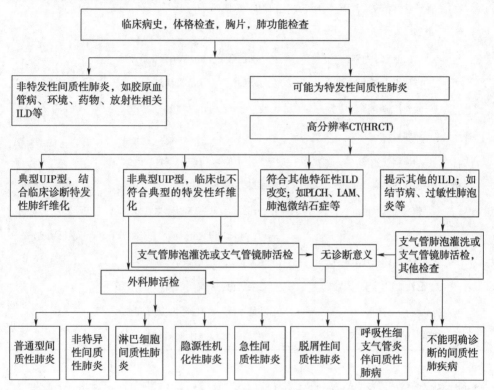

图38－2 间质性肺疾病的临床诊断路径

AIP 特点①急性起病，进行性呼吸困难；②常规氧疗难以纠正的持续恶化性低氧血症（$PaO_2/FiO_2 < 225$）；③胸部 HRCT 新近出现的双肺弥漫分布的浸润影、牵拉性支气管扩张；④无感染证据；⑤除外其他已知原因所致的急性肺损伤。其中④⑤可与 ARDS 及某些病原体所致肺炎、肺水肿等进行鉴别。

HRCT 表现：除表 38－1 中间质性肺疾病，AIP 的 HRCT 表现与病原体所致肺炎，弥漫性肺泡出血、肺水肿等也有相似之处，须进行鉴别。

AIP 的最后确诊需行肺组织活检，经病理证实为机化性弥漫性肺泡损伤。

应谨慎地选择有创性检查，外科肺活检准确性高。为了提高诊断率，临床医师、影像医师及病理医师之间的密切合作非常重要。

◎鉴别诊断

AIP 应与以下可能在短时间内出现弥漫性双肺浸润影的疾病相鉴别（表38 -3）。

表38 -3 AIP 与其他疾病的鉴别要点

疾病	鉴别要点
急性呼吸窘迫综合征	明确的基础疾病
感染性疾病	
卡氏肺孢子菌肺炎	免疫功能低下，BALF 中检出病原体
巨细胞病毒肺炎	免疫功能低下，病原学抗原检查
粟粒性肺结核	X 线影像学，检出结核菌
风湿病肺损伤	
狼疮性肺炎	肺泡出血所见，实验室检查
多发性肌炎/皮肌炎	皮肤损伤，实验室检查
弥漫性肺泡出血	肾功能异常，P - ANCA，血性 BALF
过敏性肺泡炎	病史，HRCT 病变上肺野分布等特点，BALF 淋巴细胞增多
急性嗜酸粒细胞性肺炎	末梢血和 BALF 嗜酸粒细胞增多
IPF 急性加重	既往疾病史，明显的蜂窝肺
肺水肿	心功能评价，心脏扩大，胸腔积液
药物性肺病	病史，HRCT 浸润性病变的随机分布

◎临床路径

本病属于呼吸科罕见病，目前尚无明确通用的临床路径。

治疗

◎治疗目标

因为对病因和发病机制尚知之甚少，所以对本病并无特异性的治疗手段。如在病变早期及时治疗，可能改善预后。故本病应争取及早诊断，挽救生命，尽可能改善肺功能，提高患者后期生活质量。

◎ 治疗细则

由于对本病的病因和发病机制知之尚少，所以并无特异性的治疗方法。目前临床上主要采用糖皮质激素和对症支持疗法治疗 AIP，类似 IPF 急性加重的治疗。

糖皮质激素是治疗 AIP 的常用药物，但其使用方法尚不统一。对病情重、迅速者可试用冲击疗法。甲泼尼龙，起始剂量为 500～1000mg/d，静脉滴注，连续 3 天后改为每日 1～2mg/kg，通常为每日 120mg，分次静脉注射，应用时间视病情改善状况决定，以后改为每日泼尼松 40～60mg 或甲泼尼龙 32～48mg，口服，4～8 周后逐渐减至维持量。若病情相对偏轻、呈亚急性进展，则可考虑起始剂量为泼尼松每日 40～80mg，病情稳定后方逐渐减量，维持时间当视病情发展而定。如果减量过程中病情复发加重，应重新加大剂量以控制病情。在糖皮质激素治疗无效的情况下可考虑试用环孢素 A 或环磷酰胺（硫唑嘌呤）等免疫抑制剂，但治疗效果尚不能肯定。

病情严重者需机械通气治疗。通气及其他治疗方法参见急性呼吸窘迫综合征。

◎ 护理与照顾

1. 护理与照顾

（1）休息与生活护理：卧床休息，体温高者退热。

（2）饮食与补充水分：给予能足够热量、蛋白质和纤维素的饮食，按需补充水分。

（3）病情观察：监测并记录生命体征。重症者予床边生命体征监测（呼吸、脉搏、经皮血氧监测）。

（4）用药护理：遵医嘱使用糖皮质激素。观察疗效和不良反应，注意有无上腹不适、腹胀、口腔白斑、黑便等。

（5）吸氧：按病情给予中～高流量吸氧，改善缺氧状况。

（6）若低氧血症难以纠正，出现呼吸衰竭，转 ICU 行机械通气。

2. 机械通气的护理

25% 的机械通气患者可发生相关性肺炎，大量的糖皮质激素冲击，可能抵制机体免疫能力下降。增加院内感染的可能性。因此加强预防感染的管理至关重要。

（1）严格执行洗手制度，各项操作须消毒及洗手。

（2）房间物品及地面每天消毒。房间空气进行紫外线消毒，并限制探视。

（3）严格呼吸机管理及湿化器消毒，经常更换并消毒呼吸机的管路及接触呼吸道的设备。

(4) 人工气道的护理：常用的人工气道有气管内插管和气管切开插管。应注意保持人工通气管的湿化，封闭气管内插管或气管切开管的气囊压力一般维持在 20cmH$_2$O，气囊平时应保持充气状态，气管切开处每日严格换药一次。

(5) 每日定时作好胸部物理治疗，每 2 小时变动一次体位，叩背，指导患者咳嗽、深呼吸。吸痰应戴一次性手套，吸痰管不可重复使用。吸痰过程中注意给氧，观察患者的生命体征，监测血气分析。

(6) 口腔护理：每日进行口腔护理情况，用生理盐水擦拭或每日 2 次 2% 碳酸氢钠漱口。

(7) 维护循环功能持续监测患者的心率、血压变化，监测尿量，合理补液，监测中心静脉压的变化。

(8) 加强营养，经静脉或胃管提供足够的营养，以保证每日足够的热量和蛋白质摄入。

(9) 密切观察病情为治疗提供依据，持续使用多参数监护仪、密切观察 T、P、R、BP、SpO$_2$，及时准确抽取动脉血，进行血气分析和电解质分析。

(10) 血糖监测：大量应用糖皮质激素的患者，须加强血糖监测。

(11) 准确记录 24 小时出入量，保持 24 小时输入液体平衡，防止钠、水潴留。

(12) 做好心理护理，消除患者恐惧心理，提高治疗依从性及战胜疾病的信心。

随访

◎随访要点

对于存活患者后期需肺部康复治疗，随访注意：

1. 肺部 HRCT 表现：如间质病变的变化，是否遗留肺间质纤维化、纤维化的程度，是否遗留支气管扩张、蜂窝肺等。

2. 肺功能的变化：如限制性通气障碍、弥散功能减退等。

3. 生活自理能力与生活质量。

◎预后

AIP 的平均病死率为 78%（60% ~ 100%），平均存活期为 33 天。虽然尚无法预示存活率的组织病理指征，但存活者多有严重的肺实质损害，而死亡者则很少有之。现在 ARDS 的病死率因治疗手段的不断改进已降至 50% 以下，而 AIP 的病死率却一直居高不下。

◎患者教育

本病预后凶险，仅少数患者存活，且多有严重的肺实质损害，影响生活质量。

1. 注意保暖，避免着凉，感染及过度劳累。
2. 饮食应有营养、易消化，避免食用过敏原。
3. 若存在呼吸衰竭，应注意合适的家庭氧疗时间，吸氧浓度等。
4. 保持乐观的情绪和生活态度，可考虑肺康复锻炼。
5. 定期复诊，复查肺部 CT、肺功能、血气分析等，若有变化，应及时就诊。

第39章 淋巴细胞间质性肺炎 《《《

◎ 概况

淋巴细胞性间质性肺炎（LIP）是一种肺间质和肺泡腔内成熟淋巴细胞良性增生的不常见疾病。

淋巴细胞性间质性肺炎的确切病因尚不清楚，可能是多种因素共同作用的结果。有证据提示，病毒感染在某些病例的发病中起一定作用，EB病毒、HIV感染可能与LIP有关。自身免疫性疾病亦与LIP密切相关，包括干燥综合征、系统性红斑狼疮、类风湿关节炎、多发性肌炎、自身免疫性甲状腺炎、溶血性贫血、重症肌无力、原发性胆汁性肝硬化、慢性活动性肝炎等。LIP还可以是同种异体骨髓移植的一种晚期并发症。特发性LIP非常罕见。

长达数月甚至数年的缓慢进展的咳嗽和气促是LIP最常见的症状。其他症状包括消瘦、发热、关节疼痛和胸痛。胸部体检可发现爆裂音。其他诸如肝、脾大和淋巴结大等体征与基础疾病有关。肺功能检查示限制性通气功能障碍和一氧化碳弥散容量降低。支气管肺泡灌洗可发现淋巴细胞数量增加。在胸部X线上，LIP可表现为肺底部线状间质性阴影或结节样病变。胸部HRCT表现为边界不清的小叶中央性结节、磨玻璃影、支气管血管束增厚、小叶间隔增厚，以下叶分布多见，此外多数患者有薄壁囊状气腔。晚期可有间质纤维化和蜂窝肺。

LIP的确诊有赖于外科肺活检，其病理特征为弥漫性肺间质致密淋巴细胞浸润，常可见淋巴滤泡。LIP的治疗为糖皮质激素或联合免疫抑制剂。

LIP的病程个体差异很大。一些患者治疗反应极好，可以完全缓解；一些患者在进展到肺纤维化之前病情可相对稳定数月或数年；一些患者在数月内死亡；另有LIP自发缓解的报道。

◎ 定义

淋巴细胞性间质性肺炎是一个临床病理学术语，目前LIP被认为是一种反应性肺淋巴增生，属于弥漫性肺实质疾病。由于特发性LIP极为少见，美国胸科学会（ATS）/欧洲呼吸病学会（ERS）组建的间质性肺病国际分类委员会（IC-

CID）将特发性 LIP 归入罕见特发性间质性肺炎的范畴。

◎病因

1. 病毒感染　有证据提示，病毒感染在某些淋巴细胞性间质性肺炎病例的发病中起一定作用，EB 病毒、HIV 感染可能与 LIP 有关。HIV 感染的儿童中 16%～50% 出现 LIP，常发生于 2～3 岁。

2. 自身免疫性疾病　自身免疫性疾病亦与 LIP 密切相关，约占 LIP 的 39%。包括干燥综合征、系统性红斑狼疮、类风湿关节炎、多发性肌炎、自身免疫性甲状腺炎、溶血性贫血、重症肌无力、原发性胆汁性肝硬化、慢性活动性肝炎等。其中最多见的是干燥综合征，约 25% 的 LIP 与之有关，而 1% 的干燥综合征患者的病程中会出现 LIP。

3. 免疫功能缺陷　LIP 还与各种免疫缺陷有关，淋巴细胞调节紊乱参与 LIP 的发病，常有免疫球蛋白产生异常。75% 以上的 LIP 患者表现为多克隆丙种球蛋白增高或 IgG、IgM 的单克隆增加。

4. 同种异体骨髓移植　LIP 还可以是同种异体骨髓移植的一种晚期并发症，常发生于移植后的 200～400 天。

5. 特发性　特发性 LIP 非常罕见，在特发性间质性肺炎（IIP）中不到 2%。

◎病理解剖

LIP 的病理特征是弥漫性肺间质淋巴细胞浸润，常可见淋巴滤泡，有时支气管周围亦受累，但通常病变轻微。腺泡内无病变特别严重的区域，偶有非坏死性肉芽肿形成。淋巴细胞呈多克隆性，主要是 T 细胞，内有散在的 B 细胞、浆细胞及组织细胞，同时有 II 型肺泡上皮细胞的增加和肺泡吞噬细胞的轻度增生。

其他病理表现有肺泡腔中蛋白样液体及单核细胞、泡沫吞噬细胞或巨细胞的聚集。细支气管周围淋巴细胞浸润导致气道进行性阻塞和扩张是形成囊性病变的原因。

疾病晚期可有间质纤维化和蜂窝肺表现。

HIV 阳性和阴性的 LIP 在免疫表型上有所不同。HIV 阳性的 LIP，浸润的 T 细胞主要是 CD_8^+ T 细胞，而在 HIV 阴性的 LIP 患者中，B 细胞占绝大多数，位于细支气管周围和淋巴滤泡中，T 细胞位于肺泡间隔和淋巴滤泡周围。

◎病理生理

目前 LIP 的发布机制不明，在这方面研究很少。有研究报道，LIP 伴 HIV 感染的儿童中，肺组织 IL-18、IFN-γ 的表达增加，而 IFN-γ 诱导的细胞因子，如 IFN-γ 诱导的蛋白-10（IP-10）及 IFN-γ 诱导的单核因子（Mig）的表达也增加。IL-18 由活化的 T 细胞产生，具有 IFN-γ 诱导活性，而 IP-10 和 Mig 是 T 细胞及 NK 细胞的趋化因子。因此，这些细胞因子的增加可能是炎症细胞在肺内募集的原因。Brodie 等同样对 LIP 伴 HIV 感染的儿童进行了研究，发现肺组织血管内皮上有血管细胞黏附因子-1（VCAM-1）的高表达，血管周围淋巴细胞上有极晚期激活抗原-4（VLA-4）的高表达，进一步研究发现 VCAM-1 和 VLA-4 的相互作用在肺组织淋巴细胞的浸润中起到重要作用。

◎筛查

肺功能检查示限制性通气功能障碍和一氧化碳弥散量降低。

胸部 X 线上，LIP 可表现为肺底部线状间质性阴影或结节样病变。进一步可行胸部 HRCT 检查，表现为边界不清的小叶中央性结节、磨玻璃影、支气管血管束增厚、小叶间隔增厚，以下叶分布多见，此外多数患者有薄壁囊状气腔。

结合临床症状体征、影像学检查、肺功能改变等，并排除可引起类似表现的其他疾病，综合分析确定。

◎问诊与查体

1. 问诊　成人 LIP 患者常为女性，起病年龄 40~70 岁，平均 50 岁。缓慢进展的干咳、进行性呼吸困难是 LIP 最常见的症状。注意有无其他伴随症状（包括消瘦、发热、盗汗、关节疼痛、胸痛、咯血）。

2. 查体　胸部体检可发现爆裂音。

肝脾大、外周淋巴结肿大、杵状指体征在儿童患者多见。

特发性 LIP 因为极少进展为纤维化，所以杵状指、爆裂音等体征常缺如或轻微。

◎疾病演变

LIP 的病程个体差异很大。一些患者治疗反应极好，可以完全缓解；一些患者在进展到肺纤维化之前病情可相对稳定数月或数年；一些患者在数月内死亡。另有 LIP 自发缓解的报道。

LIP 患者诊断后 5 年病死率为 33%~50%，近 5% 患者发展为低度恶性 B 细胞淋巴瘤。

◎辅助检查

（一）优先检查

1. 肺功能检查　LIP 的肺功能检查通常表现为限制性通气功能障碍（TLC 及 FVC 降低）和一氧化碳弥散容量降低。

2. 胸部 X 线及 HRCT　在胸部 X 线上，LIP 可表现为肺底部线状间质性阴影或结节样病变。X 线胸片改变对本病的诊断特异性不高，主要作为筛查使用。

胸部 HRCT 对 LIP 的诊断具有重要价值。其特征表现为边界不清的小叶中央性结节、磨玻璃影、支气管血管束增厚、小叶间隔增厚，以下叶分布多见，此外多数患者有薄壁囊状气腔。晚期可有间质纤维化和蜂窝肺。

3. 支气管肺泡灌洗检查

（1）检查描述：通过纤维支气管镜对支气管以下肺段或亚肺段水平，反复以无菌生理盐水灌洗、回收，对其进行一系列检测和分析，从而获得下呼吸道病变的性质特点和活动程度，有助于确立诊断。

（2）结果：支气管肺泡灌洗对 LIP 的诊断有一定价值。其表现为灌洗液白细胞总数增多，淋巴细胞增加，CD_3^+ T 细胞、B 细胞可以增多。

（3）临床意义：如果淋巴细胞、CD_3^+ T 细胞、多克隆 CD_{20}^+ B 细胞增加则提示 LIP 的诊断。

4. 外科肺活检

（1）检查描述：外科肺活检即开胸或胸腔镜下肺组织活检。

（2）结果：LIP 的病理特征是弥漫性肺间质淋巴细胞浸润，常可见淋巴滤泡，有时支气管周围亦受累，但通常病变轻微。腺泡内无病变特别严重的区域，偶有非坏死性肉芽肿形成。淋巴细胞呈多克隆性，主要是 T 细胞，内有散在的 B 细胞、浆细胞及组织细胞，同时有 II 型肺泡上皮细胞的增加和肺泡吞噬细胞的轻度增生。其他病理表现有肺泡腔中蛋白样液体及单核细胞、泡沫吞噬细胞或巨细胞的聚集。细支气管周围淋巴细胞浸润导致气道进行性阻塞和扩张是形成囊性病变的原因。疾病晚期可有间质纤维化和蜂窝肺表现。

（3）临床意义：肺活检病理检查对于 LIP 的确诊具有重要意义，并可以有助于鉴别其他肺部淋巴增生性疾病。

（二）可选检查

1. HIV 检测

2. 干燥综合征相关检查　唾液流率、Schirmer I 试验等。

3. 自身免疫性疾病相关检查 包括 ANA、ENA、RF、CCP、AKA、肌酶抗体谱等。

4. 免疫功能检查 包括免疫球蛋白、血清蛋白电泳等。75% 以上的 LIP 患者表现为多克隆丙种球蛋白增高或 IgG、IgM 的单克隆增加，若为单克隆丙种球蛋白增多或低丙种球蛋白血症，需考虑淋巴增生性恶性肿瘤的可能。

◎并发症

1. 呼吸衰竭 患者肺间质损伤逐渐加重，并在呼吸道感染等诱因下，患者的肺功能障碍进一步加重，导致呼吸衰竭，出现严重低氧血症和Ⅰ型呼吸衰竭的临床表现。

2. 慢性肺源性心脏病 缺氧致肺细小动脉收缩痉挛，如合并系统性血管炎可以引起肺动脉高压，右心负荷加重，发生右心肥大或右心衰竭。

3. 肺炎 LIP 的患者常需使用糖皮质激素及免疫抑制剂治疗，如合并 HIV 感染亦可以导致免疫功能低下，从而导致肺炎的发生。肺炎链球菌、流感嗜血杆菌、卡他摩拉菌、需氧革兰阴性杆菌和军团菌等为常见的病原菌。亦可能发生卡氏肺孢子虫肺炎、巨细胞病毒肺炎等机会性感染。并发肺炎是 LIP 重要的死亡原因之一，应该积极使用广谱抗菌药物覆盖常见的病原菌。

◎诊断标准

LIP 的诊断需结合临床表现、影像学特征及病理特征综合诊断，并需鉴别其他肺部淋巴增生性疾病。

◎鉴别诊断

（1）细胞型 NSIP。

（2）外源性过敏性肺泡炎。

（3）原发性肺低度恶性淋巴瘤（MALT 淋巴病）。

鉴别诊断详见表 39 - 1。

表 39 - 1 LIP 的鉴别诊断

	LIP	细胞性 NSIP	外源性过敏性肺泡炎	MALT 淋巴瘤
年龄	范围大	26 ~ 50 岁	范围大	50 ~ 70 岁
性别	成人女性多见	男性多见	依病因而定	男性略多

续表

	LIP	细胞性 NSIP	外源性过敏性肺泡炎	MALT 淋巴瘤
相关疾病				
自身免疫	常见	不少见	无	少见
免疫缺陷（HIV）	常见（儿童）	可见	无	少见
环境变应原	无	无	有	无
影像学				
HRCT	随机分布的结节影、磨玻璃影、薄壁囊状气腔	弥漫病变，磨玻璃影为其显著特征，无蜂窝肺改变	磨玻璃影、边界不清的小叶中心性结节、呼气相气体陷闭	实变（单发或多发）、病变周围磨玻璃影、支气管充气征
组织病理学				
分布	弥漫	弥漫	常为小叶中心性	灶性，偶为弥漫性
结构	很少有结构破坏	无结构破坏	慢性病例结构可丧失	具有浸润性，常侵袭胸膜及支气管软骨
细胞类型	T 淋巴细胞、浆细胞、组织细胞	T 淋巴细胞、浆细胞、组织细胞、成纤维细胞	T 淋巴细胞、浆细胞、组织细胞、成纤维细胞	主要为 B 淋巴细胞
肉芽肿	罕见	无	常见	无
机化性肺炎	罕见	罕见	常见	无
单克隆性	否	否	否	是

◎治疗

LIP 的病例少见，激素是最主要的治疗。泼尼松 0.75 ~ 1mg/（kg·d）（基于患者的理想体重，不超过 100mg/d），服用 8 ~ 12 周或直至病情稳定，然后逐渐减量至 0.25mg/（kg·d），继续服用 6 ~ 12 周。有文献报道，HIV 阳性的 LIP 患者未使用激素，而是高效抗逆转录病毒治疗使 LIP 病情得到缓解；普通变异型免疫缺陷病伴有的 LIP 患者，静脉免疫球蛋白替代治疗可改善病情。尽管 LIP 的发病机制尚不清楚，但目前多数人认为 LIP 是在各种刺激（吸入抗原或系统性疾病）的作用下，支气管相关淋巴组织的增殖性疾病，故推测针对起病诱因的治疗对 LIP 可能也是非常重要的。这方面尚需更多的病例进一步证实。

◎预后

　　LIP 患者的长期预后资料很少，已有的资料提示预后差异很大。部分患者经过治疗可完全缓解；部分患者病情可稳定多年；部分患者在 5 年内死亡，其中多数患者死于免疫抑制药物相关的感染并发症、进行性加重的肺纤维化或转化为恶性淋巴瘤。过去有报道约 30% 的 LIP 会进展为淋巴瘤，现在通过免疫组化和分子技术发现这些病例多数从一开始就是恶性淋巴瘤而不是 LIP，目前认为只有不到 5% 的 LIP 可能会发展成为低度恶性 B 细胞淋巴瘤。

第40章　特发性胸膜肺弹力纤维增生症 《《《《

◎概况

特发性胸膜肺弹力纤维增生症（pleuroparenchymal fibroelastosis，PPFE）是 2004 年由 Frankel 等首次提出的一类新型 IIP，在修订版的 IIP 共识中纳入罕见 IIP 类型之一。

本病的发病机制尚不明确，反复的肺部感染、自身免疫性疾病过程、药物、骨髓移植及遗传易感性等因素可能参与本病的发生。

本病的临床表现不特异，与其他间质性肺疾病的表现类似：临床上以干咳、活动后气短为主要表现。

绝大多数肺功能损害表现为限制性通气功能障碍，部分合并弥散功能障碍；偶有肺通气功能正常或表现为阻塞性通气功能障碍的病例。胸部影像学的表现特征上，病灶以肺尖、上肺分布为主，且多为双侧对称性分布；主要表现为肺尖或上肺脏层胸膜增厚，少部分病例可见有局限性的钙化，胸膜下肺组织可见网格、蜂窝影，部分患者可有小叶中心型的小结节影、斑片影、牵张性支气管扩张，部分患者可以合并中下肺（尤其是下肺）间质性肺疾病的表现。

肺脏病理表现上：病灶位于脏层胸膜及其邻近的肺组织，镜下可见脏层胸膜明显增厚，胸膜及胸膜下肺组织内大量胶原、弹力纤维组织增生，弹力纤维染色提示增生的弹力纤维较短，主要呈漩涡状及杂乱排列。

鉴于目前临床上对这一新型的 IIP 认识还不够充分，治疗方案上也尚未达成共识，通常以小剂量糖皮质激素为主，部分合并使用免疫抑制剂。

本病的预后较差，大部分 PPFE 患者在诊断后病情呈进行性进展。文献报道患者的生存期为 4 个月 ~7 年（中位生存期 2 年），感染和呼吸衰竭是主要死因；部分患者易合并气胸，甚至发生反复气胸。

◎定义

2004 年 Frankel 等研究发现，5 例患者肺组织的病理改变不同于传统的特发性间质性肺炎，镜下表现以胸膜及其下肺实质内弹性纤维增生为特征；胸部影像

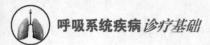

学表现以两上肺为主的胸膜增厚；临床上以活动后气促为主要症状。其临床 – 影像 – 组织病理特点不能归类到现有的特发性间质性肺炎中，因此命名为 PPFE。

◎流行病学

目前仅见于病例报道，所有病例均无明确的石棉接触史和活动性肺结核的病史；所有病例均为从不吸烟或已戒烟的患者。性别上女性稍多于男性，中位年龄在 52 岁左右。

◎病因

本病的病因尚不明确，反复的肺部感染、自身免疫性疾病过程、药物、骨髓移植及遗传易感性等因素可能参与本病的发生。

◎病理解剖

肺脏病理表现为病灶位于脏层胸膜及其邻近的肺组织，镜下可见脏层胸膜明显增厚，胸膜及胸膜下肺组织内大量胶原、弹力纤维组织增生，弹力纤维染色提示增生的弹力纤维较短，主要呈漩涡状及杂乱排列。上述病变的时相一致；正常和异常的肺组织之间分界鲜明，不存在过渡区域；病变部位均存在慢性淋巴细胞性炎症。少部分患者在病变以远的下肺存在间质性肺病的表现：部分病变性状与上肺类似，部分为寻常型间质性肺炎（UIP）样表现，可见蜂窝肺、成纤维细胞灶。但所有病例的肺活检中均未见石棉小体、肉芽肿等病变。

◎病理生理

暂不明确。

◎分类分型

暂无。

◎预防

本病病因尚不明确，故暂无有效预防措施。

◎筛查

绝大多数肺功能损害表现为限制性通气功能障碍，部分合并弥散功能障碍；偶有肺通气功能正常或表现为阻塞性通气功能障碍的病例。

胸部影像学的表现特征上，病灶以肺尖、上肺分布为主，且多为双侧对称性分布；主要表现为肺尖或上肺脏层胸膜增厚，少部分病例可见有局限性的钙化，胸膜下肺组织可见网格、蜂窝影，部分患者可有小叶中心型的小结节影、斑片影、牵张性支气管扩张，部分患者可以合并中下肺（尤其是下肺）间质性肺疾病的表现。

结合临床症状体征、影像学检查、肺功能改变等，并排除可引起类似表现的其他疾病，综合分析确定，必要时行肺活检。

◎问诊与查体

1. **问诊** 本病症状无特异性。问诊主要包括呼吸道常见症状，如活动后呼吸困难、干咳等，对于严重病例应询问有无肺心病的症状，如双下肢水肿、腹胀等。

2. **查体** 主要体征为口唇发绀，呼吸急促，听诊两肺呼吸音减弱，两肺可闻及吸气相啰音。对于严重病例，可有肺心病体征，如颈静脉怒张、肝颈静脉回流征阳性、肝脾大、双下肢水肿等。

◎疾病演变

本病的预后较差，大部分 PPFE 患者在诊断后病情呈进行性进展。文献报道患者的生存期为 4 个月～7 年（中位生存期 2 年），感染和呼吸衰竭是主要死因；部分患者易合并气胸，甚至发生反复气胸。

◎辅助检查

（一）优先检查

1. 肺功能检查

（1）检查描述：肺功能检查包括通气功能、换气功能、呼吸调节功能及肺循环功能等。

（2）结果：绝大多数肺功能损害表现为限制性通气功能障碍，部分合并弥散功能障碍，偶有肺通气功能正常或表现为阻塞性通气功能障碍的病例。

（3）临床意义：限制性通气功能障碍和一氧化碳弥散容量降低通常提示患者存在间质性肺疾病，需进一步行影像学及病理学等检查明确病因。

2. 胸部 X 线及 HRCT　胸部影像学的表现特征上，病灶以肺尖、上肺分布为主，且多为双侧对称性分布；主要表现为肺尖或上肺脏层胸膜增厚，少部分病例可见有局限性的钙化，胸膜下肺组织可见网格、蜂窝影，部分患者可有小叶中心型的小结节影、斑片影、牵张性支气管扩张，部分患者可以合并中下肺（尤其是下肺）间质性肺疾病的表现。

3. 外科肺活检

（1）检查描述：外科肺活检即开胸或胸腔镜下肺组织活检。

（2）结果：肺脏病理表现为病灶位于脏层胸膜及其邻近的肺组织，镜下可见脏层胸膜明显增厚，胸膜及胸膜下肺组织内大量胶原、弹力纤维组织增生，弹力纤维染色提示增生的弹力纤维较短，主要呈漩涡状及杂乱排列。上述病变的时相一致；正常和异常的肺组织之间分界鲜明，不存在过渡区域；病变部位均存在慢性淋巴细胞性炎症。少部分患者在病变以远的下肺存在间质性肺病的表现：部分病变性状与上肺类似，部分为寻常型间质性肺炎（UIP）样表现，可见蜂窝肺、成纤维细胞灶。但所有病例的肺活检中均未见石棉小体、肉芽肿等病变。

（3）临床意义：肺活检病理检查对于 PPFE 的确诊具有重要意义。

（二）可选检查

PPFE 尚无特异性的血清学标记物，部分患者可有低滴度的某些自身抗体的阳性，但 HLA – B27 均为阴性。

◎并发症

本病易合并气胸（自发性、肺活检术后及支气管胸膜瘘）。

◎诊断标准

PPFE 的诊断需结合临床表现、影像学特征及病理特征综合诊断，并需要与陈旧胸膜（肺结核）、石棉沉着病、结缔组织疾病相关性肺病以及其他特发性间质性肺炎相鉴别。

◎鉴别诊断

1. 与其他特发性间质性肺炎的鉴别诊断

（1）NSIP 和 IPF：以纤维化为主要病理表现的 IIP 常见于 NSIP 和 IPF。典型

NSIP 的胸部 X 线片表现为两下肺为主的磨玻璃影或斑片状实变影。细胞型 NSIP 的 CT 特征性表现为磨玻璃样影、气腔实变影及少量的牵拉性支气管扩张和网格影。纤维化型 NSIP 的 CT 主要表现为两下叶为主的、对称分布的、沿支气管血管束或弥漫分布的网格状影及牵拉性支气管扩张影。文献报道 5% ~ 44% 的患者有蜂窝样改变。

（2）急性间质性肺炎（AIP）和隐源性机化性肺炎（COP）：AIP 呈急性起病，COP 呈亚急性起病，影像学表现上分别以弥漫性磨玻璃样影和气腔实变影为主。组织病理学上 AIP 主要表现为弥漫性肺泡损伤，渗出期可见肺泡腔内透明膜形成，增生期可见肺间质内肌成纤维细胞增生，肺泡隔纤维化并有显著的肺泡隔增厚。COP 表现为呼吸性细支气管、终末细支气管及肺泡管内可见肉芽组织增生，形成 Masson 小体。从影像学表现及病理表现上均易与 PPFE 进行鉴别。

2. 与已知病因所致的肺间质纤维化的鉴别

（1）PPFE 和石棉沉着病：PPFE 与晚期石棉沉着病均具有胸膜增厚的特点，但病理学表现上，前者是以胸膜及其下区域的弹性纤维为主，而后者主要以胶原纤维为主，且后者可见特征性石棉小体，有助于两者的鉴别。影像学表现上，两者分布不同，前者以上肺为主，后者以下肺为主，同样可见增厚的胸膜，但后者胸膜上可见特征性钙化斑。

（2）PPFE 和结缔组织疾病继发的间质性肺炎：结缔组织疾病中类风湿关节炎、干燥综合征、皮肌炎等可继发肺部病变，引起肺间质纤维化，病理学上可表现为普通型间质性肺炎（UIP）、NSIP、COP 及淋巴细胞间质性肺炎（LIP）等改变，不同的组织病理学有其相对应的影像学改变。正确的诊断需要临床、血清、影像和组织病理学检查相结合。

◎治疗

目前为止 PPFE 无明确有效的药物治疗方法。肺移植是本病患者进展至终末期的唯一治疗手段。

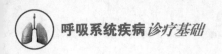

第 41 章　嗜酸性肺部疾病 《《《《

◎概况

嗜酸粒细胞肺部疾病（eosinophilic lung diseases）是指各种外周血或肺组织嗜酸粒细胞增多所致的肺疾病的统称。这类疾病中造成的炎症细胞除嗜酸粒细胞外，还包括肺泡吞噬细胞、淋巴细胞和中性粒细胞。

血液和某些组织中的嗜酸粒细胞增多可见于多种不同类型的免疫反应、寄生虫感染及其他似乎与上述二者无关的疾病。在原发与继发性系统性嗜酸粒细胞增多综合征、肺肉芽肿病、支气管哮喘、血管炎、间质性肺病、肺部寄生虫感染等疾病中，都发现血液、气道分泌物及肺组织中嗜酸粒细胞增多。嗜酸粒细胞通过多种表面受体来识别液相中的分子及其他细胞，嗜酸粒细胞受到 T 辅助细胞的控制，释放大量的细胞因子及低分子量介质、PAF、白三烯 C_4（LTC_4）、15 – 脂氧化酶通路上的二十烷及一些神经肽，这些细胞因子和介质在嗜酸性过敏反应和炎症反应起着重要作用。

嗜酸粒细胞肺部疾病的病因仍未完全明了，既可以是已知原因所致，也可是原因不明的引起。大多数认为其发病机制与自身免疫、变态反应有关。嗜酸粒细胞的主要组分蛋白质及过氧化酶轻者可能仅激活肥大细胞引起短暂的支气管收缩，重则可能破坏呼吸道上皮细胞。而且其产生脂性介质能够强有力的改变呼吸道血管组织以及气管平滑肌、上皮及腺体的功能。嗜酸粒细胞及相关细胞因子和炎症介质共同参与肺结构和肺组织损伤，疾病的活动性及严重程度与嗜酸粒细胞激活和数量密切相关。

嗜酸粒细胞肺部疾病的临床表现均有不同程度的喘息、胸闷、气急、乏力、咳嗽和低热等症状，可以是急性、亚急性或慢性起病。嗜酸粒细胞肺疾病大多数的胸部 X 线改变常为短暂性的浸润影。外周血嗜酸粒细胞均明显增高，除了 AEP 外周血嗜酸粒细胞增高不明显。本组疾病多有血清总 IgE 增高。除了寄生虫引起外，治疗上主要采用糖皮质激素。

基础

◎定义

嗜酸粒细胞性肺疾病（eosinophilic lung diseases），又称肺嗜酸粒细胞浸润症（pulmonary infiltration with eosinophilia，PIE），包括多种疾病，表现为肺实质嗜酸细胞浸润，伴有组织和外周血嗜酸细胞增多。可分为原因不明的嗜酸粒细胞疾病和原因明确的嗜酸细胞性肺疾病。

◎流行病学

近年来，随着嗜酸粒细胞生物学的进展，人们对嗜酸粒细胞性肺疾病有更深、更广泛的了解，单纯性肺嗜酸粒细胞浸润症在某地区呈季节性流行，最常见导致该病的是寄生虫中蛔虫感染，其他寄生虫包括钩虫、丝虫、绦虫等，也有对氨水杨酸、阿司匹林、硝基呋喃妥因等药物引起该病。急性嗜酸粒细胞肺炎多认为与吸入环境中的过敏物质有关。慢性嗜酸粒细胞患者女性多于男性，比例为2:1，以30~40岁中青年发病率高。变应反应性支气管肺曲霉病可见任何年龄，多在30~40岁发病，肺变应性肉芽肿与血管炎是PIE最严重的类型，任何年龄均可起病，平均年龄为40岁，男性与女性发病率无差别。热带性肺嗜酸粒细胞浸润症首先在印度、斯里兰卡等地发现，后在非洲、拉丁美洲、东南亚及我国南方均有发现，近年来随着发展中国家移民的涌入，西方国家也见有少数患者发病，此症与丝虫感染有密切关系，男性发病多于女性，男女比例为4:1，多见于25~40岁的青壮年。

◎病因

嗜酸性肺部疾病的病因仍未完全明了，既可以是已知原因所致，也可是不明原因引起的。可能与自身免疫和变态反应有关。嗜酸粒细胞通常受到T辅助细胞控制，它不仅可以释放很多介质颗粒，而且释放大量的细胞因子、氧自由基和花生四烯酸代谢产物等，这些都参与肺组织损伤过程。除此之外，肺泡细胞、淋巴细胞、中性粒细胞和肺部结构细胞都参与发病。单纯性嗜酸粒细胞浸润症，可能为寄生虫感染和药物反应引起的肺泡一过性变态反应，但约1/3患者未能查出病因，最常见原因是寄生虫感染，引起本病还有其他寄生虫还有钩虫、丝虫、绦虫、姜片虫、旋毛虫和阿米巴原虫。药物有对氨基氧酸、阿司匹林、青霉素、硝基呋喃因、保泰松、磺胺类和甲氨蝶呤等药物。吸入花粉、真菌孢子也可以发生本病。急性嗜酸粒细胞性肺炎，其病因尚未明确，多认为与吸入环境中的过敏物质有关。慢性嗜酸粒细胞性肺炎，病因尚不清楚，寄生虫可引起该病，主要钩虫和蛔虫，药物中以呋喃妥因多见，其他病因还有球孢子菌病、布鲁杆菌病等。变应性支气管肺曲霉病，是机体对曲霉抗原的过敏反应，是Ⅰ型和Ⅲ型变态反应的联合作用。肺变应性肉芽肿与血管炎，是PIE中最严重的类型，该病病因仍不完全明了，可能与反复或大量接触非特异性的免疫刺激物如哮喘脱敏治疗采用疫苗有关。全身或吸入抗原的反复刺激可启动的免疫反应而导致系统性血管炎。热带性肺嗜酸粒细胞浸润症，又称Weingarten综合征，此症与丝虫感染有关，寄生于淋巴系统的丝虫或成虫产生大量的微丝蚴，部分进入血液循环引起肺部过敏反应。

◎病理解剖

主要表现为肺泡腔及间质内有不同程度的嗜酸细胞浸润，此外，病因不同，伴随其他病理改变有所不同。常见的嗜酸细胞肺疾病病理改变如下。

1. 单纯性嗜酸粒细胞浸润症（Löffler's syndrome） 病理变化主要位于肺间质、肺泡壁及终末细支气管壁，有不规则的嗜酸粒细胞浸润灶，肺泡内可见成堆的嗜酸粒细胞，极少累及血管。

2. 急性嗜酸粒细胞性肺炎 主要病理改变为急性弥漫性肺泡损害。肺泡腔、间质和支气管壁可见明显的嗜酸粒细胞浸润，大部分病例可有透明膜形成，Ⅱ型肺泡上皮细胞浸润，可见间质水肿、炎症细胞大量浸润和纤维组织增生。没有血管炎和肺外脏器受损表现。

3. 慢性嗜酸粒细胞性肺炎 病理特点为肺泡腔、肺间质和细支气管内以嗜酸粒细胞浸润为主，此外还有吞噬细胞、淋巴细胞、浆细胞和少量组织细胞浸润。肺泡内可见细胞内含有嗜酸性颗粒和尖酸结晶的多核巨细胞，肺组织毛细血管内皮局灶性水肿和Ⅱ型上皮细胞增生，嗜酸粒细胞微脓肿形成。此外，肺泡内可出现Ⅳ型胶原纤维、基底膜破裂和肺泡腔内纤维化。

4. 变应性支气管肺曲霉病 其病理改变大致可分为两类，一类是具有嗜酸性肺炎的特点，但嗜酸性肺浸润更明显；另一类是气道的黏液栓形成，这些栓子含有大量的烟曲菌菌丝，但真菌并不侵袭支气管壁及其周围组织。支气管腔内也可见嗜酸粒细胞、纤维蛋白、夏科-莱登晶体及库施曼螺旋状结构。黏液栓阻塞支气管可引起远端肺组织不张、支气管扩张。黏液栓的远端肺组织可能存在嗜酸性浸润并伴有肉芽肿及多核巨细胞性浸润等慢性炎性改变。

5. 肺变应性肉芽肿与血管炎　病理改变主要为小血管坏死性巨细胞血管炎，间质和血管周围有肉芽肿形成，嗜酸粒细胞积聚在血管、间质和肺泡结构中。

6. 热带性肺嗜酸粒细胞浸润症　又称 Weingarten 综合征，组织病理学表现与病程有关。急性期可见弥漫性嗜酸粒细胞浸润在肺泡、间质、支气管周围和血管腔内，并可形成嗜酸性微脓肿和肉芽肿，在微脓肿中心可找到变性的微丝蚴。晚期可见多种炎性细胞浸润和纤维化。淋巴管、肝脏和肺活检标本可见变性微丝蚴或成虫，周围有嗜酸粒细胞及其颗粒产物和巨细胞聚集。

◎ 病理生理

嗜酸粒细胞通过多种表面受体来识别液相中的分子及其他细胞嗜酸粒细胞产生多种细胞因子及低分子量介质、PAF、白三烯 C4（LTC4）、15 - 脂氧化酶通路上的二十烷及一些神经肽。对于过敏反应、寄生虫感染及其他伴有血液、组织嗜酸粒细胞增多性疾病，其被激活的嗜酸粒细胞在形态及生化方面不同于血液中的正常者，其结构变得疏松，丢失颗粒性内容物，胞质出现小空泡。嗜酸粒细胞的主要组分蛋白质及过氧化酶，可能仅激活肥大细胞引起短暂的支气管收缩，如果严重的话，就可能破坏呼吸道上皮细胞。而且其产生脂性介质能够强有力的改变呼吸道血管组织及气管平滑肌、上皮及腺体的功能。嗜酸粒细胞等激活和数量的增加，与引起的疾病的活动性及严重程度相关。

肺间质嗜酸细胞浸润多伴有气道高反应，可出现哮喘样的肺功能异常改变，如阻塞性通气功能障碍、可逆试验阳性或气道激发试验阳性，肺泡病变严重者，可出现弥散功能障碍。可有程度不等的低氧血症。

◎ 分类分型

嗜酸性肺部疾病有不同的分类方法，目前分类如表 41 - 1 所示：

表 41 - 1　嗜酸性肺部疾病的分类分型

单纯性肺嗜酸粒细胞增多症（Löffler's syndrome）
慢性嗜酸粒细胞性肺炎
急性嗜酸粒细胞性肺炎
变应反应性支气管肺曲霉病
肺变应性肉芽肿与血管炎
热带性肺嗜酸粒细胞浸润症
支气管中心性肉芽肿病

支气管哮喘

嗜酸粒细胞增多综合征

寄生虫感染性疾病

药物及化学制剂反应

◎ 预防

1. 避免接触过敏原。
2. 避免在疫源区感染寄生虫病。
3. 注意高危药物。

◎ 筛检

对于外周血嗜酸粒细胞升高显著，胸部影像学异常患者，应考虑是否存在本类疾病。因本病是一大类不同病因的异质性疾病，故应结合患者的具体临床表现，做相应的检查明确具体诊断。

诊断

◎ 问诊与查体

1. 问诊　首先询问患者有无寄生虫接触史或药物服用史；其次，起病的急缓及呼吸系统常见症状，如有无胸闷、气急、乏力、咳嗽、低热和喘息等症状；再次，有无肺外系统症状，如皮肤、关节损害等。

2. 查体　双肺是否可闻及哮鸣音和湿性啰音，有无肺外系统体征，如皮疹、关节红肿畸形等。严重患者出现缺氧。

◎ 疾病演变

1. 单纯性肺嗜酸粒细胞浸润症（Löffler's syndrome）　本症可无症状，仅在 X 线检查时偶被发现。多数患者有低热、干咳和胸闷，偶有咯血。

2. 急性嗜酸粒细胞性肺炎　呈急性起病，表现为发热、肌痛、咳嗽、气急、胸痛和低氧血症。肺部常可闻及广泛湿啰音，部分患者出现严重的呼吸衰竭。

3. 慢性嗜酸粒细胞性肺炎　起病较缓，有咳嗽、低热、盗汗、体重减轻、乏力等，少数患者可有咯血。病情进展到后期，常伴进行性气急，与哮喘发作有关。少数病例可发生严重的急性呼吸衰竭。半数以上患者可以发现喘鸣，并可听到湿性啰音。

4. 变应性支气管肺曲霉病　反复发作喘息、咳嗽、咳痰、咯血、发热、胸痛等，喘息发作时双肺可闻及哮鸣音，局部可闻及湿啰音，晚期发绀和杵状指。ABPA 患者常会反复的细菌感染，主要是因为支气管扩张和大量的黏液栓形成。临床上复发与缓解常交替出现。ABPA 可分为五期：Ⅰ期急性发作期；Ⅱ期缓解期；Ⅲ期急性加重期；Ⅳ期激素依赖期；Ⅴ期纤维化期。急性期症状持续时间长，需要激素治疗半年才能消退，少数病例演变为激素依赖性。

5. 肺变应性肉芽肿与血管炎　哮喘为最常见的表现，多数患者发病前常有哮喘和过敏性鼻炎等过敏性疾病史。常有全身多系统器官受累的表现，比较常见的是多发性神经炎、副鼻窦炎和鼻息肉，不同原因的腹痛、腹泻、上消化道出血、肠穿孔、心力衰竭和心包炎、蛋白尿、高血压和肾功能不全、关节疼痛以及皮下结节、紫癜、荨麻疹等皮肤损害，大多数患者有发热、体重下降。

6. 热带性肺嗜酸粒细胞浸润症　临床表现为咳嗽、喘鸣、低热、体重下降、乏力和厌食。咳嗽剧烈呈阵发性、夜间为重，咳痰，痰黏稠，偶痰中带血。时常伴哮喘样发作。少数患者可有肺外表现如呕吐、腹泻及中枢神经症状等。

◎辅助检查

1. 单纯性肺嗜酸粒细胞浸润症（Löffler's 综合征）

血常规：嗜酸粒细胞计数明显增高，可达 10% ~20% 或 1000 ~2500/mm^3。

胸部 X 线检查：表现常为密度较淡，边界不清的片状阴影，分布于单侧或双侧肺部，呈短暂游走性，多在 1~2 周消失，又可在其他部位出现。

痰液检查：痰液中常可见较多嗜酸粒细胞，根据该病与蛔虫感染密切相关，痰液中可能查到蛔虫卵。

肺功能测定：表现轻中度限制性通气功能损害，伴有弥散功能下降。

支气管肺泡灌洗可见嗜酸粒细胞 >10%。

2. 急性嗜酸粒细胞性肺炎

血常规：外周血白细胞总数明显升高，而嗜酸粒细胞增高不明显。

血清总 IgE 水平中度升高。

胸部 DR：表现为密度较淡的斑点状浸润影，可有 Kerley B 线，48 小时内可迅速发展为两肺弥漫性对称分布的肺泡和间质浸润，类似 ARDS 的毛玻璃样或微结节状表现。

胸部 CT 可见弥漫性肺实质浸润。

肺功能测定：弥散功能障碍的限制性通气功能损害。

支气管肺泡灌洗中白细胞介素 - 5 和血管内皮生长因子 (VEGF) 水平常升高。

3. 慢性嗜酸粒细胞性肺炎

血常规：外周血嗜酸粒细胞多增高，分类计数达 10% ~ 40%。

胸部 DR：表现与肺叶或段无关的渗出阴影，主要分布在两肺外侧和上中肺野；部分患者病灶广泛，可出现特征性的"肺水肿反转征"，即在正常的肺门区外出现广泛的实变影。

胸部 CT：外周分布的致密均匀的肺泡实变影，可见纵隔淋巴结肿大。渗出阴影可在原处复发。

4. 变应性支气管肺曲霉病

血常规：外周血嗜酸性性粒细胞计数通常呈中度程度升高，介于 (0.5 ~ 2) × 10^9/L 之间。

烟曲霉皮试即刻反应是指用烟曲霉进行皮肤划痕试验，10 分钟内出现最大直径不少于 3mm 者为阳性，其阳性是诊断 ABPA 的一个必要条件。

胸部 DR 或 CT：表现为中央性支气管扩张（肺野内侧 2/3 的支气管）和一过性肺浸润，表现为上叶一过性实变或不张，磨玻璃样阴影伴马赛克征，黏液嵌塞，可发生于双侧。

血清烟曲霉 IgG 抗体阳性；血清曲霉特异性 IgE 阳性。

组织学检查：经支气管或经皮肺活检标本送检，最有诊断价值的见到典型的曲霉菌丝。

5. 肺变应性肉芽肿与血管炎

血常规：外周血嗜酸粒细胞显著升高，常超过 1500/mm³ 或 >10%。

X 线表现短暂的斑片状浸润影。

胸部 CT 可见非特异性的肺实质浸润与结节影。

血清总 IgE 增高。

抗中性粒细胞胞浆抗体 (ANCA) 阳性。

血沉增快。

支气管肺泡灌洗液中嗜酸粒细胞比例明显增高。

肺活检可见血管外有嗜酸性性粒细胞浸润。

6. 热带性肺嗜酸粒细胞浸润症

血常规：外周血嗜酸粒细胞显著升高，常超过 3000/mm³。

X 线或 CT 表现境界模糊的网状结节状阴影，主要分布于两肺中下肺野，偶见肺门淋巴结肿大和胸腔积液。

血清总 IgE 增高，高于 1000IU/ml。

血沉中度增快。

痰液检查中嗜酸粒细胞。

支气管肺泡灌洗液中嗜酸粒细胞比例明显增高，常大于25%。

20%患者粪便丝虫卵阳性。

血清丝虫特异性 IgE 和 IgG 滴度检测及血清补体结合或凝集试验有助于本病扦诊断。

肺功能早期显示阻塞性通气功能受损，晚期则出现限制性通气功能障碍伴有弥散功能下降。

◎并发症

本组疾病病可出现呼吸衰竭，多为Ⅰ型呼吸衰竭，若为严重病例，慢性病程，可出现肺源性心脏病。若为肺血管炎，可出现肾脏或心脏受累，严重者出现肾功能衰竭、心律失常、心功能衰竭等。

◎诊断标准

表 41-2 嗜酸细胞肺部疾病诊断标记

嗜酸细胞肺部疾病	诊断标准
单纯性肺嗜酸粒细胞浸润症（Löffler综合征）	低热、干咳和胸闷，血常规：白细胞可正常或稍增高，嗜酸粒细胞计数明显增高，胸部X线检查可表现常为密度较淡，边界不清的片状阴影，分布于单侧或双侧肺部，呈短暂游走性，多在1~2周消失，又可在其他部位出现。支气管肺泡灌洗嗜酸粒细胞>10%
急性嗜酸粒细胞性肺炎	①急性发热性疾病；②重度低氧血症；③X线表现为双肺弥漫性浸润；④支气管肺泡灌洗液中嗜酸粒细胞占细胞成分25%以上；⑤排除寄生虫、真菌等病原体所致的肺部感染；⑥排除药物反应；⑦应用糖皮质激素后很快痊愈；⑧停用激素后不复发
慢性嗜酸粒细胞性肺炎	①发热、咳嗽或呼吸困难，病程可达数月或数年；②胸部X线表现游走性，非肺段性，周围性肺浸润影，主要分布在两肺外侧和上中肺野，特别是呈"肺水肿反转征"；③咯血、咳痰和BALF嗜酸粒细胞增高；④肺活检有以嗜酸粒细胞、吞噬细胞为主的肺泡、肺间质纤维化和嗜酸粒细胞脓肿改变

续表

嗜酸细胞肺部疾病	诊断标准
变应性支气管肺曲霉病	①反复哮喘样发作；②外周血嗜酸粒细胞增高≥1×10^9/L；③X线一过性或游走性肺部浸润；④血清总 IgE 浓度≥1000mg/ml；⑤曲霉抗原皮试出现即刻阳性反应（风团及红晕）；⑥血清沉淀素抗体阳性；⑦特异性抗曲霉 IgE 和 IgG 滴度升高；⑧中央性支气管扩张
肺变应性肉芽肿与血管炎	①有支气管哮喘病史；②血中嗜酸粒细胞 >10%；③存在单神经病或多神经病；④X 线胸片表现肺浸润；⑤鼻窦炎；⑥活检见血管外有嗜酸粒细胞浸润
热带性肺嗜酸粒细胞浸润症	①咳嗽、喘鸣、低热、体重下降、乏力和厌食；②血常规：外周血嗜酸粒细胞显著升高，常超过 3000/mm³；③X线或 CT 表现境界模糊的网状结节状阴影，主要分布于两肺中下肺野；④血清总 IgE 增高，高于 1000IU/ml

◎诊断程序

有咳嗽，呼吸困难或喘息等呼吸道症状，胸部影像学出现肺部阴影，外周血嗜酸细胞增加，应考虑本组疾病可能。可查支气管肺泡灌洗液细胞计数与分类、ANCA、血 IgE、过敏原、G 试验、GM 试验、痰找真菌等病原学检查，寄生虫相关检查等，必要时需取肺活检（TBLB 或外科肺活检）明确诊断。

◎鉴别诊断

表41-3 嗜酸细胞肺部疾病鉴别诊断

	Löffler 综合征	AEP	CEP	ABPA	TPE	CSS
症状	低热、干咳和胸闷、偶有咯血	发热、咳嗽、胸痛；发绀双侧捻发音，急性呼吸衰竭	轻中度呼吸困难、低热、胸痛、咳嗽，一些并存哮喘；体征固定部位、双侧或单侧	反复哮喘发作	咳嗽、喘鸣、低热、体重下降、乏力和厌食	哮喘
病程	急	急	亚急性	急性、亚急性或慢性	急性、亚急性或慢性	急性、亚急性或慢性

530

续表

	Löffler 综合征	AEP	CEP	ABPA	TPE	CSS
致病物	蛔虫、药物	不明	不明	曲霉或其他真菌	丝虫感染	不明
外周嗜酸粒细胞增高程度	高	正常	高	高	高	高
痰/BALF 嗜酸粒细胞增高程度	明显	显著	显著	中等	明显	明显
血清 IgE 水平	不定	中度增高	不定	明显增高	明显增高	中度增高
影像学表现	短暂游走性	弥散性、双侧间质和肺泡的浸润	双侧、肺肺段性，外周阴影，"肺水肿反转征"	短暂反复肺浸润阴影，支气管扩张	弥漫性网格结节状，中下肺野	短暂游走性
肺活检	肺实质、肺泡和终末细支气管嗜酸粒细胞浸润	弥漫性肺泡损伤，水肿和嗜酸粒细胞浸润	肺实质中嗜酸粒细胞浸润	支气管及其周围组织慢性炎症，支气管扩张，肉芽肿形成	可见变性微丝蚴或成虫，周围有嗜酸粒细胞及其颗粒产物和巨细胞聚集	可见血管外有嗜酸粒细胞浸润
合并血管炎	没有	没有	没有	没有	没有	有，特征性
肺外表现	罕见	没有	少见	没有	没有	有
治疗	驱蛔虫药	糖皮质激素	糖皮质激素	糖皮质激素，平喘药	海群生	糖皮质激素，其他免疫抑制剂
复发和预后	无，预后佳	无，预后佳	常见，预后佳	少见，预后尚佳	少见，预后尚佳	少见，预后差

◎临床路径

本组疾病不属于呼吸科常见病，规范的诊治目前在探讨，国家卫计委还没有推行临床路径。

◎治疗

1. 单纯性肺嗜酸粒细胞浸润症 一般无须治疗，考虑有药物引起者应立即停药。寄生虫感染者，给予驱虫治疗。如果症状显著或反复发作，可使用糖皮质激素治疗。

2. 急性嗜酸粒细胞性肺炎 糖皮质激素为首先治疗，治疗数小时内症状即可缓解，1~2周内肺浸润可完全消失。预后一般较好。

3. 慢性嗜酸粒细胞性肺炎 糖皮质激素为首选治疗，常用泼尼松30~40mg/d，治疗1~2天后气急、喘鸣、咳嗽等症状即可好转，所有临床症状在治疗2~3周后可完全消失，肺部X线异常约在2月内恢复正常。该病停药后容易复发，尤其疗程短于3个月者，主张糖皮质激素应维持6~12个月。少部分患者需要长期维持治疗，一般用泼尼松2.5~10mg/d。该病预后良好，偶可发展为肺纤维化和蜂窝肺。

4. 变应性支气管肺曲霉病 首选糖皮质激素治疗。急性期推荐剂量：泼尼松0.5mg/（kg·d），2周后改为隔日给药，疗程为3个月。减量根据症状，X线改变和IgE水平酌定，要求总IgE降低35%以上，其后1年内必须密切随访，若血清IgE升高或胸片出现浸润，即使没有症状，均按急性方案予以再处理。慢性激素依赖性哮喘期和肺纤维化期需要长期应用激素，但提倡隔日服药减少不良反应。伊曲康唑200mg，每天2次可以降低血清IgE水平，改善肺功能和运动耐力，降低痰中嗜酸粒细胞数量，减少急性加重期糖皮质激素剂量。该病预后尚佳。肺纤维化是ABPA晚期的并发症，可导致肺动脉高压及肺心病的发生。

5. 肺变应性肉芽肿与血管炎 口服糖皮质激素治疗，泼尼松（泼尼松）40~60mg/d，症状控制后逐渐减量维持至少1年。对控制哮喘症状，建议吸入糖皮质激素，并可能减少口服激素剂量。对控制不满意者，可予大剂量甲泼尼龙冲击或予硫唑嘌呤、环磷酰胺等免疫抑制剂治疗。本病预后大多较好，出现心肌受累及严重胃肠道损害（如肠出血和肠穿孔）则预后较差。

6. 热带性肺嗜酸粒细胞浸润症 乙胺嗪（Diethylcarbamazinc，DEC，海群生）为本症首选药物，方案为（6~8）mg/（kg·d），分三次口服，持续3周。临床症状和增高的外周血及BALF嗜酸粒细胞计数以及异常的肺部X线改变常可在治疗开始后7~10天内缓解。约20%病例出现复发，可提高乙胺嗪剂量并适当延长疗程，如（8~12）mg/（kg·d）持续3~4周。部分DEC治疗无效的患者可选用卡巴砷、亚乙酰拉砷等抗蠕虫药物。

◎护理与照顾

1. 注意休息，避免受凉感冒，预防各种感染。

2. 要有舒适的居住环境。房间要安静，保持清洁卫生，空气要清新、湿润、流通，避免烟雾、香水、空气清新剂等带有浓烈气味的刺激因素，也要避免吸入过冷、过干、过湿的空气。

3. 饮食方面，饮食上要避免接触可疑过敏食物。

4. 精神上应保持愉快乐观的情绪，防止精神刺激和精神过度紧张。

5. 远离外源性过敏原或可以过敏药物。

随访

◎随访要点

对于此类患者，随访主要注意患者症状变化、活动能力、心理状态等，注意有无急性加重或其他症状出现。应定期查外周血嗜酸细胞，肺部 CT 与肺功能，若出现恶化，应寻找原因，除外其他合并症外，应考虑本病反复，需调整治疗方案。

◎预后

嗜酸粒细胞肺疾病预后非常不同，根据不同临床类型，预后情况不一，单纯性肺嗜酸粒细胞浸润症和急性嗜酸粒细胞性肺炎预后佳，无复发，慢性嗜酸粒细胞性肺炎预后佳，但容易复发，变应性支气管肺曲霉病、热带性肺嗜酸粒细胞浸润症预后尚佳，复发较少见。肺变应性肉芽肿与血管炎预后差，可能随着病情进展，合并胃肠道出血、心功能衰竭、肾功能不全、单发或多发周围神经及中枢神经病变，复发较少见。

◎患者教育

1. 要保证有足够的休息，还要注意保暖，避免受寒，预防各种感染。

2. 要有舒适的居住环境。避免烟雾、香水、空气清新剂等带有浓烈气味的刺激因素，也要避免吸入过冷、过干、过湿的空气。

3. 饮食方面，避免可疑过敏食物摄入。

4. 精神上应保持愉快乐观的情绪，防止精神刺激和精神过度紧张。

5. 远离外源性过敏原，诸如：一些花草（尤其对花粉过敏者）、用羽毛或陈旧棉絮等易引起过敏的物品填充的被褥、枕头、鸟类、动物（宠物或实验饲养者）、木材（红杉、软木加工）、蔗糖加工、蘑菇养殖、奶酪、酿酒加工、发霉稻草暴露、水源（热水管道、空调，湿化器，桑拿浴）以及农业杀虫剂或除莠剂等。

6. 对于寄生虫感染者，应注意勤洗手及饮食卫生等。

第 42 章　过敏性肺炎 《《《《

◎ 概况

过敏性肺炎（hypersensitivitypneumonitis，HP），也称外源性过敏性肺泡炎（extrinsic allergic alveolitis，EAA），是指易感个体反复吸入有机粉尘抗原后诱发的一种主要通过细胞免疫和体液免疫反应介导的肺部炎症反应性疾病。农民肺是HP 的典型形式。病理改变表现为以淋巴细胞渗出为主的慢性间质性肺炎，而以在小支气管形成Ⅲ型及Ⅳ型变态反应引起的非干酪样坏死性肉芽肿为特征性病理改变。

因许多职业或环境暴露中含有下列可吸入抗原，如来自动物、植物、药物、生物（细菌、真菌、阿米巴）和一部分化学物质尘埃，家庭环境暴露、职业暴露、爱好等相关因素引起的 HP 应被引起重视。

各种病因所致 HP 的病理、临床症状、体征和 X 线表现极为相似，临床表现可分为急性、亚急性或慢性。

急性型是最常见和具有特征的表现形式。一般在职业或家居环境抗原接触后 4 ~ 8 小时出现畏寒、发热、全身不适伴胸闷、呼吸困难和咳嗽等流感样症状。如果脱离抗原接触，病情可于 24 ~ 48 小时内恢复。亚急性型：如果持续暴露，反复急性发作导致几周或几个月内渐出现持续进行性发展的呼吸困难，伴体重减轻。慢性型：长期暴露于低水平抗原或急性或亚急性反复发作的结果，主要表现为进行性发展的呼吸困难伴咳嗽和咳痰及体重减轻，肺底部可闻及吸气末 velcro 啰音，少数有杵状指（趾）。

根据明确的抗原接触史，典型的症状发作特点，胸部 HRCT（高分辨率 CT）具有细支气管中心结节、斑片磨玻璃影间或伴实变，气体陷闭形成的马赛克征象等特征性表现，BALF（支气管肺泡灌洗液）检查显示明显增加的淋巴细胞，可以做出明确的诊断。

根本的治疗措施是脱离或避免抗原接触。急性重症伴有明显肺部渗出和低氧血症，激素治疗有助于影像学和肺功能明显改善。

◎定义

过敏性肺炎（hypersensitivity pneumonitis，HP）也称外源性过敏性肺泡炎（extrinsic allergic alveolitis，EAA），是指易感个体反复吸入有机粉尘抗原后诱发的肺部炎症反应性疾病，其基本的病理组织学改变为肺间质、肺泡和终末细支气管的弥漫性单核细胞浸润，其后常出现肉芽肿，并可发展为纤维化。本病仅为肺部疾病，不伴有其他肺外器官受累。

◎流行病学

由于越来越多的环境抗原被认识、诊断，近年来流行病学研究提示 HP 是仅次于特发性肺纤维化（IPF）和结节病的常见的间质性肺疾病。而关于 HP 的发病率至今仍没有确切的结论。受抗原种类、暴露程度、时间、环境等影响，HP 在不同人群的患病差异率极大。在新墨西哥的一项研究中，间质性肺炎发生率 30/100000，其中 HP 占不到 2%。但新墨西哥气候干燥，上述结论可能低估了 HP 的真实发病率。许多研究也已证明在农民中农民肺的发病率在 0.5% ~ 3%。但是近年来，随着现代农业技术的发展，农民肺正逐渐减少，相反地，爱鸟人肺逐渐增多。所以对于 HP 的发病率尚无确切的结论。

◎病因

由于职业或环境暴露、业余爱好等而反复吸入某种抗原而引起肺泡壁（包括呼吸性细支气管）致敏发病，包括动物蛋白、植物、药物、微生物（细菌、真菌、阿米巴）和一部分化学物质尘埃。以嗜热放线菌最为常见和重要，特别是微小多孢子菌和禽类的抗原最主要，研究也比较充分。最近研究提示新的环境暴露抗原和疾病在不断被认识、诊断，而有些引起 HP 的暴露抗原是混合物，并不局限于单一抗原引起，现将过敏性肺炎较常见的抗原及其来源列表如表 42 - 1 所示。

表 42 - 1　常见的过敏性肺炎、抗原及来源

病名	抗原	抗原来源
农民肺	嗜热放线菌	发霉枯叶
蘑菇工肺	嗜热放线菌	蘑菇堆肥
蔗渣工肺	蔗糖发癣菌	发霉甘蔗
禽类饲养工肺	鸽、鸟血清和糖蛋白抗原	禽类排泄物
湿化器和空调肺	白色嗜热放线菌	湿化和空调系统中水污染
皮毛商肺	动物蛋白	动物皮、毛发、粉尘

◎病理解剖

病理改变包括以淋巴细胞渗出为主的慢性间质性肺炎，细胞性细支气管炎和散在的非干酪样坏死性肉芽肿。病变主要累及肺泡、肺泡间隔、血管和终末细支气管，其病理改变因病期不同而具有其各自特点。

1. 急性期　肺脏的主要变化为非干酪化肉芽肿性间质性肺炎，由上皮细胞、吞噬细胞和不等程度的纤维组织所组成。肺泡壁和细支气管壁水肿，有大量淋巴细胞和吞噬细胞浸润，并产生 IL－8，而嗜酸粒细胞浸润较少。约 2 周左右水肿消退，大量瘤样上皮性肉芽肿和朗格汉斯细胞产生，许多肉芽肿被胶原纤维包裹。肺肉芽肿为急性期典型病变，常在发病 3 周内出现，在 1 年内缓慢消散，此时用糖皮质激素可促进其吸收。

2. 亚急性期　病理上典型的三联征表现：淋巴细胞浸润为主的间质性肺炎（类似细胞型非特异性间质性肺炎）、形成不良的非坏死性肉芽肿、细胞性细支气管炎。

3. 慢性期　肺脏弥漫性间质纤维化，肺泡间隔有不同程度的淋巴细胞浸润和胶原纤维增生，尤其在细支气管和所属小动脉有时因肌纤维和内皮细胞增生而增厚，而此时肉芽肿病变基本消失。由于纤维化的牵拉和收缩，最后可发展为肺气肿乃至蜂窝肺。并发展为肺动脉高压和右心肥大。

◎病理生理

发病机制主要涉及Ⅲ型和Ⅳ型免疫反应。

1. 补体介导的Ⅲ型变态反应　在已致敏个体再次接触抗原后 4～8 小时，肺的间质形成并沉积了抗原复合物，接着复合物又激活补体引起急性炎症和组织损伤。

2. T 淋巴细胞介导的Ⅳ型变态反应　近年来注意到Ⅳ型变态反应在本病发病中起重要作用。组织学上有非干酪性肉芽肿形成，支气管肺泡灌洗液中淋巴因子的增高，淋巴细胞在体外遇到相应抗原能产生吞噬细胞移动抑制因子，表明Ⅳ型变态反应参与。

3. 局部吞噬细胞的作用　用霉变枯草和微小多孢子均可直接刺激肺泡吞噬细胞而引起蛋白水解酶释放，裂解 C3 而释放 C3b。后者与吞噬细胞表面的补体受体结合，进一步激活吞噬细胞，继而产生包括肉芽肿形成在内的肺组织病变。

目前倾向于 HP 最初由Ⅲ型变态反应介导，而后转向Ⅳ型变态反应为主，而吞噬细胞激活及由此产生的炎症反应则又可以通过免疫途径，共同引起肺损伤。

◎ 分类分型

1. 急性型 吸入抗原后 4 ~ 8 小时，出现全身倦怠、恶寒、发热、干咳、呼吸困难等"流感样"症状。起病 6 ~ 24 小时内症状最典型。查体两肺可闻及细小湿啰音或捻发音。重症可有发绀。脱离抗原后 12 小时左右，大部分病例的上述症状开始缓解。有的病例症状可持续 1 周以上。

2. 亚急性型 一般由急性发展而来，咳嗽及呼吸困难持续，可有发绀。症状可持续数周或数月。主要由于未能脱离吸入性抗原所致。

3. 慢性型 发病较隐袭，轻度咳嗽，可有少量痰液，多数病倒常被诊为急、慢性支气管炎。由于不断地吸入抗原，气短逐渐加重，甚至不能参加劳动。慢性型病例多因不能及时得到诊治和长期未能脱离作业环境而发展为肺纤维化，此时双肺可闻及 Velcro 啰音。杵状指（趾）少见。

◎ 预防

完全避免接触致病的有机粉尘是最根本的防治措施。改善生产环境，注意防尘、通风，严格遵守操作规则，例如农民在使用肥料前可先将其弄湿，这样可使嗜热放线菌孢子的传播明显减少；饲养禽类的房舍须经常清洁，妥善处理鸟粪；湿化空气、空调系统中的水保持清洁，避免污染；对有机粉尘污染环境中的作业者，宜定期进行医学监护。对有明显的慢性呼吸系统疾病如慢性喘息性支气管炎、支气管哮喘和有过敏性体质者，不宜从事密切接触有机粉尘的工作。

◎ 辅助检查

1. 胸部 X 线摄片及 HRCT 胸部 X 线摄片是诊断过敏性肺炎必不可少的检查方法，按病期及疾病程度而异，早期或轻症可无异常发现，即使有轻微的改变也容易被忽略。急性期在中下肺野见弥漫性肺纹理增粗或细小、边缘模糊的散在的小结节影，病变可逆转，脱离接触后胸片可以无异常；慢性晚期，肺部呈广泛分布的网织结节状阴影，肺体积缩小，常有多发性小囊性透明区，呈蜂窝肺。肺部 HRCT 可描绘出直径 0.5MM 大小的血管及存在于 3/4 肺野的末梢支气管，甚至可描绘出肺小叶。所以 HRCT 是确定过敏性肺炎病变存在以及判断其病变情况的良好手段。急性形式主要表现弥漫磨玻璃影，亚急性形式主要显示弥漫性分布的边界不清的小叶中心结节，慢性形式主要表现小叶间隔和小叶内间质不规则增厚。

2. 肺功能检查　早期可仅表现为弥散功能障碍，急性期且肺功能表现为限制性通气功能障碍，用力肺活量及肺总量减低，动脉血氧分压、肺活量（%VC）以及 CO_2 弥漫功能下降。慢性阶段呈限制性为主的混合性通气功能障碍。

3. 血清学检查　外周血白细胞增多，血清特异性沉淀抗体增高，但 IgG 和血嗜酸粒细胞一般不增多。

4. 支气管肺泡灌洗　在 HP 的 BALF 中细胞成分明显增多，尤其是淋巴细胞增多更为突出，可占总数的80%左右。其中 CD_8^+ 比例增高，使 CD_4^+/CD_8^+ 之比 <1:10，但有时 CD_4^+/CD_8^+ >1，或正常，可能与暴露形式、疾病形式以及最后一次暴露的时间有关。有时在 BALF 中能查出针对病因抗原的特异性抗体，特别是 IgA，则有更高的诊断价值。近年来认为 BALF 对过敏性肺炎的诊断价值很大，可以免行肺活检，有助于早期治疗，阻止病期发展。

5. 环境诱发试验及抗原诱发试验　抗原吸入诱发试验对诊断和确定病因至关重要，由于存在一定的危险性，故临床应用受到限制。根据诊断要点，如果患者在一定的环境条件下（如饲鸟、接触枯草、空调等）出现发热、咳嗽等症状以及上述的 X 线影像学的改变，而暴露于同样的环境中（或吸入特异性抗原）再次出现以上改变者，基本可以确诊本病。

◎诊断

根据病史，询问患者的生活环境、爱好、职业，有典型抗原接触史，症状发作与抗原接触相关，病程中有干咳、呼吸困难，急性发作者可有发热、寒战，查体提示肺部湿啰音，并有肺部间质性影像学改变、限制性通气功能障碍或 BALF 中淋巴细胞增加，可考虑该病。下表列出了诊断 HP 的主要标准和次要标准，若满足 4 条主要标准和 2 条次要标准或除外结节病、IPF 等，可诊断 HP（表 42 - 2）。

表 42 - 2　建立外源性过敏性肺泡炎的诊断标准

主要诊断标准	次要诊断标准
相应的症状（发热、咳嗽、呼吸困难）	两肺底吸气末爆裂音
特异性抗原暴露（病史或血清沉淀抗体）	DL_{CO} 降低
相应的胸片或 HRCT 改变（细支气管中心结节，斑片磨玻璃影间或伴实变，气体陷闭形成的马赛克征象等）	
相应的组织病理学变化（淋巴细胞渗出为主的间质性肺炎、细支气管炎、肉芽肿）	低氧血症
自然暴露刺激阳性反应（暴露于可疑环境后产生相应症状和实验室检查异常）或脱离抗原接触后病情改善	

HP 急性型注意与感染性肺炎（病毒、支原体等）、职业性哮喘鉴别，慢性型应与各种其他原因所致的间质性肺炎、结节病和肺结核进行鉴别，具体参见表 42 – 3。

表 42 – 3　HP 不同阶段的鉴别诊断

急性
- A. 急性气管支气管炎，支气管炎，肺炎
- B. 急性内毒素暴露
- C. 有机粉尘毒性综合征
- D. 变应性支气管肺曲霉菌病（ABPA）
- E. 反应性气道功能异常综合征
- F. 肺栓塞
- G. 吸入性肺炎
- H. 隐源性机化性肺炎
- I. 弥漫性肺损害

亚急性
- A. 反复肺炎
- B. ABPA
- C. 肉芽肿性肺疾病
- D. 感染：结核，真菌
- E. 铍病
- F. 硅沉着病
- G. 滑石沉着病
- H. 朗格汉斯细胞组织细胞增生症
- I. Churg-Strauss 综合征
- J. Wegner 肉芽肿
- K. 结节病

慢性
- A. 特发性肺纤维化
- B. COPD 合并肺纤维化
- C. 支气管扩张
- D. 鸟型分枝杆菌肺疾病

◎鉴别诊断

　　本病急性期应与支气管哮喘、感染性肺炎鉴别，慢性或亚急性应与结节病、特发性肺纤维化鉴别表 42 – 4，表 42 – 5，表 42 – 6。

表 42 – 4　过敏性肺炎与支气管哮喘鉴别

	过敏性肺炎	支气管哮喘
过敏体质	无	有
病史	吸入抗原多与职业有关	部分与职业有关

续表

	过敏性肺炎	支气管哮喘
发病	吸入抗原后数小时发病	多即刻发病
症状	发热，呼吸困难	喘息为主，无发热
体征	细湿啰音	哮鸣音
血象	中性粒细胞增多	少数嗜酸细胞增多
血清学	IgE 不高，	IgE 升高，有特异性 IgE
胸部 CT	弥漫性网状结节影，晚期蜂窝肺	过度充气改变，无蜂窝肺
免疫反应	Ⅲ型，Ⅳ型	Ⅰ型

表 42-5　过敏性肺炎与感染性肺炎的鉴别

	过敏性肺炎	感染性肺炎
病史	吸入过敏原	无
症状	发热，呼吸困难	发热、咳嗽、脓痰
体征	细湿啰音	多为局限肺实变，湿啰音
血象	中性粒细胞轻度增多	白细胞多明显升高
血清沉淀抗体	有	无
胸部 CT	弥漫性网状结节影，晚期蜂窝肺	局部浸润实变
治疗	脱离过敏原，激素	抗菌药物

表 42-6　过敏性肺炎与结节病及特发性肺纤维化的鉴别

	过敏性肺炎	结节病	IPF
职业因素	有关	无	无
病因	致病抗原	不明	不明
起病	急性或慢性	缓慢	缓慢
发热	多发热	少数发热	无发热
肺外侵犯	少有	可有皮肤、关节、眼	可有杵状指
胸内淋巴结肿大	无	有	无
BALF	T 淋巴细胞增多，CD_8^+为主	T 淋巴细胞增多，CD_4^+为主	中性粒细胞增多
激发试验	阳性	阴性	阴性

◎临床路径

过敏性肺炎不属于呼吸科常见病，规范的诊治目前在探讨，国家卫计委还没有推行临床路径。

◎治疗

根本治疗措施是脱离或避免抗原接触。对于呼吸困难、发绀者，应予氧气吸入。轻症患者脱离抗原后症状可逐步改善，不需药物治疗。急性重症及慢性患者需糖皮质激素干预，伴明显肺部渗出、低氧血症可经验性使用泼尼松 30~60mg/d，疗程以 1~2 周为宜，或以临床症状、影像学和肺功能等指标评估疗效，改善后可逐步减量，疗程 4~6 周。亚急性病变可经验性使用泼尼松 30~60mg/d，2 周后逐步减量，疗程 3~6 个月。对于慢性病例、有明显肺纤维化者，激素仅能对尚存的部分炎症有效，对于已形成的纤维化、蜂窝肺，激素无效。

◎护理与照顾

1. 首先应脱离可疑的过敏源，避免烟雾、香水、空气清新剂等带有浓烈气味的刺激因素，也要避免吸入过冷、过干、过湿的空气。

2. 工作时注意劳动防护，必要时用防护口罩。

3. 按时服用药物，密切随访。

随访

◎随访要点

对于此类患者，随访主要注意患者症状变化、活动能力等，注意有无急性加重或其他症状出现。应定期查肺部 CT 与肺功能，若出现恶化，应寻找原因，除外其他合并症外，应考虑本病进展，需调整治疗方案。

◎预后

HP 的预后非常不同，早期脱离抗原接触的患者大多数可以完全恢复，持续暴露的患者部分可进展肺纤维化，继而导致呼吸衰竭及死亡。各种 HP 预后差异取决于暴露的方式、病理改变类型、抗原的种类不同等因素。

◎患者教育

1. 要保证有足够的休息，还要注意保暖，避免受寒，预防各种感染。注意气候变化，特别是冬春季节，气温变化剧烈，及时增减衣物，避免受寒后加重病情。

2. 远离外源性过敏原，诸如：一些花草（尤其对花粉过敏者）、用羽毛或陈旧棉絮等易引起过敏的物品填充的被褥、枕头、鸟类、动物（宠物或实验饲养者）、木材（红杉尘、软木加工）、蔗糖加工、蘑菇养殖、奶酪、酿酒加工、发霉稻草暴露、水源（热水管道、空调、湿化器、桑拿浴）以及农业杀虫剂或除草剂等。

3. 坚持用药，定期随访。

第43章 弥漫性肺泡出血综合征 《《《

◎概况

弥漫性肺泡出血（diffuse alveolar hemorrhage，DAH），为一组病因和发病机制迥异而临床表现相似的疾病。病因多种多样，可分为伴有毛细血管炎和不伴毛细血管炎两大类。

主要表现：随不同疾病而异，可呈单纯的肺疾病或肺–肾等多器官病变。典型表现为咳嗽、咯血、呼吸困难、低氧血症、缺铁性贫血、胸部放射学弥漫性肺泡浸润或实变。肺功能检查可呈限制性通气功能障碍、DL_{CO}升高。

发病机制：由于自身免疫等原因，肺泡毛细血管基底表面受损，完整性被破坏，中性粒细胞和红细胞漏出到肺泡腔内，导致肺泡腔内出血。

诊断标准：因不同的病因有不同的诊断标准。

治疗：由于大部分病因与免疫相关，故治疗以糖皮质激素及免疫抑制药为主。对急进性严重病例，应尽快行大剂量糖皮质激素冲击疗法，随病情好转后个体化地减量。

基础

◎定义

由于各种不同的原因，导致肺泡毛细血管基底表面受损，完整性被破坏，中性粒细胞和红细胞漏出到肺泡腔内，导致肺泡腔内出血，从而引起以咯血、缺铁性贫血和胸部影像学弥漫性肺泡浸润或实变为特征的临床综合征。为一组病因和发病机制迥异而临床表现相似的疾病。

◎流行病学

本病属少见病，依病因有不同的好发年龄，如Goodpasture综合征多见于青年男性，IPH主要见于儿童，SLE多见于青年女性。

◎病因

本病的病因多种多样，可分为伴有毛细血管炎和不伴毛细血管炎两大类（表 43 - 1）。

表 43 - 1 弥漫性肺泡出血的病因

不伴毛细血管炎的弥漫性肺泡出血

    特发性肺含铁血黄素沉着症

    Goodpasture 综合征

    系统性红斑狼疮症

    弥漫性肺泡损害

    肺静脉阻塞性疾病

    凝血性疾病

    二尖瓣狭窄

    肺毛细血管多发性血管瘤

伴有毛细血管炎的弥漫性肺泡出血

    韦格纳肉芽肿

    显微镜下多血管炎

    Chug - Strauss 综合征

    结缔组织病（含 SLE)

    混合性冷球蛋白血症

    过敏性紫癜

    寡免疫肾小球肾炎

SLE 和 Goodpasture 综合征出现肺泡出血可伴有或不伴肺毛细血管炎。

◎病理剖析

组织学表现的特征为肺泡间质中性粒细胞的浸润以及继之出现的纤维素样坏死，导致肺泡毛细血管膜的完整性破坏，中性粒细胞和红细胞漏出到肺泡腔内。在急性出血后肺泡内含有含铁血黄素的吞噬细胞和间质中游离存在的含铁血黄素的聚集变得更加显著。其他的组织学特点包括 II 型肺泡上皮细胞增生、出血的肺泡内机化以及肺泡间质单核细胞浸润。

Goodpasture 综合征最典型的病理改变是免疫荧光检查下，在肾小球基底膜和肺泡基底膜可见线形免疫球蛋白 IgG 和 C3 的沉积。

IPH 患者肺经洗涤干燥后，肺组织内含铁量为正常肺的 5 ~ 2000 倍。

◎病理生理

肺泡弥漫出血造成肺通气/灌注异常，可产生不同程度的低氧血症。在较轻的病例，呈间断咯血，对气体交换影响较少，重症患者甚至需要通气支持。有几种类型的复发性 DAHS，特别是韦格纳肉芽肿病、系统性坏死性血管炎、IPH，可以发展为肺纤维化，导致限制性通气功能障碍。

◎分类分型

根据病因，可分为伴有毛细血管炎和不伴有毛细血管炎两大类。见病因学部分。

◎预防

本综合征为一大类异质性疾病，故预防措施视病因不同而异，因本病多为合并出现，故应积极治疗原发疾病。比如，病因为二尖瓣狭窄，应积极手术或内科治疗原发病；化学物质或药物性因素，应避免接触等；若病因为自身免疫性疾病，应积极控制原发病。

◎筛检

对于临床上出现咯血、缺铁性贫血及用呼吸系统常见疾病（如支气管扩张症、肺结核、肺癌等）无法解释的患者，应进一步检查肺部影像学，与本综合征鉴别。因本综合征为一大类异质性疾病，故应根据临床症状、体征特点，筛查具体疾病。如患者同时有肾功能损害，应筛查血 ANA、ENA、ANCA 等明确是否为系统性红斑狼疮（SLE）或血管炎，如出现显著的心功能不全，应查心脏超声，明确是否为二尖瓣狭窄等。

诊断

◎问诊与查体

1. 问诊 各种不同的病因，有不同的病史表现，Goodpasture 综合征发病前多有诱因，包括呼吸道感染、接触烃化物、吸入各种碳氧化合物等。IPH 发病常无明显诱因，儿童期多呈急性，成年人则发病相对隐匿。SLE、韦格纳肉芽肿病等亦各有不同的病史特点。咳嗽、呼吸困难和咯血是最突出的症状。应询问具体咯血的血量、活动耐量变化以及其他肺外症状，如双下肢水肿、血尿、尿少、皮疹、关节肿痛等。

2. 查体 各种不同的病因，及病情轻重程度不同，体征有所差异。患者可有呼吸困难、双肺散布湿啰音，严重病例可出现口唇发绀等缺氧改变，可有皮肤黏膜苍白等贫血体征。此外，还可出现原发疾病相关体征，如二尖瓣狭窄者，可有二尖瓣听诊区舒张期雷鸣样杂音；系统性红斑狼疮者，可有皮肤相应改变、关节红肿等；Churg–Strauss 综合征可有肺部干鸣音等。慢性严重病例，可有肺心病的体征，如颈静脉怒张、肝颈静脉回流征阳性、肝脾大、双下肢水肿等。

◎疾病演变

本综合征演变与病因相关。若原发疾病控制良好，本综合征可得到缓解。原发病因为 Goodpaster 综合征患者，往往疾病进展迅速，可出现大咯血、急进性肾功能不全、呼吸衰竭加重。病因为特发性肺含铁血黄素沉着症者，病情往往呈慢性反复，导致肺纤维化及严重限制性通气功能障碍，可有进行性呼吸困难及呼吸衰竭。

◎辅助检查

1. 优先检查

（1）免疫学检查：血清抗 GBM 抗体测定对 Goodpasture 综合征特异性及敏感性高（80% ～ 90%），对诊断有决定性的意义。ANA、抗 DNA 抗体阳性提示 SLE。ANCA 阳性提示韦格纳肉芽肿和系统性坏死性血管炎。

（2）血常规：血红蛋白和红细胞减少，呈现小细胞低色素性贫血。贫血程度往往严重，与咯血量不平行。白细胞总数往往升高，可有嗜酸粒细胞增多、血小板总数正常。

（3）尿常规：出现尿检异常者，多数原因为局灶性节段性坏死性肾小球肾炎，常见于系统性血管炎、结缔组织病、Goodpasture 综合征。

（4）胸部影像学检查：胸部 X 线片显示弥漫性或灶性斑片状肺泡浸润，CT 显示肺实变。由于反复发作，最终可进展为间质浸润。

（5）肺活组织检查：组织学表现的特征为肺泡间质中性粒细胞的浸润以及继之出现的纤维素样坏死，肺泡毛细血管膜的完整性破坏。Goodpasture 综合征患者免疫荧光检查可见到肺泡壁 IgG 和（或）补体 C3 呈明亮线状沉积。

（6）IPH 患者痰、胃液、BALF 检查可查见含铁血黄素吞噬细胞。

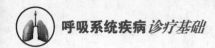

2. 可选检查

（1）凝血功能：出血时间、凝血时间、凝血机制均正常。

（2）肺功能：肺出血时，肺泡内多余的血红蛋白可结合更多的 CO，故 DL_{CO} 增加。形成肺间质纤维化时，呈限制性通气功能障碍、弥散功能障碍。

（3）动脉血气分析：血氧分压降低，肺泡动脉血氧分压差增大，二氧化碳分压可降低。

（4）其他：骨髓检查、血清铁和总铁结合力及红细胞盐水脆性试验可以协助诊断贫血原因。

◎并发症

患者多同时存在程度不等的贫血，以缺铁性贫血为主，严重患者出现呼吸衰竭、肺源性心脏病等。

◎诊断标准

依 DAHS 的病因，其诊断标准各异，根据各病因的临床表现及各自特有的检验、检查结果，可以作出诊断。

1. Goodpasture 综合征　凡原因不明的咯血，胸部 X 线有两侧肺门延及两肺中下野的广泛结节状或斑片状阴影等肺出血相关表现，如伴有尿检查异常，短期内出现贫血、肾功能进行性减退者，应高度考虑本病。肾或肺活检组织学检查可确诊，有肺出血、肾小球肾炎、血清抗 GBM 抗体阳性 3 项特征者亦可确诊。

2. IPH

（1）大部分为儿童患者，成人占 20% 左右，可有家族史。

（2）有反复发作的咯血、呼吸困难、不明原因的缺铁性贫血。

（3）X 线表现为两肺野弥漫性小斑点状阴影，也可呈广泛的弥漫性间质性肺炎的表现。阴影以中下肺为多，严重者可融合成大片状或云絮状阴影。慢性或反复发作可见广泛间质纤维化。

（4）痰、胃液和 BALF 可查见含铁血黄素吞噬细胞。纤维支气管镜肺活检可明确诊断。

◎诊断程序

对于常见呼吸系统疾病，如支气管扩张症、肺癌、肺结核等不能解释的咯血，同时伴有呼吸困难患者，应常规查肺部 CT，若出现肺部弥漫性或斑片状肺泡浸润影，应考虑本综合征可能。因本综合征病因为异质性疾病，故应根据患者的临床表现，筛选相应的检查，明确具体疾病诊断。如患者同时有肾功能受损，则应查血免疫学指标（ANA，ENA，ANCA 等），如患者同时有心功能不全，应查心脏超声等，若慢性病程，反复发作，应查支气管镜行肺泡灌洗，查灌洗液中是否有含铁血黄素细胞等。

◎鉴别诊断

表43－2　弥漫性肺泡出血综合征临床鉴别诊断要点

综合征	贫血	肾病	关节炎	皮肤血管炎	ANA	RF	CL	ABMA	ANCA	抗DNA抗体	组织抗体染色
韦格纳肉芽肿	+	+	+	+	±	±	正常范围	－	+	－	颗粒状或 －
系统性坏死性血管炎	+	+	+	+	±	±	正常范围	－	+	－	－
系统性红斑狼疮	+	+	+	±	+	+	↓	－	－	+	（颗粒状）IgG
Goodpasture 综合征	+	+	－	－	－	－	正常范围	+	－	－	（线状）IgG
IPH	+	－	－	－	－	－	正常范围	－	－	－	－
混合性冷球蛋白血症	+	+	+	+	±	+	↓或正常范围	－	－	－	+（颗粒状）IgG
过敏性紫癜	+	－	+	+	－	－	正常范围	－	±	－	+（颗粒状）IgG

注：ANA（抗核抗体），RF（类风湿因子）；CL（补体）；ABMA（抗基底膜抗体）；ANCA（抗中性粒细胞胞质抗体）。

◎临床路径

本综合征为一组异质性疾病，临床相对少见，目前尚无临床路径。

治疗

◎ 治疗目标

缓解临床症状，争取原发疾病缓解。

◎ 治疗细则

DHAS 为少见病，至今尚无大规模临床治疗试验可供借鉴。由于大部分病因与免疫有关，故治疗以糖皮质激素与免疫抑制剂为主。

1. 肾上腺皮质激素 对急进性严重出血患者，应尽快行大剂量糖皮质激素冲击治疗，可用甲泼尼龙每日 $0.5 \sim 1.0g$ 静脉滴注，连用 3 天。出血停止后，改为甲泼尼龙每日 $60 \sim 120mg$ 口服，连用数日。随病情好转，肺泡出血和肺外表现控制，参照胸部影像学和血清学改变，实行个体化减量。

2. 免疫抑制剂 糖皮质激素冲击治疗效果欠佳者，可并用免疫抑制剂，如环磷酰胺或硫唑嘌呤，$1 \sim 2mg/$（$kg \cdot d$）。

3. 血浆置换疗法 可去除循环中的抗基底膜抗体，是 Goodpasture 综合征重要的治疗方法。其持续时间和频度可根据循环中的抗 GBM 抗体水平而定，通常每次置换血浆 $2 \sim 4L$，隔日一次，维持 $2 \sim 4$ 周，直至咯血停止或抗体效价正常。联合应用免疫抑制剂和中等剂量的皮质激素治疗，可有效地控制肺出血和改善肾功能。对已进入终末期肾脏病期，需要透析治疗维持生命者，则疗效欠佳。

4. 肾替代治疗 进入终末期肾病的患者，应予透析治疗维持生命。

5. 大咯血的急救 大咯血可致患者窒息死亡，故应积极处理。应立即予甲基泼尼松龙冲击治疗，可使大咯血在 $24 \sim 48$ 小时内缓解。必要时时行气管插管及机械通气辅助呼吸治疗。

6. 一般治疗 大咯血伴呼吸困难患者，应卧床休息，吸氧，必要时输血，同时给予止血药物和铁剂，纠正贫血。合并肺部感染时，应使用抗菌药物，保证营养，维持水电解质平衡。

◎ 护理与照顾

1. 心理护理：是整体护理中不可缺少的一个部分。患者可能出现对疾病担忧，紧张、焦虑等一系列不良反应，首先要给患者提供一个优美舒适治疗环境，病房整洁。护理时态度和蔼，言行温和，耐心解释，耐心听患者倾诉。热情服务，减轻患者心理负担。

2. 环境安静，清洁，注意通风，避免过敏原的接触。注意休息，避免劳累、着凉感染。

3. 用药不良反应护理：对于长期服用糖皮质激素，促进食欲，应注意规律进食，避免暴饮暴食；激素应每日早晨顿服，用激素是遵医嘱加用辅助用药，如补充钙剂等预防骨质疏松等不良反应，做好口腔护理防止细菌、真菌引起口腔感染。预防性应用胃黏膜保护剂。每周定期检测血压、体重。

4. 应定时随诊，严密监测病情变化，随时调整治疗方案。

随访

◎随访要点

1. 患者的症状，如呼吸系统症状、咯血量、贫血以及原发病因相关的症状等。

2. 血沉及 C - 反应蛋白，血常规、尿常规改变，血肾功能，血 ANCA 等免疫学指标。

3. 肺部影像学（HRCT）变化。对于有肺功能受累者，肺功能检查亦应监测。

3. 治疗药物的不良反应等。

◎预后

多数病因发展迅速，预后不良。

（1）Goodpasture 综合征多数病例病情进展迅速，肾功能急剧恶化，预后凶险，常可因大咯血、窒息、呼吸衰竭、肾功能衰竭而死亡。以往报告病死率约90%，大部分患者于 1 年内死亡。近年来通过综合治疗，特别是血浆置换，预后有了明显改善。早期治疗可提高缓解率，改善预后，降低死亡率。

（2）IPH 儿童期发病一般凶险，75% 病例一般生存期为 3～5 年，也有少数病例可自行缓解。成人预后较好，其中 1/4 病例在初次发作后而治愈；1/4 病例为疾病非活动状态，但持续贫血和呼吸困难；1/4 病例存在持续活动疾病，导致肺纤维化和严重限制性通气功能障碍；1/4 病例反复大量出血并且对治疗无反应，早期发生呼吸衰竭死亡。

（3）韦格纳肉芽肿、SLE 等疾病患者合并 DAHS 预后亦较无 DAHS 的差，死亡率较高。

◎患者教育

正确认识疾病，消除恐惧心理，明白规律用药的意义，强调长期随访的必要性。避免过度疲劳，自我认识疾病活动的征象，配合治疗，遵从医嘱，定期随访。

第 44 章　肺血管炎 《《《《

◎ 概况

血管炎（vasculitis）是一类以血管的炎症与破坏为主要病理改变的异质性疾病，常见的血管炎多引起系统性损害，又称之为系统性血管炎（systemic vasculitis）。系统性血管炎可引起多系统性的脏器功能障碍，也可局限于某一器官。肺富含血管，几乎所有的系统性血管炎都可累及肺，这一组发生于肺血管壁的炎症（炎性细胞浸润和血管壁坏死）被称之为肺血管炎（pulmonary vasculitis）。肺血管炎为一组血管壁和周围炎性病变的疾病，由此导致血管壁破坏，引起相应器官的功能异常或衰竭，称为坏死性血管炎。

肺血管炎的具体病因尚不明确。目前认为，肺血管炎的发病机制主要为感染源对血管的直接损害和免疫异常介导的炎症反应所致。免疫细胞之间、淋巴细胞与内皮细胞之间以及细胞因子和黏附分子之间的相互作用，在肺血管炎的发病机制中都起一定作用。

肺血管炎为一组疾病，可以先后累及多种组织与器官，因此，其临床表现呈多样性。通常包括系统性症状和肺脏受累的症状，全身非特异性症状有长期发热、乏力、关节疼痛、皮肤病等；呼吸道症状无特异性，如咯血、咳嗽、呼吸困难等；胃肠道症状损害表现为纳差、呕吐、腹痛、便血等；心脏损害表现为心肌缺血、心力衰竭、心律失常、心包积液等；肾脏损害表现为血尿、急性肾衰竭等；神经系统损害表现为末梢神经炎、神经根炎、神经根性疼痛、脑神经损伤、脑梗死、脑出血等；皮肤损害表现为紫癜、皮下出血等；其他表现有鼻窦炎、虹膜睫状体炎、巩膜炎、中耳炎、视神经炎、关节炎等。

肺血管炎诊断需根据临床表现、血尿、贫血、血沉增快、抗中性粒细胞胞质抗体（anti-neutrophil cytoplasmic antibodies，ANCA）阳性等综合判断。肺血管炎的诊断金标准是活检病理学，活检标本中见到典型的炎症、坏死及肉芽肿等血管炎病理改变，即可确诊。典型临床表现结合 ANCA 和组织学改变可诊断肺血管炎。

肺血管炎的治疗包括：①去除病因；②使用糖皮质激素；③细胞毒性药物；④对症治疗；⑤其他，使用干扰素、大剂量免疫球蛋白、干细胞移植、血浆置换、透析等。

肺血管炎的预防主要是预防感染，增强自身抵抗力。

◎定义

血管炎（vasculitis）是一类以血管的炎症与破坏为主要病理改变的异质性疾病，常见的血管炎多引起系统性损害，又称之为系统性血管炎（systemic vasculitis）。系统性血管炎可引起多系统性的脏器功能障碍，也可局限于某一器官。肺富含血管，几乎所有的系统性血管炎都可累及肺，这一组发生于肺血管壁的炎症（炎性细胞浸润和血管壁坏死）被称之为肺血管炎（pulmonary vasculitis）。肺血管炎为一组血管壁和周围炎性病变的疾病，由此导致血管壁破坏，引起肺脏功能异常或衰竭，称为坏死性肺血管炎。

◎流行病学

血管炎的发病率一般较低，到目前为止大部分血管炎的发病率尚不明确。肺血管炎可发生于任何年龄，一般过敏性紫癜易发生于儿童，肉芽肿血管炎常发生于50～60岁成人；结缔组织相关性血管炎性疾病及坏死性结节病样肉芽肿常见于女性；坏死性肉芽肿血管炎、淋巴瘤样肉芽肿病、变应性肉芽肿血管炎多见于男性。

◎病因

1. 变态反应 许多研究证明，肺血管炎与Ⅲ型变态反应有关，在血管内或血管周围发现免疫复合物，含有链球菌 M 蛋白、乙肝表面抗原、结核分枝杆菌等抗原物质；同时在结节性多动脉炎、白细胞血管炎和胶原结缔组织疾病的血管内可发现 IgM、IgG、IgA 和补体下降；一般抗原首先沉积在血管基底膜上，弥散进入血管内或进入血流，当抗原多余抗体时，产生免疫复合物沉积在血管壁上。免疫复合物并非引起组织损伤的直接原因，但是引起组织损伤的始动因素。

2. 细胞免疫 肉芽肿性血管炎与细胞免疫有关。当致敏的淋巴细胞再次接触抗原，可以直接产生细胞毒作用，或者聚集并激活单核细胞转变为有活性的吞噬细胞释放线粒体酶，同时部分细胞转化为组织细胞和多核巨细胞参与肉芽肿形成。

3. 感染 病毒感染可能和肺血管炎有关，如乙型肝炎病毒（HBV）、巨细胞病毒（CMV）、人类免疫缺陷病毒（HIV）、细小病毒 B19、人类 T 细胞嗜淋巴病毒 I 型以及丙型肝炎病毒（HCV）。除病毒外，可能和细菌感染有关。但多数病例的支气管肺泡灌洗液、开胸肺活检标本并未发现细菌、真菌、支原体以及呼吸道病毒。

4. 遗传　韦格肉芽肿（Wegener's granulomatosis，WG）可能和 B50、B55、HLA - DR1 以及 HLA - DQw7 有关，具体关系仍有待进一步研究。

5. 其他　某些药物、肿瘤等多种因素导致血管内皮细胞损伤，释放大量趋化因子和细胞因子，如 IL - 1 和 TNF，加重内皮细胞损伤。

◎病理解剖

根据受累血管大小不同，可分为：

1. 大血管炎　包括多发性大动脉炎和巨细胞动脉炎。

2. 中血管炎　包括结节性多动脉炎和皮肤黏膜淋巴结综合征。

3. 小血管炎　包括肉芽肿性多血管炎、显微镜下多血管炎、变应性肉芽肿血管炎、过敏性紫癜、原发性冷球蛋白血症、皮肤白细胞破碎性血管炎。

肺血管炎常累及血管壁的全层，除支气管中心性肉芽肿病外，病变均以血管为中心，炎症起源于血管壁，同时累及周围组织，病理特征为：①肺动脉、肺静脉有多种成分及特征性细胞浸润，引起进行性的血管破坏、栓塞及闭塞；②肺实质也有类似细胞浸润，并伴有广泛的组织坏死和空洞形成；③邻近肺组织可以产生非特异性的病变反应，如闭塞性细支气管炎、内源性脂质性肺炎及肺间质纤维化。

肺血管炎炎症病变多伴随坏死性纤维病变，导致闭塞性肺血管病变，甚至引起继发性肺血管栓塞性疾病。肺血管炎的炎症细胞包括中性粒细胞、正常或异常淋巴细胞、嗜酸粒细胞、单核细胞、组织细胞、浆细胞和多核巨细胞等，如果病变以中性粒细胞聚集为主则为白细胞性血管炎，但是病变 24 小时以后病变处可以出现大量淋巴细胞；病变处以淋巴细胞浸润为主则多为肉芽肿疾病，但是晚期病变处大量单核细胞、组织细胞和多核巨细胞浸润，数目往往大于淋巴细胞。

◎病理生理

肺血管炎的主要病理生理改变为肺限制性通气功能障碍和（或）弥散功能障碍。本类疾病早期即可有肺泡炎症破坏，导致气体交换异常，此外，肺实质破坏，可使气体交换面积减少，对于慢性病程患者，可有肺间质纤维化，不仅肺顺应性降低，亦加重气体交换障碍。本病部分患者还可有肺动脉的直接受累，导致肺动脉高压，长期慢性缺氧，亦可加重上述改变。若发生弥漫性肺泡出血，则显著影响气体交换，可出现严重弥散障碍，表现为低氧血症与呼吸困难。

◎分类类型

根据 1988 年 Strauss 报告肺血管炎病因分类：

1. 病因不明，具有明显临床、形态学的综合征，肺部受累

（1）坏死性肉芽肿血管炎（NGV，原称韦格纳肉芽肿病）。

（2）变应性肉芽肿血管炎（Churg – Strauss 综合征，CSS）。

（3）淋巴瘤样肉芽肿病（lymphomatoid granulomatosis，LYG）。

（4）坏死性结节病样肉芽肿（necrotizing sarcoid granulomatosis，NSG）。

（5）支气管中心性肉芽肿病（bronchocentric granulomatosis，BG）。

（6）Takayasu 主动脉弓动脉炎综合征。

（7）结节病。

（8）Goodpasture 综合征。

（9）原发性肺动脉高压。

2. 病因不明，具有明显临床综合征的非特异性动脉炎，肺部受累

（1）Henoch – Schönlein 紫癜。

（2）类风湿关节炎。

（3）系统性红斑狼疮。

（4）进行性系统性硬化。

（5）Sjögren 综合征。

（6）贝赫切特综合征。

（7）混合性冷球蛋白血症。

（8）巨细胞动脉炎。

（9）外源性过敏性肺泡炎。

（10）其他。

3. 感染所致血管炎 组织学上具特异性的感染所致的血管炎，主要有结核杆菌、非典型分枝杆菌感染，真菌感染（如曲菌、毛霉菌、组织胞浆菌等），梅毒螺旋体感染，寄生虫感染；组织学上呈非特异性的感染，如链球菌、葡萄球菌、淋球菌、脑膜炎双球菌所致的败血症和心内膜炎等。

（1）细菌性：结核性、梅毒、非典型分枝杆菌病。

（2）真菌性：曲菌、毛霉菌、组织胞浆菌等。

（3）寄生虫：蛔虫病、丝虫病。

4. 重叠综合征 上述 3 类相互间有 2 类或 3 类重叠。

根据 Saldana 肺血管炎根据病理分类：

（1）坏死性肉芽肿样血管炎：坏死性肉芽肿血管炎、变应性肉芽肿血管炎、结节性坏死性肉芽肿病。

（2）血管中心性淋巴细胞增生性疾病：良性淋巴细胞血管炎和肉芽肿病、淋巴瘤样肉芽肿病、血管中心性大细胞淋巴瘤。

（3）其他类型血管炎：结节性多动脉炎、过敏性血管炎、肺部感染、吸毒、贝赫切特综合征等。

◎预防

增强体质，健康饮食，戒烟戒酒，预防感染。

◎筛查

对于不明原因发热（大于等于 3 周），肺部有间质改变患者，尤其是有多系统（如皮肤、肾脏等）受累者，应常规行免疫学检查，包括自身抗体（ANA）、ENA、ACL 抗 GBM（肾小球基底膜）抗体和 ANCA 等。影像学检查包括常规的 X 线胸片和胸部高分辨 CT 检查，影像学的异常可先于临床表现，呈多样性，不具备特异性，表现为弥漫性肺间质改变、弥漫性肺泡炎、间质水肿、片状浸润影、结节状影、空洞形成、胸腔积液等，病变具有迁徙性。

诊断

◎问诊与查体

1. 问诊 首先询问患者有无长期发热、咯血、咳嗽咳痰、胸闷气短；有无血尿；有无胃肠道症状损害表现为纳差、呕吐、腹痛、便血等；有无心慌心悸、气促等心脏损害表现；有无关节疼痛、皮疹皮下出血等；有无视力下降、听力下降等；有无长期流鼻涕。

2. 查体 肺血管炎的体征缺乏特异性。应注意有无皮肤关节等受累表现，如皮疹、关节红肿畸形等；上气道体征，如鼻腔肿物、鼻窦压痛等；肺部体征，包括有无呼吸困难，干、湿啰音等。

◎疾病演变

和受累器官相关联。如白细胞碎裂性血管炎其皮疹及溃疡多较明显，关节变形提示存在类风湿关节炎。鼻及上呼吸道溃疡提示可能存在 Wegener 肉芽肿或淋巴瘤样肉芽肿。前者还可出现上睑下垂及角膜炎、葡萄膜炎。白塞病多伴有口腔、会阴痛性溃疡及葡萄膜炎。结节性多动脉炎及 Churg – Strauss 综合征常出现外周神经受累，而巨细胞动脉炎可出现中枢神经受累体征。肺部的体征也因病变侵犯程度而异。

◎辅助检查

1. 优先检查

（1）抗体检查：包括自身抗体（ANA）、ENA、ACL 抗 GBM（肾小球基底膜）抗体和 ANCA 等，分为 MPO – ANCA（p – ANCA），也有胞质型 ANCA（C – ANCA）。

（2）影像学检查：包括常规的 X 线胸片和 HRCT 检查，影像学的异常可先于临床表现。肺血管炎的影像学呈多样性，经常不具备特异性，表现为弥漫性肺间质改变、弥漫性肺泡炎、间质水肿、片状浸润影、结节状影、空洞形成、胸腔积液等，病变具有迁徙性，后期可呈肺气肿或肺间质纤维化征象。

（3）病理活检：包括常规的外科手术切除的病变组织、支气管肺泡灌洗（BAL）、支气管镜和电视辅助胸腔镜手术（VATS）等检查。支气管肺泡灌洗液检查有助于诊断。组织学检查是确诊依据，常用活组织检查部分是皮肤、肌肉、肺、肾和淋巴结。

2. 可选检测

（1）血常规：系统性血管炎见白细胞增多，其中 CSS 患者嗜酸粒细胞可增多。如果出现弥漫性肺泡出血则可见血红蛋白和血细胞比容降低。

（2）尿常规：尿沉渣检查可出现镜下血尿、红细胞管型以及蛋白尿。

（3）血沉、C – 反应蛋白等升高，是病情活动的临床指标之一，活动期血管炎的非特异性反应。

◎并发症

肺血管炎可并发多系统多脏器损害。心包膜、心肌、心瓣膜，导致心包炎、心包积液、心肌炎、心肌病、心瓣膜病等；风湿病可侵犯大、中、小动脉及静脉，表现为系统性血管炎，易引起多脏器损害，可致盲、致残、致命。常见症状如胸闷、心悸、口唇发绀、呼吸困难、下肢水肿、跛行、肢体坏疽等。

◎诊断标准

表44-1　肺血管病诊断标记

分类	症状
临床症状	(1) 肺、肾症状：血尿（纤维镜下血尿，肉眼血尿）伴急进性肾炎（含急进性肾功能不全）、肺出血伴间质性肺炎/肺纤维化
	(2) 肺、肾外症状：鼻症状（鼻出血，脓性鼻分泌物，鞍鼻）、眼症状（眼痛，结膜炎，视力低下，眼球突出）、耳症状（耳痛，耳分泌物，听力减退）、咽喉症状（声音嘶哑，呼吸困难）、皮肤症状（紫癜，皮下出血）、消化道症状（消化道出血）、神经症状（多发性神经炎）等
组织学	(1) 毛细血管坏死性血管炎
	(2) 巨细胞浸润伴肉芽肿性病变
实验室检查	ANCA检测阳性2次以上，包括C-ANCA、P-ANCA及相应的PR-3、MPO，可判断为ANCA阳性
诊断	(1) 确诊：WG、MPA、CSS等原发病基础上满足以下条件者即可确诊 临床症状A、B，组织学 (1)、(2)，实验室检查阳性全部具备 临床症状A、B中具备2项以上，实验室检查阳性 (2) 可疑：临床症状中具备1项以上，实验室检查阳性

◎鉴别诊断

表44-2　肺血管病鉴别诊断

疾病名	体征/症状鉴别	检验鉴别
支气管扩张症	慢性咳嗽咳痰，痰量较多，脓性痰，常反复咯血，肺部听诊以湿啰音为主，部位与病症吻合，较固定	X线检查常见病变部位纹理紊乱，严重呈卷发状或蜂窝状。胸部CT检查多可以明确诊断
肺癌	多见于中老年人群，常无明显毒性症状，多有刺激性咳嗽、胸痛及进行性消瘦	痰脱落细胞学、纤支镜或CT引导下肺穿刺送检病理可明确
肺结核	多有午后低热、乏力、盗汗及消瘦、咯血等症状	结核菌素试验多呈强阳性，经痰结核菌检查明确诊断

◎临床路径

本病属于肺部少见疾病，目前尚无临床路径。

治疗

◎治疗目标

预防疾病相关死亡和病残，最大程度地减少治疗相关并发症。

◎治疗细则

血管炎的治疗分为诱导期和缓解期维持治疗。诱导期首选糖皮质激素加环磷酰胺联合治疗。泼尼龙初始计量为 $1mg/$（$kg \cdot d$），共服 $4 \sim 8$ 周，以后逐渐减量至 $5 \sim 10mg/d$，维持 2 年或更长。可口服环磷酰胺，$2mg/$（$kg \cdot d$），共 12 周，或环磷酰胺冲击治疗，每月 1 次，每次 $0.5 \sim 1.0g/m^2$，共 6 个月，重者每半个月冲击 1 次。以后每 3 个月 1 次，至病情稳定 $1 \sim 2$ 年可停药。缓解期可停用环磷酰胺，改用硫唑嘌呤或甲氨蝶呤或霉酚酸酯维持（表 44 – 3）。

肺血管炎根据病情的活动度决定治疗方案，疾病的严重程度、预后和多个因素相关，其中最为重要的是根据器官受累的数目判定的疾病活动度、肾受累以及弥漫性肺泡出血的表现。欧洲血管炎小组根据这些指标制订分级方案，患者按此方案归类：①局限性；②早期、全身性；③活动性、全身性；④严重的；⑤难治性。

表 44 – 3　欧洲血管炎小组疾病活动度分级和诱导期一线治疗

疾病分类	全身症状	肾功能（血 CR）	器官功能损害	诱导期治疗选择
局限期	无	< 1.4mg/dl	无	糖皮质激素或 MTX 或硫唑嘌呤
早期、全身性	有	< 1.4mg/dl	无	糖皮质激素 + CTX 或 MTX
活动期、全身性	有	< 5.7mg/dl	有	激素 + CTX
严重	有	> 5.7mg/dl	有	糖皮质激素 + CTX + 血浆置换
难治性	有	任何	有	选择新药，如生物制剂

◎治疗程序

（1）针对病因治疗：去除患者发病诱因，如抗细菌感染，抗真菌和抗结核治疗等。

（2）糖皮质激素：是血管炎常用治疗药物，对中、重度患者来说，疗效确切。

（3）细胞毒性药物：对于肾上腺皮质激素治疗失败或重度患者（出现肺、肾功能损害时）常需要加用此药，尤其与肾上腺皮质激素联合应用，可使疗效明显增加。

（4）对症治疗。

（5）其他。如静脉注射大剂量免疫球蛋白、应用干扰素等。

◎治疗进展

对于肺血管炎全身疾病患者，环磷酰胺加皮质激素是首选一线治疗方案，环磷酰胺静脉冲击或口服。

对于重度疾病，存在关键器官的功能受损，如严重的肾疾病、DAH 或其他危及生命的疾病，则环磷酰胺、皮质激素与血浆置换疗法联合是首选方案。在标准的环磷酰胺＋皮质激素方案上加入血浆置换疗法，对于恢复肾功能，优于静脉大剂量皮质激素冲击。这一治疗方案在治疗 DAH 上也可能有效。

◎护理照顾

1. 心理护理 是整体护理中不可缺少的一个部分。患者对疾病担忧，紧张、焦虑等一系列不良反应，首先要给患者提供一个优美舒适治疗环境，病房整洁。护理时态度和蔼，言行温和，耐心解释，耐心听患者倾诉。热情服务，减轻患者心理负担。

2. 饮食护理 加强营养，进食高蛋白、高热量、低脂肪饮食。

3. 用药不良反应护理 长期服用糖皮质激素，促进食欲，应注意规律进食，避免暴饮暴食；激素应每日早晨顿服，用激素时遵医嘱加用辅助用药，如补充钙剂等预防骨质疏松等不良反应，做好口腔护理防止细菌、真菌引起口腔感染。预防性应用胃黏膜保护剂。每周定期检测血压、体重。

随访

◎随访要点

1. 患者的症状，如呼吸系统症状、皮肤症状、内脏血管病变等。

2. 血沉及 C - 反应蛋白，血常规、尿常规改变，肾功能，血 ANCA 等免疫学指标。

3. 肺部影像学（HRCT）变化。对于有肺功能受累者，肺功能检查亦应监测。

3. 糖皮质激素的不良反应，如血压、血糖变化及胃肠道反应。

◎预后

肺血管炎的预后与不同疾病类型有关。一般 CSS、NSG、BG 预后较好，WG 经激素＋CTX 治疗后存活明显延长，但 LYG 治疗有一定困难，预后差。

◎患者教育

正确认识疾病，消除恐惧心理，明白规律用药的意义，强调长期随访的必要性。避免过度疲劳，自我认识疾病活动的征象，配合治疗，遵从医嘱，定期随访。

第 45 章 结节病 〈〈〈〈

◎概况

结节病（sarcoidosis）是一种原因不明的、以非干酪样坏死性上皮细胞肉芽肿为病理特征的、影响肺和肺外多系统的系统性肉芽肿疾病。结节病的临床表现多种多样，从无明显的临床症状到少数病例呈进行性进展，晚期呈多器官受累和功能障碍，其临床表现谱相当广泛。部分结节病可自愈或呈慢性进展，但在结节病的进程中肺或胸部的淋巴结多受累。结节病的诊断往往需病理证实有典型病变，并排除其他已知的肉芽肿疾病后才能诊断。自 1877 年首次发现结节病以来，至今仍引起临床医师和科学工作者的关注。

基础

◎定义

结节病是一种原因不明的多系统疾病，主要发生在青年人和中年人中，通常表现为双肺门淋巴结病、肺部浸润以及眼部和皮肤等肺外多系统病变。当临床放射学发现肺门淋巴结肿大，组织学检查显示有非干酪样坏死性上皮细胞肉芽肿时，则支持结节病的诊断。结节病的病程及预后与疾病发病形式和疾病的范围相关。

◎流行病学

由于部分病例无症状和可以自然痊愈，所以没有确切的流行病学数据。结节病发病呈世界性分布。任何年龄、性别及种族均可发病。好发年龄 40 岁以下，高峰年龄为 20～29 岁。最近报道，发病年龄分布呈双高峰：第一高峰为青年期，第二高峰为 50 岁以上的中年期。女性发病略高于男性。美国女性患者年发病率为 6.3/10 万，男性为 5.9/10 万。由于人种不同，结节病的发病率可能不同，黑种人最高，白种人次之，黄种人较低。瑞典、丹麦及美国黑种人发病率极高，西班牙、葡萄牙、印度、沙特阿拉伯及南美洲发病率较低。结节病发病率与地区有

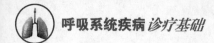

关，寒冷地区多发，热带较少。远离赤道、气候寒冷的地区发病率高。通常在冬季和早春有较多的结节病病例被诊断。

◎病因

病因尚不清楚。特殊病原体的感染（如分枝杆菌、丙酸杆菌、病毒、衣原体等）、自身免疫、吸入有机（无机）微粒等，均可能是致病因素。也可能是在特殊基因类型的基础上对致病因素的特殊反应形式。

发病机制尚不明确，细胞免疫功能和体液免疫功能紊乱可能参与了结节病的发病过程。炎症反应的始动、类上皮结节的形成和肺纤维化的过程，与多种炎症细胞的激活和细胞因子及炎症介质的活化与释放有关。致病因素可能首先激活肺泡内吞噬细胞（AM）和 T 辅助细胞（CD_4^+）。被激活的上述细胞释放 IFN - γ、TNF - α 及白细胞介素 - 1（IL - 1）、IL - 12、IL - 18 等细胞因子和炎症介质，趋化和激活淋巴细胞，启动一系列的细胞免疫和体液免疫异常。被激活的淋巴细胞可以释放单核细胞趋化因子、白细胞抑制因子和吞噬细胞炎症蛋白，促进单核细胞的聚集。随着病变的发展，肺泡炎的细胞成分不断减少，而由吞噬细胞衍生的上皮样细胞逐渐增多，在其合成和分泌的肉芽肿激发因子（granuloma - inciting factor）等的作用下，逐渐形成非干酪性结节病肉芽肿。后期，吞噬细胞释放的纤维连接素（fibronectin, Fn）能吸引大量的成纤维细胞（Fb），并使其和细胞外基质黏附，加上其所分泌的成纤维细胞生长因子（fibroblasts growth factor, FGF），促使成纤维细胞数增加；与此同时，周围的炎症和免疫细胞进一步减少以致消失，导致肺的广泛纤维化。

总之，结节病是致病因素与机体细胞免疫和体液免疫功能相互抗衡的结果，受个体差异（年龄、性别、种族等）、遗传因素、激素、人类白细胞抗原（HLA）和机体免疫反应调节的影响，并视其产生的促炎因子和拮抗因子之间的失衡状态决定肉芽肿的发展和消退，从而表现出结节病的不同病理过程和自然缓解的趋势。近年来还证实了 HLA - DRB1 和 HLA - B 等位基因、T 细胞受体（TCR）、免疫球蛋白（Ig）、血管紧张素转换酶（ACE）等基因多态性与结节病密切相关。

◎病理解剖

结节病累及多个器官或组织，结节病的病理诊断必须和临床相结合。肺部结节病一般分为 3 个阶段：肺泡炎阶段，以 CD_4^+T 淋巴细胞为主；非干酪样坏死性上皮细胞肉芽肿形成以及肺间质纤维化阶段。

结节病肉芽肿的病理特点：典型的病变分为中心区或细胞结集区和周边区两部分。中心区由紧密团状的细胞形成肉芽肿性结节，其特征性损伤为一种散在的、紧密的、非干酪样坏死性上皮细胞肉芽肿。

◎病理生理

本病病变可累及多系统，故其临床表现与受累器官有关。肉芽肿病变累气道及肺部，可造成阻塞通气功能障碍或限制性通气功能障碍，伴（或不伴）弥散功能障碍。累及心脏传导系统，可造成传导阻滞或其他心律失常及心功能不全。累及肝脏，可造成氨基转移酶升高或胆红素异常。若肺部病变严重，可出现呼吸衰竭，严重者伴有肺心病的表现。

◎分类分型

结节病临床过程表现多样，与起病的急缓和脏器受累的不同以及肉芽肿的活动性有关，还与种族和地区有关。

（一）急性结节病

急性结节病表现为双侧肺门淋巴结肿大，关节炎和结节性红斑，常伴有发热、肌肉痛不适。85% 的患者于 1 年内自然缓解。

（二）亚急性（慢性）结节病

约 50% 亚急性（慢性）结节病无症状，为体检或胸片偶尔发现。

1. 系统症状 约 1/3 患者可以有非特异性表现如发热、体重减轻、无力、不适和盗汗。

2. 胸内结节病 90% 以上结节病累及肺脏。临床表现隐匿，30% ~ 50% 有咳嗽、胸痛或呼吸困难，20% 有气道高反应性或伴哮鸣音。

3. 胸外结节病

（1）淋巴结：30% ~ 40% 能触及淋巴结肿大，不融合，可活动，无触痛，不形成溃疡和窦道，以颈腋窝肱骨内上髁、腹股沟淋巴结最常受累。

（2）皮肤：25% 累及皮肤，表现皮肤结节性红斑（多位于下肢伸侧，6 ~ 8 周内消散）、冻疮样狼疮和皮下结节等。

（3）眼：11% ~ 83% 累及眼部，以葡萄膜炎最常见。

（4）心脏：尸检发现 30% 累及心脏，但临床只发现 5%，主要表现为心律失常、心力衰竭或猝死。

（5）内分泌：2%～10%有高钙血症、高尿钙发生率大约是其3倍。高钙血症与激活的吞噬细胞和肉芽肿1，25－（OH）$_2$D$_3$的产生调节障碍有关。

（6）其他系统：肌肉、骨骼、神经、腮腺、肝脏、胃肠、血液、肾脏以及生殖系统等都可受累。

◎ 预防

本病病因尚不明确，故无有效的预防措施。

◎ 筛检

对于有下列情况时需警惕本病。①发热、盗汗、食欲不振、体重下降、乏力等全身症状。②反复多发皮疹、关节痛。③呼吸困难、胸骨后压迫感、咳嗽等。④浅表淋巴结、肝脾大。⑤眼睛病变：双侧葡萄膜炎及各种视网膜病变。⑥其他如腮腺肿大，中枢、末梢神经系统受累（面神经瘫、尿崩症），心脏、肾脏、血管受累，精神症状等。胸部影像学提示双肺门对称淋巴结肿大，伴或不伴肺内以淋巴道分布为主的小结节影，应考虑到本病的鉴别。此外，对于皮肤有不明原因的皮下结节、虹膜睫状体炎等改变者，亦应临床除外本病。

诊断

◎ 问诊与查体

1. 问诊 应询问职业史以及药物等接触史；呼吸系统常见症状，如咳嗽、咳痰，活动后呼吸困难，喘息等；皮肤、关节或眼部等其他肺外系统症状，如皮疹、皮下结节、关节肿痛、视物模糊等。

2. 查体 重点检查肺、皮肤、眼、肝和心脏等。肺部体征常不特异，可闻及局限湿啰音，少数患者还可闻及干啰音。累及心脏者，可有心律失常、心功能不全的体征，累及肝脏者，可有肝大。此外，还应注意有无皮疹、皮下结节、关节红肿畸形等。

◎ 疾病演变

结节病的预后与发病时临床表现和胸片的分期有一定关系。Ⅰ期结节病60%～80%可缓解，Ⅱ期结节病50%～60%可缓解，Ⅲ期结节病只有不到30%可缓解。尽管结节病总体预后良好，大约50%的患者有至少是轻度的永久的器官功能损害。在进行性纤维囊性变的患者中常出现肺功能不全和肺心病，预后很差。提示预后不良的因素有黑种人、40 岁以后发病、症状持续超过 6 月、缺乏结节红斑、脾大、超过 3 个器官受累以及Ⅲ期结节病。即使对糖皮质激素治疗有反应，也有不少在停止治疗后复发，50% 发生在停止治疗后 2～6 个月内，而自行缓解的患者只有 8% 的复发率。

结节病病死率为 1%～4%，肺、心脏和中枢神经系统受累是主要原因，目前，预测预后的最佳方法是系列的临床检查。只有通过系列随访才能了解患者是否有进展性肺纤维化和心脏受累，这两项是最常见病死原因。临床上宜选用最敏感、创伤最小和花费最少的检查来做系列随访。

◎辅助检查

（一）优选检查与检验

1. 影像学检查

（1）胸部影像学 X 线检查：胸部淋巴结肿大在结节病患者占 75%～90%，X 线胸片典型表现为双肺门及纵隔对称性淋巴结肿大，可伴有肺内网状、结节状或片状阴影。

胸片是发现胸内结节病的主要手段，主要表现在以下几个方面：

①胸内淋巴结肿大：包括肺门、纵隔淋巴结肿大。肺门淋巴结肿大以两侧对称性为特征，占 90%～95%，仅一侧肺门淋巴结肿大者只占 1%～3%。右侧肺门肿大一般较左侧明显。多组淋巴结肿大是其特点。增大的各组淋巴结则可以大小接近，也可以某组淋巴结增大更为突出。肿大的淋巴结境界清晰，密度均匀，呈圆形或马铃薯形。纵隔淋巴结肿大在后前位片上，表现为一侧或双侧纵隔阴影增宽，约有半数病例伴有右上气管旁淋巴结肿大。最常侵犯的淋巴结为双侧肺门、右上纵隔和主动脉窗淋巴结。

②肺实质改变：可以有多种形态。

间质性改变：最为常见，病变轻微时表现为肺纹理增粗，有时出现粗乱的索条影。有时交织成网。

肺泡型改变：表现为边缘不清的片、絮状阴影，呈节段分布。

粟粒样改变：呈双肺散在粟粒状阴影，边缘清楚，直径约 1mm。

肺内肉芽肿性病变：表现为肺内多发性大结节，不超过叶间裂。此种变化极为少见。

纤维瘢痕病变：双肺毛玻璃状阴影、网状影、结节状影，并可夹杂境界不清的浸润性阴影，是结节病的晚期表现，可并发肺大疱、空洞、囊状支气管扩张、

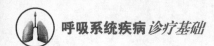

气胸，最后发展为肺动脉高压和肺心病。

③胸膜病变：过去认为结节病一般很少侵犯胸膜，出现胸腔积液者少于1%；现证实结节病合并胸膜病变并不少见，近年来的统计有积液者可达10%，但一般不引起大量胸腔积液。

根据胸片表现对胸内结节病进行分期（表45-1）。

表45-1　肺内结节病的分期

0期：无异常X线所见
Ⅰ期：肺门淋巴结肿大，而肺部无异常
Ⅱ期：肺部网状、结节状、片状浸润影，同时有肺门淋巴结肿大
Ⅲ期：肺部网状、结节状、片状浸润影，不伴有肺门淋巴结肿大
Ⅳ期：肺纤维化、蜂窝肺、肺大疱、肺气肿

（2）胸部CT或HRCT：HRCT的典型表现为沿着支气管血管束分布的微小结节，可融合成球。其他异常有磨玻璃样变、条索影、蜂窝肺、牵拉型支气管扩张以及血管或支气管的扭曲或变形。病变多侵犯上叶，肺底部相对正常。可见气管前气管旁、主动脉旁和隆突下区的淋巴结肿大。

（3）^{67}Ga核素显像：肉芽肿活性吞噬细胞摄取^{67}Ga明显增加，可帮助判断结节病活动性。

2. 肺功能试验　80%以上的Ⅰ期结节病肺功能正常。Ⅱ期或Ⅲ期结节病肺功能异常者占40%～70%，特征性变化是限制性通气功能障碍和弥散量降低及氧合障碍。约1/3以上的患者同时有气流受限。

3. 纤支气管镜与支气管肺泡灌洗　支气管镜下可以见到因隆突下淋巴结肿大所致的气管隆突增宽，气管和支气管黏膜受累所致的黏膜结节。BALF检查主要显示淋巴细胞增加，CD_4/CD_8的比值增加（>3.5）。结节病可以通过支气管黏膜活检、TBLB、经支气管淋巴结针吸和支气管内超声引导活检得到诊断，这些检查诊断率较高，风险低，成为目前肺结节病的重要确诊手段。一般不需要纵隔镜或外科肺活检。

4. 实验室检查

（1）血ACE水平：由结节病肉芽肿的内上皮细胞产生，血清ACE水平反应体内肉芽肿负荷，可以辅助判断疾病活动性，因缺乏足够的敏感性和特异性，不能作为诊断指标。

（2）结核菌素试验：对PPD 5TU的结核菌素皮肤试验无或弱反应的是结节病特点，可以用来鉴别结核和结节病。

（二）可选检查

1. 眼部检查　若眼部受累，可查眼底、眼虹膜睫状体等。

2. 腹部 B 超 若有肝脾受累，可查腹部 B 超。

3. 其他试验室检查 部分患者血常规检查可有贫血、红细胞沉降率升高、C - 反应蛋白水平升高，血钙水平可有升高，肝功能可有程度不等升高，均为不特异改变。

◎并发症

结节病合并胸膜病变并不少见，特别指出，肾脏和肝脏损害或心脏异常，可能是由于常见的合并症，而不是结节病本身引起的。眼结节病晚期可并发白内障及继发性青光眼。鉴于我国结核病发病率较高，因长期使用激素治疗未用抗结核药物，并发结核病。

结节病患者并发肺间质纤维化后常合并支气管扩张，患者有时需要抗菌药物治疗。结节病患者发生支气管扩张后，一个特别的并发症是肺曲菌球，患者可发生致命咯血，此时，需要进行抗真菌治疗（如应用伊曲康唑），个别病例需行外科手术或支气管动脉栓塞术。

骨质疏松症是一个较为复杂的问题，实际上糖皮质激素治疗并不增加骨质疏松的危险型。相反，在停用糖皮质激素治疗后骨质疏松症可能会逆转。骨质疏松症的预防治疗有补充维生素 D 和钙剂等。但对结节病患者而言，应用维生素 D 和钙剂等应特别小心，因为结节病本身内源性维生素 D 增加，就可以导致高尿钙和高血钙症。当然，结节病治疗后能逆转高尿钙和高血钙症，但如果需补充钙剂仍然需要做进一步监测。降钙素和双膦酸酯治疗也可逆转糖皮质激素所致的骨质疏松症。可以导致高尿钙和高血钙症。当然，结节病治疗后能逆转高尿钙和高血钙症，但如果需补充钙剂仍然需要做进一步监测。降钙素和双膦酸酯治疗也可逆转糖皮质激素所致的骨质疏松症。

◎诊断标准

中国于 1989 年对结节病的临床诊断做出了以下规定：

1. 由于结节病属多脏器疾病，其症状随受累脏器而不同。在中国从临床角度来看诊断结节病应注意除外结核病或合并结核病，也应排除淋巴系统肿瘤或其他肉芽肿性疾病。

2. 胸片示双侧肺门及纵隔对称性淋巴结肿大，伴有或不伴有肺内网状、片状阴影。

3. 组织活检证实或符合结节病。取材部位可以为浅表肿大淋巴结、纵隔肿大淋巴结、支气管内膜结节、前斜角肌脂肪垫淋巴结检，行肝穿刺或肺活检以及皮肤损害处活检等。

4. Kveim – Siltzbach 试验阳性反应。

5. sACE 活性升高。

6. 5U 旧结核菌素皮肤试验为阴性或弱阳性反应。

7. 高血钙、尿钙症、碱性磷酸酶升高，血浆免疫球蛋白升高，支气管灌洗液中 T 淋巴细胞及其亚群的检查结果可作为诊断结节病活动性的参考。有条件的单位可做^{67}Ga 放射性核素注射后照相，以了解病变侵犯的程度和范围。

第 2、3、4 条为主要依据。第 1、5、6 条为重要的参考指标，注意综合诊断，动态观察。

病理诊断标准：结节病的病理变化缺乏特异性，因而病理诊断必须结合临床。以下特点支持结节病病理诊断。

1. 病变主要为上皮样细胞组成的肉芽肿性结节，结节体积较小，大小形态比较一致，边缘清楚。

2. 结节内无干酪样坏死，偶见结节中央有小灶性纤维素样坏死。

3. 结节内常有多核巨细胞以及少量散在的淋巴细胞。周围有较多淋巴细胞浸润，后期为纤维组织包绕，结节多时可彼此融合，但通常仍保留原有结节轮廓。

4. 巨细胞内出现包涵物舒曼（Schaumann）小体，双折光结晶星状体的概率较结核结节为多，尤其是较多舒曼小体或偏光显微镜下见较多双折光结节时，提示结节病。

5. 镀银染色可见结节内及结节周围有大量网状纤维增生。

6. 特殊染色未见结核菌（油镜多视野检查）或真菌等病原微生物。

7. 结节内可偶见薄壁小血管。

根据病理组织学特点，结合临床资料可考虑以下 3 种情况的诊断用语。

（1）诊断为结节病：病理所见典型，临床特征也典型。

（2）不除外结节病：为肉芽肿性病变，病理特征不典型，临床表现典型或不典型。

（3）局部性结节病样反应：组织学上基本符合结节病，但同时存在其他已明确的疾病（如恶性肿瘤等）。

结节病是一种病因及发病机制均不清楚的肉芽肿性疾病。临床表现依据受累的器官不同而表现各异。诊断的重点在于排除其他疾病。胸片、血清 ACE 水平及活组织检查是诊断结节病的主要手段。^{67}Ga 核素扫描对早期发现病变范围、部位有帮助。

诊断评析：结节病患者中，90%以上有胸片改变，因此胸片是发现结节病的主要途径。但普通平片敏感性较低，正确率仅50%，CT扫描及高分辨CT对细支气管、间质纤维化诊断率较高，可更敏感、更精确地反映病变程度、范围，三者联合应用可提高胸内结节病诊断的准确性。

确诊结节病最重要的手段是组织病理学检查。可供活检的部位很多，阳性率分别为：浅表淋巴结65%～81%；前斜角肌脂肪垫40%～75%；经纤维支气管镜肺活检阳性率62%，如X线有斑状结节阳性率为80%～90%，X线无改变阳性率为50%～60%；X线Ⅰ期69%，Ⅱ期80%，Ⅲ期83%。多处活检可提高阳性率，4处为88%；6处（分3期）：Ⅰ期89%，Ⅱ期98%，Ⅲ期88%；10处100%。胸、肺、纵隔活检最有价值，阳性率可达95%～100%，但胸、肺活检创伤大，危险大，纵隔活检技术要求高，临床应用较少。

◎诊断程序

结节病的诊断过程中应该考虑4个方面的问题：①提供组织学证据以明确诊断；②确定累及器官的范围和严重程度；③评估结节病的活动性是稳定期或进展期；④决定治疗对患者是否有益。

（一）初诊

1. 完整的病史采集，重点放在职业和环境因素 病史及体检：结节病好发于20～30岁的成人，国内以40岁以上女性多见。由于该病缺乏特征性的临床表现，诊断上易误诊、漏诊，大多数患者是在发现肺、眼、淋巴结等病变后方得到正确诊断。因此当有下列情况时需警惕。①发热、盗汗、食欲不振、体重下降、乏力等全身症状。②反复多发皮疹、关节痛。③呼吸困难、胸骨后压迫感、咳嗽等。④浅表淋巴结、肝脾大。⑤眼睛病变双侧葡萄膜炎及各种视网膜病变。⑥其他如腮腺肿大，中枢、末梢神经系统受累（面神经瘫、尿崩症），心脏、肾脏、血管受累，精神症状等。

2. 体格检查 重点检查肺、皮肤、眼、肝和心脏。

3. 活检 确定非干酪性肉芽肿，特殊染色和病原菌培养。

4. 胸部影像学 包括X片必要时做胸部HRCT。

5. 肺功能检查 肺量测定和气体交换（一氧化碳弥散功能或动脉血气分析）。

6. 结核菌素试验。

7. 生化检查 包括血清钙和肝肾功能、尿常规、心电图。

8. 眼裂隙灯检查

9. 其他检查 取决于肺外结节病，评估器官受累程度和严重程度。

（二）随诊

1. 监测疾病的消退和进展以及新的器官受累。

2. 疾病进展或新器官受累时，需要有关专家会诊。

结节病的诊断依赖于临床表现和组织学证实非干酪性肉芽肿的存在，并排除其他临床及组织学上与之相似的疾病。单个器官如皮肤显示有非干酪性肉芽肿并不能确诊结节病，结节病的诊断应建立以下目标：

（1）组织学证实。

（2）确定器官受损的范围及程度。

（3）评估疾病的活性程度。

（4）决定是否需要治疗。

◎鉴别诊断

1. 肺癌 尤其是中心型肺癌，常伴有肺门淋巴结转移，导致同侧肺门淋巴结增大。X 线胸片表现出单侧肺门影增大，呈肿块影，有时在同侧肺野可发现肺癌原发灶。体层摄影、气管分叉体层摄影、选择性支气管造影、支气管镜检查、涂片和活检、痰细胞学检查等均有助于诊断。

2. 肺门淋巴结结核 患者较年轻，常有中毒性症状，结核菌素试验多为阳性，肺门淋巴结肿大一般为单侧性或不对称肺门淋巴结肿大、由肺门向外扩张的密度增高影，呈圆形或卵圆形，向肺野内突出，其边缘模糊，右侧肺门多见，有时伴有钙化，可见肺部原发病灶，CT 可见淋巴结中心区有坏死。

3. 淋巴瘤 如淋巴肉瘤和霍其金淋巴瘤等。常见的全身症状有发热、消瘦、全身乏力、瘙痒、贫血等，可有咳嗽、胸痛、上腔静脉阻塞的症状，有些患者可并发白血病，约 30% 的患者有中枢神经系统的侵犯。淋巴瘤占纵隔肿瘤 10% ~ 20%，常发生在前、中纵隔，胸骨后淋巴结常被累及。X 线检查显示，以气管旁淋巴结增大为主，当淋巴结融合时上纵隔向双侧显著增宽，肺门肿块轮廓清楚呈波浪状，密度均匀，常不对称，并常伴有纵隔阴影增重，肺实质偶有病变，胸膜受累，出现胸腔积液，结合其他检查及活组织检查可作鉴别。

4. 肺门转移性肿瘤 由其他原发部位的原发肿瘤或肺内肿瘤经淋巴结转移所致，肺门和纵隔淋巴结同时受侵犯。原发肿瘤以胃、乳腺、和肺最为常见。有时肺内的未分化小细胞癌，原发灶很小而肺门淋巴结肿大明显，但多为单侧性，而且病变发展快，患者全身情况差。

5. 肺曲菌病 以组织胞浆菌病较为常见，其胸片所见和肺结节病极为相似，痰找真菌及培养有助于鉴别。

6. 心脏疾病 如右向左分流的先天性心脏病，房间隔缺损，室间隔缺损，动脉导管未闭。胸片表现为双侧肺门对称性增大，边缘清楚、密度均匀、透视下心脏搏动明显，心力衰竭时增大肺门影边缘模糊，搏动微弱。

7. 肺朗格汉斯细胞组织细胞增多症 CT：多发囊腔，壁较厚，边缘锐利，有些形状奇异，虽然病变广泛，但未见网状结构和纤维化。

8. 坏死性肉芽肿血管炎 坏死性肉芽肿血管炎和韦格纳肉芽肿病均为系统性疾病，但二者的临床经过和病理有明显不同。结节病起病温和且发展缓慢死亡率低；相反坏死性肉芽肿血管炎死亡率高，病程中可有戏剧性变化，糖皮质激素治疗都有反应，经常需加用细胞毒性药物。坏死性肉芽肿血管炎的发病机制为抗中性粒细胞胞质抗体的产生，而结节病主要是 T 淋巴细胞介导免疫异常所致。

9. 其他肉芽肿病 如外源性过敏性肺泡炎、铍肺、硅沉着病、感染性、化学性因素所致的肉芽肿，应与结节病相鉴别，结合临床资料及有关检查综合分析判断。

10. 间质性肺疾病 结节病需与结缔组织疾病所致肺部损害鉴别，还应和肺间质纤维化、嗜酸粒细胞增多症和过敏性肺泡炎等鉴别。

◎临床路径

结节病是一种病因不明的多系统受累的肉芽肿性疾病。任何器官均可累及，但以肺和胸内淋巴结最常见，其次是周围淋巴结、眼或皮肤。病理组织学特点是淋巴细胞和单核 – 吞噬细胞及上皮样细胞组成的非干酪坏死性肉芽肿。

1. 诊断要点 临床表现：大多数结节病隐匿起病，2/3 患者可无临床症状。部分患者可有轻微的全身症状，如盗汗、消瘦、乏力等。按结节病累计的病变部位可分为：①胸内型结节病；②胸外型结节病；③少数急性起病者也可表现为 Lufgren 综合征、Heerfordt 综合征。

2. 辅助检查 ①实验室检查；②胸部 X 线检查；③肺功能检查；④活体组织检查：是诊断结节病最重要的依据；⑤Kveim – Siltzbach 试验；⑥支气管镜检查：对结节病诊断具有重要价值。

3. 诊断标准

（1）诊断标准：①、②、③条为主要诊断依据，④、⑤、⑥条为重要参考指标。

①X 线胸片显示两侧肺门和（或）纵隔淋巴结对称性肿大，伴或不伴有肺间

质改变。

②组织活检证实 1 个器官以上有非干酪坏死性上皮样细胞肉芽肿。

③Kveim – Siltzbaeh 试验阳性反应。

④5U PPD 皮试呈阴性或弱阳性。

⑤sACE 活性升高。

⑥排除其他已知原因的肉芽肿性疾病，如分枝杆菌、真菌感染、肉芽肿性血管炎、药物反应引起的局部结节病样反应。

⑦血钙、尿钙、血清丙种球蛋白、免疫球蛋白、碱性磷酸酶升高，BALF 中 T 淋巴细胞及亚群测定可作为判断结节病活动性的参考指标。

（2）分期可分为 0 ~ Ⅳ期。

（3）评价病变活动范围及是否活动。

4. 治疗原则

（1）对无症状或症状不明显的胸内 Ⅰ 期结节病可观察，无须治疗，大部分可以自然缓解。

（2）出现以下情况时可考虑给予治疗，并首选口服激素治疗。①严重的眼、神经或心脏结节病；②恶性高钙血症；③有症状的 B 期结节病及进展的 B 期结节病表现为进行性肺功能下降；④Ⅲ期结节病。

（3）糖皮质激素治疗结节病初始剂量 20 ~ 40mg/d 口服，1 ~ 3 个月后评估疗效。如有效，则逐步减量至维持剂量 5 ~ 10mg/d，疗程至少 1 年。停药后需随访是否复发。少数患者需小剂量激素长期维持治疗。

（4）对重要胸外脏器受累或激素不能耐受或治疗无效者，可给予免疫抑制剂单独或联合激素使用。

治疗

◎治疗目标

结节病在治疗开始前首先要考虑能否先观察而不予治疗，有不少结节病患者不经治疗可获自行缓解，而且治疗本身也会带来一些不良反应。一般认为，在出现以下情况时可考虑给予治疗，并首先口服糖皮质激素，包括严重的眼、神经或心脏结节病，恶性高钙血症，有症状的 Ⅱ 期结节病，进展的 Ⅱ 期结节病（表现为进行性肺功能下降）以及Ⅲ期结节病，治疗目标在于控制结节病活动，保护重要脏器功能。

◎治疗细则

(一) 糖皮质激素治疗

糖皮质激素仍然是结节病的一个主要的治疗药物，如果没有立即治疗的指征，可观察一段时间，但观察时间应多长，却没有一致的意见，有计划的系列随访可提供恰当的干预时机。英国胸科协会对 149 例结节病进行研究。33 例 (22.1%) 在 6 个月的观察期内需要皮质激素治疗，58 例 (38.9%) 在观察 6 个月时自行缓解，继续随访只有 1 例需要皮质激素治疗。对剩下的 58 例分为长程治疗组和选择治疗组，这些患者继续观察会有更多的获得自行缓解。例如在选择治疗组，31 例中有 25 例不需要激素治疗。长程治疗组的治疗方案为：泼尼松 30mg/d，1 个月，然后 25mg/d 和 15mg/d 各 1 个月，10mg/d 维持 9 个月后在 6 个月内逐渐撤药，总疗程 18 个月。根据病情变化，剂量有所调整。进入选择治疗组的病例在症状和肺功能恶化后开始治疗，治疗目的为改善症状和肺功能，而不是胸部 X 线片的改善。皮质激素的方法为起始剂量 30mg/d，1 个月后逐渐减量，疗程 6~9 个月。结果显示，长程治疗组在症状、肺功能和胸部 X 线片的改善方面均优于选择治疗组。这项研究提示，有一半以上的结节病患者可获自行缓解，自行缓解的预后良好，复发率很低。在症状、肺功能或胸部 X 线片进展而需要治疗时，长程治疗可能会带来更好的预后。

1. 皮质激素的应用指征

(1) 绝对应用指征：①眼结节病；②肺部弥漫性结节病；③中枢神经系统结节病；④心肌结节病；⑤结节病合并脾功能亢进症；⑥顽固性高钙血症。

(2) 相对适应证：①进行性或有症状的肺门结节病特别是 6 个月内未自动缓解者；②破溃的皮肤和淋巴结病变；③有自觉明显的全身症状；④关节、鼻、咽和支气管黏膜病变；⑤持久性面神经麻痹。

2. 口服皮质激素治疗的具体应用方案　皮质激素（泼尼松）的初始剂量为 30~40mg/d，很少需要更大的剂量，在最初的 3 个月内，宜使用 15mg/d 以上的剂量，3 个月后以 10mg/d 的剂量维持 9 个月，然后在 6 个月内逐渐把皮质激素撤完，总疗程 1.5 年。对皮质激素有反应者通常在 2~4 周即可观察到病情有改善，如果 4~6 周后临床和胸部 X 线片无进步，主要的病理基础可能为纤维化，应考虑是否停用皮质激素。使用皮质激素需要注意预防和观察治疗的不良反应。

皮质激素治疗的过程中，当皮质激素剂量（泼尼松）<15m/d 时，结节病可能会复发，此时重新加用原先剂量（20~30mg/d），仍可能达到治疗效果。皮质激素的大致应用时间为：Ⅰ期结节病患者约 9~12 个月；Ⅱ期 12~18 个月，Ⅲ期 19~24 个月。停用皮质激素治疗后 1~2 个月内应密切观察病情变化，防止

结节病复发。

3. 吸入皮质激素 为减少长期全身应用皮质激素的不良反应，近年来国内外推出应用低剂量口服皮质激素加吸入皮质激素的治疗方案。研究发现吸入皮质激素可以获得较高的肺组织局部浓度而减少全身给药的不良反应。临床试验证明对Ⅲ期结节病患者，应用布地奈德 1600μg/d，经储雾器吸入，有 10% 的药物沉积到肺泡区域。所有 10 例患者均获症状改善而无不良反应，其中 3 例 X 线胸片有显著改善，肺功能无改善。16 周后 BALF 的淋巴细胞计数显著下降。肺泡吞噬细胞的表型和功能特征也有改变，吞噬细胞成为自体周围血单核细胞更好的刺激剂。这些观察说明吸入皮质激素可调节结节病的免疫反应，缓解症状，并减少皮质激素的不良反应。临床研究显示，布地奈德 1200～1600μg/d 吸入在 8～10 周后胸片和肺功能改善不显著，在另一项治疗 6 个月的观察中，症状和肺功能有显著改善。这说明吸入皮质激素的起效时间较口服药慢。与口服皮质激素相比，吸入皮质激素在维持治疗中可达到相同效果。

（二）非糖皮质激素药物治疗

现已有不少其他药物也用于结节病的治疗，大部分为非对照研究和观察。只有个别前瞻性有对照的临床研究发表。由于结节病总体预后良好，在使用这些药物时，要考虑到这些药物潜在的不良反应和可能带来的益处。在一些结节病的亚型，选择非肾上腺皮质激素可能更为合适。例如，对结节性红斑和关节痛，可给予非皮质激素类抗炎药如萘普生或吲哚美辛。皮肤和黏膜结节病可选用氯喹。结节病神经系统受累时，环磷酰胺和甲氨蝶呤的效果远比皮质激素好，在 Lower 等报道的一组 71 例的分析中，环磷酰胺、甲氨蝶呤和皮质激素的疗效分别为 90%、61% 和 29%。

在这些药物中，最有前景的是甲氨蝶呤，多用于难治性疾病和不能耐受皮质激素不良反应的患者。甲氨蝶呤主要通过调节肺泡吞噬细胞功能发挥作用，能抑制结节病活化的吞噬细胞释放 TNF-α 和氧自由基。甲氨蝶呤治疗后，BALF 中的淋巴细胞总数，CD_4^+/CD_8^+ 也减少，且不再自动释放 IL-2 等细胞因子。这些药物常被用于其他炎症性疾病（如类风湿关节炎）。

（1）甲氨蝶呤（MTX）：MTX 能直接抑制肺泡吞噬细胞（AM）、淋巴细胞的活性，减少 AM 产生 TNF 等炎性介质，有利于控制结节病的活动，对肺泡炎和皮肤损害有效。MTX 常用于结节病皮质激素治疗的替代药物。长期应用皮质激素治疗不良反应较大，改用 MTX 或加用 MTX，则可停用或减少皮质激素的使用剂量。MTX 目前都使用每周小剂量疗法，第 1 周起始剂量为 5～7.5mg，第 2 周为 7.5～10mg，维持剂量为每周 10mg，连用 6 个月，随后再根据病情每 6～9 周减量 2.5～5mg。MTX 的主要不良反应为肝毒性。使用期间，每 6～8 周应检查一次血常规和肝功能。

（2）硫唑嘌呤：本药在消化道吸收良好，主要用于口服给药。一般口服后需经数周或数月后才出现疗效。硫唑嘌呤主要抑制 T 淋巴细胞增生和活化，对慢性结节病的疗效与皮质激素相当，但不良反应明显减少。硫唑嘌呤和皮质激素联合使用，可以减少各自的剂量，达到满意的疗效。一般剂量 100mg/d，服药时间可达 4~73 个月。孕妇和哺乳期妇女禁用。

（3）环磷酸胺：可抑制细胞免疫和体液免疫，特别是对 B 细胞（体液免疫）作用明显。常用剂量：50~150mg/d，分两次口服，连用 2~4 周。静脉注射：500~2000mg，2~4 周 1 次。用药过程中注意血常规的改变以及肝、肾功能的变化。孕妇和哺乳期妇女禁用。

（4）磷酸氯喹和经基氯喹：这两种药物均为抗疟疾药，以后发现对皮肤和黏膜结节病也有较好的疗效，近来表明对肺结节病（特别是肺纤维化期）、神经系统结节病的治疗效果也满意。其机制可能与抑制吞噬细胞和淋巴细胞的抗原递呈以及 TNF-α，IL-6 的产生有关。常用剂量：氯喹首剂 500~750mg/d，连用 2 月；继而 500mg/d，连用 2 月；再 250mg/d，连用 2 月。

（5）已酮可可碱：本药有很强的抗炎效应，对结节病的治疗作用与皮质激素相似，而且对严重的肺结节病和皮质激素耐受的结节病患者仍有良好的疗效，不良反应较少。

（6）环孢菌素：一般作为治疗慢性或重症结节病的二线药物，可用于皮质激素的替代用药治疗。

（7）雷公藤多苷：本药有类似糖皮质激素样的作用，兼有免疫抑制和抗炎双重作用。起效较慢但作用时间较长，有利于结节病的控制。常用剂量：20mg，3 次/日。但疗效有待于进一步观察。

此外，对大剂量皮质激素和免疫抑制无效的患者，可尝试联合治疗。Pia 等报道对 11 例难治性结节病给予环孢菌素（初始剂量 5mg/kg），同时给予氟考龙和甲氨蝶呤。治疗后，这 11 例结节病患者的胸内和胸外表现完全消失。

（三）结节病相关并发症的治疗

结节病患者并发肺间质纤维化后，常合并支气管扩张，患者有时需要抗菌药物治疗。结节病患者发生支气管扩张后，一个特别的并发症是肺曲菌球，患者可发生致命的咯血。此时，需要进行抗真菌治疗，如应用伊曲康唑。个别病例需做外科手术或支气管动脉栓塞术。

骨质疏松症是一个较为复杂的问题，实际上皮质激素治疗并不增加骨质疏松症的危险性，相反，在停用皮质激素治疗后骨质疏松症可能会逆转。地夫考特是对骨代谢影响很小，可显著地减少骨质疏松症的发生率。骨质疏松症的预防治疗有补充维生素 D 和钙剂等，但对结节病患者而言，应用维生素 D 和钙剂等应该特别小心，因为结节病本身内源性维生素 D 增加，就可以导致高尿钙和高血钙症。当然，结节病治疗后能逆转高尿钙和高血钙症，但如果需补充钙剂仍然需要做进一步监测，降钙素和双磷酸酯治疗也逆转皮质激素所致的骨质疏松症。

◎治疗进展

结节病患者需要长期治疗，即使全身使用皮质类固醇激素的量很少，但由于治疗的时间很长也会导致严重的不良反应。

TNF 抑制剂可用来治疗结节病。Utz 等研究评估依那西普治疗进展期肺结节病有效性的初步临床试验，治疗失败率约为 65%。Baughman 等研究开展了依那西普治疗眼结节病的随机双盲试验，绝大部分经治慢性患者没有得到改善。Baughman 等研究也开展了慢性肺结节病的随机双盲试验，接受小剂量英利昔单抗（3mg／kg）治疗 24 周的患者 FVC（% 预计值）较基础值增高了 2.8%，而安慰剂组的 FVC 没有变化。各治疗组的不良反应发生率相似。

肺动脉高压是结节病的常见并发症，严重时可危及生命。Barnett 等开展了一项对 22 例结节病伴肺动脉高压患者的回顾性研究，评估依前列醇、波生坦和西地那非或联合应用其中 2 种药物治疗结节病继发肺动脉高压的疗效，结果显示受试者的纽约心脏协会心功能分级、运动耐力测试（6 分钟步行距离）和血流动力学参数均有改善，但死亡率也较高。因此，仍需要明确的、前瞻性的对照试验来评价这些药物治疗结节病相关性肺动脉高压的疗效和安全性。关于其他部位的结节病，尤其是鼻腔鼻窦结节病是否可行外科手术目前仍存有争议。尽管手术治疗可以减轻症状但不能彻底根治并预防复发。

Neville 等研究了 34 例上呼吸道结节病患者，3 例进行了黏膜下切除术，其中 2 例发生了鼻中隔穿孔。Aubart 等对 7 例鼻腔和鼻窦受累的患者进行了手术，所有经治的患者均复发且有 1 例术后鼻窦症状加重。研究显示鼻窦内镜手术可以治疗鼻腔鼻窦结节病引起的慢性鼻窦炎或鼻腔阻塞。切除引发阻塞的病灶后行内镜下清创、鼻腔冲洗、向鼻腔内施药可改善鼻窦鼻腔卫生。尽管手术治疗可以通过减轻症状提高生活质量，甚至可以减少口服激素的用量，但疾病本身仍然是无法根治的。

皮质类固醇激素是治疗结节病最有效的药物，但长期使用可能导致严重的不良反应。TNF 抑制因子的研发目的是治疗结节病，同时也有支持其应用的病理生理学基础，但随机的临床试验认为 TNF 抑制因子还不能作为常规药物使用。采用治疗肺动脉高压的药物治疗结节病性肺动脉高压是否安全有效尚不清楚。外科治疗鼻腔鼻窦结节病虽可改善症状但无法治愈。

◎护理与照顾

常见护理问题有：①气体交换受损；②有感染的危险；③潜在并发症——糖皮质激素治疗的不良反应；④自我形象紊乱。

1. 气体交换受损

（1）相关因素：肺广泛纤维化；肺部感染。

（2）主要表现：胸闷、皮肤黏膜发绀；呼吸困难、低氧血症。

（3）护理目标：患者维持最佳的气体交换状态，表现为呼吸平稳，动脉血气值正常。

（4）护理措施：给患者有利于呼吸的体位，如半坐卧位或高枕卧位；遵医嘱给予氧气吸入；根据患者的活动耐力，指导患者进行活动，促进排痰，必要时吸痰；密切观察患者呼吸频率、深浅度、节律的变化；严密监测动脉血气分析值；遵医嘱使用抗菌药物，并观察药物疗效。

（5）重点评价：患者呼吸是否平稳，动脉血气分析值是否正常。

2. 有感染的危险

（1）相关因素：肺广泛纤维化所致肺防御系统的损害；长期应用糖皮质激素。

（2）主要表现：患者体温高于正常；血液检查显示白细胞总数升高，中性粒细胞比例增加。

（3）护理目标：患者发生感染的危险因素减少；患者不发生感染，表现为：体温正常；血液检查显示白细胞计数及分类均正常。

（4）护理措施：保持病室空气新鲜，每日通风2次，每次15~30分钟，并防止受凉；保证湿化给氧，定期更换湿化瓶及湿化用的蒸馏水；鼓励并指导患者有效地咳嗽，避免痰液潴留。有效咳嗽排痰的方法是：让患者尽量取坐位或半坐位，先进行几次深呼吸，然后再呼气后保持张口，用力进行2次短促咳嗽，将痰液从深部咳出；测量体温、脉搏、呼吸，每日3次，发现体温异常的表现随时测量并记录；听诊肺部呼吸音，发现异常及时报告医生；观察痰液的颜色、量、气味，如痰液的量突然增加、颜色改变、黏稠，提示可能有感染存在；遵医嘱使用抗菌药物。

（5）重点评价：患者是否有感染的征象（体温是否正常；血液检查白细胞分类及计数是否正常）。

3. 潜在并发症及肾上腺皮质激素治疗的不良反应 激素可以引起物质代谢和水、电解质代谢紊乱、诱发或加重感染、诱发消化道溃疡胰腺炎及脂肪肝、诱发钠、水潴留和血脂升高，可诱发高血压和动脉粥样硬化、骨质疏松及椎骨压迫性骨折、神经－精神异常、白内障和青光眼。护理措施：注意观察可能出现的不良反应，及时报告医生给予相关处理。

4. 自我形象紊乱 帮助患者建立战胜疾病信心，乐观面对，积极治疗。

随访

◎随访要点

随访内容：①患者目前的一般情况，病情控制情况，有无发热、不适、厌食、体重减轻、干咳、哮鸣、呼吸困难、斑点或丘疹样皮疹以及关节痛等；②有无按医嘱规律用药；③用药有无不良反应。

随访频次：①Ⅰ期结节病，每6个月复查1次；②其他期结节病每3~6个月复查1次；③随访观察至少3年，直至胸部X线正常后2年；④对于经激素治疗后缓解的患者应加强随访观察。

◎预后

本病可自行缓解或转为慢性疾病、反复发作和经治疗后缓解。有报道称，在5年随访的病例中，34%的患者完全康复，30%的患者改善，20%基本不变，8%病情恶化，另有8%的患者因发生肺的广泛纤维化等原因而导致死亡。也有报道称，大约有一半的患者能够在12~36个月内或者最多五年时间，在完全没有治疗或者经过治疗的情况下治愈。当心脏受累时，预后较差。结节病的患者患癌症的风险显著增加，尤其是肺癌、恶性淋巴瘤和一些影响其他器官的结节病的其他类型癌症。在结节病－淋巴瘤综合征中，结节病常导致淋巴组织增生疾病，如非霍奇金淋巴瘤。原因可以归纳于结节病的发病过程中所发生的潜在免疫系统异常。结节病也可以继发于癌症或同时与癌症发生。报道称急性骨髓性白血病与急性粒细胞性白血病都与结节病有关。

◎患者教育

1. 出院后按医嘱规律用药。
2. 作息规律，早睡早起，适度活动锻炼。

3. 加强营养，优质蛋白饮食，多食蔬菜水果。

4. 学会自我保健和自我照顾、合理饮食、定时休息、适当运动、按时用药、适应社会、保持愉快。

5. 按时复查。

第46章 结核性胸膜炎 《《《《

◎概况

结核性胸膜炎是最常见的胸膜疾病，在各类胸膜炎中占首位，是结核杆菌及其自溶产物、代谢产物进入超敏感机体的胸膜腔而引起的胸膜炎症，与淋巴结核并列为最常见的两种肺外结核病，在临床上因与肺结核密切相关，故我国以往的临床分类法中均将其列为肺结核五大临床类型之一。1998年制定的、2000年被卫生部批准的我国新的分类法则将其分类为肺结核的第四类型。

◎流行病学

一般说，结核性胸膜炎发病率与当地结核病疫情密切相关，在美国，结核性胸膜炎占结核病的3.8%，占各种肺外结核的23.4%，而在西班牙则为全部结核病的23.3%。近年来随着结核病疫情的回升，HIV（AIDS）的流行，肺外结核病增多，结核性胸膜炎也有增多，据美国纽约报告，结核性胸膜炎患者数逐年增加。Hill等曾对AIDS并发播散型结核病患者进行分析，并发结核性胸膜炎者明显多于非AIDS人群。据美国全国的统计报告：1969～1973年五年期间结核性胸膜炎占肺外结核的26.5%，1990年则占24%，1997年则将至20.7%。结核性胸膜炎多发生于感染结核杆菌后3～7个月，是儿童、青少年初染后结核病的表现，既往称之为原发性结核性胸膜炎，但也有延至2年后才发病，甚至可发生在感染后任何时期。近年来不少报告指出，患者年龄有向后推迟的趋势，一般年龄可达50～60岁，常并发于继发性肺结核，既往称其为继发性结核性胸膜炎。David等将近期PPD皮肤试验阳性、近一年内X线胸片检查无肺门淋巴结肿大及肺实质病变者称之为原发性胸膜炎，而胸膜炎发生前一年、PPD已阳性、曾有肺结核的诊治病史者则称之为继发性结核性胸膜炎。

◎病因

结核性胸膜炎的感染途径有三种：最主要的是近胸膜下的肺内结核病变直接

蔓延；其次是肺门、纵隔淋巴结结核经淋巴逆流而侵袭胸膜；此外，血型播散也是一个重要的传播途径，胸膜炎可作为全身播散性结核病的一个组成部分，也可表现为多发性浆膜炎、双侧胸膜炎。与胸膜毗邻的肋骨、椎体结核也可引起胸膜炎，腹腔结核也可通过膈肌脚侵入胸膜。胸膜下空洞及干酪样病灶破溃至胸膜腔后常引起结核性脓胸或脓气胸。所以，结核性胸膜炎可并发于原发性肺结核、也可并发于继发性肺结核，还可并发于肺外结核。但是，机体超敏反应是结核性胸膜炎发病的重要因素。

◎ 病理解剖

解剖学提示机体左右两侧的脏层胸膜和壁层胸膜之间各形成一负压闭锁的假想的胸膜腔，左右胸膜腔互不相通。正常情况下两层胸膜紧密相贴，有生理性液体（约 0.3ml/kg）起润滑作用。机体在高度敏感状态下，结核分枝杆菌和其代谢产物进入胸膜腔时，就会迅速引起胸膜的炎症反应。常发生于结核分枝杆菌原发感染后或发生在结核病恶化及复发阶段。

◎ 病理生理

胸膜除纤维蛋白渗出外，尚有从毛细血管渗出的血浆积聚于胸腔中，自微量至数升。胸腔积液少者或积液虽多，经适当治疗吸收很快者，可不引起胸膜增厚。积液量多且迟迟不吸收者，大量纤维蛋白沉着于胸腔，可引起包裹性或广泛胸膜增厚。渗出性胸膜炎对肺功能的影响主要取决于胸腔积液的多少。少量积液不影响肺脏的扩张及呼吸运动，肺功能可保持正常。大量积液压迫肺脏，可减少呼吸面积和限制膈肌活动，肺活量可减低。严重胸膜增厚者，提示限制性通气障碍。

◎ 分类分型

1. 干性胸膜炎　可发生于胸膜腔的任何部分。其症状轻重不一，有些患者很少或完全没有症状，而且可以自愈。有的人起病较急，有畏寒，轻度或中度低烧，但主要症状是局限性针刺样胸痛。胸痛系因壁层和脏层胸膜互相贴近摩擦所致，故胸痛多位于胸廓呼吸运动幅度最大的腋前线或腋后线下方，深呼吸和咳嗽时胸痛加重。由于胸痛患者多不敢深呼吸，故呼吸浅快。当刺激迷走神经时可引起顽固性咳嗽。查体可见胸廓活动度减低，呼吸音减低，触及胸膜摩擦感，听诊可及胸膜摩擦音。

2. 结核性渗出性胸膜炎　病变多为单侧，胸膜腔内有数量不等的渗出液，一般为浆液性，偶见血性或化脓性。按其发生部位可分为：肋胸膜炎（又称典型胸膜炎）、包裹性胸膜炎、叶间胸膜炎、纵隔胸膜炎、膈胸膜炎、肺尖胸膜炎。典型渗出性胸膜炎起病多较急，有中度或高度发热、乏力、盗汗等结核中毒症状，发病初期有胸痛，多为刺激性剧痛，随胸腔积液出现和增多，因阻碍壁层和脏层胸膜的互相摩擦，胸痛反而减轻或消失。但可出现不同程度的气短和呼吸困难。病初多有刺激性咳嗽，痰量通常较少，转移体位因胸腔积液刺激胸膜可引起反射性干咳。体征随胸腔积液多少而异，少量胸腔积液可无明显体征。积液吸收后，往往遗留胸膜粘连或增厚。

3. 结核性脓胸　一般起病缓慢，症状轻微，多数有结核中毒症状。胸膜下空洞突然破裂，严重感染胸膜，起病急剧，全身中毒症状明显，可出现高热、剧烈胸痛、呼吸困难。若伴有支气管胸膜瘘，可有剧烈刺激性咳嗽，常由于继发细菌感染加重病情。体征大致与渗出性胸膜炎相似。慢性者胸廓塌陷，肋间隙变窄，呼吸音减低，纵隔移向患侧，常伴有杵状指（趾）。

◎预防

1. 在预防上首先要切断传染途径，尽量减少与结核病患者的接触。
2. 生活起居要有规律，适当安排工作与休息，不要过于疲劳。
3. 饮食要富于营养，忌食辛辣、动火生痰之品，有烟酒嗜好者应坚决戒除。
4、平时应保持精神舒畅，心情愉快，参加一些自己喜欢的文娱活动。

◎筛检

对于已确诊为肺结核或高度疑似为肺结核的患者，出现气促、呼吸困难、胸痛等症状，或原有症状加重，建议行胸部影像学检查，有助于提高检出率。

诊断

◎问诊与查体

总的说来，在各类型结核病中，多数结核性浆液膜炎起病较急，Astoniskis等对比分析原发性与继发性结核性胸膜炎发现，原发性起病较急，症状体征持续期较短，一般 4.7～17.5 天，而继发性则为 10.1～62 天，但也有报告 2～3 年患者可急性起病。结核性胸膜炎的主要症状及体征如下。

1. 结核中毒症状　患者常有不同程度的发热、盗汗、疲乏等，发热最常见。

2. 胸痛、刺激性干咳　是最常见的症状。胸痛性质多呈钝性刺痛，与呼吸有关，常是促使患者就诊检查发现胸膜炎的重要线索，疼痛部位以胸胁部多见，膈胸膜炎常伴有肩痛、下胸部及季肋部疼痛，纵隔胸膜炎可有胸骨后疼痛。

3. 呼吸困难　中等或大量积液或胸腔积液增长迅速者尤为明显，并发压迫性肺不张，气管纵隔向健侧移位可加重呼吸困难。

4. 并发肺实质病变　患者可有咳嗽、咳痰、咯血等症状，并发肺外结核时，则呈现各相应症状与体征。

5. 体征　胸腔积液体征包括局部叩浊乃至实音，呼吸音减低乃至消失，语音传导减弱或消失。中等或大量积液时，可在液面上区闻及支气管呼吸音，并伴有气管纵隔向健侧移位，早期胸膜炎或吸收好转期可闻及胸膜摩擦音。慢性胸膜炎或脓胸、脓气胸者可有杵状指（趾）。胸膜增厚时语音传导增强而局限性积液时则局部语音传导减弱，在临床上可鉴别。

◎疾病演变

结核性胸膜炎是结核菌由近胸膜的原发病灶直接波及胸膜或经血液、淋巴道途径传染至胸膜而引起的渗出性炎症。原发灶往往不能被发现，多在肺内病灶同侧。一般起病缓慢，肺内同时可有或无明显的结核病源，因机体反应性不同，临床可出现干性和渗出性胸膜炎两种状况。易出现包裹性积液，同时可能伴有其他部位结核或重症结核、结核性脓气胸、结核性脓胸、慢性肺源性心脏病、心肺功能衰竭等并发症。

◎辅助检查

1. 胸部 X 线表现　典型部位（肋胸膜腔）的积液均有其特征性表现，诊断不难，关键是能否及时进行胸部 X 线检查。少于 300 ~ 400ml 的少量胸腔积液常规后前位立位胸片常不易被发现，或仅表现肋膈角、后肋膈角钝或呈外套样胸膜炎（lamellar pleurisy）、沿侧胸壁细带状致密阴影。有作者强调采用侧卧横照位透视或摄片（lateral decubitus chest radiograph）有助于少量积液的发现。当今采用的胸部 B 超、胸部 CT 扫描能更敏感地发现极少量积液。不典型部位的积液包括包裹性胸腔积液、叶间积液、肺部积液及纵隔积液在胸部 X 线表现有其特征性：如切线位以胸膜反折线为基本的"D"形影，后前位显示边缘不完整的片絮影"不完全边缘征"对包裹性积液有提示诊断意义；又如一侧膈肌上抬而膈下血管影中断的 Thorn 征对肺底积液有提示作用，侧位胸片显示相应叶间裂的梭形或类圆形、境界清晰的致密影对叶间胸膜炎有诊断价值；胸腔 B 超、胸部 CT 对胸腔积液的定量、定位诊断以及与胸膜增厚的鉴别均能提供重要信息。

2. 胸膜活检组织的病理组织学检查 发现干酪坏死性肉芽肿或组织结核菌培养（＋）对结核性胸膜炎的诊断是确切的依据。

3. 胸腔积液酶学及细胞因子的检测 已有很多研究表明结核性胸腔积液中各种细胞因子及酶类测定有辅助诊断意义。ADA 增高对于结核性胸膜炎有诊断和鉴别诊断意义。

◎并发症

1. 渗出性胸膜炎治疗不及时或治疗不当，会很快发展为包裹性积液。

2. 单纯性结核性胸膜炎治疗不当或未完成规定的疗程，5 年内约 2/3 的患者发生其他部位结核或重症结核，如播散性结核、肺结核、胸壁结核等。

3. 肺内空洞及干酪样病变靠近胸膜部位破溃时，可引起结核性脓气胸。

4. 渗出性胸膜炎的胸腔积液，如未及时治疗，亦可逐渐干酪化甚至变为脓性，成为结核性脓胸。

5. 一侧胸膜肥厚形成纤维板束缚肺功能可并发对侧肺气肿，亦可导致慢性肺源性心脏病，甚至心肺功能衰竭。

◎诊断标准

临床常采用的诊断标准如下。

1. 起病较急，常有发热、胸痛、干咳、呼吸困难等症状，有胸腔积液体征，早期或吸收期可闻及胸膜摩擦音。并发肺结核或多发性浆液膜炎或其他肺外结核时可有其相应的症状和体征。既往有结核病史或结核接触史，发布前或发病时有关节痛、疱疹性结膜角膜炎、结节性红斑等结核超敏症状和体征者，有利于结核性的诊断。PPD 皮肤试验强阳性也有重要参考意义，但结核性胸膜炎患者 PPD 阳性率约为 60% ~70%。

2. 胸片显示肋胸膜腔或包裹性积液、叶间积液或肺底积液各相应表现。

3. 胸腔 B 超有液性暗区或胸膜增厚等表现。

4. 胸腔穿刺可抽出以淋巴细胞占优势的草黄色液，偶可为血性渗液。

5. 胸腔积液抗酸杆菌（＋）或培养（＋）或 PCR（＋），而肿瘤细胞（－）及各项肿瘤标志物（－）。

6. 胸膜活检组织（针吸或开胸）结核菌培养（＋）或组织病理检查有干酪坏死性肉芽肿改变。

7. 胸腔积液中的（ADA）腺苷脱氨酶≥45～57U/ml 或胸腔积液 ADA／血 ADA＞1.0～1.5、胸腔积液中 ADA－2 增多或胸腔积液中 IFN－γ、IFN－α 增高等。

8. 抗结核治疗，体温迅速下降，胸腔积液吸收乃至消失。

凡是第 1～4 项合并第 5～6 项中任何一项可确诊。第 7～8 项则其有重要临床参考意义。

结核性胸膜炎诊断的确切依据是胸腔积液中证实有结核杆菌存在，但阳性率很低，仅 7%～13% 不等。

◎诊断程序

根据病史和临床表现，结核性胸膜炎一般可确诊。临床表现主要为中度发热、初起胸痛以后减轻、呼吸困难。体格检查、X 线检查及超声波检查可做出胸腔积液的诊断。诊断性胸腔穿刺、胸腔积液的常规检查、生化检查和细菌培养等为诊断的必要措施，这些措施可对 75% 的胸腔积液病因作出诊断。

◎鉴别诊断

引起胸腔积液的病因甚多，可分为感染性和非感染性。胸腔积液性质可分为渗出性和漏出性，有时，胸腔积液是全身性疾病的局部表现，其治疗方针也截然不同，需要注意鉴别。而且，结核性胸膜炎是可治愈的，其疗效与早期诊断、及时合理治疗密切相关。

1. 渗出液与漏出液　结核性胸膜炎为感染性胸膜疾病，胸腔积液应为渗出液。常用的渗漏出液的鉴别多采用 1972 年 Light 提出的 Light 标准：胸腔积液蛋白／血清蛋白＞0.5、胸腔积液 LDH／血清 LDH＞0.6、胸腔积液 LDH＞200U，但其符合率并非 100%，仍需结合临床资料予以鉴别。鉴别漏出液与渗出液时，临床上有无心、肝、肾疾病及低蛋白血症也是重要的依据。对持久不吸收甚至反复增长的胸腔积液后（包括腹腔积液）者，应注意除外局限性缩窄性心包炎。

2. 结核性胸膜炎与肺炎旁胸腔积液　二者均为感染性疾病，均有发热、胸痛等症状，但肺炎旁胸腔积液急性感染症状更明显。肺内常有炎症病变，胸腔积液中以中性粒细胞为主，抗感染治疗可迅速奏效，可借以与结核性胸膜炎鉴别，胸腔积液致病菌培养有确诊意义。但需注意的是结核性胸膜炎早期胸腔积液中也可以为中性粒细胞占优势。

3. 结核性胸膜炎与恶性胸腔积液　除原发性胸膜间皮瘤发生恶性胸腔积液外，多数由肺癌、乳腺癌及其他各部位肿瘤转移所致，多数患者无发热，但也有例外。患者常有进行性加重的不易缓解的胸痛，半数以上为血性胸腔积液。胸腔积液的肿瘤细胞、胸膜活检组织学检查及原发肿瘤的发现均有确诊意义。胸腔积液中各项肿瘤标志物的测定，如 CEA、CA125、CA199、Cyfra21 - 1、ProGRP、SCC、NSE 等对不同组织类型的肿瘤的诊断有辅助意义。此外，胸腔积液持久不吸收的女性患者需行妇科检查以除外卵巢纤维腺瘤等所致的 Meig 综合征。

4. 结核性胸膜炎与类风湿关节炎胸腔积液　类风湿关节炎活动期可并发胸腔积液，但患者常有明显的关节症状，血类风湿因子及其他自身抗体常阳性，诊断不难。类风湿关节炎性胸腔积液量常为少量，胸腔积液含糖量很低（≤25mg/dl），血液及胸腔积液中类风湿因子阳性，还可能并发肺部间质性病变。

◎临床路径

结核性胸膜炎临床路径

（2011 年版）

一、结核性胸膜炎临床路径标准住院流程

（一）适用对象

第一诊断为结核性胸膜炎（ICD - 10：A15.6，A16.5）。

（二）诊断依据

根据《临床诊疗指南－结核病分册》（中华医学会编著，人民卫生出版社）。

1. 临床症状　可有发热、干咳、胸痛，可伴有呼吸困难。

2. 体征　有胸腔积液体征。

3. 影像学检查　X 线表现、超声波检查显示胸腔积液征象。

4. 胸腔积液检查

（1）为渗出液，白细胞数增高，以淋巴细胞和单核细胞为主。

（2）腺苷脱氨酶（ADA）大于45U/L，胸腔积液 ADA 与血清 ADA 比值大于1。

（3）胸腔积液涂片和（或）培养结核分枝杆菌阳性可确诊。

5. 结核菌素试验　呈阳性反应。

6. 胸膜活检　胸膜组织有典型的结核性病理改变即可确诊。内科胸腔镜检查可直接窥视病变部位，可明显提高胸膜活检的阳性率。

7. 除外其他原因引起的胸腔积液　抗结核治疗有效可以诊断。

（三）选择治疗方案的依据

根据《临床诊疗指南 – 结核病分册》（中华医学会编著，人民卫生出版社）。

1. 抗结核治疗　疗程一般为 6 ~ 12 个月。

2. 胸腔穿刺抽液　应尽早积极抽液，每周 2 ~ 3 次，每次抽出胸腔积液量一般不宜超过 1000ml。

3. 糖皮质激素的应用　急性结核性渗出性胸膜炎者中毒症状较严重，胸腔积液较多，可在化疗和抽液治疗的同时应用泼尼松治疗，每日 15 ~ 30mg，每天 1 次口服，待体温正常，全身中毒症状消除，胸腔积液逐渐吸收后逐渐减量，一般疗程不超过 4 周。对胸膜炎已转为慢性者，不宜使用激素治疗。

4. 对症支持治疗　退热、止咳、吸氧等。

（四）标准住院日为 10 ~ 14 天

（五）进入路径标准

1. 第一诊断必须符合 ICD – 10：A15.6，A16.5 结核性胸膜炎疾病编码。

2. 当患者合并其他疾病，但在住院期间不需特殊处理，也不影响第一诊断的临床路径实施时，可以进入路径。

（六）住院期间的检查项目

1. 必需的检查项目

（1）血常规、尿常规、大便常规。

（2）肝肾功能、电解质、血沉、血糖、C – 反应蛋白（CRP）、凝血功能、D – 二聚体、结核抗体（ATA）、腺苷脱氨酶（ADA）、血气分析、血肿瘤标志物、感染性疾病筛查（乙肝、丙肝、梅毒、艾滋病等）。

（3）痰病原学检查：痰涂片找抗酸杆菌×3、痰培养分枝杆菌。

（4）PPD 皮试。

（5）胸部正侧位片、心电图、胸部 B 超。

（6）胸腔积液检查：常规、生化、结核抗体（ATA）、腺苷脱氨酶（ADA）、肿瘤标志物、乳糜试验、涂片找抗酸杆菌、培养分枝杆菌、普通致病菌培养 + 药敏、细胞学检查、TB – DNA 噬菌体法（血性胸腔积液除外）。

2. 根据患者病情可选择　痰普通致病菌培养、痰找癌细胞、细胞免疫指标、风湿性疾病检查、肺功能、超声。

（七）出院标准

1. 症状好转，体温正常。

2. 胸部 X 线提示胸腔积液明显吸收。

3. 胸部 B 超提示胸腔积液基本吸收或液性暗区 <2cm，不能定位抽液。

4. 可耐受抗结核治疗，治疗后未观察到严重不良反应。

（八）变异及原因分析

1. 伴有影响本病治疗效果的合并症，需要进行相关诊断和治疗，导致住院时间延长。

2. 胸膜炎已成慢性者，胸膜增厚或为包裹、分房分隔积液，或结核性脓胸、脓气胸并发支气管胸膜瘘者等转入相关路径。

3. 抗结核治疗后出现严重不良反应。

二、结核性胸膜炎临床路径表单

适用对象：第一诊断为结核性胸膜炎（ICD – 10：A15.6，A16.5）

患者姓名：_____ 性别：____ 年龄：____ 门诊号：_____ 住院号：_____

住院日期：____年__月__日 出院日期：____年__月__日 标准住院日：10～14 天

时间	住院第 1～3 天
主要诊疗工作	□ 询问病史及体格检查 □ 进行病情初步评估 □ 完成病历书写 □ 明确胸腔积液诊断：X 线、B 超等检查 □ 完善常规检查：血常规、尿常规、大便常规、出凝血功能、生化、肝肾功能等 □ 胸腔穿刺抽液了解胸腔积液性质，有条件者胸膜活检，必要时胸腔穿刺抽液或置管引流 □ 明确结核相关检查：PPD 皮试、结核抗体检测 □ 根据病情选择其他检查以鉴别其他感染性疾病、肿瘤性疾病、风湿性疾病所致胸腔积液 □ 根据病情应用药物及对症、支持治疗
重点医嘱	长期医嘱： □ 按结核性胸膜炎常规护理 □ 二/三级护理 □ 普食 临时医嘱： □ X 线、胸部 B 超 □ 血常规、尿常规、大便常规、出凝血功能、生化、肝肾功能、术前传染病筛查等 □ 胸腔穿刺术 □ 胸腔积液检查：常规、生化、乳糜试验、ADA、肿瘤标志物常规 □ 结核抗体检测、PPD 皮试 □ 痰涂片找抗酸杆菌×3 □ 痰培养分枝杆菌 □ CRP □ 血气分析 □ 血肿瘤标志物

时间	住院第 1~3 天
主要护理工作	□ 入院处理与护理评估 □ 卫生健康宣教 □ 评估患者各项资料：生理、心理、环境、社会关系、健康行为等并做好记录 □ 按医嘱执行各项治疗 □ 预约检查并及时运送患者检查 □ 住院治疗过程及出院计划解说
病情变异记录	□无　□有，原因： 1. 2.
护士签名	
医师签名	

时间	住院第 4 天	住院第 5~7 天
主要诊疗工作	□ 归档和评估各项检查结果 □ 根据胸腔积液检查结果判断胸腔积液性质 □ 观察 PPD 皮试结果 □ 必要时安排胸腔镜或其他胸膜活检术	□ 追查胸膜活检病理结果 □ 观察 PPD 皮试结果 □ 明确诊断的制订抗结核方案并开始治疗 □ 未能明确诊断的试验性抗结核治疗 □ 定期根据病情决定是否继续胸腔穿刺抽液或胸腔闭式引流 □ 置管引流积液者观察置管引流通畅情况 □ 必要时科内讨论以及院内会诊
重点医嘱	长期医嘱： □ 按结核性胸膜炎常规护理 □ 二/三级护理 □ 普食 □ 胸腔闭式引流术后护理	长期医嘱： □ 按结核性胸膜炎常规护理 □ 二/三级护理 □ 普食 □ 胸腔闭式引流术后护理 □ 抗结核治疗 临时医嘱： □ 胸腔穿刺抽液术（必要时）

续表

时间	住院第 4 天	住院第 5～7 天
主要护理工作	□ 住院基础护理 □ 患者检查指导 □ 协助医生完成胸腔穿刺、胸膜活检、胸腔引流置管等各项检查、治疗并落实检查、治疗前后健康教育 □ PPD 皮试结果观察以及皮肤护理 □ 胸腔穿刺术护理工作，解释病情 □ 饮食作息、用药指导检查与注意事项等 □ 密切观察药物疗效及不良反应	□ 胸腔引流置管计量与护理 □ 服用抗结核药物健康教育 □ 动态评估患者生理、心理状态并根据评估结果及时改善患者的护理问题
病情变异记录	□无 □有，原因： 1. 2.	□无 □有，原因： 1. 2.
护士签名		
医师签名		

时间	住院第 8～13 天	住院第 14 天（出院日）
主要诊疗工作	□ 观察抗结核药物疗效及不良反应 □ 根据病情决定是否继续胸腔穿刺抽液 □ 置管引流积液者观察置管引流通畅情况	□ 评估基本生命体征 □ 评估抗结核治疗副反应情况 □ 出院教育 □ 填写首页 □ 出院小结观察 □ 抗结核药物疗效及不良反应 □ 出院后随诊及用药健康教育
重点医嘱	长期医嘱： □ 按结核性胸膜炎常规护理 □ 二/三级护理 □ 普食 □ 胸腔闭式引流术后护理 □ 抗结核治疗 临时医嘱： □ 胸腔穿刺抽液术（必要时） □ B 超等检查（复查）	出院医嘱： □ 抗结核治疗，用药指导。疗程及门诊随诊 □ 定期复诊，复查生化、肝肾功能 □ 必要时门诊复查或专科治疗
主要护理工作	□ 胸腔闭式引流护理 □ 服用抗结核药物健康教育	□ 胸腔闭式引流拔管后护理 □ 出院后随诊及用药健康教育

时间	住院第 8 ~ 13 天	住院第 14 天（出院日）
病情 变异 记录	□无　□有，原因： 1. 2.	□无　□有，原因： 1. 2.
护士 签名		
医师 签名		

治疗

◎治疗目标

　　结核性胸膜炎治疗的目标除了治疗控制结核病（包括胸腔积液吸收、解除发热等中毒症状）外，还应尽可能减轻胸腔积液吸收后残留的胸膜增厚、粘连、防止对肺功能的减损，减少因胸膜增厚所致的后遗症（如继发性支气管扩张、不可逆性压缩性肺不张、圆形肺不张等）。减少而防止治疗后肺结核及肺外结核的发生也是重要的。

◎治疗细则

　　1. 一般治疗　包括休息、营养支持和对症治疗。

　　2. 抽液治疗　由于结核性胸膜炎胸腔积液蛋白含量高，容易引起胸膜粘连，原则上应尽快抽尽胸腔内积液或肋间置管引流。可解除肺及心血管受压，改善呼吸，使肺功能免受损伤。抽液后可减轻毒性症状，体温下降，有助于使被压迫的肺复张。大量胸腔积液者每周抽液 2 ~ 3 次，直至胸腔积液完全消失。首次抽液不要超过 600ml，以后每次抽液量不应超过 1000ml，过快、过多抽液可使胸腔压力骤降，发生复张后肺水肿或循环衰竭。若抽液时发生头晕、冷汗、心悸、面色苍白、脉细等表现应考虑"胸膜反应"，应立即停止抽液，使患者平卧，必要时皮下注射 0.1% 肾上腺素 0.5ml，密切观察病情，注意血压变化，防止休克。

　　3. 抗结核治疗　一旦诊断结核性胸膜炎，应进行正规抗结核治疗，如不经治疗，65% 的患者在 5 年内发展为活动性肺结核，部分患者甚至可能进展为结核性脓胸。抗结核治疗的方案参照痰菌阳性的肺结核方案，可以用2HRZE（S）/4HR 或 2H3R3Z3E3/4H3R3。

4. 糖皮质激素　疗效不肯定。如全身毒性症状严重、大量胸腔积液者，在抗结核治疗的同时，可尝试加用泼尼松 30mg/d，分 3 次口服。待体温正常、全身毒性症状减轻、胸腔积液量明显减少时，即应逐渐减量以至停用。停药速度不宜过快，否则易出现反跳现象，一般疗程约 4～6 周。注意不良反应或结核播散，应慎重掌握适应证。

◎治疗程序

在结核性胸膜炎的治疗中，临床医生要按照结核性胸膜炎的临床路径抗结核、适时应用激素和抽胸腔积液治疗。糖皮质激素无论口服或胸腔注射，只限于急性渗出阶段。胸腔积液越早抽越好，抽的越彻底胸膜肥厚粘连就越轻。胸腔注药时要根据疾病的不同阶段和个体病情有针对性地选择药物，尿激酶对轻度胸膜粘连效果好，而对于较重的包裹性胸腔积液，应及早选用局麻下胸腔镜介入治疗。胸腔闭式引流和胸腔积液稀释疗法对防止胸膜粘连有明显效果。营养不良者应加强营养支持疗法，尽快使患者早日康复。

◎治疗进展

1. 全身治疗

（1）抗结核药物全身化疗：由于结核性渗出性胸膜炎是肺结核的一种特殊类型，故其治疗仍然遵循肺结核的治疗方法。根据直接督导短程化疗方案，胸腔积液量多或双侧胸腔积液及痰菌阳性的患者，强化期四联（异烟肼、利福平、吡嗪酰胺、乙胺丁醇）用药 2 个月，接着继续应用异烟肼、利福平巩固治疗 4 个月。对只有单侧胸腔积液的患者，先用异烟肼、利福平、吡嗪酰胺治疗 2 个月，再用异烟肼、利福平巩固治疗 4 个月。儿童结核性胸膜炎治疗也同样。对胸腔积液有分隔的患者，即使在 6 个月疗程结束后，胸腔积液仍有可能延迟吸收。大多数患者可痊愈，部分患者需要适当延长时间。

（2）肾上腺皮质激素的应用：对于全身中毒症状重，有大量积液者，在给予合理化疗的同时，可以加用糖皮质激素，以加快胸腔积液吸收，减少胸膜粘连，待症状消失，胸腔积液减少时逐渐减量，一般疗程 4～6 周。因为有资料表明，单用抗结核药物较加用激素相比胸腔积液吸收明显减慢。由于胸腔积液吸收快，应用时间短，可以很快减量，一般不会产生激素戒断症状。

2. 胸腔积液引流方法的改进　对于结核性胸腔积液传统治疗方法是对于大量及中量积液者每周抽液 2～3 次，直到胸腔积液完全吸收。每次抽液量不超过 1000ml。这样安全易行，故至今仍为许多临床医生所采用，并且通过临床进一步验证，每周 3 次抽液疗效明显好于每周 2 次或者 1 次抽液，且并发症最少。不过传统抽液方法因为抽液次数多，增加了患者痛苦及经济负担，同时也增加了胸腔感染的机会。近年来，国内外专家均主张早期大量抽液或者胸腔闭式引流以减少胸膜肥厚粘连和包裹积液等并发症。

3. 胸腔介入治疗　有学者认为介入治疗对于胸腔积液的清除价值较大，具有标本兼治的双重作用。胸腔内注入纤溶酶原激活物，可使胸腔中的纤维蛋白溶解，使积液稀释、增多，利于引流排出，从而减轻胸膜粘连，达到治疗目的。

4. 免疫调节剂的治疗　微卡与来源于牛型结核杆菌的卡介苗有着共同的抗原性和免疫原性。微卡为非结核分枝杆菌，对人类无致病作用，其主要成分为母牛分枝杆菌菌体蛋白，与结核分枝杆菌具有相同的抗原性，具有双相免疫调解作用，可抑制免疫反应，能阻止结核异常免疫的病理破坏作用，能增强保护性细胞免疫。微卡是 20 世纪 90 年代 WHO 在其"结核病研究及发展战略规划"中新推荐的唯一免疫调解剂，可以明显增强机体抵抗力。

5. 中医中药治疗　有报道在正规抗结核治疗的同时利用隔蒜灸和中药熏蒸治疗结核性胸腔积液可以促进胸腔积液吸收，减轻胸膜肥厚粘连。具体做法是在异烟肼、利福平、乙胺丁醇、吡嗪酰胺四联抗结核治疗的同时给予隔蒜灸和中药熏蒸治疗，5 次/周，4 周为一疗程。灸穴位：结核穴（双）、肺俞穴（双）、膏肓（双）及胸膜肥厚所对应的背部区域；每穴灸 3 壮，每壮含甲级艾绒 250mg，每次轮回艾灸同一穴位，30min/次。中药熏蒸：采用的中药有柴胡、黄芩、夏花、鱼星草、车钱子、桑皮、半夏、茯苓、苏子、防己、黄花、泽泻、甘草等。5 次/周，30 分钟/次，熏蒸温度 45～47℃，中频。

6. 内科胸腔镜治疗　可弯曲电子胸腔镜在胸膜疾病的诊断方面报道较多，用于治疗国内报道较少，罗国仕等采用内科胸腔镜介导下微波和钳夹治疗多房性结核性胸腔积液，取得了较好的疗效。

7. 外科手术　对于顽固性胸腔积液，可以采取胸腹腔分流手术进行治疗，对于慢性包裹性胸膜炎，如有严重的胸膜肥厚，可以考虑行胸膜剥脱术；对于结核性胸膜炎的其他并发症（如支气管胸膜瘘、慢性结核性脓胸），也必须手术治疗。

◎护理与照顾

1. 心理护理　结核病由于其发病时间较长，因而患者极易产生一些较为悲观、孤单、自卑以及消极的心理问题。因而为了能够消除患者心理的问题，医护人员需要积极地开导患者，耐心、热情地向患者讲解结核性胸膜炎的临床治疗手段以及治愈率，告知其只要通过良好的临床治疗，该病是完全可以治愈的，以此来为患者树立坚持治疗的信心，将消极的不良情绪转变为积极向上的心态，进而积极地配合医护人员的治疗与护理。

2. 常规护理 在结核性胸膜炎早期大多数患者都会出现低热症状，个别患者可能会出现高热症状。因此，需要叮嘱患者尽量卧床休息，多饮水（2500~3500ml/d），同时需定时测量体温。若患者的体温持续处于高热状态，可采取物理降温法来降低其机体的消耗，对于出汗较多者需加强患者皮肤的护理。患者的饮食最好是食用易于消化的半流质、流质饮食。

3. 胸痛护理 结核性胸膜炎患者多会出现胸痛症状，因而医护人员需协助患者采取舒适的卧位。引导患者进行自我放松，例如：进行缓慢的深呼吸、放松全身肌肉或者看书、听音乐等方法来转移患者的注意力，进而起到缓解疼痛的目的，若患者的疼痛感较为严重时可给予适量的止痛药。

4. 胸腔穿刺护理

（1）术前护理：在行胸腔穿刺前需要向患者详细讲解胸穿的目的与过程，以此来消除患者心中的忧虑，进而使其能够积极配合医生的治疗。在术前护理人员需要准确掌握患者的各项检验结果以及病情，同时准备胸穿器械和药品。

（2）术中的护理：待患者做好准备工作以及定位之后，护理人员需对穿刺处进行常规消毒，整理工具以及麻醉药物。在过程中严密观察患者的基本情况（如脉搏、呼吸及面色等），同时叮嘱患者尽量避免咳嗽、深呼吸，少说话。在手术过程中若患者出现不适症状（如脉细、心悸、面色苍白、头晕以及四肢发凉等胸膜反应），需要立即停止抽液，同时将患者身体平躺，并严密观察患者血压变化情况。

（3）术后护理：术后穿刺点使用无菌纱布进行覆盖并进行包扎。同时叮嘱患者术后尽可能卧床休息，若出现不适症状（如咳嗽加重、胸痛或者胸闷）需及时报告医生。另外可指导患者进行适当的深呼吸运动，促使肺复张，这样可有效地预防胸膜粘连等后遗症的发生。

5. 临床用药指导 在整个治疗过程中患者需严格遵守医生的要求按时按量服药，以此来保证临床治疗的疗效。在护理中医护人员需要细心地向患者讲解服用药物的注意事项，同时告知患者部分药物的不良反应，这样将有效避免患者出现忧虑、紧张的情绪。另外需随时观察患者服药后的疗效及不良反应。部分抗结核药可能会引起一些胃肠道不良反应、肝功能损害、过敏性反应、视物模糊、口唇发麻等不良反应，若出现上述情况需及时报告医生进行临床处理。

随访

◎随访要点

结核性胸膜炎患者随访观察项目为抗结核治疗中定期肝功能检查及疗程结束时胸膜粘连肥厚情况（胸部 X 线检查，有鉴别困难的予 CT 检查）。结核性胸膜炎患者治疗过程中易出现药物性肝损害。只要定期监测肝功能的变化，及时减量或停药肝功能一般会恢复正常。经及早正规抗结核方案完成治疗后，虽然81.63% 的患者存在胸膜肥厚的情况，但是胸部 CT 及超声结果显示并没有遗留蜂窝状分隔等典型后遗症，亦未出现转化为脓胸的情况，胸膜肥厚并没有引起患者的胸闷、憋气等不适感，对患者的生活质量没有产生明显的影响。如果初期延误治疗，容易出现较重的胸膜肥厚，影响患者的呼吸功能，甚至形成脓胸。

◎预后

结核性渗出性胸膜炎的预后直接关系到患者今后的生存质量，因结核性胸膜炎患者的胸腔积液中，常含有大量炎性细胞、蛋白质、纤维素，这些物质是引起胸膜增厚的物质基础。因此结核性胸膜炎如治疗不当或治疗不及时，容易形成包裹性积液、胸膜肥厚、粘连，甚至形成脓胸，严重影响患者的生活质量。影响结核性渗出性胸膜炎预后的因素很多，常见的有患者就诊不及时；治疗过程中因肝功能异常停用抗结核药；以血性胸腔积液为表现的结核性渗出性胸膜炎误诊为恶性肿瘤所致，未给予系统抗结核药物治疗。

结核性渗出性胸膜炎的预后直接取决于是否早发现、是否早期诊断、是否规范治疗。为了提高结核性渗出性胸膜炎治愈率，减少和减轻胸膜肥厚、粘连的发生，临床医师应加强对广大群众的宣传教育工作，使广大群众对本病有基本的认识，了解本病的表现及危害，如出现发热、胸痛、气短等症状，应及早到正规医院就诊。

◎患者教育

结核性胸膜炎是长期威胁我国人民健康的一种慢性传染疾病。其治疗效果取决于患者的依从性。依从性差，对医嘱和化疗方案不遵守，会导致治疗的失败和多发性耐药结核分枝杆菌的产生；依从性好，遵守医嘱和化疗方案，可获 95%以上或近于 100% 的治愈效果。大量研究表明，结核性胸膜炎患者对治疗的不顺从性普遍存在，因此而影响患者的治疗。所以对该病患者的健康教育尤为重要。

1. 加强患者对自身疾病的认识 对疾病认识不足、症状不明显或仅有轻微胸痛、对生活影响不大，是患者对治疗不重视的主要原因。对此需由责任心强具有丰富临床经验的医护人员用简单、通俗的语言向患者解释结核性胸膜炎的发病原因、临床特点、治疗措施、服用药物的注意事项及转归情况和所做检查的意义。如使用太多的医学术语，只能给患者增加疑惑。可以将这些内容比较详细的编写出来并加入图片或建立健康宣教专栏，做到内容系统、知识丰富。重点要突出。使患者对自己的病情及有关知识有直观的了解。重视信息沟通的双向性，鼓励患者多提问，对患者关心的内容进行讨论，让患者明确自己的社会责任和义务，认识到彻底治疗的重要性。

2. 教育患者正规用药 ①患者因各种原因常常忘记服药或不了解全程用药的重要性，认为没必要长期服药。②治疗心切，急于求成，认为打针快。③对全疗程服药缺乏足够的信心，症状稍有好转或出现副反应就自行停药。④一些患者因经济困难，不能坚持用药或者不相信科学，甚至讲迷信，找江湖医生治疗，致使病情加重，延误治疗时机。针对上述情况可通过定期召开结核病友座谈会，使患者理解不按正规化疗方案治疗，可出现多发耐药菌株，转变成复治或难治的结核性胸膜炎，不仅对患者自身是危害，对家人、周围人群和社会也是一个威胁。在治疗过程中帮助患者认识可能出现的不良反应至关重要。因此，要向患者耐心解释清楚，一旦出现不适反应立即就诊，切勿自行停药处理，即使没有不良反应也要定期复查肝功能。由多专业理论知识的医护人员对患者执行直接督导短程化疗，通过电话、书信、上门随访等各种形式，保证患者按时服药、复诊、复查等，确保每一位结核性胸膜炎患者规则全程用药。

3. 解除心理障碍 怕确诊后影响学业、工作、恋爱、婚姻等思想负担重、担心预后。治疗效果不明显，原有症状未减轻，对治疗缺乏信心，甚至怀疑医生的诊断，不配合治疗。大量胸腔积液患者对胸腔抽液产生恐惧心理。对此首先让患者知道结核性胸膜炎是可治愈的疾病，使患者树立治疗信心，要尊重和关心患者，鼓励患者说出对慢性疾病和治疗疾病的态度，以亲切温和的态度与患者交流，耐心解释和回答患者的提问，建立良好的护患关系。针对患者胸腔穿刺的恐惧心理，每次胸穿前注意环境的优美舒适，做好解释工作，说明胸穿抽液的意义在于减少胸膜肥厚、粘连，加速胸腔积液的吸收，保护肺功能，并及时与医生沟通，力求做到动作轻柔、准确，以减轻患者反复抽胸腔积液造成的恐惧心理。其次，与家属沟通，争取家属配合，共同督导患者完成化疗方案，使患者感到家庭的温暖，从而消除患者的种种负面心理，积极配合治疗，实现高治愈率。

第 47 章　　恶性胸腔积液疾病 《《《

◎概况

恶性胸腔积液（MPE）在肿瘤患者中较为常见，现简单概括如下：

1. 病因　胸内或胸外癌肿直接侵犯或转移至胸膜所引起。几乎所有的肿瘤均可侵犯胸腔，肺癌最常见，约占 MPE 的 1/3。乳癌居第二位。淋巴瘤包括霍奇金病和非霍奇金病，卵巢和胃肠道的肿瘤较少引起 MPE。约 5%～10% 的 MPE 找不到原发肿瘤。胸膜原发癌为胸膜间皮瘤也可致恶性胸腔积液。

2. 机制　主要为淋巴引流障碍、恶性肿瘤胸膜转移，还有支气管阻塞引起肺不张、心包受侵、阻塞性肺炎、肿瘤细胞在血管内形成癌栓、恶性肿瘤晚期恶病质致低蛋白血症等导致毛细血管通透性增高均会产生胸腔积液；另对原发肿瘤的治疗也可引起胸腔积液，最常见的是放疗及药物如甲氨蝶呤、甲基苄肼、环磷酰胺和博来霉素。

3. 症状　恶性胸腔积液患者除原发肿瘤本身的症状外，呼吸困难是 MPE 患者最常见的症状，见于半数以上患者。劳累后更明显。胸痛，多见于间皮瘤，是胸腔积液侧局部典型症状，呈剧烈的钝痛；并随疾病的进展而进行性加剧。此外还有体重下降、纳差、乏力、发热等全身症状，至晚期可出现恶病质。

4. 诊断　既往的恶性肿瘤病史，有关的职业暴露史，特别是石棉或其他致癌物暴露史；恶性胸腔积液的症状和体征（见第 3 条的症状）；可以通过胸部 X 线检查、胸部 CT 检查、胸腔积液超声检查、诊断性的胸腔穿刺并对胸腔积液行细胞计数分类、总蛋白、LDH、糖、pH、淀粉酶及细胞学的检查。胸膜活检、内科胸腔镜、电视辅助胸腔镜外科手术（VATS）、纤维支气管镜（纤支镜）等都是在以上手段还不能明确诊断时的进一步的检查手段，以明确恶性胸腔积液的病因，以对疾病的进一步治疗打好基础。

5. 治疗　包括原发病的全身治疗和胸膜腔的局部治疗，另有外科治疗全肺胸膜剥离术及放射治疗等。

6. 预后　胸腔积液中和（或）壁层胸膜发现肿瘤细胞是肿瘤播散的征象，表明疾病进展和预后险恶。一旦确诊为恶性胸腔积液，患者的平均生存期约为 3～12 个月。

基础

◎定义

胸腔积液中发现脱落的肿瘤细胞或通过胸膜活检、胸腔镜、开胸术或尸检证实胸膜组织中存在恶性肿瘤细胞，才可以诊断恶性胸腔积液。在一些肿瘤病例中，虽然胸腔积液确由恶性肿瘤所致，但在胸腔积液或胸膜组织中并不能发现肿瘤细胞，当然也有可能这些组织中并不存在恶性肿瘤细胞，这种与恶性肿瘤有关的胸腔积液既无由恶性肿瘤引起胸腔积液的直接证据，又未发现其他的原因时，则归类为肿瘤旁胸腔积液。

◎流行病学

胸腔积液是呼吸内科常见的一种征象，其中恶性胸腔积液是胸腔积液中常见的一种类型。恶性胸腔积液约占所有胸腔积液的20%，在成人胸腔积液中占38%~52%；且也是60岁以上渗出性胸腔积液患者中的最主要原因之一，其中胸膜转移性肿瘤占95%。而原发于胸膜的肿瘤较少见。男性恶性胸腔积液以肺癌原发为主，女性以乳腺癌为原发。

◎病因

恶性肿瘤侵犯胸膜引起恶性胸腔积液，常由肺癌、乳腺癌和淋巴瘤等直接侵犯或转移至胸膜所致，其他部位肿瘤包括胃肠道和泌尿生殖系统；也可由原发于胸膜的恶性间皮瘤引起。迄今，肺癌仍然是男性恶性胸腔积液最常见的原因，乳腺癌仍然是女性恶性胸腔积液最常见的原因。肺癌和乳腺癌占所有恶性胸腔积液原发基础病因的50%~65%。淋巴瘤、泌尿生殖系统肿瘤和消化系统肿瘤占25%，原发病因不明的恶性胸腔积液占7%~15%。

◎病理剖析

1. 胸腔积液

（1）显微镜检查：胸腔积液红细胞计数达 $100 \times 10^9/L$ 以上；白细胞计数在 $(0.5~2.5) \times 10^9/L$；淋巴细胞 >0.50；淋巴细胞性白血病或淋巴瘤B细胞数达80%以上。

（2）细胞学检查：胸腔积液中找到恶性细胞，以肺腺癌细胞最为常见，次为乳腺癌，第三是淋巴瘤及白血病浸润。恶性胸腔积液中约有40%~90%可查到恶性肿瘤细胞，胸腔积液中的恶性肿瘤细胞常有核增大且大小不一、核畸变、核深染、核浆比例失常及异常有丝分裂等特点。胸腔积液细胞染色体组型分析呈现非整倍体，假二倍体或标记染色体（如易位、缺失、倒位、等臂、线装或环状染色体），若出现10%超两倍体为诊断恶性胸腔积液的临界值肿瘤的诊断率可达81%。

2. 胸膜活检

可见恶性病胸膜组织如腺癌、鳞癌、肉瘤样的病理改变。

胸膜间皮瘤的病理：局限型间皮瘤常起自脏层胸膜或叶间胸膜。呈圆形或椭圆形的坚实灰黄色结节，表面光滑，轻度分叶，有包膜。结节生长缓慢，大小不等，直径自数毫米至数厘米，大的甚至可占据一侧胸膜腔，质地坚韧，瘤体与胸膜接触面宽，凸向胸膜腔，少数有蒂状短茎与胸膜相连，切面呈黄色、灰黄色或淡黄色。光镜下一般分为三型 纤维型、上皮型、混合型。病理见图47-1、图47-2。

包裹性胸腔积液——结核

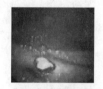
典型的干酪样结节

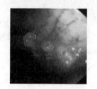
息肉样结节——腺癌

弥漫性结节——鳞癌

图47-1　胸膜干酪结节、腺癌、鳞癌

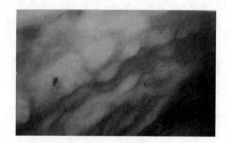
图47-2　胸膜间皮瘤

◎病理生理

1. 胸腔积液的循环机制　以往认为胸腔积液的交换完全取决于流体静水压和胶体渗透压之间的压力差，但是，自从20世纪80年代以后，由于发现脏层胸膜厚的动物（包括人类）其壁层胸膜间皮细胞间存在淋巴管微孔，脏层胸膜由体循环的支气管动脉和肺循环供血，对胸腔积液的产生和吸收的机制达成共识，即胸腔积液从壁层和脏层胸膜的体循环血管由于压力梯度通过有渗漏性的胸膜进入胸膜腔，然后通过壁层胸膜的淋巴管微孔经淋巴管回吸收，这一形式类似于机体的任何间质腔。正常情况下脏层胸膜对胸腔积液循环的作用较小（图47－3、图47－4）。

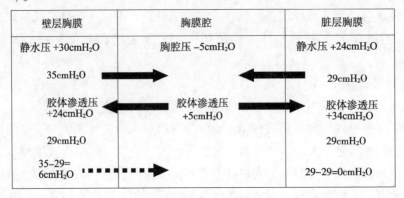

壁层胸膜	胸膜腔	脏层胸膜
静水压 +30cmH$_2$O	胸腔压 –5cmH$_2$O	静水压 +24cmH$_2$O
35cmH$_2$O ➡️	⬅️	29cmH$_2$O
胶体渗透压 +24cmH$_2$O ⬅️	胶体渗透压 +5cmH$_2$O ➡️	胶体渗透压 +34cmH$_2$O
29cmH$_2$O		29cmH$_2$O
35–29= 6cmH$_2$O ➡️		29–29=0cmH$_2$O

图47－3　胸膜腔压力对比

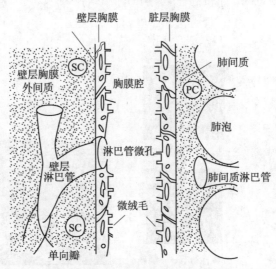

图47－4　胸膜腔结构

SC：体循环毛细血管；PC：肺毛细血管

2. 发病机制

（1）淋巴液回流障碍：胸腔的淋巴回流的破坏，是恶性胸腔积液产生的最主要的机制。因为壁层胸膜小孔是吸收胸膜腔内胸腔积液蛋白的主要途径，当恶性肿瘤转移至胸膜时，可将这些小孔堵塞，使胸腔积液内的蛋白清除受到阻碍，于是胸膜腔内蛋白浓度升高，胶体渗透压增加。癌肿是否侵及纵隔淋巴结也与胸腔积液的发生密切相关。胸膜小孔与纵隔淋巴结之间的淋巴管被肿瘤细胞栓塞，加重淋巴引流障碍，促进胸腔积液增多，且多为乳糜性胸腔积液。

（2）恶性肿瘤胸膜转移：胸膜上转移病灶增加胸膜渗透性。恶性肿瘤同时侵犯脏层、壁层胸膜，癌细胞种植于胸膜腔均能引起炎症反应和渗出，这是导致恶性胸腔积液的第二个重要机制。

（3）恶性肿瘤侵犯血管：肿瘤可直接侵犯血管，引起小静脉的阻塞或引起肿瘤滋养血管的生成，有时由于血管活性物质的释放引起血管通透性的增加，导致恶性胸腔积液为血性。腺癌最易侵犯胸膜，是由于其好发于肺的周边，且易于向临近组织扩散。肺癌患者如果出现双侧性胸腔积液，则肝脏多已受累，且健侧肺也出现了癌转移。

（4）纵隔肺门淋巴结肿大：纵隔肺门的淋巴结肿大以及胸膜或肺的浸润，影响了淋巴回流；或者由于胸导管的阻塞也可引发胸腔积液。淋巴回流受阻是霍奇金淋巴瘤出现胸腔积液的主要机制。在非霍奇金淋巴瘤中，肿瘤直接侵犯胸膜是产生胸腔积液的主要原因。

（5）其他机制：肿瘤完全阻塞主支气管或叶支气管，使远端肺发生肺不张，虽然同侧未被阻塞的肺叶发生代偿性肺气肿，但同侧胸膜腔的负压增高，引起胸膜腔积液。恶性肿瘤常侵犯心包，使肺循环中静水压增高，也可引起胸腔积液，癌肿引起的阻塞性肺炎亦可产生类似肺炎旁胸腔积液。在恶性肿瘤患者中，肿瘤细胞侵入血管形成癌栓，导致肺栓塞发生率增高，肺梗死产生的胸膜渗出可导致胸腔积液；胸腔肿瘤患者接受放射治疗后，可产生胸膜腔渗出性积液；恶性肿瘤常因肿瘤消耗及多种因素引起摄入的营养不足造成低蛋白血症，血浆渗透压降低，导致胸腔积液。肿瘤患者产生恶性胸腔积液往往是多种机制综合作用的结果，主要是淋巴引流障碍和癌肿对胸膜的直接侵犯，其中直接原因引起的胸腔积液中多能找到恶性细胞或胸膜活检的阳性率高。而阻塞性肺不张、阻塞性肺炎、肺栓塞、放射治疗后、低蛋白血症以及纵隔和肺门淋巴结肿大等引起的胸腔积液多为继发性的，因为胸腔积液中找不到病理细胞，提示肿瘤伴发的胸腔积液并非癌肿的直接侵犯的结果。

（6）霍奇金淋巴瘤和非霍奇金淋巴瘤合并胸腔积液：通常霍奇金淋巴瘤（Hodgkin lymphoma）很少合并胸腔积液但非霍奇金淋巴瘤（non – Hodgkin lymphoma）合并胸腔积液的却不少见。在未治疗的非霍奇金淋巴瘤患者中，可出现胸腔积液，即使这些患者并未见胸内淋巴结肿大。霍奇金淋巴瘤伴发胸腔积液尸检表明，肺的淋巴系统受累是引起胸腔积液的原因，而不是胸膜或纵隔淋巴结的直接转移。霍奇金淋巴瘤少有胸膜的淋巴系统受累，而非霍奇金淋巴瘤，却比较常见。随着霍奇金淋巴瘤病情进展，胸腔积液的发病率渐增，最终约30%的患者可出现胸腔积液。

（7）恶性间皮瘤：恶性间皮瘤通常为单侧性疾病，不到10%的患者双侧受累。胸腔积液是间皮瘤的早期症状，胸腔积液不断被重吸收或机化，胸腔随后就被肿瘤或纤维结缔组织所占据。恶性间皮瘤的两种组织类型（上皮性、肉瘤型），上皮型恶性间皮瘤的临床表现与肿瘤直接扩散引起胸膜转移癌的症状一致，表现为大量的胸腔积液和局部淋巴结的转移。相反肉瘤型恶性间皮瘤的症状与肉瘤类似，远处转移很常见，没有或仅有少量胸腔积液，与转移癌形成胸腔积液的机制是一样的，即胸腔积液是淋巴回流受阻引起。而且，胸膜上大块的肿瘤组织可能会影响胸腔积液沿着壁层胸膜淋巴管的吸收，即使淋巴管并未受肿瘤的直接侵犯。良性间皮瘤的胸腔积液可能由胸膜炎症引起，

恶性肿瘤引起胸腔积液的机制如图 47 – 5。

直接原因

　　胸膜上转移病灶增加胸膜渗透性

　　胸膜上转移病灶引起胸膜淋巴管阻塞

　　纵隔肺门淋巴结肿大降低了胸腔淋巴液的引流

　　胸导管阻塞（乳糜胸）

　　支气管阻塞引起肺不张，导致胸内压降低

　　心包被肿瘤累及

间接原因

　　低蛋白血症

　　阻塞性肺炎

　　肺血栓栓塞

　　放射治疗后

图 47 – 5　恶性胸腔积液发病机制

◎分类分型

1. 根据胸腔积液的量分类

（1）少量：胸腔积液量 <500ml 为少量，约占恶性胸腔积液的 10% 或恶性胸腔积液在 X 线平片上低于第 5 前肋水平为少量积液。

（2）中等量：胸腔积液量 500 ~ 1500ml 为中等量或恶性胸腔积液在 X 线平片第 2 ~5 的前肋水平为中量积液。

（3）大量：胸腔积液 >1500 为大量或恶性胸腔积液在 X 线平片第 2 前肋水平以上为大量积液。

2. 根据原发病的部位分类　原发性的胸膜肿瘤可致恶性胸腔积液（如恶性间皮瘤），但较为少见。

转移性的肿瘤所致的恶性胸腔积液：肺癌致胸腔积液、乳腺癌致胸腔积液、

淋巴瘤致胸腔积液约占恶性胸腔积液的 75%，是恶性胸腔积液最常见的三大原因。卵巢癌至恶性胸腔积液是第四位原因其次为肉瘤，主要是色素肉瘤。其他肿瘤引起的恶性胸腔积液的发生率小于 1%，还有 6% 恶性胸腔积液的原发肿瘤的部位不清楚。假如临床上癌性渗出液是单侧的，而原发肿瘤在肺、乳腺或卵巢，则 90% 以上的病例原发癌是在癌性胸腔积液的同侧。其中肺癌为恶性胸腔积液的首要原因，且各种病理类型的肺癌均可发生胸腔积液。

◎ 预防

恶性肿瘤的预防一般为"三级预防措施"一级预防即病因学预防，指鉴别、消除危险因素和病因，提高防癌能力，防患于未然；二级预防即发病学预防，是指对特定高危人群普查癌前病变，从而做到早期发现、早期诊断、早期治疗；三级预防是指对已患癌症者，减少其并发症、防止致残，提高生存率、康复率，减轻由癌症引起的疼痛。

1. 一级预防　肺癌是恶性胸腔积液的首要原因，目前发现与肺癌发病密切相关的病因有吸烟、职业暴露、环境污染等，因此肺癌的一级预防即从消除这些危险因素入手。

（1）控制吸烟：控制吸烟是目前预防肺癌的主要手段。1990 年，美国肺癌已取代冠心病成为吸烟者的第一死因。某种程度上说，控制吸烟是一项社会系统工程，需要得到社会、法律、传媒、家庭、医疗卫生界的全力配合和支持。要达到控制吸烟的目的，首先要向大众宣传吸烟的危害，这种宣传应是经常和持之以恒的。同时，应通过法律手段，禁止传媒做宣传香烟广告，禁止在公共场合吸烟，以减少吸烟者吸烟和无辜人群被动吸烟的机会。要让广大的吸烟者懂得吸烟对人类健康的损害。医院卫生工作者在预防吸烟和劝导戒烟的工作中担负重要责任，医院已经成为无烟区，很多医院已经开设了戒烟门诊。

（2）工作环境中致癌物的预防：长期暴露于工作场所的致癌物质是导致肺癌高发的另一重要原因。职业暴露者是一个特殊的相对稳定的群体，大多与原服务单位和企业保持长期甚至终身的联系，这为肿瘤的预防控制研究提供了极好的人群和现场。解决职业暴露的关键问题是立法和执法，应尽量制订不同致癌物暴露的阈值，同时对从事相关职业的员工进行健康教育和防护，培训也十分必要。

（3）预防试验和化学预防：恶性肿瘤的发生历经癌前病变、原位癌、浸润癌几个阶段，处于癌前病变的不典型增生细胞发展成浸润癌，常常需要 10 年或更长的时间，这就为应用化学药物或营养成分进行干预，预防和阻止癌前病变的发生或发展提供了契机。化学药物和营养成分预防肿瘤的机制：①抑制致癌物的摄取、形成和激活，促进致癌物的降解、失活。②影响细胞的分化和增殖。③抗氧化剂可清除体内的氧自由基，后者与恶性肿瘤的发生有一定关系。但也有人观察到食用富含维生素C的蔬菜和水果（如番茄等）可降低吸烟者肺癌的发生率。

乳腺癌是恶性胸腔积液的第二大病因，绝经前和绝经后雌激素是刺激发生乳腺癌的明显因素；此外，遗传因素、饮食因素、外界理化因素以及一些乳房的良性疾病与乳腺癌的发生有一定的关系。同样的道理，一级预防就是从以下几个方面着手。①初产年龄在35岁以后危险性高于无生育者，因此最好初产年龄在35岁以前为好。②绝经后口服雌激素可能增加乳腺癌的危险性，所以口服雌激素应在医生的指导下用药。③口服避孕药也是一个危险因素。可以用其他方式避孕就不服避孕药。④饮酒是乳腺癌的危险因素，所以要少饮酒。

淋巴瘤是恶性胸腔积液的第三大因素，淋巴瘤与免疫缺陷、病毒、化学致癌物及化学药物、物理因素如吸收辐射、环境污染有关，因此平时应注意增加机体的抵抗力，多锻炼，使免疫力提高，减少病毒感染，避免化学药物及物理因素的接触，改善工作环境可预防。

恶性间皮瘤：接触石棉的人群中恶性间皮瘤的发病率明显高于普通人群。改善工作环境，尽量少接触石棉。

2. 二级预防　就是早期发现，早期诊断。疾病普查就是一个很好的方法。

疾病普查指应用简便、快捷、有效、价廉的方法在人群中发现患有某种疾病但暂无临床症状的个体，其目的是发现可疑患者对其进行进一步检查，以利早期发现、早期诊断、早期治疗。对肺癌、胸腔积液常规的胸部X线片检查，B超检查是可以符合以上的标准的；对于45岁以上的女性及有家族乳腺癌病史的女性要常规体检乳腺彩超，有乳房疾病的患者要定期检查乳腺；对有接触石棉的人群定期检查是必要的。

3. 三级预防　相关内容将在恶性胸腔积液的治疗中阐述。

◎筛检

1. 胸部X线片检查　可以作为恶性胸腔积液的首选筛查方法。

英国胸科协会胸膜疾病指南（2010）中指出，绝大多数恶性胸腔积液患者有症状，25%的患者不具有任何症状，通过体检偶然发现或X线胸片检查时发现而确诊。

2. 其他　胸腔B超检查，肺部CT扫描。

诊断

◎问诊与查体

1. 关键诊断因素

（1）追问是否有肺癌、乳腺癌、淋巴瘤、卵巢癌及其他肿瘤的病史。50%～90%的患者可发现原发肿瘤或转移癌。

（2）最常见的是呼吸困难、胸痛和干咳并随着疾病的进展而进行性加重。但在25%恶性胸腔积液患者最初并无症状，仅在体检时发现胸腔积液。呼吸困难的程度取决于胸腔积液的量、胸腔积液形成速度和患者的肺功能，积液量少或形成速度缓慢，则呼吸困难可以不明显，患者仅有胸闷、气促。若胸腔积液形成速度快、量多，肺受压严重，则呼吸困难显著，甚至出现端坐呼吸、循环障碍、发绀。胸痛与胸膜炎有关。胸膜受侵是疼痛可发射至同侧肩部侵犯至肋骨、脊柱则剧痛难忍。胸痛喜取患侧卧位。咳嗽一般为干咳。淋巴瘤合并恶性胸腔积液时，与其他癌症的患者出现胸腔积液是呼吸道症状及其发生率相似。但是发现恶性胸腔积液时，约有20%的淋巴瘤并无呼吸道症状。

（3）体征：胸腔积液的体征为患侧呼吸运动减弱，肋间隙较饱满，心尖搏动向健侧移位。触诊：气管向健侧移位，当伴有肺不张或纵隔受侵犯时，则气管移位不明显；患侧呼吸运动减弱，病侧语颤减弱或消失。叩诊：积液区叩诊浊音，心界向健侧移位，膈肌移动度浊音不明显。听诊：积液区呼吸音减弱或消失；积液区上方有时听到管状呼吸音，但少量积液时，则体征不明显。

3. 其他诊断因素

（1）其他症状：为慢性病容、体重下降、食欲不振、乏力、发热等。因转移性恶性胸腔积液 患者，大部分患者已广泛转移，属于疾病的晚期阶段，故一般情况较差，甚至出现恶病质。

（2）其他体征：有消瘦、贫血貌、恶病质、杵状指、浅表淋巴结肿大。少见患侧胸壁触痛和胸膜摩擦音。

（3）可有原发癌的症状和体征。

◎疾病演变

胸腔积液是呼吸内科常见的一种征象，其中恶性胸腔积液是胸腔积液中常见的一种类型。恶性胸腔积液约占所有胸腔积液的20%，在成人胸腔积液中占38%～52%；且也是60岁以上渗出性胸腔积液患者中的最主要原因之一，其中胸膜转移性肿瘤占95%。而原发于胸膜的肿瘤较少见。一旦肺癌或者肺外肿瘤出现了恶性胸腔积液，病程已属晚期，患者已很难治愈。恶性胸腔积液多为恶性肿瘤进展所致，是恶性肿瘤晚期常见的并发症。诊断为恶性胸腔积液的患者预后很差。文献报道，出现恶性胸腔积液后的生存期为1~20个月，其中以乳腺癌多为预后最好，生存期为7~15个月，三年生存率可达20%；而肺癌的平均生存期则低至2个月。

对恶性胸腔积液患者的死亡分析，病死率在1个月内为50%，3个月内为65%，6个月内为82%~84%，2/3患者在3个月内死亡；大量双侧恶性胸腔积液患者可在1周内死亡。有学者从尸检资料发现，恶性胸腔积液与肝转移有关系，恶性胸腔积液出现提示已有远处转移。恶性胸腔积液的出现，不仅应视为重症，并应抓紧治疗，大量双侧恶性胸腔积液应作为急症。由于胸腔积液生长迅速且持续存在，往往因大量积液的压迫而引起严重的呼吸困难等症状甚至导致死亡，而反复胸腔穿刺抽液，可导致蛋白质大量丢失，增加感染机会，使全身情况恶化。因此，正确诊断恶性肿瘤病理细胞和组织类型，及时进行合理有效的治疗，对缓解症状、减轻痛苦、提高生存质量、延长生命有着重要意义。

恶性胸腔积液患者，如果化验胸腔积液的pH和葡萄糖浓度低（<7.30和<60mg/dl）平均只能活2个月，明显少于胸腔积液pH及葡萄糖浓度正常的患者（平均存活10个月）。所以，胸腔积液的pH及葡萄糖浓度对决定患者合理的治疗意义很大。

恶性胸腔积液的治疗原则首先确定给予根治性还是姑息性疗法，这需要根据原发性肿瘤的器官、类型、组织细胞学、肿瘤所处阶段及患者的机体状态而定。如小细胞肺癌对化疗的敏感性可达80%以上，淋巴瘤、胚胎细胞瘤用全身化疗和放射治疗有可能治愈，有的可不必行局部疗法；而绝大多数恶性胸腔积液以姑息疗法为目的，如非小细胞肺癌对化疗反应差，根治性措施很难奏效，但对Ⅰ~Ⅲ期的局限性非小细胞肺癌伴胸腔积液者，必须进行胸腔穿刺抽液做细胞学检查，因其积液可为阻塞性肺炎、肺不张或纵隔淋巴受累所致。

总之，肺癌患者如合并胸腔积液，一般没有手术机会。但是约5%的肺癌患者，如胸腔积液为肿瘤旁胸腔积液或由其他原因引起，可能还有手术机会并能治愈。因此，确定胸腔积液的性质对决定患者是否可以手术肿瘤意义重大。

诊断恶性间皮瘤后，患者的预后决定于诊断时的病情阶段。仅有患侧肺及胸膜受累的患者预后最好，而已有远处血源性转移的患者预后最差；出现胸痛的患者比仅有呼吸困难的患者预后更差。总体上，恶性间皮瘤的存活期约为10个月，上皮型的存活率约为肉瘤型的2倍。所以存活超过3年的患者几乎都是上皮型间皮瘤。与转移性胸膜肿瘤一样，恶性间皮瘤的患者如果胸腔积液pH偏低，预后也差。

良性石棉性胸腔积液通常可以吸收，仅残留一些 X 线胸片的异常。在接触石棉的人群中，恶性间皮瘤的发病率明显高于普通人群。

◎辅助检查

1. 超声波检查　胸腔积液在超声波检查上呈液性暗区并能显示胸腔积液宽度、范围、距体表深度以便做出定位及指导穿刺抽液。一般认为超声波诊断胸腔积液的准确性优于胸部 X 线检查，且在胸膜肿瘤和包裹性积液的鉴别诊断上的准确性类似于 CT。超声波检查可显示胸腔积液的内部结构、液体回声的特征、病变范围以及与邻近组织的关系。超声波检查操作简便、迅速，可在床边进行，能立即做出诊断，因此已成为胸腔积液的一种常规检查方法。

2. 肺部 X 线检查　当积液超过 1500ml 时，半侧胸腔表现不透光的阴影。中等量恶性胸腔积液时，X 线表现为与良性胸腔积液相反的征象，即上缘呈内高外低的弧形曲线，近肺门区密度高。支气管肺癌伴恶性胸腔积液时，胸部 X 线检查常可显示胸腔积液和肺部肿瘤的征象，尤其在抽取胸腔积液后摄片，肺部病灶更清晰，并可出现胸膜累及或肺门及纵隔淋巴结的肿大。

肺癌合并胸腔积液：肺癌患者的胸腔积液与肺内肿瘤病灶多位于同侧。如果恶性胸腔积液不是肺癌或乳腺癌所致，胸腔积液出现于何侧胸腔或两侧胸腔同时出现胸腔积液，并无规律可循。

间皮瘤合并胸腔积液：间皮瘤早期可出现中、大量胸腔积液，而晚期则表现为蔓延至肺尖的局灶化胸膜增厚。

良性石棉肺的胸腔积液为少或中等量积液（＜1000ml），为单侧性胸腔积液，可见有胸膜壳，不到 20% 的患者有明显的石棉沉积症。

X 线检查是发现胸腔积液的基本方法。不同体位的胸片、病灶分层或肺门分层以及抽尽胸腔积液后做胸膜腔充气照影摄片，可发现肺部、胸膜腔以及纵隔内病灶部位、大小、范围、性质及其与周围邻近组织脏器的关系。根据病灶在 X 线上的形态特征，推测或判断胸腔积液的性质及其与病灶的关系。

3. 胸部 CT 检查　CT 可正确显示支气管肺癌的胸膜接近、侵犯或广泛转移，对恶性胸腔积液的病因诊断、肺癌的分期和治疗方案的选择相当重要。在 CT 上，肿瘤与胸膜表面完全接触，局部胸膜不规则增厚，肿瘤与胸膜的夹角变钝，可判断为肿瘤的胸膜侵犯。

胸膜内外的恶性肿瘤均可引起胸膜转移，CT 主要表现为胸腔积液，有时可见胸膜结节或不规则广泛的胸膜增厚，类似于弥漫性恶性间皮瘤。淋巴瘤引起的胸膜病变在 CT 上表现为斑块状或结节样胸膜增厚或以胸膜为基础的巨大肿块，后者可向胸膜外扩展，侵犯肺外软组织。研究表明下列特征有助于诊断恶性肿瘤胸膜转移：①环状胸膜增厚；②结节状胸膜增厚；③壁层胸膜增厚 >1cm；④纵隔胸膜受侵犯。这些特征在良性胸膜病变中罕见。恶性胸膜疾病趋向于侵犯全部胸膜面，而反应性胸膜疾病常不影响纵隔胸膜，但结核性脓胸例外。

4. MRI 在胸腔积液诊断方面，尤其在恶性胸腔积液的诊断上可补充 CT 扫描的不足。在胸腔积液的特征诊断方面，MRI 优于 CT。漏出液、单纯胸腔积液及癌性或炎性是次要的 MRI 信号，特征有明显不同。复杂性胸腔积液较单纯性胸腔积液信号强，而后者较漏出液信号强。胸腔积液的性质、包裹和量也可用 MRI 评估。支气管肺癌侵犯胸壁时，做 MRI 检查，显示局部胸壁的信号明显增强。

5. 胸腔穿刺术和胸腔积液检查 胸腔穿刺术是诊断胸腔积液的主要方法之一。当抽出的胸腔积液呈血性时，必须鉴别为真性还是假性。将抽出的胸腔积液行常规（比重、蛋白定性试验、细胞计数）、胸腔积液蛋白定量、pH、葡萄糖测定；酶学、免疫学、细胞学检查以及染色体分析等。恶性胸腔积液绝大多数为渗出液，各种检查具有如下特征。

胸腔积液

（1）常规：恶性胸腔积液可以呈淡黄清亮、清亮血性或完全为血性。据报道血性胸腔积液患者中，有 55% 为恶性病所致。胸腔积液中红细胞数一般为 $(30 \sim 50) \times 10^9$/L，有的在胸腔积液中不易见到瘤细胞，有的却非常多。中性粒细胞少于细胞总数的 25% 恶性胸腔积液中很少见嗜酸粒细胞（<5%）。恶性胸腔积液一般为渗出液，比重一般 >1.016。

（2）生化检查

①蛋白质：应同时测定胸腔积液和血清中蛋白含量。当胸腔积液与血清蛋白的比例 >0.5 时，意义较大，因为 80% 的恶性胸腔积液符合上述标准。

②葡萄糖：在恶性胸腔积液中 只有 15% 患者胸腔积液的葡萄糖水平在 3.36mmol/L（60mg/dl）以下。在 pH 偏低的胸腔积液患者，其胸腔积液的葡萄糖含量也低（<60mg/dl 或胸腔积液的葡萄糖/血浆葡萄糖 <0.5），葡萄糖水平低下者，往往预后差，这种患者的平均生存期仅 1 个月。

③PH：大多数恶性胸腔积液患者，胸腔积液 pH >7.30；但有 1/3 的恶性胸腔积液，在确定诊断时，胸腔积液偏低（<7.30），pH 范围自 6.95 ~ 7.29，且伴胸腔积液葡萄糖水平下降。

（3）酶学检查

①LDH 及其同工酶测定：一般而言，胸腔积液中 LDH >200U/ml，或其超过

血清 LDH 最高值的 2/3，或胸腔积液与血清在 LDH 之比 >0.6 时，则符合渗出液的诊断，并常见于恶性疾病。当 LDH2 升高，LDH4 和 LDH5 降低时，则支持恶性胸腔积液的诊断。

②透明质酸：测定胸腔积液中透明质酸含量对诊断间皮瘤有重要价值。若胸腔积液中透明质酸含量增高，则支持间皮瘤诊断，并有助于恶性胸腔积液病因的鉴别诊断。

③淀粉酶：在胰腺肿瘤或其他腺癌转移引起的胸腔积液中，胸腔积液内淀粉酶水平升高。非胰腺肿瘤患者中，有 10%～14% 恶性胸腔积液淀粉酶呈轻、中度升高。

④酸性磷酸酶：胸腔积液中酸性磷酸酶水平及其易变的酒石酸盐部分对前列腺癌的诊断有一定的价值。

⑤端粒酶：胸腔积液端粒酶测定诊断恶性胸腔积液的敏感性、特异性均大于 90%。

（4）免疫学检查

CEA：CEA 是腺癌的标志物，既往认为测定胸腔积液中 CEA 的含量对恶性胸腔积液的诊断有帮助。当 CEA >20μg/L，胸腔积液与血清中 CEA 之比 >1 时，则有 91% 敏感性和 92% 特异性。当支气管源性的腺癌出现胸膜转移时，90% 胸腔积液的 CEA 10μg/L，但是在全部恶性胸腔积液中，CEA 的敏感性仅为 25%～57%。

血清多克隆抗体或单克隆抗体免疫组织化学检测：辅助诊断恶性胸腔积液，对继发于卵巢、乳腺和肠肿瘤的胸腔积液做检查，可提高诊断率。

（5）细胞学检查：胸腔积液中找到恶性肿瘤细胞是诊断恶性胸腔积液的关键。文献报道胸腔积液病理细胞学检查阳性率为 9%～44%，其阳性率与原发肿瘤的类型、部位及标本的收集有关，并随着检查次数增多有所提高。当细胞病理可疑或未确诊时，免疫细胞学检查有帮助。

（6）胸腔积液染色体检查：在恶性胸腔积液中，细胞染色体可有数量与结构的异常。

6. 胸膜针刺活检 当胸腔积液细胞学。微生物学和免疫学检查均无法确诊时，可做针刺胸膜活检。本方法具有简单、易行、损伤小的特点。胸膜活检的阳性率为 40%～75%。据报道，胸膜活检的阳性率低于胸腔积液细胞学的阳性率，原因是在 30% 恶性胸腔积液患者中，只有脏层胸膜累及，且壁层胸膜的转移灶大多呈斑点状，这就是胸膜活检阳性率低的缘故。

7. 胸腔镜检查 本检查对恶性胸腔积液的病因诊断率最高，可为拟定治疗方案提供依据，且可通过胸腔镜做适当治疗。文献报道胸腔镜检查对胸腔积液病因确诊率达 70%～100%，对不易确诊或高度可疑恶性胸腔积液患者诊断率可达 93%～96%。胸腔镜能在直视下准确获取病变组织，使其对各种胸膜良、恶性疾患的诊断有很高的敏感性，达到 80% ~ 100%，胸腔镜对胸膜恶性疾病诊断的准确性为 96%，敏感性为 91%，特异性为 100%。临床实践表明，胸腔镜活检对恶性胸腔积液病因诊断有较高的临床实用价值，尤其在排除或证实肿瘤方面，远优于胸腔积液细胞学和针刺胸膜活检，略低于开胸手术。

胸腔镜检查术能全面检查胸膜腔，观察病灶大体形态特征、分布范围及邻近器官侵犯情况，且在直视下多处活检，因此，诊断率高，肿瘤临床分期较准确。可早期发现肺外或其他部位的肿瘤，进行积极治疗，延长患者的生存时间，同时可使一些良性胸膜疾病或晚期的胸膜癌肿避免创伤性很大的开胸术。

8. 支气管镜检查 对 X 线胸片正常的胸腔积液患者做支气管镜检查只有 4% 获得病因诊断；对胸片异常的胸腔积液患者行支气管镜检查，可有近 50% 的诊断率。由于在转移性恶性胸腔积液病因中，肺癌占首位，而支气管镜对于支气管内可见的癌肿病变活检阳性率约为 60%，故认为伴有胸片异常的不明原因胸腔积液患者，尤其疑及肺癌时，应常规做支气管镜检查，以协助病因诊断。

9. 正电子发射断层摄影术（PET） PET 通过测定组织器官摄取 FDG 值来评定病灶的代谢强度，可以帮助鉴定良、恶性胸膜疾病，对恶性肿瘤患者进行分期并协助判断肿瘤复发和治疗评估、疗效随访。

◎并发症

（1）气胸和脓胸：恶性胸腔积液，不仅应视为重症，并应抓紧治疗，大量双侧恶性胸腔积液应作为急症，由于胸腔积液生长迅速且持续存在，往往因大量积液的压迫引起严重的呼吸困难，甚至导致死亡。胸腔穿刺术抽液可缓解症状，或用于缓解症状的姑息治疗，但有可能造成医源性气胸和脓胸、出血、肝脏或脾脏破裂。胸腔穿刺术应在超声引导下实施，穿刺后要注意患者的情况，是否出现呼吸困难加重，必要时做 X 线检查是否出现气胸。

（2）反复胸腔穿刺抽液，适用于体质衰弱及终末期患者，对缓解症状、减轻痛苦、提高生存质量、延长生命有着重要意义。

◎诊断标准

1. 诊断依据 结合病史、症状、体格检查及相应的实验室检查。

2. 诊断标准 若 40 岁以上患者出现无发热的血性胸腔积液，或原发癌已明确的患者，并有血性渗出液或增长速度快的胸腔积液时，应高度疑诊为恶性胸腔积液。只有在胸腔积液或胸膜组织活检中发现恶性肿瘤细胞，才能明确诊断。

3. 分型标准

（1）原发性的胸膜肿瘤所致的恶性胸腔积液（如恶性间皮瘤），可导致恶性胸腔积液，但较为少见。

转移性的肿瘤所致的恶性胸腔积液：肺癌致胸腔积液、乳腺癌致胸腔积液、淋巴瘤致胸腔积液约占恶性胸腔积液的75%，是恶性胸腔积液最常见的三大原因。卵巢癌致恶性胸腔积液是第四位原因，其次为肉瘤（主要是色素肉瘤）。其他肿瘤引起的恶性胸腔积液的发生率小于1%，还有6%恶性胸腔积液的原发肿瘤的部位不清楚。

（2）在胸腔积液或胸膜组织活检中发现恶性肿瘤细胞，证实胸膜组织中存在恶性肿瘤细胞诊断为恶性胸腔积液。在某些肿瘤病例中，虽然胸腔积液确由恶性肿瘤所致，但在胸腔积液或胸膜组织中并不能发现肿瘤细胞，也可能这些组织中并不存在恶性肿瘤细胞。这种与恶性肿瘤有关的胸腔积液，既无由恶性肿瘤引起胸腔积液的直接证据，又未发现其他的原因时，则将其归类为肿瘤旁胸腔积液。

◎诊断程序

（1）首先应胸腔穿刺做胸腔积液的细胞学检查，胸腔积液的细胞学检查比经皮胸膜活检更为敏感。

（2）如果第一次检查为阴性，应在第二次胸穿时行经皮胸膜活检。如果第二次胸腔积液化验和首次胸膜活检都是阴性的，再重复上述检查，多半无重大价值。

（3）如果怀疑恶性胸腔积液，而胸腔积液化验和胸膜活检均为阴性，还可进行下列检查：数周内反复观察病情，重复胸腔积液化验和胸膜活检，并行胸腔镜或开胸肺活检。

（4）胸腔积液的一些化验，如癌胚抗原、透明质酸、LDH 同工酶测定，可以用于良、恶性胸腔积液的鉴别。胸腔积液的染色体分析对诊断淋巴瘤、白血病和间皮瘤也许有用，但该检查很昂贵。其他方法如免疫组化染色和染色体分析可辅助诊断，但因敏感性及特异性低，不能作为确诊手段。在辨认反应性间皮细胞、间皮瘤细胞及腺癌细胞有困难时，肿瘤标记物如 CEA、Leu-1、黏液素可能有助于诊断，它们常出现在腺癌（50%~90%），但很少出现在间皮细胞或间皮瘤（0~10%）。

（5）间皮瘤的早期，确定一个明确的诊断比较困难，胸腔积液细胞学检查和胸膜活检能确立诊断，但很难区分间皮瘤和腺癌。为确诊，需要行胸腔镜活检或开胸肺活检。

（6）当出现咯血、肺不张，怀疑气管内堵塞或大量胸腔积液无纵隔向对侧

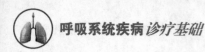

移位时，应采用纤支镜检查；当治疗性胸穿后肺仍不能复张时，在胸膜固定术前也应行纤支镜检查；应除外支气管内堵塞。

（7）外科活检：术前胸片和超声发现胸膜明显粘连时应决定采取开胸肺活检。

（8）同时还必须进行对可能原发病的检查和诊断。

◎ 鉴别诊断

临床上常见需要鉴别的疾病主要为伴有胸腔积液的结核性渗出性胸膜炎。由于结核性胸膜炎的胸腔积液呈典型渗出液，部分患者出现血性胸腔积液，故有时与转移性恶性胸腔积液不易鉴别。鉴别要点如表47 - 1。

表 47 - 1　恶性胸腔积液疾病鉴别诊断

		恶性胸腔积液	结核性胸腔积液
年龄		40 岁以上多见	40 岁以下多见
症状	发热	发热少有，表现为间歇性热	常有发热，多为午后潮热 常伴有结核病中毒症状，如发热、盗汗、乏力等
	胸痛	进行性胸痛	积液增多时，疼痛减轻
	血丝痰	可有	无（无肺实质病变者）
体征		胸腔积液大多为中～大量	胸腔积液大多为中等量
X 线表现		胸内或胸膜肿块影	有时可见肺野内结核灶
胸腔积液	颜色	多为血性渗出液	草黄色稍浑浊渗出液
	常规	红细胞计数为（30～50）×10^9/L，有中等量的有核细胞及大量间皮细胞	白细胞计数为（5～10）×10^8/L，以淋巴细胞为主，间皮细胞少于 1%
	生化	乳酸脱氢酶 >500IU/L 腺苷脱氨酶 <45IU/L CEA >20μg/L pH <7.3；低 pH 葡萄糖 <60/dl	乳酸脱氢酶 >200IU/L 腺苷脱氨酶 >45IU/L CEA <20μg/L
	染色体	非整倍体	整倍体
结核菌涂片培养		阴性	可能找到结核菌
痰液检查		可找到恶性肿瘤细胞	合并肺结核时可能查出抗酸杆菌
癌细胞涂片		阳性	阴性
胸腔镜检查		可查到肿瘤细胞或病灶	胸膜上发现结核肉芽肿
抗结核治疗		无效	有效
生长速度		大量　迅速	少量　较慢

治疗

◎治疗目标

（1）恶性胸腔积液多为恶性肿瘤进展所致，是恶性肿瘤晚期常见的并发症。诊断为恶性胸腔积液的患者预后很差。对恶性胸腔积液患者的死亡分析，病死率在 1 个月内为 50%，3 个月内为 65%，6 个月内为 82%~84%，2/3 患者在 3 个月内死亡；大量双侧恶性胸腔积液患者可在 1 周内死亡。所以治疗目标首先是要正确诊断恶性肿瘤病理细胞和组织类型，及时进行合理有效的治疗，缓解症状，减轻痛苦，提高生存质量，延长生命；其次是采用最可靠、并发症最少、最有望持久缓解患者症状的方法，尽可能控制胸腔积液的积聚，以减轻或消除其对呼吸的影响，避免反复胸腔穿刺；MPE 患者的生活质量应被评价，对于多数患者减轻呼吸困难仍是主要的治疗目标；防止复发减轻疼痛是另一项提高生活质量的关键治疗目标，特别对于恶性间皮瘤患者。

（2）根据原发性肿瘤的器官、类型、组织细胞学、肿瘤所处阶段及患者的机体状态，决定是给予根治性还是姑息性疗法，如小细胞癌对化疗的敏感性可达 80% 以上，淋巴瘤、胚胎细胞瘤用全身化疗和放射治疗有可能治愈，有的可不必行局部疗法；而绝大多数恶性胸腔积液以姑息疗法为目的，如非小细胞肺癌对化疗反应差，根治性措施很难奏效。总之，肺癌患者如合并胸腔积液，一般没有手术的机会。但是约 5% 的肺癌患者，如胸腔积液为肿瘤旁胸腔积液或由其他原因引起，可能还有手术机会并能治愈，因此确定胸腔积液的性质对决定患者是否可以手术治疗意义重大。

◎治疗细则

1. 恶性胸腔积液的治疗原则 首先应确定给予根治性还是姑息性疗法。

2. 局部治疗和全身治疗 恶性胸腔积液治疗手段的选择由多个因素决定：包括症状、行为状态、原发肿瘤的类型及对全身治疗的敏感性、排空胸腔积液后肺复张的程度等。虽然小细胞肺癌、淋巴瘤、乳腺癌通常对化疗敏感，这些肿瘤合并恶性胸腔积液的局部治疗也很重要。恶性胸腔积液的局部引流及引流后的胸膜固定术通常可预防积液复发。局部治疗包括临床观察、治疗性胸腔穿刺引流术、置入肋间引流管引流术和胸腔内灌注硬化剂、胸腔镜和胸膜固定术、胸腔内置入留置导管。

（1）局部治疗

①临床观察：推荐用于无症状且肿瘤类型已知的患者。对有症状的恶性胸腔积液，需呼吸内科团队或呼吸专业多学科团队讨论决策是否进行临床观察。

②绝大多数无症状的恶性胸腔积液患者，随着病情进展将出现症状并需要进一步治疗。

③胸腔穿刺术：单纯进行胸腔穿刺引流，1个月内积液复发率较高，因此单纯胸腔穿刺引流术不推荐用于预期生存期 > 1个月的患者。每次引流积液量 > 1.5L应予以密切观察。

反复胸腔穿刺引流能够短暂缓解症状，使预期生存期短、行为状态差的患者避免住院治疗，适用于体质衰弱及终末期患者。由于胸腔内置入小口径引流管引流有效性、不适感小，较单纯胸腔穿刺引流术更具优势，已被广泛应用于临床。胸腔穿刺引流的总量应根据患者的症状（包括咳嗽、胸部不适等）决定，单次引流量不宜超过1.5L。

单纯胸腔穿刺引流术和置入肋间引流管引流术适用于生存期较短、用于缓解症状的姑息治疗，医源性气胸和脓胸风险小，但积液易复发。胸腔穿刺术应在超声引导下实施。

④置入肋间引流管引流术和胸腔内灌注硬化剂：如患者预期生存期较长，推荐置入肋间小口径引流管引流，同时胸腔内灌注硬化剂行胸膜固定术。肋间引流管引流同时应给予胸腔内灌注硬化剂以预防胸腔积液复发，除非肺组织已经明显萎陷。胸膜固定术的机制在于，硬化剂诱发胸膜炎症反应并使局部纤维素沉积，激活局部凝血反应，促进脏层胸膜与壁层胸膜粘连。肿瘤广泛胸膜播散可使胸膜纤维蛋白溶解活性增加，与胸膜固定术失败相关。置入肋间引流管引流，胸腔积液易复发，不推荐。

⑤胸腔镜检查：患者行为状态较好的情况下，胸腔镜推荐用于诊断可疑恶性胸腔积液，并用于对已确诊恶性胸腔积液患者的胸腔积液引流和胸膜固定术。胸腔镜下喷洒滑石粉胸膜固定术应考虑用于控制反复复发的恶性胸腔积液，胸腔镜是安全的治疗手段，并发症的发生率较低。

⑥胸膜固定术失败后的处理：如再次行胸膜固定术，既可经胸腔导管注入硬化剂也可经胸腔镜喷洒滑石粉剂。对于生存期即将结束的患者可选择反复胸穿。对于一般状况较好且胸膜固定术已失败的患者，可采取胸腹膜分流术或胸膜切除术。

⑦胸膜腔内治疗：可有高浓度，比全身用药要高2.5～8倍。血浆药物半衰期延长9倍，可较好地发挥杀伤癌细胞的作用。化学刺激作用，使胸膜发生粘连，胸膜腔闭塞。

若恶性肿瘤在胸膜腔内局限化，胸膜腔内化疗除控制胸腔积液外尚可治疗肿瘤。为取得最大的抗肿瘤作用和最小的全身不良反应，要求抗癌药物在胸膜腔内高浓度而扩散至全身的量最少。胸腔内注入的药物主要有四大类：抗癌药物、硬化剂、免疫制剂及其他类药物等。

（2）全身治疗

①全身化疗：倾向于对化疗起反应的恶性肿瘤包括乳癌、小细胞肺癌、淋巴瘤。由前列腺、甲状腺、卵巢和生殖细胞肿瘤引起的胸腔积液也可能对化疗起反应。

②手术：主要手术方式为壁层胸膜切除术、胸膜外纤维层剥除术和胸膜肺切除术。

姑息手术可与胸膜固定术同时进行，亦可插管进行胸腹膜分流术，可经VATS 或进行局部的开胸术。若有恶性组织皮层覆盖于胸膜表面，可导致胸膜固定术失败；若采取开胸手术，应切除这些上皮，然后行胸膜固定术；这项手术的死亡率为 12% ，所以病例的选择很重要；若因恶性组织皮层覆盖于胸膜表面或纤维化导致抽完胸腔积液后肺仍不能完全复张，则应行胸腹膜分流术。

③手术治疗合并化疗：根据原发性肿瘤的器官、类型、组织细胞学、肿瘤所处阶段及患者的机体状态，决定是给予根治性还是姑息性疗法，如小细胞癌对化疗的敏感性可达 80% 以上，淋巴瘤、胚胎细胞瘤用全身化疗和放射治疗有可能治愈，有的可不必行局部疗法；而绝大多数恶性胸腔积液以姑息疗法为目的，如非小细胞肺癌对化疗反应差，根治性措施很难奏效。总之，肺癌患者如合并胸腔积液，一般没有手术的机会。但是约 5% 的肺癌患者，如胸腔积液为肿瘤旁胸腔积液或由其他原因引起，可能还有手术机会并能治愈，因此确定胸腔积液的性质对决定患者是否可以手术治疗意义重大。

④放射治疗：实践证明单用放疗对恶性胸腔积液的疗效不够满意，但对于继发于纵隔淋巴结或淋巴管阻塞的恶性胸腔积液，在内科治疗的基础上，加用放射治疗，其远期效果可达 80% ~90% ；若确诊为胸腔积液合并同侧支气管肿瘤阻塞的患者，可在局部化疗的前提下给予原发病灶冲击剂量放疗，通过解除支气管阻塞而改善该部位静脉及淋巴回流状况，能达到减少恶性胸腔积液的临床效果。另有经验报道，纵隔放疗能使 68% ~90% 的淋巴瘤及 50% 转移癌患者的乳糜胸得到控制，但仍需配合全身化疗。

⑤胸腹腔分流术及胸膜静脉分流术：仅适用于复发性恶性胸腔积液，其生长迅速，用一般方法治疗无效者，特别是由于肺膨胀不良所致的治疗无效的患者，主要达到缓解呼吸道症状的目的。胸腹腔分流术始见于 1984 年，但该方法手术损伤大，大量有癌细胞的胸腔积液进入腹腔或静脉后可引起腹腔及全身的血道转移。该方法在万不得已的情况下方可使用。

基层上述各种方法中目前认为最有效、最能为患者所接受的治疗方法仍然是胸腔内排液治疗，也就是及早尽量排完胸腔积液，注入药物。如胸腔积液仅少量，且生长速度缓慢可做胸腔穿刺排液，中量和大量胸腔积液可用传统的胸腔插管引流术。

（3）疾病特异性的 MPE 治疗

①肺癌：非小细胞肺癌在进展期，不能手术时，可考虑滑石粉胸膜固定术。伴有大量胸腔积液并怀疑肿瘤堵塞中央气道时应首先采用纤支镜去除堵塞（如使用激光），使肺脏在胸穿抽液后能复张；对小细胞肺癌可选择全身化疗，MPE 常可不经局部治疗而消失。如化疗无效或有禁忌证时可考虑胸膜固定术。

手术治疗 手术切除范围必须包括胸膜（Ⅰa 期）和肺（Ⅰb 期、Ⅱ 期、Ⅲ期），经常还需切除横膈、心包及部分胸壁。目前研究热点是采用多种方法联合治疗，行壁层胸膜切除术联合术后胸膜腔内治疗和（或）外放射治疗可使中位生存率提高。

在Ⅰ期，特别是Ⅰa 期（未侵犯脏层胸膜），病变仍在胸膜腔内，可行胸膜腔内治疗。已有用干扰素或 IL-2 注入胸膜腔内治疗取得一定疗效的报道。

对Ⅱ、Ⅲ期间皮瘤，治疗有两种选择。一是综合治疗，包括手术、放疗和化疗。另一种是内科治疗，预防性放疗联合化疗，如有必要可行滑石粉胸膜固定术。对Ⅳ期患者，建议行保守姑息性治疗，以控制疼痛为治疗目的。

②乳癌：需注意排除术后放疗导致的胸腔积液，后者常发生于放疗后 6 个月内，可伴有放射性肺炎，并可自行吸收。

使用细胞毒药物和（或）激素可能有效。若这些方法没有减轻症状，需考虑局部治疗。

③淋巴瘤、白血病和多发性骨髓瘤：治疗可选择全身化疗。化疗失败后，可采取滑石粉胸膜固定术联合肠胃外的营养，以减少乳糜的产生。纵隔淋巴结受累，即使有乳糜胸发生，纵隔放疗仍然有效。治疗失败后可行胸腹膜分流术。

◎治疗程序

恶性胸腔积液一旦确诊，即需要决定是否采用全身或局部抗肿瘤治疗。其治疗原则是采用最可靠、并发症最少、最有望持久缓解患者症状的方法。对于某些病例（如乳腺癌、淋巴瘤、睾丸癌等），局部处理应与全身治疗相结合．而对大多数恶性胸腔积液的实质性肿瘤，可仅考虑局部治疗，即以胸腔内治疗为主，尽可能控制胸腔积液的积聚，以减轻或消除其对呼吸的影响，避免反复胸腔穿刺。

◎治疗进展

1. 制订胸膜固定术成功或失败的标准　成功的胸膜固定术建议采用以下标准。

完全成功：由胸腔积液引起的症状长期得到缓解，胸片上直到死亡无胸腔积液复发的表现。

部分成功：减轻由胸腔积液引起的呼吸困难，部分胸腔积液复发（少于最初胸片胸腔积液量的50%），在患者的余生中不需行治疗性胸穿。

失败的胸膜固定术无以上成功的表现。

2. 明确胸膜腔内治疗的潜在作用　不仅包括化疗，而且包括有免疫调节作用的干扰素和细胞因子。需行随机研究确定最佳使用的药物，包括单用和联合作用及不同方法对生存期的影响。

3. 对肺癌的治疗　目前研究热点是采用多种方法联合治疗。在选择的27个患者中行壁层胸膜切除术联合术后胸膜腔内治疗和（或）外放射治疗可使中位生存率达22.5个月，2年生存率达41%，特别是上皮类型。

4. 胸膜切除术　有报道采用胸膜切除术治疗恶性胸腔积液。开放性胸膜切除术是一种侵入性手术，具有较高的病死率，并发症包括脓胸、出血、呼吸循环衰竭，手术病死率为10%~19%。有少量研究报道了电视胸腔镜下胸膜切除术用于治疗胸膜间皮瘤。由于证据不足，尚不推荐胸膜切除术作为胸膜固定术、留置胸腔引流管引流术之外的用于治疗复发性恶性胸腔积液或萎陷肺的另一种治疗措施。

5. 胸腔内热物理疗法　热能杀伤肿瘤细胞，且其热敏感性高于正常细胞2倍。据此研究设计的一种只对胸腔积液、胸膜甚至胸腔内肿瘤细胞进行直接热杀伤的治疗方法。该方法利用提高热温度和热作用时间可成倍杀伤的双相潜力因素，以达到控制胸腔积液的目的。经胸腔引流管缓慢排出部分胸腔积液后，重复地将一定量（500~2000ml）加热至45~48℃的生理盐水，用重力法灌注胸腔后排出，等患者适应后，保留末次灌注1~2小时，让患者做多方向体位翻转，通过灌注温水调节胸腔内温度在42.5~44℃，最后将胸腔积液全部排出（引流管保留）。

每天一次，连续3天为1个周期，连续3周为一个疗程，此间，可在某次热疗后，胸腔内保留少量灌注液，按计划注入化疗药物。完全缓解率43%，总有效率96%。

◎护理与照顾

1. 评估

（1）评估咳嗽、咳痰、咯血、呼吸困难的程度和性质。

（2）评估有无胸痛，疼痛的部位和性质。

（3）评估生命体征和动脉血气指标。

（4）评估胸部体征，如叩诊浊音，呼吸音是否清晰。

（5）评估恶性胸腔积液患者是否伴有消瘦、贫血貌、恶病质或锁骨上淋巴结肿大。

（6）评估患者的心理状态。

2. 护理目标　消除悲观、恐惧心理，减轻疼痛不适，维持足够营养，增强机体抵抗力，接受诊断性检查和治疗，提高生活质量。

3. 护理

（1）一般护理

①心理护理：多与患者沟通，建立良好的护患关系，正确评价目前面临的情况，根据患者承受能力及个性特征，采用恰当的语言，将诊断结告知患者，对于不愿和害怕知道诊断的患者，应协同家属采取保护性医疗制度，合理隐瞒，帮助建立良好的社会支持网，鼓励家庭成员和亲朋好友定期探视患者，引导患者及时体验治疗的效果，以增加治疗的信心。

②饮食护理：制订合理的饮食计划，如动植物蛋白的合理搭配，有吞咽困难者应给与流质饮食，化疗期间少量多餐，避免过热、粗糙、酸、辣等刺激性食物，病情严重者应采取喂食、鼻饲，必要时酌情输血、血浆等，增加抗病能力。

③采取痰标本时必须新鲜痰，及时送检，否则，因痰液搁置过久，癌细胞可自行溶解，而得不到正确的结果。

（2）专科护理

①密切观察生命体征的变化，注意监测体温的变化。

②给予半卧位，胸闷气急时给予吸氧。

③胸痛剧烈时给予止痛剂。与患者共同寻找减轻疼痛方法，给予舒适体位，避免剧烈咳嗽，分散注意力。物理方法止痛（如按摩、局部冷敷、针灸等），遵医嘱使用止痛药，胸腔积液过多，出现压迫症状者，可协助医生抽胸腔积液。

④协助医生抽胸腔积液，观察胸腔积液的颜色、量并记录。

⑤如有胸腔闭式引流，应观察引流是否通畅，记录引流量。

⑥每日更换胸腔闭式引流瓶，严格无菌操作，避免逆行感染。

⑦鼓励患者卧床休息，给予高蛋白、高热量、高纤维饮食。

⑧化疗的护理：化疗前对患者解释化疗的目的、方法，注意保护皮肤。

⑨做好心理护理，消除紧张心理。

3. 健康指导

（1）注意饮食，避免劳累。合理安排休息，补充营养，注意多食富含粗纤维、高热量，高蛋白饮食保持良好的心理状态，适当运动，避免呼吸道感染，提高机体免疫力，促进疾病康复。

（2）避免受凉预防呼吸道感染，宣传吸烟对机体的危害，提倡不吸烟或戒烟。

（3）给予患者心理援助，正确认识疾病，增强治疗信心，提高生命质量。

（4）注意改善劳动和生活环境，提出肺癌、乳腺癌、淋巴瘤及其他肿瘤的防治的积极意义。要健全肿瘤防治机制，做到及早发现、早治疗。

（5）督促患者按时用药，继续化疗的患者，交代化疗时间及注意事项，做到必要的准备。

（6）晚期癌肿转移的交代患者及家属对症处理的措施，坚持出院后定期到医院复查。

（7）遵医嘱按时服药，定期门诊复查。

（8）一旦出现胸痛、呼吸困难立即到医院救治。

随访

◎随访要点

（1）胸腔内灌注硬化剂后应夹闭引流管1小时，推荐在灌注硬化剂后24 ~ 48小时应进行X线胸片检查，显示胸腔积液消散、肺完全复张时撤除肋间流管。

（2）胸膜固定术失败萎陷肺是胸膜固定术失败的最主要的原因，尚无可靠的标准来预见胸膜固定术失败与否。最近的一项系统性综述提示胸腔积液 pH < 7.2 不能预见胸膜固定术失败。尚无证据提示一旦胸膜固定术失败，下一步应该采取何种治疗措施。对胸膜固定术失败者，建议根据是否存在萎陷肺，选择是否重复胸膜固定术或选择留置肋间引流管引流积液。外科胸膜剥术是胸膜间皮瘤合并恶性胸腔积液的另一个选择。

（3）胸腔内注入纤维蛋白溶解剂推荐：用于缓解多房分隔性包裹性恶性胸腔积液所致呼吸窘迫或呼吸困难，亦未出现过敏反应或出血等并发症，注入纤维蛋白溶解剂的直接对比研究。需一名胸科医生参加对接受该治疗的患者的密切监测。

（4）胸腔镜操作可能有效打破多房分隔形成的小腔或出血性恶性胸腔积液

形成的血块，并可帮助松解肺胸膜粘连，促进肺复张和胸膜并置，进而有助于行滑石粉喷洒胸膜固定术。胸腔镜是安全的，能够很好为患者耐受，围手术期病死率较低（＜0.5%）。最常见的并发症为继发于感染的急性呼吸衰竭和脓胸以及复张性肺水肿，故需注意观察患者术后情况，是否出现呼吸困难及低氧血症，进行对症处理。

◎预后

胸腔积液中和（或）壁层胸膜发现肿瘤细胞是肿瘤播散的征象，表明疾病进展和预后险恶。一旦确诊为恶性胸腔积液，患者的平均生存期约为 3~12 个月。

恶性胸腔积液的预后取决于患者的年龄、一般状况、肿瘤病理类型、转移方式与瘤负荷。不同病理类型肿瘤并发胸腔积液，平均生存期相差很大。文献上大批资料综合报道，恶性胸腔积液患者中的 50% 在一个月内死亡，84% 在 6 个月内死亡，总的平均生存期为 3.1 个月。恶性胸腔积液较恶性腹腔积液预后较好，除胸腔或腹腔外，有无其他远处转移对预后似无明显影响。

伴恶性胸腔积液的乳腺癌或肺癌的预后较胃癌稍好，恶性胸腔积液中找到较大的肿瘤细胞团（100 个细胞以上的细胞团）比小的恶性肿瘤细胞团者预后为好。从出现胸腔积液起计算，局部治疗后恶性淋巴瘤患者的平均生存期为 15 个月；继发于恶性间皮瘤的恶性胸腔积液患者，治疗后平均生存期为 16 个月。

◎患者教育

1. 饮食指导 反复胸腔抽液，机体消耗太大，大量蛋白质丢失，应加强营养，进食高蛋白、高维生素、高热量的食物，以增强机体抵抗力。

2. 休息与活动指导 胸痛、呼吸困难加重时，易采用患侧卧位或半坐位。避免劳累或着凉，如呼吸困难加重，无法耐受，应及时就医抽取胸腔积液。

3. 用药指导 使用抗肿瘤药物期间，需要注意药物的不良反应。常见不良反应有局部反应，静脉注射局部红、肿、痛，沿静脉走行出现色素沉着和静脉栓塞，刺激性较强的药物会出现剧痛；骨髓抑制，多数抗肿瘤药物都有骨髓抑制作用，表现为外周血白细胞、血小板和血红蛋白的降低，以前两种降低最明显，由此可引发感染和相继出血；胃肠道反应，表现为恶心、呕吐、腹痛、腹胀等；肾毒性，表现为血尿、蛋白尿、尿素氮升高等；肝脏毒性，许多抗肿瘤药物在肝脏中代谢，对肝脏有不同程度的损伤，表现为氨基转移酶升高，有的药物使肝脏纤维化；心脏毒性，表现为无力、活动性呼吸困难、发作性呼吸困难、脉速、肝大、心脏扩大、水肿等，有的可出现不可逆的心衰；肺毒性，主要表现为肺间质性炎症和肺纤维化，症状有咳嗽、胸闷、气急；神经毒性，包括外周神经病变和急性脑病或脊髓损伤。

4. 日常生活指导

（1）保证充足睡眠，避免劳累，避免情绪激动，随气温的改变增减衣服，防止感冒发生。

（2）戒烟，戒酒，保证营养补充：肺癌是恶性胸腔积液的首要原因，因此预防肺癌的发生即可预防恶性胸腔积液。以下为肺癌的危险因素。

①吸烟：80%～90%的男性肺癌与吸烟有关，女性约19.3%～40%与吸烟有关。危险度纸烟高于雪茄和烟斗；二手烟危险性增加50%。

②职业致癌因素：在美国，15%男性肺癌和5%女性肺癌与职业因素有关。石棉、无机砷化合物、二氯甲醚、铬、镍、氡、芥子气、氯乙烯、煤烟、焦油、多环芳烃等。

③空气污染，除吸烟外，大气与环境污染也是重要原因，否则无法解释非吸烟者，特别是女性肺癌的发病率为何也明显增高的污染；另一方面，居家小环境的污染也不容忽视，取暖、烹调所造成的多环芳烃和油烟雾等也可能与肺癌发病相关。

④饮食营养因素与肺癌：但越来越多的研究报道认为饮食营养因素与肺癌的发病相关。Pillow等认为高脂、低蔬菜水果饮食增加了肺癌发病的危险性。多摄取蔬菜水果之所以可产生上述结果，可能与蔬菜水果中含有多量类胡萝卜素和维生素C有关。类胡萝卜素、维生素E及硒等属饮食中具有抗氧化作用的微量营养素，它们在清除烟草及其污染所产生的内源或外源性氧自由基方面具有重要作用。

⑤遗传易感性与肺癌性：越来越多的证据表明，遗传因素在肺癌发病的危险度方面起重要作用。

⑥其他的危险因素：肺结核与肺癌的发生有一定关系。

所以，①控制吸烟是预防肺癌的主要手段，它提供了迄今为止人类对肿瘤预防的最好机会。②工作环境中致癌的预防，对从事相关职业的员工进行健康教育和防护，培训也十分必要。③预防试验和化学预防，恶性肿瘤的发生历经癌前病变、原位癌、浸润癌几个阶段，处于癌前病变的不典型增生细胞发展成浸润癌，常常需要10年或更长的时间，这就为应用化学药物或营养成分进行干预，预防和阻止癌前病变的发生或发展提供了契机。如洋葱、大蒜可以诱导某些致癌物的解毒酶。而视黄醇、三苯氧胺等可通过影响信号转导和生长因子的途径抑制细胞增殖，从而抑制肿瘤的发生。抗氧化剂可清除体内的氧自由基，后者与恶性肿瘤的发生有一定关系。但也有人观察到食用富含维生素 C 的蔬菜和水果（如番茄等）可降低吸烟者肺癌的发生率。

第 48 章 肺炎旁胸腔积液 《《《《

◎概况

肺炎旁胸腔积液（parapneumonic effusion，PE），亦称类肺炎性胸腔积液，系指因细菌性肺炎、肺脓肿和支气管扩张感染等肺部炎症引起的胸腔积液。分为单纯性肺炎旁胸腔积液、复杂性肺炎旁胸腔积液和脓胸等。肺炎旁胸腔积液常由于细菌性肺炎累及胸膜所致，尤其是年老体弱、未及时治疗、免疫功能低下或接受免疫抑制剂治疗者发生率更高。

肺炎旁胸腔积液的病原体与患者的发病环境相关，社区获得性以链球菌属及金黄色葡萄球菌常见，医院获得性则以金黄色葡萄球菌（其中约 2/3 为耐甲氧西林金黄色葡萄球菌）、大肠埃希菌、铜绿假单胞菌及克雷伯菌属等。目前无论是何种环境感染，厌氧菌感染比例均有明显上升。肺炎旁胸腔积液的发病机制主要是胸膜毛细血管通透性增加，导致液体进入胸膜腔。其病程可分为 3 个阶段，即渗出阶段、纤维脓性阶段和机化阶段。

肺炎旁胸腔积液的临床表现主要取决于患者的病原体种类。典型者可见急性起病、发热、寒战、胸痛、咳嗽、咳痰和血炎症标志物升高等，存在肺部炎症和积液的相关体征。在诊断上，主要从 3 个角度考虑：①确定有无肺部炎症；②确定有无胸腔积液；③确定积液的性质。

肺炎旁胸腔积液的治疗主要包括两个方面：①选择合适的抗菌药物治疗；②处理胸腔积液。此外应给予足够的营养支持。

基础

◎定义

肺炎旁胸腔积液（parapneumonic effusion，PE），亦称类肺炎性胸腔积液，系指因细菌性肺炎、肺脓肿和支气管扩张感染等肺部炎症引起的胸腔积液。如积液呈稠厚、脓性外观者称为脓胸。肺炎旁胸腔积液中需要治疗性胸腔穿刺或胸腔插管引流才能缓解者称复杂性肺炎旁胸腔积液。

◎流行病学

我国目前没有全国的流行病学资料，胸腔积液的病因分布差异较大。在美国，肺炎伴胸腔积液位居胸腔积液病因的第二位，渗出性胸腔积液病因的第一位。据估计，美国胸腔积液年估计新病例数为153.7万。美国相关报道，内科重症监护病房（MICU）62%患者伴胸腔积液。多数肺炎伴胸腔积液患者通过有效的抗菌药物治疗，积液可以吸收，但10%的患者需要手术干预。据统计，住院的细菌性肺炎患者约有40%伴有胸腔积液，其病死率高于无胸腔积液的肺炎患者。

◎病因

肺炎旁胸腔积液常由于细菌性肺炎累及胸膜所致，尤其是年老体弱、未及时治疗、免疫功能低下或接受免疫抑制剂治疗者发生率更高。此外也可见于肺脓肿、支气管扩张或肺癌合并感染等。脓胸患者多有肺部感染，但外科手术后脓胸也较常见，其他的病因包括气胸行胸腔穿刺术或胸腔插管引流术后的并发症，食管破裂，邻近部位的化脓性感染（膈下脓肿、肝脓肿等）直接侵蚀、穿破或通过淋巴引流累及胸膜腔以及类风湿性胸腔积液患者因为胸膜下结节坏死导致的支气管胸膜瘘等。

◎病理剖析

胸膜腔是位于肺和胸壁之间的一个潜在腔隙。在正常情况下脏层胸膜和壁层胸膜表面上有一层很薄的液体，在呼吸运动时起润滑作用。任何因素使胸膜腔内液体形成过快或吸收过缓，即产生胸腔积液。胸腔积液从体循环支配的壁层胸膜上的毛细血管滤过进入胸腔，然后经壁层胸膜上的淋巴管微孔重吸收，淋巴管泵的作用可产生静水负压，故胸腔的淋巴引流能携带大量胸腔积液。脏层胸膜对胸腔积液的形成或重吸收几乎都不起作用。胸腔积液的形成和回吸收通常都是缓慢进行的，一个成人每天只产生100～200ml的胸腔积液。但细菌性肺炎、肺脓肿和支气管扩张感染等肺部炎症可引起肺、胸膜下和胸膜血管的内皮损伤，使胸膜通透性增加，从而胸腔积液产生明显增加。

◎病理生理

肺炎旁胸腔积液按其病程发展大致分为3个阶段，即渗出阶段、纤维脓性阶段和机化阶段。但三者之间的界限并不十分明确，可逐渐合并在一起。

渗出阶段：在早期，微生物进入肺泡，中性粒细胞向该部位移动并黏附于邻近内皮。激活中性粒细胞的释放氧代谢产物、粒细胞颗粒、膜磷脂酶等成分，使肺、胸膜毛细血管上皮受损，毛细血管通透性增加，导致少量至中等量胸腔积液。此过程多发生在肺炎发生后 48~72 小时。此阶段的胸腔积液为无菌性的游离性渗出，主要成分为中性粒细胞，葡萄糖和 pH 水平均正常，LDH 水平可正常或降低。若及时治疗，预后良好。

纤维脓性阶段：若渗出阶段治疗不及时，局部毛细血管上皮损伤进一步加重，局部渗出增加，形成较大量的胸腔积液。此时细菌在肺中繁殖，侵入胸腔，并持续存在，形成复杂性肺炎旁胸腔积液。纤维蛋白沉积在被累及的脏层和壁层胸膜，积液倾向于形成包裹和分隔。此阶段胸腔积液 pH 和葡萄糖水平可进行性下降，LDH 水平进行性升高。

机化阶段：若仍延迟治疗或治疗不当，成纤维细胞从脏层和壁层胸膜表面向积液处生长，产生一无弹性的膜结构，称为胸膜皮，可影响肺功能。胸腔积液呈脓性，可突破胸壁或肺组织，形成胸壁脓性窦道或支气管胸膜瘘。

◎分类分型

（一）Light 分类法

根据积液量、生化特征、细菌学、包裹分隔的有无、肉眼特征及治疗方法，Light 将肺炎旁胸腔积液分为 7 个类型，对临床处理具有较大的指导意义。

1. Ⅰ类　无意义的胸腔积液（nonsignificant pleural effusion）。胸腔积液量少，侧卧位 X 线胸片积液厚度 < 10mm，无需胸腔穿刺，给予适当抗菌药物治疗即可。

2. Ⅱ类　典型的类肺炎性胸腔积液（typical parapneumonic pleural effusion）。侧卧位 X 线胸片积液厚度 > 10mm。积液中葡萄糖 > 2.2mmol/L，pH > 7.20，LDH 水平小于正常血清值高限的 3 倍，胸腔积液革兰染色或培养阴性。应用抗菌药物，胸腔积液在 7~14 天吸收。

3. Ⅲ类　边缘性复杂性类肺炎性胸腔积液（borderline complicated pleural effusion）。pH 在 7.0~7.2，葡萄糖浓度 > 2.2mmol/L，LDH > 1000IU/L，胸腔积液革兰染色和细菌培养阴性，大部分病例单纯使用抗菌药物可以痊愈，但只要积液重新积聚，应该进行胸穿放液。

4. Ⅳ类　单纯性复杂性类肺炎性胸腔积液（simple complicated pleural effusion）。pH < 7.0，或葡萄糖 < 2.2mmol/L，或革兰染色和细菌培养阳性，但无

包裹性积液和明显脓胸，治疗为抗菌药物和胸腔导管引流。

5. V 类 复合性复杂性类肺炎性胸腔积液（complex complicated pleural effusion）。pH < 7.0 和（或）葡萄糖 < 2.2mmol/L 或革兰染色或培养阳性。多发性包裹性胸腔积液。胸腔插管引流＋胸腔内注入纤溶药物（很少需胸腔镜或胸膜剥脱术）。

6. VI 类 单纯性脓胸（simple empyema）。胸腔积液外观脓性。单一包裹或游离积液。胸腔插管引流＋胸膜剥脱术。

7. VII 类 复合性脓胸（complex empyema）。胸腔积液外观脓性。多发性包裹性积液。胸腔插管引流＋胸腔内注入纤溶药物。常需要胸腔镜治疗或胸膜剥脱术。

（二）ACCP 分类法

2000 年 ACCP 根据胸腔解剖学特征（A）、胸腔积液细菌学（B）和胸腔积液生化（C）三方面把类肺炎性胸腔积液分成 4 类，并对每类的预后风险性以及是否需要引流进行了评估。

1 类：胸腔积液为少量（侧卧位胸片，B 超或 CT 扫描示积液厚度 <10mm）游离积液，因为积液量少而不能行胸腔穿刺，故胸腔积液细菌学和生化特征未知。1 类胸腔积液患者预后较好。

2 类：胸腔积液为小～中量（积液厚度 >10mm 但 <1/2 单侧胸腔）游离积液，胸腔积液的培养和革兰染色为阴性，胸腔积液 pH≥7.20。2 类胸腔积液患者预后差的风险性较低。

3 类：胸腔积液符合以下三项指标中的至少一项：①胸腔积液量 >1/2 单侧胸腔，胸腔积液为包裹性，或伴有壁层胸膜增厚；②胸腔积液培养和革兰染色阳性；③胸腔积液 pH <7.20 或胸腔积液葡萄糖 <3.3mmol/L。3 类胸腔积液患者预后差的风险性为中等。

4 类：胸腔积液为脓性，该类患者预后差的风险性高。

◎ 预防

肺炎发生胸腔积液后，死亡率明显增加，所以预防肺炎的发生很重要。有多种方式可以预防肺炎。适当地治疗潜伏期疾病（如艾滋病）能够降低患肺炎的危险。戒烟及避免二手烟也很重要，不仅仅是因为吸烟及接触二手烟都会造成肺部损伤，而且因为吸烟及二手烟会影响身体对肺炎的自然抵抗能力。

对于儿童和成人，注射疫苗是一种非常重要的预防方式。在出生第一年注射流感嗜血杆菌和肺炎链球菌疫苗能很大程度上降低这些细菌引起儿童得肺炎的重要性。对肺炎链球菌的疫苗同时能减少成人患该种肺炎的可能，因为这种肺炎主要是从儿童传播到成人。HiB 疫苗如今在全球都得到了广泛使用。

肺炎链球菌疫苗对成人同样有效。在美国，所有 65 岁以上健康成人和患有肺气肿、心功能衰竭、糖尿病、肝硬化、酒精中毒、脑脊液渗漏或没有脾脏的成人，都推荐接受该疫苗。5 ~ 10 年后应重复注射疫苗。

注射肺炎链球菌疫苗的人应该每年注射一次流行性感冒疫苗。另外，卫生工作者、家庭护工和孕妇应该接种流行性感冒疫苗。

◎筛检

对每一例肺炎患者最初的检查都要注意是否有肺炎旁胸腔积液的存在。肺部体检结合胸部 X 线检查对确定中等量以上的胸腔积液较为容易，而少量胸腔积液则要通过胸部 CT 等更细致的检查才能确定。此外胸部超声检查也可确定胸腔积液是否存在、是否包裹性，并可指导胸腔积液的穿刺定位。

一旦考虑为肺炎旁胸腔积液，且积液厚度在 10mm 以上，应尽早行胸腔穿刺，以明确诊断。

诊断

◎问诊与查体

1. 问诊

（1）一般项目：包括姓名、性别、年龄、婚姻、民族等。

（2）患者本次就诊最主要的原因及其持续时间，亦即主诉；另外应详细询问诱发因素、主要症状、伴随症状、基础疾病、诊治经过、应用药物、治疗效果等问题展开，并兼顾相关鉴别疾病的表现，以寻找疾病诊断和鉴别诊断的依据。

（3）相应的既往史、个人史、婚姻史、月经史与生育史、家族史。

2. 查体

（1）少量积液者，常无明显体征，或仅见患侧胸廓呼吸动度减弱。

（2）中 ~ 大量积液时，可见呼吸浅快，患侧呼吸运动受限，肋间隙丰满，心尖搏动及气管向健侧移位，语音震颤和语音共振减弱或消失，在积液区叩诊呈浊音。

（3）大量胸腔积液或伴有胸膜增厚粘连的患者，叩诊呈实音。积液区呼吸音和语音共振减弱或消失。积液区上方有时可听到支气管呼吸音。

◎疾病演变

类肺炎性胸腔积液可分成 3 个阶段：

1. 渗出阶段　胸膜毛细血管通透性增高，导致液体进入胸膜腔。此阶段的胸腔积液为游离性渗出液，其特征是白细胞计数低，LDH 水平低，葡萄糖水平和 pH 正常，不含细菌。如果在此阶段适当应用抗菌药物，大多数胸腔积液不会进行性增多，也不用胸腔内插管引流。

2. 纤维脓性阶段　如果没有进行适当的治疗，单纯性的类肺炎性胸腔积液可进展到纤维脓性阶段。此阶段的体征是胸腔积液进行性集聚，胸腔积液中有大量中性粒细胞、细菌和细胞碎屑。纤维蛋白沉积在被累及的脏层和壁层胸膜，积液倾向于形成包裹和分隔。

3. 机化阶段　成纤维细胞从脏层和壁层胸膜表面向积液处生长，产生一无弹性的膜称为胸膜皮，可影响肺的膨胀，损害肺功能。胸腔积液浓稠，如未及时治疗，脓液可突破胸壁或肺，形成胸壁脓性窦道或支气管胸膜瘘。

◎辅助检查

（1）血常规、ESR、CPR、PCT、血培养等，进一步证实感染性疾病。

（2）生化、凝血功能、D–二聚体等其余血液学检查，以排除其他导致胸腔积液等疾病。

（3）X 线检查：是发现胸腔积液的基本方法。常表现少～中等量同侧胸腔积液，积液量少时胸部 X 线平片不易显示，立位胸片易于漏诊，侧卧位胸片则有助于对胸腔积液的判断。

（4）超声波检查：是判断有无胸腔积液和指导胸膜腔定位穿刺的主要方法。胸腔积液超声波检查显示无回声或低回声带，与产生回声的脏层胸膜或肺组织形成界限，易于鉴别，对判断胸腔积液的准确性优于 X 线检查，并能多次反复检查，随访疾病演变和治疗效果。

（5）CT 检查：可显示少量胸腔积液，同时可揭示被胸腔积液遮盖、在 X 线平片不能显示的肺内病灶和胸膜病变，同时胸部增强 CT 可以清晰地显示纵隔、气管和淋巴结情况，有助于胸腔积液的病因诊断。

（6）MRI 检查：在诊断胸腔积液方面逊于超声波和 CT 检查。

（7）胸腔穿刺术和胸腔积液检查：常规、生化、酶活性测定如 LDH 及其同工酶、微生物学等。

◎并发症

①慢性脓胸；②贫血；③低蛋白血症；④继发性气胸；⑤胸膜增厚和粘连。

◎诊断标准

肺炎旁胸腔积液诊断标准：①肺炎或其他肺部感染性疾病患者，出现胸膜性疼痛，患侧胸痛明显，深吸气时加重，体格检查可见患侧胸廓活动度下降，有胸腔积液体征，部分患者可听到胸膜摩擦音；②X 线胸片检查可见胸腔积液影像学表现；③胸腔积液性质为渗出液，也可表现为脓性渗出，细胞分类以多形核白细胞为主，LDH 水平升高，GLU、pH 降低；④排除其他原因引起的胸腔积液。

◎诊断程序

1. 确定肺部炎症　根据临床表现及胸部影像学、相应血炎症标志物结果诊断并不困难。肺部炎症包括细菌性肺炎、肺脓肿和支气管扩张伴感染等。尽早完善病原学诊断，包括血、痰培养及药敏、咽拭子检验、支气管肺泡灌洗液等。

2. 确定有无胸腔积液　对每一例肺炎患者最初的检查都要注意是否存在肺炎旁胸腔积液；确定是否有复杂性肺炎旁胸腔积液是非常重要的，因为胸腔内插管引流与否与其死亡率有关。

3. 确定积液的性质　一旦确诊为肺炎旁胸腔积液，且积液厚度 >10mm，应尽早作胸腔穿刺，检查胸腔积液常规、生化（如 pH、蛋白质、葡萄糖、淀粉酶和 LDH 等）、细菌革兰染色和细菌培养。然后根据胸腔积液检查的情况，决定是否需胸腔插管引流。

◎鉴别诊断

临床上考虑肺炎旁胸腔积液时，应注意与以下疾病相鉴别：

1. 与肺栓塞等疾病相鉴别　肺栓塞是一种常见病，发生栓塞旁胸腔积液的概率为 25% ~50%，这种积液也可合并感染，治疗与肺炎旁胸腔积液相同。其他需鉴别诊断的疾病还有红斑狼疮和药物诱发的胸膜 - 肺疾病。如脓胸患者的胸腔积液外观呈牛奶状或浑浊，则需与乳糜胸或假性乳糜胸相鉴别。

2. 与结核性胸膜炎相鉴别　临床上结核性胸膜炎患者往往具有以下特点：青壮年发病居多，近年来中老年发病有增多趋势。常伴有结核中毒症状，如发热、盗汗、乏力等。X 线检查显示胸腔积液大多为中等量，有时可见肺野内结核病灶。血沉一般增快，OT 试验或 PPD 试验为阳性。胸腔积液多为草黄色稍浑浊的渗出液；血性者占 1.5% ~12%，老年人血性胸腔积液发生率可达 23.8%；白细胞计数为 (5 ~10) ×10^8/L，以淋巴细胞为主，可达 90%，间皮细胞少于

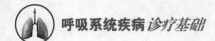

1%。胸腔积液涂片抗酸杆菌染色或胸腔积液培养，部分患者可找到抗酸杆菌。胸腔积液 ADA、溶菌酶升高或胸腔积液中 T 细胞亚群百分数和绝对数显著增高，这些均有利于结核性胸膜炎诊断。

3. 与肿瘤旁胸腔积液相鉴别　某些肿瘤病例中，虽然胸腔积液由恶性肿瘤所致，但在胸腔积液或胸膜组织中并不能发现肿瘤细胞，当然也有可能这些组织中并不存在恶性肿瘤细胞。这种与恶性肿瘤有关的胸腔积液，临床上既无由恶性肿瘤引起胸腔积液的直接证据，又未发现其他的原因则将其归类为肿瘤旁胸腔积液。淋巴回流受阻，是恶性肿瘤引起大量胸腔积液的主要机制。支气管阻塞导致的肺炎、肺膨胀不全及肺萎缩，也是肿瘤引起肿瘤旁胸腔积液的另一局部原因。此外，恶性肿瘤引起的全身反应或治疗的不良反应都可能导致胸腔积液。临床上鉴别肺炎旁胸腔积液和肿瘤旁胸腔积液有时较为困难。

4. 与恶性胸腔积液相鉴别　　恶性胸腔积液的鉴别诊断中应结合病史、体格检查及相应的实验室检查。若 40 岁以上患者出现无发热的血性胸腔积液或原发癌已明确的患者，并有血性渗出液或增长速度快的胸腔积液，应高度怀疑恶性胸腔积液。但是，只有在胸腔积液或胸膜活检中发现恶性肿瘤细胞，才能明确诊断。文献报道，胸腔积液患者约 10% 可找到癌细胞。

◎临床路径

胸腔积液的临床诊治路径

（一）疾病名称

胸腔积液原因待查。

（二）收治标准

胸腔积液或伴多浆膜腔积液，无明显心、肝、肾功能不全。

（三）住院后诊治流程

1. 住院后第一个 24 小时应查主要项目。

（1）血、尿、便常规。

（2）血生化。

（3）正侧位胸片。

（4）胸部 B 超。

（5）心电图。

2. 鉴别渗出液和漏出液（表 48 – 1）

在无禁忌证并且有一定量的胸腔积液前提下，抽出胸腔积液（首次不超过 800ml），胸腔积液检查主要项目包括：

（1）常规。

（2）LDH、蛋白、葡萄糖（同步查血 LDH、蛋白、葡萄糖）。

（3）CEA、ADA。

（4）肿瘤细胞。

（5）涂片、细菌培养。

表 48-1　渗出液和漏出液鉴别诊断

	渗出液	漏出液
外观	清晰或浑浊	清晰
凝固性	常自行凝固	不凝固
比重	>1.018	<1.017
Rivalta	阳性	阴性
蛋白定量	>2.5~3.0g%	<2.5~3.0g%
细胞数	>500mm^3	<100 mm^3

Light 标准：

①胸腔积液 LDH >200IU/L。

②胸腔积液 LDH/血清 LDH >0.6。

③胸腔积液蛋白/血清蛋白 >0.5。

如果满足① +②和/或③则为渗出液。

3. 渗出液病因诊断

渗出液的主要病因：

（1）肿瘤：肺癌、淋巴瘤、间皮瘤、转移癌。

（2）感染：类肺炎（肺炎、肺脓肿、支气管扩张症）、结核、真菌、病毒、寄生虫、腹部脓肿。

（3）非感染性消化道疾病：胰腺炎、食管破裂、腹部手术。

（4）原发病：SLE、类风湿关节炎、Wegener 肉芽肿、干燥综合征。

（5）淋巴系统疾病：乳糜胸、黄指甲综合征。

（6）其他：肺栓塞、肺石棉沉着病、尿毒症、肺隔离症、放射治疗、Meig 综合征、药物。

根据胸腔积液的量及增长的速度多次抽胸腔积液，渗出液的进一步检查包括：

（1）胸腔积液找肿瘤细胞。

（2）胸腔积液 CEA、ADA。

（3）根据不同病因进行的胸腔积液的其他检查。

（4）胸部 CT。

（5）胸膜活检。

（6）纤维支气管镜。

（7）胸腔镜。

4. 漏出液的病因诊断　漏出液往往是全身疾病的一部分，根据需要选择相应的检查。常见的原因有：

（1）充血性心力衰竭。

（2）肝源性。

（3）腹膜透析。

（4）尿胸。

（5）肾病综合征。

（6）肺不张。

（7）其他：如甲状腺功能减退症、肺栓塞出现漏出液、胸膜淀粉样变性。

5. 治疗流程　原发病治疗和对症治疗。

治疗

◎治疗目标

控制感染、必要时引流胸腔积液及促使肺复张，恢复肺功能。

◎治疗细则

治疗主要包括两方面，一方面选择合适的抗菌药物，另一面是处理胸腔积液，此外应给予足够的营养支持。

一、抗菌药物的选择

所有类肺炎性胸腔积液患者均应给予抗菌药物治疗。胸腔积液革兰染色有助于指导初始抗菌药物的选择。待胸腔积液或血细菌培养阳性结果报告后，抗菌药物的选择应根据病原学的种类和药物敏感试验结果做出相应的调整。由于类肺炎性胸腔积液中厌氧菌感染所占了相当比例，故所有患者应经验性使用抗菌谱覆盖厌氧菌的抗菌药物。初始的抗菌药物选择主要基于感染是社区获得性抑或是医院获得性以及患者病情的严重程度；另一方面需要考虑当地抗菌药物的耐药情况及

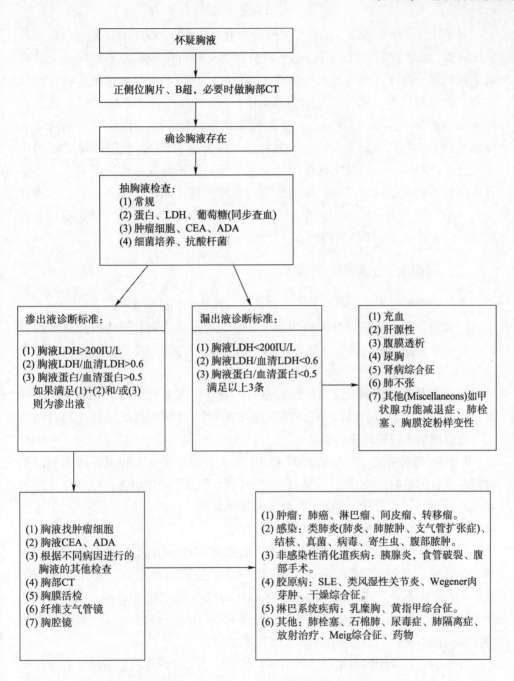

抗菌药物穿透入胸膜腔的能力。动物实验证明不同抗菌药物穿透入感染性胸膜腔的程度有很大差别，甲硝唑穿透性最好，其次是青霉素、克林霉素、万古霉素和头孢曲松；氟喹诺酮类抗菌药物和克拉霉素的穿透性也很好；而氨基糖苷类抗菌药物不易穿透入胸膜腔。

对于社区获得性感染，经验性抗菌药物治疗应覆盖常见的社区获得性病原菌及厌氧菌。比较常用的抗菌药物包括阿莫西林克拉维酸钾联合甲硝唑、克林霉素单用或联合氟喹诺酮类抗菌药物或头孢菌素；其他可选择的抗菌药物包括氯霉素、碳青霉烯类抗菌药物（如美洛培南）、第三代头孢菌素以及广谱抗假单胞菌青霉素类（如哌拉西林）。对于医院获得性脓胸，经验性抗菌药物治疗应覆盖革兰阳性和阴性的需氧菌及厌氧菌，并应覆盖 MRSA，待细菌培养结果出来后再予以调整。抗菌药物的使用剂量无须因胸腔积液的存在而增加，也不推荐常规胸腔内给予抗菌药物。抗菌药物的使用疗程目前没有统一意见，目前临床上一般推荐至少使用 3 周，可先给予静脉用抗菌药物，待临床和实验室检查结果好转后转换为口服抗菌药物。

二、胸腔积液的处理

类肺炎性胸腔积液的处理方法主要依据胸腔积液的性质而选择。

1. 临床观察 类肺炎性胸腔积液一旦发现应尽早行胸腔积液检查以明确是否需要引流。临床观察仅适合患者在侧卧位胸片、B 超或 CT 扫描时示积液厚度 <10mm 者。

2. 治疗性胸腔穿刺 反复行胸腔穿刺抽液（可在 B 超引导下）有助于类肺炎性胸腔积液的治愈，但由于患者需行多次穿刺，并可能因此导致住院时间延长，故目前临床应用逐渐减少。

3. 胸腔插管引流 胸腔插管闭式引流对大多数复杂性类肺炎性胸腔积液患者都是适合的初始引流方法。插管位置应有利于胸腔积液的引流，最好在 B 超引导下进行。如果患者脏层胸膜已经覆盖有纤维素皮，在引流管加用负压吸引装置可能促进肺的膨胀，并加快脓腔的消灭。

对于复杂性类肺炎性胸腔积液患者，胸腔插管闭式引流成功的标志是患者在 24 小时内临床情况和影像学得到改善。如果患者插管 24 小时内没有明显的好转，需要考虑引流不理想或抗菌药物选择不正确。在这些患者需要重新回顾胸腔积液培养的结果，而引流不理想通常是由于插管位置不正确所致。此外，胸腔积液分房导致引流不充分，需要考虑行 VATS 松解粘连。

如果胸腔插管闭式引流后患者临床情况和影像学得到改善，胸腔导管应留置到每天胸腔积液引流量小于 50ml 并且引流液颜色转为清澈黄色为止。

4. 胸腔内注入纤溶药物 胸腔积液包裹会致使复杂性类肺炎性胸腔积液的引流困难，胸腔内给予纤溶药物的理论依据是其可以破坏形成包裹的纤维蛋白膜而促进胸腔积液的引流。常用的药物为链激酶，但其有效性目前仍存在很多争论。目前正在进行一项胸腔内给予新型的纤溶药物 – 组织纤溶酶原激活剂

（tPA）联合降低积液黏稠度和破坏生物膜制剂 – 重组 DNAase（链球菌 DNA 酶，链道酶）治疗复杂性类肺炎性胸腔积液的研究，初步结果显示有利于胸腔积液的引流，然而正式结果尚未发表。综合而言，在新型纤溶药物被证明有效之前，目前胸腔内注入纤溶药物不推荐用于常规治疗。对于不能施行 VATS 的医院或者患者不能接受外科手术者则可以考虑使用。

5. VATS　目前认为 VATS 对于复杂性类肺炎性胸腔积液的治疗有益，对于此类患者当胸腔积液引流不充分者可考虑 VATS，在此之前可以行胸部 CT 扫描以明确脓腔的大小和范围以及胸膜表面是否增厚。VATS 可以松解粘连，打断胸膜腔的多房性以使胸膜腔得到彻底的引流，亦可帮助引流管放置到最合适的位置；另外还可行 VATS 下胸膜剥脱术，如果 VATS 不能使肺完全复张，VATS 的切口可以扩大为开胸术以进行完全的胸膜剥脱术。

6. 胸膜剥脱术　开胸性胸膜剥脱术可以去去除脏层胸膜和壁层胸膜上所有的纤维组织，清除胸腔内积脓，促进肺的膨胀。胸膜剥脱术为胸部大手术，需要完全的胸廓切口，因此不适用于显著衰弱的患者。对于胸膜腔感染急性期的患者，胸膜剥脱术仅在考虑控制胸膜腔的感染时使用，而不适用于仅仅为去除增厚的胸膜，因为这些增厚的胸膜常在数月后自行缓解。如果 6 个月后患者的胸膜仍有增厚并且患者的肺功能显著下降致使活动受限时则应考虑行胸膜剥脱术，然而这种情况并不多见。

7. 开窗引流　开窗引流适用于胸膜腔的慢性引流。有两种方法可选择：最简单的方法是在脓腔的下部的表面切除 1～3 条肋骨节段，插入一支或多支粗短的引流管，引流液可引流到收集袋中。此法比闭式引流的优点是引流更为充分，患者不必接水封瓶。引流后每天用温和的抗菌溶液冲洗，待脓腔缩小至 10cm 以下时可拔去引流管，然后用凡士林纱布引流条换药。另一相似但复杂的方法是开窗垫瓣引流，切除脓腔表面 2 条以上的肋骨节段，在胸膜腔和胸壁的引流口放置皮肤和肌肉瓣，其优点是创造了皮肤衬垫的瘘管，不用插管而起引流作用，患者可在家自行处理，脓腔可逐渐闭合。开窗引流只能在已经形成包裹性脓胸之后使用，否则会引起气胸。

三、营养支持

类肺炎性胸腔积液患者营养不良可导致免疫力低下、康复延迟和预后不佳，故临床上应给予足够的营养支持，必要时应考虑给予鼻饲等方法补充营养。

◎治疗程序（表48-2）

表48-2　肺炎旁胸腔积流治疗程序

1类：无意义的胸腔积液	少量，侧卧位X线胸片积液厚度<10mm 无须胸腔穿刺
2类：典型的类肺炎性胸腔积液	积液厚度>10mm 胸腔积液葡萄糖>2.2mmol/L，pH>7.20 LDH<3倍正常血清值高限 胸腔积液革兰染色和培养阴性 单纯使用抗菌药物
3类：边缘性复杂性类肺炎性胸腔积液	7.00<pH<7.20和（或）LDH>3倍正常血清值高限，胸腔积液葡萄糖>2.2mmol/L 胸腔积液革兰染色和培养阴性 抗菌药物+反复胸腔穿刺抽液
4类：单纯性复杂性类肺炎性胸腔积液	pH<7.00或葡萄糖>2.2mmol/L或革兰染色或培养阳性 胸腔积液外观非脓性且无包裹 胸腔插管引流+抗菌药物
5类：复合性复杂性类肺炎性胸腔积液	pH<7.00和（或）葡萄糖>2.2mmol/L或革兰染色或培养阳性 多发包裹性 胸腔插管引流+胸腔内注入纤溶药物（很少需行胸腔镜或开胸行胸膜剥脱术）
6类：单纯性脓胸	胸腔积液外观脓性 游离积液或单个包裹性 胸腔插管引流±胸膜剥脱术
7类：复合性脓胸	胸腔积液外观脓性 多发性包裹 胸腔插管引流±胸腔内注入纤溶药物 常需行胸腔镜或胸膜剥脱术

◎护理与照顾

1. 心理护理　PE病程长，经过反复胸腔穿刺抽液等处理，胸腔积液不易控制，易影响呼吸功能，伴有不同程度呼吸困难，极大地影响患者的生活质量。因而患者大多悲观，针对其心理特点，制订出相应的护理措施，建立良好的信赖关系，给予患者诚挚的安慰和鼓励，消除不安情绪，取得最佳配合。

2. 呼吸困难护理　大量胸腔积液会致患者有不同程度呼吸困难。呼吸困难严重者取半卧位，给予氧气吸入，注意观察患者的呼吸情况。胸腔穿刺时应注意患者面色、脉搏、呼吸情况。

3. 改善营养状况　复杂性肺炎旁胸腔积液，病程长，反复胸腔穿刺或胸腔闭式引流，大量蛋白质丢失，身体消瘦，全身情况差。指导患者尽可能多进食高蛋白、高热量、富有维生素易消化的食物。必要时给予静脉营养支持治疗。

4. 生命体征观察　注意观察体温变化，体温高者，注意观察体温的变化。体温高者，给予物理降温，必要时通知医师配合的药物治疗，定时测量血压，如呼吸困难给予低流量氧气吸入。

5. 胸腔引流管护理　保持胸腔引流管通畅，定时挤压引流管，观察和记录引流量和色。待胸腔积液消退，每周引流量少于 10ml 后拔除引流管，对引流管要定时消毒、更换。

6. 呼吸道管理　对于老年的 PE 患者，要鼓励其自行深呼吸并协助其咳嗽排痰，待生命体征稳定，并在止痛基础上，每 2 小时协助患者坐起、拍背，雾化吸入每日 3 次，以利于气道湿化排痰。

随访

◎随访要点

所有脓胸患者均需门诊随访。患者出院后 4 周需要门诊复查 X 线胸片和炎症指标，视病情常需要随访数月。炎症指标持续升高的患者需进一步影像学检查并综合其临床状况判断结果。如果得到及时治疗，胸膜感染患者的远期预后良好。对 85 例患者长达 4 年的观察结果显示其病死率为 14%，所有死亡均发生于引流的 400 天内，死亡原因多为合并症而非脓胸本身引起的脓毒症。目前尚无研究显示任何临床、影像学或胸腔积液特点可准确预测患者预后。脓胸的后遗症有残留的胸膜增厚（13%），但影响肺功能罕见。

◎预后

肺炎是一种常见病，多发病。肺炎合并胸腔积液患者死亡率高于单纯肺炎的患者。近来研究表明，社区获得新肺炎合并胸腔积液的患者，其死亡率 7 倍于单纯的社区获得性肺炎患者；如合并单侧胸腔积液，其死亡率为单纯社区获得性肺炎患者的 3～4 倍。因此正确诊断胸腔积液的类型并给予恰当治疗是提高预后的关键。

◎患者教育

1. 肺炎旁胸腔积液早期治疗，预后较好，不同阶段的肺炎旁胸腔积液，需选择不同的处理方式。

2. 高蛋白饮食，多吃蔬果，合理搭配膳食，注意营养充足。

3. 嘱锻炼身体。

第 49 章　其他原因所致胸腔积液 《《《

◎概况

胸腔积液（pleural effusion）是内科常见综合病征，它既可原发于胸膜疾病，又可继发于全身其他系统的疾病，病因多达百余种，有时还是某些疾病的首发表现。胸腔积液是一种常见的临床表现，引起胸腔积液因素很多，包括局限于胸膜或肺部的原发病、肺外系统引起的其他脏器功能异常，非特异性感染以及药物等原因诱发。根据胸腔积液的性质可分为漏出性及渗出性。

漏出性胸腔积液，其是由于体循环或肺循环的胶体渗透压过低，水钠潴留，静脉回流受阻等原因所致，而胸膜本身常无明显病理改变。漏出液肉眼观察多为清澈透明液体，无色或淡黄色，蛋白含量较低（ALB < 30g/L），Rivalta 试验阴性。漏出性胸腔积液多见于充血性心力衰竭、肝硬化、肾病综合征、黏液性水肿等。

渗出性胸腔积液很常见，大多由肺内感染、恶性疾病或胸膜疾病引起。另有章节单独讨论渗出性胸腔积液。

基础

◎定义

其他原因所致胸腔积液多指漏出性胸腔积液是由于体循环或肺循环的胶体渗透压过低、水钠潴留、静脉回流受阻等原因所致，而胸膜本身常无明显病理改变。漏出液肉眼观察多为清澈透明液体，无色或淡黄色，蛋白含量较低，以白蛋白为主，Rivalta 试验阴性。

根据胸腔积液和血液中总蛋白和乳酸脱氢酶（LDH）含量的比较，能较好地区分漏出液和渗出液。符合下列三项标准中任何一项者定为渗出液：①胸腔积液/血清蛋白比值 > 0.5；②胸腔积液/血清 LDH 比值 > 0.6；③胸腔积液 LDH 值 > 血清 LDH 数值的 2/3。

◎病因

漏出液主要见于充血性心力衰竭、肝硬化、肾病综合征、腹膜透析、上腔静脉阻塞综合征、低蛋白血症和 Meig 综合征等，根据其原发病的特点，往往易于诊断。其他如黏液水肿、肾小球肾炎、肺栓塞和结节病等，均可引起漏出性胸腔积液。

◎病理生理

1. 胸膜毛细血管内静水压增加 体循环静水压的增加是生成胸腔积液最重要的因素，如充血性心力衰竭或缩窄性心包炎等疾病可使体循环和（或）肺循环的静水压增加，胸膜液体滤出增加，形成胸积液。单纯体循环静水压增加，如上腔静脉或奇静脉阻塞时，壁层胸膜液体渗出超过脏层胸膜回吸收的能力，产生胸腔积液，此类胸腔积液多为漏出液。

2. 胸膜毛细血管通透性增加 胸膜炎症或邻近胸膜的组织器官感染、肺梗死或全身性疾病累及胸膜，均可使胸膜毛细血管通透性增加，毛细血管内细胞、蛋白和液体等大量渗入胸膜腔，胸腔积液中蛋白含量升高，胸腔积液胶体渗透压升高，进一步促进胸腔积液增加，这种胸腔积液为渗出液。

3. 血浆胶体渗透压降低 肾病综合征等蛋白丢失性疾病，肝硬化、慢性感染等蛋白合成减少或障碍性疾病，使血浆白蛋白减少，血浆胶体渗透压降低，壁层胸膜毛细血管液体滤出增加，而脏层吸收减少或停止，则形成漏出性胸腔积液。

4. 壁层胸膜淋巴回流受阻 壁层胸膜淋巴回流系统（主要为淋巴管）在胸腔液体回吸收中起着一定作用，当先天性发生异常或癌栓、寄生虫阻塞或外伤造成淋巴回流受阻，则易产生高蛋白的胸腔渗出液。

损伤性胸腔积液：外伤（如食管破裂、胸导管破裂）或疾病（如胸主动脉瘤破裂）等原因，胸腔内出现血性、脓性（继发感染）、乳糜性胸积液，属渗出液。

胸膜腔压力对比介绍如图 50 - 1。

壁层胸膜	胸膜腔	脏层胸膜
静水压 +30cmH₂O	胸膜腔内压 -5cmH₂O	静水压 +24cmH₂O
35cmH₂O →	←	29cmH₂O
胶体渗透压 +24cmH₂O ←	胶体渗透压 +5cmH₂O	→ 胶体渗透压 +34cmH₂O
29cmH₂O		29cmH₂O
35-29= 6cmH₂O ┈┈→		29-29=0cmH₂O

图 50 - 1 胸膜腔压力对比

◎分类分型

漏出性胸腔积液：包括充血性心力衰竭、肝硬化、肾病综合征、腹膜透析、上腔静脉阻塞综合征、低蛋白血症、Meig 综合征、黏液水肿、肾小球肾炎、肺栓塞、结节病等，均可引起漏出性胸腔积液。

◎预防

1. 积极防治原发病，胸腔积液为胸部或全身疾患的一部分，因此积极防治原发病是预防本病的关键。

2. 增强体质，提高抗病能力，积极参加各种适宜的体育锻炼，如太极拳、太极剑、气功等，以增强体质，提高抗病能力。

3. 注意生活调摄，居住地要保持干燥，避免湿邪侵袭，不恣食生冷，不暴饮暴食，保持脾胃功能的正常，得病后，及时治疗，避风寒，慎起居，怡情志，以臻早日康复。

◎筛检

1. 胸腔 B 超　B 超可发现少于 150ml 的胸腔积液。准确性高、安全性好，特别适用于积液量少或包裹性积液患者。

2. 胸部 X 线　游离积液超过 300ml 时，普通后前位胸片示肋膈角变钝消失。侧位片对诊断少量胸腔积液尤为重要，150ml 左右的胸腔积液即可出现后肋膈角变钝。中量积液呈外高内低的弧形影。大量积液时患侧胸腔全为致密阴影，常仅肺尖透亮，纵隔移向健侧。

3. 胸部 CT　CT 能检出常规 X 线片分辨困难的病变，显示肿块、结节、胸膜斑块、钙化和包裹积液的程度和部位。

诊断

◎问诊与查体

1. 问诊　漏出性胸腔积液多继发于全身疾病，所以详细的病史询问，对于诊断有重要提示作用。既往有心脏病及心力衰竭史者多为漏出液，强心利尿剂治疗有效；合并肝硬化、低蛋白血症，双侧胸腔积液多为漏出液，经补蛋白利尿后，治疗有效。总之，胸腔积液可源于胸腔，腹腔疾患，也可为全身疾患的一部分，小量胸腔积液常无症状，大量胸腔积液时，心悸、气促症状明显。

2. 查体 小量胸腔积液时，体征不明显，中等量积液时，患侧胸廓饱满，肋间隙增宽，呼吸运动减弱，语颤减弱或消失，叩诊浊音，听诊呼吸音减弱或消失；积液上方肺受压，含气量减少可闻及羊鸣音，支气管肺泡气管呼吸音；大量胸腔积液时，除上述体征外，纵隔移向健侧，气管移位。

◎疾病演变

疾病演变与原发病有关。

◎辅助检查

1. 常规检查

（1）外观：漏出液常呈清晰，透明的液体，多为淡黄色，静置不凝固，比重 <1.016~1.018。

（2）细胞计数和分类：漏出液的细胞数较少，有核细胞数常少于 $100 \times 10^6/L$，以淋巴细胞和间皮细胞为主。

2. 生化检查

（1）蛋白质：漏出液蛋白含量低，<30g/L，以白蛋白为主，胸腔积液/血液中蛋白质含量比值 <0.5，黏蛋白试验（Rivalta 试验）阴性。

（2）葡萄糖：正常胸腔积液中葡萄糖含量与血糖相近，漏出液内葡萄糖含量常正常（>3.35mmol/L）。

3. 酶学测定

（1）乳酸脱氢酶（LDH）：胸腔积液中 LDH 含量，胸腔积液 LDH/血清 LDH 的比值有助于判断胸腔积液性质，胸腔积液中 LDH 含量 >200U/L，胸腔积液 LDH/血清 LDH 的比值 >0.6，则可诊断为渗出液，反之考虑为漏出液。

4. X 线检查 胸腔积液可呈游离性积液，也可因粘连形成局限性积液，游离性积液分布受积液重力、肺组织弹性回缩力、液体表面张力和胸膜腔负压影响，在 X 线胸片上胸腔积液量判断：积液在第 4 前肋间以下称为少量胸腔积液，第 4 与第 2 前肋间之间属于中等量积液，积液位于第 2 前肋间以上为大量胸腔积液，少量积液时，直立位尤其平卧位 X 线检查不易发现，当积液量达 0.3~0.5L 时，仅示肋膈角变钝，有时难以与胸膜增厚鉴别，常需在 X 线透视下缓慢侧倾斜变换体位加以区别，随着积液增多，肋膈角消失且出现凹面向上、向外侧的、向上的弧形的积液影，当出现大量积液时，整个患者胸腔呈致密影，纵隔气管被推向健侧，局限性积液可发生于胸腔的任何部位，通常分为叶间积液、肺底积液、肺尖积液、壁层积液和纵隔旁积液，它不随体位改变而变动，边缘光滑饱满，叶间或纵隔旁积液普通 X 线检查难以与其他疾病相鉴别，常需 B 超或 CT 检查进一步确诊。

5. CT 和 MRI　CT 用于胸腔积液诊断有其特殊优点，适用于：①普通 X 线检查难以显示的少量的胸腔积液；②通过病灶密度观察将局限包裹性积液与其他病变加以鉴别；③显示胸腔积液同时，可了解肺组织受压和肺内是否存在病变等，卧位时积液主要集中在背部，并向外侧胸壁延伸，形成斜弧形液面，MRI 也具有较高分辨力，可检测少量胸腔积液，非出血性或细胞和蛋白成分较低时，T_1 加权为低信号，反之则为中、高信号，积液量与信号强度无关，胸腔积液 T_2 加权均为强信号。

6. 超声检查　胸腔积液可采用 A 型或 B 型超声仪，目前多采用实时灰阶 B 型超声诊断仪，积液在 B 超图像中呈暗区或无回声区，较易区分，但在积液量甚少时 B 超图像不能很好显示，使识别较难，不及 CT 敏感，B 超引导下胸腔积液穿刺可用于局限性胸腔积液或粘连分隔胸腔积液的诊断和治疗。通过腹部超声检查可以辅助诊断肝硬化、慢性肾功能衰竭；通过超声心动图检查，可以辅助评估心功能，筛查心力衰竭。

◎并发症

并发症主要与原发病有关。

◎诊断标准

漏出性胸腔积液的诊断：通常根据胸腔积液常规检查多可以确定。区别的方法常以胸腔积液的比重（以 1.018 为界）、蛋白质含量（以 30g/L 为界）、有核细胞数（以 $500 \times 10^9/L$ 为界）来划分，小于以上界限为漏出液，大于以上界限为渗出液。如果常规检查不能完全确定胸腔积液性质，可以采纳 Light 标准。

漏出性胸腔积液的常见疾病：

1. 充血性心力衰竭　充血性心力衰竭可见于任何年龄。但以中老年为多见，起病较缓，有心慌，活动后呼吸困难加重，严重者出现端坐呼吸或者夜间阵发性呼吸困难，外周水肿明显，有胸腔积液体征。

诊断要点：①呼吸困难，早期为劳力性呼吸困难。严重者出现端坐呼吸、夜间阵发性呼吸困难，部分患者可出现急性肺水肿；②外周水肿，有胸腔积液体征；③听诊显示 S₃ 奔马律和捻发音；④X 线显示心脏扩大，肋膈角消失，多为双侧胸腔积液改变，两侧积液量大致相等；⑤胸腔积液检查为漏出液，如符合渗出液诊断标准，但血浆和胸腔积液白蛋白之差 >12g/L，仍考虑漏出液。

2. 肝性胸腔积液　多见于肝硬化患者，常合并有张力性腹腔积液，偶为隐性腹腔积液，右侧多见，约占 2/3，也可表现为左侧或双侧胸腔积液，大量胸腔积液者可出现呼吸困难。

诊断要点：①肝硬化的表现，肝病面容，消瘦乏力，食欲下降，出血倾向以及贫血；②腹腔积液征，移动性浊音阳性，大量腹腔积液时腹部膨隆；③胸腔积液，右侧多见，大量胸腔积液可引起呼吸困难；④胸腔积液和腹腔积液检测显示均为漏出液。

3. 腹膜透析　存在需要腹膜透析的基础疾病，如慢性肾功能衰竭。在持续腹膜透析患者中发生率为 10% 有胸腔积液的体征，90% 见于右侧，偶见左侧及双侧。

诊断要点：①反复或者持续的腹膜透析；②有胸腔积液的症状、体征，偶为大量胸腔积液；③胸腔积液几乎均发生于右侧；④胸腔积液的生化特征介于血浆和透析液之间，葡萄糖浓度介于透析液和血浆之间，蛋白低于 10g/L 和低 LDH。

4. 肾病综合征　肾病综合征患者发生胸腔积液的概率是 20%。常有眼睑及下肢水肿，部分患者可出现高血压，胸腔积液多为双侧，常合并腹腔积液。

诊断要点：①确诊患有肾病综合征，蛋白尿 >3.5g/d、血浆蛋白 <30g/L、水肿和（或）高脂血症；②胸腔积液多为双侧，为漏出液；③可为多浆膜腔积液；④常伴有血栓栓塞形成，需除外肺栓塞，如胸腔积液显示为渗出液，高度怀疑肺栓塞。

5. 尿漏　多继发于尿道阻塞、创伤、肿瘤、后腹膜炎症、肾结核和肾移植的患者，发作迅速，往往在腹膜尿漏后数小时内出现。

诊断要点：①有引起腹膜尿漏的基础疾病：尿道阻塞、创伤、肿瘤、后腹膜炎症、肾结核和肾移植等；②发作迅速，往往在腹膜尿漏后数小时内出现；③胸腔积液外观、气味更像尿液，检验显示为漏出液，pH 与尿液的 pH 一致，pH 和葡萄糖均显著低于一般的漏出液；④胸腔积液中肌酐水平高于血浆即可确诊。

6. 上腔静脉综合征　上腔静脉综合征常见原因为静脉腔外的压迫，例如右上肺癌、纵隔肿瘤、恶性肿瘤淋巴结转移等，也可为纵隔炎症和上腔静脉血栓性静脉炎所致。临床表现主要为上肢及面部水肿及发绀，胸壁静脉曲张。急性发病者，出现严重头痛、头晕、头胀、嗜睡和憋气等；多数病例发病缓慢，卧位、低头、弯腰时头胀、头晕，睡眠时鼾声很大。本病仅少数出现胸腔积液。

诊断要点：①头面、上肢水肿、上肢静脉压升高、胸壁静脉曲张、握拳试验阳性、束胸试验阳性；②上腔静脉造影可明确部位、范围；③胸腔积液为漏出液；④应注意排除恶性肿瘤侵犯胸膜引起胸腔积液；⑤新生儿要注意上腔静脉血栓栓塞所致，此时往往为双侧胸腔积液。

7. Fontan 手术　婴儿或者儿童右心发育不全时，行 Fontan 手术后可出现胸腔积液。Fontan 手术是一种生理性矫治手术，它将右心房与肺动脉进行连接，缝闭三尖瓣，使腔静脉血液直接引流至肺，在生理上恢复正常循环。Fontan 手术所致的胸腔积液常常大量，双侧。

诊断要点：①见于有右心发育不全的婴儿或者儿童；②发作前有 Fontan 手术史；③几乎所有患者均发生双侧胸腔积液，常为大量漏出液，常需胸腔置管引流。

8. 其他　黏液水肿合并胸腔积液者往往有原发病甲状腺功能减退的症状和体征，血清学检测甲状腺功能易于鉴别。根据 Starling 的液体运动平衡理论，低蛋白血症时血浆胶体渗透压下降将导致胸腔积液增加，然而，大多数肝硬化并低蛋白血症患者却没有胸腔积液，而且大多数合并低蛋白血症的胸腔积液往往有其他的病因。肺栓塞合并胸腔积液患者中大约有 20% 为漏出液，大多数仍为渗出液（后面将讨论）。结节病偶尔伴发胸腔积液。发生率为 1% ～2%，多为少量积液，多数患者没有胸部症状，少数患者可有胸膜性胸痛或者呼吸困难。

◎诊断程序

漏出液主要见于充血性心力衰竭、肝硬化、肾病综合征、腹膜透析、上腔静脉阻塞综合征、低蛋白血症和 Meig 综合征等，根据其原发病的特点，往往易于诊断。其他如黏液水肿、肾小球肾炎、肺栓塞和结节病等，均可引起漏出性胸腔积液（图 50 - 2）。

◎鉴别诊断

胸腔积液实验室检查一般可确定积液性质。通常漏出液应寻找全身因素，渗出液除胸膜本身病变外，也应寻找全身性病因。鉴别诊断应注意起病的缓急，病变以肺或胸膜为主；以往有无类似发作，有无气促，能否平卧，心脏是否正常；有无腹腔积液或腹内肿块，浅表淋巴结肿大，关节病变；周围血白细胞计数和分类，结核菌素试验结果；胸腔积液和痰中特殊病原体和癌细胞、红斑狼疮细胞检查；胸膜活检等。

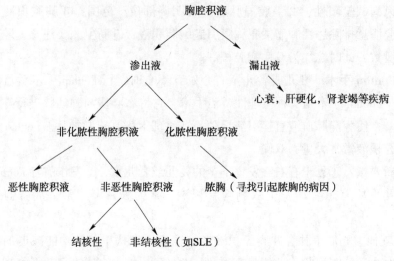

图 50-2 胸腔积液诊断程序

有时胸腔积液原因不明，应先鉴别渗出液和漏出液，后者常为左心衰所引起，而前者从最常见的结核性胸膜炎着手，临床工作中，常有青年患者，结核菌素试验阳性，体检除胸腔积液体征外无重要发现，胸腔积液为草黄色，淋巴细胞为主，胸膜活检无重要发现，常为结核性胸膜炎。其中将近 1/5 在胸腔积液培养或晨间胃液中可以发现结核菌；若未经抗结核药物治疗，随访 5 年，约有 1/3 可出现肺内或肺外结核病变。

◎临床路径

1. 疾病名称　胸腔积液原因待查?

2. 收治标准　胸腔积液或伴多浆膜腔积液，无明显心、肝、肾功能不全。

3. 住院后诊治流程

（1）住院后第一个 24 小时应查的主要项目

①血、尿、便常规。

②血生化。

③正侧位胸片。

④胸部 B 超。

⑤心电图。

（2）鉴别渗出液和漏出液。在无禁忌证并且有一定量的胸腔积液前提下，抽出胸腔积液（首次不超过 800ml），胸腔积液检查主要项目包括：

①常规。

②LDH、蛋白、葡萄糖（同步查血 LDH、蛋白、葡萄糖）。

③肿瘤标记物（CEA、CA－125、CA－199、铁蛋白）。

④肿瘤细胞。

⑤涂片（抗酸杆菌）、细菌培养。

渗出液和漏出液常规检查鉴别见表50－1。

表50－1　渗出液与漏出液

外观	清晰或浑浊	清晰
凝固性	常自行凝固	不凝固
比重	＞1.018	＜1.017
Rivalta	阳性	阴性
蛋白定量	＞2.5g% ～3.0g%	＜2.5g% ～3.0g%
细胞数	＞500/mm³	＜100/mm³

Light 标准：①胸腔积液 LDH ＞200IU/L；②胸腔积液 LDH/血清 LDH ＞0.6；③胸腔积液蛋白/血清蛋白 ＞0.5 如果满足①＋②和/或③则为渗出液。

治疗

◎治疗目标

治疗目标是消除胸腔积液，治愈原发病，避免出现并发症。

◎治疗细则

1. 积极防治原发病。胸腔积液为胸部或全身疾患的一部分，以积极防治原发病是预防本病的关键。对于心衰、肝硬化、肾病的漏出液，以纠正原发病为主，无须过多穿刺抽液。其预后与原发病有关。

2. 增强体质，提高抗病能力。

3. 注意生活调节。

◎治疗程序

1. 积极诊断并治疗原发病。

2. 加强营养支持治疗，必要时可静脉补充脂肪乳、白蛋白等。

◎护理与照顾

1. 休息与饮食护理　急性期宜卧床休息，保证足够的睡眠是该疾病恢复的首要条件。胸痛时取侧卧位，可减轻患侧胸廓活动度，从而缓解脏层与壁层胸膜之间摩擦而致的疼痛。呼吸困难时取半卧位，可增加肺活量，减轻呼吸困难，改善缺氧症状。

2. 胸腔穿刺的护理 减轻胸腔积液对胸膜的刺激，缓解胸膜刺激症状。促进胸腔积液的吸收。抽液前安慰患者，解释抽液的重要性，交代术中的注意事项，减轻紧张情绪。抽液中严密观察病情，如表现为头晕、心悸、面色苍白、四肢发凉等胸膜反应时应立即停止抽液，使患者平卧，必要时注射 0.1% 肾上腺素 0.5ml，密切观察血压，防止休克。抽液完毕，协助患者卧床休息、取合适卧位，绝对卧床 8 ~ 12 小时。

随访

◎随访要点

胸腔积液为胸部全身疾病的一部分，其随访内容与基础病因有关。，漏出液常在病因纠正后自行吸收。

◎预后

胸腔积液为胸部全身疾病的一部分，其预后与原发病有关。漏出液常在纠正病因后可吸收。

◎患者教育

胸腔积液为胸部全身疾病的一部分，基础病不同，要进行鉴别诊断，病因治疗尤为重要。

漏出液常在纠正病因后可吸收，需与患者沟通，取得患者配合，对因治疗。

第 50 章　气胸 《《《《

◎概况

气胸是指气体进入胸膜腔，造成积气状态，多因肺部疾病或外力影响使肺组织和脏层胸膜破裂，或靠近肺表面的细微气泡破裂，肺和支气管内空气逸入胸膜腔。分自发性气胸、外伤性气胸和医源性气胸三种类型。

自发性气胸多见于男性青壮年或患有慢性肺阻塞性疾病、肺癌、肺结核者。外伤性气胸系外伤直接或间接损伤胸壁所致，医源性气胸由诊断或治疗操作所致。

气胸属内科急症，因气体压缩肺组织后胸膜腔内负压可变成正压，致使静脉回心血流受阻，产生不同程度的心肺功能障碍，轻者可无明显临床表现，严重者可因气血比例失调而导致低氧血症，严重者可危及生命。

气胸症状的轻重取决于起病快慢、肺压缩程度和肺部原发疾病的情况。典型的气胸症状为突发胸痛，继之有胸闷和呼吸困难，并可伴刺激性咳嗽。张力性气胸时胸膜腔内压骤升，可迅速出现严重呼吸循环障碍，包括患者精神高度紧张、恐惧、烦躁不安、气促、窒息感、发绀、出汗，并有脉搏细弱而快、血压下降、皮肤湿冷等休克状态，甚至出现意识不清、昏迷，若不及时抢救，往往引起死亡。

根据临床症状、体征及影像学表现，气胸诊断通常不困难。影像学显示气胸线或在患侧胸部体征最明显处试验性胸膜腔穿刺抽出气体均可作为确诊依据。及时诊断，并给予积极行胸腔气体引流处理，绝大多数患者可以治愈。

基础

◎定义

当气体进入胸膜腔造成胸膜腔积气，导致相应区域的肺组织被压缩的状态，称为气胸。

◎流行病学

气胸是内科的常见急症，男性多于女性，原发性气胸的发病率男性为（18～28）/10万人口，多见于瘦高体型的20～40岁男性青壮年，女性为（1.2～6）/10万人口。继发性气胸多见于原有肺部疾病患者，年龄一般在60岁以上。

近期，英国一项研究结果显示：气胸的全年发病率在男性中为24/10万人口，在女性中为9.8/10万人口。自发性气胸高发于男性的原因可能是吸烟、瘦高体型和肺动力特性的差异。男性的气胸年急诊就诊率为16.7/10万人口，女性为5.8/10万人口，而男性的年死亡率仅为1.26/10万人口，女性为0.62/10万人口。对于男性患者，气胸的高峰期分别出现在20～24岁和80～84岁。对于女性患者，其急诊的高峰期分别为30～34岁和70～74岁。无论男性与女性，85岁以上老年人的气胸死亡率最高，而且从1960～1990年，老年组的死亡率呈急剧上升趋势，然后于1990～1995年之间出现降低，而青年组的死亡率则维持恒定。

◎病因

根据有无原发疾病，气胸可分为原发性和继发性气胸两种类型。

原发性气胸多见于瘦高体型青年男性，常规X线检查肺部常无显著病变，但有时可见胸膜下肺大疱（pleural bleb），但此种肺大疱的成因尚不明确，可能与吸烟、身高和小气道炎症有关，或者与肺组织非特异性炎症性瘢痕（弹性纤维）先天性发育不良有关。

继发性气胸发生机制是在其他肺部疾病的基础上，形成肺大疱或直接损伤胸膜所致。常为慢性阻塞性肺气肿或炎症后纤维病灶（如肺硅沉着病、慢性肺结核、弥漫性肺间质纤维化、囊性肺纤维化等）的基础上，细支气管炎症狭窄、扭曲，产生活瓣机制而形成肺大疱。肿大的气肿因营养、循环障碍而退行性变性。近年来某些疾病引起的继发性气胸逐渐被人们所注意：①肺癌，尤其是转移性肺癌，其产生原因包括如下几方面：肿瘤组织阻塞细支气管，导致局限性肺气肿；肿瘤引起的阻塞性肺炎进一步发展成肺化脓症，最后向胸腔破溃；肿瘤本身侵犯或破坏脏层胸膜。②结节病，主要为结节病3期，其气胸发生率为2%～4%。这是由于后期结节病纤维化导致胸膜下大泡形成或因肉芽肿病变直接侵犯胸膜所致。

气胸的发生具有如下诱发因素：

1. 诱发肺泡内压增加的因素　如剧烈运动、剧烈咳嗽、提重物或上臂高举、举重运动、用力解大便和钝器伤等。这些情况可使肺泡内压力升高，致使原有病损或缺陷的肺组织破裂引起气胸。

2. 医源性的操作　如经皮肺穿刺活检术、胸腔穿刺抽液术、锁骨下静脉置管术、呼吸机的使用，若吸气压力太大，就可能发生气胸。

3. 外伤因素　胸壁刀刺伤、枪击伤、肋骨骨折等。

4. 胸腔内产气的微生物感染

◎病理剖析

自发性气胸的病理基础是肺大疱破裂。根据对自发性气胸患者肺大疱病理组织学检查发现，它是以胸膜下非特异性炎症性瘢痕为基础，即细支气管周围非特异性炎症引起脏层胸膜和胸膜下的弹力纤维和胶原纤维增生而成瘢痕，可使邻近的肺泡壁弹性降低导致肺泡破裂，在胸膜下形成肺大疱。细支气管本身的非特异性炎症起着单向活瓣作用，从而使间质或肺泡产生气肿性改变而形成肺大疱。

某些学者还认为肺组织的先天性发育不全是肺大疱形成的原因。即由于弹力纤维先天性发育不良而弹性低下，肺泡壁扩张形成大疱而破裂。

◎病理生理

正常情况下胸膜腔是一个密闭的腔隙，里面有少量的液体，在呼吸运动时起到润滑作用，正常胸膜腔内没有气体，这是因为毛细血管血中各种气体分压的总和仅为706mmHg，比大气压低54mmHg。呼吸周期胸腔内均为负压，系胸廓向外扩张，肺向内弹性回缩对抗产生的。胸腔内出现气体仅在三种情况下发生：①肺泡与胸腔之间产生破口，气体从肺泡进入胸腔直到压力差消失或破口闭合。②胸壁创伤产生与胸腔的交通。③胸腔内有产气的微生物。

气胸时，胸腔内失去了负压，也失去了对肺的牵引作用，甚至因正压对肺产生压迫，使肺失去膨胀能力，表现为肺容积缩小，肺活量降低，最大通气量降低的限制性通气功能障碍.由于肺容积缩小，初期血流量并不减少，产生通气/血流比率减少，导致动静脉分流，出现低氧血症。大量气胸时，由于吸引静脉血回心的负压消失，甚至胸膜腔内正压对血管和心脏的压迫，使心脏充盈减少，心排血量降低，引起心率增快，血压降低，甚至休克。张力性气胸可引起纵隔移位、循环障碍，甚至死亡。

◎分类分型

气胸根据病因可分为三类：自发性气胸、外伤性气胸和医源性气胸。根据胸膜破裂情况与胸腔内压力，自发性气胸又分为三种类型：闭合性（单纯性）、交通性（开放性）和张力性（高压性）气胸。

一、闭合性气胸（单纯性）

在呼气肺回缩时，或因有浆液渗出物使脏层胸膜破口自行封闭，不再有空气漏入胸膜腔。

胸膜腔内测压显示压力有所增高，抽气后，压力下降而不复升，说明破口不再漏气。胸膜腔内残余气体将自行吸收，胸膜腔内压力即可维持负压，肺亦随之逐渐复张。

二、张力性气胸（高压性）

胸膜破口形成活瓣性阻塞，吸气时开启，空气漏入胸膜腔；呼气时关闭，胸膜腔内气体不能再经破口返回呼吸道而排出体外。其结果是胸膜腔内气体愈积愈多，形成高压，使肺脏受压，呼吸困难，纵隔向健侧移位，心脏血液循环也受到障碍。此型气胸的胸膜腔内压测定常超过 $10cmH_2O$，甚至高达 $20cmH_2O$，抽气后胸膜腔内压可短暂下降，但又会迅速升高，对机体呼吸循环功能影响最大，因此需要紧急排气以缓解症状。

三、开放性气胸（交通性）

因两层胸膜间有粘连和牵拉，使破口持续开启，吸气和呼气时，空气自由进出胸膜腔。患侧胸膜腔内压力为 0 上下，抽气后观察数分钟，压力并不降低。

◎预防

预防气胸主要在于预防各类诱发因素，包括：

1. 青壮年抬举重物不要用力过猛，平时感冒时防止剧烈咳嗽，屏气时间不要太久，防止持续的大笑等，这些都可能促使气胸的发生。

2. 胸腔穿刺抽液时尽量做 B 超胸腔积液定位，操作要轻柔，防止粗暴操作。

3. 航空、潜水作业要有适当防护措施时。不要从高压环境突然进入低压环境，要有一个缓冲的时间与过程。

4. 有肺大疱的患者要谨慎使用机械通气，或者机械通气时压力不要太高，以防止气胸发生。

5. 胸部外伤的患者，搬运与体检时要轻柔，防止肋骨骨折端刺破肺组织。

◎筛检

1. 病史及症状　可有促使胸腔或腹腔压力增大的诱因，突然发病，呼吸困难，患侧胸痛，刺激性干咳，张力性气胸患者症状更加明显，烦躁不安，全身发绀、憋死感，甚至休克。有的胸膜粘连带在气胸时被拉断，可致自发性血气胸，严重的甚至需要输血。瘦高体型的年轻人多发。

2. 查体　少量或局限性气胸多无阳性体征。典型患者气管向健侧移位，患侧胸廓饱满，呼吸动度减弱，叩诊呈过清音或鼓音，呼吸音减弱或消失。左侧气胸并发纵隔气肿者，心前区可听到与心跳同步的咔嗒音（Hamman 征）。

3. 辅助检查

（1）X 线检验：最可靠筛查办法。可推断气胸状况、肺被压缩情况，有无纵隔气肿、胸腔积液等并发症。

（2）其他检验：①血气分析，肺压缩 >20% 患者可出现低氧血症。②胸腔穿刺测压，有助推断气胸的类型。③胸腔镜检验，关于缓慢、多次复发的气胸，有助于弄清肺局部及胸膜病变情况。④血液学检验，无并发症时可无阳性情况。

4. 鉴别筛查　应与急性心肌梗死、胸膜下肺大疱、肺囊肿、支气管囊肿、膈疝等鉴别。根据病史、症状、体征、结合胸部 X 线、心电图及有关检查可以作出鉴别。

诊断

◎问诊与查体

1. 问诊　起病急缓；是否有持重物、屏气、剧烈体力活动等诱因；但多数患者在正活动或安静休息时发生，偶有在睡眠中发病者大多数患者突感一侧胸痛，呈针刺或刀割样，持续时间短暂，继之胸闷和呼吸困难，可伴有刺激性咳嗽，发生双侧气胸或积气量大或原已有较严重的慢性肺疾病者以呼吸困难为突出表现，患者呼吸困难程度与积气量的多寡以及原来肺内病变范围有关。当有胸膜粘连和肺功能减损时，即使小量局限性气胸也可能明显胸痛和气急。在原有严重哮喘或肺气肿基础上并发气胸时，气急、胸闷等症状有时不易觉察，要与原先症状仔细比较，张力性气胸时胸膜腔内压骤然升高，肺被压缩，纵隔移位，迅速出现严重呼吸循环障碍，表现为表情紧张、胸闷、挣扎坐起、烦躁不安、发绀、冷汗、脉速、虚脱、心律失常，严重出现意识不清、呼吸衰竭等。

2. 查体　少量气胸的体征不明显，尤其在肺气肿患者更难确定，听诊呼吸音减弱具有重要意义。积气量多时，患者胸廓饱满，肋间隙变宽，呼吸度减弱；

大量气胸时，气管向健侧移位，患侧胸部隆起，呼吸运动与触觉语颤减弱，叩诊呈过清音或鼓音，心或肝浊音界缩小或消失，听诊呼吸音减弱或消失。左侧少量气胸或纵隔气肿时，有时可在左心缘处听到与心跳一致的气泡破裂音，称 Hamman 征。液气胸时，胸内有振水声。血气胸如失血量过多，可使血压下降，甚至出现失血性休克。

◎疾病演变

1. 轻微的自发性气胸不需特殊治疗，几天即可自行吸收。

2. 小量闭合性气胸小于 20% 可自行吸收，亦不需特别处理，但应注意观察其发展变化。

3. 中、大量气胸可先行胸腔穿刺抽气，胸膜腔内压力维持负压，肺随之逐渐复张。闭合性气胸治疗后效果都还是比较理想的。

4. 较大的气胸完全吸收需要 2~4 周时间，在此期间无法确定胸膜漏孔是否闭合以及是否会发生胸膜渗液和胸膜表面纤维素性渗出。采用单纯抽气即能缩短病程，如抽气无法使肺复张，则需插入闭式引流管行水封瓶引流或放置单向阀。

5. 在外伤性及自发性气胸时，随着肺的萎陷，胸膜很快停止泄漏和愈合。肺重新膨胀后，由于脏、壁层胸膜融合，也可促使漏气的封闭。但如果空气持续从支气管胸膜瘘泄漏，则可在水封式引流的同时加上负压吸引，以期使肺迅速复张。

6. 如果有大而持续性支气管胸膜瘘或气胸局限化，应通过手术将其修补或将有关肺段切除。对持久的或反复发生的气胸，特别是对胸廓切开术危险性大的患者（如囊性纤维化肺气肿），可用腔内注射胸膜硬化剂（如滑石粉）。

7. 对于张力性气胸，迅速排除空气是挽救生命的措施。

8. 复发性气胸可严重影响患者的劳动和生活。因此，同侧发生两次自发性气胸之后，一般采用手术治疗。如果肺大疱病变广泛，则做壁层胸膜切除术。

◎辅助检查

1. 优先检查

（1）影像学检查：X 线检查是诊断气胸的重要方法，也是主要的筛查手段。胸片作为气胸诊断的常规手段，若临床高度怀疑气胸而后前位胸片正常时，应该进行侧位胸片或者侧卧位胸片检查。气胸胸片上大多有明确的气胸线，为萎缩肺组织与胸膜腔内气体交界线，呈外凸线条影，气胸线外为无肺纹理的透光区，线内为压缩的肺组织。大量气胸时可见纵隔、心脏向健侧移位。合并胸腔积液时可见气－液面。局限性气胸在后前位 X 线检查时易漏诊，侧位胸片可协助诊断，X 线透视下转动体位也可发现。若围绕心缘旁有透光带应考虑有纵隔气肿。胸片是最常应用于诊断气胸的检查方法，CT 对于小量气胸、局限性气胸以及肺大疱与气胸的鉴别比 X 线胸片敏感和准确。气胸的基本 CT 表现为胸膜腔内出现极低密度的气体影，伴有肺组织不同程度的压缩萎陷改变。

（2）气胸量的估算：就容积而言，很难从 X 线胸片精确估计。Kircher 曾提出一个简单的计算方法，即：当胸腔内气带宽度相当于患侧胸廓宽度 1/4 时，肺被压缩大约为 35%；当胸腔内气带宽度相当于患侧胸廓宽度 1/3 时，肺被压缩约 50%。当胸腔内气带宽度相当于患侧胸廓宽度 1/2 时，肺被压缩约 75%。由于胸廓状的个体差异，上述数值在不同患者可有一定的差别。

如果需要精确估计气胸的容量，CT 扫描是最好的方法。另外，CT 扫描还是气胸与某些疑难病例（例如肺压缩不明显而出现窒息的外科性肺气肿、复杂性囊性肺疾病有可疑性肺大疱等）相鉴别的唯一有效手段。

2. 可选检查

（1）胸内压测定：有助于气胸分型和治疗。可通过测定胸内压来明确气胸类型（闭合性、开放性、张力性）的诊断。

（2）血气分析和肺功能检查：多数气胸患者的动脉血气分析提示低氧血症，有超过 75% 的患者 PaO_2 低于 80mmHg。16% 的继发性气胸患者 $PaO_2 < 55$mmHg、$PaCO_2 > 50$mmHg。肺功能检查对检测气胸发生或者容量的大小帮助不大，故不推荐采用。

（3）胸腔镜检查：不作为常规辅助检查，但可明确胸膜破裂口的部位以及基础病变，同时可以进行治疗。

◎并发症

1. 血气胸　气胸出血系胸膜粘连带内的血管被撕断所致，肺复张后出血多能自行停止。出血量大时可能出现出血性休克，危及生命，需外科手术治疗

2. 脓气胸　由结核分枝杆菌、金黄色葡萄球菌、肺炎杆菌、厌氧菌等引起的干酪性肺炎、坏死性肺炎及肺脓肿可并发脓气胸，应紧急排脓和排气，并选择有效的抗菌药物治疗（全身和局部）。支气管胸膜瘘持续存在者需手术治疗。

3. 纵隔气肿和皮下气肿　张力性气胸抽气或行闭式引流术后，可沿针孔或切口出现胸壁皮下气肿。高压的气体进入肺间质，循血管鞘经肺门进入纵隔，继

沿筋膜进入颈部皮下组织及胸腹部皮下。因纵隔内大血管受压，可出现胸骨后疼痛、气急、发绀、血压下降、心浊音界缩小或消失、心音遥远，纵隔区可闻及与心跳一致的破裂音。X 线胸片见皮下和纵隔旁出现透明带。皮下气肿及纵隔气肿多能随胸膜腔内气体排出减压而自行吸收，如纵隔气肿张力过高而影响呼吸和循环时，可于皮下气肿明显处，术者用粗针与大针筒抽气，助手用双手向抽气处赶，直到皮下气肿明显减少。

◎诊断标准

X 线胸部或者胸部 CT 检查显示气胸线是诊断气胸的标准。

根据临床症状，体征及影像学表现，气胸的诊断并不困难。X 线或 CT 显示气胸线时确诊依据。

◎诊断程序

青壮年男性患者常有持重物、剧烈咳嗽等诱因，突然出现胸痛、憋气、咳嗽等症状，或者原有肺部疾病的患者，突然出现胸痛、憋气明显、咳嗽，烦躁不安，窒息等症状，一侧胸部叩诊鼓音，呼吸音减弱或消失，应立即行胸片检查或者 CT 检查，基本可以明确诊断。

◎鉴别诊断（表 50 - 1）

表 50 - 1　气胸鉴别诊断

疾病名	症状/体征鉴别	检验鉴别
肺大疱	起病缓慢，呼吸困难相对较轻，病程较长；X 线检查肺大疱为圆形或椭圆形透光区，位于肺野内，其内仍有细小条状纹理	胸部影像学检查：肺大疱线是凹面向侧胸壁；经较长时间观察，肺大疱大小，很少发生变化，而气胸形态则日渐变化，最后消失
急性心肌梗死	患者常有冠心病、高血压病史；体检心音性质及节律改变，无气胸体征	心肌酶谱：增高；肌钙蛋白：阳性；胸部 X 线：无气胸线
肺栓塞	有栓子来源的基础疾病，无气胸体征	胸部 X 线：尖端指向肺门的楔形阴影；超声心动图：右心室局部运动幅度降低；D - 二聚体：升高；CTPA：肺动脉充盈缺损

疾病名	症状/体征鉴别	检验鉴别
慢性阻塞性肺疾病和支气管哮喘	呼吸困难是渐进性加重，支气管哮喘有多年哮喘反复发作史。但当慢性阻塞性肺疾病和支气管哮喘患者呼吸困难突然加重且有胸痛时，应考虑并发气胸的可能	胸部 X 线检查：无气胸线

◎临床路径

一、自发性气胸临床路径标准住院流程

（一）适用对象

第一诊断为自发性气胸（ICD－10：J93.0－J93.1）

（二）诊断依据

根据《临床诊疗指南－呼吸病学分册》（中华医学会编著，人民卫生出版社）

1. 症状　胸痛、呼吸困难、刺激性咳嗽。

2. 体征　患侧呼吸音减弱、叩诊呈鼓音或过清音、气管向健侧移位。

3. 影像学检查　X 线胸片检查见气胸线、肺组织受压。

（三）选择治疗方案的依据

根据《临床诊疗指南－呼吸病学分册》（中华医学会编著，人民卫生出版社）及《临床技术操作规范－呼吸病学分册》（中华医学会编著，人民军医出版社）选择治疗方案。

1. 一般治疗：吸氧、对症。

2. 胸腔穿刺或闭式引流。

3. 病因治疗。

（四）标准住院日为 6～10 天。

（五）进入路径标准。

1. 第一诊断必须符合 ICD－10：J93.0－J93.1 自发性气胸疾病编码。

2. 当患者同时具有其他疾病诊断，但在住院期间不需要特殊处理也不影响第一诊断的临床路径流程实施时，可以进入路径。

（六）入院后第 1～3 天

1. 必需的检查项目

（1）血常规、尿常规、大便常规。

（2）肝、肾功能，电解质，凝血功能。

（3）胸部正侧位片、心电图。

2. 根据患者情况进行　胸腔超声、胸部 CT、心脏酶学、血气分析、D – 二聚体等。

（七）治疗方案

1. 氧疗及对症治疗。

2. 胸腔穿刺抽气或闭式引流术：根据病情和肺组织压缩程度进行选择。

3. 外科手术治疗。

（八）出院标准

1. 临床症状缓解。

2. 胸片提示肺基本复张。

（九）变异及原因分析

1. 因有基础疾病或其他原因，导致气胸反复难愈，治疗时间延长。

2. 对于内科治疗无效或反复发作的患者，需要转入外科进行相关处理，退出本路径。

3. 治疗过程中出现并发症需要相应处理。

二、自发性气胸临床路径表单

适用对象：第一诊断为自发性气胸（ICD – 10：J93.0 – J93.1）

患者姓名：_____ 性别：____ 年龄：____ 门诊号：_____ 住院号：_____

住院日期：____年___月___日　出院日期：____年___月___日　标准住院日：6～10 天

时间	住院第 1～3 天	住院期间
主要诊疗工作	□ 询问病史及体格检查 □ 进行病情初步评估 □ 上级医师查房 □ 明确诊断，决定诊治方案 □ 根据病情行胸腔穿刺或闭式引流 □ 开化验单 □ 完成病历书写	□ 上级医师查房 □ 住院医师完成常规病情记录书写 □ 观察患者呼吸情况、肺部体征、有无皮下气肿及进展 □ 观察水封瓶水柱波动情况，必要时复查胸片，了解气胸的吸收或进展 □ 根据肺复张情况，确定是否负压吸引或夹管

时间	住院第 1～3 天	住院期间
重点医嘱	长期医嘱： □ 自发性气胸护理常规 □ 一～三级护理（根据病情） □ 吸氧（必要时） □ 卧床休息 临时医嘱： □ 血常规、尿常规、便常规 □ 肝肾功能、电解质、凝血功能 □ 胸部正侧位片、心电图 □ 胸腔超声、胸部 CT、心脏酶学、血气分析、D-二聚体等（必要时） □ 镇咳、通便（必要时） □ 胸腔穿刺抽气术或胸腔闭式引流术	长期医嘱： □ 自发性气胸护理常规 □ 二～三级护理（根据病情） □ 吸氧（必要时） 临时医嘱： □ 胸片检查（必要时） □ 通便、镇咳（必要时） □ 更换敷料 □ 负压吸引（必要时） □ 适时夹管
主要护理工作	□ 介绍病房环境、设施和设备 □ 入院护理评估，护理计划 □ 观察患者情况 □ 静脉取血 □ 用药指导 □ 进行健康教育 □ 协助患者完成实验室检查及辅助检查	□ 观察患者病情变化及疗效 □ 观察水封瓶情况 □ 疾病相关健康教育
病情变异记录	□无　□有，原因： 1. 2.	□无　□有，原因： 1. 2.
护士签名		
医师签名		

呼吸系统疾病*诊疗基础*

时间	住院第 1~3 天	住院期间
主要诊疗工作	□ 询问病史及体格检查 □ 进行病情初步评估 □ 上级医师查房 □ 明确诊断，决定诊治方案 □ 根据病情行胸腔穿刺或闭式引流 □ 开化验单 □ 完成病历书写	□ 上级医师查房 □ 住院医师完成常规病情记录书写 □ 观察患者呼吸情况、肺部体征、有无皮下气肿及进展 □ 观察水封瓶水柱波动情况，必要时复查胸片，了解气胸的吸收或进展 □ 根据肺复张情况，确定是否负压吸引或夹管
重点医嘱	长期医嘱： □ 自发性气胸护理常规 □ 一~三级护理（根据病情） □ 吸氧（必要时） □ 卧床休息 临时医嘱： □ 血常规、尿常规、便常规 □ 肝肾功能、电解质、凝血功能 □ 胸部正侧位片、心电图 □ 胸腔超声、胸部 CT、心脏酶学、血气分析、D-二聚体等（必要时） □ 镇咳、通便（必要时） □ 胸腔穿刺抽气术或胸腔闭式引流术	长期医嘱： □ 自发性气胸护理常规 □ 二~三级护理（根据病情） □ 吸氧（必要时） 临时医嘱： □ 胸片检查（必要时） □ 通便、镇咳（必要时） □ 更换敷料 □ 负压吸引（必要时） □ 适时夹管
主要护理工作	□介绍病房环境、设施和设备 □入院护理评估，护理计划 □观察患者情况 □静脉取血 □用药指导 □进行健康教育 □协助患者完成实验室检查及辅助检查	□观察患者病情变化及疗效 □观察水封瓶情况 □疾病相关健康教育
病情变异记录	□无 □有，原因： 1. 2.	□无 □有，原因： 1. 2.
护士签名		
医师签名		

662

治疗

◎治疗目标

气胸的治疗目标是促进患侧肺复张、消除病因及减少复发。

◎治疗细则

（一）自发性气胸的治疗方法

包括保守治疗、胸膜腔穿刺抽气、胸膜腔闭式引流、胸膜腔闭锁术、防止复发措施、手术疗法及防治并发症等。应根据病情选择不同的治疗方法，强调个体化。

1. 保守治疗 包括卧床休息、氧疗以及酌情镇痛、镇静、止咳、通便等以祛除诱因。体弱、营养状态欠佳者适当给予支持治疗。

（1）症状轻微的原发性气胸：对症状轻微的闭合性小量自发性气胸患者只需保守治疗。气胸量小于20%的患者中，绝大多数患者进行临床观察即可，期间发生持续漏气的概率很低。每日观察气胸情况，气胸可自行吸收，单纯观察的气胸病例的复发率低于行胸腔穿刺干预者。

（2）症状轻微的继发性气胸：对于小量（<1cm）继发性气胸或者没有临床症状的孤立性肺尖部气胸患者可考虑进行保守治疗，但是建议住院观察。

（3）症状性原发性或者继发性气胸：这些患者不适合保守治疗，需要积极治疗，包括抽气或者胸腔置管引流。小量气胸（<2cm）患者出现明显呼吸困难可能提示为张力性气胸。

2. 排气疗法

（1）单纯抽气：小孔导管（14~16G）抽气与大孔径（>20F）的胸腔引流管的治疗效果相当，它的优点在于可以减轻疼痛评分并缩短住院天数。

对继发性气胸进行单纯抽气治疗后应该收入院观察24小时以上，如果病情无好转就需要进行插管引流。单纯抽气对于大量继发性气胸（≥2cm），尤其是年龄超过50岁的患者的失败率高，且复发率也高，开始就应该考虑置管引流。同时要对肺基础疾病进行积极的治疗。统计学分析表明单纯抽气治疗的成功率为30%~80%。如果抽气的总量在2.5L以上，则考虑存在持续漏气而肺复张的可能性较小，此时应选择小导管置管引流。

对原发性气胸初次单纯抽气复张失败的患者中有超过三分之一以上的患者可以通过第2次抽气复张。失败后再考虑进行导管置管引流。

（2）肋间插管引流：视情况采用小胸导管（13F）或较大的导管胸腔闭式引流。有一项研究表明采用小胸导管（13F）治疗气胸的成功率低，并建议采用较大的导管，然而后来的研究结果并不与此相符，认为较小口径的胸导管效果更好，目前尚未推荐为首选治疗，这还需要更多的经验。与大口径胸导管引流系统相比，采用小口径胸导管引流系统的平均引流时间为 2～4 天不等。这些研究均未发现导管阻塞的问题。通过小导管内置套管系统仍可进行化学性胸膜固定术。若出现胸腔积液和大漏气且超过小导管的引流能力时，那么采用小导管很容易失败，而选择较大的导管则比较有利。

3. 胸膜硬化治疗（胸膜黏着术） 女性、瘦长男性和吸烟者的气胸复发率高。反复发生气胸，治疗效果不佳者，近年主张在漏气停止、肺复张后经胸管注入化学药物以防止气胸复发。除非存在较大量气体可能阻碍药液自由分布，注药后是否转动体位并不影响药液在胸腔内的分布。选择药物时需注意药效、应用途径和毒性反应。

近年治疗气胸时，滑石粉有取代四环素的趋势，据综合分析，预防气胸或胸腔积液复发有效率高达 91%。不良反应包括发热（69%），胸痛（严重程度不一）和脓胸（3%～11%）。常用剂量为每次 5 克，以干粉喷洒或混悬剂注入胸腔的疗效相同。剂量过大可能引起急性呼吸窘迫综合征（ARDS），肺大疱直径 >2cm 的治疗失败率较高。若病情并不限制使用小口径胸管，经小口径胸管进行胸膜粘着术的疗效与大口径胸管相同。

4. 手术治疗 出现下列情况是需考虑外科手术治疗：①同侧复发的气胸；②对侧首发的气胸；③同时发生的两侧自发性气胸；④肋间引流 5～7 天后持续性漏气或肺未能复张；⑤自发性血气胸；⑥高风险职业（如飞行员、司机等）；⑦怀孕。

患者的意愿也是需要考虑的因素。部分初发气胸的患者即便不是因为职业因素，在权衡复发的风险与慢性疼痛、躯体不适以及医疗花费的利弊之后，也选择手术治疗。

（1）开胸手术：为了预防气胸复发，在胸膜漏气的部位进行烧灼、结扎或缝合并发的肺大疱以关闭漏口是必要的。开胸手术的术后气胸复发率很低。肺大疱结扎（切除）、开胸胸膜剥脱术以及肺尖或全肺壁层胸膜切除术的失败率均低于 0.5%。气胸患者胸廓切开术并发症的综合发生率为 3.7%，大多数为痰液潴留和术后感染。一般而言，开胸手术采用单侧肺通气，在外侧胸廓切开进行脏层胸膜切除术、肺切除术、肺大疱结扎或胸膜剥脱术。

（2）电视辅助胸腔镜手术（VATS）：与外科手术相比，对 VATS 治疗自发性气胸的资料较少，就并发症、住院时间而言，VATS 比开胸手术有优势。最小创伤性手术的并发症发生率可能与开胸手术相似，8%～12%。VATS 术后气胸的复发率为 5%～10%，高于开胸手术的 1%。尽管在胸腔镜下进行肺大疱切除术、胸膜切除术、胸膜剥脱术以及外科性胸膜固定术成功率都很高，然而有人担心在吸入一氧化氮局部麻醉下进行 VATS 会引起进行性单侧肺通气困难，并且还会增加检查整个脏层胸膜表面的难度以及增加遗漏漏气肺大疱的风险。

有研究表明，VATS 可能更适合年轻复杂性或复发性原发性气胸患者，而对继发性气胸则不太适合。对于继发性气胸患者，开胸手术并进行胸膜修补仍是目前推荐的方法，而 VATS 应该作为由于肺功能太差不能耐受开胸手术患者的备选方案。

（二）气胸的并发症及其治疗

1. 血气胸　气胸出血系胸膜粘连带内的血管被撕断所致，肺复张后出血多能自行停止。如持续出血不止，排气、止血、输血等处理无效，应开胸手术止血。

2. 脓气胸　由结核分枝杆菌、金黄色葡萄球菌、肺炎杆菌、厌氧菌等引起的干酪性肺炎、坏死性肺炎及肺脓肿可并发脓气胸，应紧急排脓和排气，并选择有效的抗菌药物治疗（全身和局部）。支气管胸膜瘘持续存在者需手术治疗。

3. 纵隔气肿和皮下气肿　张力性气胸抽气或行闭式引流术后，可沿针孔或切口出现胸壁皮下气肿。高压的气体进入肺间质，循血管鞘经肺门进入纵隔，继沿筋膜进入颈部皮下组织及胸腹部皮下。因纵隔内大血管受压，可出现胸骨后疼痛、气急、发绀、血压下降、心浊音界缩小或消失、心音遥远、纵隔区可闻及与心跳一致的破裂音。X 线胸片见皮下和纵隔旁出现透明带。皮下气肿及纵隔气肿多能随胸膜腔内气体排出减压而自行吸收，如纵隔气肿张力过高而影响呼吸和循环时，可做胸骨上窝穿刺或切开排气。

（三）其他类型罕见气胸

1. 妊娠合并气胸　虽说女性气胸的发生率低于男性，但是育龄期妇女气胸并不少见。怀孕和分娩阶段气胸的复发率较高，由此给母亲和胎儿带来潜在危害。早期的文献推荐积极的治疗方式，如长时间的胸腔引流、胸廓切开或提前终止妊娠。近年观点发现了变化，认为保守的治疗方式可以获得同等的疗效。如果孕妇没有呼吸困难、胎儿无不适、气胸量 <2cm 则可以暂时观察。若存在持续漏气则建议胸腔插管引流。在分娩之后可选择创伤小的电视辅助胸腔镜手术（VATS）以避免以后妊娠时再次复发。

为了避免气胸在自然分娩和剖宫产时复发，最安全的方式是在硬膜外麻醉下利用产钳或吸引器在足月前将胎儿引出。如果必须选择剖宫产手术，针刺麻醉较为适宜。

2. 月经性气胸（CPTX） 是自发性气胸的一种特殊类型，临床上以女性反复发作在月经周期的自发性气胸为特征，发病机制尚不清楚，可能与子宫内膜异位症和膈肌缺孔有关。好发于右侧，但左侧或双侧也有发生。患者常合并盆腔、胸腔、腹腔等部位子宫内膜异位症和膈肌小缺孔的存在。

月经性气胸的治疗需要呼吸科、胸外科和妇产科医生的协作。通过改变患者月经周期，避免发生子宫内膜脱落，从而达到治疗的目的。此法适用于年龄较大、不需生育的患者。对于明确 CPTX 子宫内膜异位部位，内科治疗效果不好、张力性气胸、有显著胸膜增厚至肺膨胀不全者、10～19 岁的青少年患者手术治疗是最好的选择。可选择单纯膈肌缺孔修补术、部分膈肌或胸膜切除术、肺部分切除加折叠缝合或单纯缝合。对于非育龄期妇女，也可选择妇科手术包括输卵管结扎术、部分卵巢切除术、子宫切除术等。手术切除可使气胸复发率降至 2% 以下，疗效最确切为开胸术加妇科手术（尤其子宫切除术），几乎无复发。

◎治疗程序

气胸患者入院后，半卧位休息，鼻导管吸氧，保持呼吸道通畅，抗感染、化痰、平喘、镇静止痛，尽早行胸片检查，明确气胸情况与类型，密切观察患者病情变化，必要时做好气管插管和机械通气的准备。

1. 闭合性气胸 患者没有临床症状或者气胸量小于 20%～30%，可以卧床休息，吸氧，每日观察气胸的容积变化，如果患者出现临床症状，气胸量的容积增大，应立即行胸腔闭式引流术。

2. 交通性气胸 应用无菌敷料封闭胸壁伤口，用粗大针头与针筒抽气，立即护送到有条件的医院行胸腔闭式引流术，在清创缝合伤口后，给予抗感染与对症支持治疗。

3. 张力性气胸 应立即用粗大针头与针筒抽气减压，立即转手术室或床边行胸腔闭式引流术，同时给予抗感染、抗休克与对症支持治疗。

4. 闭式引流术后 绝大多数患者胸膜破口能够自行愈合，如果胸膜破口长时间不能愈合，可行胸膜粘连术与胸腔镜手术。

◎治疗进展

胸腔镜与电视胸腔镜是目前治疗气胸与消除肺大疱的先进方法，包括镜下电凝、激光、缝合结扎、内镜下切割缝合等。通过机械摩擦，填塞可溶性或不可溶性网状物，注入药物或滑石粉促使胸膜硬化预防复发。

与开胸手术比较，胸腔镜手术治疗的优点包括：肺复张更快，术后发生肺功能不全的危险性减少，疼痛减轻，住院时间缩短。电视胸腔镜治疗持续漏气气胸，不论是住院时间还是近期与远期疗效，电视胸腔镜均优于开胸手术。

◎护理与照顾

1. 急救护理

气胸患者多数起病急骤，症状严重，需短时间内做到排气、减压。因此，在通知医生的同时应做到：

（1）病床的安置及急救物品的准备。将患者安排到抢救室或患者较少、便于抢救的房间，病室要光线充足、安静、整洁。备齐抢救药品、氧气、闭式引流器械等装置。

（2）立即行胸腔排气减压。当情况危急时，应当机立断进行抢救。用 50～100ml 注射器在患侧锁骨中线第 2 肋间或腋前线 4～5 肋间穿刺抽气，也可用 12 号针头在其尾部扎上橡皮指套，指套末端刺一小口，将针头插入胸膜腔排气，达到迅速解决患者痛苦、提高治愈效果的目的。

2. 常规护理

（1）患者住院后立即进行呼吸、脉搏、体温、血压等生命体征的测量和记录。

（2）协助患者取半卧位，绝对卧床休息，尽量减少搬动和活动，以免增加患者的耗氧量。

（3）合理氧疗。及早给予氧气吸入，急性期且无慢性阻塞性肺部疾病可采用中流量给氧（3～4L/min），待症状好转可采用持续低流量给氧（1～2L/min）；伴有慢性阻塞性肺部疾病的患者，有阻塞性通气障碍和不同程度二氧化碳潴留，若氧浓度过高，会加重二氧化碳潴留而诱发肺性脑病，一般采用持续、低流量给氧（1～2L/min）。要加强巡视病房，防止家属随意调节氧气流量而发生意外。

（4）严密观察患者的呼吸变化和意识状态，若患者呼吸困难加重和意识恍惚，要立即报告医生，做出诊断和处理，以免气胸加重（或破裂处再破裂）和肺性脑病出现。

（5）气胸患者一般有肺结核病史或肺大疱，应指导患者避免剧烈咳嗽、负重、大笑、剧烈活动。对咳痰困难的患者，要嘱其多饮水、口服祛痰剂、止咳剂，适当全身应用抗菌药物。

（6）保持大便通畅，防止便秘，避免因大便用力过大而导致气胸再发或加重。可鼓励患者适当多饮水，多吃青菜、香蕉等食物。必要时用开塞露、缓泻剂。

（7）注意做好口腔及皮肤清洁护理，防止口腔、皮肤感染及压疮等发生。

（8）患者在术后若出现体温升高，必要时行物理降温。

3. 心理护理　大多数患者心理恐惧，护士的首要任务是增强患者安全感，要做到紧张而热情地接诊，亲切而耐心地询问，悉心体贴、关怀周到。使患者感到医务人员可信。医务人员的医德和技术是患者获得安全感的基础。对于这种病尽量避免消极暗示，使患者放松，感到舒适。

4. 胸腔闭式引流护理　胸腔闭式引流是治疗自发性气胸的有效措施之一，手术的成败与术后的护理有很大关系。因此，需做好以下几点：

（1）健康宣教。术前向患者说明目的及意义以取得合作。

（2）经常巡视病房，观察气体的引流情况。保持胸腔闭式引流的通畅，严防导管脱落、扭曲、受压及阻塞等，并观察引流瓶上的水柱波动情况，若引流瓶上的水柱停止波动，并能排除引流管的阻塞、扭曲、脱落等故障所致，这是破裂孔闭合的表现，这时要防止或禁止患者用力咳嗽、用力大便、用力活动等，以免闭合的裂孔再次破裂。

（3）观察引流瓶内的液体情况，准确记录引流液体的量、颜色，胸腔引流瓶应每日更换 1~2 次。更换时应严格无菌操作，引流瓶内放无菌生理盐水，水量以玻璃管入水 2~4cm 为宜，引流瓶连接要正确、紧密，引流瓶液面要低于胸腔出口平面 60cm。

（4）鼓励患者每 2 小时进行 1 次深呼吸和咳嗽练习（咳嗽尽量避免用力），或吹气球，促进肺尽早复张。

（5）胸痛剧烈时，遵医嘱给予止痛药，指导患者分散注意力，如听音乐、看书和报等。

（6）密切观察切口有无感染表现，为了防止切口、胸腔感染，切口应每日换药 1 次。

（7）拔管前试行夹管 24 小时，如无呼吸困难且胸片提示肺复张良好则拔管。拔管后要用 4 层无菌纱布加压包扎。并注意观察有无气胸再发的表现。

（8）需要搬动患者时，引流瓶一定要低于患者胸腔，防止引流瓶内气体或液体逆流进胸腔。当仍有气体排出需搬动患者时，注意千万不可将引流管夹死，应始终保持其通畅。

随访

◎随访要点

1. 气胸患者出院后，嘱其一周后带齐原先住院病历与影像资料前来复诊，再次复查 X 线检查。

2. 督促患者戒烟戒酒，勿食辛辣，油炸食品，不要感冒，防止剧烈咳嗽。

3. 近 2 个月内勿做扩胸运动与屏气动作，保持大便通畅，防止胸腹压力增高。

4. 加强营养，增强体质。

5. 半年或者 1 年内尽量不要乘坐飞机旅行。

◎预后

小量闭合性气胸可自行吸收，不需特别处理，但应注意观察其发展变化。中、大量气胸可先行胸腔穿刺抽气，胸膜腔内压力维持负压，肺随之逐渐复张。闭合性气胸治疗后效果都还是比较理想的。

轻微的自发性气胸不需特殊治疗，几天后气胸即可吸收。

较大的气腔完全吸收需要 2~4 周时间，在此期间无法确定胸膜漏孔是否闭合，以及是否会发生胸膜渗液和胸膜表面纤维素性渗出。采用单纯抽气即能缩短病程，如抽气无法使肺复张，则需插入闭式引流管行水封瓶引流或放置单向阀。

在外伤性及自发性气胸时，随着肺的萎陷，胸膜很快停止泄漏和愈合。肺重新膨胀后，由于脏、壁层胸膜融合，也可促使漏气的封闭。但如果空气持续从支气管胸膜瘘泄漏，则可在水封式引流的同时加上负压吸引，以期使肺迅速复张。使用吸引后，尤其是气胸含气量大，病期长且采用高负压吸引时，有发生复张性肺水肿的危险，如果有大而持续性支气管胸膜瘘或假如气胸局限化则应通过手术将其修补或将有关肺段切除。

对持久的或反复发生的气胸，特别是对胸廓切开术危险性大的患者（如囊性纤维化肺气肿），可用腔内注射胸膜硬化剂，如多西环素或滑石粉。

对于张力性气胸，迅速排除空气是挽救生命的措施。排除空气的简单办法是将 19 号或更大一点的针头插入胸部，然后用一连接于大注射器上的三通活塞通过针头迅速排出空气。穿刺可以在胸部前面或侧面呼吸音消失及叩诊鼓音部位进行。如果来得及做胸部 X 线检查，应避开肺脏被粘连而被压向胸壁的部位。从胸膜腔内抽出空气，再把空气从注射器排放出去，如此交替进行，直至胸廓切开插管及单侧胸廓水封式引流完成为止．还可在插入胸膜腔内的导管上安一个控制阀将空气从胸膜腔内放出。

　　复发性气胸可严重影响患者的劳动和生活．同侧发生两次自发性气胸之后，一般采用手术治疗，方法是做胸廓切开术，缝合或切除肺大疱，并用纱布摩擦胸膜使之粗糙。如果肺大疱病变广泛，则做壁层胸膜切除术。手术可通过电视辅助的胸腔镜进行。

◎患者教育

　　1. 防止上呼吸道感染，尽量避免剧烈咳嗽，必要时要及时服止咳剂。

　　2. 避免猛力运动与屏气动作，保持大便通畅，必要时采取相应的通便措施。

　　3. 气胸痊愈后，2 个月内避免剧烈运动与胸廓运动，避免抬、举重物，避免屏气。

　　4. 戒烟戒酒，不吃辛辣食品。

　　5. 气胸出院后 3～6 个月，不乘坐飞机旅行．

　　6. 增加营养，增强体质锻炼。

第 51 章 单纯鼾症 《《《

◎概况

打鼾是睡眠时最常见的表现，是由于上气道松弛、塌陷、舌根后坠，气流通过狭窄的咽部时，咽部软组织振动而发出的声音。单纯鼾症是常见的打鼾相关疾病，患者仅有睡眠时打鼾，不伴睡眠呼吸暂停或低通气，很少有白天嗜睡、疲乏等临床表现。单纯鼾症有可能发展为阻塞性睡眠呼吸暂停低通气综合征，其本身是否有引起心脑血管疾病的潜在危险目前尚无定论。

单纯鼾症的病因和危险因素仍不十分明确，考虑与上气道解剖上的狭窄、颅颌面畸形、功能性因素导致睡眠时上气道狭窄、存在内分泌疾病如甲状腺功能减退症和肢端肥大症、使用镇静催眠药、年龄、男性、肥胖、吸烟、饮酒、遗传等因素有关。

单纯鼾症的临床表现主要是睡眠时持续响亮的鼾声，通常不伴有其他临床症状，部分患者可有醒后口干。

单纯鼾症的诊断应结合临床表现和多导睡眠监测，仅有打鼾而无呼吸暂停或低通气是本病特点。

单纯鼾症的治疗包括减肥、戒酒、戒烟、侧卧位、鼻扩张器、口腔矫正器、鼻部咽部手术和经鼻 CPAP 治疗。

◎定义

字典上将打鼾定义为睡眠时呼吸由于软腭颤动产生的粗糙的嗓音，国际睡眠呼吸疾患将单纯鼾症定义为"睡眠时无呼吸暂停或低通气呼吸时发出的大的声音"。临床上将打鼾者符合 OSAHS 诊断标准者，诊为 OSAHS；不符合 OSAHS 诊断标准者，则诊断为单纯鼾症；脑电图同时发现反复微觉醒及上气道阻力增加而无呼吸暂停或低通气，并伴临床症状，如白天嗜睡、乏力，睡眠时伴有或不伴有打鼾，但伴有胸内负压增高者，则称为"上气道阻力综合征"。

◎流行病学

有关鼾症的流行病学从 1980 年 ~ 1998 年间共进行了 16 项研究，这些研究总共调查了 32000 多人，结果显示在不同研究中，鼾症的发病率有着很大的不同，男性的发病率从 5% ~ 86%，女性从 2% ~ 57%，平均男性发病率 32%，女性 21%，不同国家和不同人种中存在很大差异。有报道随访打鼾者 10 年，发现呼吸暂停低通气指数增加。

导致差异的主要原因是对于打鼾到目前为止还没有一个公认的标准，家人或患者所提供的打鼾病史有很大的主观性，因为不同的人对打鼾的理解不同。

总之，打鼾可以出现在任何年龄组，在所有年龄组中男性均较女性常见，中年人更为常见，尤其是过度肥胖的男性。

◎病理生理

打鼾是由于睡眠时上气道松弛、塌陷、舌根后坠，气流通过狭窄的咽部，使咽腔软组织振动而发出的声音。睡眠状态下经鼻内镜检查发现，打鼾者在睡眠时，上气道任何部位均可产生振动，包括软腭、腭垂、咽喉、咽后壁等，部位弥漫而不是局限。常发生在吸气相，但也可以发生在呼气相，可发生于所有睡眠期，以非快速动眼期 2 ~ 4 期最常见。

◎病因和危险因素

1. 鼻阻塞 各种鼻腔疾病导致鼻腔阻力增加，鼻咽部负压增加，吸气流量受限，上气道软组织颤动明显，加重打鼾。这些鼻部疾病包括鼻中隔偏曲、鼻甲肥大、鼻息肉、鼻腔肿瘤等。

2. 咽部疾病 咽腔狭窄可以导致上气道塌陷，引起或加重打鼾。导致咽腔狭窄的疾病包括扁桃体、腺样体肥大，舌体肥大，腭垂肥大，咽侧壁肥厚，会厌囊肿或其他良性肿瘤等。

3. 颅面发育异常 下颌过小或下颌后缩可以明显减少咽气道体积，导致上气道塌陷性增加。

4. 肥胖 在所有年龄段体重增加均使打鼾危险性增加，肥胖时上气道周围脂肪堆积，使气道狭窄，阻力增加，打鼾加重。

5. 内分泌疾病 甲状腺功能减退症患者上气道黏液性水肿，造成口咽部狭窄，气道阻塞；同时肌肉收缩性发生改变，吸气时不能对抗气道负压导致咽壁塌陷。肢端肥大症与巨舌有关，会引起咽部黏膜肥厚，面部软骨改变，导致上气道解剖异常，吸气负压作用下出现塌陷，引起打鼾。

6. 神经－肌肉疾病　神经－肌肉系统的任何损害导致舌、咽和喉部肌肉功能减低，足以影响到上气道阻力者，均可能引起打鼾，如运动神经元病、Chiari 畸形等。

7. 饮酒　饮酒后抑制中枢神经系统，增加上气道阻力，降低上气道肌张力，导致上气道狭窄，从而加重打鼾，也可使非打鼾者成为打鼾者。

8. 镇静催眠药物　镇静催眠药通过降低肌肉张力、降低通气动力而加重打鼾。

9. 吸烟　吸烟与打鼾有关，但机制不详，可能通过改变黏液的清除，增加上气道阻力而诱发打鼾。

10. 年龄　随着年龄的增加，打鼾有明显增高的趋势，直到 50～60 岁以后逐步下降。

11. 性别　男性高于女性，绝经期后女性发病率增加。

12. 遗传因素　临床经常发现打鼾有家族史，虽然没有系统性和结论性的资料，但有理由相信存在基因易感性。

◎筛查

患者行夜间 PSG 监测，如果睡眠呼吸暂停/低通气指数未达 OSAHS 诊断标准，结合睡眠打鼾和白天无困倦嗜睡等症状，可以诊断单纯鼾症。

◎问诊与查体

1. 问诊　病史需要询问患者本人以及同屋者。首先询问是否每晚均有睡眠时打鼾，鼾声是否连续、响亮，睡眠时间长短，单纯鼾症者仰卧位时是否打鼾明显，疲劳或饮酒后是否打鼾加重，是否偶尔患者本人也可以听到自己的鼾声，有无目击的睡眠呼吸暂停；其次询问夜间伴随症状，如有无夜间憋醒、起夜；第三询问白天有无口干，晨起头痛头晕，有无白天嗜睡（可以用嗜睡量表评估，如 Epworth 嗜睡量表）；第四，询问有无心脑血管并存疾病（如鼻咽喉疾病、内分泌疾病），有无吸烟饮酒，有无使用镇静催眠药物。

2. 查体　包括体质指数（BMI）、颈围、上气道局部解剖异常（如鼻息肉、扁桃体肥大、咽腔是否狭小、舌体有无肥大、腭垂有无肥大过长、有无下颌后缩），同时行血压检查和心脏查体，以了解有无心血管疾病。

◎辅助检查

辅助检查包括 PSG 监测和上气道的测量，建立在问诊和体检的基础上。对于仅主诉打鼾而无其他症状者，无其他与睡眠呼吸暂停有关的疾病，可不必行检查，仅需治疗打鼾。有明显的鼻咽喉解剖异常时，上气道测量时需要的。对于有症状的打鼾者，表现为缺乏有效的睡眠、白天乏力嗜睡、注意力不集中、工作效率差等。无症状打鼾者伴有心脑血管疾病者需要行 PSG 监测。

◎打鼾的临床意义

1. 打鼾作为睡眠呼吸暂停的征兆 打鼾是睡眠呼吸暂停的最常见症状，对于打鼾者，需要评估是单纯鼾症还是存在睡眠呼吸暂停。在无肥胖、BMI 小于 $27km/m^2$、年龄小于 40 岁人群中，打鼾伴有睡眠呼吸暂停的机会约 25%；而肥胖、中年、伴有白天疲乏困倦的打鼾者中，睡眠呼吸暂停的发生率可高达 65% ~ 95%。

2. 打鼾和心血管疾病 研究最多的是打鼾和高血压的关系，打鼾是高血压发病机制中的独立危险因素，因打鼾常伴有胸内负压增加，并可能伴有轻度氧饱和度下降，引起微觉醒和觉醒，导致交感神经的活性增加，引起血压升高。睡眠时上气道阻力增加，在最大吸气作功增加时可无低氧血症，脑电波显示微觉醒，也可使血压升高。如果发展为 OSAHS，则对心脑血管损害更为明显。

3. 打鼾和白天功能障碍 部分单纯鼾症患者睡眠片段、深睡眠减少，觉醒和微觉醒增加，使患者睡眠质量下降，睡眠不解乏，可导致白天困倦、乏力、注意力不集中、情绪不稳定、工作效率下降。

◎诊断标准

诊断至少应包括以下 1 ~ 2 项：①打鼾的主诉得到旁观者的证实；②没有由于打鼾引起的失眠或过度思睡的证据；③觉醒后感到口干；④PSG 监测证实 AHI 值未达到睡眠呼吸暂停诊断标准，无频繁微觉醒；⑤不符合其他类型睡眠障碍的诊断标准。

◎鉴别诊断

主要应与 OSAHS 相鉴别。仅仅根据病史有时不易鉴别，需要行 PSG 检查。如果 AHI≥15 次/小时，伴或不伴症状；或 AHI≥5 次/小时伴有症状（如日间嗜睡、疲乏、失眠、情绪障碍、认知受损；心血管合并症如高血压、缺血性心脏病、既往脑卒中），则诊断 OSAHS。

◎治疗目标

减轻或消除鼾声，减少打鼾对健康的可能影响，减少打鼾对患者与他人相处的影响。

◎治疗细则

打鼾需要治疗吗？目前倾向于需要治疗。首先，打鼾会影响到患者与他人的相处，甚至引起家庭的不和谐。其次，打鼾对健康的影响还不完全清楚，但只要打鼾有可能对健康不利，就应该治疗。单纯鼾症的治疗与睡眠呼吸暂停的治疗相似，很多用于睡眠呼吸暂停治疗的方法也可用于鼾症。

一、非手术治疗

1. 针对原发病的治疗

2. 针对危险因素的治疗

（1）减肥：患者体重下降后，可以增加有效的通气面积。目前的减肥方法有运动减肥、饮食减肥、药物减肥和手术减肥。

（2）戒酒：饮酒加重打鼾和睡眠呼吸暂停，打鼾者应睡前 3~5 小时避免饮酒。

（3）戒烟：吸烟引起咽喉炎症，增加上气道狭窄和塌陷的趋势。

（4）体位：目前达到共识，仰卧位加重打鼾的发生，侧卧位减轻。可使用安眠枕或睡衣上缝小球的方法，使患者保持侧卧位。

（5）慎服镇静催眠药和肌松药物：鼾症患者应避免使用此类药物，因为这些药物可以加重打鼾。早期的一些文献报道了服用苯二氮䓬类药物后会使睡眠呼吸暂停次数增加，但最近的研究表明，对于打鼾或呼吸暂停较轻的患者，服用溴替唑仑、氟西泮、三唑仑、氟硝西泮、佐匹克隆等药物并不会加重打鼾或呼吸暂停，但目前仍不建议单纯鼾症患者过多使用这一类药物。对于具有特殊适应证的患者，如果确实需要使用这一类药物，需要告知患者，谨慎使用，密切观察。

3. 药物 目前尚无有效的药物治疗打鼾。由于鼻阻塞是引起打鼾的原因之一，非解剖因素导致的鼻阻塞患者，可以用一些改善鼻阻塞的药物来减轻打鼾，最常用的是鼻黏膜血管收缩剂和糖皮质激素喷雾剂。鼻润滑剂可以减轻气流在上气道形成的涡流，改变压力－流量关系，因此也可以减轻打鼾。其他一些药物用于打鼾的药物有普罗替林，理论上可以增加咽部肌肉的张力病降低气道顺应性，但目前并没太多的资料支持。

4. 鼻扩张器　文献报道鼻扩张器可以降低鼻腔阻力，增加气流流量，超过50%患者自觉打鼾有改善，但复查 PSG 进行客观评价则显示打鼾指数无明显改变。由于鼻扩张器耐受性好，价格便宜，且在一部分患者中主观症状有改善，因此可以试用。

5. 口腔矫正器　口腔矫正器通过使口腔部分关闭，下颌及舌外拉而起治疗作用。接受口腔矫正器治疗的患者，无论是主观感受上还是客观测定上打鼾均有所减轻。口腔矫正器对鼾症的反应率在 55% ~ 100%。随着材料和技术的进步，新的口腔矫正器更加舒适、更方便调整，患者更容易接受，在治疗单纯鼾症时应多考虑使用口腔矫正器。

6. 无创正压通气治疗　经鼻 CPAP 目前广泛应用于 OSAHS 的治疗，可以完全消除鼾声。单纯鼾症患者理论上可以予经鼻 CPAP 治疗，但对其耐受性差。

二、手术治疗

外科手术是打鼾的传统治疗方式，通过在鼻、咽、喉等部位进行手术来治疗打鼾。但手术的成功率在不同的患者有很大差异，并且较难预测。手术主要包括：

1. 鼻部手术　鼻腔阻塞通过增加胸内负压而加重打鼾。有鼻息肉、明显的鼻中隔偏曲、下鼻甲肥大或其他明显的解剖结构异常时型鼻腔手术可以改善打鼾。如果无明确解剖结构异常，虽然多数患者反映手术后打鼾症状得到了改善，但远期效果如何少有报道，少数研究认为手术 1 年后这样的改善很少存在。

2. 咽喉部手术　对腭垂腭咽成形术（UPPP）目前看法不一，有研究表明，术后打鼾改善明显，近期有效率 84% 左右，大年随访 1 年后就降低了一半以上（降至不足 40%）。尽管绝大部分患者自觉术后打鼾有所改善，但仅 20% 左右患者认为鼾声完全消除。有研究发现，术后 2 年，42% 患者有明显的不良反应，如咽腔干燥感、异物感、鼻反流、咽分泌物增多、吞咽障碍及言语障碍。

3. 其他手术　激光辅助的腭垂腭咽成形术（LAUP）有创伤小、不良反应少的特点，治疗单纯鼾症长期疗效显著，但患者肥胖时易复发。软腭射频消融术治疗打鼾近期效果好，但缺乏长期疗效的观察。

第52章　中枢性睡眠呼吸暂停综合征 《《《

◎概况

中枢性睡眠呼吸暂停综合征（CSAS）综合征是指各种原因导致睡眠状态下反复出现呼吸暂停和（或）低通气，引起低氧血症、高碳酸血症、睡眠中断，从而使机体发生一系列病理生理改变的临床综合征。病情逐渐发展可出现肺动脉高压、肺心病、呼吸衰竭、高血压、心律失常、脑血管意外等严重并发症。

◎定义

口、鼻无气流通过≥10秒，同时无呼吸运动；患者没有上呼吸道阻塞的症状和对抗气道阻塞的呼吸运动。

◎病因

CSAS多数有神经系统或运动系统的病变：

1. 神经系统　如血管栓塞或变性疾病引起的脊髓病变、脊髓灰质炎、脑炎、枕骨大孔发育畸形、家族性自主神经异常等。

2. 运动系统　肌肉疾患，如膈肌的病变、肌强直性营养不良、肌病等。

3. 部分充血性心力衰竭　经常出现称为Cheyne–Stokes呼吸的中枢性呼吸暂停。

4. 代谢性疾患　甲状腺功能减低症、肾衰竭及肢端肥大的患者有较高的中枢性和阻塞性睡眠呼吸暂停的发生率。

5. 特发性中枢性呼吸暂停　可以发生在不能确定的基础情况下，这些患者同时存在睡眠的摆动和呼吸不稳定，可能有中枢性和阻塞性睡眠呼吸暂停同时存在。

◎病理生理

发病机制可能与呼吸调节或肌肉功能的缺陷有关：

1. 中枢性肺泡低通气综合征（原发、继发）：由于构成呼吸控制系统的脑干神经元和呼吸感受器功能障碍，导致睡眠期肺泡通气量下降，临床以高碳酸血症和低氧血症为特征。

2. 呼吸肌肉疾病。

3. 呼吸驱动短暂的波动。

4. 睡眠开始时的不稳定性。

5. 继发于高通气引起的低碳酸血症和低氧血症：心肺疾病、心血管疾病、肺充血、中枢神经系统疾患、循环时间延长。

6. 中枢呼吸驱动反射性抑制：食管反流、吸入、上气道塌陷。

◎分类分型

CSAS 可以影响到很多不同种类的患者，这些患者可以被进一步分作日间低通气（高碳酸血症）组以及不存在低通气（非高碳酸血症，表 50 – 1）组。低通气组包括通气控制存在缺陷（原发中心型肺泡低通气）的患者以及存在神经 – 肌肉障碍的患者。这些患者通常有呼吸衰竭以及肺心病的发作史。非高碳酸血症组由存在陈 – 施呼吸的患者［通常由充血性心力衰竭（CHF）所导致］以及那些无明确可导致 CSAS 存在的病因的患者（特发性 CSAS）。

表 52 – 1　中枢性睡眠呼吸暂停综合征患者分型

高碳酸血症	非高碳酸血症
特发中枢性低通气	特发中枢性睡眠呼吸暂停
神经 – 肌肉病	陈 – 施呼吸
脑干疾病	与充血性心力衰竭有关
	与神经疾病有关
	睡眠时处于高纬度地区
	经鼻 CPAP 滴定期间

◎病情分级

1. **轻度**　轻微白天睡意和夜间失眠，睡眠时多无呼吸紊乱，呼吸暂停发作周期内动脉氧饱和度可有轻微降低（≥85%）和良性心律失常。

2. **中度**　白天过度睡意和夜间失眠较严重，睡眠时可有呼吸紊乱，伴有动脉氧饱和度中度降低（65% ~84%）和轻度心律失常。

3. **重度**　严重的白天过度睡意和夜间失眠，睡眠时多有呼吸紊乱，动脉氧饱和度严重降低（≤65％）或严重的心律失常。

◎问诊与查体

1. 问诊　夜间有无失眠、早醒，有无打鼾，有无抑郁相关症状，有无白天嗜睡，有无性欲减低。

2. 查体　体格检查：身高、体重，计算体重指数（BMI）＝体重（kg）/身高的平方（m²）；颈围、血压（睡前和醒后血压），评定颌面形态，鼻腔、咽喉部的检查；心、肺、脑、神经系统检查等。

注意血压、BMI，有无颌面部异常，有无咽腔软组织或淋巴组织增加、扁桃体肥大、鼻阻塞，有无神经系统疾病相关症状。

◎辅助检查

1. 优先检查　多导睡眠图（polysomnopraphy，PSG）、神经系统或运动系统病变部位检查（磁共振、增强CT、造影等）。

2. 可选检查

（1）血常规等血液系统检查，特别是红细胞计数、血细胞比容（HCT）等。

（2）血气分析、血糖、血脂。

（3）动脉血气分析。

（4）肺功能检查、心电图、X线头影测量（包括咽喉部测量）及胸片。

（5）上呼吸道CT扫描、MRI：了解上气道结构。

（6）甲状腺功能。

◎诊断标准

至少应包括以下第124项：①主诉夜间失眠，或白天过度睡意；偶尔患者自己意识不到异常，但已引起他人的注意。②睡眠过程中频繁、周期性地出现浅呼吸或缺乏呼吸。③至少有以下一项临床表现：睡眠中出现气喘、打呼噜或窒息；睡眠中出现频繁的肢体运动或觉醒；睡眠中出现口面青紫；抑郁症状。④多导睡眠图表现：CSA事件占总呼吸暂停事件的55％以上，出现与呼吸暂停相关的频繁觉醒、快慢心率交替、氧饱和度降低；多次睡眠潜伏时（MSLT），可以或不能证实平均睡眠潜伏时间≤10min。⑤可存在其他类型睡眠障碍，如周期性肢体运动、阻塞性睡眠呼吸暂停综合征或中枢性肺泡低通气综合征。

◎鉴别诊断

表 52 – 2　CSAS 鉴别诊断

中枢性	阻塞性
正常体型	通常肥胖
失眠，有嗜睡	白天困倦，嗜睡
睡眠时有唤醒	很少唤醒
打鼾轻和间歇性	鼾声大
性功能障碍请	性功能障碍
抑郁	智力损害
	晨起头痛、夜尿多

治疗

◎治疗目标

改善 CSA 患者远期预后。

◎治疗细则

1. 原发病的治疗　积极治疗原发病，如神经系统疾病、充血性心力衰竭的治疗等。

2. 氧疗　夜间吸氧短期内能消除呼吸暂停相关的缺氧，能减轻 CSA，降低夜间去甲肾上腺素水平，并增加分级运动试验中最大氧摄取量。

3. 膈肌起搏　体外膈肌起搏可用于因膈肌瘫痪或疲劳而引起呼吸暂停的患者。可用于中枢神经病变引起的呼吸功能紊乱。

4. 药物治疗　主要应用呼吸兴奋剂，如咖啡因、尼可刹米、山梗菜碱、安宫黄体酮、乙酰唑胺、茶碱等，对脑干损害引起的 CSA 可能有效。

5. 无创气道正压通气治疗　经鼻或口鼻面罩持续正压通气治疗对部分中枢性睡眠呼吸暂停有效，尤其是充血性心力衰竭所导致的 CSR 和（或）CSA。

◎治疗进展

首先应去除病因，如对吸毒导致的 CSA 患者应戒毒；对肥胖低通气综合征患者应建议减肥；对进入高原地区引发的 CsA 患者应脱离高原环境；对心衰伴

CSA 的患者应积极改善心功能等。

下面主要讨论对心衰伴 CSA/陈 – 施呼吸（CSR）患者的治疗。对心衰合并 CSA/CSR 者应积极治疗原发病，合理应用血管紧张素转换酶抑制剂、β 受体阻滞剂、利尿剂（如螺内酯）等以尽可能改善心功能。有研究显示茶碱能治疗心衰合并 CSA，降低心衰患者 CSA 的发生率，但茶碱有致心律失常的不良反应，而且长期疗效尚不清楚，目前尚不推荐其作为常规用药。乙酰唑胺可通过抑制碳酸酐酶活性，增加尿 HCO_3^- 的排出，使血 H^+ 浓度升高，刺激呼吸中枢，从而达到治疗呼吸暂停的作用，其短期疗效已被证实；但其长期疗效尚不清楚，且可引起肾脏排钾增多，导致严重低钾血症及代谢性酸中毒。吸氧对 CSA 的短期疗效已得到反复证实，但其长期效果尚需大规模实验进一步验证。心衰合并 CSA 的机制与血 CO_2 浓度下降有关，直接吸入 CO_2 或者增加死腔通气提高 $PaCO_2$，将有利于 CSA 的治疗。广州呼吸疾病研究所的研究结果显示，心衰及不明原因的 CSA 患者吸入 CO_2，后，CSA 事件几乎消失。但也有研究显示，吸入 CO_2 后并没有睡眠质量及微觉醒的改善，且可使交感神经活性增高，增加心脏负荷，对心衰患者不利。由于长期吸入 CO_2 的安全性尚不确定，该方法依然处于实验阶段。

经鼻持续气道正压通气（CPAP）对 CSA 的疗效远不如对 OSA。CPAP 治疗心衰合并 CSA 的机制与降低心脏的前后负荷有关，AHI 降低后可进一步抑制因呼吸暂停及反复缺氧所致的交感神经兴奋。一项大规模研究显示，CPAP 治疗可使患者 AHI 下降约 50%，但对长期生存率的影响尚不清楚，甚至在治疗的早期增加了心衰合并 CSA 患者的病死率；不过，经过 2 年的 CPAP 治疗后，AHI 降至 15 次/小时以下的患者的生存率有明显改善。这一研究提示我们在用 CPAP 治疗心衰合并 CSA 的早期必须密切观察，如果没有确实疗效，则应考虑停用。与 CPAP 不同，双水平气道正压通气（BiPAP）模式除了吸气与呼气相间存在压差外，还能在发生呼吸暂停时给予强制呼吸。然而，有研究显示在治疗心衰合并 CSA 上，BiPAP 与 CPAP 相比并无明显优势。心衰患者发生 CSA 的原因与过度通气造成血 $PaCO_2$ 下降有关，而 BiPAP 有降低血 $PaCO_2$ 的可能，有增加 CSA 发生率的风险。在治疗 CSA 方面，目前尚无足够证据证明 BiPAP 优于 CPAP。伺服通气（ASV）是近年来开始应用的一项新的无创通气治疗，它通过机内设置的气道内自动跟踪反馈系统，在低通气时增加吸气压，在高通气时降低吸气压，实现按需调节通气量并在呼吸暂停时实施正压通气。通过呼气压、最大吸气压和最小吸气压的设定维持目标通气量的恒定，消除呼吸暂停及其相关的间歇性低氧，使血氧维持在一个相对稳定的水平。研究显示，ASV 能减少心衰合并 CSA 患者的呼吸暂停事件，减少呼吸暂停相关的微觉醒，改善睡眠质量，疗效显著优于 CPAP，可达 90%，但其长期疗效及对生存率的影响有待更多大样本的研究证实。另外，

ASV 治疗时患者需要佩戴面罩并克服呼气正压，对于原本就有呼吸困难的心衰患者，可能产生进一步的不适感，影响其依从性，而且 ASV 价格昂贵，推广应用有一定困难。膈神经刺激术是一种新的治疗技术。初步研究显示经静脉膈神经刺激治疗心衰合并 CSA 的患者的 AHI 显著降低；心衰合并 CSR 患者经膈神经刺激治疗后 CSA 事件显著减少同时伴有氧合改善。此项技术的短期应用效果显著，但这一疗法的长期有效性及安全性尚需进一步研究确定。

◎随访要点

1. 脑血管疾病的进展及改善情况。
2. 心力衰竭的控制情况。
3. 甲状腺功能、肾脏功能及生长激素的情况。
4. 治疗后上述疾病的病情演变。

◎患者教育

CSAS 患者教育的内容主要为原发疾病方面的内容：

1. 疾病知识的教育　对于存在脑血管病等高危疾病的患者，出现失眠、打鼾、睡眠时唤醒症状时需来院筛查有无 CSAS。

2. 心理指导　多数患者有急躁情绪，渴望疾病尽早治愈，且对疾病缺乏认知，针对这些患者，医师必须在工作中做好耐心细致的解释工作，与患者多交谈，了解其心理状态，尽早满足需求．帮助患者稳定情绪，叮嘱积极配合医护人员工作，保持良好的心理状态面对疾病、战胜疾病。

3. 氧疗及无创通气治疗　指导患者合理进行氧疗或者经鼻面罩呼吸机治疗（CPAP 或 BiPAP）。在无创呼吸机治疗初期，根据患者的家属提供的资料设定的压力足够与否，应用情况及寻找失败的原因。与患者保持电话联系，对使用呼吸机治疗中出现的问题，包括呼吸机故障、消耗品的提供等均提供建议。

第53章 阻塞性睡眠呼吸暂停低通气综合征 《《《《

◎简介

1990 年，美国睡眠疾病协会（the American Sleep Disorders Association，AS-DA）制定了 the International Classification of Sleep Disorders（ICSD）。当时三个主要的国际睡眠组织（欧洲睡眠研究会、日本睡眠研究会和拉丁美洲睡眠研究会）共同参加并出版了《the International Classification of Sleep Disorders：Diagnostic and Coding Manual》。这个分类原则主要是根据睡眠疾病的诊断、流行病学和研究目的进行划分，在国际交流过程中起到了重要的作用，并促进了临床医师进行睡眠疾病研究。2003 年，ASDA 更名为美国睡眠医学会（the American Academy of Sleep Medicine），对 ICSD 进行了完整的修订和更新，于 2005 年发表了第二版的 ICSD – 2。其中列举了 85 种睡眠疾病，对每一种疾病都进行了详细阐述。将睡眠疾病总共分为八大类：失眠、睡眠呼吸疾病、不是由于呼吸疾病引起的嗜睡、昼夜节律睡眠障碍、异态睡眠、睡眠相关运动失调、独立症状和其他睡眠疾病。

睡眠呼吸暂停低通气综合征（sleep apnea hypoventilation syndrome，SAHS）是一种曾经被严重忽视的与睡眠相关的严重呼吸障碍，传统分类包括阻塞性睡眠呼吸暂停低通气综合征（obstructive sleep apnea hypoventilation syndrome，OSAHS）、中枢性睡眠呼吸暂停综合征（central sleep apnea syndrome，CSAS）和混合性睡眠呼吸暂停综合征（mixed sleep apnea hypoventilation syndrome，MSAS）。其中以 OS-AHS 最常见，国外资料显示成年人中患病率达 2% ~ 4%，是多种全身性疾病的独立危险因素，甚至发生夜间猝死。

◎定义

临床上有典型的夜间打鼾及呼吸不规则、白天过度嗜睡、经 PSG 监测显示夜间 7 小时睡眠中呼吸暂停及低通气反复发作 > 30 次或睡眠呼吸暂停低通气指数（AHI）≥5 次/小时，即可定义为睡眠呼吸暂停低通气综合征。

呼吸暂停，定义为睡眠过程中口鼻呼吸气流完全停止至少 10 秒以上。

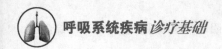

低通气是指睡眠过程中呼吸气流强度（幅度）较基础水平降低 50% 以上，并伴有血氧饱和度较基础水平下降 4% 或微觉醒。

睡眠呼吸暂停低通气指数是指每小时睡眠时间内呼吸暂停加低通气的次数。

根据睡眠过程中呼吸暂停时胸腹式呼吸的运动情况，临床上将睡眠呼吸暂停综合征分为中枢型（CSAS）、阻塞型（OSAS）、混合型（MSAS）。阻塞型指呼吸暂停过程中呼吸动力仍然存在。阻塞型是三种类型中最常见的，目前把阻塞型和混合型统称为阻塞型睡眠呼吸暂停低通气综合征（OSAHS）。

◎流行病学

睡眠呼吸暂停是一个相当常见的疾病。在威斯康星州进行的维斯康星睡眠序列研究中发现，9% 的中年男性和 4% 的中年女性 RDI 超过 15 次/小时，如果夜间和白天症状包括在睡眠呼吸暂停的定义之内，那么 4% 的中年男性和 2% 的中年女性符合睡眠呼吸暂停综合征。

流行病学研究显示，男性居多。男性是女性的 2 倍。早期的临床报告显示，男性阻塞性睡眠呼吸暂停的发病率为女性的 8 ~ 9 倍。

◎病因

阻塞性睡眠呼吸暂停的病因包括解剖和神经两个因素。

在清醒时，上气道也有可能存在解剖上的狭窄，增大的软组织结构（舌体增大、软腭或侧咽壁的大小）或骨性结构异常（下颌后缩、小下颌）。这样的狭窄在睡眠期间易形成上气道塌陷。

患者在睡眠期，如非快眼动睡眠，吸气相气道扩张肌的张力性和周期性活动减少，这种减少很可能与相关运动神经元活动有关，导致睡眠期间中枢脑干通路的刺激减少。而这种刺激的输入是通过来自于细胞分泌的血清素做中介的。非快眼动睡眠，这个反射显著减少，尤其是和周期性快眼动睡眠事件相关的气道扩张肌的活动能够完全被抑制。因此，睡眠呼吸暂停患者这些问题在快眼动睡眠期更突出。

◎问诊与查体

1. 问诊 注意询问患者有无失眠、夜间唤醒或窒息感，是否夜间多尿。配偶可提供更多的关于睡眠方面的信息，比如有无鼾声、呼吸暂停事件，是否目击患者手臂胡乱挥动或其他大的运动。是否存在晨起困难伴困倦感及白天嗜睡。对于存在白天嗜睡情况的患者，需详细询问嗜睡的程度。目前使用的 ESS 评分是一项嗜睡自我分级的有用工具（表 53 – 1）。

表 53 – 1　ESS 评分

0 = 从不打瞌睡 1 = 轻微瞌睡 2 = 中度瞌睡 3 = 重度瞌睡	
可能瞌睡的八种情况	
坐着看书时	0　1　2　3
看电视时	0　1　2　3
在公共场所静坐时（例如剧院和会议）	0　1　2　3
连续乘车一小时没有休息	0　1　2　3
如果环境允许的话，午后躺下休息时	0　1　2　3
坐着与别人谈话时	0　1　2　3
午饭（不饮酒）后静坐时	0　1　2　3
乘坐出租车遇到交通阻塞，停车几分钟时	0　1　2　3
结果	
Epworth 最后评分（将以上八种情况的结果相加）：_____	

2. 查体　注意血压、BMI；有无颌面部异常、咽腔软组织或淋巴组织增加、扁桃体肥大，鼻阻塞；有无神经系统相关疾病。

◎分类分型

OSAHS 的严重程度包括两个方面，白天嗜睡的严重程度和夜间监测的严重程度。

1. 嗜睡

轻度：在需要一点注意力的活动中，出现不想要的嗜睡或不自主睡眠事件。如看电视、读书或乘车旅行。症状仅产生轻微的社会或职业功能损害。

中度：在需要一些注意力的活动中，出现不想要的嗜睡或不自主睡眠事件。如音乐会、会议或演出。症状产生中度的社会或职业功能损害。

重度：在需要注意力集中的活动中，出现不想要的嗜睡或不自主睡眠事件。如吃饭、说话、行走或驾车。症状产生显著的社会或职业功能损害。

2. 睡眠相关阻塞性呼吸事件

轻度：5 ~ 15 次/小时。

中度：15 ~ 30 次/小时。

重度：>30 次/小时。

◎辅助检查

多导睡眠监测（polysomnography，PSG）是诊断睡眠打鼾（睡眠呼吸暂停低通气综合征，OSAHS）最重要的检查。通过夜间连续的呼吸、动脉血氧饱和度、脑电图、心电图、心率等指标的监测，可以了解打鼾者有无呼吸暂停、暂停的次数、暂停的时间、发生暂停时最低动脉血氧值及对身体健康影响的程度。多导睡眠监测仪是目前最常用的睡眠监测手段，是诊断打鼾最重要的检查，是国际公认的诊断睡眠呼吸暂停低通气综合征的金标准。

◎并发症

OSAHS 可能引起以下病变或问题：

血管疾病：①引起或加重高血压（夜间及晨起高血压）；②冠心病、夜间心绞痛及心肌梗死；③夜间发生严重心律失常、室性期前收缩、心动过速、窦性停搏、窦房传导阻滞及房室传导阻滞；④夜间反复发作左心衰竭；⑤夜间猝死。

呼吸系统疾病：①肺动脉高压、重叠综合征 [慢性阻塞性肺病（COPD）＋OSA] 及肺源性心脏病；②呼吸衰竭；③夜间发作的支气管哮喘。

神经系统疾病：①脑血栓、脑出血；②癫痫发作；③痴呆症；④精神异常：焦虑、抑郁、语言混乱、行为怪异、性格变化、幻视及幻听；⑤神经衰弱；⑥认知障碍。

内分泌和性功能障碍：①糖尿病；②性功能障碍，阳痿及性欲减退；③指端肥大症；④垂体和甲状腺功能障碍。

肾脏损害：①蛋白尿和肾病综合征；②肾功能障碍。

其他：①头痛；②继发性红细胞增多及血液黏滞度增高；③胃食管反流；④免疫功能下降。

◎诊断标准

1. 必须满足标准 A 或 B，加标准 C

A：没有其他原因解释的过度嗜睡

B：具有下面两项或以上，且不能被其他原因解释：

a. 在睡眠中窒息或憋气。

b. 睡眠中反复唤醒。

c. 不能恢复精力的睡眠。

　　d. 日间疲劳。

　　e. 注意力受损。

　　C. 整夜监测证实在睡眠期间每小时有 5 次或更多的阻塞性呼吸事件。这些事件可能包括阻塞性呼吸暂停、低通气和（或）呼吸努力相关的微觉醒（respiratory effort related arousals，RERA）

　　2. 阻塞性呼吸暂停 - 低通气事件　阻塞性呼吸暂停低通气事件的特点是呼吸短暂的减少或完全停止。同基线相比，睡眠期间有效测量的呼吸幅度，明显减少大于 50%。或在睡眠期间有效测量的呼吸幅度，明显减少不能满足上述标准，但氧饱和度大于 3% 或有微觉醒，事件持续 10 秒或更长。

　　3. 呼吸努力相关的微觉醒事件　特点是呼吸努力增加导致睡眠中微觉醒，但不能满足呼吸暂停或低通气事件，定义为呼吸努力相关微觉醒事件。该事件满足以下两个标准：

　　（1）逐渐变负的食管压形式，被突然的压力改变终止（如一个较小的负压水平和一次觉醒）。

　　（2）事件持续 10 秒或更长。

◎鉴别诊断（表 53 - 2）

表 53 - 2　阻塞性睡眠呼吸暂停低通气综合征

疾病名	症状/体征鉴别
单纯鼾症	有明显鼾声，PSG 检查不符合上气道阻力综合征诊断，几乎没有呼吸暂停和低通气，没有睡眠破裂或日间功能受损，没有低氧血症
慢性低通气综合征	清醒时 $PaCO_2$ 升高，且经过持续正压通气治疗后 $PaCO_2$ 仍高于正常
中枢性呼吸暂停（陈 - 施呼吸）	没有持续的呼吸努力存在
嗜睡相关疾病：如发作性睡病、不足睡眠、周期性腿动、非呼吸性觉醒紊乱或使用酒精或药物等	

◎诊断程序

　　（1）根据病史及体格检查疑诊睡眠呼吸暂停综合征。

　　（2）行多导睡眠监测明确诊断。

　　（3）分析 PSG 数据结合 ESS 评分进行严重程度的判断。

◎临床路径

一、阻塞性睡眠呼吸暂停低通气综合征临床路径标准住院流程

（一）适用对象

第一诊断为阻塞性睡眠呼吸暂停综合征（ICD－10：G47.3）。

行悬雍垂腭咽成形术（ICD－9－CM－3：27.69/29.4）。

（二）诊断依据

根据《临床诊疗指南－耳鼻喉科分册》（中华医学会编著，人民卫生出版社）及《临床技术操作规范－耳鼻喉科分册》（中华医学会编著，人民军医出版社）诊断。

1. 症状 睡眠时打鼾、反复呼吸暂停，可伴有白天嗜睡、注意力不集中等。

2. 体征 口咽腔部黏膜组织肥厚致咽腔狭小，悬雍垂肥大或过长，软腭过低过长，扁桃体肥大和（或）腭部狭窄为主。

3. 纤维内镜检查 阻塞平面主要位于口咽部。

4. 多道睡眠监测（PSG） 符合阻塞性睡眠呼吸暂停综合征。

5. 上气道影像学检查

（三）治疗方案的选择

根据《临床诊疗指南－耳鼻喉科分册》（中华医学会编著，人民卫生出版社）和《临床技术操作规范－耳鼻喉科分册》（中华医学会编著，人民军医出版社）选择治疗方案。

行悬雍垂腭咽成形术（UPPP 或 H－UPPP）；手术前后可酌情应用持续正压通气（CPAP）治疗。

（四）标准住院日≤10 天

（五）进入路径标准

1. 第一诊断必须符合 ICD－10：G47.3 阻塞性睡眠呼吸暂停低通气综合征疾病编码。

2. 当患者同时具有其他疾病诊断，但住院期间不需要特殊处理也不影响第一诊断的临床路径流程实施时，可以进入路径。

（六）术前准备≤4 天

1. 必需的检查项目

（1）血常规、尿常规。

（2）肝肾功能、电解质、血糖、凝血功能。

（3）感染性疾病筛查（乙肝、丙肝、梅毒、艾滋病等）。

（4）胸片、心电图。

（5）PSG 检查。

（6）纤维内镜检查。

2. 有条件者 可进行上气道影像学检查（X 线头影测量/CT/MRI）、上气道压力检查。

（七）预防性抗菌药物选择与使用时机

按照《抗菌药物临床应用指导原则》（卫医发〔2004〕285 号）合理选用抗菌药物。

（八）手术日为入院后 4 天内

1. 麻醉方式：全身麻醉。

2. 手术方式：见治疗方案的选择。

3. 特殊情况，标本送病理检查。

（九）术后住院恢复≤6 天

1. 根据患者情况，必要时可转入 ICU 治疗。

2. 根据患者情况确定复查的检查项目及需要的后续治疗。

3. 术后用药：按照《抗菌药物临床应用指导原则》（卫医发〔2004〕285 号）合理选用抗菌药物；可用含漱液漱口。

（十）出院标准

1. 一般情况良好，咽部无感染征象。

2. 没有需要住院处理的并发症。

（十一）变异及原因分析

1. 伴有影响手术的合并症，需进行相关诊断和治疗等，导致住院时间延长，治疗费用增加。

2. 出现手术并发症，需进一步诊断和治疗，导致住院时间延长、治疗费用增加。

◎治疗方法

1. 病因治疗 纠正引起 OSAHS 或使之加重的基础疾病，如应用甲状腺素治疗甲状腺功能减低等。

2. 一般性治疗 对 OSAHS 患者均应进行多方面的指导，包括：①减肥、控制饮食和体重、适当运动；②戒酒、戒烟、慎用镇静催眠药物及其他可引起或加重 OSAHS 的药物；③侧卧位睡眠；④适当抬高床头；⑤白天过度劳累。

3. 无创气道正压通气治疗 是成人 OSAHS 患者的首选治疗方法。包括普通及智能型 CPAP（AutoCPAP）通气和双水平气道正压（BiPAP）通气，以 CPAP 最为常用，CO_2 潴留明显者建议使用 BiPAP。适应证：①中、重度 OSAHS 患者（AHI > 15 次/h）；②轻度 OSAHS（AHI 5 ~ 15 次/小时）患者但症状明显（如白天嗜睡、认知障碍、抑郁等），合并或并发心脑血管疾病和糖尿病等；③经过其他治疗（如 UPPP 手术、口腔矫正器等）后仍存在的 OSA；④OSAHS 合并 COPD 者，即"重叠综合征"；⑤OSAHS 患者的围手术期治疗。

以下情况应慎用：①胸部 X 线或 CT 检查发现肺大疱；②气胸或纵隔气肿；③血压明显降低（血压低于 90/60 mmHg）或休克时；④急性心肌梗死患者血流动力学指标不稳定者；⑤脑脊液漏、颅脑外伤或颅内积气；⑥急性中耳炎、鼻炎、鼻窦炎感染未控制时；⑦青光眼。CPAP 压力的调定：设定合适的 CPAP 压力水平是保证疗效的关键。理想的压力水平是指能够消除在各睡眠期及各种体位睡眠时出现的呼吸暂停及打鼾所需的最低压力水平，并保持整夜睡眠中的 SaO_2 在正常水平（ > 90%），并能为患者所接受。

如用 AutoCPAP 进行压力调定，选择 90% ~ 95% 可信限的压力水平。

（1）初始压力的设定：可以从较低的压力开始，如 4 ~ 6 cm H_2O（1 cmH_2O = 0.098 kPa），多数患者可以耐受。

（2）CPAP 压力人工调定：临床观察有鼾声或呼吸不规律，或血氧监测有 SaO_2 下降、睡眠监测中发现呼吸暂停时，将 CPAP 压力上调 0.5 ~ 1.0 cmH_2O；鼾声或呼吸暂停消失，SaO_2 平稳后，保持 CPAP 压力或下调 0.5 ~ 1.0 cmH_2O 观察临床情况及血氧监测，反复此过程以获得最佳 CPAP 压力。有条件的单位可应用自动调定压力的 CPAP（AutoCPAP）进行压力调定。

气道正压治疗的疗效体现：①睡眠期鼾声、憋气消退，无间歇性缺氧，SaO_2 正常。②白天嗜睡明显改善或消失，其他伴随症状如忧郁症显著好转或消失。③相关并发症，如高血压、冠心病、心律失常、糖尿病和脑卒中等得到改善。口腔矫治器：适用于单纯鼾症及轻中度的 OSAHS 患者，特别是有下颌后缩者。对于不能耐受 CPAP、不能手术或手术效果不佳者可以试用，也可作为 CPAP 治疗的补充治疗。禁忌证：重度颞下颌关节炎或功能障碍、严重牙周病、严重牙列缺失者不宜使用。

4. 外科治疗 仅适合于手术确实可解除上气道阻塞的患者，需严格掌握手术适应证。可选用的手术方式包括悬雍垂 – 腭 – 咽成形术（uvulo palatopharyngo-plasty, UPPP）及其改良术、下颌骨前徙颏前徙术及颌面部前徙加舌骨肌切断悬吊术，符合手术适应证者可考虑手术治疗。这类手术仅适合于上气道口咽部阻塞（包括咽部黏膜组织肥厚、咽腔狭小、悬雍垂肥大、软腭过低、扁桃体肥大）并且 AHI < 20 次/小时者；肥胖者及 AHI > 20 次/小时者均不适用。对于某些非肥胖而口咽部阻塞明显的重度 OSAHS 患者，可以考虑在应用 CPAP 治疗 1～2 个月，其夜间呼吸暂停及低氧已基本纠正情况下试行 UPPP 手术治疗。术前和术中严密监测，术后必须定期随访，如手术失败，应使用 CPAP 治疗。

5. 药物治疗　目前尚无疗效确切的药物。

6. 合并症的治疗　对于并发症及合并症应给予相应治疗。

◎随访

1. 病情总体随访　确诊为 OSAHS 的患者如未接受积极的治疗方法（如 CPAP、口腔矫治器及外科手术等），应注意病情的变化，特别是其家属应注意患者夜间鼾声的变化、有无憋气及患者白天嗜睡的情况，鼾声时断时续或白天嗜睡加重均提示患者病情可能恶化或进展，应及时就诊复查 PSG，必要时采取积极的治疗；已应用上述治疗的患者参考以下的条目进行随访观察。

2. CPAP　压力调定后，患者带机回家进行长期家庭治疗，对家庭治疗的早期应密切随访，了解患者应用的依从性及不良反应，协助其解决使用中出现的各种问题，必要时应行 CPAP 压力的再调定，以保证患者长期治疗的依从性。其后应坚持定期随访。

3. 口腔矫治器及外科手术　治疗后 3 个月、6 个月应复查 PSG，以了解其疗效，对于不能耐受或效果不佳的患者应尽快改用疗效更肯定的治疗方法，如 CPAP 等。

◎预后

睡眠时反复的呼吸暂停引起频繁低氧和二氧化碳潴留，导致神经调节功能失调、内分泌功能失调及血流动力学改变，造成组织器官缺血、缺氧、多系统多器官损害，甚至死于严重并发症。因为机体对这些影响反应的差异性，所以靶器官功能损害的临床表现及严重程度也有很大差异。多数并发症有较大的可逆性，如能及时明确诊断和有效治疗原发病，可以显著改善患者预后。

◎患者教育

1. 疾病知识教育　OSAHS 是指在 7h 夜间睡眠期间有 ≥30 次呼吸暂停发作。呼吸暂停指数 >5，呼吸紊乱指数 >20，血氧饱和度至少记录到 1 次 <85%。临床表现：昼间嗜睡、头晕乏力、晨起头痛、性格改变；夜间睡眠时打鼾及间断性呼吸暂停、憋醒、多动不安、多汗、睡眠行为异常等；多数人体型肥胖；嗜好烟

酒，主诉有高血压、心脏病、神经衰弱、记忆力减退等症状。

2. 心理指导 多数患者有急躁情绪、渴望疾病尽早治愈．且对疾病缺乏认知，针对这些患者，医师必须在工作中做好耐心细致的解释工作，与患者多交谈，了解其心理状态，尽早满足需求．帮助患者稳定情绪，叮嘱积极配合医护人员工作，保持良好的心理状态面对疾病、战胜疾病。

3. 控制体重 肥胖是导致 OSAS 的重要危险因素之一。肥胖发生 OSAS 的概率比正常人大 3 倍。应反复阐明肥胖对健康的危害性，和患者家属一起协助患者减肥。当体重下降后，可使呼吸道的顺应性减低，以此降低呼吸暂停指数，提高血氧饱和度，减少睡眠中断，改善症状，并要经常体育锻炼，以提高机体的免疫力。

4. 注意饮食习惯 三餐应注意荤素搭配．以保证各种营养元素的吸收。饮食最好以天然食品为主，多食鲜蔬水果。劝其戒除烟酒，睡眠前避免使用催眠镇静药。

5. 保持侧卧位睡眠姿势 侧卧位睡眠可防止舌后坠，减轻上呼吸道塌陷阻塞、保持呼吸道通畅，明显减轻打鼾、呼吸暂停及低通气。OSAS 患者可在睡衣的背部缝上可装球状物的口袋，以辅助患者保持侧卧位睡眠。或者把被子折叠成有一斜面的形状，让患者背部贴于斜面．因阻力作用使患者保持侧卧位。良好的睡眠习惯可以减轻 OSAS 的症状。

6. 无创通气治疗 指导经鼻面罩持续呼吸道正压通气（CPAP）是 OSAS 患者一个常用的最有效的治疗方法。通过 CPAP 治疗后患者的呼吸暂停次数可明显减少和消失，血氧饱和度上升，睡眠结构改变，症状明显减轻，生活质量提高。在 CPAP 治疗初期，根据患者的家属提供的资料设定 CPAP 的压力足够与否，应用情况及寻找失败的原因。例如，患者的家属发现使用 CPAP 呼吸机的治疗过程中，患者仍有轻微的鼾声或窒息、憋气的现象，证明设定的压力偏低。与患者保持电话联系，对使用 CPAP 呼吸机治疗中出现的问题，包括呼吸机故障、消耗品的提供等均提供建议，这种方法耗时少，效果较好。

第 54 章　全身疾病肺表现 《《《《

◎概况

结缔组织肺病变是一组常见的自身免疫性疾病，可累及多种脏器，其主要病理改变为疏松结缔组织发生黏液性水肿、类纤维蛋白变性、小血管坏死和组织损伤。由于支气管、肺血管和肺间质及胸膜均富含结缔组织，因此结缔组织病常有肺部表现，呼吸系统中呼吸肌、胸膜、气道、肺实质、肺间质以及肺血管均可受累。

结缔组织肺病变主要表现为慢性咳嗽、多干咳少痰以及进行性加重的呼吸困难。还可有咯血、胸痛等。

辅助检查首选胸部 X 线或 HRCT 检查、特异自身抗体、肺功能检查。必要时进行支气管镜检查和肺、胸膜活检。

治疗方法：针对原发病主要为非甾体类抗炎药、糖皮质激素和免疫抑制剂以及氧疗、呼吸机辅助通气等支持治疗。

预防措施包括戒烟、适当锻炼、避免呼吸道感染等。

基础

◎定义

结缔组织肺病变是一组常见的自身免疫性疾病，可累及多种脏器，其主要病理改变为疏松结缔组织发生黏液性水肿、类纤维蛋白变性、小血管坏死和组织损伤。由于支气管、肺血管和肺间质及胸膜均富含结缔组织，因此结缔组织病常有肺部表现，呼吸系统中呼吸肌、胸膜、肺实质或肺血管均可受累。

◎流行病学

近年来，关于结缔组织病在肺部表现的报道日益增多，肺部表现往往与全身疾病同时或先后出现。但也有部分患者首先出现肺部表现，其病因尚不清楚。临床上大部分结缔组织病的肺部表现发生在已经明确诊断的结缔组织病患者中，但有时肺部病变可能比典型的系统性病变出现更早。国外报道约70%的系统性硬化，10% ~47%的类风湿关节炎和6% ~24%的系统性红斑狼疮患者可发生肺间质纤维化。我国整体结缔组织病继发肺间质病变的发病率目前尚不清楚。北京协和医院对1990 ~1997年住院的842例CTD患者进行的回顾性分析显示：49.4%的系统性硬化患者继发肺间质病变，其中12.5%死于肺间质病变；28.7%的多发肌炎（皮肌炎）患者继发肺间质病变，其中31.9%死亡；类风湿关节炎、干燥综合征、混合结缔组织病和系统性红斑狼疮患者继发肺间质病变的发生率分别为22.5%、15.5%、14.5%和3.2%。从这些资料可以看出。肺间质病变是结缔组织病的重要合并症和死亡原因。

◎病因

本病继发于结缔组织疾病，而结缔组织病的病因不完全清楚，可能与遗传、感染（主要是病毒感染）及内分泌紊乱等有关。

◎病理剖析

1. 间质性肺疾病

（1）弥漫性肺泡损伤：肺损伤主要是由间质性炎症浸润、间质性水肿和纤维蛋白沉积混合组成。重症病例可有弥漫性肺泡出血。随病情进展可出现蜂窝肺。急性狼疮性肺炎、多发性肌炎－皮肌炎可出现上述表现。

（2）非特异性间质性肺炎（NSIP）：以肺间质内淋巴浆细胞不同程度浸润和胶原沉积为特征。随疾病进展可发生肺部结构变形或蜂窝肺，多见于类风湿关节炎、多发性肌炎－皮肌炎、混合结缔组织病和硬皮病。

（3）淋巴细胞间质性肺炎：为肺间质内成熟淋巴细胞的单一浸润。能够进展成为普通型间质性肺炎（UIP），晚期出现蜂窝肺。最常见于原发性干燥综合征，其次见于伴随于其他结缔组织疾病的继发性干燥综合征，多见于类风湿关节炎。

（4）普通型间质性肺炎（UIP）：为特发性肺纤维化的基本病理损伤，也可出现在结缔组织疾病中，由单核细胞浸润和成纤维细胞增生导致肺泡间质内胶原沉积。随疾病进展可发展为蜂窝肺，多见于类风湿关节炎。

（5）闭塞性细支气管炎伴机化性肺炎（BOOP）：组织病理学有三个特征：①肺泡腔内和肺泡管内成纤维细胞增殖和早期胶原沉积；②由成纤维细胞和单核细胞组成的炎性息肉突入呼吸和末端细支气管内；③累计区域内肺泡间隔淋巴浆

细胞浸润伴有Ⅱ型肺泡细胞增生。可见于结缔组织疾病的合并症，尤其是类风湿关节炎和多发性肌炎－皮肌炎。

2. 肺血管疾病

（1）肺动脉高压最常见于系统性硬化病，也可见于系统性红斑狼疮和类风湿关节炎。病理特征为丛源状增殖性改变，主要累及小动脉和肺肌小动脉，为内膜上皮增殖和平滑肌细胞增殖，造成血管内膜增厚，最终形成血管腔内堵塞。

（2）血管炎通常表现为小血管炎，累及小动脉和肺肌性小动脉。多见于系统性红斑狼疮，其次是类风湿关节炎、多发性肌炎－皮肌炎。

3. 弥漫性肺泡出血

（1）单纯的肺泡出血，缺乏炎症表现，类似于特发性含铁血黄素沉积症，多见于系统性红斑狼疮。

（2）肺毛细血管炎，肺泡间质内中性粒细胞浸润，导致肺泡毛细血管基底膜坏死，毛细血管破坏和血栓形成，红细胞漏出至肺泡腔内，最常见于系统性血管炎。结缔组织疾病中多见于系统性红斑狼疮，也可见于类风湿关节炎、干燥综合征、多发性肌炎－皮肌炎和混合型结缔组织疾病。

4. 细支气管炎

（1）呼吸性细支气管炎主要见于吸烟者伴或不伴有结缔组织疾病，通常发生在类风湿关节炎、干燥综合征。

（2）闭塞性细支气管炎多见于类风湿关节炎。

5. 肺实质结节 类风湿关节炎、干燥综合征可出现非感染性肺实质结节。RA中，这类结节称为坏死性结节或类风湿结节，通常位于小叶间隔和胸膜下肺实质。坏死性结节内包含有栅栏样的间质细胞、巨细胞和其他单核细胞环绕纤维蛋白样的碎片。SS病例中结节常称为假性淋巴瘤，由淋巴细胞、组织细胞的浸润以及肉芽肿构成。

◎病理生理

结缔组织病继发肺间质病的发病机制是由吞噬细胞和活化的淋巴细胞等参与，最终产生多种细胞因子、蛋白酶和氧自由基等造成肺组织的损伤所致。间质性肺病病变的急性期为肺泡炎阶段，此阶段若得到有效的治疗可明显改善肺间质病变，甚至使肺泡炎完全消退；但若未及时发现并治疗则可使病变转为慢性，可出现进行性加重的肺间质内胶原紊乱，广泛纤维组织增生，肺泡隔破坏，形成囊性纤维化；如进一步发展，肺泡结构可完全损害，呈蜂窝样肺或肺大疱，病变将不可逆转。

◎ 分类分型

目前，我国对结缔组织病继发间质性肺病欧洲呼吸学会的分型标准，将特发性肺间质病变的分型用于结缔组织病继发间质性肺病的分型，主要类型包括非特异性间质性肺炎（NSIP）、寻常型间质性肺炎（UIP）、淋巴细胞浸润型肺炎（LIP）、脱屑性间质性肺炎（DIP）、弥漫性肺泡炎（DAD）和闭塞性细支气管炎伴机化型肺炎（BOOP）等。研究显示，不同结缔组织病出现间质性肺病的临床和病理分型有所不同。如 NSIP 易继发于系统性硬化（SSc）、多发性肌炎/皮肌炎（PM/DM）、类风湿关节炎（RA）、系统性红斑狼疮（SLE）、干燥综合征（SS）和混合结缔组织病（MCTD）；UIP 易继发于 RA、SSc、PM/DM 和 SS；BOOP 易继发于 PM/DM、RA、SSc、SLE 和 SS；UP 易继发于 SS、SLE 和 MCTD；DIP 易继发于 SLE、RA 和 SSc；DAD 易继发于 SLE、SSc、PM/DM、RA 和 MCTD。需要强调的是，一些 CTD 患者可同时出现两种或两种以上病理类型的 ILD。这也是 CTD 继发 ILD 的重要特点。

◎ 预防

1. 一级预防

（1）病因与自身免疫功能失调有关，加强身体锻炼，规律生活，保持愉快的心情以提高机体免疫功能。

（2）加强营养，补充维生素。

（3）注意保暖，避免受风寒侵袭。

2. 二级预防

（1）早期诊断。

（2）早期治疗。

3. 三级预防

（1）坚持正规治疗，并避免和减少激素、免疫抑制剂、非甾体类抗炎药的不良反应。

（2）坚持功能锻炼，增强自身免疫功能。

（3）生活应有规律，劳逸适度，症状显著时可适当休息。

（4）注意肢端保暖，避免妊娠、过度劳累及剧烈精神刺激。

◎ 筛检

结缔组织病是继发性间质性肺疾病的首要基础疾病，对患有结缔组织病的患者出现呼吸系统症状时应及时评价其肺部病变。

1. 结缔组织疾病自身抗体的筛查。

2. 肺高分辨率 CT（high – resolution computed tomography，HRCT），肺功能检查。

诊断

◎问诊与查体

1. 问诊　呼吸困难是否为进行性加重。咳嗽咳痰，早期不严重，晚期有刺激性干咳，合并感染可有脓性痰，少数有痰中带血。胸痛：可出现胸膜性胸痛。

结缔组织疾病表现：关节疼痛，反复发作的慢性关节疼痛，疼痛不剧烈，而以其他器官受累症状为主，骨骼肌疼痛、衰弱、乏力、发热、光过敏、雷诺现象、眼干、口干等。

2. 查体　肺间质纤维化时可出现呼吸急促、发绀、双肺中下部可闻及 Velcro 啰音。病史较长者还可出现杵状指（趾）。还需注意有无结缔组织疾病表现，如皮损、脱发、口腔溃疡、皮下结节等。

◎疾病演变

1. 系统性红斑狼疮　急性狼疮性肺炎及弥漫性肺泡出血病情进展迅速，死亡率达40%～90%。肺间质纤维化晚期出现明显呼吸困难者预后不佳，多死于呼吸衰竭。

2. 类风湿关节炎　早期肺部病变经合理有效的治疗，病变可逆转或长期稳定；病变发展至弥漫性肺间质纤维化阶段，肺功能损害严重者，则治疗效果差，预后不佳，多死于呼吸衰竭。

3. 白塞病　白塞病患者的肺部病变，可表现为肺动脉瘤、动脉或静脉血栓形成。

4. 进行性系统性硬化症　SSc 合并间质性肺疾病 5 年生存率为80%，DLCO 和 FVC 水平越低，SSc 肺间质纤维化的死亡率越高。SSc 合并肺动脉高压预后不佳。

5. 干燥综合征　干燥综合征出现肺间质纤维化进行性发展预后不佳。肺假性淋巴瘤预后良好，肺淋巴瘤预后很差。

6. 多发性肌炎和皮肌炎　合并肺间质疾病大多预后不良，死亡率30%以上，普通型间质性肺炎、弥漫性肺泡损伤的患者死亡率更高。PM/DM 的恶性肿瘤发

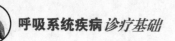

生率为 10% ~ 15%，DM 比 PM 更常见。

◎辅助检查

1. 胸部影像学检查

（1）优先检查：HRCTQ 有助于弥漫性间质性肺病的诊断。主要表现为：线状阴影，小叶间隔增厚；网状阴影；磨玻璃样阴影；小结节影；蜂窝肺；支气管扩张等。

（2）可选检查：胸片对肺间质疾病诊断价值有限，部分患者早期胸片表现可为正常；弥漫性间质性肺炎和间质纤维化显示两肺纹理增多及网状阴影；肺动脉高压可见肺动脉段膨隆、右心扩大；单侧或双侧肋膈角变钝提示胸膜炎伴胸腔积液。

2. 肺功能检查

（1）优先检查：普通肺功能检查。主要表现为限制性通气功能障碍和弥散功能障碍，肺活量（VC）、用力肺活量（FVC）、肺总量（TLC）、呼吸峰值（PEF）和弥散功能（DL_{CO} 及 DL_{CO}/VA）均降低。其中 DL_{CO} 是评价肺纤维化严重程度的重要指标。

（2）可选检查：心肺运动试验。主要表现为血氧饱和度降低、异常的通气反应和心血管反应等。该试验有助于鉴别呼吸困难病因，尤其是肺间质病变早期即可观察到运动性低氧以及肺泡 – 动脉氧分压差的增大。

3. 支气管镜检查

（1）可选检查：经支气管镜肺活检（TBLB）因 TBLB 为盲检且取材标本较小，对肺纤维化严重病例诊断价值有限。临床中可用于除外结核、肿瘤、肉芽肿等疾病。

（2）支气管肺泡灌洗（BAL）：支气管肺泡灌洗对该病诊断价值有限，主要临床价值在于除外感染、结核、肿瘤、肺泡蛋白沉积症、嗜酸粒细胞肺炎等弥漫性肺疾病。

4. 外科肺活检

（1）优先检查：电视胸腔镜肺活检（VTLB）。具有损伤小、恢复时间短等优点。如肺间质纤维化较严重，取材部位应尽量避开蜂窝肺部分。

（2）可选检查：开胸活检，是诊断间质病变最可靠的标准。但因创伤较大，且胸腔镜技术发展成熟，故逐渐被前者替代。

◎并发症

1. 心血管系统并发症。

2. 肺部感染。

3. 肺栓塞。

4. 恶性疾病。

5. 气胸。

6. 治疗的合并症。

（1）长期大量皮质激素的治疗：肌病、消化性溃疡、骨质疏松、易伴发感染。

（2）细胞毒药物：骨髓抑制、肝炎、出血性膀胱炎、易伴发感染。

◎诊断标准

CTD – ILD 属于 2002 年美国胸科协会/欧洲呼吸协会（American Thoracic Society/European Respiratory Society，ATS/ERS）推荐的 ILD 分类标准，已知原因的 ILD：与结缔组织病相关的间质性肺病等，且 CTD 患者符合以下两者之一的诊断为 ILD：①经病理学证实的外科肺组织活检异常（对应于相应 IIP）；②经影像学证实的肺高分辨率 CT（high – resolution computed tomography，HRCT）异常。

◎诊断程序

1. 系统性红斑狼疮　凡有相关肺部表现、符合 SLE 的诊断标准并排除其他原因可诊断。我国风湿病学会在同年结合我国情况提出了我国 SLE 诊断标准，并于 2010 年进行修订，建议采用美国风湿病学会 1997 年 SLE 分类标准，符合其中 4 条或 4 条以上者即可确诊：①颊部红斑；②盘状红斑（片状高起于皮肤红斑）；③光过敏；④口腔溃疡；⑤关节炎（非侵蚀性关节炎，累及 2 个或更多的外周关节）；⑥浆膜炎（胸膜炎或心包炎）；⑦肾炎［蛋白尿和（或）血尿和（或）管型尿］；⑧神经系统损伤（抽搐或精神症状）；⑨血常规异常（白细胞 $< 4 \times 10^9/L$ 或血小板 $< 80 \times 10^9/L$）或溶血性贫血；⑩免疫学检查（抗双链 DNA 抗体阳性、抗 Sm 抗体阳性或抗磷脂抗体阳性）；⑪抗核抗体。

2. 类风湿关节炎　凡有相关肺部表现、符合 RA 的诊断标准并排除其他原因可诊断。RA 的诊断标准如下：①晨僵（至少 1 小时，>6 周）；②3 个或 3 个以上的关节炎，>6 周；③腕、掌指、近端指间关节炎，>6 周；④对称性关节炎，

>6周；⑤类风湿结节；⑥类风湿因子阳性；⑦手或腕关节 X 线改变，必须包括骨侵蚀或脱钙。上述标准中 4 项或 4 项以上阳性者可诊断 RA。

3. 白塞病　凡有相关肺部表现、符合白塞病的诊断标准并排除其他原因可诊断。白塞病的诊断标准：

（1）必要条件：复发性口腔溃疡，在 1 年内观察到至少 3 次口疮样或疱疹样溃疡。

（2）附加以下①~④条中的 2 条：①复发性生殖器溃疡；②眼损害；③皮肤损害：结节红斑、假毛囊炎或丘疹等；④针刺试验阳性。

4. 系统性硬化症　凡有相关肺部表现、符合 SSc 的诊断标准并排除其他原因可诊断。SSc 的诊断标准：①主要症状，近端皮肤硬化——手指及掌指（跖趾）关节近端皮肤增厚、紧绷、肿胀。这种改变可累及整个肢体、面部、颈部和躯干。②次要条件，a. 指硬化；上述皮肤改变仅限手指；b. 指尖凹陷性瘢痕或指垫消失；c. 双肺基底部纤维化。

判定：具备主要条件或 2 条或 2 条以上次要条件者。可诊断为 SSc。

雷诺现象、多发性关节炎或关节痛、食管蠕动异常、皮肤活检示胶原纤维肿胀和纤维化、血清有抗核抗体、抗 Scl - 70 抗体和抗着丝点抗体阳性均有助于诊断。

5. 干燥综合征　凡有相关肺部表现、符合干燥综合征的诊断标准并排除其他原因可诊断。

Ⅰ 口腔症状（3 项中有 1 项或以上）：①每日感到口干持续 3 个月以上；②成人腮腺反复或持续肿大；③吞咽干性食物需用水帮助。

Ⅱ 眼部症状（3 项中有 1 项或以上）：①每日感到不能忍受的眼干持续 3 个月以上；②感到反复的沙子进眼或沙磨感；③每日需用人工泪液 3 次或以上。

Ⅲ 眼部体征（任一项或以上阳性）：①Schirmer Ⅰ试验（＋）≤5mm/5min；②角膜染色（＋）≥4van Bijsterveld 记分法。

Ⅳ 组织学检查：小唇腺淋巴细胞灶≥1 个。

Ⅴ 唾液腺受损（任一项或以上阳性）：①唾液腺率（＋）≤1.5ml/15min；②腮腺造影（＋）；③唾液腺核素检查（＋）。

Ⅵ 自身抗体：抗 SSA 或抗 SSB（双扩散法）（＋）。

诊断条件：

（1）原发性干燥综合征：无任何潜在疾病情况下，有下述 2 条之一则可诊断：

①符合条目中的 4 条或以上，但需含有Ⅳ和（或）Ⅵ。

②条目Ⅲ、Ⅳ、Ⅴ、Ⅵ中任 3 条阳性。

（2）继发性干燥综合征：有潜在疾病（如任一结缔组织病），符合条目 I 和 II 中任 1 条，同时符合条目 III、IV、V 中任 2 条。

（3）诊断（1）、（2）者须除外头颈面部放疗史、丙肝病毒感染、AIDS、淋巴瘤、结节病、移植物抗宿主疾病、抗乙酰胆碱药的应用（如阿托品、颠茄等）。

6. 多发性肌炎和皮肌炎 凡有相关肺部表现、符合 PM – DM 的诊断标准并排除其他原因可诊断。①四肢对称性近端肌无力；②肌肉活检异常（肌纤维变性、坏死、被吞噬、再生以及单个核细胞浸润）；③血清肌酶谱升高（CK，AST，ALT，LDH）；④肌电图示肌源性损害；⑤皮肤损害：a. 眶周皮疹，眼睑呈淡紫色，眶周水肿；b. Gottron 征，掌指及近端指间关节背面的红斑性鳞屑疹；c. 膝、肘、踝关节、面部、颈部和上半身出现的红斑性皮疹。判定标准：确诊 PM 应符合①～④条中的任何 3 条标准；可疑 PM 符合①～④条中的任何 2 条标准；确诊 DM 应符合第 5 条加①～④条中的任何 3 条；拟诊 DM 应符合第⑤条及①～④条中的任何 2 条；可疑 DM 应符合第⑤条及①～④条中的任何 1 条标准。

◎鉴别诊断

主要是与特发性间质性肺炎进行鉴别。

治疗

◎治疗目标

以最小剂量药物控疾病制进展。因糖皮质激素和免疫抑制剂极易引起免疫功能下降诱发严重感染，故治疗方案更强调个体化，根据病情及时调整剂量。

◎治疗细则

一、系统性红斑狼疮

（一）治疗原发病系统性红斑狼疮

（二）肺部损害的治疗

1. 少量胸腔积液可在数月内自行消失。大量胸腔积液则需胸腔穿刺抽液。糖皮质激素治疗有效。难治性胸腔积液可用四环素或石膏粉做胸膜硬化疗法。

2. 急性狼疮性肺炎可予大剂量糖皮质激素冲击治疗，必要时加环磷酰胺或

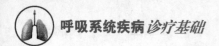

硫唑嘌呤，也可用血浆置换术。单独或与其他方法联合应用。

3. 肺间质纤维化早期糖皮质激素联合环磷酰胺或硫唑嘌呤有一定疗效。晚期疗效差。

4. 弥漫性肺泡出血除立即予以输血、吸氧、支持等对症治疗外，应予大剂量糖皮质激素联合环磷酰胺或硫唑嘌呤治疗。必要时可行血浆置换。

5. 肺血管炎可予血小板抑制剂和抗凝剂治疗。

6. 肺血栓栓塞联合应用足量糖皮质激素、免疫抑制剂加有效的溶栓、抗凝以缓解症状。

7. 肺萎缩综合征：尚无特异治疗方法。可选用糖皮质激素、茶碱、β肾上腺素能受体激动药、环磷酰胺和硫唑嘌呤等。必要时夜间无创机械通气治疗。

二、类风湿关节炎

（一）治疗原发病

主要包括：非甾体抗炎药、金制剂、免疫抑制剂、糖皮质激素以及生物等。

（二）肺部损害的治疗

1. 止咳化痰、吸氧、止血等　对症支持治疗。

2. 胸膜炎　少量胸腔积液可在数月内自行消退，不必特殊处理。大量胸腔积液则需胸穿抽液及糖皮质激素治疗或免疫抑制剂等。

3. 肺间质病变治疗　以糖皮质激素为主，起始剂量可为泼尼松（0.5~1）mg/（kg·d），病情稳定后逐渐减减量。疗效不佳者可加用硫唑嘌呤、环磷酰胺或甲氨蝶呤等细胞毒药物。

4. 类风湿结节　一般预后良好，无须特殊处理。

5. 类风湿肺尘埃沉着病　主要为对症治疗，治疗并发症。

6. 肺血管炎和肺动脉高压　早期糖皮质激素或细胞毒药物可能有效，疗效不确切。

7. 闭塞性细支气管炎伴机化性肺炎（BOOP）　经糖皮质激素，预后良好，起始剂量可为泼尼松0.5~1mg/（kg·d），最大剂量100mg/d，应用3月。也可大剂量激素冲击治疗，如有效，3~6月内逐渐减减量。疗效不佳者可加用环磷酰胺。

三、白塞病

（一）一般治疗

症状显著者卧床休息。

（二）局部治疗

（三）全身治疗

1. 非甾体激素类药物，如布洛芬 0.4～0.6g/d，每日 3 次，饭后服等。

2. 秋水仙碱，0.5mg/d，每日 2～3 次。

3. 肾上腺皮质激素，给药途径及剂量按病情轻重而定，较严重的病例可使用大剂量激素冲击治疗，甲泼尼龙 1000mg/d，3～5 天。

4. 免疫抑制剂：苯丁酸氮芥、环磷酰胺、硫唑嘌呤、甲氨蝶呤、环孢菌素 A 等。

5. 雷公藤总苷，20mg，每日 3 次，口服，2 个月为一疗程。

6. 手术治疗。

四、系统性硬化症

本病目前尚无特效疗法，部分病例治疗后可停止发展或缓慢。

（一）一般治疗

去除感染病灶，加强营养，注意保暖和避免剧烈精神刺激。

（二）药物治疗

1. 治疗原发病系统性硬化症。

2. 肺部损害的治疗。

（1）肺间质纤维化

①环磷酰胺合并低剂量泼尼松可改善肺功能及预后。

②抗纤维化治疗：D－青霉胺、α－干扰素及 γ－干扰素、秋水仙碱。

（2）肺动脉高压

①氧疗。

②血管扩张剂：早期可予钙通道阻滞剂，但疗效不确切。

③原发病治疗。

④心肺移植。

五、干燥综合征

（一）治疗原发病干燥综合征

（二）肺部损害

气道病变及肺间质病变首选糖皮质激素，早期效果较好。免疫抑制剂可与激素合用。胸腺素和转移因子早期也有一定疗效。

六、多发性肌炎和皮肌炎

1. 糖皮质激素 开始剂量泼尼松 1~2mg/（kg·d），病情缓解后逐渐减减量。

2. 免疫抑制剂 环磷酰胺、硫唑嘌呤、甲氨蝶呤。

3. 抗疟药 氯喹或羟基氯喹。

4. 其他治疗 γ-球蛋白治疗、全身照射治疗、血浆置换疗法等。

◎治疗程序

1. 早发现，早治疗。

2. 脏器受损程度的评估。

3. 初次彻底治疗，使之不再复发。

4. 制订观察疗效的指标、活动性指标及脏器功能改善的指标。

5. 治疗方案及药物剂量必须个体化，监测药物的不良反应。

6. 定期全面检查，维持治疗。

7. 恢复社会活动及提高生活质量。

◎治疗进展

目前主张治疗的方法和效果取决于肺损伤的组织类型、风湿病的基础情况和相关的肺动脉高压。特发性间质性肺疾病的药物研究为结缔组织病合并间质性肺疾病的治疗提供了很多有价值的参考。如 γ-干扰素、吡非尼酮和乙酰半胱氨酸也同样可以适用于结缔组织疾病合并间质性肺疾病的治疗。

1. 皮质类固醇与环磷酰胺 皮质类固醇是一种传统的治疗间质性肺疾病的药物，但不适合应用于慢性病程、广泛的纤维化、肺高分辨 CT 没有磨玻璃样变及患者有禁忌证的情况。对于非特异性间质性肺炎、脱屑型间质性肺炎和机化性肺炎，激素疗效通常较好，应用泼尼松的治疗时间一般主张在 8~12 周，只有在有明确客观反应的患者才主张持续 3 个月以上。虽然在特发性肺间质纤维化中并不推荐使用环磷酰胺，但在结缔组织病合并的间质性肺疾病中环磷酰胺仍有效。

2. γ-干扰素 是一种具有多种抗纤维化作用的细胞素，抑制成纤维细胞增生和胶原合成（减少组织成纤维细胞数），可使动物模型的纤维化减弱。

3. 吡非尼酮 吡非尼酮是一种新型的广谱抗纤维化复合物，在实验动物模型中可以减弱肺纤维化，抑制转移生长因子，刺激胶原合成，减少胶原和肿瘤坏死因子 – α 的合成，破坏特发性肺间质纤维化患者成纤维细胞的促有丝分裂的效应。

4. 乙酰半胱氨酸　乙酰半胱氨酸可以刺激谷胱甘肽的合成，已经被用于特发性肺间质纤维化的治疗，但效果还没有得到证实。

5. TGF – β 拮抗剂　是典型的前纤维化因子，TGF – β_1 抗血清治疗显著减少由鼻内不耐热杆菌的暴露引起的肺纤维化。

6. TNF – α 抑制剂　特发性肺间质纤维化患者支气管肺泡灌洗液中有很多 TNF – α，而破坏 TNF – α 能够使特发性肺间质纤维化的患者受益。

7. 内皮素 –1（ET –1）受体拮抗剂　ET –1 是一种有力的血管收缩剂和促有丝分裂的肽，可以促进成纤维细胞合成胶原蛋白，波生坦可能有抗纤维化以及延缓肺部组织病理损伤进展的作用。

◎护理与照顾

1. 密切观察病情

2. 症状护理　观察皮肤、关节受损程度及呼吸困难的表现；注意活动与休息，急性期及疾病活动期应卧床休息，缓解期可适当活动；遵医嘱服药，观察药物不良反应，防止疾病复发。注意保暖，防止呼吸道感染；做好口腔及呼吸道的护理，预防细菌及真菌感染。

3. 一般护理

（1）生活护理：为患者提供安静、舒适的环境，减少探视人员，避免交叉感染。急性期绝对卧床休息，给予中流量吸氧，使血氧饱和度维持在 90% 以上。疾病缓解期指导患者在病室内活动并间断吸氧。指导患者高蛋白、高热量、高纤维素易消化的饮食，注意少食多餐。

（2）心理护理：CTD – ILD 由于病程长，预后不良，患者在病情反复且逐渐加重的过程中易产生焦虑、悲观、烦躁、忧郁等情绪。医护人员要主动与患者建立有效的沟通，以取得患者的信任，建立良好的医患关系，使患者安心配合检查与治疗。同时医护人员要做好患者家属的工作，指导家属在患者面前不要流露出不良情绪，以避免加重患者的心理负担。

（3）呼吸功能训练：可以指导患者行缩唇呼吸或是腹式呼吸，改善缺氧；同时可通过腹肌的舒张与收缩来增强膈肌运动，降低呼吸功耗，缓解气促症状。

随访

◎随访要点

1. 患者病情好转出院，嘱咐患者院外需严格按医嘱坚持服药，切忌不要随意停药或减量，因为突然停药易造成病情反复。

2. 指导患者避免吸烟，接触吸入刺激性气体及避免进出人多的公共场合，减少发生呼吸道感染的概率。

3. 合理安排生活起居，避免过度劳累。

4. 必要时进行家庭氧疗，坚持呼吸功能锻炼，改善缺氧症状。

5. 定期复查血常规、尿常规、肝肾功能等，观察药物不良反应，防止疾病复发。

◎预后

1. 系统性红斑狼疮 急性狼疮性肺炎及弥漫性肺泡出血病情进展迅速，死亡率达40%~90%。肺间质纤维化晚期出现明显呼吸困难者预后不佳，多死于呼吸衰竭。

2. 类风湿关节炎 早期肺部病变经合理有效的治疗，病变可逆转或长期稳定；病变发展至弥漫性肺间质纤维化阶段，肺功能损害严重者，则治疗效果差，预后不佳，多死于呼吸衰竭。

3. 白塞病 多数患者预后较好。合并肺部病变无特效疗法。合并肺动脉瘤者预后差。

4. 进行性系统性硬化症 合并间质性肺疾病5年生存率为80%，DL_{CO}和FVC水平越低，肺间质纤维化的死亡率越高。合并肺动脉高压预后不佳。

5. 干燥综合征 干燥综合征出现肺间质纤维化进行性发展预后不佳。

6. 多发性肌炎和皮肌炎 合并肺间质疾病大多预后不良，死亡率30%以上，普通型间质性肺炎、弥漫性肺泡损伤的患者死亡率更高。PM/DM的恶性肿瘤发生率为10%~15%，DM比PM更常见。

◎患者教育

1. 正确认识疾病，CTD-ILD肺间质纤维化的治疗非常复杂细致，是世界疑难病，没有特效的治疗，应到正规专科医院接受系统治疗。要有坚持长期服约的心理准备。因为患者年龄有大小不同，体质强弱，病程长短，其他脏器有无疾病等的不同情况，不可能用一种药治疗百病，更不可能速战速决。患者需坚持治疗，部分患者可以达到临床缓解。

2. 在急性期过后应进行锻炼，保存关节的活动功能，加强肌肉的力量与耐力。患者行缩唇呼吸或是腹式呼吸进行呼吸功能锻炼。

3. 生活要有规律，按时作息，根据自身体力情况，可每天坚持散步，但不可过量，注意室内通风换气，预防感冒，戒烟戒酒。

4. 饮食以高蛋白、富含维生素、营养丰富、易消化的食物，避免刺激性食物。忌食含有补骨脂素的食物，如芹菜、香菜、无花果等。服用激素药物期间多食含钙、钾丰富的食物，如牛奶、鱼、虾皮、橘子汁等，防止低钙、低钾血症。

5. 心理指导：保持平静的心境，有一个良好的养病、治病的环境，精神愉快，积极乐观。

第55章 先天性肺疾病 〈〈〈〈

◎简介

人体在胚胎发育过程中呼吸系统各部位发生解剖结构上的畸形所引起的疾病。先天性肺疾病发病率很低。人体在胚胎24天左右（约3mm大小），从前肠向腹侧发出肺芽，以后发展成肺，至28天左右（胎体约8~10mm），即出现支气管芽。12~16周时，70%的支气管结构形成。在胚胎早期肺与支气管的血供来自腹主动脉和背动脉间的内胚层，肺动脉来自第六对鳃弓动脉。当支气管芽长入肺实质内，内脏血管丛便消失。

先天性肺疾病主要包括先天肺发育不全、肺隔离症、先天性支气管肺囊肿、先天性肺动静脉瘘、透明肺及先天性肺动静脉血管异常。

◎定义

人体在胚胎发育过程中呼吸系统各部位发生解剖结构上的畸形所引起的疾病。

主要包括先天肺发育不全、肺隔离症、先天性支气管肺囊肿、先天性肺动静脉瘘、透明肺及先天性肺动静脉血管异常。

◎病因

肺未发生和肺发育不全的病因不明，有报道单侧肺发育不全在孪生子中发现，推测与染色体异常有关。另有双侧病变合并气管、食管异常提示原发性肺芽形成缺陷。动物实验发现胚胎发育是维生素A缺乏可导致肺发育不全。

原发性肺发育不良的原因不清。继发性的肺发育不良多发生在妊娠后期的最后2个月。原因包括：羊水过少、骨或关节肌肉异常导致的胎儿呼吸动度降低、膈肌上抬、胸内占位病变、血管畸形和早产伴发的新生儿肺透明膜病（新生儿呼吸窘迫综合征）等。以上原因使肺泡发育受到干扰，血管发育畸形，支气管数量不成比例地相对增多，表现为肺泡数量和肺动脉分支减少。

◎分类分型

1. 先天性肺未发生（ICD 编码：P27. 151）。

2. 先天性肺未发育（ICD 编码：Q32. 451）。

3. 先天肺发育不全（ICD 编码：Q33. 301）。

4. 肺隔离症（ICD 编码：Q33. 201）。

5. 先天性支气管肺囊肿（ICD 编码：Q33. 001）。

6. 透明肺（ICD 编码：J80. X03）。

7. 先天性肺动静脉瘘（ICD 编码：Q25. 701）。

8. 先天性肺动静脉血管异常（ICD 编码：Q28. 801）。

诊断

◎问诊与查体

1. 先天性肺未发生　表现为无肺实质、无气管或血管系统的痕迹。若双侧肺均未发生，病儿生后不能存活。若为一侧，可生活至成年。一侧者约 70% 位于左侧，男多于女。这类病可合并脊柱、心脏、胃肠道等畸形。

2. 先天性肺未发育　在胚胎期肺的胚芽已经发生，但以后肺脏即不发育。病理表现为具有支气管残迹而无肺实质或血管系统的痕迹，与肺未发生有时难区别。

3. 先天肺发育不全　胚胎更晚期的发育障碍（妊娠最后 2 个月内）。肺实质、气管血管系统均已发生，只是各部分发育不全。可发生于一侧全肺或一侧的一叶、多叶、一段或多段肺，左右皆可见。如支气管肺发育不全合并肺血管异常，称为肺发育不全综合征，较少见。肺发育不全常合并发生膈疝和先天性心脏病。

4. 肺隔离症　肺的发育畸形，是部分肺组织与主体肺分隔，并形成囊性肿块。该部肺脏无功能。隔离肺部的支气管可与正常支气管系统相通或不通。连通正常支气管时常反复继发感染，不通者无症状无感染。此外，病变处有来自体循环的异常动脉，是为胚胎期遗留的畸形血管。

5. 先天性支气管肺囊肿　肺脏先天性囊性变的一种。由胚胎较晚期肺实质远端少部分细胞与肺芽分离发展而成。肺囊性变可以广泛、多发、呈蜂窝状（或称为先天性支气管扩张）。病变多限于一叶肺或一侧肺，两肺均发生者占 21%。囊肿位于纵隔、气管旁、隆突附近、食管旁及肺门附近者称之为支气管囊肿。50% ~ 70% 的囊肿位于肺内，称为肺囊肿。

6. 透明肺　一种影像学表现，不是单一疾病。凡在标准条件 X 射线检查时

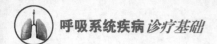

病侧肺较正常侧透过 X 射线量多而显示肺含气量增加，透亮，在 X 射线胸片上呈显著黑暗部分，均可广泛称之为透明肺。慢性气管炎致成的阻塞性肺气肿，一叶或一侧肺因肿瘤、异物、气管的严重炎症等，致使支气管梗阻，或因外压性疾病（肿瘤、肿大淋巴结）导致的支气管阻塞，引起呼出气体不充分致使肺泡含气量增加，发生局限性肺气肿也可呈透明肺。先天性或新生儿肺叶肺气肿，特发性一叶或一侧肺气肿，均呈现病肺透明度增加，亦可统称为透明肺。

7. 先天性肺动静脉瘘 有动静脉瘤样扩张、肺血管扩张、肺血管瘤等名称，现统称为动静脉瘘，是肺动、静脉系统的先天畸形。一个或多个较大动脉分枝不经肺毛细血管网而直接与肺静脉分枝相通。

8. 先天性肺动静脉血管异常 因胚胎期肺血管发育异常引起。肺动脉血管畸形包括肺动脉主干完全缺如，肺动脉缺如，一枝或多枝肺动脉发育不全，肺动脉瓣以上的肺动脉狭窄，迷走肺动脉等。脉静脉异常有：肺静脉总干缺如；肺静脉与心房联合，形成所谓三房心；肺静脉未与正常肺静脉丛结合或互相连接，最后发生闭锁；肺静脉或与其相通的肺静脉（第三心房）引流至右心房；右肺静脉引流至上腔静脉、奇静脉或右无名静脉；左肺静脉引流至左上腔静脉、冠状窦或异常的肺静脉；肺静脉与门静脉永久连接；肺静脉直接引流至右下腔静脉等畸形。

◎辅助检查

胸部 X 射线检查和 CT 检查是重要诊断方法。

◎并发症

肺心病、继发贫血和红细胞增多症、大咯血或血胸。

◎诊断标准

X 射线检查和肺部 CT 检查是重要诊断方法，如对肺气肿、肺大疱、囊肿、肺部肿瘤等多可明确诊断。对肺不发育、发育不全、动静脉瘘及肺动静脉血管畸形等需作血管造影和气管造影确诊。

治疗

◎治疗细则

1. 对症治疗 先天性肺疾病患者由于气道引流不畅，易反复发生感染（特别是肺隔离症、肺囊性纤维化患者），所以预防和控制肺部感染，促进黏液的清楚、改善营养状况，对于改善患者预后十分重要。

2. 氧疗、机械通气　成人发生慢性呼吸衰竭、严重低氧血症时可予长期家庭氧疗。发生急性呼吸衰竭需机械通气治疗。

3. 手术治疗　先天性肺疾病（如肺隔离症、先天性支气管肺囊肿）大多需行手术切除治疗。肺囊性纤维化患者肺功能严重损害、呼吸衰竭的患者可行肺移植手术。

◎护理与照顾

1. 改善患者一般状况　抗感染治疗，加强营养，进食高蛋白、高热量、富含维生素的饮食。围手术期患者必要时可予部分静脉营养，以提高机体对手术的耐受力。

2. 心理护理　患者长期反复感染发作、病程长，预后不良，患者在病情反复且逐渐加重的过程中易产生焦虑、悲观、烦躁、忧郁等情绪。医护人员要主动与患者建立有效的沟通，以取得患者的信任，建立良好的医患关系，使患者安心配合检查与治疗。同时医护人员要做好患者家属的工作，指导家属在患者面前不要流露出不良情绪，以避免加重患者的心理负担。对于围手术期患者，需做好沟通，消除患者恐惧心理，特别指导训练咳嗽、排痰和深呼吸的宣教，对术后恢复有重要作用。

3. 围手术期护理　常规监测患者心率、心律、血压、呼吸、血氧饱和度的情况，以便掌握病情变化，及时处理。尤其是要注意观察呼吸的频率，节律和深浅度及呼吸音情况，注意患儿有无气急、发绀等缺氧征象，注意有无呼吸窘迫现象，若有异常，及时处理。严格观察出入液体量，维持液体平衡。术后加强呼吸道的管理尤为重要；按时翻身拍背，鼓励有效咳嗽排痰、体位引流等。护士要听诊肺部、拍背、协助排痰，直至肺部呼吸音清晰。

◎预后

多数先天性肺疾病预后不好，婴幼儿、儿童死亡率高，严重畸形不能维持生命。

◎患者教育

通过教育与管理可以提高患者（患儿）和家属对先天性肺疾病的认识及自

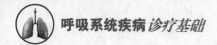

身处理疾病的能力，更好地配合管理，加强预防措施，减少反复加重，维持病情稳定，提高生命质量。

1. 疾病知识 先天性肺疾病严重者预后差，存活不易，常反复发生呼吸道感染，以致最终呼吸衰竭。

2. 心理护理 先天性肺疾病患者（患儿）及家属因病情缠绵易出现焦虑和消极情绪，应给予更多的关心，向其耐心讲解有关疾病的防治知识，使其树立信心，主动实施自我养护，提高日常生活质量。

3. 指导有效排痰技巧，保持呼吸道通畅 先天性肺疾病患者常因长期缺氧，胃肠道功能减弱，进食量少，呼吸频率快，不显性失水增多，而致痰液黏稠；加之发育异常，体弱，呼吸肌疲劳，有效排痰能力降低，使痰液更不易咳出。因此，应指导患者及家属掌握有效的排痰方法尤为重要。有效排痰方法已如前述。

4. 氧疗指导

5. 加强营养，提高机体抵抗力 应指导科学膳食，进食高蛋白、高热量、高维生素及低脂、易消化饮食，如瘦肉、蛋、奶、鱼、蔬菜水果等。根据患者的具体情况，鼓励适当活动，如太极拳、散步、做一些力所能及的活动等；吸烟患者劝其戒烟，养成良好的生活习惯。

6. 预防感染

（1）注意避免受凉、过劳等诱因，气温变化时及时增减衣服。

（2）在上感流行期间尽量不去公共场所，避免接触流感患者。

（3）流感、肺炎高发季节，接种多价流感和肺炎疫苗，预防呼吸道感染的发生。